W0275273

HANDBUCH DER ALLGEMEINEN PATHOLOGIE

HERAUSGEGEBEN VON

H.-W. ALTMANN · F. BÜCHNER · H. COTTIER · E. GRUNDMANN
G. HOLLE · E. LETTERER · W. MASSHOFF · H. MEESSEN
F. ROULET · G. SEIFERT · G. SIEBERT

ACHTER BAND

REGULATIONEN

ERSTER TEIL

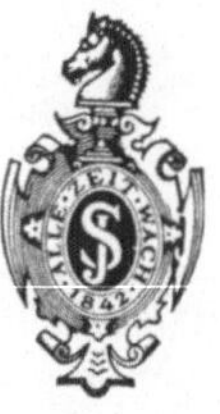

SPRINGER-VERLAG
BERLIN · HEIDELBERG · NEW YORK
1971

ENDOKRINE REGULATIONS- UND KORRELATIONSSTÖRUNGEN

BEARBEITET VON

W. BARGMANN · J. KÜHNAU · R. E. SIEBENMANN
H. STEINER · E. UEHLINGER

REDIGIERT VON

G. SEIFERT

MIT 148 ABBILDUNGEN

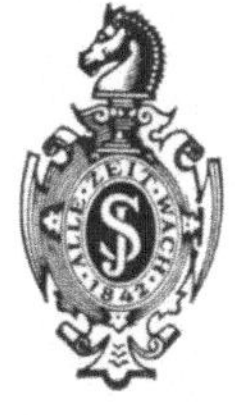

SPRINGER-VERLAG
BERLIN · HEIDELBERG · NEW YORK
1971

Softcover reprint of the hardcover 1st edition 1971

Library of Congress Catalog Card Number 56-2297

ISBN-13: 978-3-642-65169-4 e-ISBN-13: 978-3-642-65168-7
DOI: 10.1007/978-3-642-65168-7

Universitätsdruckerei H. Stürtz AG, Würzburg

Vorwort

Die Endokrinologie hat sich aus kleinen Anfängen heraus zu einer sehr differenzierten Spezialwissenschaft entwickelt. Ein wesentlicher Anstoß hierzu stammt aus der Erkennung endokrin bedingter Ausfallserscheinungen oder Überfunktionen. Am Ausbau und der Begründung der Lehre von den endokrinen Krankheiten hat die pathologische Anatomie einen wesentlichen Anteil. Kennzeichnend für die Entwicklung der letzten Zeit ist die starke thematische und methodische Differenzierung der Forschung. Diese Tendenz zur Spezialisierung birgt — wie auch auf anderen Gebieten der Medizin — die Gefahr in sich, daß über der Analyse der Einzelphänomene die *Synopsis der Befunde* verlorengeht. Eine solche zusammenfassende Betrachtung ist jedoch gerade bei einer Darstellung der Endokrinopathien unumgänglich, da die *komplizierte Reglerfunktion* der endokrinen Organe nur gewährleistet ist, wenn jedes einzelne Glied nach den Prinzipien der Molekularbiologie fein abgestimmt reagiert. Störungen eines Gliedes der Hormon-Steuerungskette werden durch Gegenregulationen mit dem Ziel der Wiederherstellung des Gleichgewichtes beantwortet.

Aus dieser Sicht ergibt sich eine klare Definition für die Thematik und Zielsetzung dieses Handbuchbandes im Rahmen einer allgemein-pathologischen Betrachtungsweise. Der Schwerpunkt muß zwangsläufig auf einer *Charakterisierung und Typisierung der Prinzipien endokriner Regulations- und Korrelationsstörungen* liegen. Die Schwierigkeiten einer solchen synthetischen Betrachtung ist in der Materie selbst begründet, da sie eine umfassende Kenntnis der speziellen Morphologie, Biochemie und Pathologie der einzelnen endokrinen Organe voraussetzt, d.h. ein „Computergehirn", welches die ständig anwachsenden Informationen noch zu integrieren vermag. Da die *Probleme* einer solchen *Integration* in Zukunft eher größer werden, mußte bei der Fertigstellung des Bandes versucht werden, die Zeitlücke zwischen der Publikation neuer Details und der Integration dieser „Fakten" in eine Gesamtschau auf ein vertretbares Ausmaß zu begrenzen und eine Standortbestimmung vorzunehmen. Dies war nur dadurch möglich, daß die Autoren dieses Bandes ihre Beiträge mehrfach überarbeitet und dem neueren Stand der Erkenntnis angepaßt haben. Trotz dieser Bemühungen wird der Spezialist in einer solchen allgemeinen Darstellung endokriner Regulationsstörungen manches liebgewordene Detail vermissen. Es sei in diesem Zusammenhang als pars pro toto auf die vielen neuen Begriffe auf dem Gebiet der pluriglandulären Syndrome oder der paraneoplastischen Endokrinopathien verwiesen. Desgleichen ist bewußt auf eine Besprechung der Auswirkungen endokriner Regulationsstörungen auf den Gesamtorganismus verzichtet worden. Es wurde vielmehr versucht, die regulativen und korrelativen Störungen an den endokrinen Organen selbst aufzuzeigen und zu klären, in welchem Umfang die endokrinen Organe des Menschen zu einem Reglersystem integriert sind.

Mit diesen Vorbemerkungen ist die Zielsetzung des Bandes festgelegt: die Vermittlung eines *repräsentativen Querschnittes* über Bau- und Funktionsprinzipien des endokrinen Regulationssystems und die Darstellung der Funktionsstörungen in ihrer generellen Auswirkung auf das gesamte Regler- und Informationssystem. Möge dieser Leitgedanke diejenigen Leser oder Rezensenten zur Nachsicht veranlassen, die bei der Lektüre mehr „Fakten im Detail" erwartet haben. „In der Wissenschaft gleichen wir alle nur den Kindern, die am Rande des Wissens hie und da einen Kiesel aufheben, während sich der weite Ozean des Unbekannten vor unseren Augen erstreckt" (ISAAC NEWTON).

Hamburg, im Sommer 1971

GERHARD SEIFERT

Preface

Endocrinology has grown from small beginnings into a highly differentiated special discipline. The process has been greatly stimulated by the identification of the phenomena due to endocrine under- or over-functioning. A substantial contribution to the extension of knowledge and the founding of the science of endocrine diseases has been made by pathological anatomy. The strong differentiation in research subjects and methods is characteristic of recent developments. This trend towards specialization conceals within itself the danger — which exists in other fields of medicine, too — of becoming so absorbed in the isolated phenomena that the overall picture is lost from sight. A *synopsis of the findings* is, however, particularly vital in a presentation of endocrinopathies, because the endocrine organs cannot perform their *complex regulatory function* unless each individual member is finely adjusted in accordance with the principles revealed by molecular biology. Disturbances in any link in the hormone control chain trigger counter-reactions whose purpose is to restore equilibrium.

From this point of view, we can discern a clear definition of the subject matter and objectives of this volume of the Handbook within the frame of an approach to general pathology. The greatest weight must, of course, be given to the *characterization* and *typification* of the *principles* underlying *disorders of endocrine regulation and correlation.* The difficulty of such a synthesizing approach lies in the nature of the subject itself, presupposing, as it does, a comprehensive knowledge of the special morphology, biochemistry and pathology of the various endocrine organs, a kind of "computer brain", able to integrate the ceaselessly accumulating information. Realizing that the problems of such an integration are likely to become more acute in future, we attempted in preparing this volume to place a reasonable limit upon the time lag between the publication of new data and their integration, their fitting into their proper position into the overall picture. This was only made possible because the contributors to this volume revised their work several times in order to bring it completely up to date. Notwithstanding such efforts, we are aware that in any such general presentation of the disorders of endocrine regulation the specialist will always find some cherished detail missing. In this connection, we need only mention such instances as the many new concepts in the field of pluriglandular syndromes or paraneoplastic endocrinopathies. For this reason, we have deliberately omitted any discussion of the effects of disorders of endocrine regulation on the organism as a whole. We preferred to try to show the effect of disorders of regulation and correlation on the endocrine organs themselves, and to explain the extent to which the endocrine organs in man are integrated into a regulatory system.

With these prefatory remarks, we have defined our objectives in this volume: to convey a *representative cross-section* of the structural and functional principles of the endocrine regulation system and to describe the functional disturbances in their general effects on the regulation/information system as a whole. May this guiding thought incline to indulgence those readers and critics who were expecting more "facts of detail" from a perusal of this volume. "In science, we are all like children, picking up pebbles on the shore of knowledge, while the broad ocean of the unknown stretches before us" (Isaac Newton).

Hamburg, summer 1971

Gerhard Seifert

Inhaltsverzeichnis

Die funktionelle Morphologie des endokrinen Regulationssystems

Von

W. Bargmann, Kiel

Mit 57 Abbildungen

I. Einleitung

Unter inkretorischem Regulationsapparat verstehen wir die Gesamtheit der Organe und Zellsysteme, die Hormone in den Blut- und Lymphstrom einsondern. Dem Ablauf von Produktion, Stapelung und Ausschüttung dieser Wirkstoffe entsprechen vielfach auffällige, lichtmikroskopisch faßbare Wandlungen im Gefüge der Hormonbildungsstätten, sog. *Morphokinesen*. Ferner kommt es in jedem Falle zu strukturellen Veränderungen ihrer Zellelemente, die sich mit Hilfe der Elektronenmikroskopie aufdecken lassen. Der Darstellung dieser Äquivalente endokriner Aktivität ist dieser Beitrag gewidmet.

Im folgenden werden zunächst die morphologischen Grundlagen der *cellulären Prozesse* behandelt, die sich im Zuge der inneren Sekretion abspielen. Die morphologischen Eigentümlichkeiten der Glieder des innersekretorischen Systems und ihre Reaktionsweisen werden anschließend in einzelnen Kapiteln geschildert. Allerdings kann der Autor aus räumlichen Gründen nicht mehr als eine gedrängte, infolgedessen lückenhafte Orientierung über die funktionelle Morphologie der inneren Sekretion geben, einen Bereich der Endokrinologie, der täglich umfangreicher und verwickelter wird.

II. Der inkretorische Regulationsapparat

Die Reihe der als solche sicher erkannten und der mutmaßlichen Hormonbildungsstätten des Menschen und der Säugetiere umfaßt folgende Glieder: 1. das Zwischenhirn-Hypophysensystem, 2. die Epiphysis cerebri, 3. die Schilddrüse, 4. die Epithelkörperchen, 5. Nebennieren und Paraganglien, 6. die Pankreasinseln, 7. Zellen der Magen- und Darmschleimhaut, 8. Anteile der Keimdrüsen, 9. die Placenta, 10. periphere Ganglienzellgruppen des vegetativen Systems und 11. spezialisierte Zellen der Gefäßwand.

Diese Aufreihung läßt die Fragwürdigkeit der lange üblichen, didaktisch zunächst brauchbar erscheinenden Abstraktion erkennen, wonach das typische Element des innersekretorischen Systems ein epithelial gebautes Organ sein sollte, dessen Zellverbände ihre Sekrete unmittelbar an den Kreislauf abgeben. Neben vielfach klar abgrenzbaren endokrinen Organen epithelialer wie nichtepithelialer Bauweise stehen nämlich in nichtendokrine Organe eingebaute epitheliale oder bindegewebige Zellgruppen, die Hormone bilden, ferner neuronale Verbände des zentralen, vielleicht auch des peripheren vegetativen Nervensystems. In vielen Fällen kann daher nicht der Organbegriff, sondern nur der Begriff des *funktionellen Systems* die Grundlage für ein Verständnis innersekretorisch tätiger Formationen abgeben.

Aus unserer Aufzählung geht ferner hervor, daß eine scharfe Grenze zwischen innersekretorischem und nervösem Regulationsapparat insofern nicht besteht, als bestimmte Zellgruppen des Nervensystems selbst innersekretorisch tätig sind[1]. „Klassische" innersekretorische Organe und neurohormonale Systeme können überdies mittelbar oder unmittelbar miteinander verknüpft sein. Für die Richtigkeit dieser Aussagen spricht z. B. die Tatsache, daß hormonbildende hypothalamische Nervenzellen mit Epithelzellen der Adenohypophyse in synaptischen Kontakt treten[2]. Ferner wirken peptiderge Nervenzellen, die Produzenten von releasing factors, auf dem Wege über das Gefäßsystem auf die Adenohypophyse ein. Der Frage, ob die Zellen endokriner Organe auch mit dem peripheren vegetativen Nervensystem in Kontaktbeziehungen stehen, mithin auch funktionell mit ihm verbunden sind, wurde lange Zeit ungenügende Aufmerksamkeit geschenkt. Inzwischen kennen wir eine Reihe von Befunden, die das Vorkommen von Nervenendigungen an verschiedenartigen innersekretorischen Elementen belegen; auf diese Beobachtungen wird in den betreffenden Kapiteln eingegangen.

Nicht nur die Verknüpfungen der innersekretorischen Organe untereinander, sondern auch ihre Beziehungen zum Nervensystem werden von dem Prinzip der *Rückkoppelung* (feed back) beherrscht[3]. Beispielsweise üben Vorderlappenhormone wie ACTH und LH eine Kontrolle ihrer Produktionsstätten aus, indem sie auf zentralnervöse Receptoren einwirken, welche die Bildungsorte der releasing factors hemmend oder fördernd beeinflussen. Auf diese Weise kommt eine Selbstkontrolle der Produktion und Abgabe der Hormone zustande. Ferner konnten steroidsensitive Neurone in Hypothalamus und Mittelhirn festgestellt werden, die für negative und positive feed-back-Wirkungen von Hormonen verantwortlich sind, außerdem in bestimmten Teilen des limbischen Systems[4].

Die Erforschung der Regelungsvorgänge, die sich innerhalb des Funktionskreises Nervensystem—Endokrines System abspielen, ist eine der Aufgaben der *Neuroendokrinologie*; ihr Wesen und ihren Horizont haben ERNST und BERTA SCHARRER (1963)[5] in einem weit gespannten Überblick umrissen. Zu diesen Aufgaben gehört auch die Untersuchung der Vorgänge, die den *Rhythmen* zugrunde liegen, denen die Aktivität hormonbildender Zellen gehorcht. Dabei kann es sich um Tag-Nacht-Rhythmen handeln oder um endogene Prozesse, die in regelmäßigen Abständen von Stunden zur Ausschüttung von Hormonen in die Blutbahn führen[6]. Es bleibt abzuwarten, ob es nicht nur mit biochemischen Verfahren gelingt, Art und Umfang derartiger rhythmischer Vorgänge genauer zu charakterisieren, sondern auch mit morphologischen Methoden die strukturellen Veränderungen sichtbar zu machen, die ihnen entsprechen.

III. Die innersekretorisch tätige Zelle

Die Bildung von Hormonen, ihre Stapelung mit Hilfe von Trägersubstanzen und die Ausschwemmung von Wirkstoffen in den Kreislauf spiegeln sich im strukturellen Verhalten der innersekretorisch tätigen Zellen. Jahrzehnte hindurch stellte freilich die Cytologie der inneren Sekretion ein verhältnismäßig unergiebiges Feld der morphologischen Forschung dar. Seitdem man jedoch begonnen hat,

[1] BARGMANN 1955. [2] BARGMANN, LINDNER und ANDRES 1967.
[3] MOSONYI 1968, MARTINI, FRASCHINI und MOTTA 1968.
[4] FLERKÓ und SZENTÁGOTHAI 1957, STEINER, RUF und AKERT 1969, MCEWEN, WEISS und SCHWARTZ 1969, ATTRAMADAL 1970, ATTRAMADAL und AAKVAAG 1970.
[5] E. und B. SCHARRER 1963. [6] ILLIG, ZACHMANN und PRADER 1969, Lit.

eine quantitative Morphologie des Zellkerns (*Karyometrie*)[7] und der Nucleolen unter Hinzuziehung des Experimentes zu treiben, die Veränderungen der Zellgröße (*Cytometrie*)[8] und die mengenmäßige Entfaltung von Zellverbänden zu studieren (*Histometrie*), vor allem aber *cytochemische Methoden*, die *Immunhistologie*[8a], die *Elektronenmikroskopie* und Verfahren zur *Isolierung von Zellbestandteilen*[9] anzuwenden, hat sich die Situation gewandelt.

1. Zellgröße

Innersekretorisch aktive Zellen übertreffen die inaktiven Elemente an Volumen. So sei auf die Schwellung des Thyreoideaepithels während der Bildung und der Ausschwemmung des Schilddrüsenhormons in den Kreislauf erinnert — die Ermittlung der Zellhöhe kann daher zur Beurteilung des Funktionszustandes der Schilddrüsenzelle herangezogen werden —, ferner an den Umfang der insulinproduzierenden B-Zellen in den hormonal hochaktiven gutartigen Inseladenomen oder jenen der sog. aktivierten Hauptzellen in den Epithelkörperchen. Derartige Zellvergrößerungen gehen mit Volumenzunahme des Kerns und anderen Veränderungen der Zellorganisation einher.

2. Zellkern

Bei der karyometrischen Beurteilung von Zellen endokriner Organe müssen der Einfluß des Lebensalters, von Stress, die Geschlechtszugehörigkeit, der Sexualcyclus, Schwankungen des Tagesrhythmus und — bei einer Reihe von Tieren — auch jahrescyclische Schwankungen im Hormonhaushalt berücksichtigt werden. Das eine oder andere Beispiel wird in der Besprechung der Organe auftauchen.

Steigerung der Zelltätigkeit ist mit einer *Kernvergrößerung* („Funktionelles Kernödem") verbunden[10]. Eine signifikante Volumenzunahme des Zellkerns tritt z. B. in den Epithelzellen der Schilddrüse während der Ausschwemmungsperiode auf[11], in den aktiven Zellen der Nebennierenrinde[12] und in den neurosekretorischen Ganglienzellen des Zwischenhirns bei Belastung des Wasserhaushaltes[13]. Auch die hyperaktiven B-Zellen der Inseladenome sind mit stark vergrößerten Kernen ausgestattet[14]. Es ist anzunehmen, daß diese Kernschwellungen mit einer Steigerung der nuclearen Stoffproduktion zusammenhängen, doch ist nicht im einzelnen bekannt, wie sie mit dem Vorgang der Hormonbildung verknüpft ist. Eine *Nucleolenvergrößerung*, wie sie z. B. in der Nebennierenrinde beobachtet wurde, dürfte auf Intensivierung der Eiweißsynthese im Zelleib zu beziehen sein[15].

Nicht geklärt ist die Bedeutung des *Übertritts von Kerninhalt in das Perikaryon*, dem die Entstehung von Vacuolen im Kernraum bzw. von nucleolären Blasen vorausgeht. Derartige Vorgänge wurden für die hypochromatischen Alphazellen der Adenohypophyse[16], die Epithelzellen des Interrenalorgans[17] und für die Placentarzellen[18] beschrieben. Der funktionelle Wert der kugeligen Kerneinschlüsse und ihrer Ausschleusung ins Cytoplasma, die in zahlreichen endokrinen Organen

[7] Jacobj 1935, Hintzsche 1945, 1949, Sandritter 1954, Kracht 1954, Eger und Hartel 1955, Eger und van Lessen 1954, G. Koch 1958, Palkovits und Fischer 1968, Marzotko, Scharf und Lötsch 1969.

[8] del Conte 1949, Lever und Vlijm 1955, Ferner 1951, Holmgren und Nilsonne 1948, Weibel und Elias 1967.

[8a] Coons 1956, Stumpf 1970, Nakane 1970 u.a.

[9] Dempsey 1948, Lang und Siebert 1954, Hymer und McShan 1962, 1963.

[10] Benninghoff 1949, Palkovits und Fischer 1968, Lit.

[11] Bargmann 1939, Lit., de Gasperis 1951, G. Koch 1958, Moesch 1956.

[12] Bachmann 1954, Lit. [13] Eichner 1952. [14] Ferner 1952. [15] Sandritter 1954.

[16] Romeis 1946. [17] Dittus 1941. [18] Ortmann 1949.

nachgewiesen wurden, ist gleichfalls noch nicht erkannt. Nicht alle als Kerneinschlüsse erscheinenden Bildungen entstammen allerdings dem Kerninneren; in einem Teil der Fälle liegen Ergastoplasmaeinlagerungen in Kernbuchten vor. Eine Klärung des morphologischen Sachverhaltes ist jeweils von elektronenmikroskopischen Studien zu erwarten.

Als Ausdruck gesteigerter Organtätigkeit wird das Vorkommen von *Amitosen* angesehen, die z. B. im Nebennierenmark und im Interrenalorgan zur Entstehung von zwei- und mehrkernigen Zellen führen können[19]. Bezeichnenderweise treten Amitosen im Interrenalorgan von *Rana temporaria* bei unverändert geringer Mitosezahl nach Aktivierung des Organs durch ACTH derart gehäuft auf, daß anzunehmen ist, sie dienten der raschen Zellvermehrung bei gleichzeitiger Steigerung der synthetischen Aktivität der Epithelzellen.

3. Ergastoplasma, Golgiapparat, agranuläres Reticulum

Zwischen der *quantitativen Ausbildung des Ergastoplasmas*, damit dem Reichtum an RNA (Ribosomen) und der Stoffwechselaktivität endokriner Zellen besteht eine enge Beziehung[20], wie sich besonders an Schilddrüse und Epithelkörperchen hat zeigen lassen. Hohe, durch Kälteeinwirkung aktivierte Schilddrüsenzellen z. B. zeichnen sich durch eine bemerkenswert starke Entfaltung ihres Ergastoplasmas aus.

Das lichtmikroskopische Bild des *Golgiapparates* wechselt gleichfalls mit dem Funktionszustand der Zelle. In hochaktiven Thyreoideazellen läßt sich ein reich verästeltes Golgigerüst darstellen[21], in Stapelschilddrüsen dagegen die fragmentierte Form des Golgiapparates. In verschiedenartigen Zellen des Hypophysenvorderlappens[22], ferner in den B-Zellen der Pankreasinseln[23] wurde eine *Beziehung zwischen Golgiapparat und der Bildung von Sekretgranula* nachgewiesen. In der ersten Hälfte des Geschlechtscyclus kommt es bei Hypertrophie des Golgiapparates[24] zu einer Vermehrung der Granula in eosinophilen und basophilen Vorderlappenzellen, in der zweiten Hälfte dagegen zu Verringerung der Granula und Fragmentierung des Golgiapparates.

Im elektronenmikroskopischen Bild entpuppt sich der Golgiapparat endokriner Zellen wie jener der exokrinen Elemente als ein aus Doppelmembranen bestehendes, oft stapelartiges Gefüge, in dessen Lichtungen Zellprodukte konzentriert und zu Granula kondensiert werden (Abb. 1). Die kugeligen Partikel wachsen zu ihrer endgültigen Größe und Dichte in Vesikeln heran, die sich aus dem Golgiapparat abschnüren (Golgibläschen)[25].

In welchen morphologischen und funktionellen Beziehungen das Ergastoplasma endokriner Zellen zum Golgiapparat steht, ist noch nicht hinreichend geklärt. Man kann annehmen, daß im Ergastoplasma gebildete Stoffe dem Golgisystem zugeleitet werden, wo sie sich zu Sekretgranula verdichten. Beispiele, in denen das Ergastoplasma die Golgistapel mit Zisternen erreicht, deren Enden von Ribosomen frei sein können, haben den Gedanken an eine Übertragung von Ergastoplasmavesikeln auf den Golgiapparat auftauchen lassen[26]. Ein ausgedehntes *agranuläres Reticulum*, aus dicht gedrängten anastomosierenden tubulären oder vesiculären Elementen bestehend, ist für Zellen bezeichnend, die Steroid-

---

[19] CLARA 1936, PEHLEMANN 1968, PEHLEMANN und HANKE 1968.
[20] LEVER 1961, Lit.
[21] Literatur bei BARGMANN 1939.
[22] Literatur bei ROMEIS 1940.
[23] FERREIRA 1957. [24] ROMEIS 1940.
[25] MAILLARD 1963, BARGMANN 1964, BARGMANN und LINDNER 1964.
[26] BARGMANN und LINDNER 1964.

hormone hervorbringen[27], etwa die Zwischenzellen des Hodens oder die Luteinzellen des Gelbkörpers. Die für die Steroidsynthese erforderlichen Enzyme sind an die Membranen des agranulären Reticulums gebunden.

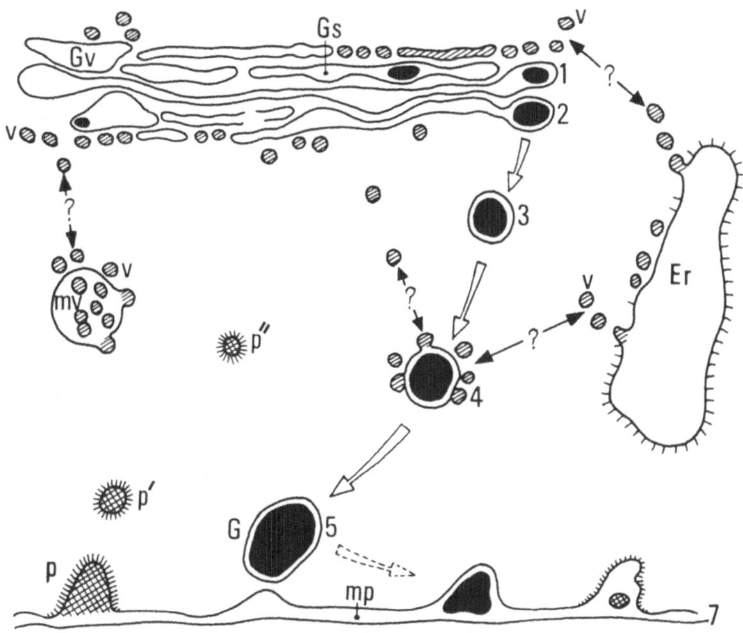

Abb. 1. Schema der Entstehung von Sekretgranula im embryonalen Hypophysenvorderlappen der Ratte. *1—5* einander folgende Stadien der Granulabildung (*G*), *V* Mikrovesikel, *Gs* und *Gv* Säcke und Vacuolen des Golgiapparates, *Er* Ergastoplasmazisterne, *mp* Pinocytose, *p* Invagination des Plasmalemms und weitere Schritte der Pinocytose. (Aus M. MAILLARD 1963)

4. Mitochondrien

Zahl und *Gestalt* der Mitochondrien ändern sich mit dem Funktionszustand der innersekretorischen Zellelemente. In den niedrigen Zellen der Schilddrüsenfollikel sind nur wenige granuläre, in den hohen Zellen aktivierter Schilddrüsen zahlreiche langgestreckte Mitochondrien nachzuweisen[28]; sie gehören dem *Crista-Typus* an[29]. Auch in den Zellen des Vorderlappens der Hypophyse und in der Nebennierenrinde[30] lassen sich, um Beispiele zu nennen, sehr unterschiedliche Zustandsbilder der Mitochondrien bereits lichtmikroskopisch beobachten.

Auffälligerweise zeichnen sich die Mitochondrien steroidbildender Zellen verschiedener innersekretorischer Organe durch den Besitz von Tubuli (*Tubulustyp*)[31] oder von regelmäßig angeordneten, dicht gepackten Sacculi[32] aus, die mit der inneren Mitochondrienmembran durch einen kurzen Stiel verbunden sind (*Sacculustyp*, Abb. 2).

Dank ihrer Enzymausstattung spielen die Mitochondrien bei der Hormonsynthese eine entscheidende Rolle. Gerade am Beispiel der charakteristisch strukturierten Mitochondrien steroidbildender Zellen wurden Überlegungen

[27] BLOOM und FAWCETT 1968. [28] Literatur bei BARGMANN 1939.
[29] EKHOLM und SJÖSTRAND 1957.
[30] Literatur bei BACHMANN 1954, BELT und PEASE 1956.
[31] BELT und PEASE 1956. [32] LINDNER 1966.

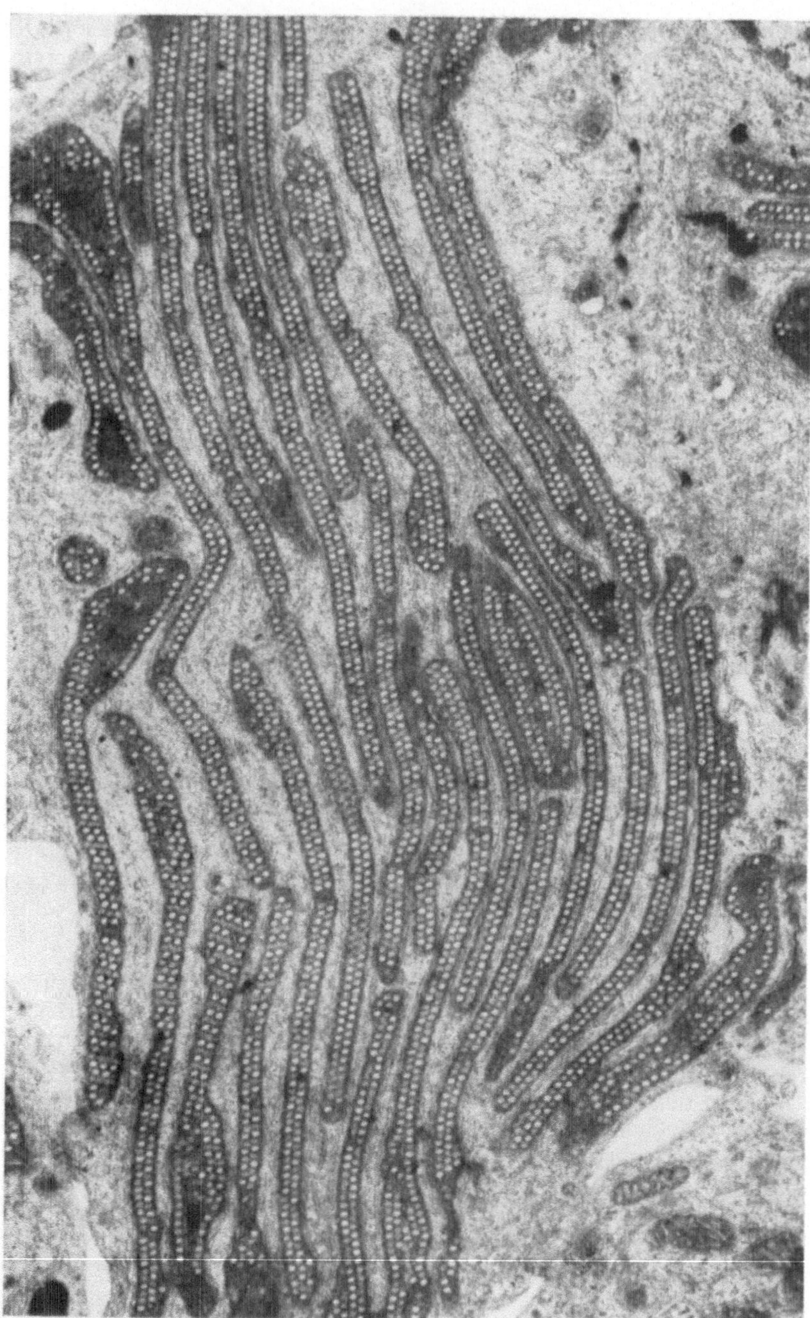

Abb. 2. Zahlreiche Mitochondrien vom Sacculustyp in einer Zelle der Nebennierenrinde des Igels. (Fixation mit Glutaraldehyd-Osmiumsäure, Vergr. 12000fach, Aufnahme E. Lindner, Kiel)

darüber angestellt, welche Beziehungen zwischen Ultrastruktur und Fermentausrüstung der Organellen bestehen. Die tubuläre und sacculäre Form der Mitochondrien ist hypothetisch als Ausdruck einer Spezialisierung für Steroidsynthese gedeutet worden, während die Cristaform der Fermentausstattung für oxydative Phosphorylierung entsprechen soll[32].

5. Granula

Die spezifischen Zellelemente einer Reihe endokriner Organe enthalten Granula, deren morphologisches und färberisches Verhalten Zellen bestimmter innersekretorischer Funktion charakterisiert. So enthalten die insulinproduzierenden B-Zellen der Pankreasinseln empfindliche, schwer fixierbare Körnchen, die sich mit Chromalaunhämatoxylin färben, während die gegen Autolyse verhältnismäßig resistenten Granula der A-Zellen, die das Glucagon bilden, durch das Phloxin der Gomorischen Chromalaunhämatoxylin-Phloxinfärbung hervorgehoben werden[33]. Der verschiedenen Färbbarkeit der Granula entsprechen Unterschiede der Größe, Struktur und Massendichte, die sich elektronenmikroskopisch nachweisen lassen[34]. Weitere Beispiele sind die spezifischen Granulationen der Vorderlappenzellen[35], die Granula hormonbildender Ganglienzellen[36] und der phäochromen Zellen[37]. Diese Körnchen können in Ultrazentrifugaten angereichert und auf ihren Hormongehalt untersucht werden[38].

Elektronenmikroskopische Befunde besagen, daß die Granula innersekretorisch tätiger Zellen im *Golgiapparat* (Abb. 1) geformt werden[39]. Zumindest ein Teil der Körnchen enthält eine *Trägersubstanz*, an die der Wirkstoff gebunden ist; die färberische Reaktion der Partikel dürfte vielfach auf der Anfärbbarkeit von carrier-Substanzen beruhen. Das bisher wohl am eingehendsten untersuchte Beispiel einer Trägersubstanz, welche die Grundlage von Sekretgranula bildet, ist das Neurophysin, an das hypothalamische Octapeptidhormone gekoppelt sind[40]. Die kristalline Struktur von Elementargranula des Neurosekrets, die bei hoher elektronenmikroskopischer Auflösung zutage tritt (Abb. 3, 4), läßt sich auf dieses hormonal inaktive Protein beziehen, dessen Kristallisierbarkeit in vitro nachgewiesen wurde[41]. Auch die Beta-Granula aus den pankreatischen Inselzellen (s. S. 65) weisen eine kristalline Ultrastruktur auf, die als Ausdruck der molekularen Ordnung einer Matrix gedeutet wird[42].

Bei der *Absonderung von Hormonen in den Kreislauf* („release“) werden die Granula bzw. Bläschen mit dichtem Inhalt nach den bisher vorliegenden Befunden in der Regel nicht als Ganzes aus dem Cytoplasma ausgestoßen. Vielmehr kommt es bei dem release zu einer Entleerung der Bläschen unter allmählichem Schwund der Massendichte ihres Inhaltes, d. h. die Absonderung von Wirkstoffen geht in einer ersten Phase anscheinend mit einem Übertritt ihrer Trägersubstanz in das die Vesikel umgebende Cytoplasma einher[43] (vgl. hierzu S. 25). Ob die verschiedentlich beschriebenen Diskontinuitäten der Membranen spezifischer Granula[44] als Kunstprodukt zu deuten sind oder in vivo auftretenden Perforationen entsprechen, durch die der mobilisierte Kömcheninhalt in das Cytoplasma austreten kann, sei dahingestellt. Eine Reihe von experimentellen Beobachtungen spricht dafür, daß sich die Hormonabgabe an der Zelloberfläche nach dem Muster einer „reverse micropinocytosis“ abspielt[45]. Nach dem Passieren des Plasmalemms müssen die Hormone vielfach die Basalmembran eines Epithels und in jedem Falle jene einer Capillare und schließlich deren Endothel permeieren.

[32] LINDNER 1966. [33] GOMORI 1948, s. auch FERNER 1952. [34] LACY 1958.
[35] ROMEIS 1940. [36] BARGMANN 1949. [37] WETZSTEIN 1957.
[38] HYMER und MCSHAN 1962, 1963, PERDUE und MCSHAN 1962, HOWELL, FINK und LACY 1969, WINKLER 1969, COSTOFF und MCSHAN 1969.
[39] LEVER 1961, MAILLARD 1963, BARGMANN 1964 u. a., FAWCETT, LONG und JONES 1969.
[40] LEDERIS 1962, BARGMANN 1968 Lit., GINSBURG 1968, Lit.
[41] BARGMANN und v. GAUDECKER 1969. [42] Z. B. LEVER und FINDLAY 1966.
[43] W. W. DOUGLAS 1967. [44] LEVER und FINDLAY 1966. [45] W. W. DOUGLAS 1967.

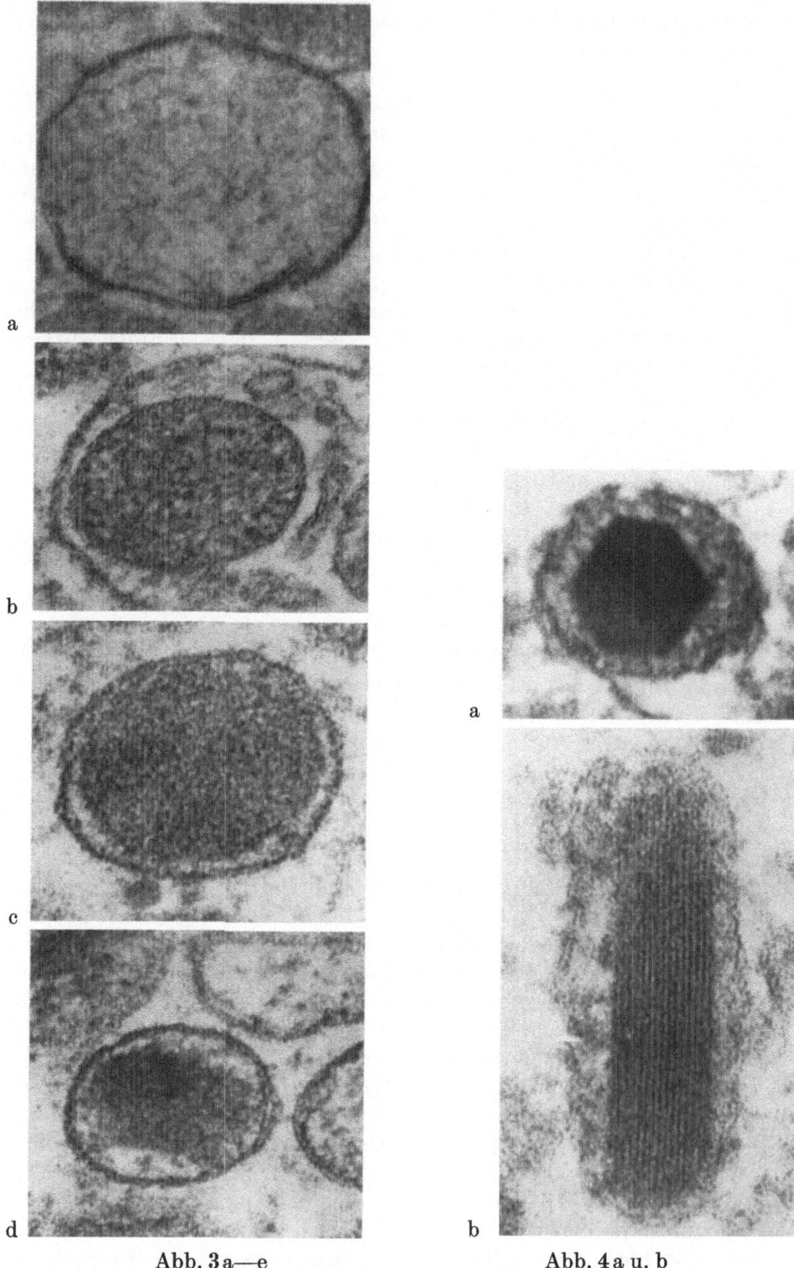

Abb. 3a—e Abb. 4a u. b

Abb. 3a—d. Verschiedene Zustandsbilder neurosekretorischer Elementargranula aus dem Hinterlappen der Hypophyse der Katze. a Von Doppelmembran umhülltes Granulum mit flockig erscheinendem Inhalt geringer Dichte. Vergr. 180000×. b Granulum mit dichterem Inhalt als in a. Vergr. 180000×. c Granulum mit feinkörnigem Inhalt. Hof (halo) zwischen „core“ und Membran. Vergr. 270000×. d Granulum mit dichtem Inhalt, der kantige Form anzunehmen scheint. Vergr. 180000×. (Aus BARGMANN und v. GAUDECKER 1969)

Abb. 4a u. b. Neurosekretorische Elementargranula aus dem Hinterlappen der Hypophyse des Igels. a Vergr. 180000×. Hexagonaler Kristall. b Vergr. 240000×. Längsgeschnittener Kristall mit paralleler Streifung. (Aus BARGMANN und v. GAUDECKER 1969)

6. Kolloidtropfen, Eiweißkristalle

Als Trägersubstanz werden auch tropfige *Kolloideinschlüsse* gedeutet, die im Cytoplasma der verschiedensten endokrinen Organe unter normalen Bedingungen vorkommen (Schilddrüsenzellen[46], Epithelkörperchen[47], Inselapparat[48], Hypophysenzellen[49], Nebennierenmark[50], Placentarzellen[51]). Der Nachweis von Hormonen in diesen Bildungen, die möglicherweise der Stapelung von Wirkstoffen dienen, steht indessen noch aus. Auf welche Weise die Kolloidtropfen entstehen, ist nicht sicher bekannt. Einen Sonderfall stellen die lichtmikroskopisch darstellbaren Neurosekrettröpfchen in der Neurohypophyse dar, die — vielfach im Inneren von Herringkörpern auftretend — durch Versintern elektronenmikroskopisch erfaßbarer sog. Elementargranula zustande zu kommen scheinen[52].

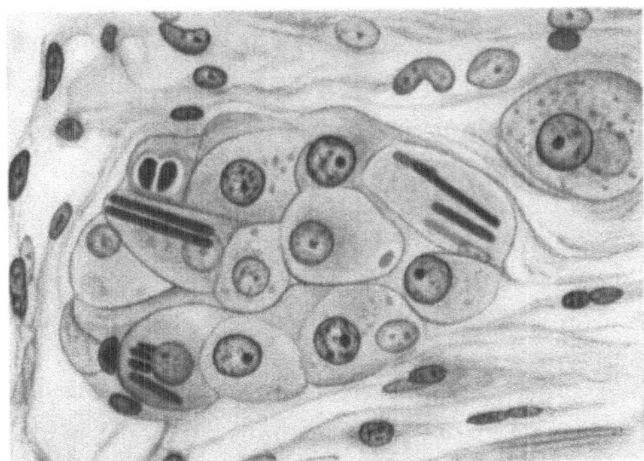

Abb. 5. Zwischenzellen im Hilus ovarii einer 65jährigen Frau. Reinkesche Kristalle. Vergr. 160×. (Aus Watzka 1957)

Kristalle (Abb. 5) kennen wir als nadelige oder wetzsteinförmige Gebilde im Cytoplasma der Zwischenzellen des Hodens (Leydigsche Zwischenzellen) und des Ovariums[53], im Schilddrüsenepithel[53a], insbesondere in den C-Zellen der Thyreoidea[53b]; sie besitzen eine kristalline Ultrastruktur.

IV. Der Bau der innersekretorischen Organe und Systeme und ihre Morphokinese

Die Mehrzahl der Hormonbildungsstätten wird, wie erwähnt, durch kompakte epitheliale, der Ausführungsgänge entbehrende Gefüge verkörpert, deren Zellverbände an den Ufern des Capillarstromes liegen. Epithelkörperchen, Hypophysenvorderlappen, Nebennierenrinde und Pankreasinseln entsprechen diesem Bauplan. Eine Sonderstellung nimmt die Schilddrüse insofern ein, als sie mit ihren geschlossenen Epithelbläschen an eine exokrine Drüse erinnert. Besondere Aufmerksamkeit wurde dem Feinbau der *Blutcapillaren* der endokrinen Organe gewidmet. Es kann angenommen werden, daß die in Pankreasinseln, Schilddrüse, Parathyreoidea, Nebennierenrinde und Neurohypophyse elektronenmikroskopisch

[46] Bargmann 1939, Lit. [47] Bargmann 1939, Lit. [48] Bargmann 1939, Caesar 1954.
[49] Romeis 1940. [50] Bargmann 1953/54. [51] Ortmann 1949.
[52] Bargmann, Knoop und Thiel 1957.
[53] Dhom 1954/55.
[53a] Bargmann 1939, Yoshimura und Irie 1961, Yoshimura 1964.
[53b] Nunez, Gould und Holt 1970.

nachgewiesene sog. *Fenestrierung des Capillarendothels*[54] den Durchtritt von Wirkstoffen begünstigt. Vegetative *Nervenfasern* dringen in Begleitung der Gefäße in die Organe ein; sie enden in einer Reihe von Fällen synaptisch an der Oberfläche der hormonbildenden Zellen (s. S. 19, 61).

Die Verbände der endokrin aktiven Zellen sind im übrigen sehr verschiedenartig organisiert. Als flächenhafter Epithelverband tritt uns nur der endokrine Anteil der Placenta entgegen. Ein diffus verteiltes System von Bindegewebszellen stellt der hormonbereitende Abschnitt der männlichen Keimdrüsen dar, ein von Gliazellen durchsetztes nervöses Faserwerk der Hypophysenhinterlappen, der von Zwischenhirnkernen gespeist wird. Dieser Hinweis unterstreicht nochmals die Tatsache, daß der landläufige Begriff „Drüse“ im Sinne der Anatomie sich nicht als roter Faden durch eine morphologische Betrachtung der Hormonbildungsstätten ziehen kann[55].

Verschieden wie das Strukturbild der Inkretproduzenten und ihre *Herkunft* — sie stammen aus Ekto-, Ento- und Mesoderm — ist ihr *topographisches Verhalten*, d. h. augenfällige gemeinsame topographische Merkmale lassen sich nicht ausmachen. Immerhin unterliegen die Organe mit innerer Sekretion weniger als die exokrinen Drüsen mechanischen Einflüssen ihrer Umgebung, die bei letzteren den Sekretabfluß fördern[56].

Man erkennt, daß es Schwierigkeiten bereitet, die Fülle der Inkretbildungsstätten nach morphologischen, genetischen oder topographischen Gesichtspunkten geordnet zu betrachten. Der Vorstellung einer funktionellen Hierarchie — ausgedrückt in dem oft herangezogenen Bilde eines Orchesters unter Leitung eines Dirigenten, der Hypophyse — liegt gleichfalls kein völlig befriedigendes Ordnungsprinzip zugrunde, da die Hormonbildner untereinander im Verhältnis wechselseitiger Abhängigkeit stehen. Dennoch ist es gerechtfertigt, das Zwischenhirn-Hypophysensystem an den Beginn der Betrachtung zu stellen, da es der vielseitigsten Leistungen fähig und mit der Mehrzahl der Glieder des innersekretorischen Systems, wenn nicht mit allen, funktionell verknüpft ist.

1. Das Zwischenhirn-Hypophysensystem

Die Hypophyse (Gesamtgewicht durchschnittlich 0,6 g, Mensch)[57] gliedert sich in die epithelial strukturierte Adenohypophyse, ein Produkt der Rathkeschen Tasche, und die aus Nervenfasern und Glia bestehende Neurohypophyse, die aus dem Ventralbezirk des Hypothalamus hervorgegangen ist und mit Kernen des markarmen Hypothalamus in morphologischem und funktionellem Zusammenhang steht (Abb. 6). In der Regel wird der Terminus „Neurohypophyse“ als Synonym des Namens „Hinterlappen der Hypophyse“ verwendet. Entwicklungsgeschichtlich-morphologische und funktionelle Gesichtspunkte sprechen zugunsten des Vorschlags, als Neurohypophyse die Gesamtheit von Hinterlappen (neural lobe), Infundibulum mit der Eminentia mediana und sog. Zwischenstück (infundibular stem) zu bezeichnen[58]; nach dieser Einteilung kann man den Hinterlappen als den distalen Abschnitt den übrigen genannten Bildungen als den proximalen Teilen der Neurohypophyse gegenüberstellen.

An der Adenohypophyse unterscheidet man a) den Vorderlappen, b) die das Tuber cinereum bedeckende bzw. umgreifende Pars tuberalis und c) die Pars

[54] PALAY 1955, 1957, EKHOLM 1957, EKHOLM und SJÖSTRAND 1957, TRIER 1958, FERREIRA 1957, ZELANDER 1957, FAWCETT, LANG und JONES 1969.
[55] Vgl. hierzu BARGMANN 1955.
[56] PETRY 1954.
[57] ROMEIS 1940, PFEIFER 1951, DIEPEN 1962, HARRIS und DONOVAN 1966, Lit.
[58] DIEPEN 1962.

intermedia (Zwischenlappen, Zwischenzone), einen an die Oberfläche der Neurohypophyse (Hinterlappen) grenzenden, je nach Tierart sehr verschieden ausgebildeten Abschnitt. Auch die Adenohypophyse steht unter der Kontrolle des Hypothalamus[59].

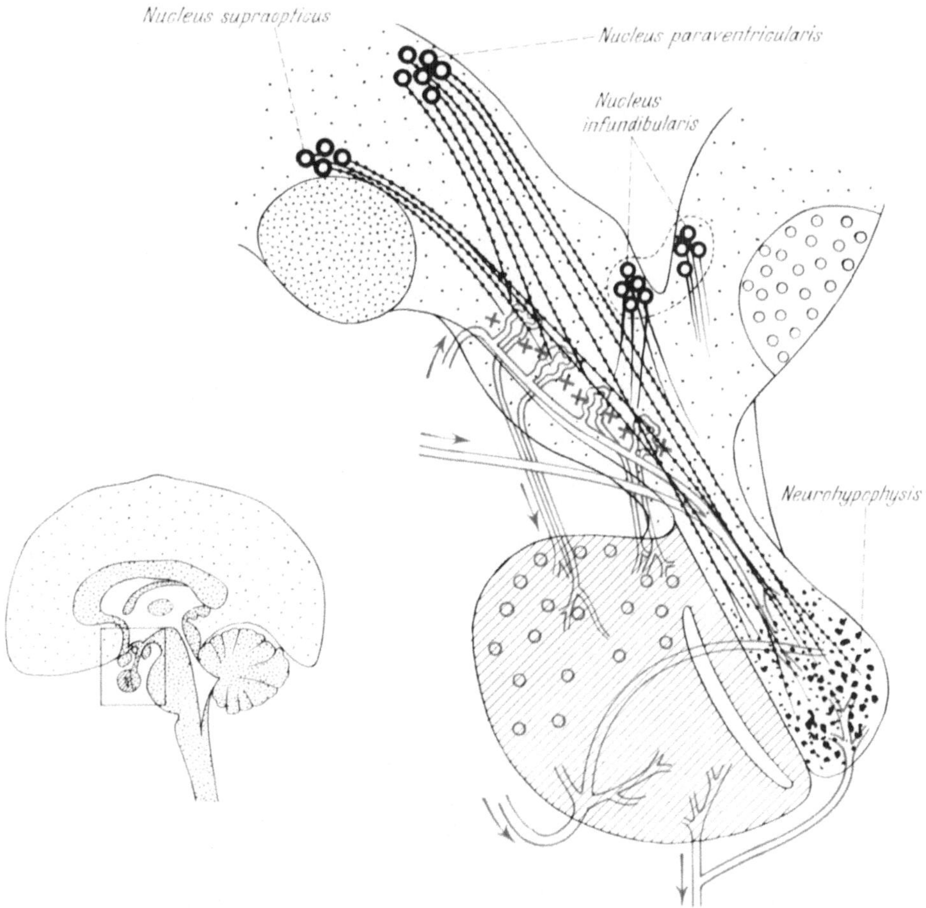

Abb. 6. Schema des hypothalamisch-neurohypophysären Systems und des hypophysären Pfortadersystems des Menschen. Pfeile kennzeichnen die Richtung des Blutstroms, Kreuzchen die Capillarschlingen in der Eminentia mediana. Entwurf und Zeichnung J. VAN DE KAMER (Utrecht). (Aus BARGMANN 1968)

a) Vorderlappen

Das in Nester und Stränge von Epithelzellen gegliederte Vorderlappengewebe (Abb. 7) wird von sinusuösen Capillaren durchsetzt, deren Endothel der Vitalspeicherung fähig ist und deswegen dem RES zugerechnet wurde. Nicht selten bilden die Vorderlappenzellen von Kolloid erfüllte Pseudofollikel. Die Epithelverbände des Vorderlappens werden von Gitterfaserhüllen umschlossen. Außer perivasalen vegetativen Nerven scheint der Vorderlappen auch marklose Fasern zu enthalten, die wahrscheinlich dem Zwischenhirn entstammen[60].

59 SZENTAGOTHAI u. Mitarb. 1962, BARGMANN 1967.
60 ROMEIS 1940, E. HAGEN 1954, OBERTI 1957.

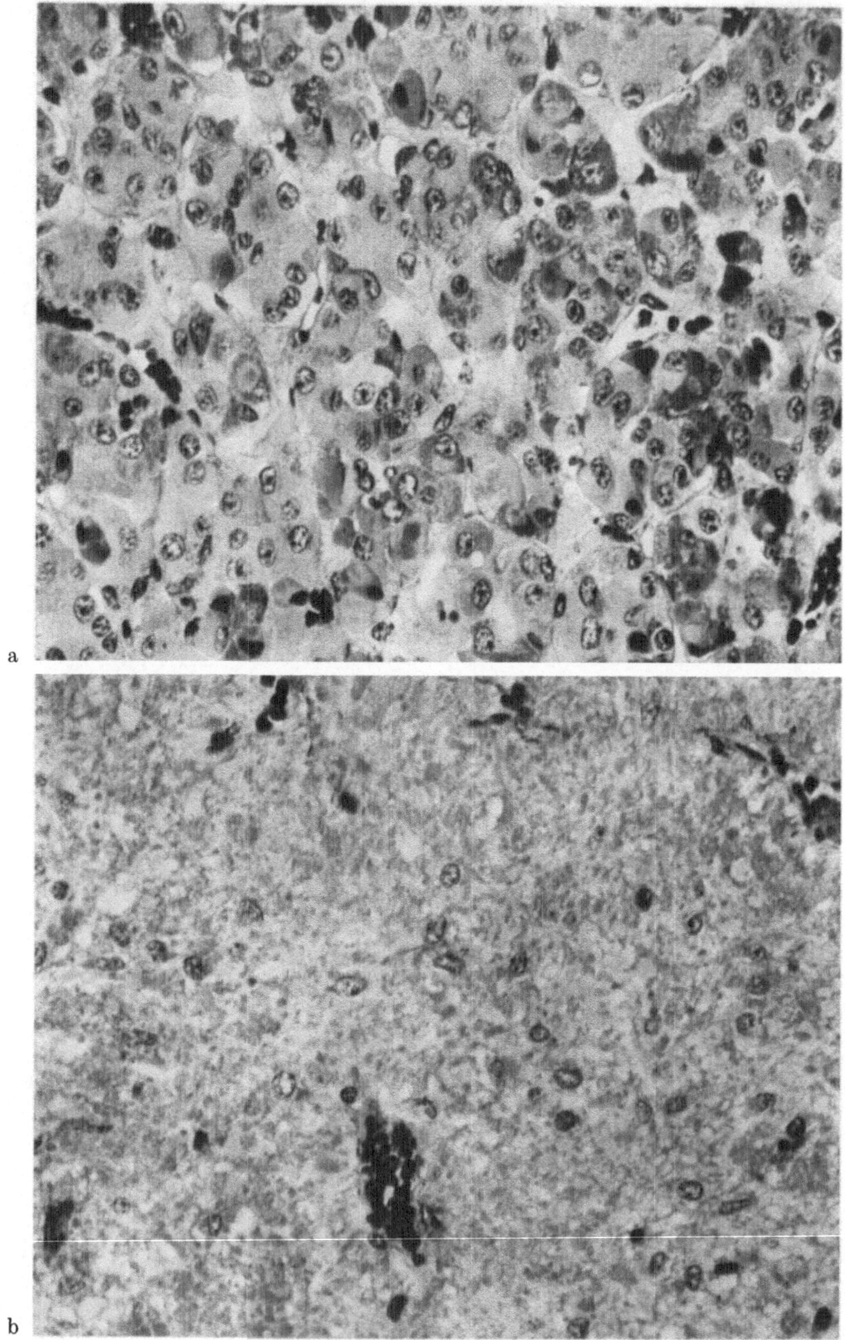

Abb. 7a u. b. Hypophyse eines erwachsenen Menschen. a Vorderlappen mit verschiedenen Zelltypen, b Hinterlappen. Man erkennt die Kerne der Pituicyten. Azanfärbung nach Gomori, Vergr. 400×

Mit zunehmender Entwicklung der histologischen Färbemethodik, der Immunohistochemie und der Elektronenmikroskopie wurde eine wachsende Reihe selbständiger *Zelltypen* ermittelt[61], die in wechselndem Nebeneinander in allen Epitelformationen des Vorderlappens vorkommen können (Abb. 7a). Die Erforschung dieses Hypophysenabschnittes, insbesondere der Verwandtschaftsbeziehungen seiner Zellelemente zueinander, begegnet Schwierigkeiten u. a. insofern, als menschliches und tierisches Untersuchungsgut, Objekte des Experimentators, nur mit Vorbehalten verglichen werden können. So wurde darauf hingewiesen[62], um nur ein Beispiel zu erwähnen, daß beim Menschen zu beobachtende, als Speicherformen gedeutete Zellen im Vorderlappen der Rattenhypophyse nicht vertreten seien.

Die *undifferenzierte Drüsenzelle (Stammzelle)*, vor allem in der Hypophyse des Neugeborenen zahlreich vorkommend, zeichnet sich durch bläschenförmigen, locker strukturierten Kern und blaß färbbares Cytoplasma bei unregelmäßiger Gestalt des Zelleibes aus. Aus diesen Stammzellen gehen Elemente hervor, die durch eine spezifisch färbbare Granulation ausgezeichnet sind; in der Hauptsache bestehen die Granula aus Proteinen. Die Körnchen der verschiedenen Zelltypen gehören jeweils einer besonderen Größenordnung an; es ist daher möglich, durch Differentialzentrifugieren Fraktionen zu gewinnen, in denen die Granula bestimmter Vorderlappenzellen angereichert sind[63].

Die vorwiegend abgerundeten *Alpha-Zellen*, die rund 40% der Vorderlappenelemente ausmachen, besitzen eine wechselnd ausgebildete acidophile Granulation und kugelige bis ovoide Zellkerne, die meist etwas exzentrisch liegen. Unter Schrumpfung und Pyknose des Kerns und Koaleszenz der Granula zu einer kolloidalen Masse kann sich die hyperchromatische Alpha-Zelle ausbilden, die schließlich zugrunde geht und aufgelöst wird. Durch Entgranulierung und Vacuolisierung des Zelleibes kann ferner die hypochromatische Alpha-Zelle entstehen. In den Alpha-Zellen, die besonders zahlreich in Hypophysentumoren bei Akromegalie gefunden werden, haben wir die Bildner des *Wachstumshormons* vor uns[64]. Als besonders überzeugend ist der fluorescenzmikroskopische Nachweis des Somatotropingehaltes von Alpha-Zellen mit Hilfe markierter Antikörper anzusehen[65]. Ferner wurde gezeigt, daß durch Differentialzentrifugation angereicherte acidophile Granula Somatotropin enthalten[66].

Es ist als sicher anzunehmen, daß die Gruppe der Acidophilen verschiedene Zelltypen unterschiedlicher inkretorischer Funktion umschließt, darunter Elemente, die das *Prolactin* hervorbringen[67]. So wird die auch als *Schwangerschaftszelle* bezeichnete große Epsilon-Zelle, die Stränge und Nester bilden kann, als lactotropes Element gedeutet. Auch Prolactin ist in Fraktionen festgestellt worden, in denen acidophile Granula angereichert wurden[68].

Dem Cytoplasma der *Beta-Zellen*, deren Größe und Gestalt gleichfalls wechselt, sind basophile Granula in schwankender Zahl eigen. Wie bei der Alpha-Zelle kann es zum Zelluntergang über das Stadium der hyperchromatischen Beta-Zelle oder zur Entstehung der hypochromatischen Form durch Entgranulierung und Vacuolisierung kommen. Die zahlenmäßig hinter den Alpha-Zellen rangierenden Beta-Zellen bilden teils *gonadotrope Hormone*, teils sind sie die Quelle des *thyreotropen Hormons*[69]; Gonadotropine und Thyreotropin sind in Ultrazentrifugaten mit basophilen Granula enthalten[70]. Dementsprechend gibt es verschiedene

[61] Romeis 1940, Kracht 1954, Rinehart und Farquhar 1953, H. D. Purves 1966., Brozman 1967.
[62] Stein 1955. [63] Costoff und McShan 1969. [64] Evans und Long 1921.
[65] Leznoff et al., 1960. [66] Hymer und McShan 1963.
[67] Kracht 1957, Purves 1966, Lit. [68] Hymer und McShan 1963.
[69] Brolin 1945, Kracht und Spaethe 1953, Purves und Griesbach 1946, Purves 1966.
[70] Hymer und McShan 1963.

Typen von Basophilen. Die Rattenhypophyse z. B. enthält polygonale Elemente, die das Organzentrum bevorzugen, und rundlich-ovale Zellen vor allem in der Peripherie des Vorderlappens, welche die Blutgefäße begleiten. Erstere werden aufgrund von biologischen Testversuchen als die Produzenten des FSH, letztere als die des LH angesprochen; beide Zellarten lassen sich auch aufgrund ihres färberischen Verhaltens unterscheiden. Bei einer Reihe von Säugern kann man gleichfalls mehrere Typen von Basophilen färberisch differenzieren, nämlich

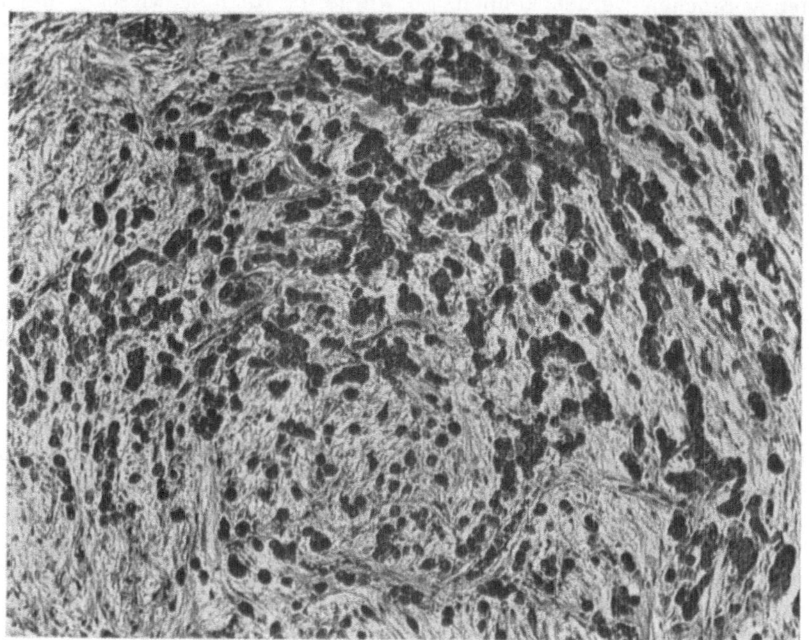

Abb. 8. Hinterlappen der Hypophyse eines erwachsenen Mannes mit Basophileninvasion. Azanfärbung, Vergr. 130×. (Aus BARGMANN 1954)

thyreotrope, follikulotrope und interstitiotrope Zellen. Die Basophilen des Menschen werden als besonders formvariable *thyreotrope (theta)-Zellen* und als *Zeta-Zellen* unterschieden[71], die bei alten Individuen vielfach in den Hinterlappen einwandern (*Basophilen-Invasion*[72]) (Abb. 8). Es ist die Frage, ob die eingewanderten Basophilen die Rolle des Zwischenlappens spielen, d. h. Intermedin bilden bzw. melanotrop aktiv sind. Bemerkenswert sind die engen Kontakte zwischen solchen Basophilen und Endigungen des neurosekretorischen Zwischenhirnsystems.

Die mit chromatinarmen, vielfach sehr großen Kernen ausgestatteten *Gamma-Zellen* zeichnen sich durch ein feinmaschiges oder vacuolisiertes Cytoplasma aus, dessen verwaschene Granulation sich nur schwach, bei Azanfärbung z. B. grauviolett, anfärben läßt. Wegen dieses Verhaltens wurden die Gamma-Zellen auch als chromophobe Zellen bezeichnet, doch ist der Terminus „*Neutrophile*“ vorzuziehen. Auch sie treten in sehr verschiedener Gestalt auf. Der Zelluntergang kann mit Platzen des stark geschwollenen Kernes oder mit Kernpyknose, Schrumpfung und kolloidaler Umwandlung des Cytoplasmas einhergehen. Andere

[71] PURVES 1966. [72] HILDEBRAND, RENNELS und FINERTY 1957.

Gamma-Zellen fallen einer starken Vacuolisierung anheim. Über die Bildung von Hormonen durch die neutrophilen Elemente liegen sehr widersprüchliche Angaben vor. Untersuchungen an menschlichen Hypophysen lassen es als gerechtfertigt erscheinen, die Gamma-Zellen als *Corticotrope* aufzufassen[73]. Immunohistochemische Untersuchungen sprechen dafür, daß ACTH in den R-Zellen des Vorderlappens des Menschen gebildet wird[73a].

Als *Delta-Zelle* bezeichnet man eine rundliche Vorderlappenzelle, deren zarte Granula sich mit Anilinblau darstellen lassen. Charakteristisch ist ferner das Vorkommen einiger gröberer Körnchen inmitten der feinen Granulation. Die hyperchromatische Form weist einen pyknotischen Kern und verdichtetes Cytoplasma auf, die hypochromatische einen vacuolisierten Zelleib. Die Delta-Zelle des Menschen gilt als Produzentin von Gonadotropinen.

Die Deutung der mannigfachen, lichtmikroskopisch faßbaren Erscheinungsbilder einzelner Typen der Vorderlappenzellen[74] ist noch unsicher. Es fragt sich, ob die Vacuolisierung des Cytoplasmas bei Abnahme des Körnchenbestandes durch Verflüssigung den Ausdruck einer Sekretbildung darstellt. Der Inhalt von Vacuolen, die sich in das angrenzende Gewebe ergießen, mag in die Blutbahn gelangen. Neben dieser umstrittenen blasigen Sekretion läuft der Prozeß einer Kolloidbildung in verschiedenen Formen ab. In allen Vorderlappenzellen können intracytoplasmatische Kolloidtröpfchen auftreten, die sich nach Verlassen des Zelleibes zu größeren, von Epithelzellen umschlossenen Tropfen vereinigen (Pseudofollikel). Durch Umschmelzung hyperchromatischer Zellen sollen ebenfalls kolloidale Massen entstehen, die sich unter Umständen dem Inhalt der Pseudofollikel beimengen. Ob in dem Kolloid der Follikel Wirkstoffe gestapelt werden, ist unbekannt.

Die morphologischen Äquivalente der *Hormonabgabe (Sekretion, „release")* im Vorderlappen liegen im Bereich der Ultrastrukturen. Das elektronenmikroskopische Bild läßt darauf schließen, daß die im *Golgiapparat* entstandenen Granula (Abb. 1) der Vorderlappenzellen sich allmählich, von einer Membran umschlossen, dem capillarnahen Zellbereich nähern, wo es zu einer Verschmelzung ihrer Hülle mit dem Plasmalemm kommt. Die Granula werden dann in lösliche Form überführt[75], das Hormon kann die benachbarten Capillaren durch eine enge Öffnung des Bläschens erreichen.

Aus zahlreichen Beobachtungen geht hervor, daß die Abgabe von Hormonen aus den Vorderlappenzellen unter der Einwirkung von *releasing factors* zustande kommt (Tabelle 1) bzw. durch *inhibiting factors* gehemmt wird, die beide aus dem Hypothalamus stammen (vgl. hierzu S. 29 und 32) und den Vorderlappen auf dem Wege des *Portalkreislaufs* erreichen (vgl. hierzu Abb. 6). Jene Elemente z. B., die das Prolactin produzieren, stehen unter einem hemmenden Einfluß des Hypothalamus[76], die Bildung und Abgabe von Luteinisierungshormon durch gonadotrope basophile Zellen wird durch einen releasing factor stimuliert, ebenso die Abgabe von Thyreotropin[77]. Natur und Wirkungsweise der releasing factors lassen es als gerechtfertigt erscheinen, diese Substanzen als *hypothalamische Neurohormone* zu bezeichnen; die Tabelle stellt der bisher üblichen Nomenklatur der „factors" die von SCHALLY u. Mitarb. (1968) vorgeschlagene der entsprechenden Hormone gegenüber.

---

[73] Literatur bei PURVES 1966.
[73a] BROZMAN 1967.
[74] ROMEIS 1940.
[75] GREEN 1966.
[76] DOEPFNER 1968, Lit.
[77] DOEPFNER 1968, Lit.

Tabelle 1. *Nomenklatur „hypothalamischer Faktoren“* (Nach SCHALLY u. Mitarb. 1968 [geringfügig verändert])

Zur Zeit übliche Bezeichnung	Abkürzung	Hypothalamisches Hormon	Abkürzung
Corticotropin-releasing factor	CRF	Corticotropin-releasing Hormon	CRH
Luteinizing hormone-releasing factor	LRF oder LH-RF	Luteinizing hormone-releasing Hormon	LH-RH oder LRH
Follicle-stimulating hormone-releasing factor	FSH-RF	Follicle-stimulating hormone-releasing Hormon	FSH-RH oder FRH
Thyrotropin-releasing factor	TRF	Thyrotropin-releasing Hormon	TRH
Growth hormone-releasing factor or Somatotropin-releasing factor	GRF oder SRF	Growth hormone-releasing Hormon oder Somatotropin-releasing Hormon	GRH oder SRH
Prolactin-inhibiting factor (mammals)	PIF	Prolactin release-Hemmungshormon	PRIH
Melanocyte-stimulating hormone (MSH) release-inhibiting factor	MIF	MSH-release-Hemmungshormon	MRIH

Im Strukturbild des Vorderlappens spiegeln sich, wie viele Beispiele zeigen, der Ablauf des Geschlechtscyclus[78] und der Gravidität ebenso wie physiologische Änderungen bzw. Störungen im Gleichgewicht des Hormonhaushaltes, Vorgänge, auf die hier nur summarisch hingewiesen werden kann. Die während der Schwangerschaft auftretende Vergrößerung der Hypophyse ist vor allem auf die Entstehung der sog. *Schwangerschaftszellen*[79] zurückzuführen. Ihre feinen, spezifisch färbbaren Granula verschmelzen teils unter Vergröberung zu kolloidartigen Massen, wobei die Zellen zugrunde gehen, teils lösen sie sich auf.

Die Beziehungen zwischen Hypophyse und *Keimdrüsen* finden ihren morphologischen Ausdruck in Vorderlappenveränderungen, die nach Kastration auftreten[80]. Schon einige Tage nach dem Eingriff (Ratte) steigt die Zahl der Basophilen an, um später wieder zu sinken. Aus hypertrophischen gonadotropen Basophilen entwickeln sich ferner die Kastrationszellen[81], große, mit dünnflüssigem Kolloid gefüllte Elemente, deren Cytoplasma sich auf eine schmale Randzone beschränkt („Siegelringformen“). Das Auftreten der Kastrationszellen dürfte auf einer Steigerung der Aktivität der Gonadotropen bzw. auf einer Speicherung von gonadotropem Hormon beruhen. Grundsätzlich die gleichen, jedoch graduell geringere Vorderlappenveränderungen werden bei *Senilität* (Ratte)[82] verzeichnet. Weniger eindeutig sind die Angaben über Kastrationsveränderungen der menschlichen Hypophyse[83]. Im übrigen entstehen nicht bei allen Tierformen Kastrationszellen. Oestrogenzufuhr stimuliert bei intakten wie kastrierten männlichen Ratten die mitotische und sekretorische Aktivität der Vorderlappenzellen; insbesondere bewirkt es eine Differenzierung von luteotropen Elementen (LTH-Zellen).

In ähnlicher Weise reagiert der Vorderlappen der Hypophyse mit Vermehrung oder Hypertrophie bestimmter Zelltypen auf andere Veränderungen oder *Störungen*

[78] ROMEIS 1940, HARTL und FISCHER 1955, PURVES 1966, HARRIS und DONOVAN 1966.
[79] ERDHEIM und STUMME 1909, ROMEIS 1940, Lit., PURVES 1966, Lit.
[80] DESCLIN 1934, ROMEIS 1940, Lit.
[81] SCHLEIDT 1914, GATZ 1933, DESCLIN 1934, H. A. F. SCHULZE 1955, Lit. bei PURVES 1966.
[82] GATZ 1933. [83] BERBLINGER 1932, BIGGART 1924, ROMEIS 1940, Lit.

im Hormonhaushalt, etwa durch Verabfolgung des Adrenocorticostaticum Metopiron, durch Entfernung der Schilddrüse, durch alimentäre Kropferzeugung oder ein Thyroxindefizit. *Thyreoidektomie* z. B. bewirkt, abgesehen von einer Gefäßerweiterung in der Hypophyse, vor allem eine Hypertrophie von Vorderlappenzellen, die sich zu sog. *Thyreoidektomiezellen*[84] entwickeln, ferner eine Abnahme der Eosinophilen. Die Thyreoidektomiezellen gehen aus thyreotropen Basophilen hervor. Ihr Zerfall soll zu Kolloidbildung führen können. Dabei treten im Cytoplasma der Thyreoidektomiezellen zunächst hyalin erscheinende Proteineinschlüsse auf; später fließen diese zu größeren Komplexen zusammen, die das Cytoplasma auf eine schmale Randzone einengen. Der Sekretionssteigerung der Thyreoidea entspricht die Vermehrung aktivierter Basophiler, die zum Teil zugrunde gehen.

b) Pars tuberalis

Das Gewebe des Trichterlappens[85] besteht aus Epithelsträngen, zwischen denen zahlreiche, dem Hypophysenpfortadersystem[86] angehörende Arterien und Venen vorzugsweise sagittal verlaufen; stellenweise kommen Pseudofollikel vor. Charakteristisch sind häufig von Kolloidtröpfchen durchsetzte Tuberaliszellen, deren funktionelle Bedeutung nicht bekannt ist. In der Pars tuberalis finden sich nur wenige Basophile und selten Acidophile aus der Gruppe der Vorderlappenzellen. Inseln von Plattenepithel dürften Reste des Hypophysenganges darstellen.

Mit Versilberungsmethoden wurden marklose, aus dem Zwischenhirn stammende Nervenfasern in das Gewebe der Pars tuberalis hinein verfolgt[87]. Das Capillarnetz des Trichterlappens steht durch Vermittlung der sog. Spezialgefäße[88], die in die Trichterwand eindringen, mit neurosekretführenden Fasern des Tractus supraoptico-hypophyseus[89] und mit diencephalen aminergen Nervenfasern in Verbindung (Abb. 6). Diese Fasern schmiegen sich den Capillarknäueln der Spezialgefäße eng an. Auf diesem Wege gewinnen hypothalamische Systeme, die releasing oder inhibiting factors hervorbringen und abgeben, humoralen bzw. hormonalen Einfluß auf die Zellen des Vorderlappens, dessen Sinuscapillaren mit den Gefäßen des Trichterlappens kommunizieren.

c) Pars intermedia

Der Zwischenlappen der Hypophyse[90], bei manchen Tierformen aus einer kompakten Epithelschale an der Oberfläche des Hinterlappens bestehend (Abb. 9, 19), baut sich beim Menschen aus Epithelsträngen mit undifferenzierten und mit basophilen Zellen auf. Auch kommen in ihm kolloidhaltige Follikel und Cysten (Rathkesche Cysten) vor, deren Zahl mit dem Lebensalter ansteigt. Nicht selten dringen in den Hinterlappen Basophile der Pars intermedia ein (Basophileninvasion, Abb. 8). Wie es scheint, unterliegt die Pars intermedia des Erwachsenen einer langsamen Rückbildung, die mit Proliferation von Bindegewebe einhergeht. Das kompakte Epithel der Pars intermedia mancher Säuger wird von langgestreckten Palisadenzellen durchsetzt; möglicherweise handelt es sich um gliöse Elemente[91].

Auffallende *morphokinetische Reaktionen* der Pars intermedia treten bei *Störungen des Wasserhaushalts* zutage, z. B. bei weißen Mäusen, die man einer Dehydratation, damit einer Belastung ihres neurosekretorischen hypothalamischen Systems unterwirft. Bei Dursttieren kommt es auf der einen Seite zu

[84] Scharf und Förster 1954, Purves 1966, Lit. [85] Romeis 1940.
[86] Popa und Fielding 1931, Spanner 1952, Diepen 1962. [87] Oberti 1957.
[88] Spatz 1953, 1954, Nowakowski 1951, Christ 1951, Diepen 1962.
[89] Bargmann 1954, E. Scharrer 1954, Bergland und Torack 1969.
[90] Romeis 1940. [91] Oberti 1957.

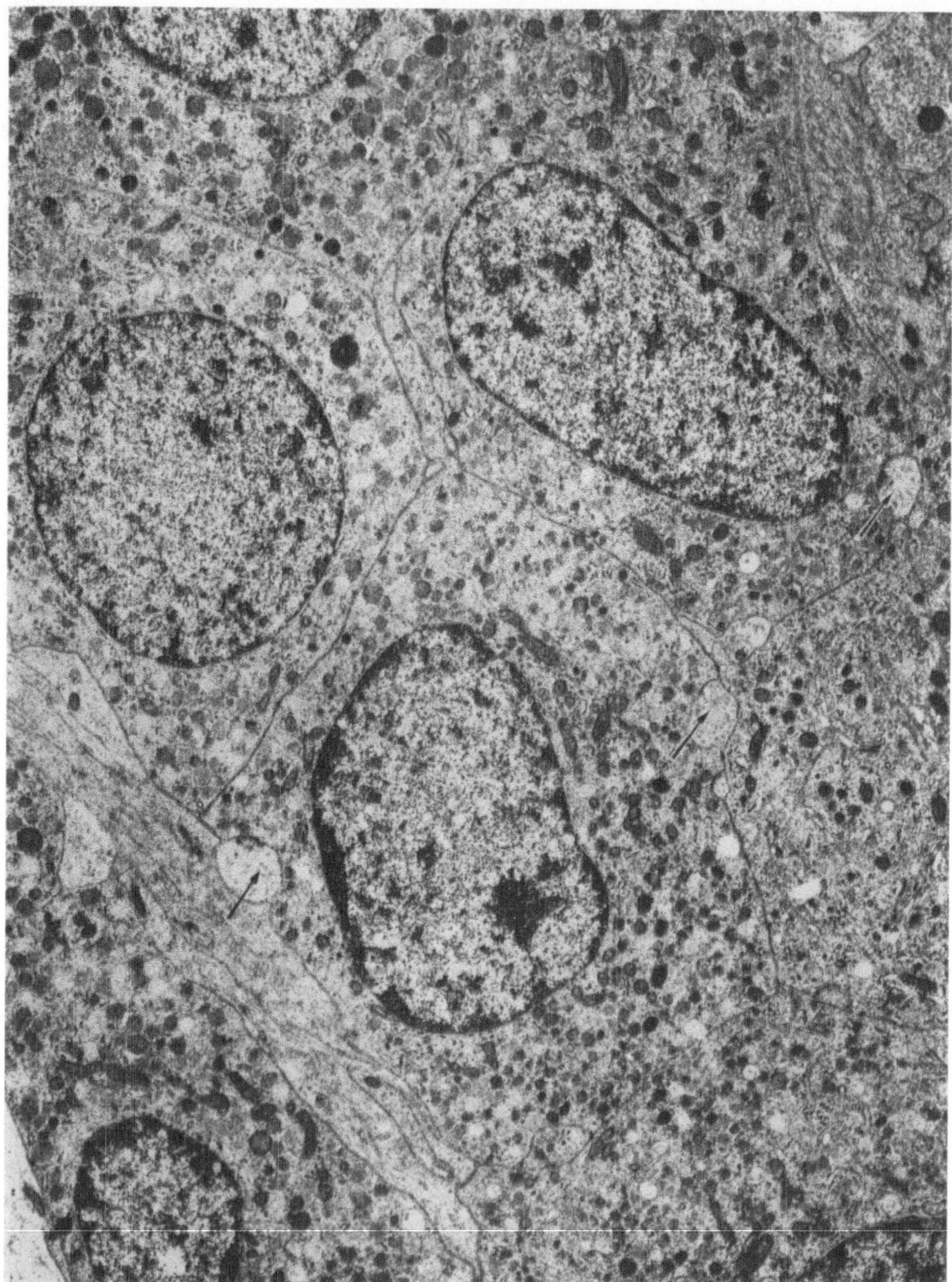

Abb. 9. Pars intermedia der Katzenhypophyse. Zwischen den Epithelzellen erkennt man Nervenfäserchen bzw. Synapsen (Pfeile). Vergr. etwa 8000fach. (Aus BARGMANN, LINDNER und ANDRES 1967)

einer Aktivitätssteigerung im — antidiuretisch wirksamen — neurosekretorischen Zwischenhirnsystem, auf der anderen Seite zu einer Involution des Zwischenlappens[92]. Diese Beobachtung ist im Hinblick auf die Tatsache von Interesse, daß

[92] ROUX 1967.

an das Leben in der Wüste angepaßte Säuger mit konstanter Aktivität ihres neurosekretorischen Systems eine voluminöse Pars intermedia besitzen, während man bei Formen, die stark wasserabhängig sind, einen schwach entwickelten bzw. keinen Zwischenlappen findet. Eine eindeutige Klärung dieser Phänomene, die sich als Äquivalent wechselseitiger funktioneller Beziehungen zwischen Hypo-

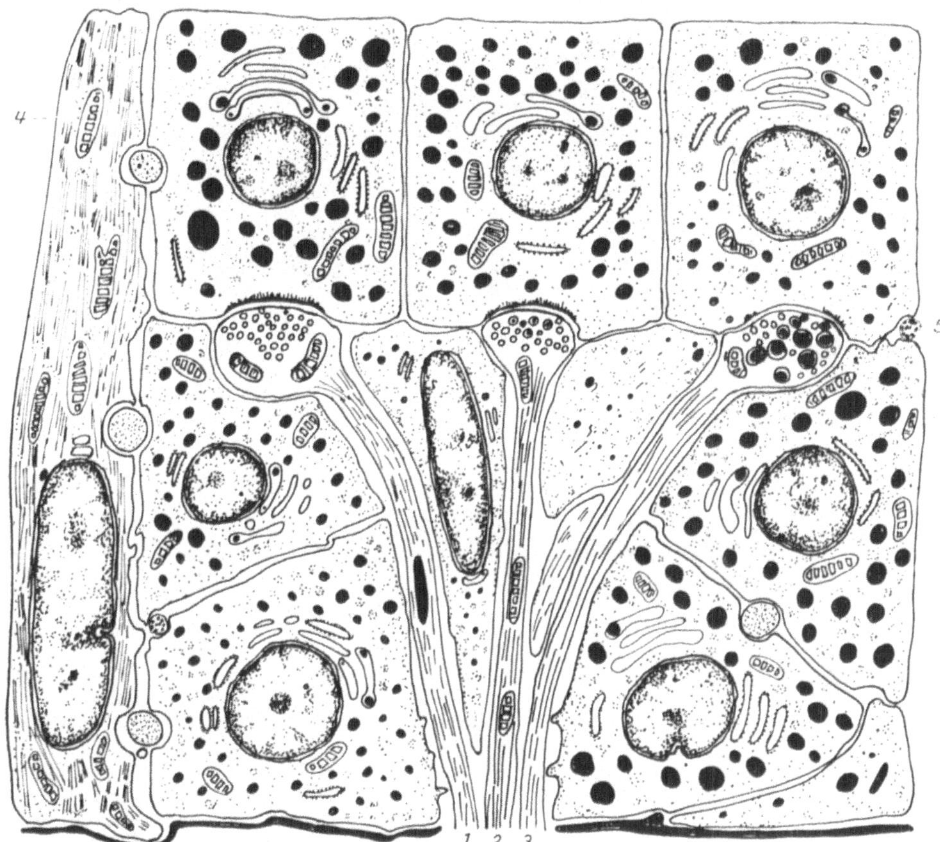

Abb. 10. Schema der Innervation der Epithelzellen des Zwischenlappens der Hypophyse durch cholinerge (*1*), adrenerge (*2*) und peptiderge (*3*) Nervenfasern bzw. Synapsen. *4* Palisadenzellen, *5* Querschnitt einer Cilie. (Aus Bargmann, Lindner und Andres 1967)

thalamus und Pars intermedia deuten lassen, steht noch aus. In diesem Zusammenhang sind morphologische Studien über die *Innervation des Zwischenlappens* von Belang.

Wie licht- und elektronenmikroskopische Untersuchungen, insbesondere auch fluorescenzmikroskopische Studien ergeben haben, steht die Pars intermedia der Hypophyse von niederen Wirbeltieren und Säugern in inniger nervöser Verbindung mit dem Diencephalon[93]. Der Membran ihrer Epithelzellen schmiegen sich Endigungen markloser Nervenfasern an, um hier Synapsen verschiedenen Typs zu bilden (Abb. 9). Synapsen mit synaptischen Bläschen werden als cholinerge (Abb. 10), solche mit Bläschen und kleinen massendichten Granula vom Typ der Katecholaminkörnchen als aminerge (Abb. 11) und Synapsen mit Bläschen und neurosekretorischen Elementargranula (Abb. 10) als peptiderge Endformationen ge-

[93] Ziegler 1963, Bargmann, Lindner und Andres 1967, Vincent und Kumar 1969.

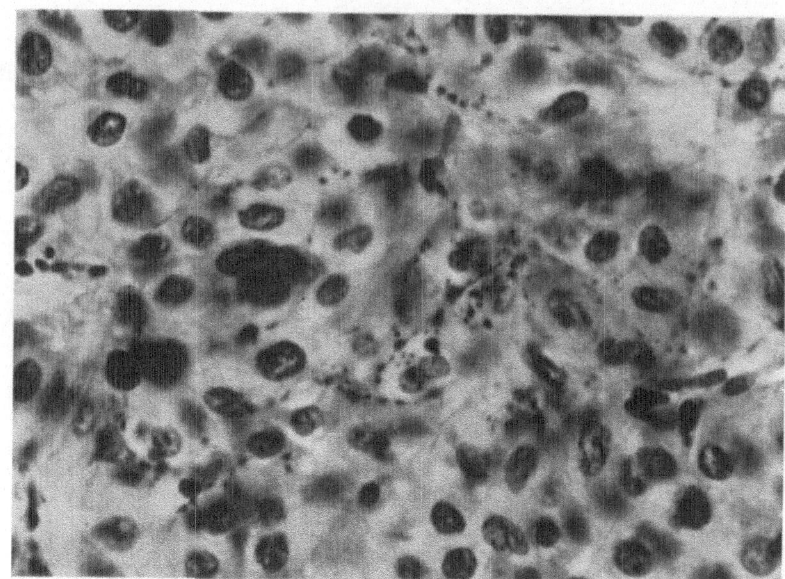

Abb. 11a. Pars intermedia der Hypophyse eines Affen (Cebus). Neurosekretorische Perlschnurfasern zwischen den Epithelzellen. (Färbung mit Chromalaunhämatoxylin, Vergr. 580fach)

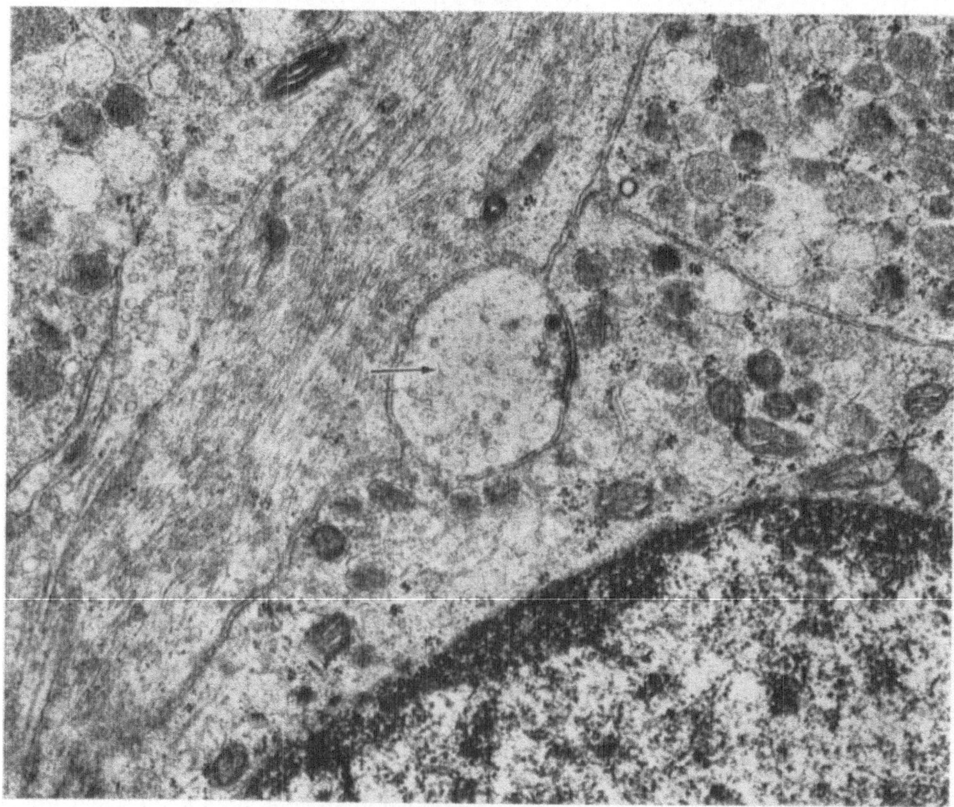

Abb. 11b. Synaptische Endigung an einer Epithelzelle der Pars intermedia der Katze mit Körnchen vom Typus der Catecholamingranula (Vergr. etwa 24000fach). (Aus Bargmann, Lindner und Andres 1967)

deutet[93]. Die Frage, ob die verschiedenen Nervenendigungen im Zwischenlappen die Bildung bzw. Abgabe von Melanophorenhormon stimulierend oder inhibitorisch beeinflussen, ist noch nicht geklärt[94]. Da es bei Dehydratation sowohl zu einem Schwund von Neurosekret aus dem Hinterlappen als auch zu starken Veränderungen in der Ultrastruktur der Intermediazellen kommt[95], wird angenommen, daß der Zwischenlappen unter der Kontrolle neurosekretorischer Neurone des Hypothalamus steht. Ob und in welcher Weise die regressiven morphologischen Veränderungen des Zwischenlappens, die bei erhöhter Aktivität des Hinterlappens auftreten bzw. die progressiven, bis zur Hypertrophie sich steigernden Vorgänge, die nach Verlust des Hinterlappengewebes oder nach Durchtrennung des Hypophysenstiels einsetzen[96], mit der hypothalamischen Innervation dieses Hypophysenabschnittes zusammenhängen, ist nicht bekannt.

Die erheblichen Schwankungen im Strukturbild des Zwischenlappens der menschlichen Hypophyse — man spricht besser von einer Zwischenzone — lassen sich ebensowenig funktionell deuten, wie sichere Aussagen über die funktionelle Bedeutung dieses Organabschnittes gegeben werden können, der bei niederen Tierformen die Farbanpassung mit der Produktion und Ausschüttung des Melanophorenhormons reguliert[97].

d) Zwischenhirnkerne, Eminentia mediana und Hinterlappen

Die Ganglienzellen des *Nucleus supraopticus* und *paraventricularis* (Abb. 12), ferner von Kernen des *Tuber cinereum*, entsenden marklose, die Infundibularwand

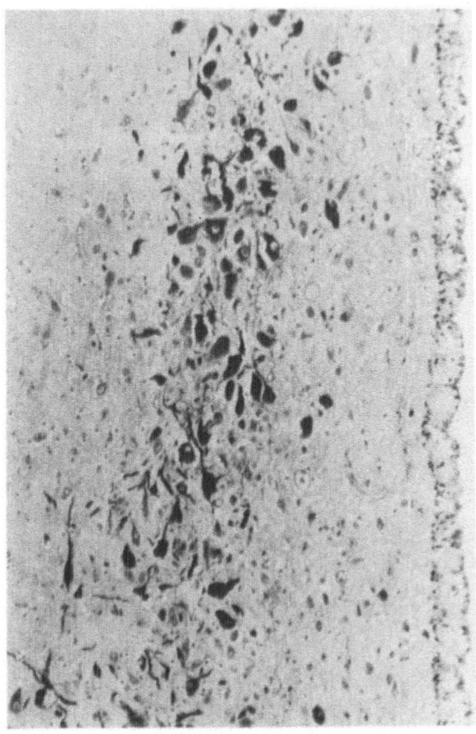

Abb. 12. Frontalschnitt durch den Nucleus paraventricularis des Hundes. Rechts der III. Ventrikel (Chromalaunhämatoxylin-Phloxinfärbung, Vergr. etwa 100fach). (Aus BARGMANN 1960)

[93] ZIEGLER 1963, BARGMANN, LINDNER und ANDRES 1967, VINCENT und KUMAR 1969.
[94] WINGSTRAND 1966. [95] KOBAYASHI 1964. [96] ENGELHARDT 1962, HOLMES 1968.
[97] KABELITZ 1942, BARGMANN 1954, Lit., WINGSTRAND 1966.

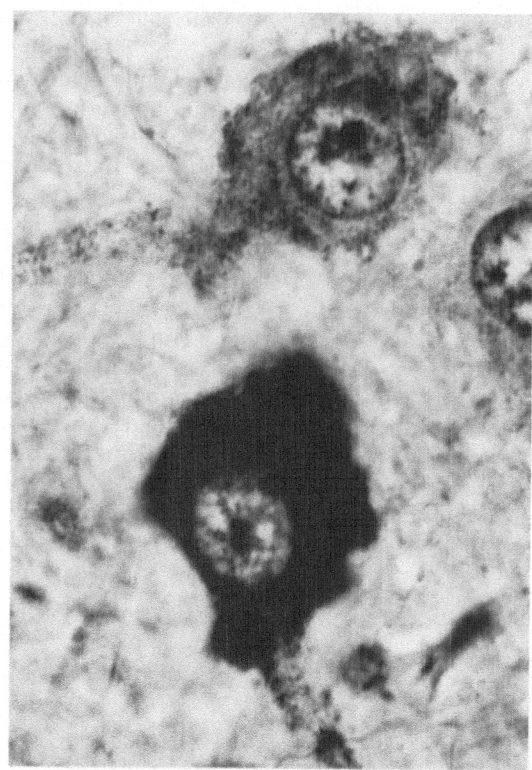

Abb. 13. Ganglienzellen im Nucleus supraopticus des Hundes, verschiedene Funktionszustände (Chromalaunhämatoxylin-Phloxinfärbung, Vergr. 1200fach). (Aus BARGMANN 1963)

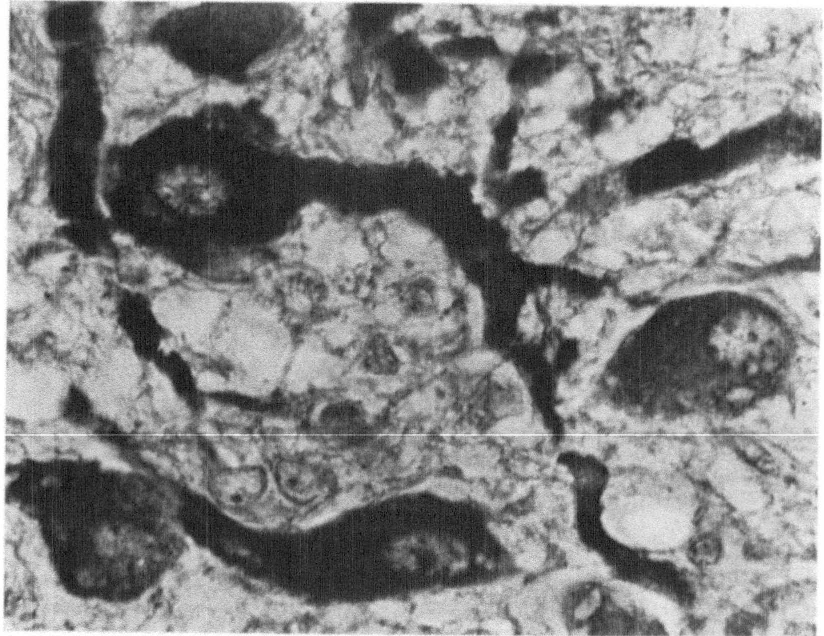

Abb. 14. Ganglienzellen aus dem Nucleus supraopticus des Hundes, mit Neurosekret beladen (Chromalaunhämatoxylin-Phloxinfärbung, Vergr. 980fach). (Aus BARGMANN 1958)

durchziehende Nervenfasern, deren äußerst dichtgedrängte Endausbreitungen zusammen mit Gliazellen die Grundlage des Hinterlappengewebes bilden[98]. In den Nervenzellen der beiden erstgenannten Kerne (Abb. 13, 14) vollziehen sich morphologisch faßbare Sekretionsprozesse[99], die zur Bildung von elektiv färbbaren Körnchen und Tröpfchen führen. Diese Produkte einer Neurosekretion[100] gelangen — nach Lebendbeobachtungen[101] und experimentell-morphologischen, darunter autoradiographischen Untersuchungen[102] zu schließen — auf dem Weg

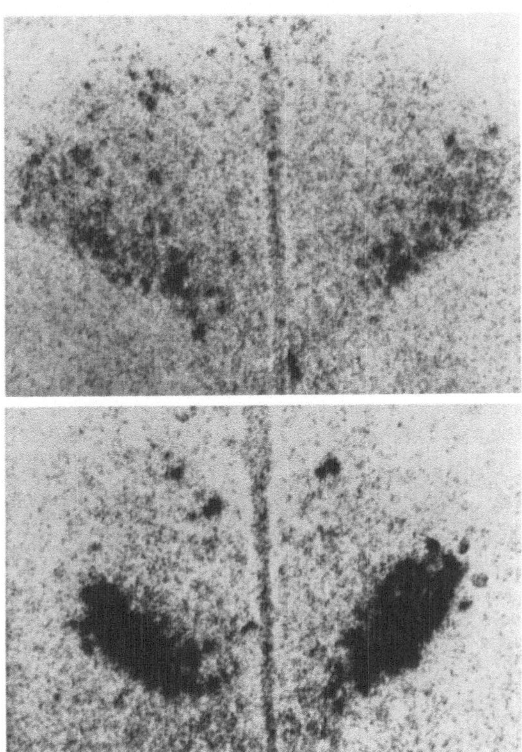

Abb. 15. Frontalschnitt durch den Hypothalamus (Ratte) im Bereich der Nuclei paraventriculares, die nach Verabfolgung von Cystein ^{35}S in der Autoradiographie deutlich hervortreten. Oben: Testtier. Unten: Seit 8 Std lactierendes Tier. (Aus FLAMENT-DURAND 1967)

der Axone in den Hinterlappen („neurosekretorische Bahn"), wo sie innerhalb der perivasculären Nervengeflechte, d. h. innerhalb des Axoplasmas, gestapelt werden (Abb. 15, 16). An Neurosekret reiche, kugelige Anschwellungen der marklosen Fasern sind unter der Bezeichnung *Herringkörper* bekannt.

Die Grundlage des lichtmikroskopisch sichtbaren Neurosekrets bilden elektronenmikroskopisch darstellbare *Elementargranula*[103] bestimmter Bauweise, die sich im Axoplasma und besonders den Axonendigungen befinden; diese isolier-

[98] Literatur bei DIEPEN 1962, BARGMANN 1954.

[99] E. und B. SCHARRER 1954, BARGMANN 1949, 1954, 1956, 1966, 1968, HOFER 1968, PILGRIM 1969.

[100] GABE 1966. [101] HILD 1954.

[102] HILD 1956, HILD und ZETLER 1953, FIELDS, GUILLEMIN und CARTON 1956, SLOPER 1955, 1960, 1966. FICQ und FLAMENT-DURAND 1963, FLAMENT-DURAND 1967, GARWEG, JOUSSEN und KINSKY 1969.

[103] PALAY 1955, 1957, BARGMANN und KNOOP 1957, BARGMANN, KNOOP und THIEL 1957, BARGMANN und v. GAUDECKER 1969.

baren[104] Partikel (Abb. 3, 4) bestehen aus einer mehr oder weniger massendichten, gelegentlich kristallin organisierten Substanz, die von einer Doppelmembran umhüllt wird, und enthalten die Octapeptidhormone Vasopressin und Oxytocin. Der massendichte Inhalt der Granula entspricht mit großer Wahrscheinlichkeit der *Trägersubstanz Neurophysin*, einem biologisch inerten Protein (van Dyke-Protein), an das die genannten Hypothalamushormone gekoppelt sind[105]. Da die Ergebnisse von in vitro-Untersuchungen für die Existenz verschiedener Neurophysine

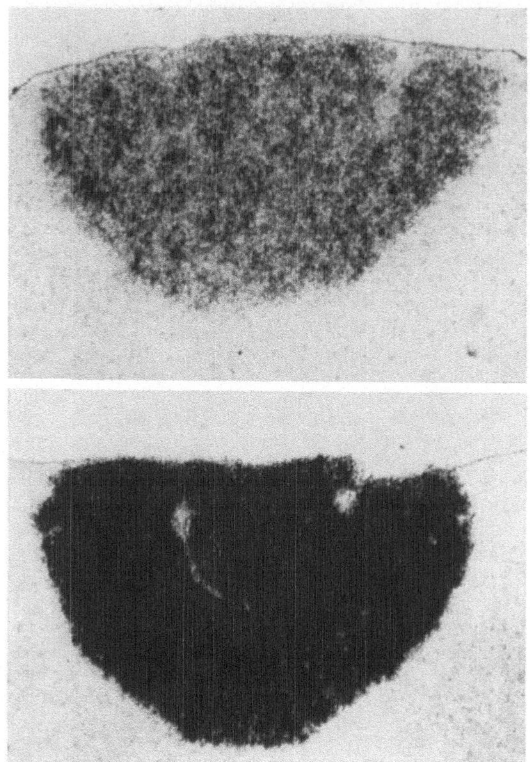

Abb. 16. Hinterlappen der Hypophyse von Ratten 10 Std nach Injektion vom Cystein ^{35}S, Autoradiographie. Oben: Testtier, Unten: Seit 8 Std lactierendes Tier. (Aus FLAMENT-DURAND 1967)

sprechen, steht die Frage zur Debatte, ob es sowohl nach Hormongehalt als auch nach Beschaffenheit der Trägersubstanz unterschiedliche Elementargranula des Neurosekrets gibt. Diese Frage ist um so berechtigter, als verschiedene hormonale Leistungen der Nuclei supraoptici und paraventriculares nachgewiesen werden konnten. Die gezielte beidseitige Zerstörung der Paraventricularkerne (Ratte, Katze) führt zu einer Ausschüttung fast ausschließlich von Oxytocin aus dem Hinterlappen der Hypophyse[106]. Auf der anderen Seite ruft die elektrische Reizung des Nucleus supraopticus eine Abgabe nur von Vasopressin hervor[106a], während die Stimulierung des Nucleus paraventricularis eine Ausschwemmung von Oxytocin und Vasopressin in das Blut bewirkt. Es ist daher anzunehmen, daß es im

[104] LEDERIS 1962. [105] Literatur bei BARGMANN und v. GAUDECKER 1969.
[106] KOVACS und BACHRACH 1951, u. a., OLIVECRONA 1957, NIBBELINK 1961.
[106a] BISSET, HILTON und POISNER 1967.

Paraventricularkern verschiedene Neurone gibt, die teils Oxytocin, teils Vasopressin bilden; der Nucleus supraopticus dagegen ist der Produzent lediglich des Vasopressins[106b].

Die in den Zwischenkernen entstandenen und dort auch mit pharmakologischen Methoden faßbaren Hormone[106], werden, an die Trägersubstanz Neurophysin gebunden, im Stapelorgan Hinterlappen angereichert und bei Bedarf an den Kreislauf abgegeben[107]. Im Zuge des release schwindet der elektronendichte Inhalt der Elementargranula schnell, d. h. das Trägerprotein samt Octapeptidhormonen wird mobilisiert. Beide sollen in das Grundplasma der jeweiligen Nervenendigung übertreten und von hier aus deren Plasmalemm erreichen, um es zu permeieren. Nach anderer Vorstellung spielt sich die Hormonabgabe nach dem Muster der *Exocytose* ab (vgl. S. 7). Bei diesem Vorgang sollen die Elementargranula zum Plasmalemm der Nervenendigung gelangen, mit dem sich ihre Membran vereinigt, und ihren Inhalt in den Intercellularraum entleeren. Nach meiner Meinung ist die Möglichkeit in Betracht zu ziehen, daß verschiedene Formen eines release verwirklicht werden können, wie dies auch an anderer Stelle, nämlich in den Pankreasinseln (s. S. 70f.), der Fall zu sein scheint.

Da sowohl die Perikaryen als auch die sekretführenden Axone — zum Teil bis in den Hinterlappen hinein — durch aminerge und cholinerge *Synapsen*[108] besetzt sind (Abb. 17), muß man folgern, daß die Ausschüttung von Hormonen aus dem Hinterlappen durch das Zentralnervensystem in Gang gesetzt oder blockiert werden kann. Der Diabetes insipidus z. B., der nach operativer oder grobtraumatischer Unterbrechung des Hypophysenstiels, damit der neurosekretorischen Bahn, auftritt, dürfte auf einer Blockierung des nerval auslösbaren release beruhen[109]. Neurophysiologische Experimente am lactierenden Kaninchen[110] haben ergeben, daß *Afferenzen* zum Nucleus paraventricularis und supraopticus in Kerngebieten rostral von der Pons entspringen. Milchabgabe infolge einer Oxytocinausschüttung läßt sich durch Reizung im Hippocampus und Nucleus accumbens auslösen, ferner können oxytocische und vasopressorische Reaktionen vom zentralen Grau des Mittelhirns, dem Subthalamus und dem hinteren Hypothalamus aus provoziert werden; der Verlauf der verschiedenen Fasersysteme ließ sich mit Hilfe des Degenerationsverfahrens näher bestimmen. Wahrscheinlich stammen die Afferenzen für die sekretbildenden hypothalamischen Kerne aus der Formatio reticularis. Die Ausschüttung des milk let-down factors (Oxytocin) spielt sich unter natürlichen Bedingungen folgendermaßen ab: nach mechanischer Reizung der Mamille fließen dem Hypothalamus Erregungen zu, welche die Oxytocin-bildenden Neurone zur Freisetzung ihres Produktes veranlassen. Es erreicht die Brustdrüse auf dem Blutweg, bringt ihre Myoepithelzellen zur Kontraktion und löst damit die Milchabgabe aus[111].

Für die Existenz *retino-diencephaler Verbindungen*, in welche die Bildungsstätten des Vasopressins einbezogen sind, spricht die Beobachtung, daß Lichtreize zur Diuresehemmung führen[112] und daß der Wasserhaushalt von Blinden stark von der Norm abweicht[113].

Möglicherweise kommt es bei einigen Tierformen auch zur Abgabe von Produkten der Nervenzellen an den Liquor cerebrospinalis in den Hirnventrikeln (vgl. hierzu S. 32f.).

[106b] Bisset, Clark und Errington 1969.

[106] Hild und Zetler 1953, Kovacs und Bachrach 1951, u. a., Olivecrona 1957, Nibbelink 1961.

[107] Bargmann und Scharrer 1951.

[108] Vgl. hierzu Konstantinova, 1967, Bargmann 1969, Hyyppä 1969.

[109] Orthner und Meyer 1967. [110] Woods et al. 1969, Lit.

[111] Berde 1959, Folley 1969. [112] Hoffmann-Credner 1953. [113] Hollwich 1955.

Die Rolle der *Gliazellen* des Hinterlappens (*Pituicyten*), die als an die lokalen Gewebsverhältnisse angepaßte Astrocyten gelten dürfen, ist nicht geklärt. Zu den Grundfunktionen der Zellen gehört die der Phagocytose, etwa von Axonen, die nach Stieldurchtrennung zugrunde gehen[114]. Nach Wasserentzug kommt es zunächst zu einer Hypertrophie der Pituicyten, in denen osmiophile Granula

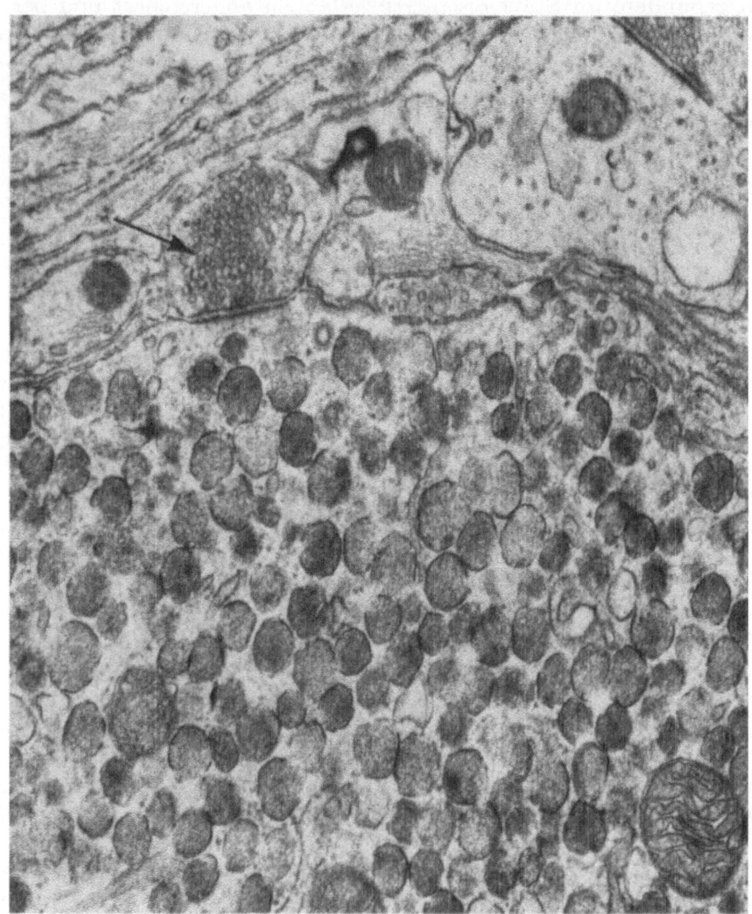

Abb. 17. Synapse eines Axons (Pfeil) des Tractus supraoptico-hypophyseus im Hinterlappen der Rattenhypophyse, mit Elementargranula gefüllt. Vergr. 36000fach. (Aus BARGMANN 1965)

auftreten (Abb. 18); später degenerieren die Zellen[115]. Gelegentlich werden *Mitosen* der Pituicyten[116] festgestellt. In der Gewebekultur produzieren sie entgegen älteren Angaben keine Wirkstoffe[117]. Mit dieser Feststellung steht die elektronenmikroskopisch erhärtete Tatsache in Einklang, daß das Cytoplasma der Pituicyten keine Neurosekretgranula enthält[118]. Autoradiographische Befunde am Hinterlappen von Mäusen, denen radioaktive Aminosäure zugeführt wurden, sind als Ausdruck einer synthetischen Aktivität der Pituicyten gedeutet worden, die möglicherweise Proteine an die Nervenendigungen im

---

114 STERBA und BRÜCKNER 1969. 115 KRSULOVIC und BRÜCKNER 1969.
116 ORTMANN 1951 u. a. 117 HILD 1954. 118 BARGMANN, KNOOP und THIEL 1957.

Hinterlappen weitergeben[119]. Da die Zahl der in ihnen vorkommenden Lipidkörnchen (Ratte) dann steigt, wenn Hinterlappenhormone ausgeschwemmt werden[120], kann man vermuten, daß sich die Pituicyten an dem *release* beteiligen; so wurde an eine Aufnahme von Lipiden aus den Nervenendigungen gedacht, die aus den Membranhüllen der entleerten Neurosekretpartikel herrühren sollen[121]. Nach anderer, wahrscheinlich zutreffenderer Auffassung werden die Lipidkörnchen im Cytoplasma der Pituicyten synthetisiert[122]. Der auf den Hinterlappen bezogene

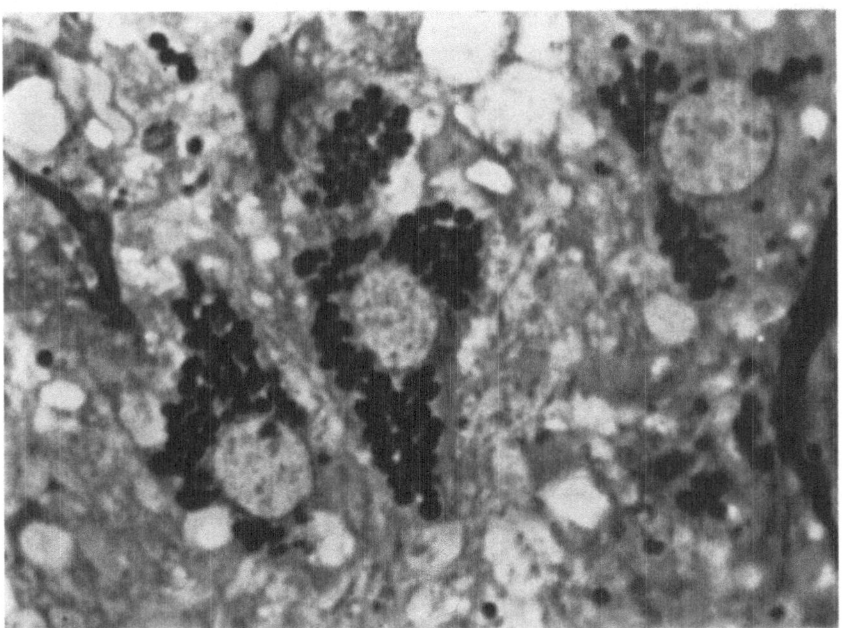

Abb. 18. Hypertrophierte Pituicyten, mit osmiophilen Körnchen gefüllt, in der Neurohypophyse einer Ratte, die 8 Tage unter Wasserentzug gelitten hat. Fixation mit Osmiumsäure, Toluidinblaufärbung, Vergr. 2000×. (Aus Krsulovic und Brückner 1969)

Begriff „*Stapelorgan*" besagt jedenfalls nicht — wie im einzelnen auch dessen Aktivität beschaffen sein mag — daß es sich um ein „simple réservoir"[123] handele.

Mit Färbemethoden für die elektive Darstellung von Neurosekret mit cytochemischen, aber auch mit konventionellen Verfahren, können *Reaktionen der Kerngebiete* des neurosekretorischen Zwischenhirnsystems auf Belastungen der verschiedensten Art festgestellt werden. Bei *Dehydratation* kommt es zur Verlagerung der Zellkerne an die Peripherie der Perikaryen, zu Nucleolenvergrößerung, Schwund der Nisslsubstanz, Vacuolisierung des Cytoplasmas bzw. zum Auftreten von Lipideinschlüssen, schließlich zu Kernpyknose und Zelluntergang[124]; bei rechtzeitiger Wasserzufuhr sind diese Vorgänge reversibel. Nucleus supraopticus und paraventricularis verhalten sich bei Belastung des Wasserhaushaltes bzw. bei Polyurie infolge Alloxanvergiftung offenbar verschieden: der Nucleus paraventricularis zeigt deutlichere Merkmale einer Aktivitätssteigerung als der Nucleus supraopticus.

119 Roux 1967. 120 Kurosumi et al. 1964.
121 Vgl. hierzu Reinhardt, Henning und Rohr 1969. 122 Zambrano 1968.
123 Legait und Burlet 1968, vgl. hierzu Sachs, Fawcett, Takabatake und Portanova 1969.
124 Eichner 1952, 1954, Diepen 1962, Lit., Reinhardt, Henning und Rohr 1969, Pilgrim 1969, Lit., Senchik und Polenov 1969, Wetzig 1969.

Auch im Ablauf des *ovariellen Cyclus* und bei experimenteller Änderung der *Konzentration von Geschlechtshormonen* im Organismus treten Schwankungen der Zellkernvolumina in Nucleus supraopticus und paraventricularis (Ratte) auf, deren Bedeutung jedoch noch ungeklärt ist[125]. Vermutlich handelt es sich dabei um Veränderungen, in denen der allgemeine Einfluß der Ovarialfunktion auf den Gesamtorganismus zum Ausdruck kommt[126]. Nach Kastration oder Verabfolgung von Antiandrogenen läßt sich eine Vermehrung des peptidergen Neurosekrets im Hypothalamus männlicher Ratten nachweisen[127].

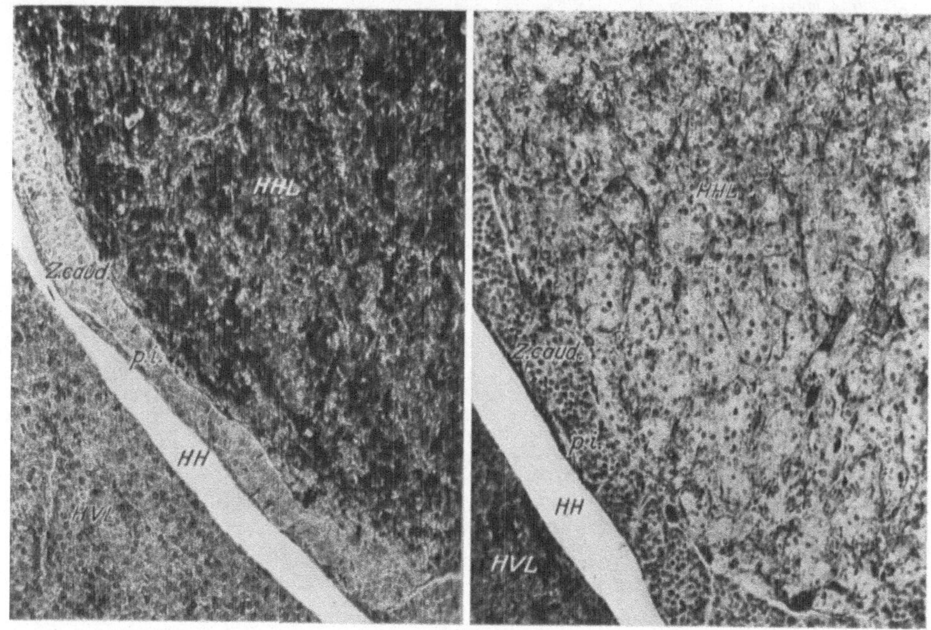

Abb. 19. Ausschnitte aus der Hypophyse der Ratte, links eines Normaltieres, rechts eines Versuchstieres, das 7 Tage gedurstet hatte. *HHL* Hinterlappen, *HVL* Vorderlappen, *Z.caud.p.i.* Caudalzone des Zwischenlappens, *HH* Hypophysenhöhle. Färbung mit Chromalaunhämatoxylin-Phloxin, Vergr. etwa 100×. Entleerung des Hinterlappens bei dem Dursttier. (Aus ENGELHARDT 1962)

Lichtmikroskopisch nachweisbare *Veränderungen des Stapelorgans Hinterlappen* wurden bei den verschiedenartigsten, experimentell hervorgerufenen *Störungen des Wasserhaushaltes*[128] beobachtet, d. h. bei Durst[129], nach Nebennierenentfernung[130], dann beim Diabetes insipidus des Menschen[131], ferner bei *Stress* verschiedenster Art[132] (cutaner Schmerz, Hunger)[133]. Sie bestehen in deutlicher Abnahme des elektiv färbbaren Neurosekretvorrates (Abb. 19), dem ein Verlust an antidiuretisch wirksamem Hormon entspricht. Gleichzeitig nimmt der Hinterlappen an Größe zu; ferner hypertrophieren die Ganglienzellen des Nucleus supraopticus, ein Vorgang, der als Ausdruck gesteigerter (kompensatorischer) sekretorischer Aktivität zu deuten ist. Die nach der *Geburt* bei der weiblichen Ratte auftretende Verarmung des Hinterlappens an Neurosekret[134]

[125] SMOLLICH 1968. [126] SMOLLICH 1969. [127] SCHIEBLER und MEINHARDT 1969.
[128] HILD 1954, KRATZSCH 1951, CAVALLERO und DOVA 1948, RODECK 1962.
[129] RODECK 1962. [130] EICHNER 1954, CAVALLERO, DOVA und ROSSI 1954.
[131] ROTHBALLER und DUGGER 1955, ORTHNER und MEYER 1967. [132] ROTHBALLER 1953.
[133] RODECK und BREUER 1966. [134] STUTINSKY 1953.

ist möglicherweise auf die Ausschwemmung von Oxytocin, des milk let-down factors, zu beziehen. Auch im Verlauf der *Lactation* kommt es nämlich zu einer deutlichen Verringerung des Neurosekretdepots in der Neurohypophyse[135]. Das elektronenmikroskopische Äquivalent dieses Vorgangs ist in der Umgestaltung der bereits erwähnten Elementargranula in Vesikel zu erblicken.

Die Frage, ob das neurosekretorische, aus großzelligen Hypothalamuskernen gespeiste Zwischenhirnsystem einen *Einfluß auf den Vorderlappen* ausübt, ist Gegenstand von Untersuchungen. Wie dargelegt, gewinnen außer aminergen zahlreiche neurosekrethaltige Nervenfasern in der Eminentia mediana Anschluß an das Capillarnetz für die Versorgung der Adenohypophyse. Eine Einwirkung von Hormonen auf die Zellen der Pars tuberalis und des Vorderlappens in engerem Sinne erscheint mithin möglich. Die Bildung und Einsonderung den Vorderlappen beeinflussender releasing factors (Polypeptide) in den Hypophysen-Pfortaderkreislauf[136] geht bei den Säugern jedoch anscheinend in erster Linie von Fasern aus, die aus kleinzelligen Kerngebieten des Hypothalamus stammen, vor allem aus dem Nucleus infundibularis. Dieser Kern, ferner der Nucleus suprachiasmaticus, können aufgrund tierexperimenteller Studien als Produzenten des Corticotropin-releasing factors[137] angesehen werden. Die Spezifität der Wirkung der hypothalamischen Polypeptide spricht zugunsten des Vorschlags, sie nicht als factors, sondern als Hormone zu bezeichnen (Tabelle 1). Fluorescenzmikroskopische Untersuchungen an Gehirnen von Rattenweibchen haben allerdings ergeben, daß auch aminerge tubero-infundibuläre Neurone, die das hypophysäre Pfortadersystem erreichen, an der Kontrolle von Vorderlappenzellen beteiligt sind, z.B. jener, die Gonadotropin, ACTH und TSH hervorbringen[138].

In diesem Zusammenhang sind morphologische und experimentelle Untersuchungen an der stark entwickelten, geradezu einen zweiten Hinterlappen bildenden *Eminentia mediana* von Vögeln (*Zonotrichia leucophrys*) aufschlußreich. Große Mengen von Neurosekret wurden in der Eminentia mediana von Tieren festgestellt, die täglich nur 8 Std belichtet wurden. Die Hoden dieser Vögel fallen durch ihre geringe Größe auf. Bei Versuchstieren, die in eine Umgebung mit einer Photoperiode von täglich 20 Std gebracht wurden, setzt ein stürmisches Wachstum der Gonaden ein, während der Neurosekretbestand in der Eminentia mediana gleichzeitig stark verringert wird. Diese Beobachtung scheint dafür zu sprechen, daß das neurosekretorische Material in der Eminentia einen Faktor enthält, der den Vorderlappen der Hypophyse zur Abgabe von Gonadotropinen veranlaßt[139]. Eine der Rolle der Eminentia mediana der Vögel vergleichbare Funktion als Abgabeorgan von releasing factors übt offenbar auch die *Zona externa infundibuli* der Säuger (Ratte, Maus) aus. Nach Hypophysektomie oder nach beidseitiger Adrenalektomie kommt es in ihr zu Veränderungen des Enzymmusters[140] und zu einer starken Vermehrung „gomoripositiver" Granula (Abb. 20 u. 21). Das Auftreten dieser Körnchen kann bei adrenalektomierten Tieren durch Zufuhr von Corticoiden, bei hypophysektomierten Versuchstieren durch Verabfolgung von ACTH eingeschränkt oder verhindert werden[141]. Diese Befunde lassen sich dahingehend deuten, daß die Granula der Zona externa infundibuli das morphologische Äquivalent eines Corticotropin-releasing factors bzw. seiner Trägersubstanz verkörpern.

---

[135] Malandra 1956. [136] Harris 1952, 1953, Orthner 1968, Lit.
[137] Aus der Mühlen und Ockenfels 1968.
[138] Lichtensteiger, Korpela, Langemann und Keller 1969., Smith und Simpson 1970.
[139] Oksche, Laws, Kamemoto und Farner 1958.
[140] Bock und Goslar 1969.
[141] Bock, v. Forstner, Aus der Mühlen und Ph. A. Stöhr 1969.

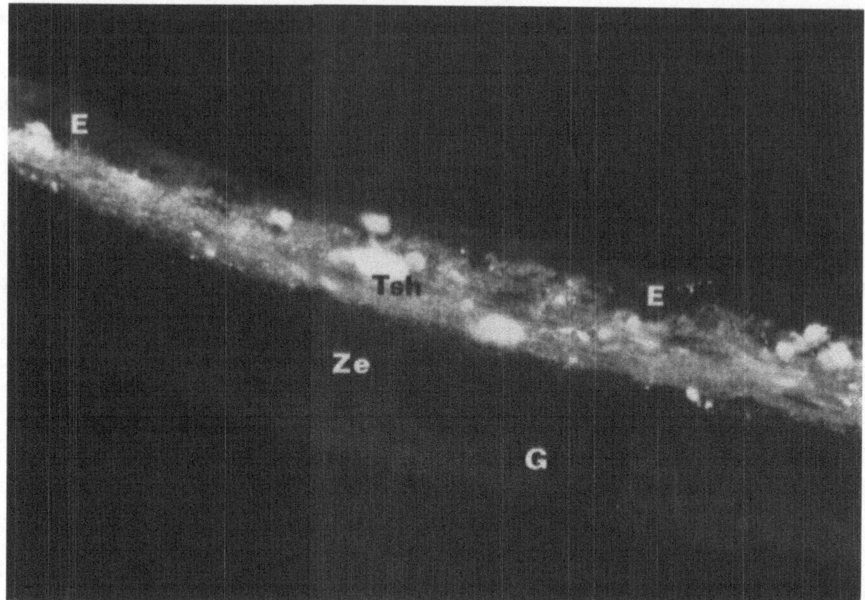

Abb. 20

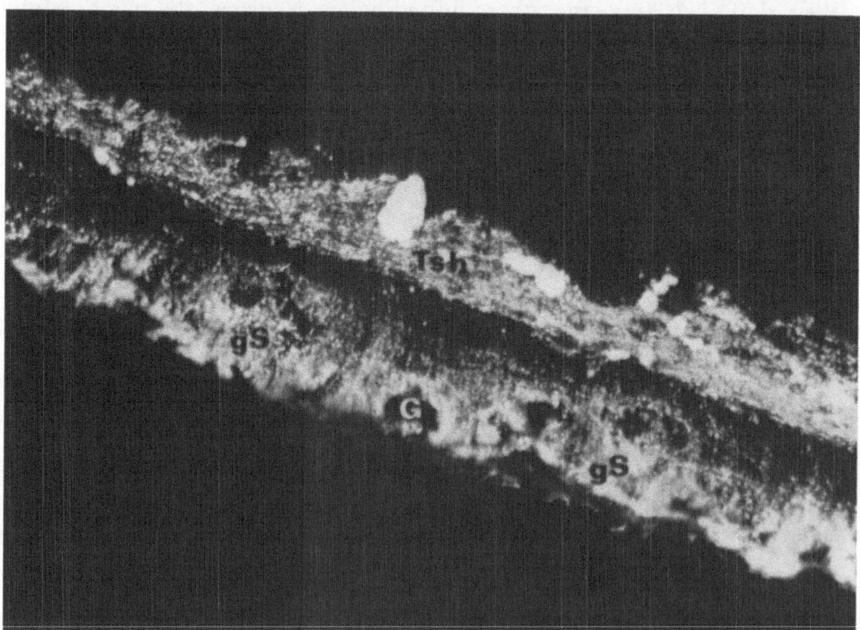

Abb. 21

Abb. 20. Ventrale Wand des Infundibulums einer weißen Maus im Sagittalschnitt. Pseudoisocyaninfärbung, Vergr. 250×. *E* Ependym. *Tsh* Tractus supraoptico-hypophyseus in der Zona interna. *Ze* Zona externa. *G* Gefäß des Portalplexus

Abb. 21. Dieselbe Region wie in Abb. 20. 12 Tage nach beidseitiger Adrenalektomie. *gS* gomoripositive Substanz in der Zona externa. Sonstige Bezeichnungen wie in Abb. 20. (Aus BOCK und AUS DER MÜHLEN 1968)

Auch bei den Säugern konnte — in Untersuchungen an Haustieren — ein *Einfluß der Photoperiodik* auf die Aktivität der Gonaden nachgewiesen werden, den das System Hypothalamus-Adenohypophyse vermittelt. Lichteinwirkung fördert die Ausschüttung von gonadotropen Hormonen, während Dunkelheit ihre Synthese begünstigt; die jeweils optimalen Photoperioden sind je nach Species verschieden lang[142].

Über die *Entwicklung des neurosekretorischen Zwischenhirnsystems* des Menschen und der Säuger liegen verhältnismäßig wenige Studien vor[143]. Die Ganglienzellen des Nucleus supraopticus und paraventricularis differenzieren sich erst während der Neugeborenen- und Säuglingsperiode. Der „physiologische Diabetes insipidus" des Säuglings mag daher zum Teil auf der Unreife der neurosekretorisch tätigen Kerngebiete im Hypothalamus beruhen. Aus Untersuchungen an Embryonen und Jungtieren von Maus und Huhn geht hervor, daß Neurosekret in den Perikaryen des Systems zum gleichen Zeitpunkt erscheint, in dem es auch in der Neurohypophyse austritt[144].

Bei dem Vergleich der hormonbildenden hypothalamischen Nervenzellen mit anderen Neuronen stellt sich die Frage, ob man erstere unter der Bezeichnung „neurosekretorische Elemente" von den aminergen und cholinergen als grundsätzlich verschieden abgrenzen solle. In der Ära der Lichtmikroskopie erschien es in der Tat vom Standpunkt der Cytomorphologie aus gerechtfertigt, den neurosekretorischen Zellen eine Sonderstellung einzuräumen, da ihre Kriterien zunächst ausschließlich cytologisch-färberischer Natur waren. Immerhin spielte schon damals der Hinweis auf die Fähigkeit der „konventionellen" Nervenzellen eine Rolle, Stoffe, d. h. Transmittersubstanzen, zu bilden, wenn es sich um die Argumentierung zugunsten der Neurosekretionslehre handelte[145], wie umgekehrt der Nachweis von Neurofibrillen in neuroskretorischen Zellen und die Feststellung der Leitfähigkeit dieser Elemente dazu beitrugen, sie zugleich zu einem Objekt der Neurophysiologie und Endokrinologie werden zu lassen. Inzwischen hat uns die Neurohistologie einerseits, insbesondere die Elektronenmikroskopie, die Neuropharmakologie andererseits, mit Befunden vertraut gemacht, die den Besitz gemeinsamer Merkmale der verschiedenen Arten von Neuronen verdeutlichen. Man muß mit anderen Worten die Frage aufwerfen, ob man *alle* Neurone als neurosekretorisch aktiv bezeichnen solle oder die bisher als neurosekretorisch bekanntgewordenen Elemente aufgrund ihrer stofflichen Leistung nomenklatorisch charakterisieren könne und gegebenenfalls einem unitarischen Konzept neurohumoraler Mechanismen zustimmen solle[146].

Zunächst ein Wort zur Frage der *systematischen Stellung der neurosekretorischen Zelle*[147]. Solange sie lediglich durch morphologisch-färberische Verfahren von anderen Neuronen abgegrenzt werden konnten, mußte man sich auf die allgemein gehaltene Aussage beschränken, es handele sich mit großer Wahrscheinlichkeit um sekretorisch aktive Zellen, die im Dienst der hormonalen Tätigkeit des Hinterlappens stehen, dessen Capillaren ihre Ausläufer erreichen. Erst mit dem tatsächlichen Nachweis der Beziehungen zwischen färbbarem Neurosekret und Wirkstoffen konnte man die Rolle der sekrethaltigen Neurone im endokrinen System näher charakterisieren. Schließlich hat uns die Aufklärung der Konstitution dieser Wirkstoffe als Octapeptide die Berechtigung gegeben, die hypothalamischen neurosekretorischen Zellen als neurohormonal aktive Elemente von den übrigen

[142] ORTAVANT, MAULEON und THIBAULT 1964.
[143] RODECK und CAESAR 1956, BENIRSCHKE und McKAY 1953, RODECK 1958, 1962.
[144] BOCK, BRINKMANN und MARCKWORT 1968. [145] BARGMANN 1954.
[146] DE ROBERTIS 1964. [147] Vgl. hierzu B. SCHARRER 1969.

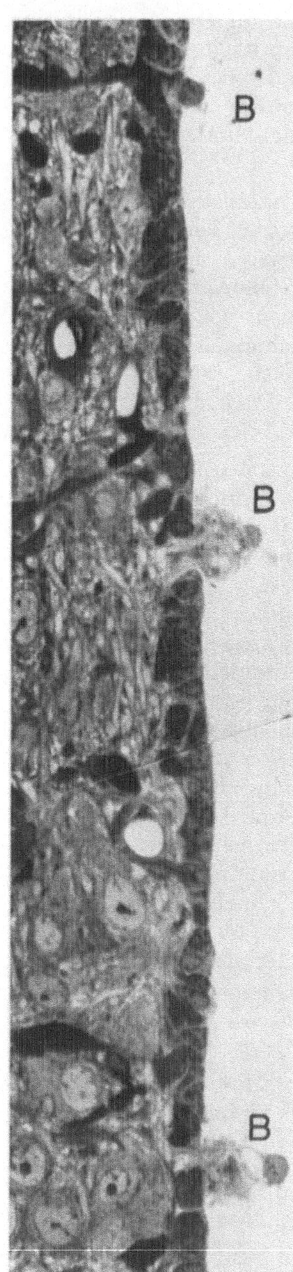

Abb. 22. Bukettstrukturen (*B*) im Ependym der Regio hypothalamica. Unter dem Ependym weite Capillaren und Gruppen von Nervenzellen. Färbung nach Richardson, Obj.: 10×, Ocular 10×. (Aus Leonhardt 1968)

Nervenzellen zu unterscheiden, da sie ihre Wirkung durch die Abgabe von ihnen produzierter *Peptide* entfalten.

Die Entdeckung der Elementargranula des Neurosekrets mit Hilfe des Elektronenmikroskops und die Feststellung, daß die hypothalamischen Hormone an diese Partikel gebunden sind, schien wiederum den sekretorischen Zellen des Zwischenhirns weitere Merkmale zuzuweisen, die anderen Nervenzellen grundsätzlich abgehen. Indessen hat gerade die Elektronenmikroskopie gezeigt, daß auch andere Nervenzellen, nämlich die als *aminerg* erkannten, von Membranen umhüllte, wenngleich kleinere Granula enthalten, die als Träger von Katecholaminen angesehen werden, und daß diese Granulärvesikel ebenso wie die Elementargranula des Neurosekrets im Golgiapparat gebildet werden. Weiter ist ein Transport der Granulärvesikel im distalwärts gerichteten Axoplasmastrom adrenerger Nervenfasern nachgewiesen worden[148], vergleichbar dem Transport, der sich im hypothalamisch-neurohypophysären System abspielt. Schließlich ist sehr wahrscheinlich geworden, daß auch aminerge Nervenendigungen wie klassische neurosekretorische Endigungen an Capillaren, d. h. nicht mit Synapsen enden, um hier ihren Wirkstoff abzugeben. Umgekehrt wurde gezeigt, daß sog. neurosekretorische Zellen nicht ausschließlich an Gefäßen, d. h. nicht-synaptisch enden, sondern *synaptische Kontakte* mit epithelialen Zellen und mit Pituicyten aufnehmen (Pars intermedia[149]).

Diese Feststellungen lassen es nach meiner Meinung als richtig erscheinen, die Nervenzellen des Zwischenhirns, die mit Hilfe von ihnen gebildeter Octapeptide hormonale Wirkungen ausüben, als *peptiderge Neurone* zu bezeichnen. Zu ihnen gehören die Produzenten von releasing factors bzw. release-inhibiting factors oder hormones, ferner von Oxytocin und Vasopressin. Das bisher neurosekretorisch genannte Zwischenhirn-Hypophysensystem sollte dementsprechend als *peptiderges hypothalamisches System*[150] bezeichnet werden.

Transependymale Hormonabgabe in den Liquor cerebrospinalis

Die alte Frage, ob im Bereich des 3. Ventrikels Wirkstoffe aus dem Zwischenhirn in den Liquor cerebrospinalis übertreten, ist durch lichtmikroskopische und elektronenmikroskopische Untersuchungen erneut zur Erörterung gestellt worden.

148 A. Dahlström 1970.

149 Bargmann, Lindner und Andres 1967, Knowles und Vollrath 1966.

150 Bargmann, Lindner und Andres 1967.

Eine Reihe von Beobachtern[151] erwähnt den Durchtritt von sog. gomoripositivem und gomorinegativem Sekret durch das Ependym des Recessus infundibularis bzw. der Eminentia mediana von Säugern, Vögeln und niederen Wirbeltieren. Außerdem wurden im Ependym des 3. Ventrikels (Kaninchen) eigenartige Bukettstrukturen[152] licht- und elektronenmikroskopisch festgestellt, an deren Oberfläche kolbige Endigungen von ependymnahen Neuronen mit dem Liquor cerebrospinalis in unmittelbaren Kontakt treten (Abb. 22). Manche dieser Endkolben enthalten Bläschen oder von einer Membran umschlossene Granula (dense cored vesicles) mit Durchmessern von 450—1200 Å, d. h. ein Teil der Partikel besitzt die Größe von Katecholamingranula, ein anderer erreicht den Durchmesser neurosekretorischer Elementarkörnchen. Neurosekrethaltige Endigungen des Tractus supraoptico-hypophyseus durchsetzen stellenweise auch die Auskleidung des Recessus infundibularis (Maus)[153]. Da in der Spülflüssigkeit des 3. Ventrikels des Katzenhirns 5-Hydroxytryptamin nachzuweisen ist[154] und das Vorkommen eines antidiuretischen Prinzips vom Typus des Vasopressins im Liquor cerebrospinalis festgestellt wurde[155], liegt der Gedanke an eine Abgabe von Hormonen durch hypothalamische Nervenzellen an den Liquor cerebrospinalis nahe.

e) Die Rachendachhypophyse

Die zwischen Tonsilla pharyngica und Keilbein gelegene Rachendachhypophyse[156] besteht aus Epithelkomplexen, die überwiegend undifferenzierte Zellen, dann acidophile und nur selten basophile Elemente enthalten. Häufig trifft man Nester von Plattenepithel. Eine wenngleich geringfügige endokrine Tätigkeit der Hypophysis pharyngica ist zu vermuten. Nach quantitativen Untersuchungen scheint die menschliche Rachendachhypophyse, zumindesten jene der Frau, im Laufe des 3. Jahrzehnts an Größe zuzunehmen. Das Organ ist zur kompensatorischen Hypertrophie nach Hypophysektomie fähig.

2. Die Neurophysis spinalis caudalis (Caudalhypophyse, Urophysis)

Zu den neurosekretorisch aktiven Systemen im Zentralnervensystem der Wirbeltiere ist auch die besser als Neurophysis spinalis caudalis denn als Caudalhypophyse zu bezeichnende Formation am Ende des Rückenmarks der Teleostier und von Elasmobranchiern zu rechnen[157]. Es handelt sich um eine ansehnliche, schon zu Beginn des 19. Jahrhunderts beschriebene Organbildung, deren Struktur jener des Hypophysenhinterlappens auffallend ähnelt. Ihre Nervenfasern, die Tröpfchen von Neurosekret führen, gehen von großen Nervenzellen des Rückenmarks aus, so daß ein Organisationsplan vorliegt, wie er im Zwischenhirn-Hypophysensystem der Wirbeltiere und in endokrin tätigen neurosekretorischen Systemen von Insekten und Crustaceen mit ihrer Gliederung in Produktionsstätte, Bahn und Stapelorgan verwirklicht ist. Allem Anschein nach steht die caudale Neurophyse im Dienste der Osmoregulation. Neuerdings wurden aus ihr pressorisch wirksame Substanzen extrahiert[157a].

3. Periphere vegetative Ganglienzellen

Da bestimmte Ganglienzellen des Hypothalamus an eine Trägersubstanz gebundene Hormone produzieren, lag es nahe, auch an peripheren vegetativen Ganglienzellen nach sekretorischen Phänomenen zu fahnden. Eine Reihe morphologischer Befunde läßt an eine neurosekretorische Aktivität peripherer sym-

---

151 Bargmann 1949, Brettschneider 1956, Eichner 1963.
152 Leonhardt 1968. 153 Wittkowski 1968. 154 Feldberg und Myers 1966.
155 Heller, Hasan und Saïfi 1968, Unger 1969.
156 Romeis 1940, Bargmann 1958, Purves 1960.
157 Enami 1955, Sano 1958, Lit. 1964, Imai 1964, Fridberg, Bern und Nishioka 1960, Fridberg und Bern 1968.
157a Chan und Ho 1969.

pathischer Nervenzellen denken[158]; beispielsweise wurden Kolloidtropfen und Vacuolen offenbar nichtdegenerativen Charakters in Zellen des Sympathicus von Säugern und Fischen und in Ganglienzellen des Nebennierenmarkes von Säugetieren beobachtet[159]. Genauere Aufschlüsse über die funktionelle Bedeutung dieser Einschlüsse sind nur von experimentellen Studien zu erwarten.

4. Die Epiphysis cerebri

Die Zirbeldrüse des Menschen[160] besteht aus kompakten Strängen und rundlichen Nestern von *Pinealzellen* (Parenchymzellen) und Gliazellen, vorwiegend faserigen Astrocyten, die in ein Mischgewebe eingebettet sind, das sich aus

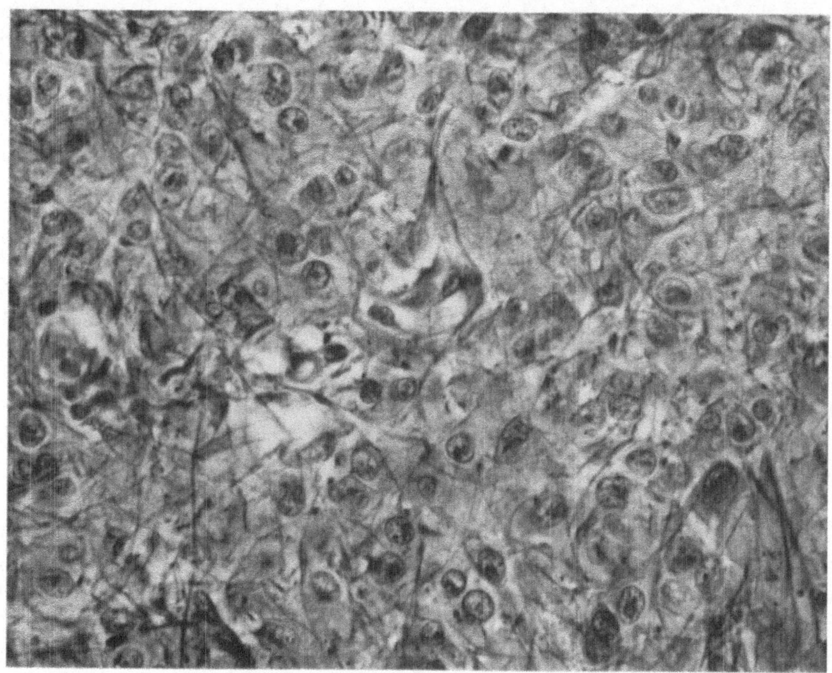

Abb. 23. Epiphysis cerebri eines erwachsenen Mannes. Dichte Packung der Pinealzellen. Gliafasern dunkel. Azanfärbung, Vergr. 400 ×

Capillaren, Gitterfasern und Gliazellen in wechselseitiger Durchdringung aufbaut (Abb. 23). Die an ihren Enden kolbig verdickten Ausläufer der Pinealzellen des Menschen (Abb. 24)[161] stehen mit den Wandungen der Capillaren an der Peripherie der Zellkomplexe in Verbindung. Nach elektronenmikroskopischen Untersuchungen am Corpus pineale des Kaninchens zu urteilen, wird an den Enden der Fortsätze der Pinealocyten massendichtes Material in den intercellulären oder perivasculären Raum sezerniert. Versuche, verschiedene Typen von Pinealzellen morphologisch färberisch zu kennzeichnen, haben bisher noch nicht zu klaren

[158] E. SCHARRER 1954.

[159] LEHMANN und STANGE 1953, EICHNER 1952, 1953, STANGE und DRESCHER 1954, BECKER 1968, UNSICKER 1967, 1968.

[160] BARGMANN 1943, Lit., KITAY und ALTSCHULE 1954, Lit., KAPPERS und SCHADÉ 1965, QUAY 1965, Lit.

[161] DEL RIO HORTEGA 1922, 1929.

Ergebnissen geführt[163]. Die häufig gelappten Kerne der Pinealzellen zeichnen sich durch kugelige Einschlüsse (Abb. 25) aus, deren angebliche Ausschleusung als *Kernsekretion*[164] bezeichnet wurde; die Existenz der vermeintlichen *Kernkugeln* wird jedoch durch Invaginationen von Cytoplasma in Kernbuchten vorgetäuscht.

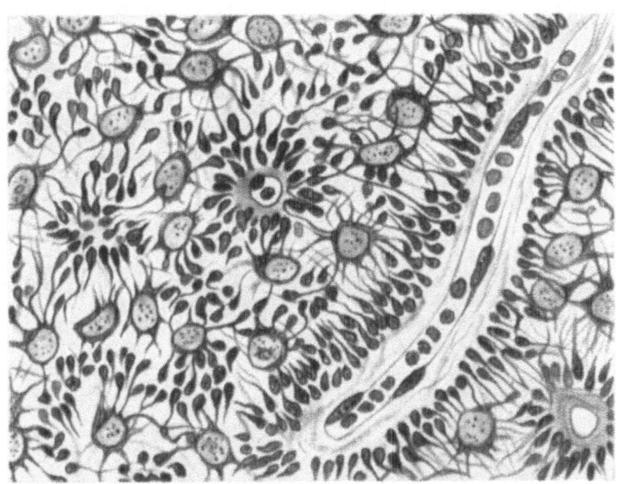

Abb. 24. Pinealzellen mit Endkolben in der Epiphyse eines Erwachsenen, durch Imprägnation dargestellt. (Aus Del Rio Hortega 1922)

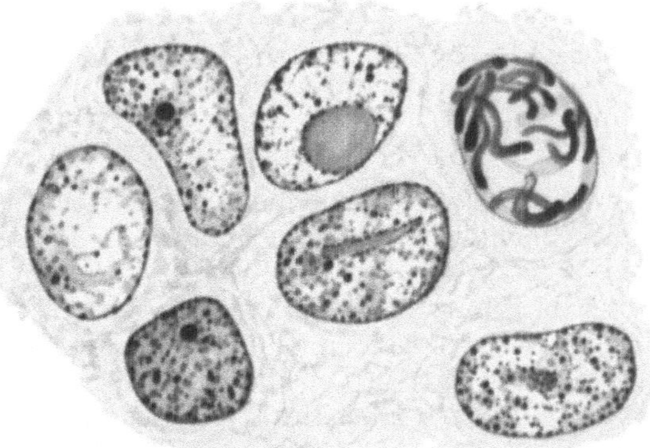

Abb. 25. Pinealzellen in der Zirbeldrüse eines Erwachsenen. Kerneinschlüsse, Mitose (Susafixation, Hämatoxylin-Eosinfärbung). (Aus Bargmann 1943)

Bemerkenswert ist ferner das Vorkommen von Bläschen und Lipideinschlüssen in den Leibern der Parenchymzellen. Cytologische bzw. cytochemische Untersuchungen an tierischen Epiphysen ergaben den Nachweis basophiler, ribonucleoproteinhaltiger Granula, von Glykogen, alkalischer und saurer Phosphatase, von Succinodehydrasen und anderen Enzymen. Erstaunlich ist die starke Anreicherung von radioaktivem Phosphor (^{32}P) und radioaktivem Jod in den Zirbeldrüsen verschiedener Versuchstiere[165]. Der saure Vitalfarbstoff Trypanblau wird von den Pinealzellen nicht gespeichert, findet sich jedoch nach intraperi-

[163] Quay 1965. [164] Literatur bei Bargmann 1943.
[165] Reiss, Badrick und Halkerston 1949.

tonealer Injektion in den perivasculären Makrophagen[166]. In Trinkwasser verabfolgtes Silbernitrat (Ratte) wird in Nachbarschaft der Gefäße im Gewebe abgelagert, jedoch nicht in den spezifischen Zellelementen.

Schon frühzeitig kann Zirbelgewebe zugrunde gehen. An seine Stelle treten dann häufig ausgedehnte Gliaflecken, die von faserigen Astrocyten gebildet werden. Durch Einschmelzung dieser Plaques entstehen mit Flüssigkeit gefüllte *Cysten*[167], die das Parenchym gelegentlich auf eine schmale Randzone des Organs zurückdrängen (Abb. 26). In den meisten Zirbeldrüsen findet sich *Acervulus*, aus einer geschichteten kolloidalen organischen Substanz bestehend, die sich mit Kalksalzen imprägniert hat. Der Hirnsand geht anscheinend aus kleinsten Kolloidpartikeln hervor, die frei im Zirbelgewebe auftreten[168]. Größere Kalkkonkremente

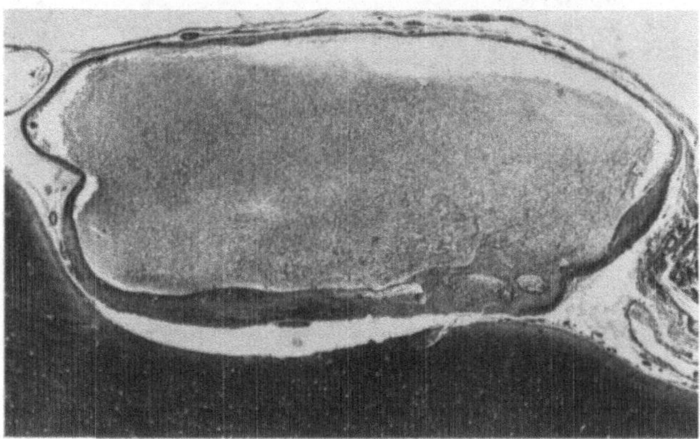

Abb. 26. Epiphyse eines Erwachsenen, in eine große Cyste umgewandelt (Azanfärbung, Lupenvergrößerung)

werden von Gitterfasernetzen umsponnen. Der Reichtum der Zirbeldrüse an Hirnsand ermöglicht nicht selten die röntgenologische Lokalisation des Organs[169]. *Ganglienzellen* des vegetativen Systems sind in der Epiphyse des Menschen vereinzelt, in der von *Macaca mulatta* in größerer Zahl, nachgewiesen worden[170]. *Nervenfasern* dringen in das Organ einmal aus der Commissura habenularum und C. caudalis ein; dabei soll es sich um aberrierende Fasern handeln, die für die Innervation des Epiphysengewebes nicht von Bedeutung sind[171]. Nach Pinealektomie wurde bei der Ratte eine retrograde Degeneration des Nucleus habenulae festgestellt[172], nicht jedoch bei der Katze[173]. Perivasale Fasern, oder solche, die aus Nervi conarii stammen, bilden ferner innerhalb des Organs einen engmaschigen *Plexus*. Wahrscheinlich handelt es sich um postganglionäre Fasern des Orthosympathicus, deren Ursprungszellen in den obersten Cervicalganglien liegen. Die Nervenendigungen in der Zirbeldrüse nehmen mit den Pinealzellen *synaptischen Kontakt* auf; sie sollen außer geringen Mengen von Noradrenalin vor allem *Serotonin* enthalten. Völlig rätselhaft ist das gelegentliche Vorkommen *quergestreifter Muskelfasern* in der Zirbeldrüse von Mensch und Säugern[174].

Die Frage, ob die Zirbeldrüse innersekretorisch tätig ist[175], war lange Zeit sehr umstritten. Das Argument, sie übe einen hemmenden hormonalen Einfluß

[166] WISLOCKI und DEMPSEY 1948. [167] BARGMANN 1943.
[168] DÖRING 1944. [169] Literatur bei BARGMANN 1943.
[170] FR. HARTMANN 1957, J. A. KAPPERS 1965, BARGMANN 1943.
[171] J. A. KAPPERS 1965. [172] IKUTA 1937. [173] MARTIN 1941.
[174] BARGMANN 1943, Lit., QUAY 1959. [175] KITAY und ALTSCHULE 1954, QUAY 1957.

auf die geschlechtliche Reifung aus, da bei Pubertas praecox nicht selten Zirbeltumoren mit Reduktion des spezifischen Organanteils gefunden wurden, wurde als nicht überzeugend angesehen, da eine Einwirkung der Geschwülste auf tiefer gelegene Zwischenhirnzentren[176] nicht auszuschließen ist. Auch experimentelle Untersuchungen haben zunächst keine Klärung erbracht[177]. Erst seit der Feststellung, daß die Epiphyse große Mengen von *Melatonin* enthält, das von ihr produziert und in den Kreislauf abgegeben wird, beginnt sich das Dunkel um die Zirbeldrüse zu lichten[178]. Dieser aus Serotonin enzymatisch gebildete Wirkstoff wird von der Hypophyse, der Nebenniere, der Schilddrüse, von den peripheren Nerven, vor allem aber von den Ovarien aufgenommen; außerdem kann er die Blut-Hirnschranke passieren. Die experimentelle Prüfung der Melatoninwirkung auf das Ovarium der heranreifenden Ratte hat ergeben, daß diese Substanz eine erhebliche Gewichtsabnahme der Eierstöcke und eine Hemmung des Vaginaloestrus hervorruft. Allem Anschein nach spielt die Belichtung beim Zustandekommen der Melatoninwirkung eine wichtige Rolle. Beispielsweise wird die Anreicherung von Melatonin in Ovarien und Zirbeldrüse der Ratte beträchtlich eingeschränkt, wenn die Tiere einer konstanten Belichtung ausgesetzt werden. Unter den gleichen Bedingungen nehmen die Ovarien an Größe zu, wird ferner der Oestrus verstärkt, während Gewicht und Serotoningehalt der Zirbeldrüse sinken. Der *inhibitorische Einfluß des Lichtes* auf die synthetische Aktivität des Organs kann auch an der Feinstruktur tierischer Epiphysen abgelesen werden: nach 11 Wochen dauernder kontinuierlicher Belichtung von erwachsenen Ratten findet man die Durchmesser der größten Nucleolen signifikant herabgesetzt[179] und die Basophilie der Zellen geringer als bei Tieren, die in völliger Dunkelheit gehalten wurden.

Der zirkadiane *Rhythmus* der Serotoninbildung im Corpus pineale (Ratte), die ihren Tiefpunkt wenige Stunden nach Einsetzen der Dunkelheit erreicht, steht unter Kontrolle durch den Sympathicus. Experimentelle Untersuchungen an Jungtieren sprechen jedoch dafür, daß die Bildung von Serotonin außerdem einem vom Nervensystem unabhängigen Organrhythmus unterliegen kann[179a].

Aus diesen Hinweisen kann man folgern, daß die uralten Beziehungen zwischen dem Licht und der Epiphyse, dem Nachfahren eines lichtempfindlichen Parietalorgans, durch die lange Stammesgeschichte hindurch aufrechterhalten geblieben sind. Die individuell sehr unterschiedliche Struktur der menschlichen Zirbeldrüse, in der regressive Veränderungen weitaus stärker als in tierischen Epiphysen auftreten, läßt sich allerdings mit einer gonadotropen Aktivität des Organs und mit dem Faktor Licht noch nicht in Zusammenhang bringen.

5. Die Schilddrüse

Der Feinbau der Schilddrüse[180] erinnert insofern an den einer exokrinen Drüse, als das in unregelmäßige Läppchen gegliederte Organ sich aus geschlossenen Epithelfollikeln aufbaut, die Endkammern vergleichbar sind. Das in den Follikeln enthaltene, von den Wandzellen abgeschiedene Kolloid, die Trägersubstanz des Thyroxins, wechselt mit dem Funktionszustand der Schilddrüse in seiner Konsistenz und physikochemischen Beschaffenheit, damit in seinem färberischen

---

[176] LANGE-COSACK 1951, 1952. [177] KITAY und ALTSCHULE 1954.

[178] WURTMAN und AXELROD 1965, Lit., J. A. KAPPERS 1969, Lit., WURTMAN und ANTON-TAY 1969.

[179] QUAY 1963, MESS 1968.

[179a] MACHADO, WRAGG und MACHADO 1969.

[180] FLORENTIN 1932, EGGERT 1939, BARGMANN 1939, BARBER 1950, Lit. in BLOOM und FAWCETT 1968.

Verhalten[181]. Beim Menschen überwiegt die Zahl der kleinen Follikel gegenüber jener der größeren; auch kommen hier unregelmäßig gestaltete Bläschen häufiger als bei anderen Säugetieren vor. Die Wand der Follikel (Abb. 27) wird von einer Lage einschichtigen Epithels („*Hauptzellen*") mit Schlußleisten und deutlichen Zellgrenzen gebildet. Das Follikelepithel vor allem älterer Menschen und Tiere

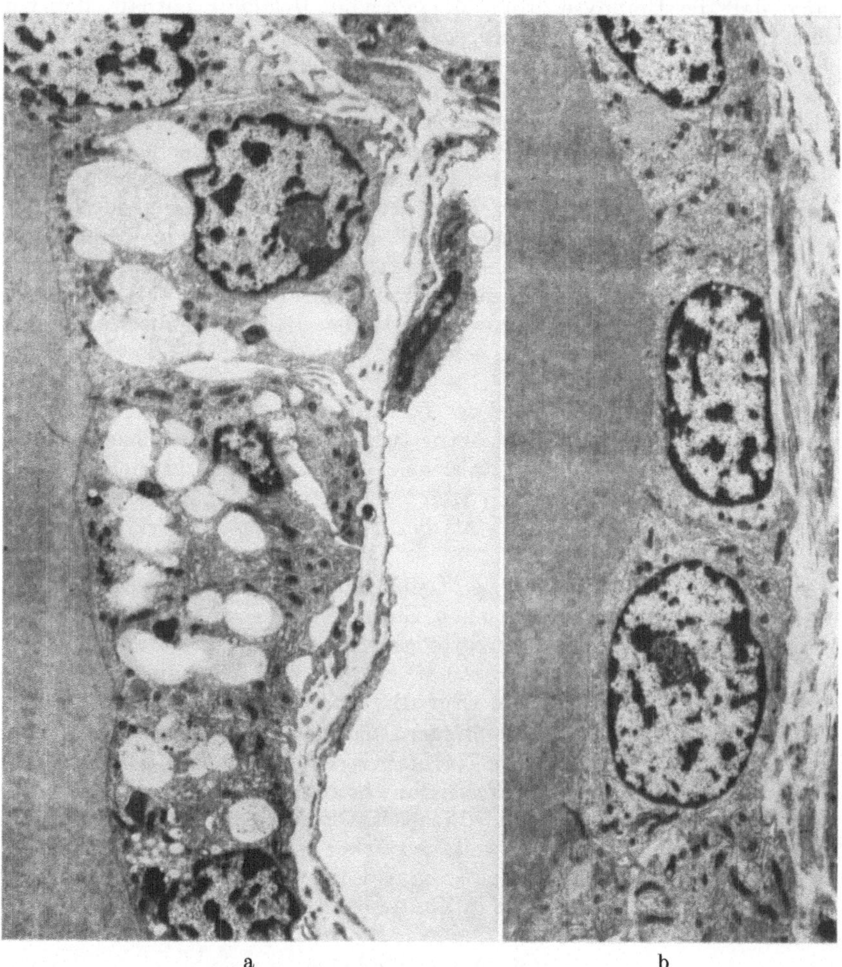

Abb. 27a u. b. Verschiedene Funktionszustände des Schilddrüsenepithels (Katze, Fixation mit Glutaraldehyd-Osmiumsäure, Vergr. 6000fach, Aufnahme U. WELSCH, Kiel). a Erhöhtes Epithel mit Kolloidvacuolen. b Niedriges Epithel, Kolloidstapelung im Follikel

kann reichlich sog. Abnutzungspigment beherbergen, das sich mit Silbersalzen imprägnieren läßt[182], ferner Lysosomen. Große helle Elemente im Verbande des Follikelepithels sind zum Teil Zellen, die sich zu mitotischer Teilung anschicken, zum Teil sog. *C-Zellen* (s. S. 3). Histoautoradiographische Befunde sprechen gegen die Annahme, in der Follikelwand gebe es Zellen mit entweder sekretorischen oder exkretorischen Funktionen[183]. Verästelte interstitielle Zellen besitzen ein mit argyrophilen Körnchen ausgestattetes Cytoplasma; vermutlich handelt es sich

[181] BUCHER 1938, MAYERSBACH 1956. [182] STEEGE 1945. [183] MIANI 1956.

um undifferenzierte bindegewebige Elemente. Die im Interstitium der Thyreoidea vorkommenden Histiocyten enthalten Granula, die bei Behandlung mit Silbernitrat eine positive Vitamin C-Reaktion geben[184]. Marklose und wenige markhaltige vegetative *Nervenfasern* dringen in Begleitung der Gefäße in das Organinnere ein[185]; innerhalb des Follikelepithels wurden marklose Nervenfäserchen

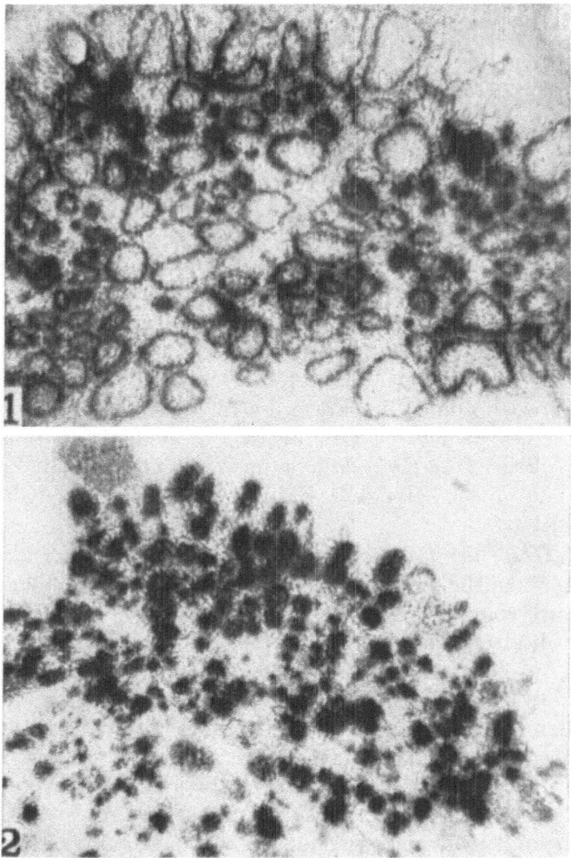

Abb. 28. *1* Ungefärbtes Autoradiogramm der Schilddrüse einer mit 20 γ Jod pro die behandelten Ratte. Das Tier wurde 1 Std nach Injektion von Radiojodid getötet. Die Konturen der Follikel treten infolge des Niederschlags der Granula in Höhe des Epithels als Ringe zutage. *2* Schilddrüse einer in gleicher Weise behandelten Ratte, die 24 Std nach der Injektion getötet wurde. Die Mehrzahl der Follikel erscheint in Form von Flecken, da sich die Granula über das Kolloid ausgebreitet haben. (Aus LEBLOND und GROSS 1948)

bisher nur vereinzelt beobachtet. Ganglienzellen kommen nur gelegentlich in der Thyreoidea vor. Der Basis der Follikelzellen schmiegt sich eine *Basalmembran*[186] eng an, die mit einem Capillarnetz verbunden ist. Gelegentlich dringen die perifollikulären *Capillaren*, die ein sog. fenestriertes Endothel besitzen, eine kurze Strecke in die Epithelbasis ein[187]; sie sind jedoch durch die Basalmembran vom Cytoplasma der Schilddrüsenzellen getrennt, wie elektronenmikroskopische Bilder erkennen lassen. Bei einigen Tierarten kommen reich entwickelte Netze von blind

[184] STEEGE 1945. [185] HOLMGREN und NAUMANN 1949, YOUNG und HARRISON 1969.
[186] KRUEGER-EBERT 1941. [187] CLARA 1940.

endenden *Lymphcapillaren* zwischen den Schilddrüsenfollikeln vor; auf dem Wege dieser Gefäße und der Blutcapillaren werden die Schilddrüsenhormone in den Kreislauf abgeleitet, wie aus Versuchen mit radioaktiven Jodisotopen hervorgeht. Auch für die Thyreoidea menschlicher Embryonen wurden gut ausgebildete Lymphbahnen beschrieben[188].

Die Rolle der *Strukturen der Hauptzellen* im Auf und Ab von Produktion, Stapelung und Ausschwemmung ist trotz vieler Bemühungen im einzelnen bisher nur teilweise zu übersehen. Dies gilt beispielsweise für die *Bindung von Jod*[189], das die Schilddrüsenzelle in erstaunlich kurzer Zeit aufnehmen, konzentrieren und in organischer Form festhalten kann (Abb. 28), so in Gestalt von Mono-, Di- und Trijodo-Thyroninen und von Thyroxin, das an das Thyreoglobulin gebunden wird. Die Jodierungsvorgänge scheinen sich besonders im Bereich des Golgiapparates, dann im Ergastoplasma, aber auch im Follikellumen abzuspielen[190]. Die *Bildung des Thyreoglobulins*, eines Glykoproteins, geht vom Ergastoplasma aus, wie Versuche mit ^{3}H-Leucin ergeben[191]; über den Golgiapparat erreicht es die Lichtung des Follikels. Während der Kolloidbildung treten im apikalen Zellbereich der Follikelelemente zahlreiche geschwollene Mitochondrien auf. Der in der Regel gleichfalls apikal gelegene Golgiapparat erscheint bei Aktivierung der Epithelzellen in Gestalt eines umfangreicheren Netzwerkes, während er im Epithel von Stapelfollikeln in Form locker verteilter, unansehnlicher, körnig-fädiger Fragmente vorliegt[192]. Unklar ist die Bedeutung teils homogener, teils inhomogen strukturierter *Granula* vorzugweise im apikalen Zellabschnitt, deren Durchmesser rund 50 Å beträgt[193]. Zahl und Größe dieser Körnchen nehmen bei Kälteeinwirkung zu.

Gestalt und *Größe der Follikel* und ihrer einzelnen *Zellen*, deren Höhe unter der Voraussetzung einheitlicher Fixierung histometrisch bestimmbar und mathematisch-statistisch auswertbar ist (Testmethode[194]), wechseln im Zuge der verschiedenen Phasen der Schilddrüsenaktivität (Abb. 27). Im Ruhestadium (Stapelschilddrüse) kommt es zur Anreicherung und Eindickung des Kolloids im Follikellumen, wobei sich die Follikelwandzellen abflachen. Bei Hormonbedarf wird das Kolloid durch die Epithelzellen, die dabei unter Kernschwellung in zylindrische Form übergehen, fermentativ verflüssigt[195]. Im Schnittpräparat tritt uns mobilisiertes Kolloid als vor allem im Randbezirk vacuolisierte Substanz mit veränderter Färbbarkeit entgegen. Auf der Höhe der Resorption läßt sich ein Mikrovilli-Saum der Epithelzellen elektronenmikroskopisch nachweisen[196], vor allem in Fällen von Thyreotoxikose. Allem Anschein nach beruht die Resorption des hydrolysierten Thyreoglobulins auf *Pinocytose*, der sich ein weiterer intracellulärer Abbau unter der Mitwirkung von Lysosomen anschließt. Umschriebene polsterartige Verdickungen der Follikelwand, die sog. *Sanderson-Polster*, in denen unter pathologischen Bedingungen kleine Follikel entstehen, sollen zugleich Orte einer lokalen Resorption darstellen[197].

Der Übergang der Follikelzellen aus dem flachen Ruhestadium in die zylindrische Form vollzieht sich unter der *Einwirkung des thyreotropen Vorderlappenhormons* sehr rasch. Schon 30 min nach intraperitonealer Hormonzufuhr konnte eine Epithelschwellung festgestellt werden[198]. Als Meerschweincheneinheit wurde diejenige Menge thyreotropen Hormons bezeichnet, die bei täglicher Injektion

---

[188] KULENKAMPFF 1950, vgl. hierzu FAWCETT, LONG und JONES 1969.
[189] LEBLOND und GROSS 1948. [190] H. FUJITA 1969. [191] NADLER 1964.
[192] BARGMANN 1939, Lit. [193] WISSIG 1960, 1963. [194] LEVER 1950.
[195] DE ROBERTIS 1941, 1949, DZIEMIAN 1943.
[196] BRAUNSTEINER, FELLINGER und PAKESCH 1953, 1955.
[197] Literatur bei BARGMANN 1939, WEGELIN 1926. [198] OKKELS 1936, LOESER 1936.

binnen dreier Tage bei einem von zwei Tieren Kolloidausschwemmung und Epithelproliferation bewirkt[199]. Nach Exstirpation des Hypophysenvorderlappens wird dementsprechend die Entstehung einer Stapelschilddrüse beobachtet, deren Epithelzellen ihren elektronenmikroskopisch nachweisbaren Saum von Mikrovilli weitgehend einbüßen[200].

Während der Ausschwemmung des verflüssigten Follikelinhaltes können die Bläschen weitgehend entrundet werden und zu schlauchähnlichen Gebilden zusammensinken. Das Stadium der Ausschwemmung ist jedoch von jenem der Wiederauffüllung der Follikel durch neugebildetes Kolloid, die binnen Stunden erfolgen kann, lichtmikroskopisch nicht eindeutig zu unterscheiden. Die Bildung des thyroxinhaltigen Kolloids vollzieht sich offenbar durch Verflüssigung feinster, im Cytoplasma der Epithelzellen entstandener Prosekretgranula. Der Übertritt von Flüssigkeitstropfen durch die Epitheloberfläche in die Follikellichtung, in der im Laufe der Zeit eine Eindickung stattfindet, wurde beobachtet. Nicht selten kommt es auch schon im Cytoplasma zur Entstehung von Kolloidkügelchen. Eine kolloidale Umwandlung erschöpfter Epithelzellen kann sich in extremen Fällen abspielen[201].

Eine verstärkte *Organdurchblutung* setzt insbesondere bei Beginn der Ausschwemmung ein. *Arteriovenöse Anastomosen* und Polster *epitheloider Muskelzellen in den Arterien*[202] stehen im Dienste der wechselnden Organdurchströmung.

Eine *morphokinetische Reaktion* der Schilddrüse, in der das Anpassungsbestreben des Organismus an eine Veränderung der Stoffwechselsituation sichtbar wird, kann durch eine Fülle endogener und exogener Faktoren ausgelöst werden. Im Laufe des *Sexualcyclus*[203] und der *Gravidität*[203] treten deutliche Veränderungen der Schilddrüsenstruktur in Erscheinung. Während des Dioestrus befindet sich die Thyreoidea der Hündin im Stadium der Stapeldrüse. Während der Begattung soll eine leichte Aktivitätssteigerung einsetzen. In der Schilddrüse niederer Tiere (Selachier, Teleostier) wurde während der Periode geschlechtlicher Aktivität sogar ein Einbruch phagocytierender Blutzellen in die Follikel festgestellt[204]; möglicherweise sind diese Elemente am Abtransport des Kolloids beteiligt. Zu Beginn der Gravidität findet man bei der Hündin das Bild der Stapelschilddrüse. Im weiteren Verlauf der Tragzeit hält die Aktivierung mit Kolloidverflüssigung und Höherwerden des Epithels bis zum Werfen an, um anschließend abzuflauen. Einen erneuten Anstieg erreicht die Kolloidausschwemmung während der Lactation. Die parafollikulären Zellen (s. S. 43) sollen zu Beginn und gegen Mitte der Gravidität reichlicher als sonst vorhanden sein.

Die Auslösung morphokinetischer Reaktionen der Schilddrüse hängt, wie bereits bemerkt, von der Tätigkeit des *Hypophysenvorderlappens* ab, d. h. von der Aktivität jener Basophilen, die thyreotropes Hormon absondern[205]. Durch mehrtägige Stimulierung der Schilddrüse durch TSH kann eine deutliche Hyperplasie und Hypertrophie des Epithels der Thyreoidea hervorgerufen werden[205a]. Als morphologischer Ausdruck hormonaler Beziehungen zwischen Hypophyse und Thyreoidea seien ferner die Vermehrung und Hypertrophie von basophil granulierten Vorderlappenzellen (Theta-Zellen) in Fällen von Myxödem und Kretinismus erwähnt[206]. Auf die Ausbildung einer Stapeldrüse nach Hypophysektomie wurde bereits hingewiesen.

---

[199] Junkmann und Schoeller 1932.
[200] Braunsteiner, Fellinger und Pakesch 1953, 1955.
[201] Scharf, Förster, Hermann und Ehrenbrand 1954.
[202] Literatur bei Bargmann 1939, Sato 1955.
[203] Eggert 1938, Lit., Sawasaki 1955. [204] Bargmann 1939.
[205] Purves 1966, Lit. [205a] Nève und Dumont 1970. [206] Purves 1966.

Wie sich gezeigt hat, wird die hypophysäre Schilddrüsensteuerung durch das *Zwischenhirn* beeinflußt[207], das einen Thyrotropin-releasing-factor bildet und abgibt. Die Beobachtung einer Aktivierung des Schilddrüsenepithels und einer Kolloidausschwemmung beim Wildkaninchen und anderen Tieren nach emotionellem Trauma[208] (Frettierung), die bis zur tödlich verlaufenden Schreckthyreotoxikose führen kann — es handelt sich um eine Parallele zur Situationsthyreotoxikose des Menschen —, macht eingehendere Untersuchungen über weitere Zusammenhänge zwischen *Schilddrüse* und *Nervensystem* notwendig. Das hypophysäre Äquivalent der Schreckthyreotoxikose besteht in Vacuolisierung und Hyperplasie polygonaler Basophiler des Vorderlappens; diese Phänomene deuten auf eine verstärkte Ausschüttung und Sekretion von TSH[209].

Über die Wirkung der *Rindensteroide der Nebenniere* auf die Schilddrüse liegen einander widersprechende Aussagen vor. Bei Ratte und Mensch wurde nach Cortisonzufuhr eine Hemmung der Schilddrüsentätigkeit beobachtet, beim Meerschweinchen nach Verabfolgung von Cortisonacetat eine Aktivierung, die zu Steigerung des Organgewichtes und der Zellhöhe führte. Die Frage wurde gestellt, ob diese Differenzen damit zusammenhängen, daß die Funktionslage der Schilddrüse bei verschiedenen Tierarten nicht einheitlich ist; es wird zwischen hypo-, eu- und hyperthyreoiden Formen unterschieden. Ratte und Mensch können gegenüber dem Meerschweinchen als hyperthyreoide Species gelten.

Die *Einwirkung von Umweltfaktoren* auf das Strukturbild der Schilddrüse — mögen sie ihren Einfluß über das Zwischenhirn — Hypophysensystem oder auf anderem Wege entfalten — wird in zahlreichen Untersuchungen deutlich[210]. Die in *Lebenskurven* erfaßten Unterschiede der Follikelgrößen von Schilddrüsen aus verschiedenen Zonen der Erde werden auf Verschiedenheiten der Umwelt bezogen, die möglicherweise nicht allein in *Variationen der Jodverteilung* oder des *Nitritgehaltes* des Trinkwassers bestehen. Für einen Einfluß der *Temperatur* sprechen folgende Beobachtungen: In der Wärme gehaltene Ratten besitzen eine Stapelschilddrüse, plötzlich der Kälte ausgesetzte Versuchstiere eine aktivierte Schilddrüse, ebenso die Drüsen Neugeborener und gerade geschlüpfter Küken, die einen Temperatursturz durchmachen[211]. Inwieweit diese Befunde allgemein gültig sind, ist zu prüfen; bei Winterhasen und -kaninchen z. B. ist bei sinkender Außentemperatur eine am Strukturbild der Thyreoidea ablesbare Zunahme der Inaktivierung beobachtet worden[212]. Auf einen dämpfenden *Einfluß des Lichtes* weist die Feststellung einer Aktivierung der Schilddrüse bei Tieren hin, die im Dunkeln gehalten werden[213]. Bei Mäusen wurde eine signifikante Hemmung der Schilddrüsenfunktion unter Lichteinwirkung festgestellt[214]. Unzureichende oder einseitige *Ernährung* kann zu Degeneration und Abschuppung des Follikelepithels (Hunger) oder zu Aktivierung mit Kolloidausschwemmung (Eiweißzufuhr) und Kropf führen (Kohlernährung beim Kaninchen)[215].

Auch unter der *Einwirkung von Pharmaka* setzen morphokinetische Reaktionen der Schilddrüse ein, deren Beurteilung freilich nur möglich ist, wenn man das jeweils zu beobachtende Strukturbild der Thyreoidea sowohl mit dem Verhalten des Stoffwechsels vergleicht als auch zum Hypophysenvorderlappen[216] und zur Nebennierenrinde in Beziehung setzt. Die Zufuhr von *Thyreostatica*, z. B. Thiouracil, führt zu einer Einschränkung der synthetischen Aktivität der Schild-

---

207 Levitt 1954, Harris, Reed und Fawcett 1966, Lit.

208 Eickhoff 1949, Kracht und Kracht 1952. 209 Kracht 1953.

210 Bargmann 1939, Lit., Kracht und Kracht 1952, Wurmbach, Biwer, Bucksteg und Thiele 1962.

211 Watzka 1939, 1941, Cramer 1916, Pichotka 1952, 1953. 212 Kracht 1952/53.

213 Bergfeld 1931, Lit. bei Bargmann 1939. 214 Maschmann 1942 u. a.

215 Maschmann 1942. 216 Brands 1954. Japundžić 1970.

drüse, während das Schnittpräparat der Thyreoidea Merkmale der Funktionssteigerung, nämlich Höherwerden des Epithels und Kolloidschwund, aufweist. Da das Thiouracil einen hemmenden Einfluß auf die Thyroxinbildung ausübt, tritt ein Thyroxindefizit ein, das seinerseits eine Steigerung der Abgabe von thyreotropem Vorderlappenhormon provoziert. Dieser letztere Vorgang führt zu hyperplastischer Reaktion der Schilddrüse, die mithin ein Indicator für die Ausschüttung von Thyreotropin ist; ihr entspricht eine Vermehrung und Aktivitätssteigerung der thyreotropen Zellen im Vorderlappen[217]. Da sich nach Verabfolgung

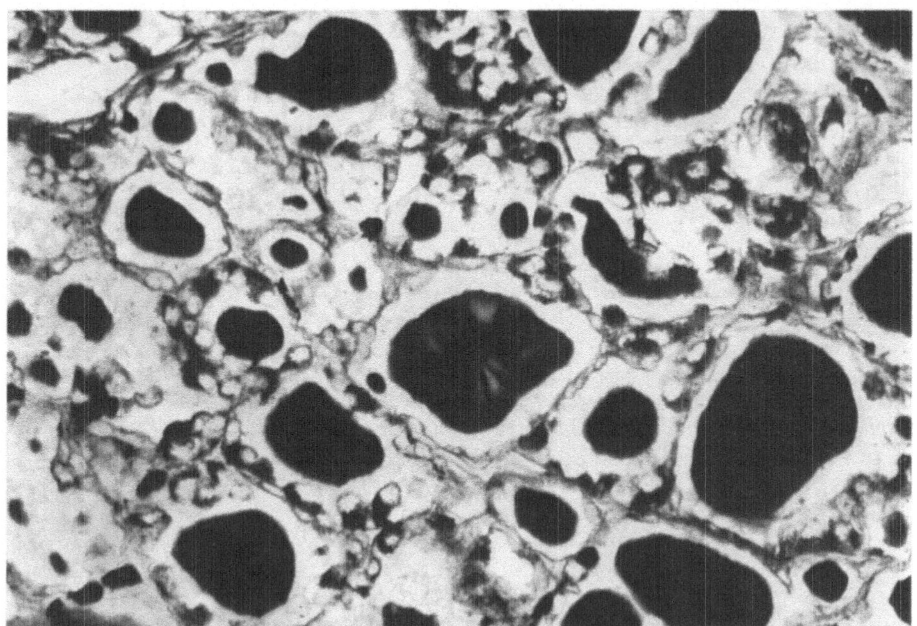

Abb. 29. Mit Pseudoisocyanin metachromatisch gefärbte, ausschließlich an der Basalmembran gelegene C-Zellen in der Schilddrüse der Ratte. Follikelepithel ungefärbt, tiefrot gefärbtes Kolloid erscheint schwarz. Vergr. 300×. (Aus LIETZ und ZIPPEL 1969)

von Methylthiouracil im äußeren Transformationsfeld der Nebennierenrinde karyometrisch faßbare regressive Veränderungen abspielen, ist die Steigerung der thyreotropen Tätigkeit des Vorderlappens allem Anschein nach mit einer Dämpfung seiner corticotropen Aktivität verknüpft („Phasenwechsel")[218].

Bei Verabfolgung von *Jod* oder *Thyroxin*[219] entwickelt sich dagegen das Bild der Stapelschilddrüse, wobei das Zellbild des Vorderlappens quantitativ normal bleiben soll und in der Nebennierenrinde progressive Veränderungen auftreten. Der Hemmung des thyreotropen Hormons steht demnach eine Steigerung der corticotropen Leistung gegenüber; anscheinend liegt ein Phasenwechsel in der Ausschüttung der Tropine vor, wobei die Produktion nicht beeinflußt wird.

Die *parafollikulären* oder *C-Zellen* (Abb. 29—31), die zahlreichen Untersuchern lange Zeit Rätsel aufgaben, werden als Abkömmlinge der Ultimobranchialkörper gedeutet, die in den Verband des Follikelepithels der Schilddrüse ein-

[217] KRACHT und KRACHT 1952, SCHARF, EHRENBRAND und FÖRSTER 1954, SCHARF, EHRENBRAND und GOLIAH 1960, PURVES 1966, Lit.
[218] KRACHT 1952/53, SCHARF und FÖRSTER 1954, MOESCH 1956.
[219] KRACHT 1952/53, SCHARF und FÖRSTER 1954, MOESCH 1956.

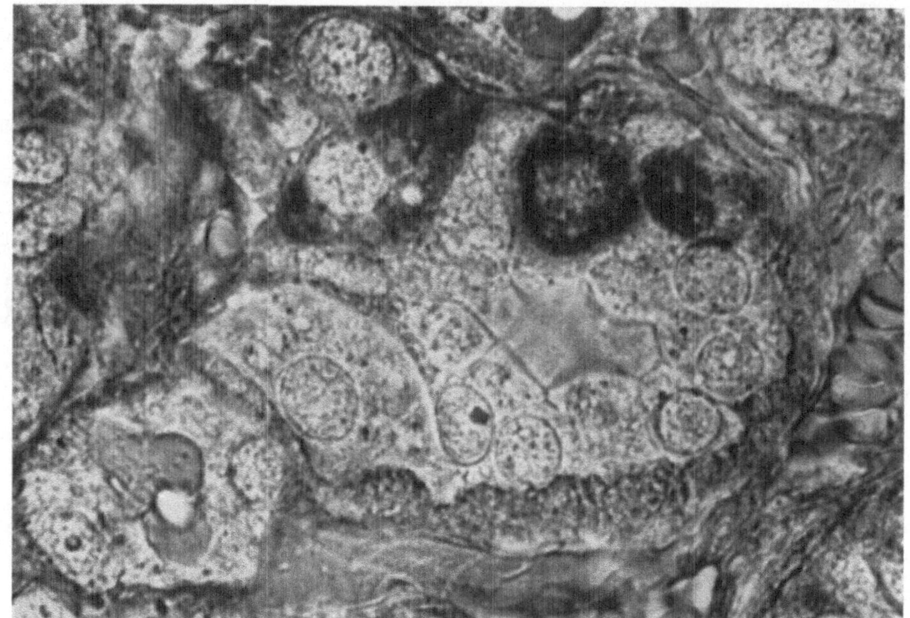

Abb. 30. Drei epifollikulär gelegene C-Zellen in der menschlichen Schilddrüse. Die metachromatisch gefärbten Zellen, deren linke einen typischen schwanzartigen Fortsatz zeigt, erscheinen dunkel. Toluidinblaufärbung und HCl-Hydrolyse. Vergr. 1250×. (Aus LIETZ und ZIPPEL 1969)

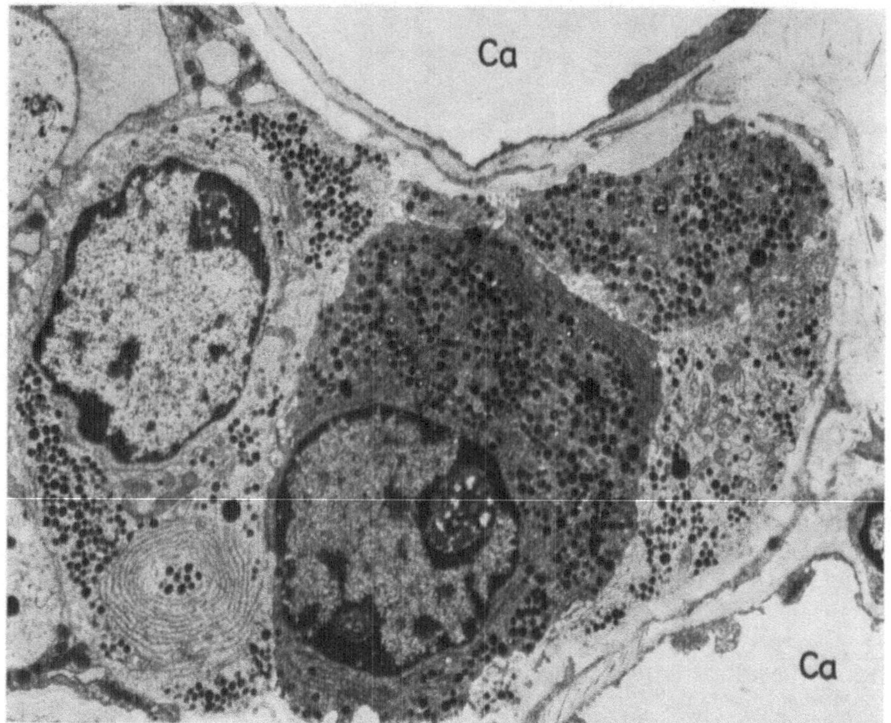

Abb. 31. C-Zellen, darunter eine „dunkle", in der Schilddrüse eines Igels, in unmittelbarer Nähe von Capillaren (Ca) gelegen. Vergr. 4500fach. (Aus PEARSE und WELSCH 1968)

bezogen worden sind[220]. Von den Hauptzellen der Thyreoidea unterscheiden sie sich — abgesehen von ihren lichtmikroskopischen Merkmalen — vor allem durch den Besitz eines ausgedehnten Ergastoplasmas, großer Golgizonen und kleiner, aus sauren Proteinen bestehender massendichter Granula (Abb. 31), die sich elektronenmikroskopisch darstellen lassen[221]. Cytochemische, immunologische und fluorescenzmikroskopische Befunde, ferner die Ergebnisse von Tierexperimenten, in denen die Wirkung von Belastungen des Calciumhaushaltes auf die parafollikulären Zellen untersucht wurde, sprechen dafür, daß sie ein Polypeptidhormon bilden, das *Calcitonin*, das den Serumcalciumspiegel herabsetzen kann[222]. Mit

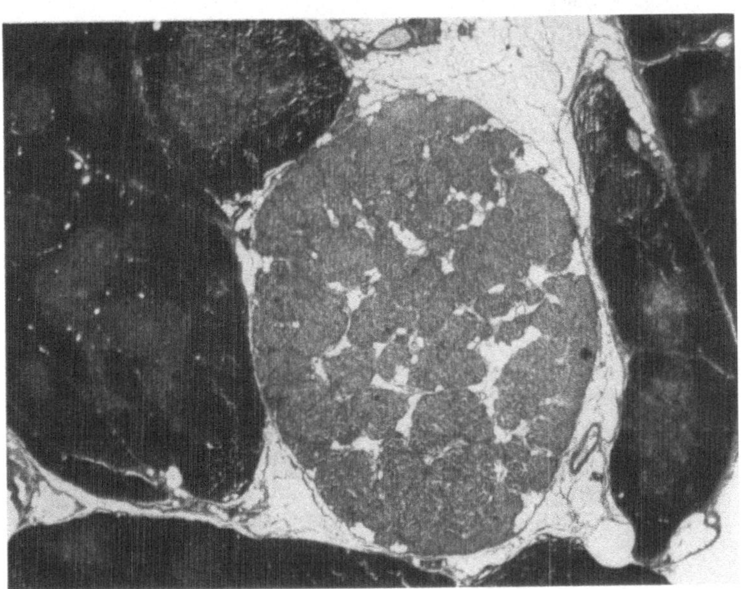

Abb. 32. Epithelkörperchen eines erwachsenen Menschen, im Thymus eingeschlossen (Hämatoxylin-Eosinfärbung, Vergr. 80fach)

Hilfe von Immunofluorescenz wurde das Calcitonin auch in einem medullären C-Zellen-Carcinom der menschlichen Schilddrüse festgestellt[223]. Zusammen mit seinem Gegenspieler, dem Parathormon, regelt es die Konzentration der Calciumionen im Blutplasma. Die vereinzelte Beobachtung von marklosen *Nervenfäserchen*, die mit den parafollikulären Zellen Kontakt aufnehmen[224], findet ihre Parallele in der eindeutig nachgewiesenen Innervation der Ultimobranchialkörper von Nichtsäugern, die selbständige endokrine Organe verkörpern[225].

6. Die Epithelkörperchen

Die von einer zarten Bindegewebskapsel umschlossenen Glandulae parathyreoideae[226] bestehen aus einem bald kompakten, bald durch Binde- und Fettgewebe in Balken und Zellnester aufgelockerten Epithelgefüge, das von einem

220 Pearse und Carvalheira 1967 u. a.

221 Pearse und Welsch 1968, Welsch, Flitney und Pearse 1969, Young und Harrison 1969, Nauba und Fujita 1969, Dietz und Zippel 1969.

222 Pearse 1968, Munson, Hirsch, Brewer u.a. 1968, Stachura und Pearse 1970, Pilgrim 1970, Lit.

223 Bussolai u. a. 1969. 224 Young und Harrison 1969. 225 Robertson 1967.

226 Bargmann 1939, Lit., Greep und Talmadge 1961.

Capillargitter durchsetzt wird (Abb, 32). Das *Endothel* der Epithelkörpercapillaren zeichnet sich durch sehr geringe Dicke und eine sog. Fensterung aus, wie elektronenmikroskopische Beobachtungen ergeben[227]; die zahlreichen „Poren" im Endothel sind, wie in anderen Capillaren, durch Diaphragmen geschlossen. Viele der polygonalen Epithelzellen sind scharflinig begrenzt. Unter den bisher ermittelten *Zelltypen*[228] stechen besonders die *wasserhellen Hauptzellen* hervor, deren Cytoplasma infolge der Herauslösung von Fett und von Glykogeneinschlüssen im Schnittpräparat größtenteils optisch leer erscheint. Die ebenfalls glykogen-

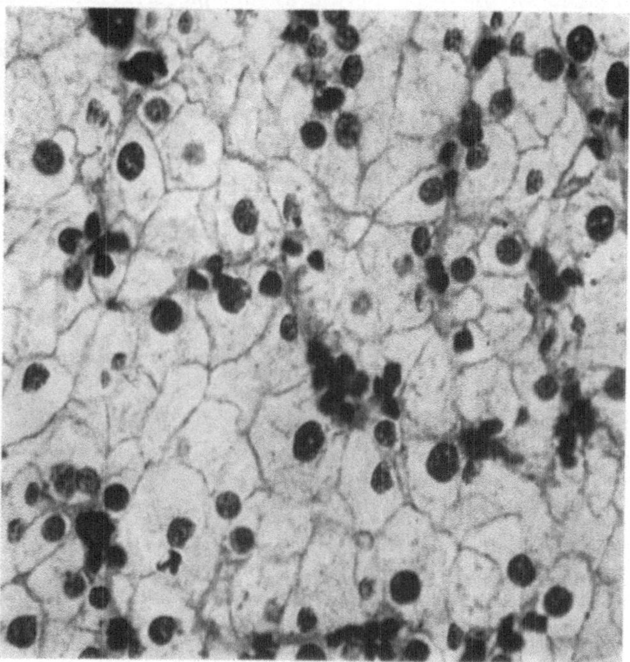

Abb. 33. Wasserhelle Zellen in einem Epithelkörperchen-Adenom des Menschen. Primäre Hyperplasie der wasserhellen Zellen (Azanfärbung, Vergr. 480fach). (Aus HOLZMANN und LANGE 1963)

reichen *kleinen wasserhellen Zellen* besitzen einen großen, kugeligen Kern, die *großen wasserhellen* einen dichtstrukturierten, entrundeten, vielfach pyknotischen Zellkern (Abb. 33). Das Cytoplasma der meist etwas kleineren *dunklen Hauptzelle* (Abb. 34), das gleichfalls Glykogen und wenig Fettsubstanzen enthält, besitzt zarte, schwach acidophile Granula und verhältnismäßig viele Mitochondrien; die rundlichen Kerne dieser Elemente sind kompakt. Als *aktivierte Hauptzellen* werden größere Zellen mit umfangreicherem Kern und aufgelockertem, weniger gleichmäßig gekörntem Cytoplasma bezeichnet. In der Regel bestehen die Epithelkörper vorwiegend aus Hauptzellen. Aktivierte Hauptzellen sollen im spätfetalen und kindlichen Organ überwiegen. Besonders bei älteren Menschen beobachtete sog. *Syncytien* mit acidophilem Cytoplasma, die durch Übergangsstadien mit den Hauptzellen verbunden sind, dürften in Wirklichkeit keine echten Syncytien sein.

227 TRIER 1958, LANGE 1961.

228 WERNLY und BERDJISCHAMSI 1946, EGER und VAN LESSEN 1954, WEYMOUTH und BAKER 1954.

Häufig recht große Zellen mit kleinen, oft pyknotischen Kernen und gleichmäßig gekörntem oder wabigem, ausgesprochen acidophilem glykogenfreiem Cytoplasma, das eine dunkle oder helle Tönung besitzen kann, werden acidophile oder *oxyphile Zellen* genannt; ihre Acidophilie beruht auf der Anwesenheit zahlreicher, dicht gepackter Mitochondrien (Abb. 35). Auch die Oxyphilen treten vorwiegend bei älteren Individuen auf. Als Durchschnittswert ihres Vorkommens werden für das 10.—50. Lebensjahr 4% angegeben; dieser Wert steigt bis zum 90. Lebensjahr auf 6—10%.

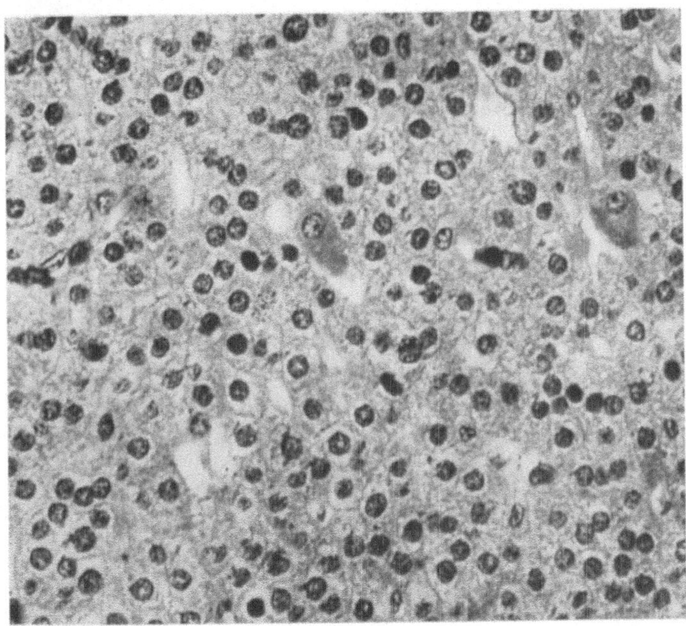

Abb. 34. Kleine dunkle Zellen und Übergangsformen, ferner zwei oxyphile Zellen in einem Epithelkörperchen-Adenom des Menschen (Azan, Vergr. 480fach). (Aus LANGE 1961)

Neben intracellulären *Kolloidtropfen* kommen in der Parathyreoidea kolloidhaltige *Follikel* vor, deren Wände aus hellen und dunklen Hauptzellen bestehen. Das in Epithelkörperchenadenomen auftretende Kolloid scheint aus einem neutralen Mucopolysaccharid zu bestehen; elektronenmikroskopisch wurde eine kristalloide Struktur dieses Sekrets nachgewiesen[229]. — Die Epithelkörperchen älterer Menschen werden nicht selten von Lymphocyteninfiltraten durchsetzt.

Die *Bildung des Parathormons*, mit dem die Epithelkörperchen in den Calciumhaushalt des Organismus eingreifen, ist teils den wasserhellen Zellen, teils den Hauptzellen zugeschrieben worden. Als Träger des Parathormons können im Golgiapparat entstandene, von einer Membran umhüllte Granula angesehen werden, die beim Menschen und zahlreichen anderen Wirbeltieren elektronenmikroskopisch dargestellt wurden[230]. Nach Untersuchungen[231], die sich u. a. auf histochemische Befunde und auf Messungen der Kerngröße stützen[232], soll die kleine dunkle Hauptzelle einem Ruhestadium, die aus ihr hervorgehende helle Hauptzelle einem Stadium erhöhter Eiweißsynthese entsprechen, die wasserhelle

[229] LANGE 1961. [230] LANGE und v. BREHM 1965.
[231] SANDRITTER, FEDERLIN und GERATZ 1955. [232] EGER und VAN LESSEN 1954.

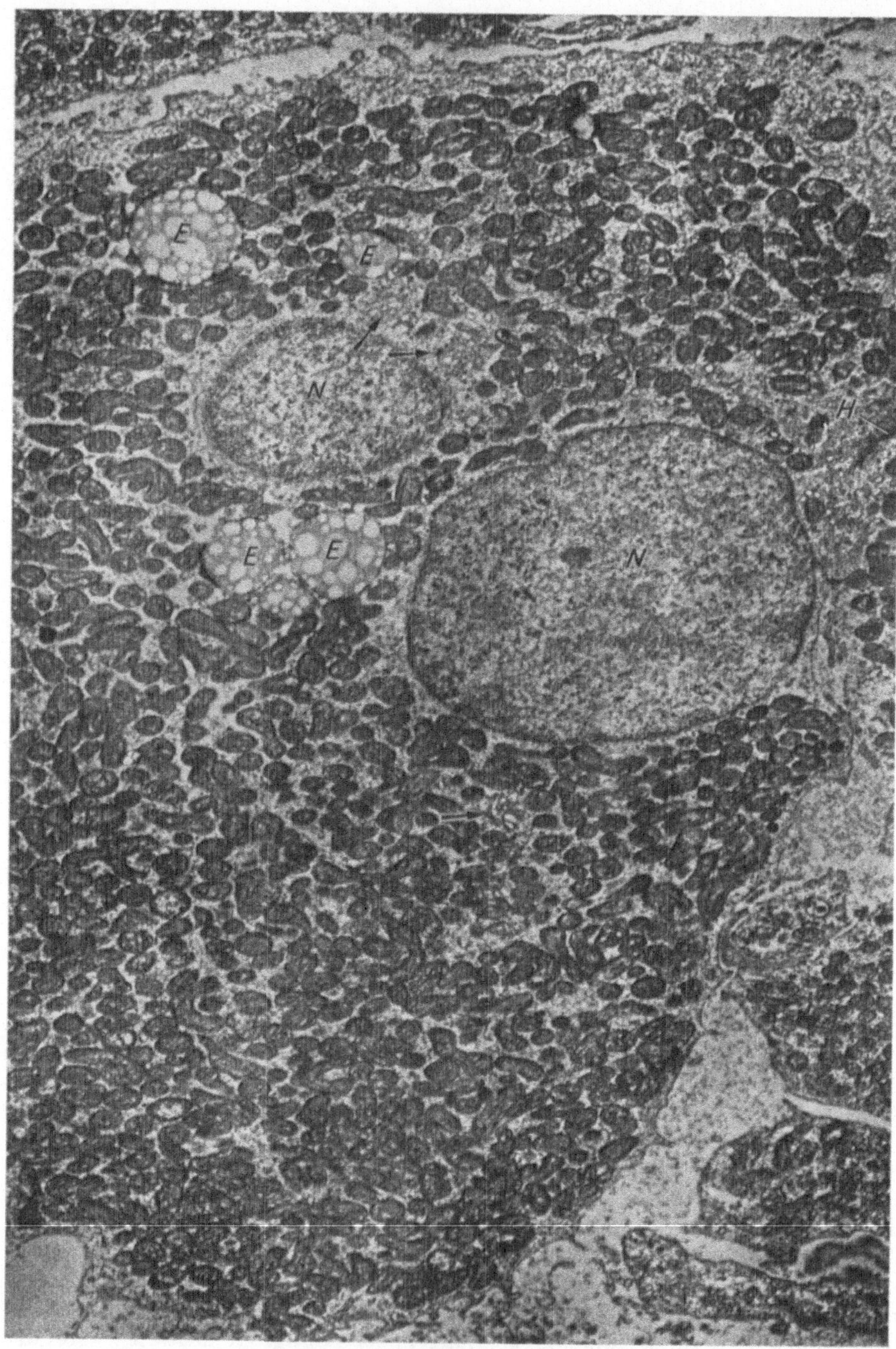

Abb. 35. Oxyphile Zelle, überaus reich an Mitochondrien. Mensch. *E* kugelige Einschlüsse, *H* Haftplatte, *N* Kern. Pfeile: Golgiapparat. Vergr. 9000fach. (Aus Lange 1961)

Hauptzelle dem Stadium der Stapelung. Hydropisch aufgequollene große wasserhelle Zellen dürften dem Untergang geweihte Elemente verkörpern[233].

Die Vorstellung, bei den oxyphilen Zellen handele es sich um degenerative, den Onkocyten[234] entsprechende Formen — bei Lebercirrhose und essentieller Hypertonie soll ihre Zahl ansteigen — scheint sich mit dem elektronenmikroskopisch nachweisbaren Reichtum an Mitochondrien in den Oxyphilen zunächst nicht vereinbaren zu lassen. Dem Anschein nach sind diese an Dehydrogenasen und Diaphorasen reichen Elemente in normaler Weise sekretorisch aktiv[235]. Eine Reihe von Beobachtungen spricht indessen dafür, daß eine Hyperplasie des Chondrioms — wie in anderen *Onkocyten* — vorliegt, die mit einer intramitochondrialen Stoffwechselstörung verknüpft ist[235a].

Über *morphokinetische Reaktionen* der Epithelkörperchen etwa als Antwort auf Schwankungen im Zusammenspiel der Inkretproduzenten kann nur wenig ausgesagt werden. Die Steigerung der Kernvolumina in der Parathyreoidea von Ziegen, die unter experimenteller Oestrogeneinwirkung lactieren, soll mit der Erhöhung der Ca-Ausfuhr zusammenhängen[236]. Einem *spezifischen Einfluß des Vorderlappens* scheinen die Epithelkörperchen (Ratte) nicht zu unterliegen[237]. Auffällige *jahrescyclische Veränderungen* der Organe[238] wurden bisher nur bei Amphibien beobachtet; ihre funktionelle Bedeutung ist noch nicht geklärt.

Unter abnormen Bedingungen treten beim Menschen *Epithelkörperchenadenome* auf, die zu einer gesteigerten Kalkmobilisierung in Beziehung gebracht werden[239]. Die Zellen des Epithelkörperchenadenoms ähneln zwar den Epithelzellen normaler Drüsen, doch bereiten ihre Klassifikation und funktionelle Deutung Schwierigkeiten[240]. Eine Klärung dieser Frage mit Hilfe des Tierexperiments ist nicht ohne weiteres möglich, da die bei Mensch und Tier vorkommenden verschiedenen Formen von Epithelkörperchenzellen nicht unbesehen miteinander verglichen bzw. homologisiert werden können.

Über eine *Hyperplasie* der Parathyreoideae des Menschen bei Nierenerkrankungen, vor allem bei solchen auf vasculärer Grundlage, wird gleichfalls berichtet[241]. Im Tierversuch wurde eine Hyperplasie der Epithelkörperchen (Ratte), verbunden mit Osteodystrophia fibrosa bei zunehmender Niereninsuffizienz beobachtet[242]. Zur Hyperplasie der Epithelkörperchen der jungen Katze[243] kommt es ferner bei calciumfreier Ernährung; sie geht mit Hypokalkämie und generalisierter Osteitis fibrosa einher. Eine Hyperplasie der Hauptzellen, deren Bestand an reifen Sekretgranula stark abnimmt, während ihr Glykogengehalt erheblich ansteigt, tritt 3 Wochen nach Versuchsbeginn ein.

7. Nebenniere und Paraganglien

In der Nebenniere[244] sind zwei bei niederen Wirbeltieren noch selbständige, räumlich getrennte Organe zu einem kompakten Drüsenkörper (Corpus suprarenale) vereint, den eine gemeinsame Bindegewebskapsel umgibt. Ein mesodermaler Anteil, die Rinde, umschließt den ektodermalen, das Mark (Paraganglion suprarenale). Das Organ wird von der Peripherie her reichlich arteriell versorgt, d. h. die Nebennierenarterien brechen in ein Capillarnetz auf, das die

233 EGER und VAN LESSEN 1954. 234 HAMPERL 1936.
235 ROTHER 1968, ROTH und MUNGER 1962, TREMBLAY und PEARSE 1959, BALOGH und COHEN 1961.
235a HÜBNER, KLEIN und SCHÜMMELFEDER 1965, HÜBNER und SCHIEFER 1968.
236 MOSIMANN 1955. 237 EGER und VAN LESSEN 1954.
238 ROMEIS 1936, v. BREHM 1963, LANGE und v. BREHM 1965.
239 Vgl. BÜNGELER 1951. 240 Vgl. hierzu RUCART 1949. 241 CAVALLERO und ROSSI 1950.
242 EGER und GOTHE 1954. 243 CAPER und ROWLAND 1968, Lit.
244 BACHMANN 1954, Lit., SOFFER, DORFMAN und GABRILOVE 1961.

Rinde durchsetzt und in die Sinus des Markes, damit in dessen Venen übergeleitet. Die Markvenen sind mit kräftigen, unregelmäßig verteilten longitudinalen Muskelpfeilern versehen, die vielleicht als Drosselvorrichtung wirken[245]; mit dem Lebensalter nimmt die Muskularisierung dieser Venen zu. Lymphgefäße breiten sich in der Kapsel, in den Bindegewebssepten der Rinde und in der Nachbarschaft der größeren Venen aus. Sowohl Rinde als auch Mark der Nebenniere werden von zarten Geflechten vegetativer Nervenfasern durchsetzt. Ganglienzellen kommen in beiden Organanteilen vor, vor allem aber im Mark.

a) Das Nebennierenmark und die Paraganglien

Das aus Sympathicogonien hervorgegangene Mark enthält außer sympathischen Ganglienzellen die spezifischen *Markzellen*, zwischen deren Nestern und Strängen Sinuscapillaren verlaufen. Die unregelmäßig polygonal geformten Markelemente besitzen locker strukturierte Kerne. Ihr schwach basophiles Cytoplasma enthält zarte Granula, die sich in vielen Zellen durch Behandlung mit Chromsalzen in braunem Ton darstellen lassen (Abb. 36). Diese Zellen werden deswegen als chromaffine oder *phäochrome Zellen* bezeichnet. Im Mark zahlreicher Tiere kommen verschiedene *Zelltypen* vor, nämlich *helle Zellen*, die sich bevorzugt mit Pikrinsäure, und *dunkle*, die sich mit Fuchsin anfärben. Auch fluorescenzmikro-

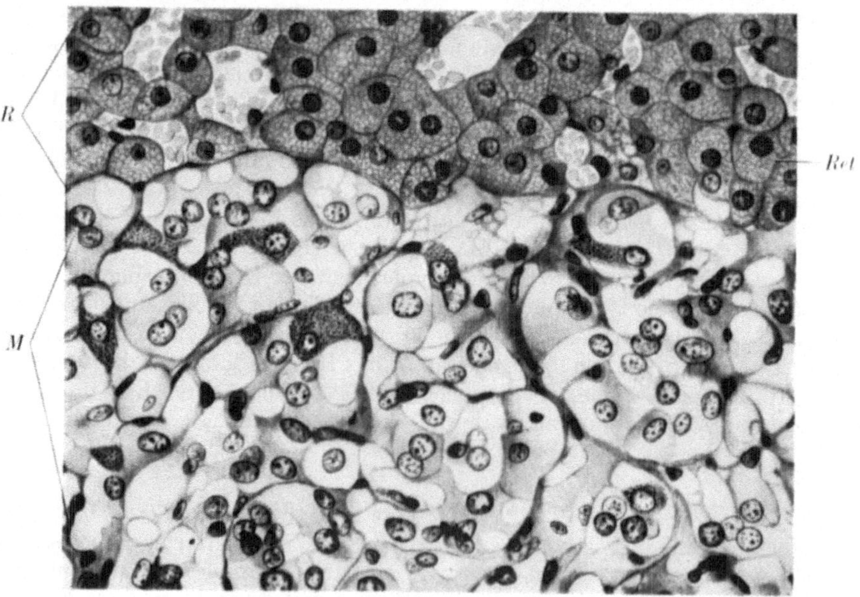

Abb. 36. Rinde (*R*) und Mark (*M*) der Nebenniere einer erwachsenen Frau. *Ret* Reticularis-zellen. Ein Teil der Markzellen zeigt Phäochromie nach Kaliumbichromat-Formalinfixierung (Vergr. 400fach). (Aus A. KOHN 1930)

skopisch lassen sich zwei Typen von Markzellen sichtbar machen[246]. Zellen mit gröberen Schollen im Cytoplasma oder mit homogenisiertem Zelleib und mehr oder weniger geschrumpftem oder pyknotischem Kern stellen degenerierende Elemente dar. Zugrunde gegangene Markzellen scheinen durch *Amitose*[247] ersetzt

[245] BARGMANN 1933. [246] ERÄNKÖ 1955, 1956, ERÄNKÖ und RÄISÄNEN 1957.
[247] CLARA 1936.

zu werden. Morphologisch nachweisbare *Sekretionsvorgänge* spielen sich im Mark tierischer Nebennieren ab, wo sich neben intracellulären *Kolloidtropfen*[248] auch *follikelartige Bildungen* finden, deren Lichtungen ein kolloidales Sekret enthalten. Beim Menschen auftretende Kolloidablagerungen in Markzellen[249] werden als pathologische Erscheinung gedeutet, ebenso Kolloidtröpfchen in Nebennierenmarkzellen von Meerschweinchen, die an Tollwut erkrankt sind oder mit Diphtherietoxin vergiftet wurden. Wahrscheinlich sind die beschriebenen Kolloidbildungen uneinheitlicher Natur.

Im Nebennierenmark werden *Katecholamine*, das Adrenalin und das Noradrenalin, hervorgebracht und in die Marksinus eingesondert. Die Freisetzung des Adrenalins wird durch *cholinerge Nervenendigungen* ausgelöst, die das Markgewebe durchziehen. Als Bildner des Adrenalins gelten die nach Formalineinwirkung nur schwach oder gar nicht fluorescierenden chromaffinen Zellen — sie geben eine positive Reaktion auf Säurephosphatase —, als Produzenten des Noradrenalins Inseln von chromaffinen Zellen, die in charakteristischer Weise deutlich fluorescieren (Autofluorescenz) und eine negative Reaktion auf Säurephosphatase[250] geben, sich ferner nach Behandlung mit Natriumjodat bräunen. Die aus Markzellen bestehenden *Phäochromocytome*, die mit Hypertonie einhergehen, bilden ebenso wie die Elemente des normalen Nebennierenmarks Katecholamine[251].

Die histochemisch und fluorescenzmikroskopisch nachweisbare Sonderung der Markzellen in verschiedene Typen mit unterschiedlichen Funktionen findet ihre Parallele in elektronenmikroskopisch gewonnenen Befunden, nach denen sich Hauptzellen und Nebenzellen unterscheiden lassen[252]. Die *Hauptzellen* enthalten kugelige *Granula* von wechselnder Dichte, von einer zarten Membran umschlossen, in denen Katecholamine gespeichert werden; die Granula bestehen aus einem Amin-ATP-Proteinkomplex[253]. Die *Nebenzellen*, deren Grundplasma wabig oder vacuolär strukturiert ist, sind mit sehr dichten osmiophilen Körnchen ausgestattet, deren Bau deutlich von dem der Hauptzellengranula abweicht. Bildungsort der Granula ist der Golgiapparat. Die Entleerung der Markzellen von Hormonen spielt sich offenbar auf dem Wege einer „umgekehrten Mikropinocytose" (s. S. 7) ab[254], nachdem die Katecholamine von der Trägersubstanz der Körnchen getrennt wurden. Diesem Vorgang entspricht eine elektronenmikroskopisch nachweisbare Verringerung der Körnchendichte, der eine Veränderung der Permeabilität der Zellmembran vorausgeht[255]. Forcierte Ausschüttung von Wirkstoffen soll sich unter Abgabe ganzer Granula in Marksinusoide und Intercellularspalten abspielen können[256].

Über funktionell bedingte *Änderungen der Markstruktur* liegen — verglichen mit den Aussagen über die Morphokinese der Rinde — verhältnismäßig wenige Hinweise vor. Angaben über ein Schwanken im Zahlenverhältnis von fuchsinophilen und pikrinophilen Markzellen der Maus im Zusammenhang mit dem Tag-Nacht-Rhythmus bedürfen der Nachprüfung[257]. Die Zahl der als Adrenalinbildner angesprochenen pikrinophilen Elemente soll von dem Tagwert 24,3% auf den Nachtwert 37,5% ansteigen. Über eine mit Adrenalinschwund verknüpfte Abnahme der Chromierbarkeit bei stärkster Muskelarbeit, bei Infektionen und anderen Stressformen wurde verschiedentlich berichtet[258]; bei hungernden Meerschweinchen

[248] Bargmann 1953/54. [249] Celestino da Costa und Barba 1946, Moslener 1954.
[250] Hillarp und Hökfelt 1954. [251] Soffer, Dorfman und Gabrilove 1961.
[252] Wetzstein 1957, D'Jorio und Laguë 1964, Yates 1964.
[253] D'Jorio und Laguë 1964, Schümann 1962. [254] Douglas 1967, Yates 1964.
[255] Schümann 1962, Yates 1964, Douglas 1967. [256] Bässler und Habighorst 1964.
[257] Bänder 1950. [258] Staemmler 1933.

wurde eine Verkleinerung der Kerne der Markzellen beobachtet[259]. Zu *Markhyperplasie* soll es nach Zufuhr von Schilddrüsenhormon kommen. Chronische *Nicotineinwirkung* führt bei der Ratte zu einer *adenomatösen Hyperplasie* des Nebennierenmarkes[259a], die anscheinend aus kleinen Wucherungsherden hervorgeht; es handelt sich dabei um eine Hyperplasie jener fluorescierenden chromaffinen Zellen, an welche die Hauptmenge des Noradrenalins gebunden ist. Der *Hypophysenvorderlappen* scheint keine histologisch greifbare Wirkung auf das Nebennierenmark auszuüben. Unter der *Einwirkung von Insulin* sinkt der Adrenalingehalt des Marks. Diesem Vorgang entspricht eine Abnahme der Chromaffinität; sie bleibt jedoch in Zellinseln bestehen, die aufgrund ihres fluorescenzmikroskopischen Verhaltens als die Träger des Noradrenalins anzusprechen sind[260].

b) Paraganglien

Wie die Marksubstanz der Nebenniere, das Paraganglion suprarenale, so enthalten auch die freien sympathicogenen Paraganglien[261] sowie intraneural und intraganglionär gelegene paraganglionäre Gruppen chromaffine Zellen, die als Produzenten von Katecholaminen gelten dürfen. Die freien Paraganglien, deren größtes als *Paraganglion aorticum abdominale* (Zuckerkandlsches Organ, Länge bis über 3 cm) bekannt ist, liegen hauptsächlich, unregelmäßig verteilt, im Retroperitonealgebiet. Diese nervenreichen Organe sind in der Kindheit stark, wenn auch in individuell verschiedenem Ausmaß entwickelt, um später unter gleichzeitiger Lymphocyteninfiltration rückgebildet zu werden. Die im Retroperitonealraum von Säugern vorkommenden Gruppen von extramedullären chromaffinen Zellen — sie lassen sich fluorescenzmikroskopisch gut darstellen — sind reich capillarisiert[262].

Als Bildner eines Catecholamins, wahrscheinlich von Noradrenalin, werden auch die chromaffinen Zellen des *Glomus caroticum*[263] angesehen, deren Cytoplasma elektiv darstellbare, membranumhüllte Granula enthält, die unter Reserpineinwirkung entleert werden. Da diese Zellen vermutlich eine lokale Wirkung ausüben, etwa auf benachbarte Nervenendigungen, soll von einer ausführlichen Behandlung des Glomus caroticum ebenso abgesehen werden wie von einer Darstellung anderer, noch unzulänglich erforschter Glomera.

c) Die Nebennierenrinde

Das Epithelgefüge der Nebennierenrinde[264] (Abb. 37), dessen Verbände allenthalben von Basalmembranen umgeben und von Gitterfasern umsponnen werden, zeichnet sich durch beträchtlichen Gehalt an Lipiden aus. Die Rinde gliedert sich in die kapselnahe *Zona glomerulosa* mit rundlichen Zellkomplexen, die *Zona fasciculata*, deren Zellen sich zu parallel verlaufenden Strängen oder Platten ordnen, und die an das Mark angrenzende *Zona reticularis* mit Zügen kleinerer, unregelmäßig angeordneter Zellen, die vielfach ein feinkörniges braunes Pigment und zahlreiche Lysosomen enthalten. In dieser Schicht finden sich Zellen in den verschiedensten Stadien des Untergangs. Die Affinität mancher Rindenzellen zu Fuchsinfarbstoffen[265] beruht auf besonderen elektrostatischen Ladungsverhältnissen[266].

---

[259] CREUTZFELDT, HUSTEN und HAAGER 1953. [259a] STÄMMLER 1935, MEESSEL 1952.
[260] ERÄNKÖ 1955. [261] CELESTINO DA COSTA 1939/40, WATZKA 1943.
[262] WINCKLER 1969. [263] BATTAGLIA 1969, u.a.
[264] BACHMANN 1954, MOON 1961, SYMINGTON 1962, CURIE, SYMINGTON und GRANT 1962.
[265] BROSTER und VINES 1933.
[266] SCHAUMKELL, STANGE und DÖRFFLER 1957.

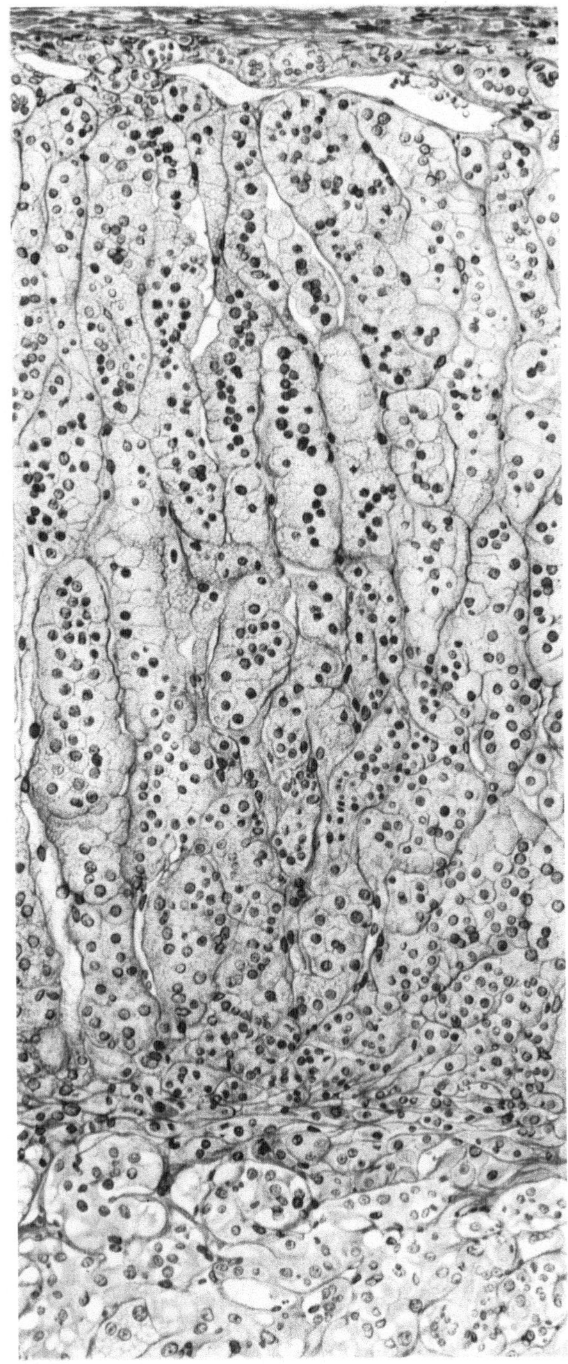

Abb. 37. Nebennierenrinde eines Erwachsenen (Fixierung in Susa, Azanfärbung, Vergr. etwa 100fach, Präp. W. BARGMANN, Kiel, Zeichnung B. HANSEN, Kiel). (Aus R. BACHMANN 1954)

Elektronenmikroskopische Aufnahmen der Nebennierenrinde lassen, abgesehen von den Lipidtröpfchen, Reichtum ihrer Zellen an *Mitochondrien* erkennen. Die Zellen der *Glomerulosa* des Menschen enthalten Mitochondrien vom *Cristatyp*[267]. Die *tubuläre* bzw. *sacculäre Struktur* der Mitochondrien in den übrigen Rindenzellen (Abb. 2) und ihre erstaunliche Größe (Durchmesser bis zu 2—3 μ) sind als der Ausdruck einer Spezialisierung anzusehen[268]: Mitochondrien dieser Bauweise sind mit den Enzymen ausgestattet, die für die Synthese von Steroidhormonen erforderlich sind. Für die Glomerulosa, Fasciculata und Reticulariszellen ist außerdem ein stark entwickeltes *endoplasmatisches Reticulum* bezeichnend. Ferner kommen in der Zona fasciculata und reticularis von einer Membran umhüllte Kügelchen mit inhomogenem Inhalt vor[269]. Das *Endothel* der Rindencapillaren ist stellenweise sehr dünn und mit sog. Poren versehen[270].

Der schon makroskopisch zum Ausdruck kommende *Lipidgehalt* des Rindenorgans beruht auf der Einlagerung von teilweise doppelbrechenden Lipidkörnchen und -tröpfchen vor allem im Cytoplasma der Fasciculatazellen, das nach Herauslösung dieser Substanzen ein wabiges Aussehen aufweist (Spongiocyten). Die Lipidtröpfchen enthalten, wie elektronenmikroskopisch-autoradiographische Untersuchungen[271] ergeben haben, hohe Mengen von Cholesterol, durch dessen Umwandlung in Pregnenolon die Rindensteroide entstehen. Besonders das äußere und mittlere Drittel der Zona fasciculata des Erwachsenen ist reich an Lipiden; nicht selten findet sich eine fleckige Verteilung dieser Substanzen in der Rinde der menschlichen Nebenniere[272]. Beim Neugeborenen und bei Kindern kommt in der Zona fasciculata wenig Lipid, mehr dagegen in der Zona glomerulosa vor. Im Alter kann sich der Lipidreichtum der Nebennierenrinde bis unter die Kapsel erstrecken — in diesem Falle hat anscheinend eine Umwandlung der Glomerulosa in Fasciculata stattgefunden —, andererseits kann er sich bis zur Markgrenze hin ausdehnen. In solchen Fällen findet man unter Umständen auch massiv mit Lipiden beladene Fasciculata- und Reticulatazellen, die Fettzellen lichtmikroskopisch ähneln[273]. Dieser Befund läßt sich gelegentlich auch an der Rinde der Nebenniere des Hundes erheben (eigene Beobachtung).

Die im Laufe des Lebens auftretenden *Wandlungen des Lipidbildes* der Rinde sind Teilerscheinungen einer *Morphokinese des Rindenorgans*, die sich in einer *Lebenskurve*[274] zum Ausdruck bringen läßt (Abb. 38). Nach Überwindung einer physiologischen Involution, die kurz vor der Geburt beginnt und während des Partus anhält — sie wird auf den Fortfall des gonadotropen Chorionhormons bezogen —, erfolgt etwa vom 3. Lebensjahr an der Aufbau der permanenten Rinde. In dieser Aufbauperiode, in der auch die Marksubstanz Zuwachs erfährt, verschiebt sich das Rinden-Markverhältnis zuungunsten der Rinde. Auf der Höhe des Lebens gelangen Zona glomerulosa und fasciculata zu starker Entfaltung[275]. Mit dem Klimakterium bzw. beim Manne vom 6. Jahrzehnt an wird die Zona fasciculata breiter, wobei der Lipidgehalt ihrer Zellen steigt, während die Volumina der Zona glomerulosa und reticularis abnehmen. Bei Greisen besteht die Rinde fast ausschließlich aus Zona fasciculata. Dieser Vorgang wird auf eine Einbeziehung von Glomerulosa- bzw. Reticulariszellen in das Fasciculatagefüge zurückgeführt, auf die Umstellung des Rindengewebes im Grenzbereich zwischen Zona fasciculata und glomerulosa einerseits, Zona fasciculata und reticularis andererseits. Man bezeichnet die Bereiche des Rindenumbaues (s. auch S. 57) daher als *Transformationsfelder*[276]. Äußeres Transformationsfeld wird das

[267] DOBBIE und Mitarb. 1968. [268] BELT und PEASE 1956, LINDNER 1966.
[269] ZELANDER 1957. [270] ZELANDER 1959. [271] MOSES und Mitarb. 1969.
[272] WALLRAFF 1949. [273] STIEVE 1946. [274] ROTTER 1949, 1950.
[275] STIEVE 1946, LIEBEGOTT 1949, EHRENBRAND 1954. [276] TONUTTI 1941, 1942, 1945.

Gebiet genannt, das Kapsel, Zona glomerulosa und äußere Fasciculataregion umfaßt, inneres Transformationsfeld das Gebiet der inneren Fasciculataregion und Zona reticularis. Außer Transformationen sollen sich auch Appositionen abspielen, indem ein subcapsuläres Blastem Glomerulosateile bereitstellt.

In den Wandlungen der Architektur der Nebennierenrinde manifestieren sich Zusammenhänge zwischen Rindenorgan und endokriner Funktion der *Gonaden*[277]. Vorzeitiges Erlöschen der Spermiogenese und regressive Veränderungen der Ovarien junger Frauen gehen mit Rindenveränderungen einher, die der erwähnten klimakterischen Rindentransformation entsprechen. Kastration hat bei männlichen Individuen eine Rindenhypertrophie zur Folge.

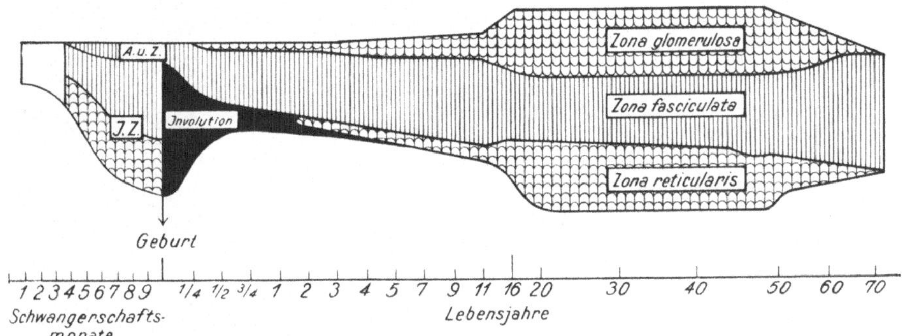

Abb. 38. Lebenskurve der Nebennierenrinde. (Aus W. ROTTER 1949)

Welche Funktionen im einzelnen den Zonen der menschlichen Nebennierenrinde zufallen, ist um so schwieriger auszumachen, als das Rindenorgan sowohl Sexualhormone als auch Wirkstoffe bildet, welche den Kohlenhydrat- und Elektrolythaushalt steuern. Erschwerend wirkt ferner die Tatsache, daß der Bau des Rindenorgans der Tiere, die dem Experimentator zur Verfügung stehen, von Art zu Art wechselt, so daß die an einer Species erhobenen Befunde nur mit großen Vorbehalten auf die Verhältnisse bei anderen Arten, darunter den Menschen, bezogen werden können.

Als Bildungsort des in den Mineralhaushalt eingreifenden *Aldosterons* und des *Desoxycorticosterons* gilt die Zona glomerulosa, weil Organkapseln mit anhaftender Zona glomerulosa bzw. Glomerulosaschnitte weit größere Mengen von Aldosteron produzieren als die Zona fasciculata[278]. Ferner sind folgende Beobachtungen in diesem Zusammenhang aufschlußreich: Dehydratation führt zu einer Kernvergrößerung in der Glomerulosa, dem Ausdruck einer Aktivierung dieser Rindenschicht, Eingriffe, die eine Einschränkung der Produktion von Mineralocorticoiden bewirken, ziehen eine Verkleinerung der Kernvolumina nach sich[279]. Für eine relative Selbständigkeit der Zona glomerulosa im Wasserhaushalt spricht ferner ihre Verschmälerung beim durstenden Tier, die anscheinend auf einer Kern- und Cytoplasmaabnahme beruht[280].

Physiologische und experimentell-morphologische Untersuchungen scheinen darauf hinzuweisen, daß bezüglich des Na-Haushaltes ein *Antagonismus zwischen* der *Zona glomerulosa* und dem neurosekretorischen *Zwischenhirn-Hinterlappensystem* besteht, da sich bei gesteigerter Na-Zufuhr (Abb. 39) gleichzeitig mit regressiven

[277] STIEVE 1946, s. auch BACHMANN 1954, Lit., SOFFER, DORFMAN und GABRILOVE 1961.
[278] VENNING, GIROUD, SAFFRAN und SCHALLY 1955, AYRES, GOULD, SIMPSON und TAIT 1956, Lit. bei GROSS 1956.
[279] PALKOVITS und FISCHER 1968, Lit. [280] DALLWIG 1954.

Rindenveränderungen, d. h. mit Verschmälerung der Glomerulosa infolge Verkleinerung ihrer Zell- und Kernvolumina und Verringerung ihres Lipidbestandes, eine Aktivitätssteigerung im neurosekretorischen Zwischenhirnsystem abspielt, die sich in Kernvergrößerungen in Nucleus supraopticus und paraventricularis und in Neurosekretverarmung bekundet. Nach anderer Auffassung[281] ist es jedoch

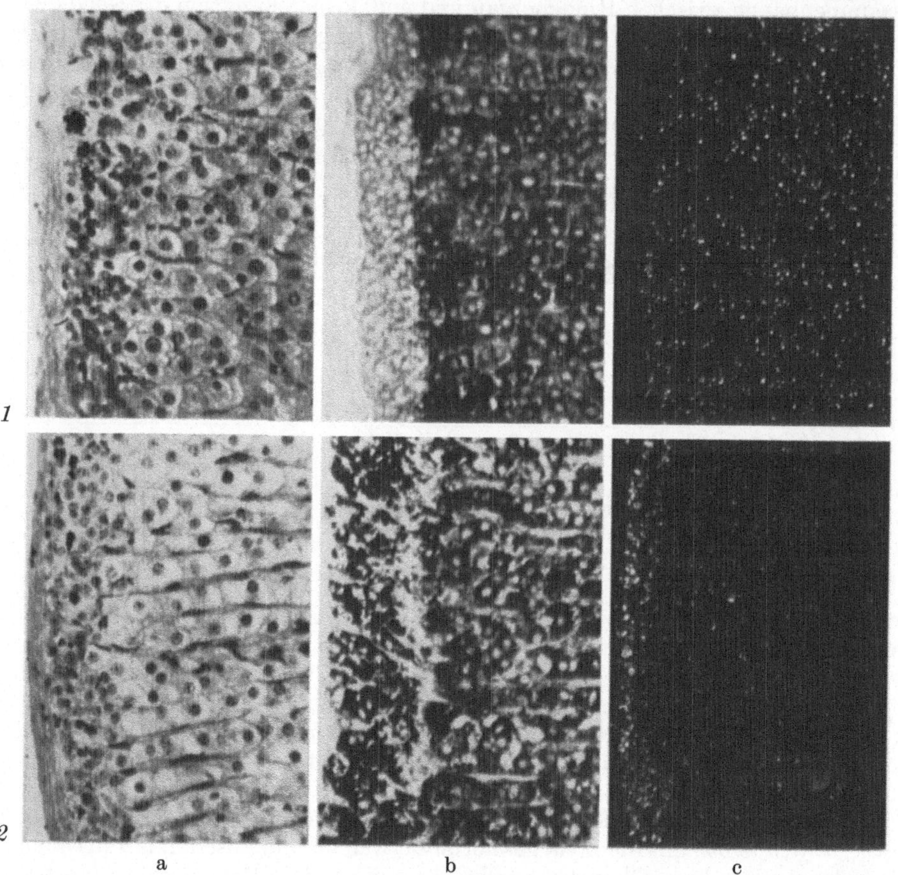

Abb. 39a—c. Zona glomerulosa und äußerer Teil der Zona fasciculata der Nebennierenrinde (Ratte). *1* Nach vierwöchiger NaCl-Zufuhr, *2* Rinde eines Kontrolltieres. a Färbung mit Eisenhämatoxylin, b Färbung mit Sudanschwarz B, c Polarisationsaufnahme. Vergr. 240×. (Aus Eichner 1953)

strittig, ob zwischen der Funktion der Zona glomerulosa als der Stätte der Aldosteronbildung und dem Aktivitätsgrad des neurosekretorischen Zwischenhirnsystems tatsächlich eine Beziehung besteht.

Als Produktionsstätte der *Glucocorticoide* wurde die Zona fasciculata aufgefaßt, weil eine Ausschüttung von Glucocorticoiden mit Cholesterin- und Ascorbinsäureschwund in der Zona fasciculata einhergeht. Auch die Bildung der *Sexualhormone* wird der Zona fasciculata, zusammen mit der Zona reticularis, zugeschrieben. Aufgrund autoradiographischer Untersuchungen (Inkorporation von Cholesterol-^{3}H) werden die hellen Zellen der Reticularis als Steroidbildner in

281 Voth, Kohlhardt und Tietze 1963.

Betracht gezogen[282]. Mit dem Schwinden der Reticularis während des Wachstums soll die Androgenbildung im Rindenorgan absinken. Weiter wurde auf die starke Entfaltung der Zona reticularis bei Virilismus hingewiesen[283].

Die Vorstellung, verschieden strukturierte Rindenzonen seien die Substrate qualitativ verschiedener hormonaler Leistungen, verdient trotz dieser Hinweise kritische Prüfung. Eine Reihe von Beobachtungen spricht nämlich dafür, daß Fasciculata und Reticularis die Funktionsschicht der Nebennierenrinde schlechthin darstellen, in der alle Rindenhormone gebildet werden können. Es kann durchaus so sein, daß die spongiocytäre Zona fasciculata den Hauptträger der Rindenfunktion verkörpert[284], und daß sich die Zellen der angrenzenden Transformationsfelder von den Fasciculataelementen in ihrer Potenz nur quantitativ unterscheiden. Ihre Differenzierung zu Fasciculatazellen mag eine Steigerung ihrer Leistungsfähigkeit bedeuten, während die Art der Leistung selbst „an den Besitz bestimmter Fermentsysteme geknüpft ist, was gestaltlich nicht zum Ausdruck zu kommen braucht". Wenn der Umbau der Rinde in ein Fasciculata-Gefüge einer Leistungssteigerung des Rindenorgans entspricht, einer Erhöhung seiner Sekretionskapazität, dann ist es berechtigt, diesen Vorgang als *progressive Transformation* zu deuten (Abb. 40). Zugunsten dieser Auffassung spricht die Zunahme der Volumina von Kernen und Zelleibern vor allem in der Zona fasciculata. *Regressive Transformation* nennt man den Prozeß, der zu Verschmälerung der Fasciculata, verbunden mit einem deutlichen Hervortreten der drei Rindenzonen, führt. Im Verlauf dieses Vorganges werden die Kern- und Zellvolumina besonders in der Zona fasciculata kleiner. Bei der regressiven Transformation sinkt die Sekretionskapazität der Rinde, ihr entdifferenziertes Gewebe wird als Reserve bereitgestellt[285].

282 NUSSDORFER und MAZOCCHI 1969.
283 BLACKMAN 1946.
284 TONUTTI 1942, KLÄRNER 1955.
285 TONUTTI 1942, KLÄRNER 1955.

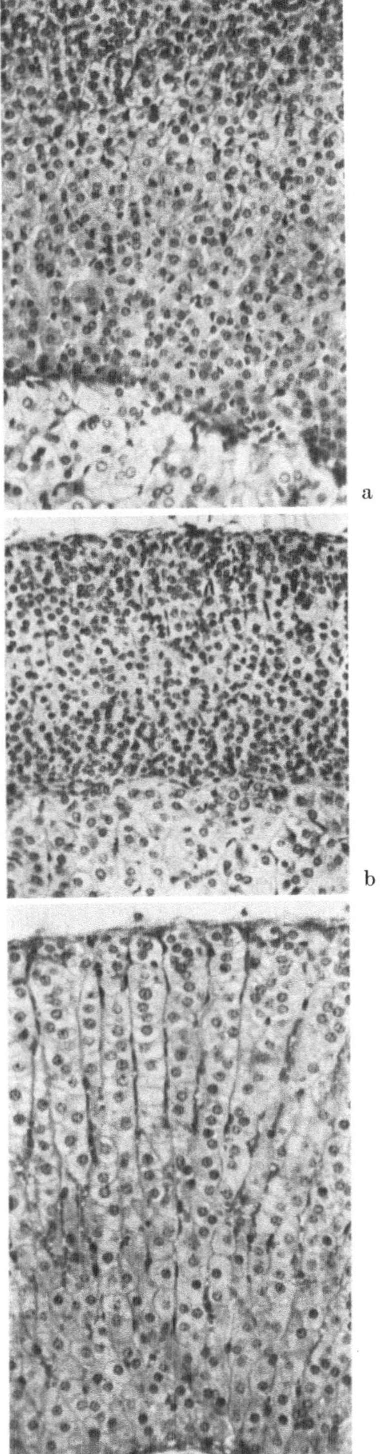

Abb. 40a—c. Nebennierenrinde der Maus. a Normaltier, b regressive Transformation nach Hypophysektomie, c progressive Transformation nach mehrtägiger Behandlung mit ACTH. (Mikrophotographie von E. TONUTTI)

Die so auffällige Morphokinese des Rindenorgans, die auch bei Stress in Erscheinung tritt (Gewichtserhöhung[286]), entspricht nicht einer Autonomie der Nebennierenrinde, sondern ist das Ergebnis einer Beeinflussung durch den *Hypophysenvorderlappen*[287] als Element eines Regelkreises, dessen corticotrope Zellen das ACTH hervorbringen und unter der Einwirkung des hypothalamischen corticotropin releasing factors (crf) ausschütten. Bei Rindenaktivierung unter chronischer ACTH-Zufuhr wird die Abgabe des endogenen ACTH aus den corticotropen Vorderlappenzellen gehemmt; ihr entspricht eine Stapelung von cyanophilem Material im Cytoplasma dieser Elemente, später eine Homogenisierung[288]. Die operative *Entfernung der Hypophyse* hat in der Regel eine Atrophie der gesamten Nebennierenrinde zur Folge; sie bedingt eine regressive Transformation infolge Fortfalls des ACTH. Eine Ausnahme bildet die Nebennierenrinde der Ratte insofern, als ihre Zona glomerulosa nach Hypophysektomie nicht atrophiert. Zufuhr des *corticotropen Hormons* führt beim Normaltier ebenso wie beim hypophysektomierten Versuchstier zu einer progressiven Transformation. Das Auftreten einer Inaktivitätsatrophie der Zona fasciculata nach Zufuhr von Cortison[289] läßt sich auf eine Hemmung der ACTH-Ausschüttung aus dem Vorderlappen zurückführen. In der Zunahme der Kernvolumina und Abnahme des Lipidbestandes kommt die Funktionssteigerung des Rindenorgans nach ACTH-Stimulierung zum Ausdruck. Im Bereich der Ultrastrukturen findet man die Matrix der Mitochondrien in der Zona reticularis der Nebennierenrinde (Goldhamster) nach Verabfolgung von ACTH von Tubuli eingenommen, während ihr zentraler Bereich weitgehend ausgespart erscheint (vgl. hierzu S. 5)[290]. Ferner wurden intranucleäre Körperchen ausschließlich in den Fasciculatakernen (Kalb) beobachtet, die sich zu charakteristischen multiloculären Kerneinschlüssen entwickeln[291].

Die bei den verschiedensten Formen von *Stress* auftretende progressive Rindenveränderung[292], durch die bisher zurückgehaltene Rindenreserven mobilisiert werden — die normale Rinde ist funktionell nicht voll entfaltet —, ist das Ergebnis einer ACTH-Ausschüttung aus dem Vorderlappen. *Hypertrophie der Nebennierenrinde*, nicht selten mit dem Auftreten von *Adenomen* verknüpft, wird auch bei Überfunktion des Hypophysenvorderlappens bzw. nach chronischer Behandlung mit ACTH beobachtet[293]. Man kann also am Strukturbild der Nebennierenrinde den Einfluß des Vorderlappens ablesen, wozu sich das Studium der *Lipidverteilung* im Rindenorgan gut eignet[294], vorausgesetzt, daß der Untersucher sich eines Versuchstieres bedient, dessen Nebenniere über einen nennenswerten Lipidgehalt verfügt (z. B. Meerschweinchen).

Bei dem normalen Meerschweinchen sticht die Zona fasciculata im Scharlachrot-Präparat infolge ihres starken Lipidgehaltes deutlich gegen das äußere und innere Transformationsfeld ab. Einige Wochen nach Hypophysenentfernung ist die lipidhaltige Fasciculata der insgesamt verkleinerten Nebenniere zu einer schmalen Zone eingeengt, während sich beide Transformationsfelder infolge Lipidabgabe als breite Bezirke klar von der Fasciculata abheben. Unter ACTH-Wirkung verteilen sich feintropfige Lipide über das Gesamtgebiet der Rinde, die ihre Dreischichtung infolge Umbaues in Fasciculata verliert. Untersuchungen an

[286] Selye 1936, 1950, 1961, Gylling 1954, Soffer, Dorfman und Gabrilove 1961.
[287] Soffer, Dorfman und Gabrilove 1961, Lit., Weissbecker 1964, James und Landon 1968.
[288] Klärner 1957. [289] Kracht 1958. [290] Yates 1965.
[291] Weber, Whip, Usenik und Frommes 1964.
[292] Siehe auch Creutzfeldt, Husten und Haager 1953.
[293] Soffer, Dorfman und Gabrilove 1961, Lit., James und Landon 1968.
[294] Tonutti 1953.

menschlichen Nebennieren, die einer therapeutischen Einwirkung von Rindenhormonen und von ACTH ausgesetzt waren, ergaben, daß sich hier grundsätzlich die gleichen Vorgänge wie an der Nebennierenrinde von Versuchstieren abspielen[295].

Die Deutung des Lipidverteilungsbildes bei der progressiven Transformation ist schwierig. Möglicherweise ist die Vorstellung richtig, daß der Umfang der Lipidspeicherung im Cytoplasma der Rindenzellen die „Resultante von Verbrauchsrate und Zustromrate"[296] ist. Gleichmäßig dichte Lipidverteilung in der Rinde, wie sie sich bei progressiver Transformation einstellt, kann besagen, „daß das Organ den Leistungsanforderungen zu entsprechen vermag, oder daß die Funktionsanpassung über das erforderliche Maß hinaus vollzogen ist oder schließlich, daß der Funktionsanpassung erzeugende Reiz bereits seinen Höhepunkt überschritten hat"[297].

Im Zuge der vom Hypothalamus-Vorderlappensystem beeinflußten strukturellen Veränderungen des Rindenorgans und der mit ihnen einhergehenden Wandlungen der Lipidverteilung treten auch Veränderungen in der *qualitativen Zusammensetzung* der in der Rinde abgelagerten Stoffe ein. Die doppelbrechenden Lipide können bei regressiver Transformation auf eine schwach sudanophile, im wesentlichen aus Fasciculata bestehende Zone beschränkt werden. Bei der progressiven Transformation nimmt die Masse der doppelbrechenden Substanzen ab, zum Teil nur in umschriebenen Bezirken; dabei kann die Sudanophilie bestehen bleiben. Abnahme oder Schwinden der doppelbrechenden Lipide läßt nach TONUTTI lediglich auf eine Beanspruchung des Rindenorgans, nicht aber auf eine übermäßige Belastung oder Erschöpfung schließen. Die polarisationsoptische Methode gestattet natürlich nur eine sehr summarische Beurteilung der chemischen Rindenkonstituenten[298].

Auskunft über das Verhalten der *Cholesterinester*, *Neutralfette*, *Phospholipide* und der *Ascorbinsäure* in der Nebennierenrinde gibt eine Reihe von Untersuchungen, die sich auf chemische und histochemische Verfahren stützen. Nach einmaliger ACTH-Zufuhr sinkt der Cholesteringehalt der Rinde beim normalen wie beim hypophysektomierten Tier im Verlaufe von Stunden auf 50% des Normalwertes, um nach 12 Std wieder anzusteigen und nach etwa 24 Std die Ausgangskonzentration wieder zu erreichen. Das freie Cholesterin, Neutralfette und Phospholipide sind von Veränderungen nicht betroffen. Auch der Ascorbinsäuregehalt der Rattennebenniere ist nach einmaliger ACTH-Gabe erheblich. Nach 12 Std ist der ursprüngliche Ascorbinsäurewert wieder erreicht. Einwirkung von Stress läßt den Ascorbinsäuregehalt der Nebenniere der Ratte[299] und des Meerschweinchens[299] in ähnlicher Form wie bei ACTH-Einwirkung absinken, während es bei Hypophysenentfernung, auch in Kombination mit Stress, angeblich nicht zu Veränderungen im Ascorbinsäuregehalt kommt. Die Nebenniere des hypophysektomierten Tieres wird durch ACTH-Zufuhr von Ascorbinsäure entleert. Diese Beobachtung unterstreicht noch einmal die Aussage, daß die Rinde bei Stresseinwirkung durch die Tätigkeit des Vorderlappens aktiviert wird. Auch durch den histochemischen Nachweis von *Plasmal* bzw. *Plasmalogen*, d. h. von lipoiden Aldehyden bzw. von Acetalphosphatiden, lassen sich Veränderungen im Rindenorgan sichtbar machen[300]. In der Nebennierenrinde des normalen Meerschweinchens entsprechen Lipid- und Plasmalogenverteilung einander weit-

---

295 TONUTTI 1953, SPRAGUE, MASON und POUER 1951, O'DONNELL, FAJANS und WEINBAUM 1951.

296 SAYERS und SAYERS 1948, TONUTTI 1953. 297 TONUTTI 1953.

298 WEARER und NELSON, zit. nach BACHMANN 1954.

299 BAKER und GLICK 1954, ROEPKE 1952. 300 FETZER 1952.

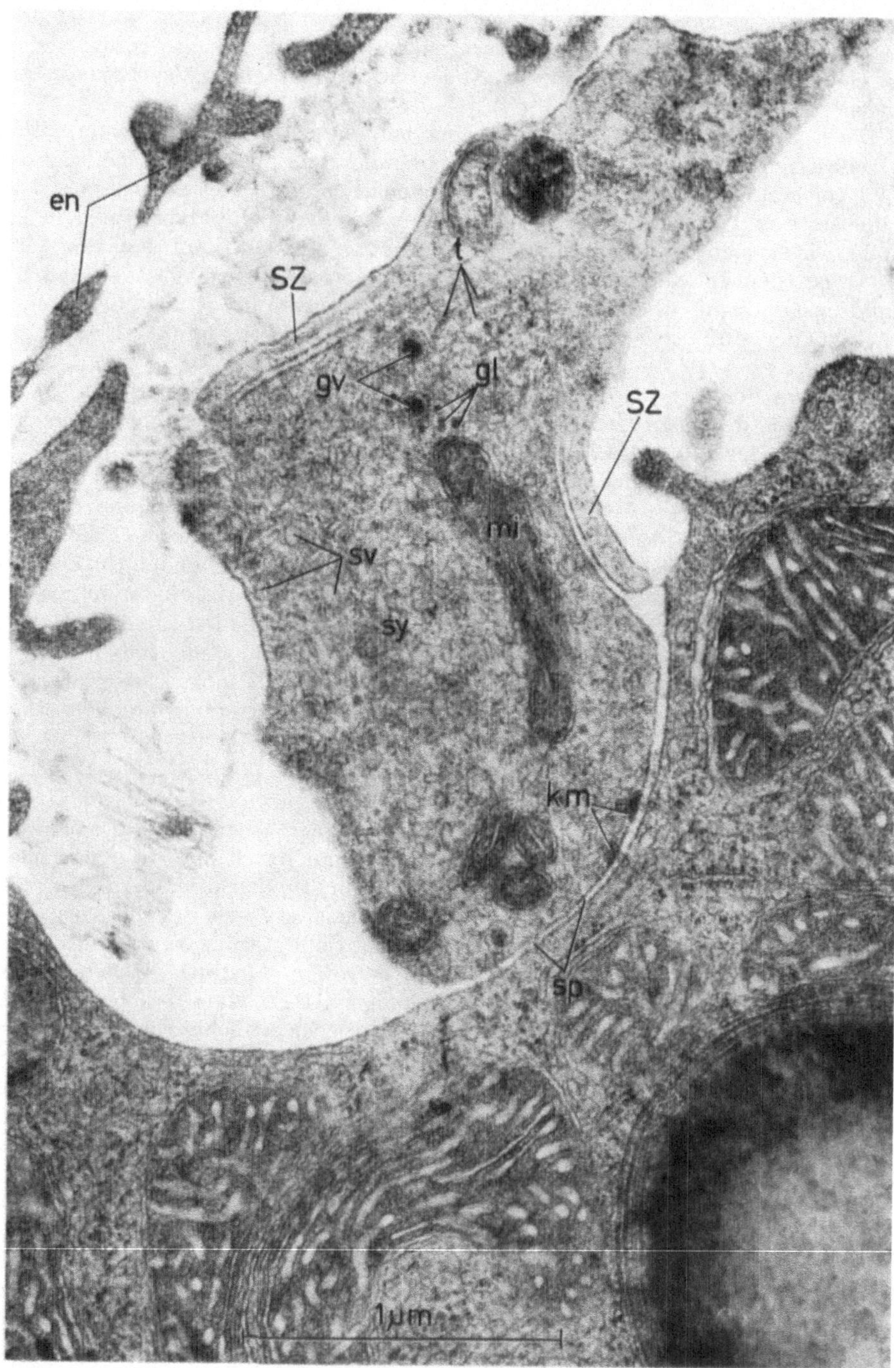

Abb. 41. Synapse an einer Nebennierenrindenzelle (Goldhamster). Der Bouton enthält zahlreiche synaptische Vesikel (*sv*), einige Granulärvesikel (*gv*), wenig Glykogen (*gl*), Mikrotubuli (*t*) und Mitochondrien (*mi*). An der „präsynaptischen Membran" kontrastreiches Material (*km*), Synaptischer Spalt (*sp*), Ausläufer einer Satellitenzelle (*SZ*), Sinusendothel (*en*). Vergr. etwa 42000×. (Aus Unsicker 1969)

gehend, während der lipidhaltige Fasciculataabschnitt beim hypophysektomierten Tier keine Plasmalogene mehr enthält. Indessen weisen Zona glomerulosa und reticularis mit angrenzenden Fasciculatabezirken Plasmalogeneinlagerungen, nicht aber mit Scharlachrot färbbare Fette auf. Nach Verabfolgung von Trockenpulver des Vorderlappens zeigt die Fasciculata eine positive Plasmalreaktion, während gleichzeitig die Intensität der Doppelbrechung abnimmt. Das Scharlachrot-Bild bleibt indessen unverändert. Nach hohen Dosen von Testosteronpropionat, Oestradiolpropionat, Progesteron und Stutenserumgonadotropin tritt gleichfalls Plasmalogen in der Fasciculata auf. Injektionen von Testosteron und Serumgonadotropin bewirken bei hypophysektomierten männlichen Kastraten ebenfalls eine positive Plasmalreaktion der Fasciculata, in deren Bereich fast immer doppelbrechende Lipide liegen. Auch nach Thyroxinzufuhr läßt sich das Auftreten von Plasmalogen in der Fasciculata feststellen, während der Bestand an doppelbrechenden Lipiden erhalten bleibt. Weitere Einzelheiten über das Verhalten der im Rindenorgan vorkommenden Stoffe müssen dem Schrifttum über die Stress-Reaktion der Nebenniere entnommen werden.

Das Rindenorgan steht nicht nur unter hormonalem, d. h. hypophysärem, sondern auch unter *nervösem* Einfluß, doch herrscht über dessen Natur noch keine Klarheit. Aus lichtmikroskopischen[301], vor allem aber aus elektronenmikroskopischen Beobachtungen geht hervor, daß marklose Axone mit der Oberfläche von Rindenzellen (Abb. 41) in synaptischen Kontakt treten[302].

8. Der Inselapparat der Bauchspeicheldrüse

Die inmitten oder am Rande der Pankreasläppchen gelegenen Langerhansschen Inseln[303], von Blutcapillaren durchsetzte Epithelverbände (Abb. 42), besitzen im allgemeinen einen Durchmesser von 100—200 μ. Ihre Gestalt kann annähernd kugelig oder ovoid sein, doch findet man auch unregelmäßig geformte, langgestreckte und mit fingerförmigen Fortsätzen versehene Inseln. Die Zahl der Inseln des menschlichen Pankreas ist nicht bekannt; die meisten und relativ größten Inseln kommen in der Cauda pancreatis vor[304], in der auf 1 mm² Schnittfläche durchschnittlich eine Insel entfällt. Das Gewicht des Inselapparates wurde auf 2,4—4,5 g geschätzt.

Die Epithelstränge und -balken der Pankreasinseln hängen mit ihrem Mutterboden, dem exokrinen Parenchym, in wechselndem Umfang kontinuierlich zusammen[305]. Es bestehen Zusammenhänge des Inselgewebes sowohl mit Endstücken als auch mit den verschiedensten Abschnitten des Gangsystems. Die *Blutversorgung* der Inseln übernehmen Arteriolen, die als Vasa afferentia aus den Läppchenarterien entspringen; häufig geben sie einen Zweig zum exokrinen Gewebe ab. Am Abgang der zuführenden Arteriolen ausgebildete Muskelsperren können die Durchblutung regulieren[306]. Das dichte, einem Glomerulum vergleichbare Capillarnetz der Inseln wird durch zahlreiche Vasa efferentia an der Inseloberfläche drainiert, die in das System der Capillaren des exokrinen Pankreas münden, so daß das hormonhaltige Blut auf dem Wege über das exokrine Gewebe zur Leber fließt. In Begleitung der Capillaren verlaufen marklose *Nervenfasern*, die bei manchen Formen an der Oberfläche der Inselzellen *synaptisch* enden[307]

[301] SHIEDA und NISHIDA 1967. [302] UNSICKER 1969.
[303] BARGMANN 1939, 1952, FERNER 1952.
[304] HEIBERG 1911, GÜNDISCH 1934, Lit. bei BARGMANN 1934, HELLMAN und HELLERSTRÖM 1969, dort weitere quantitative Angaben.
[305] NEUBERT 1926, 1927. [306] FERNER 1954.
[307] CREUTZFELDT 1949, WINBORN 1963, SAJONSKI und SCHULZ 1965, LEGG 1967, 1968, KOBAYASHI und FUJITA 1969, SHORR und BLOOM 1970.

(Abb. 43, 44). Nach fluorescenzmikroskopischen Untersuchungen handelt es sich dabei um adrenerge Fasern. Nicht selten treten vegetative Ganglien in enger Verbindung mit Inseln auf („complexes neuroinsulaires")[308].

Das früher eintönig erscheinende Bild eines aus scheinbar chromophoben Epithelzellen bestehenden Inselapparates ist heute dem eines Verbandes verschiedener, charakteristischer *Zelltypen* gewichen. Aufgrund ihres morphologisch-färberischen Verhaltens unterscheidet man A- (A1-, A2-), B- und D-Zellen

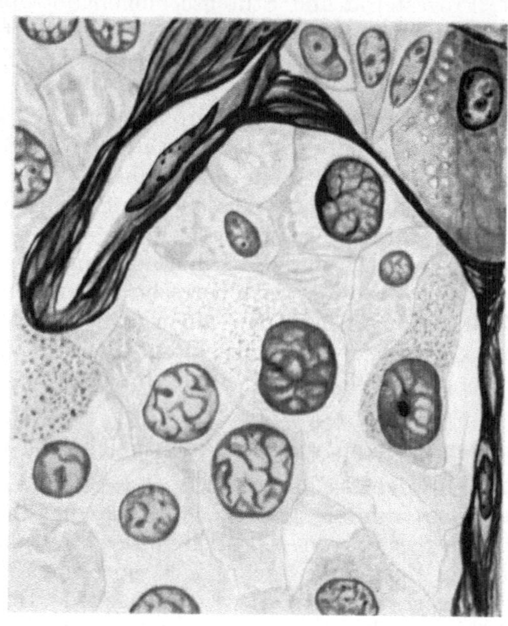

Abb. 42. Langerhanssche Inseln des Menschen, Randpartie. A-Zelle mit gelblichen Granula, D-Zelle mit zarter blaugefärbter Granulierung, B-Zellen mit blassem, ungekörnt erscheinendem Cytoplasma. Bindegewebe blau. Azanfärbung. Ölimmersion 1/12, Ok. 20×. (Aus Bargmann 1939)

(Abb. 42)[309]. Ob der auf Befunde an den Pankreasinseln der Maus sich stützenden Feststellung, die Zahl der Zellentypen sei wesentlich höher, Allgemeingültigkeit zukommt, ist noch nicht geklärt[310].

Die vielfach geschwänzten *A-Zellen* (Abb. 44) enthalten verhältnismäßig widerstandsfähige Granula, die sich durch Silberimprägnation schwärzen lassen bzw. im Chromhämatoxylin-Phloxinpräparat[311] in rotem Ton hervortreten. Im Inselapparat von Keimlingen und Kindern stehen die A-Zellen zahlenmäßig im Vordergrund, während sie beim Erwachsenen rund 20% der Inselepithelzellen ausmachen[312]. Die Zuverlässigkeit der zu ihrer Darstellung benutzten Silbermethode (Gross-Schultze, „Silberzellen") ist freilich in Zweifel gezogen worden[313]. Auch andere Inselelemente als die A-Zellen, darunter B- und D-Zellen[314], lassen sich durch Versilberung sichtbar machen, während auf der anderen Seite manche A-Zellen nicht argyrophil sind. Inzwischen hat sich allerdings erwiesen,

[308] Simard 1937. [309] Bargmann 1939, Gomori 1941, Lit., Ferner 1952, 1954.
[310] de Hoyos-Guevara 1969. [311] Gomori 1941. [312] Ferner 1942, 1943.
[313] Bargmann 1952, Burkl 1951, 1953, Creutzfeldt 1953, vgl. Seifert 1954.
[314] Theodossiou 1956, Creutzfeldt und Theodossiou 1957.

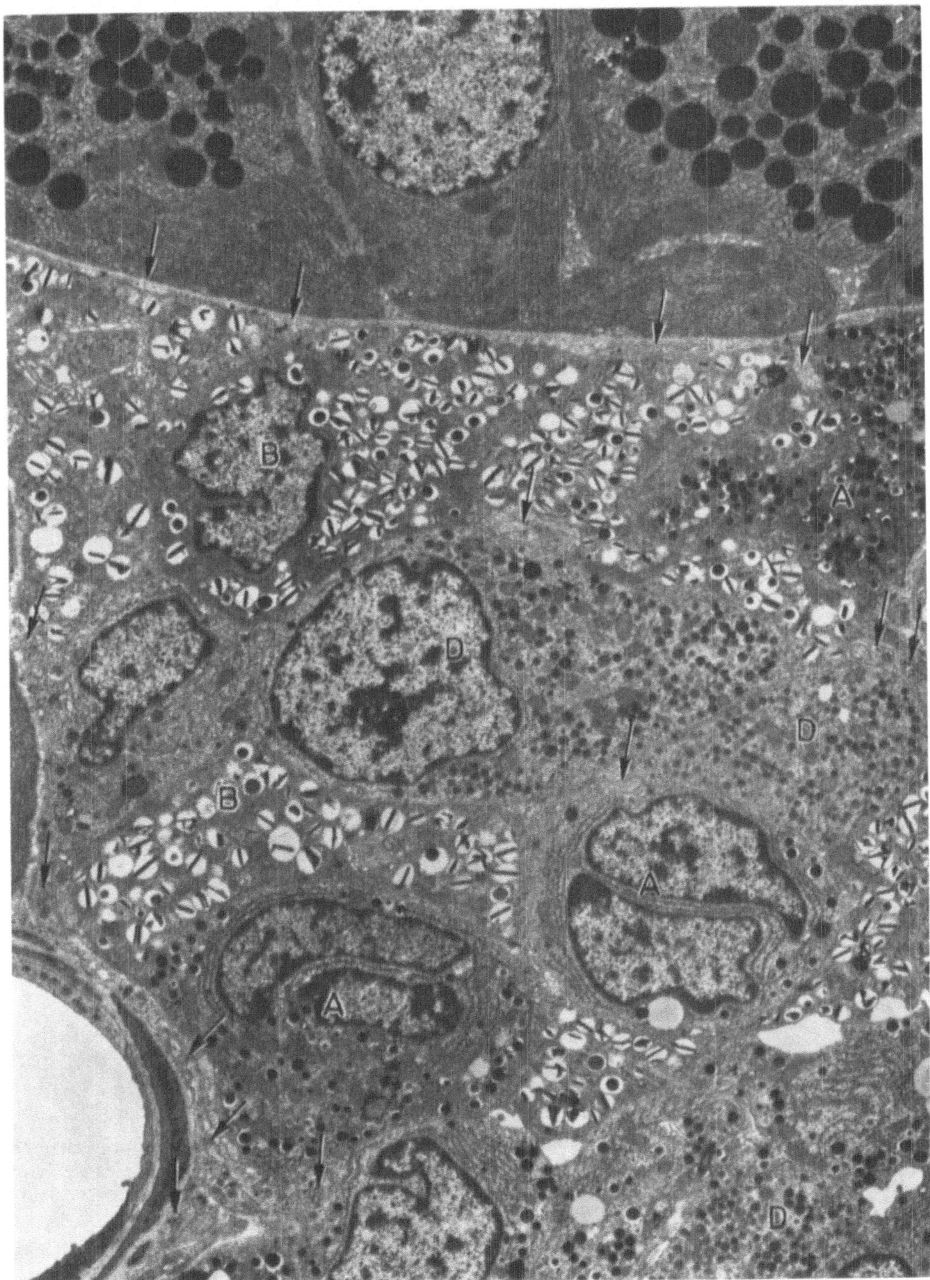

Abb. 43. Pankreasinsel des Hundes. A-Zellen (*A*) mit dichten runden Granula, B-Zellen (*B*), die Körnchen mit scheibenartigen „cores" enthalten, und D-Zellen (*D*) mit runden Granula von mittlerer Elektronendichte. Pfeile: von Schwannzellen umhüllte Nervenfasern. Perfusionsfixierung mit Glutaraldehyd, Nachfixierung mit Osmiumsäure. Vergr. 7500×. (Aus KOBAYASHI und FUJITA 1969)

daß die B-Zellen tatsächlich silbernegativ sind, während die A-Zellen als argyrophile A1-Zellen und argyrophobe A2-Zellen vorkommen, Elemente, die sich auch nach Lage, Zahl und Größe und anderen Kriterien klassifizieren lassen[315]. Auf elektronenmikroskopischen Aufnahmen unterscheiden sich die Granula der A-Zellen von denen der B-Zellen durch größere Dichte[316]. Unter den A-Zellen lassen sich verschiedene Typen auch nach Maßgabe der Körnchengröße differenzieren.

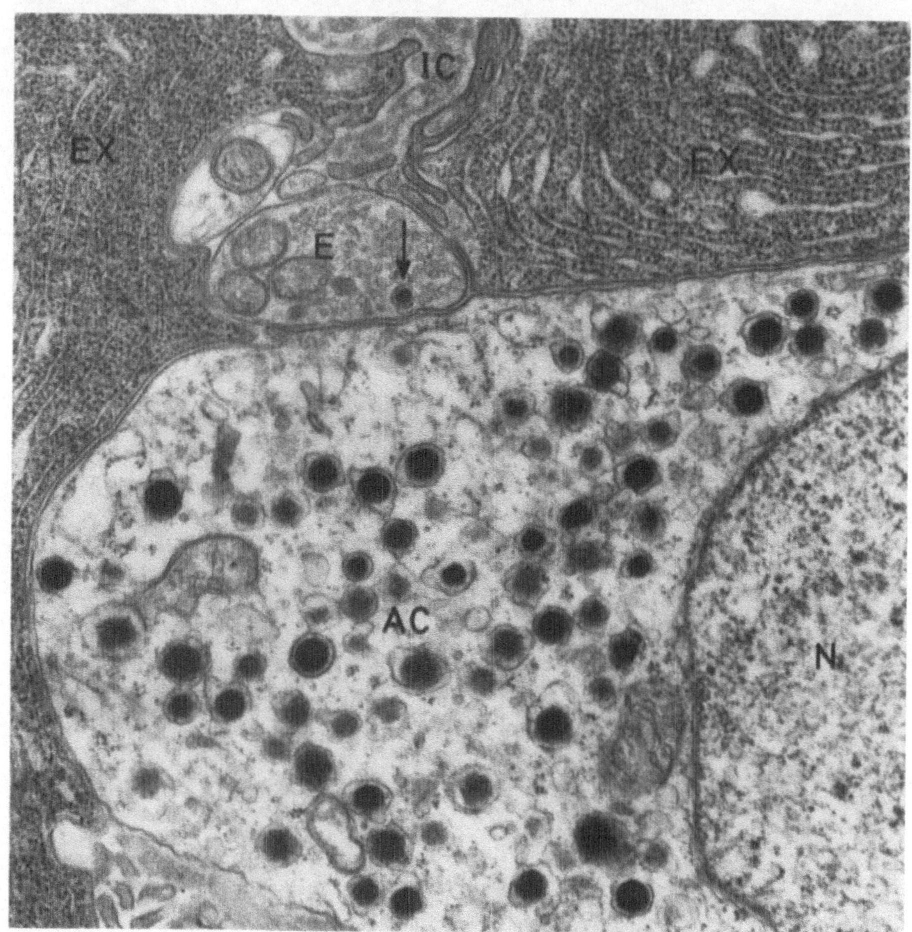

Abb. 44. Teil einer A-Zelle (*AC*) in einer Pankreasinsel der Fledermaus, an zwei exokrine Zellen (*EX*) angrenzend. Eine im Intercellularraum (*IC*) gelegene Nervenendigung (*E*) in Kontakt mit den A-Zellen. Beachte die synaptischen Bläschen und ein großes „cored vesicle" (Pfeil). *N* Zellkern. Vergr. 24700×. (Aus WATARI 1968)

Das Cytoplasma der *B-Zellen*, die beim erwachsenen Menschen rund 80% der Inselzellen ausmachen, enthält eine empfindliche Granulation, die im Gomoripräparat als verhältnismäßig grobe Körnelung in tiefblauer Farbe hervorsticht bzw. durch Pseudoisocyanin elektiv dargestellt werden kann[317] (Abb. 45). Die Granula in den B-Zellen von Ratte, Meerschweinchen, Kaninchen, Katze und

[315] HELLERSTRÖM u. a. 1969.
[316] LACY 1957, CARAMIA, MUNGER und LACY 1965, SHIBASAKI und ITO 1969.
[317] SCHIEBLER und SCHIESSLER 1959.

Hund weisen gestaltliche Unterschiede auf, wie elektronenmikroskopische Studien ergeben haben[318]. In den B-Zellen von Mensch, Hund und Katze z. B. wurden Granula in Form von Vacuolen mit kristallähnlichem Inhalt nachgewiesen, in anderen rundliche Partikel. Die Körnchen (Abb. 43) werden von einer Membran umhüllt, sie ähneln den Elementarkörnchen des Neurosekrets[319]. Bei der Beurteilung der verschiedenen Erscheinungsformen der Granula ist einmal die Möglichkeit von artlichen Differenzen, auf der anderen Seite von funktionell bedingten Unterschieden in Betracht zu ziehen; ferner ist zu bedenken, daß die Form der Granula je nach Art der angewandten Fixation verschieden sein kann. Die nach langdauernder Glucosezufuhr zu beobachtende Glykogenspeicherung in den B-Zellen[320],

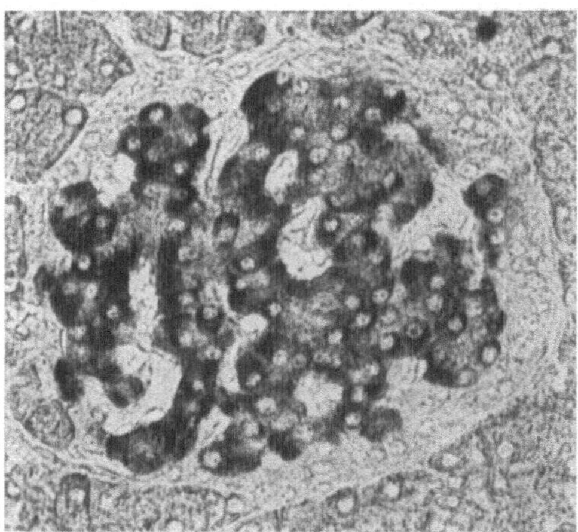

Abb. 45. Elektive Darstellung der B-Zellen in einer Pankreasinsel der Ratte mit Pseudoisocyanin (Metachromasie, Vergr. etwa 490fach). (Aus Schiebler und Schiessler 1959)

die einer „hydropischen Veränderung" der Zellen vorangehen kann, wird als Ausdruck einer beginnenden Insuffizienz der Insulinbildner aufgefaßt.

Die seltener anzutreffende, beim Erwachsenen etwa 3% der Inselelemente ausmachende *D-Zelle* (Abb. 42) besitzt häufig einen dicht strukturierten Kern mit geknittert erscheinender Membran und eine zarte, verwaschene, mit Anilinblau darstellbare Granulation. Offensichtlich liegt in der D-Zelle[321] ein selbständiger Zelltyp vor und nicht ein geschädigtes oder absterbendes Inselelement. Zugunsten dieser Ansicht spricht u. a. die elektronenmikroskopisch ermittelte Tatsache, daß die D-Zellen eine spezifische Granulation enthalten[321]. Neuerdings wird vermutet, daß sie eine Substanz abgeben, die den Lipidhaushalt reguliert, da ihre jahrescyclischen Veränderungen (Igel) mit Schwankungen des Fettsäuregehaltes in Leber und Blutplasma einhergehen[322].

Der Nachweis verschiedener Zelltypen in den Pankreasinseln hat die Frage aufgeworfen, welcher von ihnen für die *Bildung des Insulins* verantwortlich ist. Die Annahme liegt nahe, daß die B-Zellen die Insulinproduzenten sind, da sie die

[318] Lacy 1957, Caramia, Munger und Lacy 1965.
[319] Caramia, Munger und Lacy 1965, Legg 1967, Shibasaki und Ito 1969.
[320] Theodossiou 1956.
[321] Bloom 1931, Bargmann 1939, Caramia 1963, Cavallero und Solcia 1964, Kobayashi und Fujita 1969, Shibasaki und Ito 1969.
[322] Gabe und Martoja 1969.

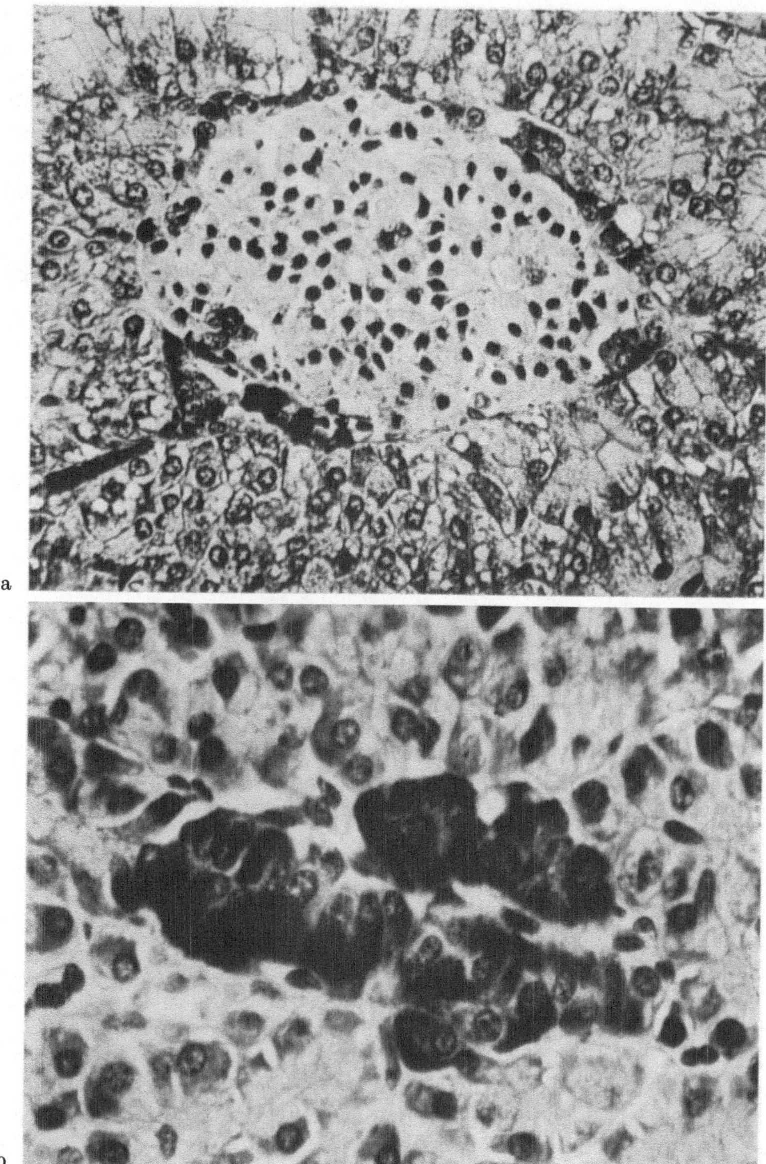

Abb. 46. a Pankreasinsel eines Kaninchens, 8 Std nach intravenöser Gabe von 180 mg/kg Alloxan. Die Kerne aller B-Zellen sind pyknotisch. b Pankreasinsel eines Kaninchens, das seit 4 Wochen an Alloxandiabetes leidet. Die Insel besteht ausschließlich aus A-Zellen. Färbung in a und b: Azanfärbung nach GOMORI. (Aus W. CREUTZFELDT 1959)

Hauptmasse der Inselzellen und der Mehrzahl jener der innersekretorisch hochaktiven *Inseladenome*[323] stellen, die Hyperinsulinismus hervorrufen. Es gelang ferner, durch Schädigung oder Vernichtung der B-Zellen auf chemischem Wege,

[323] LAIDLAW 1938, BARGMANN 1939, FERNER 1951, TERBRÜGGEN 1947.

so durch Alloxan[324] (Abb. 46, 47), Dialursäure[325] und Dithizon[326], einen Diabetes hervorzurufen (*Alloxandiabetes, Dithizondiabetes*); man bezeichnet die diabetogenen Substanzen, unter denen sich auch das Antibioticum Streptocytocin befindet, als *Beta-Cytotoxine*[327] (vgl. auch Abb. 48). Die Entstehung des Dithizondiabetes wurde auf eine in den B-Zellen ablaufende Reaktion zwischen Dithizon und Zink — dieses Metall läßt sich in den Inseln und Inseltumoren besonders in den B-Zellen nachweisen[328] — zurückgeführt, eine Zinkdithizonatbildung, die

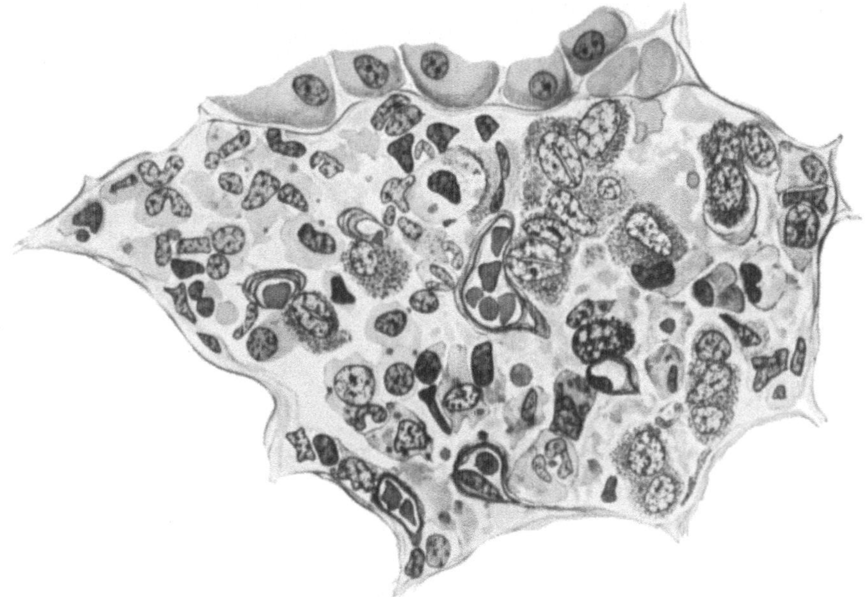

Abb. 47. Pankreasinsel eines Hundes, 22 Std nach Alloxanvergiftung. Zerstörung der B-Zellen, Erhaltenbleiben der A-Zellen (Azanfärbung nach GOMORI, Vergr. etwa 800fach, gez. W. BARGMANN). (Aus W. CREUTZFELDT 1949)

schwere Degenerationen dieser Zellen hervorruft[329]; auch der Alloxandiabetes soll durch eine Zink-Alloxan-Reaktion, nämlich eine intracelluläre Chelatbildung, zustande kommen. Da Zink aber auch in den A-Zellen vorkommt[330], fragt es sich, warum diese Zellen von der Zerstörung verschont bleiben. Nach anderer Auffassung kommt es beim Alloxandiabetes zu einer Veränderung der Permeabilität des Plasmalemms der B-Zellen; sie soll einen Einstrom von Noxen in die Zelle und einen Verlust von Enzymen bewirken[331]. Allerdings läßt auch diese Hypothese die Frage offen, aus welchen Gründen das Alloxan gerade an den Membranen der B-Zellen angreift. Als intracellulärer Produktionsort des Insulins kann das Ergastoplasma der B-Zellen angesehen werden, in deren Zisternen sich elektronen-

324 DUNN, KIRKPATRICK, MCLATCHIE und TELFER 1943, CREUTZFELDT 1949, SCHARF und Mitarb. 1966, R. SCHMIDT 1967, Bibliographie.

325 SEEHOLZER 1952, FALLER 1954.

326 OKAMOTO 1943, MASKE 1957, PETKOV und GALABOVA 1969.

327 FRERICHS und CREUTZFELDT 1969.

328 OKAMOTO 1943, MASKE 1957, PETKOV und GALABOVA 1969, TOMITA 1970, ENGELBART und KIEF 1970.

329 WOLFF, MASKE, STAMPFL und BAUMGARTEN 1952.

330 WOLF und RINGLEB 1954, MÜLLER, RUNGE und FERNER 1956.

331 LAZAROW 1963, YOSHINAGA u.a. 1962 LINDALL u.a., 1963, WILLIAMSON u.a. 1961.

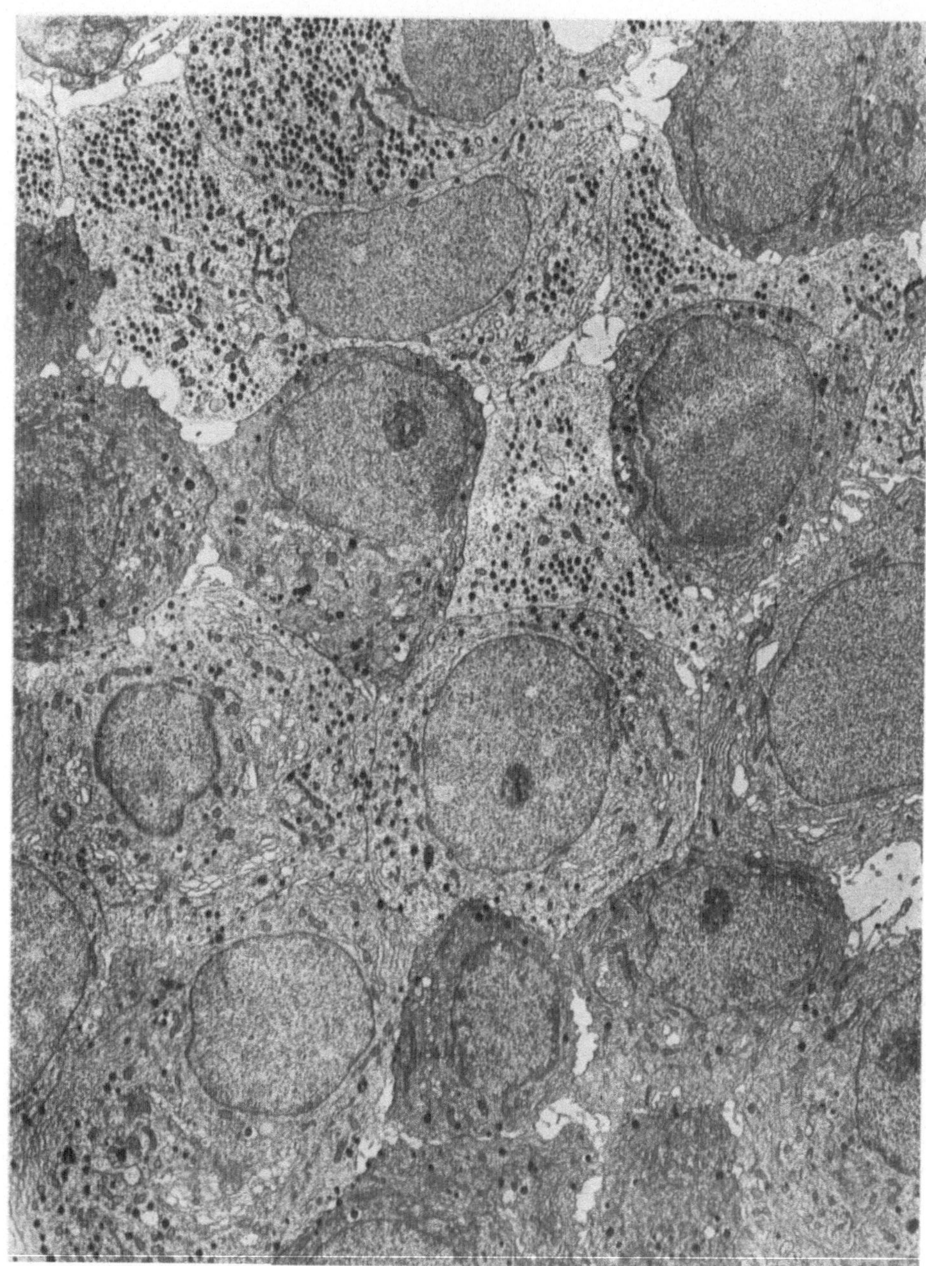

Abb. 48. Pankreasinsel einer Ratte, die 14 Tage lang mit Diazoxid behandelt wurde (500 mg/kg zweimal täglich). Normale A-Zellen (oben und in der Mitte) und degranulierte B-Zellen. Vergr. 1700fach. (Aus W. CREUTZFELDT 1968)

dichtes Material anreichert[331] und zu Granula verdichtet; es ist gelungen, diese Granula durch Zentrifugieren zu isolieren und ihren Insulingehalt zu bestimmen[332].

---

331 LAZAROW 1963, YOSHINAGA u. a. 1962, LINDALL u. a. 1963, WILLIAMSON u. a. 1961.
332 LINDALL 1963, HOWELL, FINK und LACY 1969.

Den A-Zellen wurde teils die Bildung eines besonderen Wirkstoffes zugeschrieben, der in den Fettstoffwechsel eingreift[333], teils die Rolle von „ruhenden Inselzellen“ zugebilligt, die den Nachschub insulinbildender B-Zellen bestreiten[334]. Der Versuch, aus A-Zellen — und aus agranulären Inselzellen — Gastrin zu extrahieren, blieb ergebnislos[335]. Die Auffassung, die A-Zelle sei eine Zellform mit inkretorischer Sonderleistung, hat sich indessen durchgesetzt, nachdem ein zweites Inselhormon, das glykogenolytisch aktive *Glucagon*[336] entdeckt worden war. So ließ sich u. a. zeigen, daß dieses Hormon, dessen Reindarstellung und Kristallisierung gelang, den Inseln entstammen müsse, da seine Konzentration in den verschiedenen Abschnitten der Bauchspeicheldrüse des Hundes der Inselverteilung entspricht[337]. Gegen seine Herkunft aus den B-Zellen sprach die Feststellung, daß das Glucagon nach Zerstörung dieser Elemente durch Alloxan nicht schwindet[338]. Legen schon diese Beobachtungen die Annahme nahe, das Glucagon stamme aus den A-Zellen, und zwar aus den oben erwähnten A2-Elementen, so noch mehr die Tatsache, daß es in Analogie zum Alloxan-Diabetes möglich wurde, auch die A-Zellen auf chemischem Wege zu schädigen bzw. auszuschalten[339] und auf diese Weise einen starken Abfall des Glucagonspiegels[339] hervorzurufen. Nach subcutaner Zufuhr von Kobaltchlorid (Meerschweinchen) wurde eine Vacuolisierung und Degranulierung der A-Zellen festgestellt; eine Schädigung der B-Zellen trat dabei jedoch nicht auf. Das vorübergehend als Antidiabeticum verwendete Synthalin A ruft ebenso wie das p-Aminobenzolsulfonamidisopropylthiodiazol eine Hyperglykämie, Glucagonschwund im Pankreas und Schädigung der A-Zellen hervor, die in Degranulierung des Cytoplasmas, Hyperchromasie und Pyknose der Kerne bestehen. Es ist allerdings fraglich, ob die Auffassung, wonach zwischen Synthalinschädigung der A-Zellen und Hypoglykämie ein unmittelbar ursächlicher Zusammenhang besteht, richtig ist[340]. Nach experimentellen Beobachtungen scheint die Schädigung der A-Zellen vielmehr die Folge einer Störung des innersekretorischen Stoffwechsels oder der Leberfunktion zu sein. Auch wurde eine Blutzuckersenkung nach Zufuhr des genannten Thiodiazolderivates ohne A-Zellveränderungen beobachtet; die Hypoglykämie könnte daher extrapankreatischer Natur sein.

Zugunsten der Grundvorstellung, die A-Zellen seien eine selbständige Zellart und nicht eine Vorstufe von B-Zellen, spricht auch das Auftreten von *A-Zellhyperplasien* nach Dauergaben von Kobaltchlorid und Cadmium[341]. Diese Hyperplasien lassen sich als kompensatorische Vermehrung mit gesteigerter Glucagonausschüttung aufgrund einer Störung des Zuckerhaushaltes deuten. Die dem Vogelpankreas eigene besondere Form von teilweise riesigen Inseln in Gestalt der „dunklen“ Inseln besteht nur aus A-Zellen. Diesem Befund entspricht eine hohe Ausbeute von Glucagon aus dem Pankreas von Vögeln[342].

Die *Abgabe von Hormonen aus den Granula* der Inselzellen scheint sich nach elektronenmikroskopischen Studien folgendermaßen abzuspielen: Zunächst soll der Inhalt der Körnchen durch einen Hiatus ihrer Membran in das Cytoplasma übertreten, hier gelöst werden und dann die Zelle verlassen[343]. Nach anderer Vorstellung nähern sich die vesicles bei Einwirkung von Glucose auf die B-Zelle dem Plasmalemm, mit dem ihre Membran verschmilzt, der Inhalt der Bläschen tritt

[333] Wolf und Ringleb 1954, Müller, Runge und Ferner 1956.
[334] Ferner 1942, Faller 1954.
[335] Blair, Falkmer, Hellerström, Östberg und Richardson 1969.
[336] Bürger 1950. [337] Sutherland und de Duve 1948.
[338] Gaede, Ferner und Kastrup 1950
[339] v. Holt 1954, Hellerström, Hellman, Petersson und Alm 1964.
[340] Creutzfeldt und Tecklenborg 1955. [341] v. Holt 1954.
[342] Müller, Runge und Ferner 1956, Lit. [343] Legg 1967.

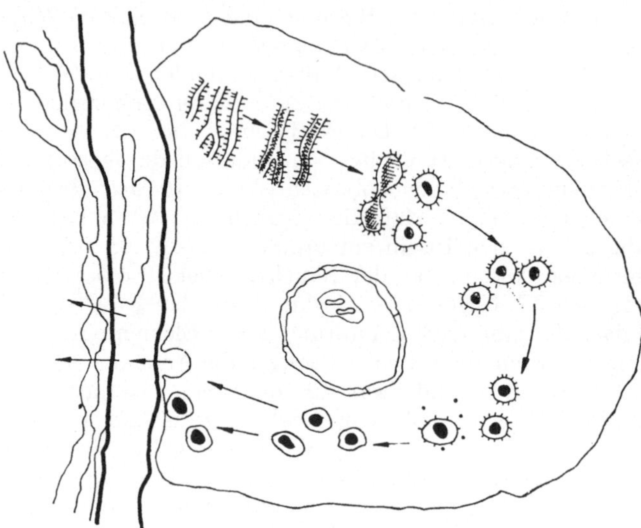

Abb. 49. Schema der Bildung, Stapelung und Ausschüttung von β-Granula nach Untersuchungen am Pankreas der Ratte. (Aus P. LACY 1967)

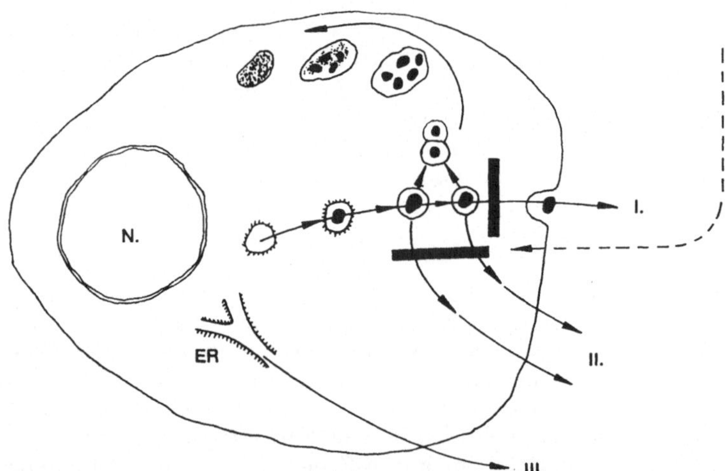

Abb. 50. Die drei Wege der Insulinabgabe aus der B-Zelle bei Diazooxidvergiftung nach den Vorstellungen von R. E. HAIST (1964). *I.* Extrusion eines Granulums, *II.* Abgabe von Insulin aus einem Granulum in das umgebende Cytoplasma, *III.* Direkter Übertritt von Insulin aus dem Ergastoplasma in das Grundplasma und schließlich Permeation des Plasmalemms

nach dem Muster einer Emiocytosis in den Intercellularraum über, wird dort gelöst und gelangt anschließend in die Blutbahn[344] (Abb. 49). Wenn die Insulinabgabe aus den B-Zellen durch Diazooxid gehemmt wird (Abb. 50), kommt es zum intracellulären Abbau der Beta-Granula[345]; man findet sie im Cytoplasma der B-Zellen teils gruppenweise von einer Membran umschlossen, teils in dense bodies inkorporiert. Die umschriebenen Verdünnungen des Endothels der Insel-

[344] HELLMAN und HELLERSTRÖM 1969, LAZAROW 1963, Lit.
[345] W. CREUTZFELDT, C. CREUTZFELDT, H. FRERICHS und Mitarb. 1969.

capillaren (Pseudofenestrierung) begünstigen möglicherweise den Transport des Insulins in das Blut. Unter experimentellen Bedingungen wurden Beta-Granula in den Capillarlichtungen isolierter Inseln gefunden[346]. Weitere Aufschlüsse über die Insulinabgabe sind von Untersuchungen an lebendem, in vitro gehaltenem Inselgewebe zu erwarten[347].

Das Äquivalent einer *Stapelfunktion* der Inseln sind ohne Zweifel ihre Granula. Die Feststellung, daß die Matrix der Beta-Körnchen eine kristalline Ultrastruktur mit einer 50 A-Periode besitzt[348], läßt daran denken, daß in den Granula ein Komplex aus Insulin und Trägersubstanz vorliegt[349]. Die im Epithelgewebe menschlicher Inseladenome[350] und zahlreicher Teleostier[351] vorkommenden intracellulären *Kolloidtropfen* stellen vielleicht ebenfalls einen Komplex aus Trägersubstanz und Inselhormonen dar. Die Frage, ob das Vorkommen von Zink in den Inselzellen tatsächlich mit einer Insulinstapelung zu tun hat[352], verdient untersucht zu werden. Beobachtungen an B-Zellen des Rattenpankreas haben ergeben, daß die Menge des Zinks in den Beta-Granula nach Stimulierung des Inselapparates durch Glybenclamid in gleicher Weise sinkt wie die Zahl der morphologisch faßbaren Insulingranula. Anschließend kommt es in den B-Zellen wieder zum Anstieg des Zinkgehaltes und Wiederauftreten der Insulingranula[349].

Als *morphokinetische Reaktion* des Inselapparates[353] ist die *Hypertrophie* und *Hyperplasie* der Inseln[354] im Pankreas Neugeborener von diabetischen Müttern bekannt; Beobachtungen an tierischen Bauchspeicheldrüsen sprechen für die Annahme, daß es bei diesem Vorgang zur mitotischen Teilung bereits differenzierter B-Zellen kommen kann[354a]. Das Überangebot von Glucose durch das mütterliche Blut soll die abnorme Entfaltung des kindlichen Inselsystems bewirken. Vom zweiten Schwangerschaftsmonat ab sind die Langerhansschen Inseln des Feten einer regulativen Anpassung fähig. Während das Verhältnis von A- zu B-Zellen in den Inseln der neugeborenen Kinder gesunder Mütter 50:50 beträgt, finden sich in den Inseln von Neugeborenen diabetischer Mütter 26—35% A-Zellen und 65 bis 84% B-Zellen[355]. Auch die Vermehrung des Inselgewebes, die in Fällen von fetaler Erythroblastose im kindlichen Pankreas festgestellt wurde, soll Ausdruck einer Anpassung an eine stress-bedingte Situation sein. Die beim Diabetes Erwachsener auftretenden sog. *Inselregenerate*, früher als Versuch einer Anpassung an die Störung des Kohlenhydrathaushaltes aufgefaßt, bestehen größtenteils aus A-Zellen. Als Anpassungsreaktion wurden auch die *Inseladenome* gedeutet[356], die überwiegend aus vergrößerten B-Zellen bestehen.

Jahrescyclische Veränderungen der Inseln wurden für das Pankreas der Taube beschrieben; in den Monaten Juli bis August soll die Aktivität der Inseln ihren Höhepunkt erreichen[357].

Die Tätigkeit des Inselapparates, insbesondere seiner A-Zellen, steht unter dem Einfluß des *Hypophysenvorderlappens*[358]. Zugunsten dieser Anschauung scheinen zunächst die Ergebnisse histologischer Untersuchungen am Pankreas hypophysektomierter Ratten und Meerschweinchen zu sprechen[359]. Einen Monat

---

[346] Creutzfeldt, Frerichs und Creutzfeldt 1967.
[347] Creutzfeldt, Frerichs und Creutzfeldt 1967.
[348] Greider, Howell und Lacy 1969. [349] Howell, Young und Lacy 1969.
[350] Bargmann 1939, Ferner 1951. [351] Bargmann 1937, 1941, Caesar 1954.
[352] Maske 1957, Engelbart und Kief 1970. [353] Hellman 1959.
[354] Dubreuil und Anderodias 1920, Kloos 1952. [354a] v. Denffer 1970.
[355] Hultquist 1946, 1948, vgl. Ferner 1952, 1954.
[356] Vgl. hierzu Büngeler 1951, Laidlaw 1938, Bargmann 1939, Ferner 1951, Hultquist 1946, Beringer und Burkl 1950.
[357] Elekes 1943. [358] Houssay 1949, Hoar 1966, Lit.
[359] Ferner und Tonutti 1953, Cavallero, Malandra und Mosca 1957.

nach Entfernung der Hypophyse läßt sich eine Atrophie der Inseln und eine Herabsetzung der Zahl nur der A-Zellen feststellen. In extremen Fällen bestehen die Inseln nur noch aus B-Zellen. Beim Meerschweinchen werden auch sie nach einigen weiteren Wochen von einer Rückbildung (Kernpyknose) betroffen. Einige Monate später liegt wieder ein normales Zellbild der Inseln vor. Ferner wurde festgestellt, daß die Zahl der Acidophilen im Vorderlappen diabetischer Mäuse[360] gegenüber der Norm signifikant erhöht ist; bei diesen Tieren ist eine Hypertrophie der B-Zellen zu verzeichnen, die als Ausdruck einer Hyperaktivität gedeutet wurde[361]. Klinische Erfahrungen und die Ergebnisse von Versuchen sprechen für das Vorhandensein eines „*alphacytotropen Faktors*“[362], den der Hypophysenvorderlappen absondert. Die Zufuhr hoher Dosen von Vorderlappenextrakt hat Hyperglykämie und Glucosurie — anscheinend als Resultat einer Glucagonausschüttung aus den A-Zellen — zur Folge, einen „*metahypophysären Diabetes*“, bei dem allerdings auch schwere Schädigungen der B-Zellen festgestellt wurden[363]. Bei Ausfall der Hypophyse macht sich eine Neigung zu Hypoglykämie bemerkbar, da die A-Zellen nicht mehr von dem insulotropen Vorderlappenprinzip stimuliert werden. Vielleicht ist der alphacytotrope Faktor mit dem Wachstumshormon identisch, da die Involution der A-Zellen nach Hypophysektomie durch Zufuhr dieses Hormons rückgängig gemacht werden kann. Die Sekretion von Insulin und Wachstumshormon stehen insofern miteinander in Zusammenhang, als die Absonderung von hypophysärem Wirkstoff von der Höhe des Blutzuckerspiegels abhängt, d. h. nicht von einer unmittelbaren Einwirkung des Insulins auf den Vorderlappen[364].

Die Beziehungen der B-Zellen zur *Nebennierenrinde* sind insofern indirekter Art[365], als Glucocorticoide die Insulinsekretion über die Glykoneogenie stimulieren. Es kann zu einem Steroiddiabetes kommen, bei dem sich eine Hypertrophie und Hyperplasie des Inselgewebes abspielt. Bei Ausfall der Rindenfunktion wird die Bildung von Insulin eingeschränkt; hierbei unterliegen die B-Zellen einer Involution.

Das Vorkommen endokrin tätiger Pankreaszellen beschränkt sich nicht auf den Inselapparat. Inselzellen treten einzeln oder in kleinen Gruppen, die mitunter knospenartig aussprossen, zwischen den Epithelelementen der Endstücke und Gänge („insuläres Gangorgan“)[366] mit Ausnahme der Isthmen auf. Sie können mit Färbeverfahren dargestellt werden, die ihre spezifische Granulierung erkennen lassen. Die „extrainsulären Inselzellen“ des menschlichen Pankreas gehören überwiegend dem A-Typus an[367]; in größeren Sprossen und Ganginseln kommen — wenn auch wenige — B-Zellen vor. Die Beteiligung von A- und B-Zellen am Aufbau des extrainsulären Apparates ist indessen je nach Tierart verschieden. Der Nachweis von Glucagon im Gangbaum des Pferdepankreas[368] spricht dafür, daß die extrainsulären A-Zellen den insulären auch in funktioneller Hinsicht gleichzusetzen sein dürften. Das Vorkommen von Glucagon außerhalb des Pankreas, nämlich in der Magenschleimhaut, in Duodenum und Ileum von Hund und Kaninchen[369] steht mit dem Auftreten von Silberzellen an diesen Stellen in Einklang; ein weiter Bezirk des primitiven Darmrohres besitzt die Potenz zur Pankreasbildung.

9. Das endokrine Zellsystem der Magen- und Darmschleimhaut

Zwischen den Drüsenzellen der Magenschleimhaut (Abb. 51) und vor allem den Epithelzellen der Darmschleimhaut, insbesondere in den Krypten, kommen

[360] YAMADA 1964. [361] NAKAMURA 1965. [362] FERNER 1952, KRACHT 1953, 1954.
[363] LEVER, JEACOCK und YOUNG 1961. [364] REICHLIN 1966, Lit. [365] KRACHT 1957.
[366] FEYRTER 1953. [367] FERNER 1952. [368] GAEDE und FERNER 1950.
[369] SUTHERLAND und DE DUVE 1948.

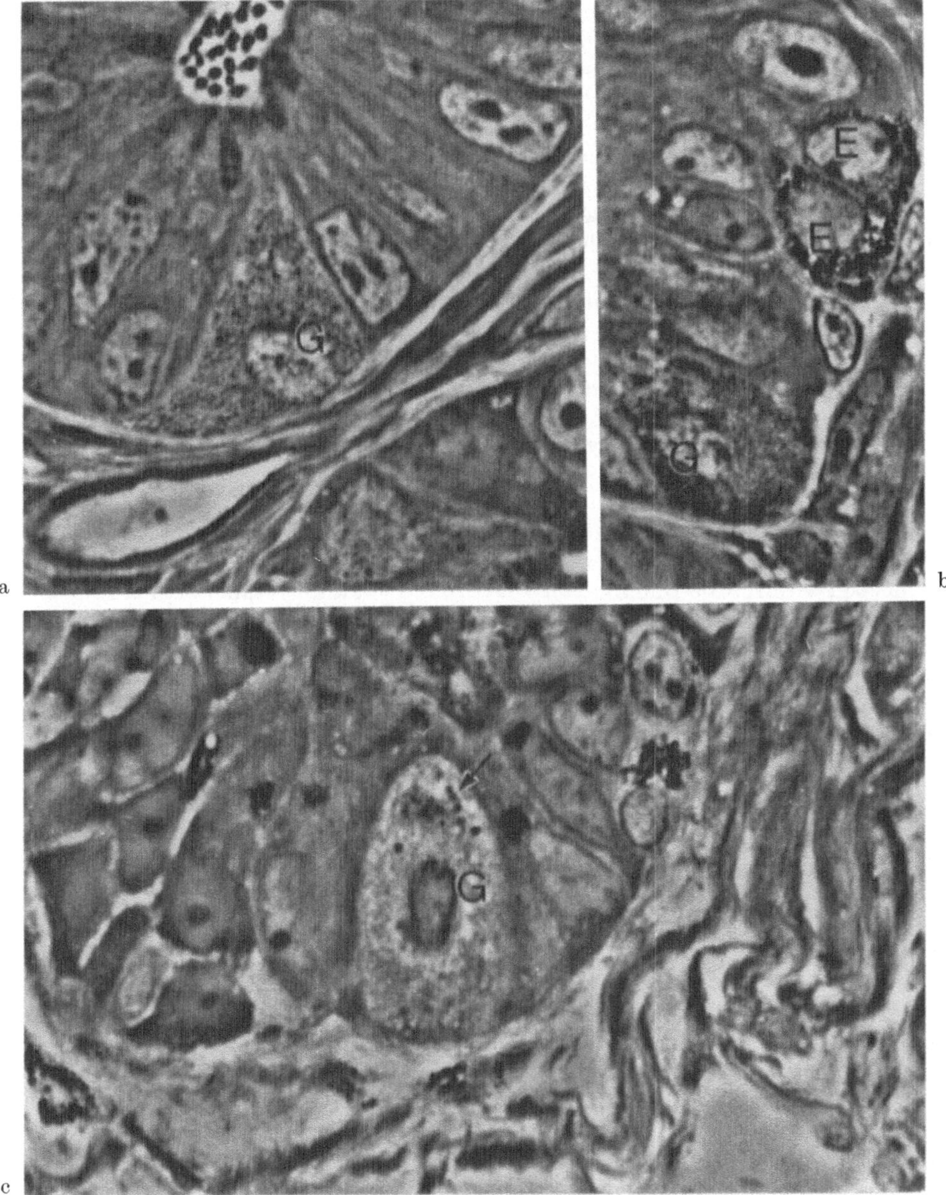

Abb. 51. a Phasenkontrastaufnahme der Basalregion einer Pylorusdrüse einer Katze, die 24 Std gehungert hatte. *G* Gastrinbildende große pyramidenförmige Zelle, mit Sekretkörnchen gefüllt. b *G* Gastrinbildende Zelle, *E* Enteroserotonin-Zellen. c Nach Fütterung enthält die Pylorusdrüse eine degranulierte gastrinbildende Zelle (*G*), deren Cytoplasma feinvacuolisiert erscheint. Nur in der Golgiregion liegen einige dichte Granula (Pfeil). Vergr. 2000×. (Aus FORSSMANN und ORCI 1969)

gekörnte, rundkernige, dreikantige oder flaschenförmige Zellen vor, die teils vom Lumen abgedrängt an der Basalmembran liegen, teils die Lichtung mit einem lang ausgezogenen apikalen Abschnitt erreichen; manche dieser Elemente erinnern an Korbzellen. Knospenartige Zellgruppen können über das Niveau der Epithelbasis in das angrenzende Gewebe vorsprossen. Da die Granula der Zellen nach Behandlung mit Chromsalzen gelbe Färbung annehmen, spricht man von „*Gelben*" oder „*Enterochromaffinen*" *Elementen*. Wegen der Argentaffinität ihrer Körnchen und deren Anreicherung in der Zellbasis werden sie auch argentaffine oder basalgekörnte Zellen genannt. Bezeichnend ist die seit langem bekannte formalininduzierte Fluorescenz der Enterochromaffinen.

Im Falle der enterochromaffinen Zellen handelt es sich offenbar um ein dem insulären Gangorgan vergleichbares, im Magen-Darmtrakt diffus verteiltes Zellsystem[370], das endokrin tätig ist. Der Nachweis des auf die Darmmuskulatur wirkenden 5-Hydroxytryptamins (Serotonin) in Carcinoidmetastasen[371] scheint zugunsten dieser Auffassung zu sprechen. Auf der anderen Seite lassen cytochemische und elektronenmikroskopische Untersuchungen daran denken, daß die enterochromaffinen Zellen in die Gruppe der Polypeptide produzierenden, hormonal aktiven Elemente gehören[372]. Welche Bedeutung dem von ihnen möglicherweise gespeicherten 5-Hydroxytryptamin für die Bildung eines Polypeptidhormons zukommt, ist noch ungeklärt. Es ist allerdings fraglich geworden, ob die endokrinen intestinalen Zellen eine einheitliche Zellgruppe bilden. Mit Hilfe des Elektronenmikroskopes konnten bei der Ratte nicht weniger als 5 verschiedene Typen von Enterochromaffinen gegeneinander abgegrenzt werden[373]. Einer dieser Zelltypen wird für die Bildung von 5-Hydroxytryptamin verantwortlich gemacht, ein zweiter dürfte den A-Zellen des Pankreas, ein anderer den B-Zellen entsprechen, die vierte Form wird als Produzent von Catecholamin und die fünfte als Quelle des Gastrins in Betracht gezogen, das sich auch immunhistologisch in bestimmten Epithelzellen des Darmtrakts (Schwein) hat nachweisen lassen. Histochemische und chemische Untersuchungen sprechen gleichfalls für das Vorkommen verschiedener Typen enterochromaffiner Zellen[374]. Auch im *Duodenum* des Menschen wurden fünf Typen vermutlich endokrin aktiver Zellen festgestellt, die in den basalen Teilen der Krypten und der Drüsenausführungsgänge liegen, unter ihnen außer Enterochromaffinen intestinale D-Zellen, die den D-Zellen in den Pankreasinseln gleichen[374a].

10. Die endokrinen Anteile der Keimdrüsen

a) Die Zwischenzellen des Hodens

Die im Bindegewebe der Hodenkanälchen, gelegentlich auch in der Tunica albuginea testis und nicht selten im Funiculus spermaticus[375] gelegenen Gruppen dicht gepackter, an Epithelinseln erinnernder *Leydigscher Zwischenzellen* (*interstitielle Zellen*, Abb. 52) sind Abkömmlinge des Mesenchyms der Hodenanlage. Jugendliche Zwischenzellen besitzen Ausläufer; ihr spärlich entwickeltes Cytoplasma enthält zunächst wenige Granula. Die umfangreichen reifen, meist polygonalen Zellen besitzen runde, locker strukturierte Kerne mit 1—3 großen Nucleolen; zwei- und mehrkernige Zellen sind nicht selten. Das feingekörnte, acidophile Cytoplasma der Leydigschen Zwischenzellen wird von Fett- und Lipidtröpfchen (Doppelbrechung) durchsetzt, nach deren Herauslösung der Zellleib feinwabig strukturiert erscheint. Von der Pubertät an treten keil- und stäbchenförmige Eiweißkristalle (*Reinkesche Kristalle*) im Cytoplasma auf, die eine sehr

---

370 FEYRTER 1953. 371 LEMBECK 1954.

372 PEARSE 1968, Lit. 373 FORSSMANN und Mitarb. 1969.

374 Vgl. hierzu VASSALLO, SOLCIA und CAPELLA 1969, KATAOKA 1969, FORSSMANN und ORCI 1969, BUSSOLATI und PEARSE 1970, HÅKANSON, OWMAN, SJÖBERG und SPORRONG 1970.

374a KOBAYASHI, FUJITA und SASAGAWA 1970.

375 WATZKA 1943.

regelmäßige kristalline Struktur besitzen, wie elektronenmikroskopische Aufnahmen zeigen[376]. Mit der Vitamin C-Reaktion (Silbernitrat) lassen sich im Cytoplasma der Leydigschen Zwischenzellen Granula in schwarzer Färbung hervorheben[377]. Alternde Zwischenzellen zeichnen sich durch Abnahme des Chromatinbestandes ihrer Kerne, Vergröberung der locker verteilten, stärker acidophilen Granula und durch verwaschene Konturen aus. Nicht selten kommen bräunliche

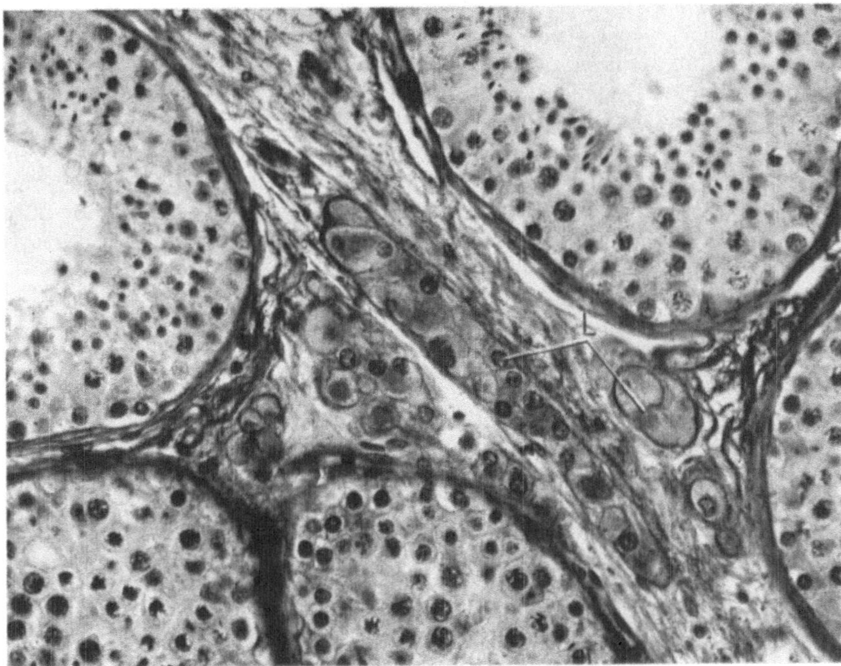

Abb. 52. Hoden eines Erwachsenen mit Leydigschen Zwischenzellen (*L*), die teilweise von Gitterfasern umsponnen werden. Azanfärbung, Vergr. 250×

Pigmentkörnchen im Cytoplasma der Zwischenzellen vor; sie gelten als Zeichen degenerativer Veränderungen. Bei der Beurteilung von Pigmentvorkommen im Zwischengewebe des Hodens ist an das Auftreten pigmenthaltiger Makrophagen zu denken. Eine Umwandlung von Zwischenzellen in Fibrocyten ist nicht sicher nachgewiesen. Auch das elektronenmikroskopische Bild zeigt stark wechselnde Formen der interstitiellen Zellen; die „helle“ Zelle ist als aktives, die „dunkle“ als degenerierendes Element anzusehen. Die besonderen Strukturmerkmale von Leydigschen Zellen, die auf der Höhe der Funktion stehen, sind ein erstaunlich ausgebildetes agranuläres endoplasmatisches Reticulum in Bläschenform und große Mitochondrien vom Tubulustyp, wie sie in Zellen gefunden werden, die Steroidhormone bilden[378].

Die *Zahl* der Zwischenzellen im tierischen Hoden wechselt — nicht bei allen Arten — mit dem Sexualcyclus. Die vorübergehend überaus reichliche Ausbildung von interstitiellen Zellen im *fetalen* menschlichen Hoden wird auf die Einwirkung

376 Fawcett und Burgos 1956, Christensen und Fawcett 1961.

377 Tonutti 1955.

378 Christensen und Fawcett 1961, 1966, Crabo 1963, Murakami 1966, Murakami und Tonutti 1966, Black und Christensen 1969.

von Hormonen aus der mütterlichen Hypophyse zurückgeführt. Mehr als die Hälfte der Schnittfläche des Hodens 14—18-Wochen alter Feten wird von ausgereiften Zwischenzellen eingenommen. Während der 18.—40. Woche spielt sich eine Involution der meisten Leydigschen Zellen ab[379].

Die Zwischenzellgruppen werden von *Capillaren* durchsetzt, von deren Gitterfaserhüllen sich argyrophile Bindegewebsfibrillen zwischen die einzelnen Zellen verfolgen lassen[380]. In ihrer Funktion eingeschränkte Zellelemente, etwa des Greisenhodens, werden von Silberfibrillen regelrecht umsponnen. Im Gegensatz zu den Blutcapillaren anderer endokriner Organe werden die des interstitiellen Hodengewebes nicht von gefenstertem, sondern von konventionellem Endothel ausgekleidet. Die besonders enge Verbindung der *Lymphcapillaren* mit Leydigschen Zellen und Hodenkanälchen läßt daran denken, daß die Lymphbahnen eine besonders wichtige Rolle bei der Verteilung von Androgenen im Hoden spielen. Die Endigungen adrenerger *Nervenfasern* umgeben die Leydigschen Zellen und treten mit ihnen in Kontakt[381]; mit einer Einwirkung des vegetativen Nervensystems auf die Zwischenzellen ist daher zu rechnen.

Die Feststellung, daß die Zwischenzellen des Hodens bei guter Ernährung wohl entwickelt, bei mangelhafter dagegen klein sind, ließ sie zunächst als „ernährendes Hilfsgewebe" erscheinen[382]. An ihrer innersekretorischen Tätigkeit ist jedoch nicht mehr zu zweifeln. Für ihre endokrine Aktivität spricht eine Reihe von Befunden: sekundäre Geschlechtsmerkmale, z. B. die Hornstacheln am Penis des Katers, bleiben bei *Kastraten mit autoplastischen Hodenimplantaten* erhalten, die fast ausschließlich aus Leydigschen Zwischenzellen bestehen[383]. *Röntgenbestrahlung* des Hodens zieht keine Veränderungen der sekundären Geschlechtsmerkmale nach sich, wenn die Zwischenzellen intakt bleiben, das Keimepithel jedoch zerstört wird. Noch überzeugender ist die Feststellung, daß der Zunahme vacuolisierter Leydigscher Zellen und des Vacuolisierungsgrades der Einzelzellen eine Steigerung des *Androgengehaltes* des Hodens entspricht, der Abnahme dagegen ein Androgenschwund[384]. Zwischen Androgengehalt und Entwicklung nichtvacuolisierter Zwischenzellen besteht indessen kein Zusammenhang. Ferner verursacht die Verabfolgung von gonadotropen Wirkstoffen an unreife oder hypophysektomierte Versuchstiere zugleich mit einer Zunahme der Androgenproduktion im Hoden starke Veränderungen der Zwischenzellen (s. unten). Weiterhin gehen Zwischenzelltumoren mit vorzeitiger Pubertät[384a] bzw. beim Erwachsenen mit starker Ausscheidung von 17-Ketosteroiden einher und schließlich sprechen auch histochemische Untersuchungen für die Anwesenheit von Steroidhormonen in den Zwischenzellen[385], nicht aber in den Hodenkanälchen. Biochemische und elektronenmikroskopische Befunde erlauben den Schluß, daß die Membranen des endoplasmatischen Reticulums in den Leydigschen Zellen Enzyme (17-Hydroxylase, 17-Desmolase) enthalten, die für die Synthese des Testosterons notwendig sind[386].

Wie angedeutet, steuert der *Hypophysenvorderlappen* die Tätigkeit der Leydigschen Zellen unter hypothalamischer Kontrolle[387]. Ihre Sekretionsphase — gekennzeichnet durch Vergrößerung und Vacuolisierung der Zwischenzellen — wird durch ihn ausgelöst. Im einzelnen wird die Androgenbildung in den Zwischenzellen durch ein ICSH (LH) stimuliert[387a], ein Vorgang, der im ultra-

[379] Pelliniemi und Niemi 1969. [380] Sussmann 1940.
[381] Baumgarten und Holstein 1967, 1968, Fawcett, Long und Jones 1969.
[382] Stieve 1930, Lipsett, Wilson, Kirschner u.a. 1966. [383] Romeis 1943.
[384] Hooker 1948. [384a] G.-W. Schmidt und E. Tonutti 1956. [385] Pollock 1942.
[386] Christensen und Fawcett 1961, 1965, 1966, Bollmann und Goslar 1969.
[387] Tonutti 1955, Harris und Campbell 1966. [387a] Murakami und Tonutti 1966.

strukturellen Bild der Zellen zum Ausdruck kommt, während die Spermiogenese in den Hodenkanälchen vom FSH des Vorderlappens beeinflußt wird. Hypophysektomie, damit der Fortfall des Luteinisierungsfaktors, führt dementsprechend zur Rückbildung der Zwischenzellen. Besondern auffallend ist die erhebliche Herabsetzung des Vitamin C-Gehaltes in den Zwischenzellen (Ratte) nach Hypophysektomie. Ferner kommt es zu einem weitgehenden Schwund des Cytoplasmas der Leydigschen Zellen, so daß eine Vermehrung der Zwischenzellen durch die dichte Lagerung ihrer Kerne im intertubulären Gewebe vorgetäuscht wird. Die stark verkleinerten Zellkerne, deren Volumen bis auf die Hälfte absinkt, zeichnen sich durch fleckige, an ein Schachbrettmuster erinnernde Verteilung des Chromatins aus. Der Zwischenzelltyp mit kleinen Kernen (K1) verkörpert die Zelle mit eingeschränkter Leistungsbereitschaft. Die beim Normaltier anzutreffenden Zelltypen mit doppeltem Kernvolumen (K2) entsprechen der normalen Bereitschaft zur Androgenbildung. Die Kerne wachsen zu diesem Umfang heran, wenn hypophysektomierte Tiere mit Choriongonadotropin, d. h. mit einem ICSH-aktiven Präparat, behandelt werden. Gleichzeitig geht die mit Gefäßverdickungen verknüpfte Bindegewebsvermehrung im Interstitium des Hodens wieder zurück. Bei solchen Versuchstieren sind Samenblase und Prostata, die als Erfolgsorgane der inkretorischen Zwischenzellen nach Hypophysektomie atrophieren, voll entfaltet. Möglicherweise wird auch die Umwandlung der mesenchymalen Hodenelemente in Zwischenzellen durch Vorderlappenhormon in Gang gesetzt.

b) Die Zwischenzellen des Ovariums

Aus den Stromazellen des Eierstockes gehen endokrin tätige Elemente hervor, die man je nach ihrer Lage im Organgefüge als *interstitielle Zellen* oder als Thecazwischenzellen bezeichnet.

Die rundlichen oder polyedrischen Zwischenzellen im Stroma des menschlichen Eierstockes[388], die einen Durchmesser von 20 μ erreichen können, besitzen ein acidophil granuliertes Cytoplasma, das mehr oder weniger stark von Lipidtröpfchen durchsetzt ist; infolgedessen zeigen die Zelleiber im üblichen Schnittpräparat eine wabige Bauweise. Mitosen interstitieller Zellen treten nicht selten auf. In den Zwischenzellen der Ovarien älterer Tiere wurde ein braunes fluorescierendes Pigment nachgewiesen. Eine besonders starke Entwicklung von interstitiellen Zellen aus mesenchymalen Eierstockselementen findet in der frühen Kindheit und in der Schwangerschaft statt. Mit der Rückbildung der Gelbkörper geht eine Entdifferenzierung dieser Zellen zu indifferenten Stromazellen einher.

Aus dem Stroma, das den Follikel unmittelbar umgibt, geht die Theca folliculi hervor; sie besteht aus Schalen abgeflachter Zellen, um sich später, zur Zeit der Antrumbildung, in eine Theca interna und externa zu differenzieren. Die Zellen der Theca interna nehmen an Größe zu und gewinnen polygonale Gestalt (Abb. 53). Zwischen ihnen liegen zahlreiche Blut- und Lymphcapillaren. Ihre höchste Entfaltung erreicht die Theca interna vor der Ovulation. Bei manchen Species ist sie derart stark entwickelt, daß man von einer *Thecadrüse* (s. unten) sprechen kann, besonders dann, wenn sich Massen von Thecazellen mit Nestern und Strängen von interstitiellen Zellen vereinigen. Besonders massive, gut capillarisierte Komplexe interstitieller Elemente, die an das Rindengewebe der Nebenniere erinnern, beobachtet man z. B. bei Mardern und Nagern, bei Tieren mit häufigen großen Würfen. Dagegen sind die interstitiellen Zellen im Ovar des erwachsenen Menschen spärlich entwickelt und meist locker im Stroma verteilt.

---

[388] Watzka 1957, Harrison 1962.

Die Frage, ob die interstitiellen Zellen Hormone bilden („interstitielle Eierstockdrüse", „interstitial gland") oder nur speichern und trophische Aufgaben erfüllen[389], war lange Zeit umstritten. Eine wachsende Reihe von Beobachtungen erlaubt indessen den Schluß, daß sie innersekretorisch aktiv sind. Die *Ultrastruktur* der interstitiellen Zellen entspricht jener steroidbildender Elemente[390]. Aus den lipidhaltigen Thecazellen — sie beherbergen Cholesterol, Phospholipide und Triglyceride in Form von Granula („Sterolgranula") — wurden Oestrogene extrahiert; ihre Vorstufen können polarisationsoptisch und histochemisch nachgewiesen werden. Der Gehalt der Zwischenzellen an diesen Vorstufen schwankt im Laufe des Cyclus[391]; Grünfluorescenz der Thecazellen soll das Vorkommen von Follikelhormon anzeigen[392].

Die Tätigkeit der Zwischenzellen wird offenbar durch das *gonadotrope Vorderlappenhormon* stimuliert. Verabfolgung von Gonadotropin bewirkt einen raschen und erheblichen Schwund der Ascorbinsäure aus dem interstitiellen Gewebe des Eierstockes trächtiger Kaninchen[393]. Ferner wurde beim hypophysektomierten Kaninchen ein starkes Sinken des Cholesterolestergehaltes der Zwischenzellen festgestellt. Nach Entfernung der Hypophyse setzt infolge des Fortfalls des „interstitial cell stimulating hormone (ICSH)" eine Atrophie dieser Elemente zu „deficiency cells" ein, Elementen, die geschrumpfte Zelleiber und Kernpyknosen aufweisen[394]. Zufuhr von ICSH führt bei hypophysenlosen Tieren zum Wiederaufbau von interstitiellem Gewebe. Unter der Einwirkung von menschlichem Choriongonadotropin kommt es zu einer Mobilisierung und einem Verschwinden der Lipidtröpfchen in den Zellen der interstitiellen Eierstocksdrüse des Kaninchens[395], sie verhalten sich also ähnlich wie die Leydigschen Zwischenzellen.

Die Tatsache, daß Läsionen im Hypothalamus zu typischen Ovarialveränderungen mit starker Vermehrung interstitieller Zellen führen, ist auf die zentrale Steuerung der gonadotropen Funktion der Hypophyse zu beziehen[396].

Hiluszwischenzellen

Eine innersekretorische Tätigkeit wird auch den sog. *Hiluszwischenzellen* des Ovariums[397] zugeschrieben. Es handelt sich um epitheloide, rundliche oder polyedrische Zellen mit meist exzentrisch gelegenem Kern, die im Mesovarium und in der Wurzel des Eierstockes einzeln oder in Gruppen vorkommen; zwei- und mehrkernige Formen sind nicht selten. Die Hiluszwischenzellen, die bald cytoplasmaarm sind, bald einen umfangreichen, acidophilen, zart gekörnten Zellleib besitzen, enthalten fein verteilte Fett- und Lipideinschlüsse (Cholesterolester), ferner Lipochrom. Das häufige Vorkommen *Reinkescher Kristalle* im Cytoplasma der Hiluszellen stellt sie in eine Reihe mit den Leydigschen Zellen des Hodens. Der positive Ausfall der Phenylhydrazinreaktion nach Ashbel und Seligman ist als Hinweis auf das Vorkommen von Carbonyllipiden bzw. Ketosteroiden gedeutet worden[398]. Besonders bemerkenswert ist die enge räumliche Beziehung der Hiluszellen zu marklosen *Nervenfasern*, ferner die Kombination von starker Ausbildung dieser Zellgruppen mit guter Entfaltung des Rete ovarii.

---

389 Seiferle 1936. 390 Davies und Broadus 1968.
391 Corner 1938, Dempsey und Bassett 1943, Claesson und Hillarp 1947, Diczfalusy, Hillarp und Högberg 1948.
392 Rockenschaub 1951.
393 Claesson, Diczfalusy, Hillarp und Högberg 1948, Claesson, Hillarp, Högberg und Hökfelt 1949.
394 Evans und Simpson 1950, Burkl und Kellner 1954, Harris und Donovan 1966, Lit.
395 Guraya und Greenwald 1964. 396 Hillarp 1949, u.a.
397 Watzka 1957. 398 Dhom 1954/55.

Die Hilus-Zwischenzellen entwickeln sich wie die Leydigschen Zellen aus Bindegewebselementen. Zur Zeit der Pubertät sind nur wenige Hiluszellen im Ovarium vorhanden. Mit dem Klimakterium und in der Menopause tritt eine Vermehrung dieser Elemente ein; dabei werden Zellvergrößerungen und Mehrkernigkeit beobachtet[399]. Die ovariellen Hiluszellen gelten als *Produzenten von Androgenen*. Mit dieser Vorstellung steht die Beobachtung in Einklang, daß Hyperplasien oder Tumoren von Hiluszellen mit Maskulinisierung einhergehen. Der postklimakterische Virilismus dürfte mit der Vermehrung der Hiluszellen in der Menopause zusammenhängen.

Für eine Abhängigkeit der Aktivität der Hiluszellen vom Vorderlappen der Hypophyse scheinen Beobachtungen über *Hypophysentumoren* zu sprechen: Bei Hypophysengeschwülsten mit Akromegalie, d. h. mit Überwiegen der somatotropen Eosinophilen, soll es zum Schwund der Hiluszellen kommen, bei Vermehrung der Basophilen im Vorderlappen zu ihrer Hyperplasie.

Granulosaluteinzellen, Corpus luteum

Wenn das Follikelepithel, das die Eizelle umschließt[400], eine Stärke von etwa 5 Zellagen (Granulosazellen) erreicht hat, beginnt es mit der Absonderung des

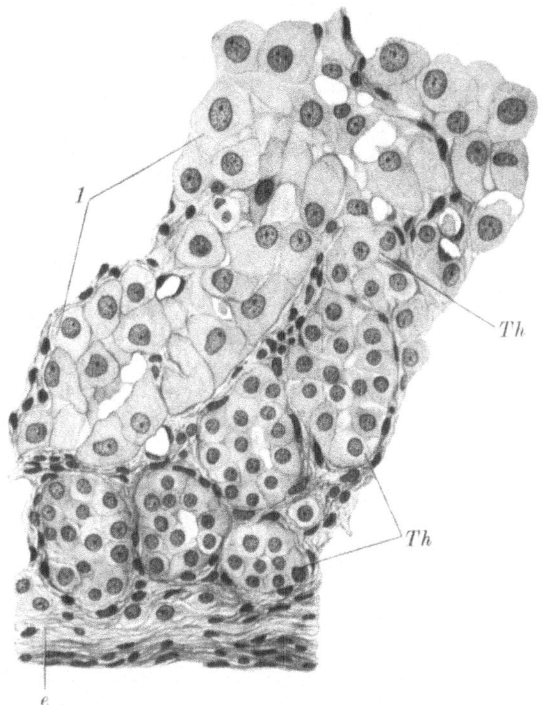

Abb. 53. Menschliches Corpus luteum graviditatis (Schwangerschaftsdauer 4 Wochen). *1* Granulosaluteinzellen, *Th* Thecaluteinzellen, *e* Theca externa. (Aus A. KOHN 1930)

Liquor folliculi, der zunächst in Form kleiner, intercellulär gelegener Tropfen auftritt. Diese Tröpfchen fließen später zu einer immer größer werdenden Flüssigkeitsansammlung im Antrum des nunmehrigen Sekundärfollikels zusammen. Der Liquor folliculi, der sich metachromatisch färbt, enthält außer Proteinen, die

[399] DHOM 1954/55. [400] WATZKA 1957, Lichtmikroskopie.

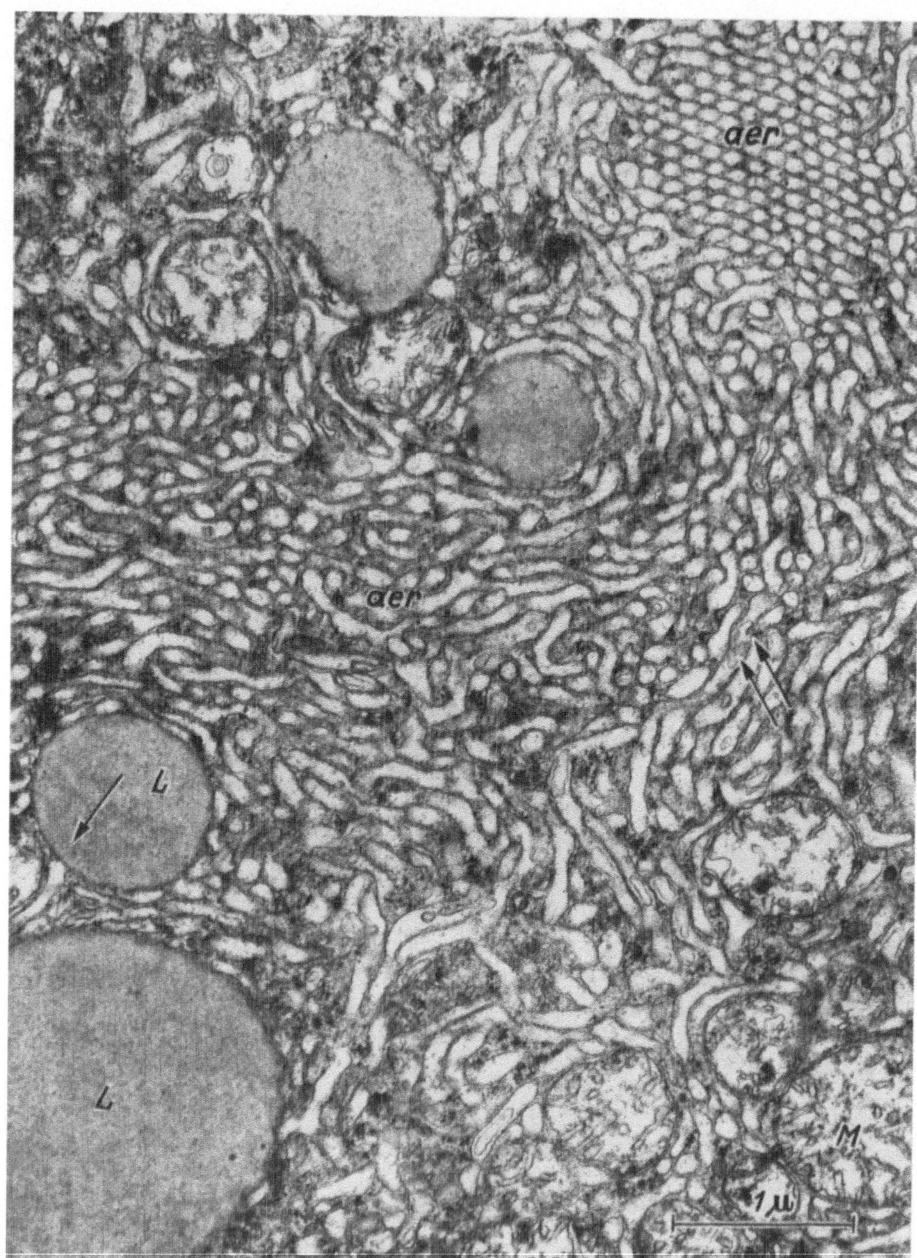

Abb. 54. Teil einer Granulosaluteinzelle (Schwein) etwa 6 Tage nach der Ovulation. Überaus starke Entwicklung des agranulären endoplasmatischen Reticulums (*aer*), das hauptsächlich aus Schläuchen besteht. Rechts oben Querschnitte dichtgepackter Tubuli. Die Lipidtropfen (*L*) werden anscheinend von Membranen umhüllt. Einzelne Tubuli enthalten Material etwa von der Dichte der Lipideinschlüsse. (Transport von steroidhaltigen Lipiden in den Tubuli?) *M* = Mitochondrium. Fixation: Glutaraldehyd 6,25%, anschließend Osmiumsäure 1%, mit Phosphat gepuffert. Vergr. 24000×. (Aus BJERSING 1967)

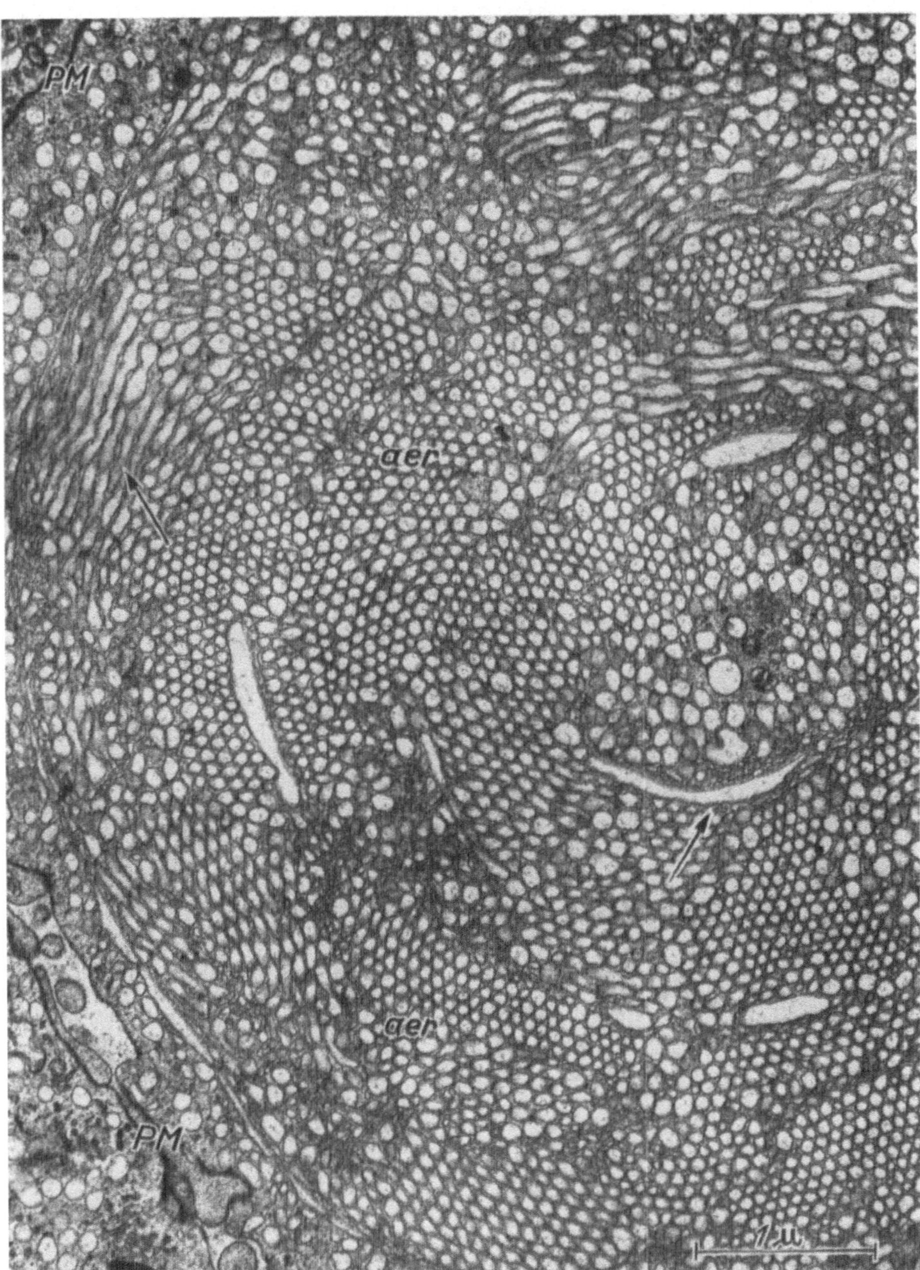

Abb. 55. Teil einer Granulosaluteinzelle (Schwein) 7—8 Tage nach der Ovulation. *PM* Plasmalemm. Mächtige Entfaltung des agranulären endoplasmatischen Reticulums (*aer*) mit dichtgepackten, meist parallelisierten Tubuli, die vielfach quergetroffen sind. Pfeile: Längsschnitte durch Zisternen und Tubuli. Fixation wie in Abb. 54, Vergr. 29000×. (Aus BJERSING 1967)

denen des Blutplasmas ähneln, Mucopolysaccharide[401], ferner Steroide. Mit der Größenzunahme des Follikels werden die Granulosazellen an doppelbrechenden Lipidtropfen reicher, die positive Steroidreaktionen geben.

Um den Ovulationstermin herum stellen die Zellen des Follikelepithels und der Theca interna ihre Proliferation ein und wandeln sich in große polyedrische, lipid- und lipochromhaltige Elemente mit bläschenförmigem Kern um, die *Luteinzellen* (Abb. 53). Die an der Peripherie des menschlichen Gelbkörpers gelegenen Thecaluteinzellen unterscheiden sich von den Granulosa-Luteinzellen durch geringere Größe.

Die Entwicklung der Granulosazellen des Graafschen Follikels zu Elementen, die *Progesteron* synthetisieren, ist u. a. mit dem Auftreten von elektronendichten

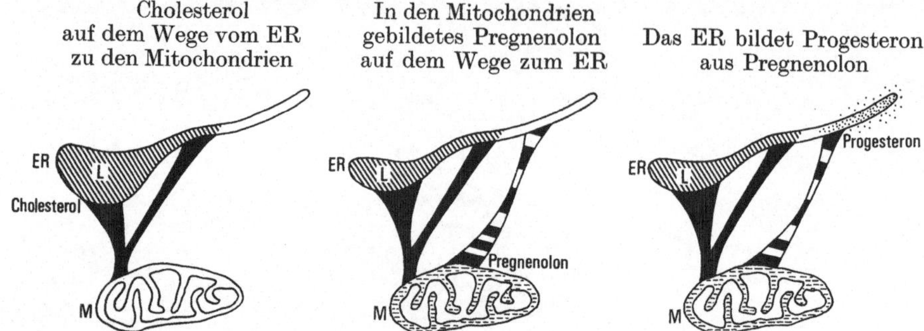

Abb. 56. Hypothetisches Schema von Mechanismen der Progesteron-Synthese in Granulosaluteinzellen. Cholesterol, das in Lipid (*L*) im agranulären endoplasmatischen Reticulum (*ER*) gespeichert und/oder von der Endoplasmamembran soeben synthetisiert wurde, könnte das endoplasmatische Reticulum verlassen und Mitochondrien (*M*) erreichen. Hier können Enzyme Cholesterol in Pregnenolon umwandeln. Dieses Steroid könnte das Mitochondrion verlassen und zu den Membranen des agranulären endoplasmatischen Reticulums gelangen, dessen Enzyme das Pregnenolon in Progesteron umwandeln. (Aus BJERSING 1967)

Glykogenkügelchen im Grundplasma und mit der starken Entfaltung intracellulärer Membranstrukturen verbunden, die anscheinend unter dem Einfluß der Gonadotropine entstehen. Die Zellen sind durch ein überaus reichlich entwickeltes *glattes endoplasmatisches Reticulum* in Form gewundener *tubulärer Formationen* (Abb. 54, 55) gekennzeichnet, die sich auf der Höhe der Progesteronbildung zu auffälligen Wirbelstrukturen ordnen (Schwein[402]), ferner durch scheibenförmige Mitochondrien mit dichter Matrix, in die sich Tubuli und Cristae erstrecken[403]. Insbesondere die Luteinzellen trächtiger Tiere enthalten ein ausgedehntes endoplasmatisches Reticulum. Die gefäßnahen Zonen dieser Zellen sind verhältnismäßig stark zerklüftet. Mit dem Fortschreiten einer Schwangerschaft nimmt die Zahl der intracellulären Lipideinlagerungen in den größer werdenden Luteinzellen zu.

Wie man sich im einzelnen die Schritte der Progesteronsynthese vorstellen kann, veranschaulicht Abb. 56. Aus dem endoplasmatischen Reticulum stammendes Cholesterol, das stellenweise in Tropfenform auftritt, gelangt zu den Mitochondrien, um durch deren Enzyme in Pregnenolon umgewandelt zu werden. Dieses Steroid kehrt zum agranulären endoplasmatischen Reticulum zurück, dessen Membranen 5-3β-Hydroxysteroiddehydrogenase enthalten, durch deren Aktivität aus dem Pregnenolon das Progesteron gebildet wird[404].

[401] HARRISON 1962, JACOBY 1962. [402] BJERSING 1967.
[403] ENDERS und LYONS 1964, BLANCHETTE 1966. [404] BJERSING 1967.

Dem Abfluß des Progesterons dienen nicht nur zahlreiche, in das Corpus luteum eindringende *Blutcapillaren*, sondern auch reichlich ausgebildete *Lymphbahnen*[405]. Auf der Höhe der Entfaltung des Gelbkörpers, dessen Feinbau an den der Nebennierenrinde erinnert, werden die einzelnen Lipoidzellen von *Gitterfasern* umsponnen[406], die während der vorangehenden Phase der Vascularisierung des Organs zunächst nur Zellgruppen umgeben.

Bei der *Involution* der *Granulosaluteinzellen* kommt es zunächst zu einer Erweiterung der Tubuli und Bläschen des agranulären endoplasmatischen Reticulums, d. h. zu einer erheblichen Vacuolisierung ihrer Leiber. Die Vacuolen enthalten Lipidtropfen von geringer Dichte. Ferner treten im Cytoplasma multivesiculäre Einschlüsse, „dense bodies", Phagolysosomen und Lipofuscingranula auf. Die schließlich zerfallenden Zellen werden von Makrophagen aufgenommen, während in den Intercellularräumen amorphes Material, Filamente und Kollagenfibrillen erscheinen, die sich im Corpus albicans zusammenschließen[407]. Kein anderes endokrines Organ macht derart tiefgreifende Morphokinesen durch wie die innersekretorischen Anteile des Ovariums.

Sowohl die Produktion des Oestrogens im Zuge der Follikelreifung als auch die Bildung des Corpus luteum und die Produktion des Progesterons werden durch *gonadotrope Vorderlappenhormone* reguliert. Das Luteinisierungshormon (LH) bewirkt die Umwandlung des geplatzten Graafschen Follikels in ein Corpus luteum, das luteotrope Hormon die Sekretion des Gelbkörperhormons. *Hypophysektomie* läßt die endokrine Tätigkeit des Corpus luteum wie die aller endokrinen Eierstocksformationen erlöschen. Dieser Vorgang spiegelt sich in regressiven Veränderungen der Ultrastruktur der Luteinzellen[408].

11. Placenta

Die Placenta bildet Oestrogene, Progesteron, Gonadotropine und Laktogen, möglicherweise auch andere Wirkstoffe[409]. Als Substrat der endokrinen Aktivität des Organs kommt vor allem der Überzug der Placentarzotten in Betracht, an dem sich in den ersten Monaten der Schwangerschaft eine äußere *Syncytiumschicht* und eine unter ihr gelegene Epithelschicht, der *Cytotrophoblast* (*Langhans-Schicht*), unterscheiden lassen (Abb. 57). Vom 4. Schwangerschaftsmonat an schwindet die Langhans-Schicht insofern, als sie in das Syncytium einbezogen wird. Am Ende der Schwangerschaft werden die Placentarzotten nur noch von Syncytium bedeckt.

Über lichtmikroskopisch faßbare Anzeichen einer *innersekretorischen Tätigleit der Trophoblastzellen* liegen verhältnismäßig wenige Angaben vor[410]; die mit histochemischen Verfahren zu gewinnenden Befunde erlauben überdies nur sehr allgemeine Aussagen[411]. Doppelbrechende Lipideinschlüsse kommen im Syncytium der menschlichen Placenta, jedoch nicht in ihrem Cytotrophoblasten vor. Manche Abschnitte des Syncytiums zeichnen sich durch ein dichtes glattes endoplasmatisches Reticulum aus. Diese Feststellungen lassen sich mit der Bildung von *Steroiden* in Zusammenhang bringen. Saure Glycerophosphatase wurde gleichfalls im Syncytium reichlich, spärlicher dagegen im Cytotrophoblasten nachgewiesen. Eine schwache Metachromasie beider Zellschichten ist auf die Anwesenheit von Ribonucleoproteinen zu beziehen. Glykogen findet sich in den

405 Bachmann 1946. 406 Bachmann 1936.
407 van Lennep und Madden 1965. 408 Enders und Lyons 1964, Blanchette 1966.
409 Philipp 1945, 1955, Bargmann 1957, ältere Lit., Graumann 1964, Lit., Illig, Zachmann und Prader 1969, Friesen, Suwa und Pare 1969, Boyd und Hamilton 1970.
410 Wislocki und Wimsatt 1947, Wislocki und Dempsey 1948, Wimsatt 1949.
411 Graumann 1964.

ersten drei Schwangerschaftsmonaten vor allem im Cytotrophoblasten der Zellsäulen und -inseln. Dagegen enthalten Syncytium und Langhansschicht der Zotten normalerweise wenig Glykogen. Die Bedeutung dieser Befunde ist unklar. Als histochemisch faßbares Äquivalent von *Choriongonadotropin* wurden perjodatreaktive Polysaccharide in den persistierenden Elementen des Cytotrophoblasten angesprochen. Im elektronenmikroskopischen Bild fallen *Granula* sowohl im Syncytium als auch im Cytotrophoblasten auf, die im Golgiapparat entstehen[412]. Die von einer Membran umhüllten Körnchen enthalten vermutlich Oestrogen

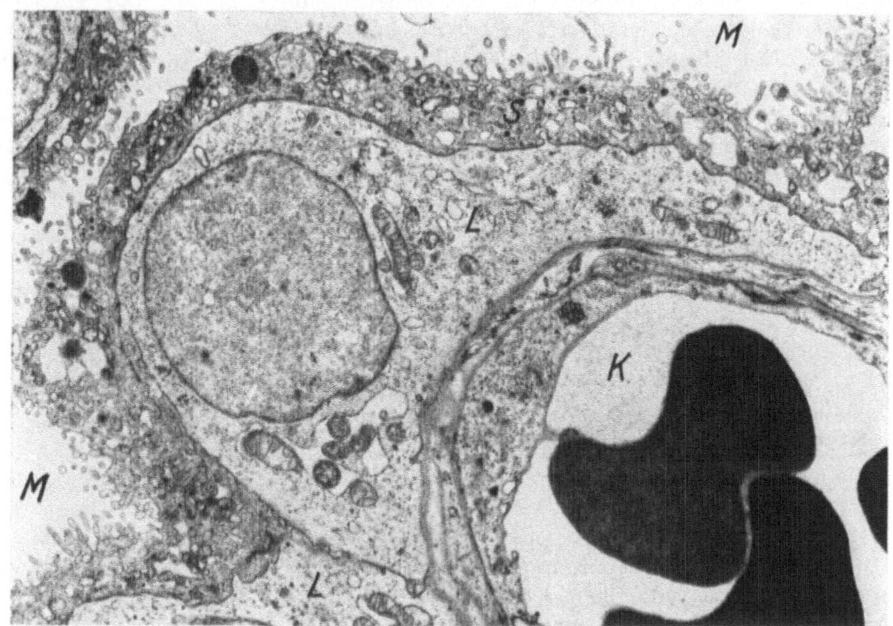

Abb. 57. Typische undifferenzierte Langhanszellen (*L*) mit wenigen großen Mitochondrien und einzelnen dilatierten Zisternen des Ergastoplasmas. *S* Syncytiotrophoblast, *K* kindliche Capillare, *M* materner Blutraum. Vergr. 6125×. (Aus SCHIEBLER und KAUFMANN 1969)

und Progesteron bzw. Choriongonadotropin. Die Hormone sollen aus diesen Partikeln in den mütterlichen Blutstrom übertreten können.

Die dem Endokrinologen geläufige Erfahrung, daß für innersekretorische Organe charakteristische Zellen, die sich morphologisch und cytochemisch verschieden verhalten, hormonal unterschiedliche Leistungen vollbringen, scheint auf den ersten Blick auch für die Trophoblastelemente zuzutreffen. Indessen haben Untersuchungen, die mit Hilfe des Nachweises der Immunofluorescenz durchgeführt wurden, Zweifel an der dualistischen Konzeption der placentaren Inkretbildung aufkommen lassen, nach welcher der Syncytiotrophoblast die Steroidhormone und das Laktogen, der Cytotrophoblast die Choriongonadotropine produzieren soll. Im Syncytiotrophoblasten wurde nämlich ein fluorescierender Antikörper gegen Choriongonadotropine festgestellt und damit die gonadotrope Aktivität dieser placentaren Zellschicht wahrscheinlich gemacht[413]. Mithin erscheint das Syncytium der Placentarzotten als die Quelle sowohl von Steroidhormonen als auch von Gonadotropinen. Allerdings ist das Syncytium nicht als

---

[412] RHODIN und TERZAKIS 1962. [413] PIERCE und MIDGLEY 1963.

überall gleichwertig anzusehen[414]. Als Bildungsort von Wirkstoffen werden in neuerer Zeit dickere, kernreichere Bereiche des Syncytiums, die Beta-Zonen, angesprochen, die ein wohlentwickeltes Ergastoplasma, zahlreiche Mitochondrien, Polyribosomen, einen stark ausgebildeten Golgiapparat und Bläschen besitzen, während die Alpha-Zonen, in denen das Syncytium durch Mikrovilli, Pino- und Phagosomen sowie basale Einfaltungen gekennzeichnet ist[414], offenbar dem Transport von Stoffen in beiden Richtungen dienen.

Auffälligere, für den Ablauf von Sekretionsvorgängen sprechende lichtmikroskopische Befunde lassen sich an den ribonucleinsäurereichen *Trophoblastriesenzellen* der menschlichen Placenta und in den *Trophoblastcysten* erheben[415]. Hier kommt es einerseits zur Bildung von Kolloid, andererseits von Vacuolen mit flüssigem, fettfreiem Inhalt. Mit der Kolloidbildung scheint die Ausstoßung nucleotidfreier Kernkugeln aus dem Kernraum verknüpft zu sein; allerdings muß geprüft werden, ob diese Kugeln tatsächlich nucleären Ursprungs sind oder durch invaginierte Ergastoplasmapartien vorgetäuscht werden[416]. Möglicherweise stehen diese Vorgänge mit der hormonalen Tätigkeit der Placenta in Zusammenhang.

Ob auch den *Deciduazellen* eine endokrine Funktion zufällt, ist nicht bekannt. Eine Beteiligung der Decidua an der Gonadotropinbildung wurde von klinischer Seite bestritten. Es fällt auf, daß das Cytoplasma der Deciduazellen ziemlich reichlich Ribonucleoprotein enthält, ferner einfachbrechende Lipide und große Mengen von saurer Phosphatase. Die den Deciduazellen ähnelnden, sich cytochemisch indessen anders als sie verhaltenden großen Zellen in der Chorionmembran und in den Septa placentae sind der Bildung von Gonadotropinen verdächtigt worden[417].

12. Endokrin aktive Gefäßwandzellen

Der verschiedentlich gehegten Vermutung, die sog. epitheloiden Muskelzellen der kleinen Arterien und der arteriovenösen Anastomosen[418] seien quellfähige Elemente, welche die Durchblutung der Peripherie auf mechanischem Wege regulieren, wurden Befunde gegenübergestellt, die für eine inkretorische Funktion dieser Zellen zu sprechen scheinen. Extrakte aus Glomera coccygica des Menschen[419] entfalten nämlich an verschiedenen Testobjekten eine auf Acetylcholin zu beziehende Wirkung; die Extrakte erwiesen sich außerdem als empfindlich gegen Cholinesterase. Es schien gerechtfertigt zu sein, in der Gesamtheit der epitheloiden Muskelzellen eine „Acetylcholindrüse“ von lokaler Wirksamkeit zu vermuten. Da sich der Nachweis von Acetylcholin jedoch auf die reichlich vorhandenen Nervenfasern der arteriovenösen Anastomosen beziehen läßt und neuere elektronenmikroskopische Beobachtungen keine Anhaltspunkte für eine sekretorische Aktivität der epitheloiden Zellen geben, muß die Frage der Funktion der arterio-venösen Anastomosen nach wie vor als offen bezeichnet werden[420].

Die besser untersuchten *juxtaglomerulären Zellen* in der Tunica media der Vasa afferentia der Nierenkörperchen, in der Regel zu einem „Polkissen“ zusammengeschlossen, werden als die Produzenten des *Renins* gedeutet[421], einer Protease, die zur Bildung des Angiotensin II notwendig ist, das seinerseits die Produktion und Abgabe von Aldosteron aus der Nebennierenrinde stimuliert. Ausdruck der funktionellen Verknüpfung von juxtaglomerulärem Apparat und

---

[414] Burgos und Rodriguez 1966, Schiebler und Kaufmann 1969.
[415] Ortmann 1949, 1955. [416] Schiebler und Knoop 1955. [417] Wislocki 1951.
[418] Clara 1939. [419] Luckner und Staubesand 1950, 1951. [420] Staubesand 1968.
[421] Bareiss und Kracht 1969, Ganong, Biglieri und Mulrow 1966.

Nebennierenrinde ist die Verbreiterung der Zona glomerulosa bei vermehrter Reninproduktion. Träger des Renins scheint die charakteristische *Granulation* im Cytoplasma der juxtaglomerulären Zellen zu sein[422]. Indirekt greift das Renin ferner in die Regulierung des Blutdrucks ein, da das Octapeptid Angiotensin vasopressorisch wirkt. Die bei experimenteller, nach Drosselung der Nierenarterie auftretende Hypertonie (Goldblatt-Niere) wird auf eine Steigerung der Reninabgabe durch die Zellen der Polkissen zurückgeführt, die hierbei degranuliert werden; bei *Hypertonikern* ist eine *Hyperplasie* der Polkissen beobachtet worden[423].

V. Ausblick

Das endokrine System der Wirbeltiere, damit des Menschen, ist in Produktionsstätten spezifischer Stoffe aufgefächert, die bestimmten Angriffsorten auf dem Blut- und Lymphwege zugetragen werden und hier spezifische Wirkungen entfalten. Diese Spezialisierung ist das Ergebnis einer langen stammesgeschichtlichen Entwicklung[423a]. Ihren Ablauf hat man Jahrzehnte hindurch als Organgeschichte im Sinne der vergleichenden Anatomie GEGENBAURs, d. h. unter dem Leitgedanken der *Homologie*, zu begreifen versucht. Auf folgende Beispiele sei hingewiesen: Die Entstehung der Schilddrüse der Wirbeltiere aus der Hypobranchialrinne, der Hypophyse aus der Neuraldrüse der Tunikaten(?), die Entwicklung der Zirbeldrüse aus einem strahlenempfindlichen Sinnesorgan in der Parietalregion des Gehirns. Gerade das letztgenannte Beispiel zeigt, daß stammesgeschichtlich-morphologische Betrachtungen dem Untersucher von Nutzen sein können, der die noch rätselhafte Funktion eines Organs aufzudecken bemüht ist. So hat sich die aus vergleichend-anatomischer Sicht erwachsene Hypothese, die Zirbeldrüse habe mit dem Umweltfaktor Licht auch nach ihrer Umgestaltung vom parietalen Sinnesorgan in ein Organ von der Bauweise endokriner Drüsen zu tun, in weitestem Sinne als fruchtbar erwiesen[424].

Wenn man über die Grenzen des Stammes der Chordaten hinausblickt, so erscheint das *Nervensystem* als erstes Substrat endokriner Aktivität in der Tierreihe. Damit tritt die enge Verbindung von Nervensystem und endokrinem Apparat noch stärker in Erscheinung, als es eingangs für den Kreis der Wirbeltiere kurz geschildert wurde. Eine unübersehbar gewordene Fülle von Untersuchungen hat eindeutige Beweise dafür erbracht, daß neurosekretorisch aktive Zellgruppen Hormone von größter Bedeutung bilden, darunter solche, die für die Häutung, den Wasserhaushalt, den Farbwechsel und andere biologische Vorgänge unabdingbar sind. Als bisher am besten bekanntes Neurohormon von Wirbellosen sei das prothorakotrope Hormon genannt, das die Abgabe des Häutungshormones Ecdyson bewirkt. In einer Reihe von Fällen ist dabei sichtbar geworden, daß neurosekretorische Systeme von Wirbellosen und Wirbeltieren einander zwar nicht im Sinne der klassischen vergleichenden Anatomie entsprechen, d. h. nicht homolog, wohl aber *analog* sind[425]. Analog insofern, als sie ihre Leistungen nach einem grundsätzlich gleichartigen Organisationsmuster vollbringen. Bei Insekten und Krebsen z. B. findet man ebenso wie im Zwischenhirn und der Urophyse der Vertebraten Gruppen sekretorischer Nervenzellen, d. h. *Produktionsstätten*, die durch ihre Fortsätze, eine *neurosekretorische Bahn*, ihre Produkte bestimmten Neurohämalorganen zuleiten, den *Stapelorten*, aus denen Wirkstoffe an den

---

[422] YOSHIMURA 1954, BUCHER und REALE 1961, BUCHER und RIEDEL 1965, ROSENBAUER 1965, HARADA 1967, CAIN und KRAUS 1969, Lit.

[423] PAPADIMITRIOU und HUTH 1968, s. a. CAIN und KRAUS 1970, Lit.

[423a] BARRINGTON 1959, OLSSON 1969. [424] BARGMANN 1943.

[425] HANSTRÖM 1957, E. SCHARRER 1956.

Organismus abgegeben werden können[426]. Ansätze auch auf anderen Gebieten der Biologie sprechen dafür, daß die Analogiebetrachtung heuristisch fruchtbar sein kann[427].

Die Erforschung der Phylogenese des endokrinen Systems[428] hat in neuerer Zeit starke Impulse aus dem Gebiet der *vergleichenden Biochemie und Endokrinologie* erhalten. Neben die Stammesgeschichte der Hormonorgane ist die der *Hormone* getreten. Dabei stellt sich, jedenfalls für eine Reihe von Beispielen, heraus, daß nicht ohne weiteres von der Annahme ausgegangen werden kann, Stoffe, deren Konstitution jener der bekannten Hormone weitgehend ähnelt oder völlig entspricht, träten in der phylogenetischen Reihe erst dann auf, wenn es zur Ausbildung jener Hormondrüsen gekommen ist, deren Charakterisierung dieser Beitrag gilt. Soweit die bisher vorliegenden Befunde ein Urteil erlauben, läßt sich eine Reihe von Hormonen stammesgeschichtlich *früher* als das entsprechende Hormonorgan nachweisen. Zugunsten dieser Vorstellung kann man folgende Beispiele nennen: 1. das Insulin, 2. Jod-Eiweißkörper vom Typus des Schilddrüsenhormons. Insulin wurde sowohl bei Mollusken und Crustaceen als auch bei Echinodermen und Tunikaten im Verdauungstrakt nachgewiesen[429], also bei Formen, die keine Pankreasinseln besitzen. Als Produzenten des Insulins werden granulierte Zellen angesprochen, die sich mit Pseudoisocyanin darstellen lassen. Die Funktion des Insulins bei den genannten Invertebraten ist jedoch noch nicht bekannt. Jod-Eiweißkörper, z. B. Tyronine, werden bei marinen Anneliden und Mollusken teils im Epithel des Verdauungssystems, teils in der Körperoberfläche gebildet und gelangen auf Umwegen in das Blut. Auch in diesem Falle wissen wir noch nicht, welche Wirkung diese Substanzen im Organismus der Tiere ausüben. Kommt es im Laufe der stammesgeschichtlichen Entwicklung zur Differenzierung von Substraten, d. h. Geweben und Organen, die auf die schon bereitgestellten Stoffe in charakteristischer Weise reagieren, dann kann von einem *hormonalen Regulationssystem* gesprochen werden bzw. dann erst sollten die in Rede stehenden Verbindungen als Hormone bezeichnet werden. Der letzte Schritt in der Stammesgeschichte des innersekretorischen Systems besteht in dem Zusammenschluß hormonbildender Zellen zu umschriebenen Komplexen bzw. Organen.

Da die vorangegangenen Kapitel die funktionelle Morphologie der Hormonbildungsstätten des Menschen und der Wirbeltiere behandeln, zugleich die cytologischen Grundlagen der inneren Sekretion, ist die Frage berechtigt, ob die Erforschung der Evolution dieser Systeme Bedeutung für das Verständnis der Orthologie und Pathologie des inkretorischen Regulationsapparates beanspruchen kann. Diese Frage darf, so glaube ich, insofern bejaht werden, als das Eindringen in die makromolekulare Werkstatt von Zellen, die Hormonvorläufer oder den Hormonen konstitutionell entsprechende Stoffe bilden, den Zugang zum Verständnis der Mechanismen der Inkretbildung zu erleichtern vermag, damit vielleicht auch zum Verständnis der hormonal aktiven Zelle, die abnormen Bedingungen unterworfen oder krankhaft verändert ist.

Literatur

ACHER, R.: Évolution des structures des hormones neurohypophysaires. Colloques internationaux du Centre National de la Recherche Scientifique No. 177, La Spécificité Zoologique des Hormones Hypophysaires et de leurs Activités, Paris 16—20 Juillet 1968. — ACHER, R., CHAUVET, J., CHAUVET, M. T.: Évolution of the neurohypophysial hormones, with reference to amphibians. Nature (Lond.) 221, 759—760 (1969). — ALCOZER, G., GIOR-

[426] HANSTRÖM 1957. [427] BARGMANN 1970.
[428] Vgl. hierzu GORBMAN und BERN 1964, ACHER 1968, ACHER, CHAUVET und CHAUVET 1969.
[429] FALKMER 1967.

DANO, G.: Studi sull'epifisi. Rapporti epifisotesticolari: Modificazioni istologiche del testicolo di cavia adulta e di topino adulto dopo somministrazione di estratto acquoso di ghiandola pineale. Arch. „E. Maragliano" Pat. **9**, 433—443 (1954). — ATTRAMADAL, A.: Cellular localization of ^{3}H-Oestradiol in the hypothalamus. Z. Zellforsch. **104**, 572—581 (1970). — ATTRAMADAL, A., AAKVAAG, A.: The uptake of ^{3}H-Oestradiol by the anterior hypophysis and hypothalamus of male and female rats. Z. Zellforsch. **104**, 582—596 (1970).

BACHMANN, R.: Untersuchungen über den Ovulationstermin nebst Bemerkungen zur Histologie des Corpus luteum. Z. mikr.-anat. Forsch. **40**, 57—109 (1936). ~ Nebennierenstudien. Ergebn. Anat. Entwickl.-Gesch. **33**, 31—134 (1941). ~ Ovarialstudien. II. Gelbkörper und Lymphgefäße. Z. mikr.-anat. Forsch. **55**, 115—164 (1946). ~ Veränderungen der Nebennierenrinde des Hundes bei akuter und chronischer Kreislaufbelastung. Z. Zellforsch. **38**, 1—25 (1953). ~ Normale Anatomie der Nebennieren. Freiburger Tagg der Dtsch. Ges. für Pathologie 1953, S. 68—69. ~ Zur Zytologie des Nebennierenmarkes. Verh. Anat. Ges. 52. Verslg Münster 1954, S. 60—69. ~ Die Nebenniere. In: Handbuch der mikroskopischen Anatomie des Menschen, Bd. VI/5. Berlin-Göttingen-Heidelberg: Springer 1954. — BÄNDER, A.: Über zwei verschiedene chromaffine Zelltypen im Nebennierenmark und ihre Beziehungen zum Adrenalin- und Arterenolgehalt. Verh. Anat. Ges. Kiel 1950, S. 172—176. ~ Die Beziehungen des 24-Stunden-Rhythmus vegetativer Funktionen zum histologischen Funktionsbild endokriner Drüsen. Z. ges. exp. Med. **115**, 229—250 (1950). — BÄSSLER, R., HABIGHORST, L. V.: Vergleichende licht- und elektronenmikroskopische Untersuchungen am Nebennierenmark und Phäochromocytom. Beitr. path. Anat. **130**, 446-488 (1964). — BAKER, R. C., GLICK, D.: Studies in histochemistry. XXVIII. The quantitative histological distribution of ascorbic acid in the adrenal gland of the rat and monkey. J. Histochem. Cytochem. **2**, 103—109 (1954). —BALOGH, K., COHEN, R. B.: Oxidative enzymes in the epithelial cells of normal and pathological human parathyroid glands. Lab. Invest. **10**, 354—360 (1961). — BARBER, G.: Histofisiologia da tiroideia. Lisboa 1950. — BAREISS, W., KRACHT, J.: Beziehungen zwischen juxtaglomerulärem Apparat und Zona glomerulosa unter NaCl-Belastung — Mangel und Durst. Endokrinologie **54**, 327—343 (1969). — BARGMANN, W.: Über den Bau der Nebennierenvenen des Menschen und der Säugetiere. Z. Zellforsch. **17**, 118—138 (1933). ~ Kolloidbildung im Inselgewebe des Pankreas von Scorpaena porcus. Z. Zellforsch. **27**, 450—454 (1937). ~ Die Schilddrüse. In: Handbuch der mikroskopischen Anatomie des Menschen, Bd. VI/2. Berlin: Springer 1939. ~ Die Epithelkörperchen. In: Handbuch der mikroskopischen Anatomie des Menschen, Bd. VI/2. Berlin: Springer 1939. ~ Die Langerhansschen Inseln des Pankreas. In: Handbuch der mikroskopischen Anatomie des Menschen, Bd. VI/2. Berlin: Springer 1939. ~ Zur Histologie des Inseladenoms. Z. Zellforsch. **29**, 562—568 (1939). ~ Über intrafollikuläre Blutungen in der Schilddrüse der Selachier (mit Bemerkungen über den Vorgang der Epithelschmelzung). Anat. Anz. **88**, 1—48 (1939). ~ Über das Vorkommen von Kolloid im Inselgewebe des Pankreas (mit Bemerkungen über das „Insuläre Gangorgan" Feyrters). Endokrinologie **24**, 40—46 (1941). ~ Neuere morphologische Untersuchungen zum Thymusproblem. Eine kritische Betrachtung. Zbl. inn. Med. **62**, 713—720 (1941). ~ Der Thymus. In: Handbuch der mikroskopischen Anatomie des Menschen, Bd. VI/4. Berlin: Springer 1943. ~ Die Epiphysis cerebri. In: Handbuch der mikroskopischen Anatomie des Menschen, Bd. VI/4. Berlin: Springer 1943. ~ Über die neurosekretorische Verknüpfung von Hypothalamus und Neurohypophyse. Z. Zellforsch. **34**, 610—643 (1949). ~ Die Cytologie der Langerhansschen Inseln. Verh. dtsch. Ges. Verdau.- u. Stoffwechselkr. (16. Tagg) **1952**, 121—129. ~ Über Kolloidbildung im Nebennierenmark. Z. Zellforsch. **39**, 232—240 (1953/54). ~ Neurosekretion und hypothalamisch-hypophysäres System. Verh. anat. Ges. [Erg.-H. zu Bd. 100 (1953/54) d. Anat. Anz.] **1954**, 30—45. ~ Das Zwischenhirn-Hypophysensystem. Berlin-Göttingen-Heidelberg: Springer 1954. (Lit.). ~ Betrachtungen zur Frage der neurohormonalen Kontrolle der Hypophyse. Endokrinologie **32**, 1—8 (1954). ~ Die funktionelle Morphologie der Hormonbildungsstätten. Klin. Wschr. **1955**, 322—328. ~ Relationship between neurohypophysial structure and function. Proc. of the VIII. Symp. of the Colston Res. Soc. Bristol 1956. London: Butterworth & Co. 1956. ~ Über den Bildungsort der Choriongonadotropine und Placentarsteroide. Geburtsh. u. Frauenheilk. **17**, 865—875 (1957). ~ Exokrine und endokrine Sekretionsmechanismen auf Grund elektronenmikroskopischer Untersuchungen. Arch. Biol. (Liège) **75**, 419—436 (1964). ~ Neurosecretion. Int. Rev. Cytol. **19**, 183—202 (1966). ~ Gehirn und Hypophyse. Nova Acta Leopoldina **34**, 3—18 (1967). ~ Neurohypophysis. Structure and Function. In: Handbuch der experimentellen Pharmakologie, XXIII (B. BREDE, ed.). Berlin-Heidelberg-New York: Springer 1968. ~ Das neurosekretorische Zwischenhirn-Hypophysensystem und seine synaptischen Verknüpfungen. J. Neuro-Visceral Relations, Suppl. IX, 64—77 (1969). ~ Über Wesen und Ziele der modernen Morphologie. In: Internation. Symposium, Die heutige Stellung der Morphologie in Biologie und Medizin, Berlin 1968. S. 13—18. Berlin: Akademie-Verlag 1970. — BARGMANN, W., CREUTZFELDT, W.: Zur Morphologie des Alloxandiabetes. Klin. Wschr. **1949**, 268. — BARGMANN, W., GAUDECKER, BR. v.: Über die Ultrastruktur neurosekretorischer Elementargranula. Z. Zellforsch. **96**, 495—504 (1969). — BARGMANN, W., KNOOP, A., THIEL, A.: Elektronenmikroskopische Studie an der Neurohypophyse von Tropidonotus natrix (mit Berücksichtigung der Pars intermedia). Z. Zellforsch. **47**, 114—126 (1957). — BARGMANN, W., LINDNER, E.: Über den Feinbau des Nebennierenmarkes des Igels (Erinaceus europaeus L.). Z. Zellforsch. **64**, 868—912 (1964). — BARGMANN, W., LINDNER, E., ANDRES, K. M.: Über Synapsen an endokrinen Epithelzellen und die Definition sekretorischer Neurone. Untersuchungen am Zwischenlappen der Katzenhypophyse. Z. Zellforsch. **77**, 282—298 (1967). — BARGMANN, W., SCHARRER, E.: The site of origin of the hormones of the posterior pituitary. Amer. Scientist **39**, 255—259 (1951). — BARKER JØRGENSEN, C., LARSEN, L. O.: Neuroadenophysial relationships. Symp. Zool. Soc. London **9**, 59—82 (1963). — BARTHFELD, F. v., MOLL, J.: The vascular system of the mouse epiphysis with remarks on the comparative anatomy of the venous trunks in the epiphyseal area. Acta anat. **22**, 227—235 (1954). — BATTAGLIA, GABRIELE: Ultrastructural observations on the biogenic amines in the carotid and aortic-abdominal bodies of the human fetus. Z. Zellforsch. **99**, 529—537 (1969). — BAUMGARTEN, H. G., HOLSTEIN, A.-F.: Adrenerge Innervation im Hoden und Nebenhoden vom Schwan (Cygnus olor). Z. Zellforsch. **91**, 402—410 (1968). ~ Catecholaminhaltige Nervenfasern im Hoden des Menschen. Z. Zellforsch. **79**, 389—395 (1967). — BECKER, KL.: Über die vakuolenhaltigen Nervenzellen im Ganglion cervicale uteri der Ratte. Ein Beitrag zur Frage der peripheren Neurosekretion. Z. Zellforsch. **88**, 318—339 (1968). — BELT, W. D., PEASE, D. C.: Mitochondrial structure in sites of steroid production. J. biophys. biochem. Cytol. **2**, 369—374 (1956). — BENIRSCHKE, K., MCKAY, D. G.: The antidiuretic hormone in fetus and infant. Histochemical observations with special reference to amniotic fluid formation. Obstet. and Gynec. **1**, No 6 (1953). — BENNINGHOFF, A.: Kernschwellungen und Kernschrumpfungen. Vortr. Anat. Kongr. Bonn 1949. — BENOIT, J.: Opto-sexual reflex in the duck: Physiological and histological aspects. Yale J. Biol. Med. **34**, 97—116 (1961). ~ Lumière et activité génitale chez les vertébrés. Rev. europ. d'Endocrinologie **4**, 3—15 (1967). — BENSLEY, R. R.: Studies on the pancreas of the guinea pig. Amer. J. Anat. **12**, 297—388 (1911/12). — BENSLEY, S. H., WOERNER, C. A.: The effects of continous intravenous injection of an extract of the alpha cells of guinea pig pancreas on the intact guinea pig. Anat. Rec. **72**, 413—434 (1938). — BERBLINGER, W.: Pathologie und pathologische Anatomie der Hypophyse des Menschen. In: Handbuch der inneren Sekretion, herausgeg. von M. HIRSCH, Bd. 2, S. 910—1097. 1932. — BERDE, B.: Recent progress in oxytocin research. Springfield/Ill.: Ch. C. Thomas 1959. — BERGFELD, W.: Über die Einwirkung des ultravioletten Sonnen- und Himmelslichtes auf die Rattenschilddrüse mit Berücksichtigung des Grundumsatzes. Strahlentherapie **39**, 245—277 (1931). — BERGLAND, R. M., TORACK, R. M.: An electron microscopic study of the human infundibulum. Z. Zellforsch. **99**, 1—12 (1969). — BERN, H. A., NICOLL, CH. S.: The comparative endocrinology of prolactin. Recent Progr. Hormone Res. **24**, 681—720 (1968). — BERRINGER, A., BURKL, W.: Klinik und Histologie von zwei Fällen von Inseladenom. Zbl. allg. Path. path. Anat. **94**, 451—454 (1956). — BIGGART, J. H.: The hypophysis of the human castrate. Bull. Johns Hopk. **54**, 157 (1934). — BISSET, G. W., CLARK, B. J., ERRINGTON, M.: The hypothalamic neurosecretory pathway for the release of oxytocin in the cat. Proc. physiol. Soc. J. Physiol. (Lond.) **207**, 21—22 (1969). — BISSET, G. W., HILTON, S. M., POISNER, A. M.: Hypothalamic pathways for independent release of vasopressin and oxytocin. Proc. Roy. Soc. B **166**, 422—442 (1967). — BJERSING, L.: On the ultrastructure of granulosa lutein cells in porcine corpus luteum. Z. Zellforsch. **82**, 187—211 (1967). ~ On the morphology and endocrine function of granulosa cells in ovarian follicles and corpora lutea. Acta endocr. (Kbh.) **56**, Suppl. 125, 235 (1969). — BLACK, V. M., CHRISTENSEN, A. K.: Differentiation of interstitial cells and Sertoli cells in fetal guinea pig testes. Amer. J. Anat. **124**, 211—219 (1969). — BLACKMAN, S.: Concerning the function and origin of the reticular zone of the adrenal cortex. Bull. Johns Hopk. Hosp. **78**, 180—217 (1946). — BLAIR, E. L., FALKMER, ST., HELLERSTRÖM, C., ÖSTBERG, H., RICHARDSON, DIANA D.: Investigation of gastrin activity in pancreatic islet tissue. Acta path. microbiol. scand. **75**, 583—597 (1969). — BLANCHETTE, E. J.: Ovarian steroid cells. I. Differentiation of the lutein cell from the granulosa follicle cell during the preovulatory stage and under the influence of exogenous gonadotrophines. J. Cell Biol. **31**, 501—516 (1966). ~ Ovarian steroid cells. II. The Lutein cell. J. Cell Biol. **31**, 517—542 (1966). — BLOOM, W.: A new type of granular cell in the islets of Langerhans in man. Anat. Rec. **49**, 363—371 (1931). — BLOOM, W., FAWCETT, D. W.: A textbook of histology, 9th ed. Philadelphia-London-Toronto: W. B. Saunders Co. 1968. — BOCK, R., BRINKMANN, H., MARCKWORT, W.: Färberische Beobachtungen zur Frage nach dem primären Bildungsort von Neurosekret im supraoptico-hypophysären System. Z. Zellforsch. **87**, 534—549 (1968). — BOCK, R., FORSTNER, R. v., MÜHLEN, K. AUS DER, STÖHR, PH. A.: Beiträge zur funktionellen Morphologie der Neurohypophyse. III. Über die Wirkung einer Corticoid- oder ACTH-Behandlung auf das Auftreten „gomoripositiver" Granula in der Zona externa infundibuli von Ratten und Mäusen und beidseitiger Adrenalektomie oder Hypophysektomie. Z. Zellforsch. **96**, 142—150 (1969). — BOCK, R.,

GOSLAR, H.-G.: Enzymhistochemische Untersuchungen an Infundibulum und Hypophysenhinterlappen der normalen und beidseitig adrenalektomierten Ratte. Z. Zellforsch. **95**, 415—428 (1969). — BOCK, R., AUS DER MÜHLEN, K.: Beiträge zur funktionellen Morphologie der Neurohypophyse. I. Über eine „gomoripositive" Substanz in der Zona externa infundibuli beidseitig adrenalektomierter weißer Mäuse. Z. Zellforsch. **92**, 130—148 (1968). — BOGDANOVE, E. M., HALMI, N. S.: Endocrine changes in rats with hypothalamic lesions. Anat. Rec. **112**, 313—314 (1952). ~ Effects of hypothalamic lesions and subsequent propylthiouracil treatment on pituitary structure and function in the rat. Endocrinology **50**, 274—292 (1953). — BOLLMANN, R., GOSLAR, H. G.: Über das histochemische Verhalten der Alkoholdehydrogenasen sowie einiger Oxydoreduktasen im Rattenhoden nach Testosterongaben. Acta histochem. (Jena) **33**, 7—12 (1969). — BOURNE, G. H.: The mammalian adrenal gland. Oxford 1949. — BOYD, J. D.: Origin, development and distribution of chromaffin cells. In: Ciba Found. Symposium on adrenergic mechanisms (eds. G. E. W. WOLSTENHOLME and M. O'CONNOR), p. 63—82. London: J. A. Churchill 1960. — BOYD, J. D., HAMILTON, W. J.: The human placenta. Cambridge: W. Reffer & Sons Ltd. 1970. — BRÄHLER, H. J., DALLENBACH-HELLWEG, G.: Die Langerhansschen Inseln bei der fetalen Erythroblastose. Virchows Arch. path. Anat. **336**, 544—549 (1963). — BRANDS, K.-H.: Der Einfluß des Lichtes auf die Schilddrüsenfunktion der Maus. Ärztl. Forsch. 8, 2—4 (1954). — BRAUNSTEINER, H., FELLINGER, K., PAKESCH, F.: Ergebnisse und Probleme histologischer Untersuchungen im Elektronenmikroskop. Klin. Wschr. **1953**, 357—365. ~ Probleme elektronenmikroskopischer Gewebsuntersuchungen für Fragen der internen Medizin. Z. wiss. Mikr. **62**, 173—179 (1955). — BREHM, H. v.: Morphologische Untersuchungen an Epithelkörperchen (Glandulae parathyreoideae) von Anuren. I. u. II. Z. Zellforsch. **61**, 376—400, 725—741 (1963). — BRETTSCHNEIDER, H.: Hypothalamus und Hypophyse des Pferdes. Ein Beitrag zur Verknüpfungsfrage. Gegenbaurs Morph. Jb. **96**, 265—384 (1956). — BROZMAN, M.: Histochemical localization of ACTH and TSH in the human hypophysis. Acta histochem. (Jena) **26**, 201—270 (1967). — BUCHER, O.: Untersuchungen über den Einfluß verschiedener Fixationsmittel auf das Verhalten des Schilddrüsenkolloids. Z. Zellforsch. **28**, 359—381 (1938). — BUCHER, O., REALE, E.: Zur elektronenmikroskopischen Untersuchung der juxtaglomerulären Spezialeinrichtungen der Niere. I. Z. Zellforsch. **54**, 167—181 (1961). — BUCHER, O., RIEDEL, B.: Der juxtaglomeruläre Apparat der Niere. Hippokrates **36**, 857—865 (1965). — BÜCHNER, FR.: Allgemeine Pathologie. München u. Berlin: Urban & Schwarzenberg 1950. — BÜNGELER, W.: Geschwülste und regulierte abhängige Wachstumsstörungen (Hyperplasien) im Rahmen der Cellular- und Relationspathologie. Z. Krebsforsch. **58**, 72—102 (1951). — BÜRGER, M.: Das Glukagon. Fortschr. Diagn. Therap. **1**, 1 (1950). — BURGOS, M. H., RODRIGUEZ, E. M.: Specialized zones in the trophoblast of the human term placenta. Amer. J. Obstet. Gynec. **96**, 342—356 (1966). — BURKL, W.: Sind die Silberzellen der Langerhansschen Inseln mit den α-Zellen identisch? Acta anat. (Basel) **12**, 358—382 (1951). ~ Bemerkungen zur Spezifität der Versilberung nach Gros-Schultze für die Markierung der A-Zellen in den Langerhansschen Inseln: Eine Antwort an FERNER. Anat. Anz. **99**, 354—366 (1953). ~ Fluorescenzmikroskopischer Nachweis der Sexualhormone im Rattenhoden. Z. Zellforsch. **40**, 379—388 (1954). — BURKL, W., KELLNER, G.: Über die Entstehung der Zwischenzellen im Rattenovar und ihre Bedeutung im Rahmen der Oestrogenproduktion. Z. Zellforsch. **40**, 361—378 (1954). — BUSSOLATI, G., FORSTER, G. V., CLARK, M. B., PEARSE, A. G. E.: Immunofluorescent localisation of calcitonin in medullary (C Cell) thyroid carcinoma, using antibody to the pure porcine hormone. Virchows Arch. Abt. B Zellpath. **2**, 234—238 (1969). — BUSSOLATI, G., PEARSE, A. G. E.: Immunofluorescent localization of the gastrin-secreting G cells in the pyloric antrum of the pig. Histochemie **21**, 1—4 (1970).

CAESAR, R.: Zur Zytologie der Inselorgane von Teleostiern, mit besonderer Berücksichtigung des Kolloidvorkommens. Z. Zellforsch. **40**, 571—584 (1954). — CAIN, H., KRAUS, B.: Struktur und Funktion des juxtaglomerulären Apparates der Niere unter geordneten Bedingungen. Dtsch. med. Wschr. **94**, 2173—2180 (1969). ~ Der juxtaglomeruläre Apparat der Niere bei verschiedenen pathologischen Prozessen. Dtsch. med. Wschr. **95**, 282—288 (1970). — CAMPENHOUT, E. VAN, CORNELIS, G., DEULIN, TH.: L'action des sels de cobalt sur les ilôts endocrines du pancréas du cobaye. Ann. Endocr. (Paris) **15**, 89—105 (1954). — CAPEN, CH. C., ROWLAND, G. N.: Ultrastructural evaluation of the parathyroid glands of young cats with experimental hyperparathyroidism. Z. Zellforsch. **90**, 495—506 (1968). — CARAMIA, F.: Electronmicroscopic description of a third cell type in the islets of the rat pancreas. Amer. J. Anat. **112**, 53—64 (1963). — CARAMIA, F., MUNGER, BR. L., LACY, P. E.: The ultrastructural basis for the identification of all types in the pancreatic islets. I. Guinea pig. Z. Zellforsch. **67**, 533—546 (1965). — CASTEL, M., ABRAHAM, M.: Effects of a dry diet on the hypothalamic neurohypophyseal neurosecretory system in spring mice as compared to the albino rat and mouse. Gen. comp. Endocr. **12**, 231—241 (1969). — CAVALLERO, C., DOVA, E.: La funzione e la morfologia della neuroipofisi nel corso del diabete allossanico del ratto. Biol. lat. (Milano) **1**, 250—256 (1948). — CAVALLERO, C., DOVA, E., ROSSI, L.: Antidiuretic activity in the neurohypophysis of rats after adrenalectomy and replacement therapy. J. Endocr. **10**, 228—237 (1954). — CAVALLERO, C., MALANDRA, B., MOSCA, L.: Isole pancreatiche e glucagone. Soc. Italiana di Endocrinol. VII. Congresso nazionale, Firenze 1957. Stabil. Poligrafico Belforte, Livorno 1957. — CAVALLERO, C., ROSSI, L.: Iperparatiroidismo renale. Milano: Casa Editrice Ambrosiana 1950. — CAVALLERO, C., SOLCIA, E.: Morfologia funzionale delle isole pancreatiche. Acta diabet. lat. **1**, 5—31 (1964). — CHAN, O., HO, M. W.: Pressor substances from the caudal neurosecretory system of teleost and elasmobranch fish. Gen. Comp. Endocr. **13**, 498 (Abstract) (1969). — CHRIST, J.: Zur Anatomie des Tuber cinereum beim erwachsenen Menschen. Dtsch. Z. Nervenheilk. **165**, 340—408 (1951). — CHRISTENSEN, A. K.: The fine structure of testicular interstitial cells in Guinea pigs. J. Cell Biol. **26**, 911—936 (1965). — CHRISTENSEN, A. K., FAWCETT, D. W.: The fine structure of testicular interstitial cells in mice. Amer. J. Anat. **118**, 551—572 (1966). ~ The normal fine structure of opossum testicular interstitial cells. J. biophys. biochem. Cytol. **9**, 653—670 (1961). — CLAESSON, L., DICZFALUSY, E., HILLARP, N.-Å., HÖGBERG, B.: The formation mechanism of oestrogenic hormones. III. Lipids of the pregnant rabbit ovary and their changes at gonadotropic stimulation. Acta physiol. scand. **16**, 183—200 (1948). — CLAESSON, L., HILLARP, N.-Å.: The formation mechanism of oestrogenic hormones. II. The presence of oestrogenprecursor in the ovaries of rats and guinea-pigs. Acta physiol. scand. **14**, 102—119 (1947). — CLAESSON, L., HILLARP, N.-Å., HÖGBERG, B., HÖKFELT, B.: Changes in the ascorbic acid content in the interstitial gland of the rabbit ovary following gonadotrophic stimulation. Acta endocr. (Kbh.) **2**, 249—256 (1949). — CLARA, M.: Über die physiologische Regeneration der Nebennierenmarkzellen beim Menschen. Z. Zellforsch. **25**, 221—235 (1936). ~ Die arterio-venösen Anastomosen. Leipzig: Johann Ambrosius Barth 1939. ~ Über die Beziehungen zwischen Epithel und den Blutkapillaren. Anat. Anz. **90**, 161—176 (1940). — COLLIN, R.: Neurosécrétion hypothalamique et hydrencéphalocrinie. C. r. de manifestation du Cinquantenaire de la Soc. de Biol. Nancy 1953, p. 19—54. — COONS, A. H.: Histochemistry with labeled antibody. Int. Rev. Cytol. **5**, 1—35 (1956). — CORNER, W. G.: The sites of formation of oestrogenic substances in the animal body. Physiol. Rev. **18**, 154—172 (1938). — COSTA CELESTINO DA, A.: Paraganglions et sympathique. Ann. Endocr. (Paris) **1**, 337—464 (1939/40). ~ Unidade ou pluralidade da secreçao cortico-supra-renal. Acta endocr. iber. **1**, (5), 273—297 (1951). — COSTA, CELESTINO DA, A., BARBA, F. G.: Inclusions cytoplasmiques de la surrénale rabique. Arch. portug. Sci. biol. 8, Suppl., 38—39 (1945). ~ Sur les inclusions cytoplasmiques de la moëlle surrénale du cobaye intoxiqué par la toxine diphtérique. Arch. portug. Sci. biol. **9**, Suppl., 33—35 (1946). — COSTOFF, A., MCSHAN, W. H.: Isolation and biological properties of secretory granules from rat anterior pituitary glands. J. Cell Biol. **43**, 564—574 (1969). — CRABO, BO: Fine structure of the interstitial cells of the rabbit testes. Z. Zellforsch. **61**, 587—604 (1963). — CREUTZFELDT, W.: Zur Histophysiologie des Inselapparates. Z. Zellforsch. **34**, 280—336 (1949). ~ Experimentelle Untersuchungen über die Regenerationsfähigkeit des Inselapparates (Pankreasresektion am alloxandiabetischen Hund). Z. Zellforsch. **35**, 47—61 (1950). ~ Zur Deutung des Silberzellbildes und anderer Pankreasbefunde beim Diabetes mellitus und Inseladenom. Beitr. path. Anat. **113**, 133—168 (1953). ~ Alpha cell cytotoxins. Their influence on carbohydrate metabolism and the effect of the oral blood glucose reducing sulfonamides on the islet cells. Diabetes **6**, 135—145 (1957). ~ Morphology and histochemistry of insulin secretion. Acta diabet. lat. **5** (Suppl. 1), 389—416 (1968). — CREUTZFELDT, W., CREUTZFELDT, C., FRERICHS, H., PERINGS, E., SICKINGER, K.: The morphological substrate of the inhibition of insulin secretion by diazooxide. Hormone and Metabolic Res. **1**, 53—64 (1969). — CREUTZFELDT, W., FRERICHS, H., CREUTZFELDT, C.: The stimulation inhibition of insulin secretion in vivo and in vitro. Excerpta Media Intern. Congress Series No. 172. Proceedings of the VIth Congress of the Int. Diabetes Federation, p. 110—122. Stockholm 1967. ~ Studies with Tolbutamide on islet tissue in vitro and islet homograft. In: W. J. M. BUTTERFIELD and W. VAN WESTERING (eds.), Tolbutamide... after ten years. Excerpta Medica Found. Intern. Congress Series No. 149, 34—48. Amsterdam/NewYork 1967. — CREUTZFELDT, W., HUSTEN, M., HAAGER, KL.: Zur histologischen Funktionsdiagnostik der Nebennieren. Beitr. path. Anat. **113**, 428—449 (1953). — CREUTZFELDT, W., SCHMIDT, W.: Über die Wirkung von Kobaltchlorid auf den Blutzucker und die Pankreasinseln bei verschiedenen Nagetieren. Naunyn-Schmiedeberg's Arch. exp. Path. Pharmak. **222**, 487—512 (1954). — CREUTZFELDT, W., SÜTTERLE, H.: Recherches expérimentales sur le mécanisme d'action des sulfamides hypoglycémiants. Ann. Endocr. (Paris) **18**, 184—195 (1957). — CREUTZFELDT, W., TECKLENBORG, E.: Synthalinhypoglykämie, A-Zellen und Glukagon. Klin. Wschr. **1955**, 43—44. CREUTZFELDT, W., THEODOSSIOU, A.: Die Relation der A- und B-Zellen in den Pankreasinseln bei Nichtdiabetikern und Diabetikern. Beitr. path. Anat. **117**, 235—252 (1957). — CURRIE, A. R., SYMINGTON, T., GRANT, J. K. (eds.): The human adrenal cortex. Baltimore: Williams & Wilkins Co. 1962.

DAHLSTRÖM, A.: Adrenergic neurons (with special reference to fluorescence microscopical studies in mammals). In: Aspects of neuroendocrinology, ed. by W. BARGMANN, B. SCHARRER, p. 55—75. München: Bergmann 1970. — DALLWIG, R.: Mitoseaktivität und Kerngrößen in der Nebennierenrinde der Ratte nach Dursteinwirkung. Z. mikr.-anat. Forsch. **61**, 138—154 (1954). — DAVIES, J., BROADUS, C.D.: Studies on the fine structure of ovarian steroidsecreting cells in the rabbit. Amer. J. Anat. **123**, 441—474 (1968). — DEANE, H. W.: Physiological regulation of the zona glomerulosa of the rat's adrenal cortex, as revealed by cytochemical observations. In: Pituitary-adrenal function. Amer. Ass. Adv. Sci. (o. J.). Zit. nach BACHMANN 1953. ~ The anatomy, chemistry, and physiology of adrenocortical tissue. In: Handbuch der experimentellen Pharmakologie (hrsgeg. von O. EICHLER und A. FARAH), Bd. 14, S. 1—185. Berlin-Göttingen-Heidelberg: Springer 1962. — DEANE, H. W., MORSE, A.: The cytological distribution of ascorbic acid in the adrenal cortex of the rat under normal and experimental conditions. Anat. Rec. **100**, 127—141 (1948). — DEL CONTE, ESTANISLAO: Coefficiente citologico y correlacion hipofisotiroidea. Buenos Aires 1949. — DEMPSEY, E. W.: The chemical cytology of endocrine glands. Recent. Progr. Hormone Res. **3**, 127—157 (1948). — DEMPSEY, E. W., BASSETT, D. L.: Observations on the fluorescence, birefringence and histochemistry of the rat ovary during the reproduction cycle. Endocrinology **33**, 384—401 (1943). — DEMPSEY, E. W., SINGER, M.: Observations on the chemical cytology of the thyroid gland at different functional stages. Endocrinology **38**, 270—295 (1946). — DENFFER, H. v.: Autoradiographische und histochemische Untersuchungen über das Teilungsvermögen von B-Zellen der Langerhansschen Inseln im Pankreas fetaler und neugeborener Mäuse. Histochemie **21**, 338—352 (1970). — DESCLIN, L.: Hypophyse de castration et hypophyse de grossesse. Archives Biol. **45**, 503—569 (1934). — DHOM, G.: Morphologische, quantitative und histochemische Studien zur Funktion der Hiluszellen des Ovars. Z. Geburtsh. Gynäk. **142**, 182—313 (1954/55). — DIEPEN, R.: Der Hypothalamus. In: Handbuch der mikroskopischen Anatomie des Menschen, Bd. IV/7, hrsg. v. W. BARGMANN. Berlin-Göttingen-Heidelberg: Springer 1962. — DITTUS, P.: Histologie und Cytologie des Interrenalorgans der Selachier unter normalen und experimentellen Bedingungen. Ein Beitrag zur Kenntnis der Wirkungsweise des kortikotropen Hormons und des Verhältnisses von Kern zu Plasma. Z. wiss. Zool. **154**, 40—124 (1941). — DOBBIE, J. W, MACKAY, A M., SYMINGTON, S.: The structure and functional zonation of the human adrenal cortex. In: The investigation of hypothalamic-pituitary-adrenal function, p. 103—112, ed. by V. H. T. JAMES and J. LANDON. Cambridge: University Press 1968. — DOEPFNER, W.: The influence of neurohypophysial polypeptides on adenohypophysial function. In: Handbuch der experimentellen Pharmakologie, ed. by B. BERDE, vol. 23, p. 625—654. Berlin-Heidelberg-New York: Springer 1968. — DÖRING, F.: Über die sog. Involutionsveränderungen der Epiphysis cerebri. Z. Alternsforsch. **5**, 66—72 (1944). — DOERR, W.: Pathologische Anatomie der Glykolvergiftung und des Alloxandiabetes. S.-B. Heidelberg. Akad. Wiss., math.-nat. Kl. **1949**, 245. — DOUGLAS, W. W.: Stimulus-secretion coupling in the adrenal medulla and the neurohypophysis. Cellular mechanisms of release of catecholamines and posterior pituitary hormones. In: Neurosecretion (ed. F. STUTINSKY), p. 178—190. Berlin-Heidelberg-New York: Springer 1967. — DUBREUIL, ANDERODIAS: Ilôts de Langerhans géants chez un nouveau-né issu de mère glycosurique. C. R. Soc. Biol. (Paris) **83**, 1490 (1920). — DUNN, J. SHAW, KIRKPATRICK, J., MCLETCHIE, N. G. B., TELFER, S. V.: Necrosis of the islets of Langerhans produced experimentally. J. Path. Bact. **55**, 245—257 (1943). — DZIEMIAN, A. J.: Proteolytic activity of the thyroid gland. J. cell. comp. Physiol. **21**, 339 (1943).

EGER, W., GOTHE, H. D.: Experimentelle Untersuchungen über die Beziehungen der Hypophyse zu den Nebenschilddrüsen unter gleichzeitiger Berücksichtigung der Nebennieren und Nieren. Z. ges. exp. Med. **124**, 310—325 (1954). — EGER, W., LESSEN, H. VAN: Beiträge zu einer funktionellen Deutung der Zelltypen menschlicher Epithelkörperchen mit Wertung ihres Verhaltens bei einzelnen Krankheitszuständen. Beitr. path. Anat. **114**, 322—354 (1954). — EGGERT, BR.: Morphologie und Histophysiologie der normalen Schilddrüse. In: W. BERBLINGERs Zwanglose Abhandlungen aus dem Gebiete der inneren Sekretion, Bd. 3. Leipzig 1938. — EHRENBRAND, FR.: Untersuchungen über Genese und Funktion der parafollikulären Zellen der Schilddrüse. Z. mikr.-anat. Forsch. **60**, 337—354 (1954). ~ Beiträge zur Morphokinese der Nebennierenrinde bei experimenteller Hyperthyreose. Anat. Anz. **101**, 11—63 (1954). — EICHNER, D.: Zur Frage der Neurosekretion der Ganglienzellen des Nebennierenmarkes. Z. Zellforsch. **36**, 293—297 (1951). ~ Zur Frage der Neurosekretion in den Ganglienzellen des Grenzstranges. Z. Zellforsch. **37**, 274—280 (1952). ~ Über funktionelle Kernschwellung in den Nuclei supraoptici und paraventriculares des Hundes bei experimentellen Durstzuständen. Z. Zellforsch. **37**, 406—414 (1952). ~ Über den morphologischen Ausdruck funktioneller Beziehungen zwischen Nebennierenrinde und neurosekretorischem Zwischenhirnsystem der Ratte. Z. Zellforsch. **38**, 488—508 (1953). ~ Zur Morphologie der Ganglienzellen des Grenzstranges nach experimentellen Eingriffen (Durchschneidung, Kochsalzbelastung). Z. Zellforsch. **39**, 328—338 (1953). ~ Zur Morphologie des neurosekretorischen hypothalamisch-hypophysären Systems beim Goldhamster (*Cricetus auratus*) unter normalen und experimentellen Bedingungen. Z. Zellforsch. **40**, 151—161 (1954). ~ Zur Frage des Neurosekretübertrittes in den III. Ventrikel beim Säuger. Z. mikr.-anat. Forsch. **69**, 388—394 (1963). — Eickhoff, W.: Schilddrüse und Basedow. Stuttgart: Georg Thieme 1949. — Ekholm, R.: The ultrastructure of the blood capillaries in the mouse thyroid gland. Z. Zellforsch. **46**, 139—146 (1957). — Ekholm, R., Sjöstrand, F. S.: The ultrastructural organization of the mouse thyroid gland. J. Ultrastruct. Res. **1**, 178—199 (1957). — Elekes, P.: Jahreszeitliche Veränderungen der Langerhansschen Inseln und des Blutzuckers der Tauben. Diss. Budapest 1943. — Elert, R.: Hypophysenvorderlappen und Nebennierenrinde in ihren Beziehungen zu Cyclus, Gravidität und Gestosen. Arch. Gynäk. **183**, 48—72 (1952). — Enami, M.: Studies in neurosecretion. II. Caudal neurosecretory system in the eel (Anguilla japonica). Gunma J. med. Sci. **4**, 23—36 (1955). — Enders, A. C., Lyons, W. R.: Observations on the fine structure of lutein cells. II. The effects of hypophysectomy and mammotrophic hormone in the rat. J. Cell Biol. **22**, 127—141 (1964). — Engelbart, K., Kief, H.: Über das funktionelle Verhalten von Zink und Insulin in den B-Zellen des Rattenpankreas. Virchows Arch. Abt. B. Zellpath. **4**, 294—302 (1970). — Engelhardt, Fr.: Zur Morphologie des Hypophysenzwischenlappens im Experiment. In: H. Nowakowski, Gewebs- und Neurohormone, Physiologie des Melanophorenhormons, S. 159—186. Berlin-Göttingen-Heidelberg: Springer 1962. — Eränkö, O.: Nodular hyperplasia and increase of noradrenaline content in the adrenal medulla of nicotine-treated rats. Acta path. microbiol. scand. **36**, 210—218 (1955). ~ Distribution of fluorescing islets, adrenaline and noradrenaline in the adrenal medulla of the cat. Acta endocr. (Kbh.) **18**, 180—188 (1955). ~ Fluorescing islets, adrenaline and noradrenaline in the adrenal medulla of some common laboratory animals. Ann. Med. exp. Fenn. **33**, 278—290 (1955). ~ Histochemistry of noradrenaline in the adrenal medulla of rats and mice. Endocrinology **57**, 363—368 (1955). ~ Histochemical demonstration of noradrenaline in the adrenal medulla of the hamster. J. Histochem. Cytochem. **4**, 11—13 (1956). ~ Adrenaline and noradrenaline in the adrenal medulla during postnatal development of the rat. Endocrinology **60**, 753—760 (1957). — Erdheim, F., Stumme: Über Schwangerschaftsveränderungen bei der Hypophyse. Beitr. path. Anat. **46**, 1—132 (1909). — Evans, E. J.: Diabetogenic principle of the anterior pituitary. Proc. Soc. exp. Biol. (N.Y.) **30**, 1370 (1933). — Evans, H. M., Long, S. A.: The effect on the anterior lobe administered intraperitoneally upon growth, maturity and oestrus cycles of the rat. Anat. Rec. **21**, 62 (1921). — Evans, H. M., Meyer, K., Simpson, M. E., Reichert, F. L.: Disturbance of carbohydrate metabolism in normal dogs with the hypophyseal growth hormon. Proc. Soc. exp. Biol. (N.Y.) **29**, 857 (1932). — Evans, H. M., Simpson, M. E.: Physiology of the gonadotrophins. In: The hormones, eds. G. Pincus, K. V. Thimann, Vol. 2, p. 351—404. New York: Academic Press 1950.

Falkmer, Sture: Comparative endocrinology of the islet tissue. Proc. VIth Congress of the Int. Diabetes Federation, Excerpta med. int. Congr. Ser. No 172, p. 55—66 (1967). — Faller, A.: Die cytotoxische Wirkung von Alloxan und Dialursäure auf die Zellen der Pankreasinseln und die dadurch bedingten Regenerationserscheinungen. Bull. schweiz. Akad. med. Wiss. **10**, 221—238 (1954). — Fawcett, D. W., Burgos, M. H.: Observations on the cytomorphosis of the germinal and interstitial cells of the human testis. Ciba Found. Coll. on Ageing. 2.8. London: Churchill 1956. — Fawcett, Don W., Long, J. A., Jones, A. L.: The ultrastructure of endocrine glands. Recent. Progr. Hormone. Res. **25**, 315—380 (1969). — Feldberg, W., Myers, R. O.: Appearance of 5-hydroxytryptamine and an unidentified pharmacologically active lipid acid in effluent from perfused cerebral ventricles. J. Physiol. (Lond.) **184**, 837 (1966). — Ferner, H.: Beiträge zur Histologie der Langerhansschen Inseln des Menschen mit besonderer Berücksichtigung der Silberzellen und ihrer Beziehung zum Pankreasdiabetes. Virchows Arch. path. Anat. **309**, 87—136 (1942). ~ Studien über die Histophysiologie des Inselsystems der Bauchspeicheldrüse und den Diabetes mellitus. Virchows Arch. path. Anat. **319**, 390—432 (1951). ~ Zur Cytologie und inkretorischen Funktion der Inseladenome. Virchows Arch. path. Anat. **320**, 277—290 (1951). ~ Zur Bedeutung des Glukagons. Ärztl. Praxis **4**, 3—12 (1952). ~ Das Inselsystem des Pankreas. Stuttgart: Georg Thieme 1952. ~ Die Markierung der A-Zellen des Inselsystems beim Menschen durch Silberimprägnierung nach Gros-Schultze. (Mit einem Beitrag von F. Feyrter und A. Terbrüggen.) Virchows Arch. path. Anat. **326**, 22—35 (1954). ~ Das hyperglykämisierende Prinzip des Pankreas, sowie über Gefäßverhältnisse und Innervation der Inseln. Acta neuroveg. (Wien) **9**, 47—60 (1954). — Ferner, H., Tonutti, E.: Die Wirkung der Hypophysektomie auf das Zellbild der Inseln bei Ratten und Meerschweinchen. Z. Zellforsch. **38**, 267—274 (1953). — Ferreira, D.: L'ultrastructure des cellules du pancréas endocrine chez l'embryon et le rat nouveau-né. J. Ultrastruct. Res. **1**, 14—25 (1957). — Fetzer, S.: Beeinflussung der Plasmalogenverteilung in der Nebennierenrinde des hypophysektomierten Meerschweinchens. Naturwiss. **39**, 114—115 (1952). — Feyrter, F.: Über die peripheren endokrinen (parakrinen) Drüsen des Menschen. Wien-Düsseldorf:

W. Maudrich 1953. ~ Die peripheren endokrinen (parakrinen) Drüsen. In: Lehrbuch der speziellen pathologischen Anatomie, begründet von E. KAUFMANN, Erg.-Bd. 1, 1. Hälfte. Berlin: W. de Gruyter u. Co. 1969. — FICQ, A., FLAMENT-DURAND, J.: Autoradiography in endocrine research. In: Techniques in endocrine research, p. 73—85, ed by P. ECKSTEIN and FR. KNOWLES. New York: Academic Press 1963. — FIELDS, W. S., GUILLEMIN, R., CARTON, CH. A.: Hypothalamic-hypophysial interrelationships. A Symposium. Springfield, Ill.: Ch. C. Thomas 1956. — FLAMENT-DURAND, J.: Contribution à l'étude de la neurosécrétion chez le rat par la méthode autoradiographique. In: Neurosecretion, ed. by F. STUTINSKY, p. 60—76. Berlin-Heidelberg-New York: Springer 1967. — FLERKÓ, B., MESS, B., ILLEI-DONHOFFER, A.: On the mechanism of androgen sterilization. Neuroendocrinology **4**, 164—169 (1969). — FLERKÓ, B., SZENTÁGOTHAI, J.: Oestrogen sensitive nervous structures in the hypothalamus. Acta endocr. (Kbh.) **26**, 121—127 (1957). — FLORENTIN, P.: La glande tyroïde des mammifères. Nancy 1932. — FÖRSTER, W., HERRMANN, CHR., SCHARF, J.-H., EHRENBRAND, F.: Korrelationen zwischen Stoffwechsel-, Schilddrüsen- und Hypophysenveränderungen bei Ratten nach chronischer Verabreichung von NaJ, BAL und Methionin. Naunyn-Schmiedeberg's Arch. exp. Path. Pharmak. **225**, 195—209 (1955). — FOLLEY, S. J.: The milk-ejection reflex: A neuroendocrine theme in biology, myth and art. J. Endocr. **44**, 9—20 (1969). — FORSSMANN, W. G., ORCI, L.: Ultrastructure and secretory cycle of the gastrin-producing cell. Z. Zellforsch. **101**, 419—432 (1969). — FORSSMANN, W. G., ORCI, L., PIECET, R., RENOLD, A. E., ROUILLER, C.: The endocrine cells in the epithelium of the gastrointestinal mucosa of the rat. J. Cell Biol. **40**, 692—715 (1969). — FRERICHS, H., CREUTZFELDT, W.: Diabetes durch Beta-Zytotoxine. Aus: E. F. PFEIFER et al., Diabetes mellitus, Bd. I, S. 811—840. München: J. F. Lehmanns 1969. — FRIDBERG, G., BERN, A.: The urophysis and the caudal neurosecretory system of fishes. Biol. Rev. **43**, 175—199 (1968). — FRIDBERG, G., BERN, H. A., NISHIOKA, R. S.: The caudal neurosecretory system of the isospondylous teleost, Albula vulpes, from different habitats. Gen. comp. Endocr. **6**, 195—212 (1966). — FRIESEN, H. G., SUWA, S., PARE, P.: Synthesis and secretion of placental lactogen and other proteins by the placenta. Recent. Progr. Hormone Res. **25**, 161—205 (1969). — FUJITA, H.: Studies on the Iodine metabolism of the thyroid gland as revealed by electron microscopic autoradiography of ^{125}I. Virchows Arch. Abt. B, Cell Path. **2**, 265—279 (1969). — FUJITA, TS.: D cell, the third endocrine element of the pancreatic islet. Arch. histol. jap. **29**, 1—40 (1968). — FURTH, J.: Morphologic changes associated with thyrotrophin-secreting pituitary tumors. Amer. J. Path. **30**, 421—463 (1954).

GABE, M.: Neurosecretion. Oxford-London-Edinburgh-New York-Toronto-Paris-Braunschweig: Pergamon Press 1966. — GABE, M., MARTOJA, M.: Contribution a l'histologie du Pancréas endocrine d'Eliomys quercinus L. Arch. histol. jap. **30**, 123—147 (1969). — GAEDE, K.: Das blutzuckersteigernde Prinzip des Pankreas. Verh. der Dtsch. Ges. für Inn. Medizin, 55. Kongr. Wiesbaden, 1949, S. 646—651. — GAEDE, K., FERNER, H.: Zur funktionellen Bedeutung des sog. „insulären Gangorgans" von Feyrter. Klin. Wschr. hf., (1950) 621—622. — GAEDE, K., FERNER, H., KASTRUP, H.: Über das zweite Kohlenhydratstoffwechselhormon der Bauchspeicheldrüse (Glucagon) und seine Herkunft aus dem α-Zellensystem. Klin. Wschr. **1950**, 388—393. — GANONG, W. F., BIGLIERI, E. G., MULROW, P. J.: Mechanisms regulating adrenocortical secretion of aldosterone and glucocorticoids. Recent. Progr. Hormone Res. **22**, 381—430 (1966). — GARWEG, G., JOUSSEN, F., KINSKY, I.: Autoradiographische Untersuchungen über die neurosekretorischen Substanzen im Hypothalamus der Maus nach Metopiron (SU 4885). Z. Zellforsch. **101**, 510-526 (1969). — GASPERIS, A. DE: Sulle variazioni del contenuto in ribonucleotidi nella ghiandola tiroidea. Ricerche sperimentali sul ratto. Biol. lat. (Milano) **4**, 155—168 (1951). — GATZ, A. J.: Comparative cytological study of the anterior lobe of the hypophysis of male albino rats affected by gonadectomy. Thesis Univ. Minnesota 1933. — GEPTS, W.: Contribution á l'étude morphologique des ilôts de Langerhans au cours du diabète. Les Editions „Acta Medica Belgica" Bruxelles 1957. — GIERSBERG, H., USINGER, W.: Die Bedeutung des Pigmenthormons beim Säugetier. Naturwiss. **39**, 405—406 (1952). — GINSBURG, M.: Production, release, transportation and elimination of the neurohypophysial hormones. In: Handbuch der experimentellen Pharmakologie, vol. 23, p. 286—371, ed. by B. BERDE. Berlin-Heidelberg-New York: Springer 1968. — GOMORI, G.: Observations with differential stains on human islets of Langerhans. Amer. J. Path. **17**, 395—406 (1941). — GORBMAN, A., BERN, H. A.: A textbook of comparative endocrinology, 2nd ed. New York-London-Sidney: John Wiley & Sons, Inc. 1964. — GRAUMANN, W.: Polysaccharide. In: Handbuch der Histochemie, Bd. II. Stuttgart: G. Fischer 1964. — GREEN, J. D.: Electron microscopy of the anterior pituitary. In: HARRIS and DONOVAN (eds.), The pituitary gland, vol. 1, p. 233—241. London: Butterworth 1966. — GREEP, R. O.: The physiology and chemistry of the parathyroid hormone. In: The Hormones, vol. I, edit. by PINCUS and THIMANN. New York 1948. — GREEP, R. O., TALMAGE, R. V. (eds.): The parathyroids. Springfield/Ill.: Ch. C. Thomas 1961. — GREIDER, M. H., HOWELL, S. L., LACY, P. E.: Isolation and properties of secretory granules from rat islets of Langerhans. II. Ultrastructure of the beta granule. J. Cell Biol. **41**, 162—166 (1969). — GROSS, FR.: Nebennierenrinde und Wasser-Salzstoffwechsel unter besonderer Berücksichtigung von Aldosteron. Klin. Wschr. **1956**, 929—941. — GÜNDISCH, M.: Cercetasi volumetrice asupna pancreasului endocrini. Cluj. med. **15**, 406—410 (1934). — GURAYA, S. S., GREENWALD, G. S.: Histochemical studies on the interstitial gland in the rabbit ovary. Amer. J. Anat. **114**, 495—501 (1964). — GYLLING, M.: Stress and appendix. With affects of stress on variations in the weight of the adrenals. Ann. Chir. Gynaec. Fenn. **43**, Suppl. 3 (1954).

HAGEN, E.: Zur Frage der afferenten Nervenfasern im Drüsenlappen der Hypophyse. Z. Zellforsch. **41**, 79—88 (1954). — HÅKANSON, R., OWMAN, CH., SJÖBERG, N.-O., SPORRONG, B.: Amine mechanisms in enterochromaffin and enterochromaffin-like cells of gastric mucosa in various mammals. Histochemie **21**, 189-220 (1970). — HAMMAR, J. A.: Die Menschenthymus in Gesundheit und Krankheit. I. Das normale Organ. Z. mikr.-anat. Forsch. Erg.-Bd. 6, 1—560 (1926). ~ Die Menschenthymus in Gesundheit und Krankheit. II. Das Organ unter abnormalen Körperverhältnissen. Z. mikr.-anat. Forsch. Erg.-Bd. **16** (1929). (Weitere Lit. HAMMARS bei BARGMANN 1943.) — HAMPERL, H.: Über das Vorkommen von Onkocyten in verschiedenen Organen und ihren Geschwülsten. Virchows Arch. path. Anat. **298**, 327—375 (1936). — HANSTRÖM, B.: The comparative aspect of neurosecretion with special reference to the hypothalamo-hypophysial system. In: The neurohypophysic, ed. by H. HELLER, p. 23—37. London: Butterworths Scientific Publ. 1957. — HARADA, K.: The demonstration of two acid groups in juxtaglomerular granules with basic triphenyl methane dyes, aldehyde-fuchsin and Schiff's reagent. Histochemie **10**, 74—87 (1967). — HARRIS, G. W.: The physiology of the hypothalamus and pituitary gland in relationship to gynecology. Arch. Gynäk. **183**, 35—48 (1953). ~ Hypothalamic control of the anterior pituitary gland. In: Ciba Foundation Colloquia. Endocrinology, Bd. VI. London 1952. — HARRIS, G. W., CAMPBELL, H. J.: The regulation of the secretion of luteinizing hormone and ovulation. In: G. W. HARRIS and B. T. DONOVAN, The pituitary gland. London: Butterworths 1966. — HARRIS, G. W., DONOVAN, B. T.: The pituitary gland. 3 vols. London: Butterworths 1966. — HARRIS, G. W., REED, M., FAWCETT, C. P.: Hypothalamic releasing factors and the control of anterior pituitary function. Brit. med. Bull. **22**, 266—272 (1966). — HARRISON, R. J.: The structure of the ovary-mammals. In: The ovary, ed. by S. ZUCKERMAN, vol. 1, p. 143—188. New York: Academic Press 1962. — HARTL, F., FISCHER, C.: Morphologische Veränderungen an der Adenohypophyse des Menschen und ihre Beziehungen zu Lebensalter, Geschlecht und Konstitution. Z. Alternsforsch. 8, 301—308 (1955). — HARTMANN, FR.: Über die Innervation der Epiphysis cerebri einiger Säugetiere. Z. Zellforsch. **46**, 416—429 (1957). — HEIBERG, K. A.: Die Inseln der Bauchspeicheldrüse (Langerhanssche Inseln) nebst kurzer Übersicht über einige andere neuere Pankreasarbeiten. Ergebn. Anat. Entwickl.-Gesch. **19**, 939—1032 (1911). — HELLER, H., HASAN, S. H., SAIFI, A. A.: Antidiuretic activity in the cerebrospinal fluid. J. Endocr. **41**, 273—280 (1968). — HELLERSTRÖM, C., HELLMAN, B., PETERSSON, B., ALM, G.: The two types of pancreatic A-cells and their relation to the glucagon secretion. In: The structure and metabolism of the pancreatic islets. Proc. of the 3rd Intern. Sympos., Stockholm 1963, p. 117—130. Oxford-London-Edinburgh-New York-Paris-Frankfurt: Pergamon Press 1964. — HELLMAN, B., HELLERSTRÖM, C.: Histology and histophysiology of the islets of Langerhans in man. In: E. F. PFEIFFER et al.: Diabetes mellitus, Bd. 1, S. 89—118. München: J. F. Lehmanns 1969. — HILD, W.: Das morphologische, kinetische und endokrinologische Verhalten von hypothalamischem und neurohypophysärem Gewebe in vitro. Z. Zellforsch. **40**, 257—312 (1954). — HILD, W., ZETLER, G.: Experimenteller Beweis für die Entstehung der sog. Hypophysenhinterlappenwirkstoffe im Hypothalamus. Pflügers Arch. ges. Physiol. **257**, 169—201 (1953). — HILDEBRAND, J. E., RENNELS, E. G., FINERTY, J. C.: Gonadotrophic cells of the rat hypophysis and their relation to hormone production. Z. Zellforsch. **46**, 400—411 (1957). — HILLARP, N.-Å.: Studies on the localization of hypothalamic centres controlling the gonadotrophic function of the hypophysis. Acta endocr. (Kbh.) **2**, 11—23 (1949). — HILLARP, N.-Å., HÖKFELT, B. H.: Cytological demonstration of noradrenalin in the suprarenal medulla under conditions of varied secretory activity. Endocrinology **55**, 255—260 (1954). — HINTZSCHE, E.: Die Kerngröße der Follikelepithelien und der Granulosa-Luteinzellen im menschlichen Eierstock. Mschr. Geburtsh. Gynäk. **120** (1945). ~ Zyklische Änderungen der Kerngröße in Oberflächenepithel und Drüsen des menschlichen Uterus. Gynaecologia (Basel) **128**, 270—285 (1949). — HOAR, W. S.: Hormonal activities of the pars distalis in cyclostomes, fish and amphibia. In: G. W. HARRIS and B. T. DONOVAN, The pituitary gland, vol. 1. London: Butterworths 1966. — HOFER, H. O.: The phenomenon of neurosecretion. In: The structure and function of the nervous system, vol. I, p. 461—517. New York: Academic Press Inc. 1968. — HOFMANN-CREDNER, D.: Die Beeinflussung der Wasserdiurese beim Menschen durch Flackerlicht. Helv. med. Acta **20**, 1—19 (1953). — HOLLMAN, BO.: Quantitative studies on the islets of Langerhans. Acta Soc. Med. upsalien. **64**, 461—482 (1959). — HOLLWICH, F.: Der Einfluß des Augenlichtes auf die Regulation des Stoffwechsels. In: Bücherei des Augenarztes. Hrsg. R. THIEL, Heft 23. Stuttgart: Ferdinand Enke 1955. — HOLMES, R. L.: The pituitary gland of normal and stalk-sectioned monkeys with particular reference to the pars intermedia. J. Endocr. **24**, 53—58 (1962). — HOLMGREN, HJ., NAUMANN, B.: A study of the nerves of the thyroid gland and their relationship to glandular function. Acta endocr. (Kbh.) **3**, 215—235 (1949). — HOLMGREN, HJ., NILSONNE, U.: Comparative studies of the height of thyroid cells in different fixations. Acta endocr. (Kbh.) **1**, 339—349 (1948). — HOLT, C. v.: Die Wirkung von Kobalt und Cadmium auf die A-Zellen der Langerhansschen Inseln. Acta neuroveg. (Wien) **9**, 61—70 (1954). — HOLT, C. v., HOLT, L. v.: Die Wirkung von Kobalt und Cadmium auf die A-Zellen der Langerhansschen Inseln. Z. Naturforsch. **96**, 319—328 (1954). — HOLT, C. v., HOLT, L. v., KRÖNER, B., KÜHNAU, J.: Chemische Ausschaltung der A-Zellen der Langerhansschen Inseln. Naunyn-Schmiedeberg's Arch. exp. Path. Pharmak. **224**, 66—77 (1955). ~ Über die Wirkung der chemischen Ausschaltung der A-Zellen der Langerhansschen Inseln auf den Alloxan-diabetes. Naunyn-Schmiedeberg's Arch. exp. Path. Pharmak. **224**, 78—94 (1955). — HOLZMANN, K., LANGE, R.: Zur Zytologie der Glandula parathyreoidea des Menschen. Weitere Untersuchungen an Epithelkörperadenomen. Z. Zellforsch. **58**, 759—789 (1963). — HOOKER, CH. W.: The biology of the interstitial cells of the testis. Recent Progr. Hormone Res. **3**, 173—196 (1948). — HOUSSAY, B. A.: Comparative physiology of the endocrine pancreas. In: Comparative endocrinology, ed. A. GORBMAN. New York: J. Wiley and Sons 1959. — HOWELL, S. L., FINK, C. J., LACY, P. E.: Isolation and properties of secretory granules from rat islets of Langerhans. I. Isolation of a secretory granule fraction. J. Cell Biol. **41**, 154—161 (1969). — HOWELL, S. L., YOUNG, D. A., LACY, P. E.: Isolation and properties of secretory granules from rat islets of Langerhans. III. Studies of the stability of the isolated beta granules. J. Cell Biol. **41**, 167—176 (1969). — HOYOS-GUEVARA, EVELIO DE: The pancreatic islet system of the mouse (*Mus musculus*). Ultrastructural report of six new cell types. Z. Zellforsch. **101**, 28—62 (1969). — HÜBNER, G., KLEIN, H. J., SCHÜMMELFEDER, N.: Zur Ultrastruktur der Onkozytome. Klin. Wschr. **43**, 798—800 (1965). — HÜBNER, G., SCHIEFER, H.: Giant mitochondria of human oncocytes: their fine structure and function. XIIth Internat. Congress of Cell Biol. Excerpta Medica Internat. Congress Series No 166. Brüssel 1968. — HULTQUIST, G. T.: On the occurrence of s. c. silvercells in islet tumors and in the pancreas in cases of islet tumors. Gastroenterologia (Basel) **71**, 193—209 (1946). ~ Über die Technik bei Darstellung und Zählung der sog. Silberzellen in den Langerhansschen Inseln. Schweiz. Z. Path. **11**, 570—589 (1948). — HYMER, W. C., MCSHAN, W. H.: Isolation of rat pituitary granules and the study of their biochemical properties and hormonal activities. J. Cell Biol. **17**, 67—86 (1963). ~ Isolation of cytoplasmic pituitary granules by column chromatography. Cell Biol. **13**, 350—354 (1962). — HYMER, W. C., MCSHAN, W. H., CHRISTIANSEN, R. G.: Electron microscopic studies of anterior pituitary glands from lactating and estrogen-treated rats. Endocrinol. **69**, 81—90 (1961). — HYYPPÄ, MARKKU: A histochemical study of the primary catecholamines in the hypothalamic neurons of the rat in relation to the ontogenetic and sexual differentiation. Z. Zellforsch. **98**, 550—560 (1969).

IKUTA, H.: Über experimentelle Studien der Zirbeldrüse. I. Veränderungen des Zentralnervensystems bei Exstirpation derselben. Trans. Soc. path. jap. **27**, 498—500 (1937). — ILLIG, R., ZACHMANN, M., PRADER, A.: Menschliches Wachstumshormon. Klin. Wschr. **47**, 117—123 (1969). — IMAI, K.: Recent Progress in the studies of osmoregulatory function of the caudal neurosecretory system. In: Gunma Symposia on Endocrinology **1**, 9—20 (1964). — ITO, TAKASHI: Neurosecretory phenomena of the ganglion cells in the adrenal medulla of the golden hamster. Okajimas Folia anat. jap. **26**, 221—226 (1954). ~ The histology of the adrenal cortex of the postpuberally castrated male mouse. Okajimas Folia anat. jap. **26**, 271—283 (1954).

JACOBJ, W.: Die Zellengröße beim Menschen. Ein Beitrag zur quantitativen Zytologie. Z. mikr.-anat. Forsch. **38**, 161—240 (1935). — JAMES, V. H. T., LANDON, J. (eds.): The investigation of hypothalamic-pituitary-adrenal function. Cambridge: University Press 1968. — JAPUNDŽIĆ, M. M.: The goitrogenic effect of phenobarbital-Na on the rat thyroid. Acta anat. (Basel) **74**, 88—96 (1970). — JUNKMANN, K., SCHÖLLER, W.: Über das thyreotrope Hormon des Hypophysenvorderlappens. Klin. Wschr. **11**, 1176—1177 (1932).

KABELITZ, G.: Das Chromatophorenhormon der Hypophyse. Nova Acta Leopoldina, N.F. **11**, Nr 78 (1942). — KAPPERS, J. ARIENS: Survey of the innervation of the Epiphysis cerebri and the accessory pineal organs of vertebrates. In: KAPPERS, J. ARIENS, and J. P. SCHADE (eds.), Progr. Brain Res. **10**, 87—153 (1965). ~ The mammalian pineal organ. J. Neuro-Visceral Relations, Suppl. **9**, 140—184 (1969). — KAPPERS, J. ARIENS, SCHADE, J. P. (eds.): Structure and function of the epiphysis cerebri. Progr. Brain Res. **10**, 87—153 (1965). — KATAOKA, KATSUKO: Electron microscopic observations on a new cell type in the fundus mucosa of the mouse stomach. Z. Zellforsch. **100**, 93—100 (1969). — KERN, H. F., KERN, D.: Das A-Zellsystem des Menschen und der Wirbeltiere. In: 14. Sympos. Dtsch. Ges. Endokrinol., Nebenschilddrüse und endokrine Regulationen des Calciumstoffwechsels. Spontan-Hypoglykämie. Glukagon. S. 186—204. Berlin-Heidelberg-New York: Springer 1968. — KERN, H. F., LOGOTHETOPOULOS, J.: Steroid diabetes in the guinea pig. Studies on islet-cell ultrastructure and regeneration. Diabetes 19, 145—154 (1970). — KITAY, J. I., ALTSCHULE, M. D.: The pineal gland. Cambridge, Mass.: Harvard University Press 1954. (Lit.). — KLÄRNER, P.: Veränderungen an Nebenniere und Hypophyse der Ratte nach vielmonatiger Zufuhr von ACTH. Beitr. path. Anat. **115**, 488—513 (1955). — KLOOS, K.: Zur Pathologie der Feten und Neugeborenen diabetischer Mütter. Virchows Arch. path. Anat. **321**, 177—227 (1952). — KNOCHE, H.: Zur feineren Innervation des Thymus vom Menschen. Z. Zellforsch. **41**, 556—593 (1955). — KNOWLES, Sir FRANCIS, VOLLRATH, L.: Neurosecretory innervation of the pituitary of the eels Anguilla and Conger. Phil. Trans. B No 768, **250**, 311—342 (1966). — KOBAYASHI, SH., FUJITA, Ts.: Fine structure of mammalian and avian pancreatic islets with special reference to D cells and nervous elements. Z. Zellforsch. **100**, 340—363 (1969). — KOBAYASHI, SH., FUJITA, Ts., SASAGAWA, Ts.: The endocrine cells of human duodenal mucosa. An electron microscope study. Arch. histol. jap. **31**, 477—494 (1970). — KOBAYASHI, Y.: Functional morphology of the Pars intermedia of the rat hypophysis as revealed with the electron microscope. I. Ultrastructural changes after dehydration. Gunma Symp. Endocr. **1**, 173—181 (1964). — KOCH, G.: Zellkernmessungen an der experimentell beeinflußten Rattenschilddrüse. Z. Zellforsch. **47**, 517—547 (1958). — KOHN, A.: Morphologie der inneren Sekretion und der inkretorischen Organe. In: Handbuch der normalen und pathologischen Physiologie, Bd. 16, Teil 1, S. 1—66. Berlin: Springer 1930. — KOVÁCS, K., BACHRACH, D.: Hypothalamus and water metabolism. Studies on the antidiuretic substance of the hypothalamus and hypophysis. Acta med. scand. **141**, 137—152 (1951). — KRACHT, J.: Die Schilddrüse und ihre Beziehungen zum Hypophysenvorderlappen und zur Nebennierenrinde. Jahresber. 1952/53 des Tuberkulose-Forschungsinstituts Borstel, S. 368—478. Berlin-Göttingen-Heidelberg: Springer 1953. ~ Wirkung von Wachstumshormon auf die Langerhansschen Inseln des Rattenpankreas. Naturwiss. **40**, 607—608 (1953). ~ Glukagon und Inselapparat (Histometrische Ergebnisse). Naturwiss. **41**, 336 (1954). ~ Bildungsstätten der Hypophysenvorderlappenhormone. 4. Symp. der Dtsch. Ges. für Endokrinologie, 1956, über „Die partielle Hypophysenvorderlappen-Insuffizienz", S. 1—18. Berlin-Göttingen-Heidelberg: Springer 1957. ~ Das Inselzellsystem bei Über- und Unterfunktion der Nebennierenrinde. Verh. Dtsch. Ges. Path. 40. Tagung, S. 272—276. Stuttgart: G. Fischer 1957. — KRACHT, J., KRACHT, U.: Zur Histopathologie und Therapie der Schreckthyreotoxikose des Wildkaninchens. Virchows Arch. path. Anat. **321**, 238—274 (1952). — KRACHT, J., SPAETHE, M.: Über Wechselbeziehungen zwischen Schilddrüse und Nebennierenrinde. I. Mitt. Der thyreocorticotrope Phasenwechsel in der Sekretionsbiologie des Hypophysenvorderlappens. Virchows Arch. path. Anat. **323**, 174—193 (1953). — KRATZSCH, E.: Experimentell-morphologische Untersuchungen am Zwischenhirn-Hypophysensystem der Ratte bei Polyurie infolge Alloxanvergiftung (mit besonderer Berücksichtigung der Pituicyten). Z. Zellforsch. **36**, 371—386 (1951). — KRSULOVIČ, J., BRÜCKNER, G.: Morphological characteristics of pituicytes in different functional stages. Z. Zellforsch. **99**, 210—220 (1969). — KRUEGER-EBERT, R.: Über die Basalmembran der Schilddrüsenfollikel. Z. Zellforsch. **31**, 491—501 (1941). — KULENKAMPFF, H.: Acini und Lymphsinus in der Schilddrüse des Neugeborenen. Z. Anat. Entwickl.-Gesch. **115**, 82—87 (1950). — KUROSUMI, K., MATSUZANA, T., KOBAYASHI, Y., SATO, SH.: On the relationship between the release of neurosecretory substance and lipid granules of pituicyte in the rat neurohypophysis. Gunma Symp. Endocr. **1**, 87—118 (1964). — KUROSUMI, K., MATSUZANA, T., SCHIBASAKI, S.: Electron microscopic studies on the fine structures of the Pars nervosa and Pars intermedia, and their morphological interrelation in the normal rat hypophysis. Gen. comp. Endocr. **1**, 433—452 (1961).

LACY, P. E.: Electron microscopic identification of different cell types in the islets of Langerhans of the guinea pig, rat, rabbit and dog. Anat. Rec. **128**, 255—268 (1957). ~ The pancreatic beta cell. New Engl. J. Med. **276**, 187 (1967). — LAESCHKE, R.: Die Nebennierenrinde des Menschen bei Störungen der Keimdrüsentätigkeit und bei Fettansatz trotz Mangelernährung. Anat. Anz. **96**, 1—15 (1947). ~ Die physiologischen und vom Verhalten der Keimdrüsen abhängenden Veränderungen der Nebennierenrinde des erwachsenen Menschen. Z. mikr.-anat. Forsch. **57**, 1—84 (1951). — LAIDLAW, G. F.: Nesidio-blastoma, the islet tumor of the pancreas. Amer. J. Path. **14**, 125—134 (1938). LANE, M. A.: The cytological characters of the areas of Langerhans. Amer. J. Anat. **7**, 409—421 (1907). — LANG, K., SIEBERT, G.: Die chemischen Leistungen der morphologischen Zellelemente. In: Physiologische Chemie, herausg. von FLASCHENTRÄGER u. LEHNARTZ. Berlin-Heidelberg-Göttingen: Springer 1954. — LANGE, R.: Zur Histologie und Zytologie der Glandula parathyreoidea des Menschen. Z. Zellforsch. **53**, 765—828 (1961). — LANGE, R., BREHM, H. v.: On the fine structure of the parathyroid gland in the toad and the frog. In: The parathyroid glands: ultrastructure, secretion, and function, ed. by P. J. GAILLARD, R. U. TALMADGE and ANN M. BUDY. The University of Chicago: 1965. — LANGE-COSACK, H.: Verschiedene Gruppen der hypothalamischen Pubertas praecox. I. Mitt. Dtsch. Z. Nervenheilk. **166**, 499—545 (1951). ~ II. Mitt. Dtsch. Z. Nervenheilk. **168**, 237—266 (1952). — LAZAROW, A.: Functional characterization and metabolic pathways of the pancreatic islet tissue. Recent Progr. Hormone Res. **19**, 489—540 (1963). — LEBLOND, C. P., GROSS, J.: Thyroglobulin formation in the thyroid follicle visualized by the „coated autograph“ technique. Endocrinology **43**, 308—324 (1948). — LEGAIT, E., BURLET, C.: Élaboration et libération de l'hormone antidiurétique. In: 87e Congrès de l'Assoc. Française pour l'avancement des Sciences, Nancy, 1—6 Juillet 1968, p. 5—22. Imprimerie G. Thomas, Nancy, Dépôt légal II - **1969** - No. 788. — LEGG, P. G.: Fluorescence studies in neural structures and endocrine cells in the pancreas of the cat. Z. Zellforsch. 88, 487—495 (1968). ~ The fine structure and innervation of the beta and delta cells in the islet of Langerhans of the cat. Z. Zellforsch. **80**, 307—321 (1967). — LEHMANN, H. J., STANGE, H. H.: Über das Vorkommen vakuolenhaltiger Ganglienzellen im Ganglion cervicale uteri trächtiger und nichtträchtiger Ratten. Z. Zellforsch. **38**, 230—236 (1953). — LEMBECK, F.: Über den Nachweis von 5-Oxytryptamin (Enteramin, Serotonin) in Carcinoidmetastasen. Naunyn-Schmiedeberg's Arch. exp. Path. Pharmak. **221**, 50—66 (1954). — LENNEP, E. VAN, MADDEN, L. M.: Electron microscopic observations on the involution of the human corpus luteum of menstruation. Z. Zellforsch. **65**, 365—380 (1965). — LEONHARDT, H.: Zur Frage einer intraventrikulären Neurosekretion. Z. Zellforsch. **79**, 172—184 (1967). ~ Über axonähnliche Fortsätze, Sekretbildung und Extrusion der hellen Pinealozyten des Kaninchens. Z. Zellforsch. **82**, 307—320 (1967). ~ Bukettförmige Strukturen im Ependym der Regio hypothalamica des III. Ventrikels beim Kaninchen. Z. Zellforsch. 88, 297—317 (1968). ~ Eine weitere Art intraventrikulärer kolbenförmiger Axonendigungen aus dem IV. Ventrikel des Kaninchengehirns. Z. Zellforsch. **92**, 394—399 (1968). — LEVER, J.: Onderzoekingen betreffende de Schildklierstructuur. S.-Gravenhage: Staatsdrukkerij 1950. — LEVER, J., VLIJM, L.: A comparison of the sensitivity of some methods for determining the activity of thyroid glands. Acta endocr. (Kbh.) **18**, 219—228 (1955). — LEVER, J. D.: Fine structural appearances in relation to function in certain secretory organs. In: Electron microscopy in anatomy, p. 207—224. London: Arnold 1961. — LEVER, J. D., FINDLAY, J. A.: Similar structural bases for the storage and release of secretory material in adreno-medullary and pancreatic cells. Z. Zellforsch. **74**, 317—324 (1966). — LEVER, J. D., JEACOCK, M. K., YOUNG, F. G.: The production and dure of metahypophyseal diabetes in the cat: a biochemical and electron-microscopical study with particular reference to the changes in the islets of Langerhans of the pancreas. Proc. roy. Soc. B **154**, 139—150 (1961). — LEVER, J. D., LEWIS, P. R., BOYD, J. D.: Observations on the fine structure and histochemistry of the carotid body in the cat and rabbit. J. Anat. (Lond.) **93**, 478—490 (1959). — LEVITT, T.: The thyroid. Edinburgh and London: E. & S. Livingstone 1954. — LEZNOFF, A., FISHMAN, I., GOODFRIEND, L., MCGARRY, E., BECK, J., ROSE, B.: Localization of fluorescent antibodies to human growth hormone in human pituitary glands. Proc. Soc. exp. Biol. (N.Y.) **104**, 232—235 (1960). — LICHTENSTEIGER, W., KORPELA, K., LANGEMANN, H., KELLER, P.: The influence of ovariectomy, estrogen, and progesterone in the catecholamine content of hypothalamic nerve cells in the rat. Brain Res. **16**, 159—214 (1969). — LIEBEGOTT, G.: Studien zur Orthologie und Pathologie der Nebennieren. Beitr. path. Anat. **109**, 93 (1944). ~ Die Nebennieren. In: Naturforschung und Medizin in Deutschland 1939—1946, Bd. 71, Teil II, S. 156—176. Weinheim: Verlag Chemie 1948. ~ Die Pathologie der Nebennieren. Verh. dtsch. Ges. Path. **36**, 21—68 (1952). — LIETZ, H., ZIPPEL, H.: Cytochemische Untersuchungen zur vergleichenden Morphologie der C-Zellen in der Schilddrüse. Z. Zellforsch. **102**, 85—98 (1969). — LINDALL, A. W., Jr., BAUER, G. E., DIXIT, P. K., LAZAROW, A.: Isolation of an insulin secretion granula fraction. J. Cell Biol. **19**, 317—324 (1963). — LINDNER, E.: Die Sacculi mitochondriales der Diskochondrien und Sphaerochondrien in der Nebennierenrinde vom Igel (Erinaceus europaeus L.). Z. Zellforsch. **72**, 212—235 (1966). — LIPSET, M. B., WILSON, H., KIRSCHNER, M. A., KORENMAN, ST. G., FISHMAN, L. M., SARFATY, G. A., BARDIN, C. W.: Studies on Leydig cell physiology and pathology: Secretion and metabolism of testosteron. Recent. Progr. Hormone Res. **22**, 244—281 (1966). — LOESER, A.: Die Beziehungen zwischen Schilddrüse und Hypophyse. Naunyn-Schmiedeberg's Arch. exp. Path. Pharmak. **184**, 23—37 (1936). — D'LORIO, A., LAGUE, J. G.: The chromaffin granules of the adrenal medulla. In: Major problems in neuroendocrinology, ed. by E. BAJUSZ and G. JASMIN, p. 112—119. Basel/New York: S. Karger 1964. — LUCKNER, H., STAUBESAND, J.: Die inkretorische Funktion des Glomus coccygicum. Verh. Dtsch. Ges. für Inn. Medizin, 56. Kongr., 1950, S. 204—205. ~ Die inkretorische Funktion des Glomus coccygicum. Z. ges. exp. Med. **117**, 96—105 (1951). — LUDFORD, R. J., CRAMER, W.: Secretion and the Golgi-apparatus in the islets of Langerhans. Proc. roy. Soc. B **101**, 16—24 (1927). — LUDWIG, K. G.: Beiträge zur Schilddrüsenstruktur. II. Gibt es „inter- oder parafollikuläres“ Epithel in der Schilddrüse? Acta anat. (Basel) **19**, 28—50 (1953). ~ Beiträge zur Schilddrüsenstruktur. III. Zur Frage der Makrothyreocyten in der Schilddrüse nebst histophysiologischen Bemerkungen. Acta anat. (Basel) **20**, 1—36 (1954).

MACHADO, C. R. S., WRAGG, L. E., MACHADO, A. B. M.: Circadian rhythm of serotonin in the pineal body of immunosympathektomized immature rats. Science **164**, 442—443 (1969). — MAILLARD, M.: Origine des grains de sécrétion dans les cellules de l'antéhypophyse embryonnaire du rat; rôle de l'appareil de Golgi. J. de Microscopie **2**, 81—94 (1963). — MALANDRA, B.: Beobachtungen am neurosekretorischen Zwischenhirnsystem der normalen, trächtigen und laktierenden Ratte. Z. Zellforsch. **43**, 594—610 (1956). — MARTIN, J.: Experimental and clinical observations concerning the results of destruction of the pineal gland. Summaries Doct. Diss. Northw. Univ. **9**, 314—318 (1941). Zit. nach KITAY u. ALTSCHULE 1954. — MARTINI, L., FRASCHINI, F., MOTTA, M.: Neural control of anterior pituitary function. Recent Progr. Hormone Res. **24**, 439—496 (1968). — MARZOTKO, D., SCHARF, J.-H., LÖTSCH, A.: Karyometrische Befunde am Schilddrüsenepithel männlicher Albinoratten nach experimenteller Beeinflussung endokriner Regelkreise. Morph. Jb. **114**, 26—46 (1969). — MASCHMANN, E.: Über kropferzeugende Substanzen pflanzlicher Herkunft. Naturwiss. **30**, 262—263 (1942). — MASKE, H.: Beobachtungen über das Zink in den Langerhansschen Inseln des Pankreas und seine Beziehungen zur Inselfunktion. Z. Naturforsch. **86**, 96—104 (1953). ~ Interaction between insulin and zinc in the islets of Langerhans. Diabetes **6**, 335–341 (1957). — MASKE, H., WOLLFF, H., STAMPFL, B., BAUMGARTEN, F.: Beobachtungen über den Zinkstoffwechsel beim Alloxandiabetes. Naunyn-Schmiedeberg's Arch. exp. Path. Pharmak. **216** 457—472 (1952). — MAYERSBACH, H.: Über die Färbbarkeit des Schilddrüsenkolloids. Protoplasma **41**, 432–445 (1965). — MCEWEN, BRUCE S., WEISS, I. M., SCHWARTZ, L.S.: Uptake of corticosterone by rat brain and its concentration by certain limbic structures. Brain Res. **16**, 227—241 (1969). — MCGRATH, P.: The pharyngeal hypophysis in the under-fifty age group. J. Anat. (Lond.) **106**, 198 (1970). — MEESSEN, H.: Experimentelle Histopathologie. Stuttgart: Georg Thieme 1952. — MERKER, H.-J.: Synthese, Wirkung und Abbau der Gestagene im elektronenmikroskopischen Bild. In: Handbuch der experimentellen Pharmakologie, Neue Serie, Bd. XXII/2, S. 463—514, herausgeg. v. K. JUNKMANN. Berlin-Heidelberg-New York: Springer 1969. — METUZALS, J.: Neurohistologische Studie über die nervöse Verbindung der Pars distalis der Hypophyse mit dem Hypothalamus auf dem Wege des Hypophysenstiels. Acta anat. (Basel) **20**, 258—285 (1954). — MIAMI, N.: Recherches sur le mécanisme de sécrétion de la cellule thyroidienne, suivi avec le I^{131}. Acta anat. (Basel) **27**, 89—113 (1956). — MIETKIEWSKI, K., MIŚKOWIAK, B. K.: Histochemische Veränderungen im Nucleus supraopticus der Ratte nach Metopiron-Injektion. Endokrinologie **53**, 341—351 (1968). — MOESCH, H. R.: Zur Jodwirkung auf die Schilddrüse. Acta anat. (Basel) **27**, 193—221 (1956). — MOON, H. D. (ed.): The adrenal cortex. New York: Paul B. Hoeber Inc. 1961. — MOSES, M. L., DAVIS, W. W., ROSENTHAL, A. S., GARREN, L. D.: Adrenal cholesterol: Localization by electron-microscope autoradiography. Science **163**, 1203—1205 (1969). — MOSIMANN, W.: Vergrößerung der Kernvolumina in der Parathyreoidea und vermehrte Kalzium-Ausscheidung in der Milch bei Ziegen nach künstlicher Auslösung der Laktation durch Oestrogene. Schweiz. Arch. Tierheilk. **97**, 178—187 (1955). — MOSLENER, J.: Über Kolloidkörperchen in Markzellen der menschlichen Nebenniere. Endokrinologie **31**, 302—318 (1954). — MOSONYI, L.: Strukturanalytische Betrachtungen endokriner Korrelationen. Dtsch. med. Wschr. **1968**, 2179—2183. — AUS DER MÜHLEN, K., OCKENFELS, H.: Morphologische Veränderungen im Diencephalon und Telencephalon und Störungen des Regelkreises Adenohypophyse-Nebennierenrinde. II. Ergebnisse beim Meerschweinchen nach Verabreichung von Metopiron (SV 4885). Z. Zellforsch. **87**, 463—477 (1968). — MÜLLER, J., RUNGE, W., FERNER, H.: Cytologie und Gefäßverhältnisse des Inselorgans bei der Ente. Z. mikr.-anat. Forsch. **62**, 165—186 (1956). — MUNSON, P. L., HIRSCH, PH. F., BREWEN, H. B., REISFELD, R. A., COOPER, C. W., WÄSTHED, A. B., ORIMO, H., POTTS, J. T., JR.: Thyrocalcitonin. Recent Progr. Hormone Res. **24**, 588—650 (1968). — MURAKAMI, M.: Elektronenmikroskopische Untersuchungen am interstitiellen Gewebe des Rattenhodens, unter besonderer Berücksichtigung der Leydigschen Zwischenzellen. Z. Zellforsch. **72**, 139—156 (1966). — MURAKAMI, M., TONUTTI, E.: Submikroskopische Veränderungen der Leydigzellen des Rattenhodens nach Behandlung mit Östrogenen und nach Gonadotropinzufuhr. Endokrinologie **50**, 231—250 (1966).

NADLER, N. J., YOUNG, B. A., LEBLOND, C. P., MITMAKER, B.: Elaboration of thyroglobulin in the thyroid follicle. Endocrinology **74**, 333 (1964). — NAKAMURA, M.: Cytological and histological studies on the pancreatic islets of a diabetic strain of the mouse. Z. Zellforsch. **65**, 340—349 (1965). — NAKANE, P. K.: Classifications of anterior pituitary cell types with immunoenzyme histochemistry. J. Histochem. Cytochem. **18**, 9—20 (1970). — NANBA, H., FUJITA, H.: Fine structure of the thyroid parafollicular cells in normal, vitamin D and $CaCl_2$-treated, and $CaCl_2$-treated mice. Arch. histol. jap. **30**, 283—293 (1939). — NEUBERT: Beiträge zum mikroskopischen Aufbau und zur Entwicklung des menschlichen Pankreas. Anat. Anz. **61**, Erg.-H., 243—248 (1926). ~ Bau und Entwicklung des menschlichen Pankreas. Beitrag XII. Zur synthetischen Morphologie. Wilhelm Roux' Arch. Entwickl.-Mech. Org. **111**, 1, 29—118 (1927). (Festschrift Driesch.) — NÈVE, P., DUMONT, J. E.: Time sequence of ultrastructural changes in the stimulated dog thyroid. Z. Zellforsch. **103**, 61—74 (1970). — NIBBELINK, D. W.: Paraventricular nuclei, neurohypophysis and parturition. Amer. J. Physiol. **200**, 1229—1232 (1961). — NONIDEZ, J. F.: The origin of the „parafollicular" cell, a second epithelial component of the thyroid gland of the dog. Amer. J. Anat. **49**, 479—505 (1932). ~ The „parenchymatous" cells of Baber, the „protoplasmareichen Zellen" of Huerthle, and the „parafollicular" cells of the mammalian thyroid. Anat. Rec. **56**, 131—140 (1933). ~ Innervation of the thyroid gland. Amer. J. Anat. **57**, 135—168 (1935). (Weitere Lit. von NONIDEZ bei BARGMANN 1939.) — NOWAKOWSKI, H.: Infundibulum und Tuber cinereum der Katze. Dtsch. Z. Nervenheilk. **165**, 261—339 (1951). — NUNEZ, E. A., GOULD, R. P., HOLT, S. J.: Seasonal changes in secretory granules and crystalloid inclusions of bat thyroid parafollicular cells. J. Cell Sci. **6**, 821—841 (1970). — NUSSDORFER, G. G., MAZZOCCHI, G.: Autoradiographic study of the incorporation of tritiated cholesterol into the zona reticularis of the rat adrenal cortex. Z. Zellforsch. **102**, 205—213 (1969).

OBERTI, C.: Zur Kenntnis der Glia und Nerven der Adenohypophyse. Z. Zellforsch. **46**, 252—258 (1957). — OKAMOTO, K.: Biologische Untersuchungen der Metalle. II. Trans. Soc. path. jap. **33**, 247—252 (1943). — OKKELS, H.: La glande thyroïde. In: Actualités scientifiques et industrielles, p. 407. Paris: Hermann & Cie. 1936. — OKSCHE, A., LAWS, D. F., KAMEMOTO, F. I., FARNER, D.: The hypothalamo-hypophysial neurosecretory system of the white-crowned sparrow, Zonotrichia leucophrys gambelii. Z. Zellforsch. **51**, 1—42 (1959). — OLIVECRONA, H.: Paraventricular nucleus and pituitary gland. Acta physiol. scand. **40**, Suppl. 136 (1957). — OLSSON, R.: General review of the endocrinology of the protochordata and myxinoidea. Gen. comp. Endocr. Suppl. **2**, 485—499 (1969). — ORTAVANT, R., MAULEON, P., THIBAULT, C.: Photoperiodic control of gonadal and hypophysial activity. Ann. N.Y. Acad. Sci. **117**, 157—193 (1964). — ORTHNER, H.: Anatomie und Physiologie der Steuerungsorgane der Sexualität. In: Die Sexualität des Menschen, hrsg. von H. GIESE, 2. Aufl. Stuttgart: Ferdinand Enke 1968. — ORTHNER, H., MEYER, E.: Der posttraumatische Diabetes insipidus. Acta neuroveg. (Wien) **30**, 216—250 (1967). — ORTMAN, R.: A study some cytochemical reactions and of the hormone content of the adenohypophysis in normal and in genetic dwarf mice. J. Morph. **99**, 417—432 (1956). — ORTMANN, R.: Über Kernsekretion, Kolloid- und Vakuolenbildung in Beziehung zum Nukleinsäuregehalt in Trophoblast-Riesenzellen der menschlichen Placenta. Z. Zellforsch. **34**, 562—583 (1949). ~ Über experimentelle Veränderungen der Morphologie des Hypophysen-Zwischenhirn-Systems und die Beziehungen der sog. Gomori-Substanz zum Adiuretin. Z. Zellforsch. **36**, 92—140 (1951). ~ Histochemische Untersuchungen an menschlicher Placenta mit besonderer Berücksichtigung der Kernkugeln (Kerneinschlüsse) und der Plasmalipoideinschlüsse. Z. Anat. Entwickl.-Gesch. **119**, 28—54 (1955). ~ Neurosecretion. In: Handbook of physiology, ed. by J. FIELD, H. W. MAGOUN, V. E. HALL. Vol. II, p. 1039—1065. Washington, D.C.: Am. Physiol. Soc. 1960.

PALADE, G. E.: An electron microscope study of the mitochondrial structure. J. Histochem. Cytochem. **1**, 188—211 (1953). — PALKOVITS, M., FISCHER, J.: Karyometric Investigations. Budapest. Akadémiai Kiadó 1968. — PANTIĆ, VL., GENBAUER, O.: Ultrastructure of pituitary lactotropic cells of oestrogen treated male rats. Z. Zellforsch. **95**, 280—289 (1969). — PAPADIMITRIOU, D., HUTH, F.: Polkissenhyperplasie bei juveniler Hypertonie. Z. Urol. **61**, 433—437 (1968). — PARKES, A. S.: The adrenal gonad relationship. Physiol. Rev. **25**, 203—254 (1945). — PATZELT, V.: Das endokrine System und die Zwischenzellen. Wien: Springer 1947. — PEARSE, A. G. E.: Common cytochemical and ultrastructural characteristics of cells producing polypeptide hormones (the APUD series) and their relevance to thyroid and ultimobranchial C cells and calcitonin. Proc. roy. Soc. B **170**, 71—80 (1968). — PEARSE, A. G. E., CARVALHEIRA, R. F.: Cytochemical evidence for an ultimo-branchial origin of rodent thyroid C-cells. Nature (Lond.) **214**, 929—930 (1967). — PEARSE, A. G. E., WELSCH, U.: Ultrastructural characteristics of the thyroid C cells in the summer, autumn and winter states of the hedgehog (Erinaceus europaeus L.), with some reference to other mammalian species. Z. Zellforsch. **92**, 596—609 (1968). — PEHLEMANN, F.-W.: Die amitotische Zellteilung. Z. Zellforsch. **84**, 516—548 (1968). — PEHLEMANN, F.-W., HANKE, W.: Funktionsmorphologie des Interrenalorgans von Rana temporaria L. Z. Zellforsch. **89**, 281—302 (1968). — PELLINIEMI, L. J., NIEMI, MIKKO: Fine structure of the human foetal testis. I. The interstitial tissue. Z. Zellforsch. **99**, 507—522 (1969). — PERDUE, J. F., MCSHAN, W. H.: Isolation and biochemical study of secretory granules from rat pituitary glands. J. Cell Biol. **15**, 159—172 (1962). — PETKOV, P., GALABOVA, R.: Zinkverteilung im Pankreas einiger Säuger. Acta histochem. (Jena) **32**, 93—109 (1969). — PETRY, G.: Gesetzmäßigkeiten im Einbau der Drüsen mit innerer und äußerer Sekretion und ihre Bedeutung für die Drüsenfunktion. Anat. Anz. **96**, 332—348 (1945). — PFEIFER, R. A.: Neue Ergebnisse über die Angioarchitektonik der Hypophyse. Leipzig: Akademische Verlagsgesellschaft 1951. — PHILIPP, E.: Die Hormone der Placenta. In: Biologie und Pathologie des Weibes, 2. Aufl., Bd. 1. Berlin u. Wien: Urban & Schwarzenberg 1945. ~ Die hormonale Wirkung der Plazenta. Dtsch. med. Wschr. **1955**, 243—245. — PICHOTKA, J.: Das Verhalten der Schilddrüse bei akuter Insuffizienz der Wärmeregulation. Naunyn-Schmiedeberg's Arch. exp. Path. Pharmak. **216**, 268—273 (1952). ~ Die Bedeutung der Schilddrüse für die Temperaturregulation. Naunyn-Schmiedeberg's Arch. exp. Path. Pharmak. **220**, 398—413 (1953). ~ Die Morphogenese der Schilddrüsenveränderungen während der Anpassung an niedere Umgebungstemperaturen. Beitr. path. Anat. **113**, 168—181 (1953). — Pierce, G. B., Jr., Midgley, A. R., Jr.: The origin and function of human syncytiotrophoblast giant cells. Amer. J. Path. **43**, 153—173 (1963). — Pilgrim, Ch.: Morphologische und funktionelle Untersuchungen zur Neurosekretbildung. Ergebn. Anat. Entwickl.-Gesch. **41**, 7—79 (1969). ~ Die parafollikulären Zellen (C-Zellen) der Schilddrüse. Dtsch. med. Wschr. **95**, 1074—1077 (1970). — Pollock, W. F.: Histochemical studies of the interstitial cells of the testis. Anat. Rec. **84**, 23 (1942). — Popa, G. T., Fielding, U.: A portal circulation from the pituitary to the hypothalamic region. J. Anat. (Lond.) **65**, 88—91 (1931). — Purves, H. D.: Cytology of the adenohypophysis. In: Harris and Donovan (eds.), The pituitary gland, vol. I, p. 148—232. London: Butterworths 1966. — Purves, H. D., Griesbach, W. E.: Observations on the acidophil cell changes in the pituitary in thyroxin deficiency states. I. Acidophile degranulation in relation to goitrogenic agents and extrathyroidal thyroxine synthesis. Brit. J. exp. Path. **27**, 170—179 (1946).

Quay, W. B.: Volumetric and cytologic variation in the pineal body of Peromyscus leucopus (Rodentia) with respect to sex, captivity and day-length. J. Morph. **98**, 471—496 (1956). ~ The demonstration of a secretory material and cycle in the parenchymal cells of the mammalian pineal organ. Exp. Cell. Res. **10**, 541—568 (1956). ~ Cytochemistry of pineal lipids in rat and man. J. Histochem. Cytochem. **5**, 145—153 (1957). ~ Striated muscle in the mammalian pineal organ. Anat. Rec. **133**, 57—64 (1959). ~ Cytologic and metabolic parameters of pineal inhibition by continous light in the rat (Rattus norvegicus). Z. Zellforsch. **60**, 479—490 (1963). ~ Histological structure and cytology of the pineal organ in birds and mammals. Progr. in Brain Res. **10**, 49—86 (1965).

Reichlin, S.: Regulation of somatotrophic hormone secretion. In: G. W. Harris and B. T. Donovan, The pituitary gland, vol. 2. London: Butterworths 1966. — Reinhardt, H. F., Henning, L. Ch., Rohr, H. P.: Morphometrisch-ultrastrukturelle Untersuchungen am Nucleus supraopticus der Ratte nach Dehydratation. Z. Zellforsch. **102**, 172—181 (1969). ~ Morphometrisch-ultrastrukturelle Untersuchungen am Hypophysenhinterlappen der Ratte nach Dehydratation. Z. Zellforsch. **102**, 182—192 (1969). — Reiss, M., Badrick, F. E., Halkerston, J. M.: The uptake of radioactive tracers by the pineal gland. J. Anat. (Lond.) **83**, 81 (1949). — Rhodin, J. A. G., Terzakis, J.: The ultrastructure of the human full-term placenta. J. Ultrastruct. Res. **6**, 88—106 (1962). — Rinehart, J. F., Farquhar, M. G.: Electron microscopic studies of the anterior pituitary gland. J. Histochem. Cytochem. **1**, 93—112 (1953). — Rio Hortega, P. del: Constitucion histologica de la glandula pineal. Arch. Neurol. (Madr.) **3**, 359—389 (1922); **9**, 26—68, 139—167 (1929). — Robertis, E. de: Proteolytic enzyme activity of colloid extracted from single follicles of the rat thyroid. Anat. Rec. **80**, 219 (1941). ~ Cytological and cytochemical bases of thyroid function. Ann. New York Acad. Sci. **50**, 317 (1949). ~ Histophysiology of synapses and neurosecretion. Oxford-London-Edinburgh-New York-Paris-Frankfurt: Pergamon Press 1964. — Robertson, D. R.: The ultimobranchial body in Rana pipiens. III. Sympathetic innervation of the secretory parenchyme. Z. Zellforsch. **78**, 328—340 (1967). — Roche, J., Michel, R.: Nature, biosynthesis and metabolism of thyroid hormones. Physiol. Rev. **35**, 583 (1955). — Rockenschaub, A.: Mikroskopie (Wien) **6**, 304 (1951). — Rodeck, H.: Neurosekretion und Wasserhaushalt bei Neugeborenen und Säuglingen. Beih. zum Arch. Kinderheilk., H. 36. Stuttgart: Ferdinand Enke 1958. ~ Untersuchungen über den Einfluß der Dehydration auf die postnatale Entwicklung der Regulationszentren des Wasserhaushaltes. Annales Nestle, Sonderdruck. Frankfurt/Main 1962. — Rodeck, H., Breuer, H. A.: Tierexperimentelle Untersuchungen zur Frage der Wirkung des akuten Hungerns auf das neurosekretorische System. Z. Zellforsch. **69**, 573—586 (1966). — Rodeck, H., Caesar, R.: Zur Entwicklung des neurosekretorischen Systems bei Säugern und Mensch und der Regulationsmechanismen des Wasserhaushaltes. Z. Zellforsch. **44**, 666—691 (1956). — Roepke, M.-L.: Das Verhalten der histochemisch nachweisbaren Askorbinsäure in der Nebennierenrinde von Meerschweinchen nach Formalin-Stress. Z. mikr.-anat. Forsch. **58**, 404—428 (1952). — Romeis, B.: Morphologische und experimentelle Studien über die Epithelkörperchen der Amphibien. Z. Anat. **80**, 547—578 (1936). ~ Hypophyse. Handbuch der mikroskopischen Anatomie des Menschen, Bd. VI/3. Berlin: Springer 1940. ~ Über die weiteren Fälle von langjährigen Hodentransplantaten mit nachgewiesener inkretorischer Funktion. Anat. Anz. **94**, 401—416 (1943). — Rosenbauer, K. A.: Die granulierten Zellen am Gefäßpol der Nierenkörperchen. Erg. allg. path. Anat. **46**, 81—155 (1965). — Roth, S. L., Munger, Br. L.: The cytology of adenomatous, atrophic, and hyperplastic parathyroid glands of man. Virchows Arch. path. Anat. **335**, 389—410 (1962). — Rothballer, A. B.: Changes in the rat neurohypophysis induced by painful stimuli with particular reference to neurosecretory material. Anat. Rec. **115**, 21—36 (1953). — Rothballer, A. B., Dugger, G. S.: Hypothalamic tumor. Correlation between symptomatology, regional anatomy and neurosecretion. Neurology (Minneap.) **5**, 160—177 (1955). — Rother, P.: Über Vorkommen und Funktion der oxyphilen Welshschen Zellen in Glandulae parathyreoideae. Z. mikr.-anat. Forsch. **79**, 533—556 (1968). — Rotter, W.: Die Entwicklung der fetalen und kindlichen Nebennierenrinde. Virchows Arch. path. Anat. **316**, 590—618 (1949). ~ Das Wachstum der fötalen und kindlichen Nebennierenrinde. Z. Zellforsch. **34**, 547—561 (1949). ~ Die Strukturen der fötalen und kindlichen Nebennierenrinde. Verh. dtsch. Ges. Path. Dortmund, 170—175, 276—277 (1950). — Roux, M.: Contribution à l'étude du lobe intermédiaire de l'hypophyse. Étude histophysiologique chez la souris albinos (Mus musculus L.). Thèse, Faculté des Sciences de l'Université de Nancy, 1967. — Rucart, G.: Classification et valeur fonctionelle des cellules parathyroidiennes des Mammifères. Arch. Anat. micr. Morph. exp. **38**, 1—37 (1949).

Sachs, H., Fawcett, P., Takabatake, Y., Portanova, R.: Biosynthesis and release of vasopressin and neurophysin. Recent Progr. Hormone Res. **25**, 447—491 (1969). — Sajonski, H. V. Schulz: Die Innervation der Langerhansschen Inseln des Sumpfbibers unter besonderer Berücksichtigung der neuroinsulären Komplexe. Mschr. Veterinärmed. **20**, 412—417 (1965). — Salazar, H.: The pars distalis of the female rabbit hypophysis: an electron microscopic study. Anat. Rec. **147**, 469—497 (1963). — Sandritter, W.: Über die Bedeutung des Nukleinsäure-Eiweiß-Stoffwechsels in der Nebennierenrinde. Verh. Anat. Ges. **52**. Verslg, Münster, 1954, S. 55—60. — Sandritter, W., Federlin, K., Geratz, D.: Zur Morphologie und Funktion der Epithelkörperchenzellen. I. Quantitative und qualitative histochemische Untersuchungen an Epithelkörperchen von Ratten. Frankfurt. Z. Path. **66**, 290—318 (1955). — Sandritter, W., Klein, K. H.: Über argyrophile Zellen in der Schilddrüse. Frankfurt. Z. Path. **65**, 204—218 (1954). — Sano, Y.: Über die Neurophysis (sog. Kaudalhypophyse, „Urophyse") des Teleostiers *Tinca vulgaris*. Z. Zellforsch. **47**, 481—497 (1958). ~ Zur vergleichenden Anatomie von hypothalamischen und spinalen neurosekretorischen Systemen. In: Gunma Symp. Endocr. **1**, 3—8 (1964). — Sarter, J.: Histologische Studie über die Innervation der Nebennierenrinde. Z. Zellforsch. **40**, 207—221 (1954). — Sato, T.: On the sphincter apparatus in the artery of the thyreoid gland of the hamster. Okajimas Folia anat. jap. **27**, 355—360 (1955). — Sawasaki, Y.: Histological studies of the thyreoid gland of the rabbit during pregnancy. Okajimas Follia anat. jap. **27**, 269—295 (1955). — Sayers, G., Sayers, M. A.: The pituitary-adrenal system. Recent. Proc. Hormon Res. **2**, 81—116 (1948). — Schally, A. V., Airmura, A., Bowers, C. Y., Kastin, A. J., Sawano, S., Redding, T. W.: Hypothalamic neurohormones regulating anterior pituitary function. Recent Progr. Hormone Res. **24**, 497—588 (1968). — Scharf, J.-H., Borysenko, M., Ehrenbrand, Fr.: Aktivierung des Nebennierenrindenorgans durch Kochsalzlösungen im Zusammenhang mit der Morphokinese von Adenohypophyse, Schilddrüse und Leber bei der Ratte. Z. mikr.-anat. Forsch. **68**, 176—213 (1962). — Scharf, J. H., Ehrenbrand, F., Förster, W.: Zytologische Untersuchungen über die Korrelationen zwischen Hypophysenvorderlappen und Schilddrüse bei der Ratte unter Jodbelastung. Z. Zellforsch. **41**, 132—171 (1954). — Scharf, J.-H., Ehrenbrand, Fr., Goliah, Sch.: Veränderungen des Zellbildes des Hypophysenvorderlappens der Ratte unter getrennter und kombinierter Verabreichung von Methylthiouracil, p-Oxypropriophenon und 2,3-Dithiopropanol. Z. mikr.-anat. Forsch. **66**, 251—265 (1960). — Scharf, J. H., Förster, W.: Das Zellbild der Rattenhypophyse nach kombinierter Verabreichung einiger Thyreostatica zusammen mit SH-Gruppen-haltigen Verbindungen unter besonderer Berücksichtigung der Cytogenese der Thyreoidektomiezelle. Z. Zellforsch. **40**, 117—138 (1954). — Scharf, J. H., Förster, W., Herrmann, Chr., Ehrenbrand, F.: Über die NaJ-Wirkung auf Gesamtstoffwechsel sowie Morphologie von Schilddrüse und Adenohypophyse bei der Ratte. Naturwiss. **41**, 406 (1954). — Scharf, J.H., Förster, W., Muscholl, E.: Über die getrennte Abhängigkeit des Stoffwechselverhaltens und der Schilddrüsenhyperplasie von den β- und γ-Zellen der Adenohypophyse bei der Ratte nach gemeinsamer Verabreichung von Thyreostatica und SH-Gruppen-haltigen Substanzen. Naturwiss. **41**, 146 (1954). — Scharf, J. H., Hamener, R., Leuteritz, W., Schmidt, R., Marzotko, D.: Verteilung der A- und B-Zellen sowie des Inselquotienten nach contrainsulärer, antithyreoidaler und antadenohypophysärer Behandlung im Inselorgan der weißen Ratte. Z. Zellforsch. **69**, 659—685 (1966). — Scharrer, B.: Current concepts in the field of neurochemical mediation. MCV Quarterly **5**, 27—31 (1969). — Scharrer, E.: Neurosecretion and anterior pituitary in the dog. Experientia (Basel) **10**, 264 (1954). ~ The concept of analogy. Publ. Stazione Zool. Napoli **28**, 204—213 (1956). — Scharrer, E. u. B.: Neurosekretion. In: Handbuch der mikroskopischen Anatomie des Menschen, Bd. VI/5. Berlin-Göttingen-Heidelberg: Springer 1954 (Lit.). ~ Neuroendocrinology. New York and London: Columbia University Press 1963. — Schaumkell, K. W., Stange, H.-H., Dörffler, P.: Zum Problem der Säurefuchsinophilie „dunkler Zellen" in der Nebennierenrinde. Z. Zellforsch. **46**, 610—618 (1957). — Schiebler, Th. H.: Morphologie und Funktion neurosekretorischer Zellgruppen, insbesondere des hypothalamisch-neurohypophysären Systems. Endokrinologie **31**, 1—16 (1954). — Schiebler, T. H., Kaufmann, P.: Über die Gliederung der menschlichen Plazenta. Z. Zellforsch. **102**, 242—265 (1969). — SCHIEBLER, T. H., KNOOP, A.: Korrelation zwischen elektronenmikroskopischen und histochemischen Befunden, erläutert am Beispiel der Placentarriesenzelle. Verh. anat. Ges. (Jena) **1958**, 206—211. — SCHIEBLER, T. H., MEINHARDT, D. W.: Über die Wirkung von Antiandrogenen auf die neurosekretorischen Systeme des Hypothalamus. Z. Zellforsch. **100**, 581—593 (1969). — SCHIEBLER, T. H., SCHIESSLER, S.: Über den Nachweis von Insulin mit dem metachromatisch reagierenden Pseudoisocyanin. Histochemie **1**, 445—465 (1959). — SCHLEIDT, J.: Über die Hypophyse bei feminierten Weibchen und maskulierten Weibchen. Zbl. Physiol. **27**, 1170 (1914). — SCHMIDT, G. W., TONUTTI, E.: Pseudopubertas praecox und unvollständige Pubertas praecox bei einem Leydig-Zell-Tumor des Hodens. Helv. paediat. Acta **11**, 436—454 (1956). — SCHMIDT, R.: Der Alloxandiabetes. Morphologie, Chemismus und Literatur. Nova Acta Leopoldina, N.F. 179, **32**, (1967). — SCHNEIDER, H.-J.: Über die Speicherung von Vitalfarbstoffen im Thymusretikulum (mit Bemerkungen über die Architektur des Thymus). Z. Zellforsch. **30**, 637—648 (1940). — SCHÜMANN, H. J.: Speicherung und Freisetzung der Brenzcatechinamine. In: H. NOWAKOWSKI, Gewebs- und Neurohormone, Physiologie des melanophoren Hormons, S. 23—32. Berlin-Göttingen-Heidelberg: Springer 1962. — SCHULZE, H. A. F.: Die Wirkung von Follikelhormon, Corpus luteum-Hormon und choriongonadotropem Hormon auf die morphologische Struktur des Hypophysenvorderlappens der weiblichen weißen Ratte. Z. mikr.-anat. Forsch. **61**, 420—448 (1955). — SEEHOLZER, A.: Beitrag zur qualitativen und quantitativen Histologie des Dialursäurediabetes der Albinoratte. Z. Zellforsch. **38**, 356—373 (1953). — SEIFERLE, E.: Die sog. interstitiellen Zellen des Eierstockes und ihre Beziehungen zu Stroma und Ovarialzyklus, insbesondere beim Schwein. Z. Zellforsch. **25**, 421—475 (1936). — SEIFERT, G.: Zur Orthologie und Pathologie des qualitativen Insulinbildes (nach BENSLEY-TERBRÜGGEN). Virchows Arch. path. Anat. **325**, 379—396 (1954). — SELYE, H.: Thymus and adrenals in the response of the organism to injuries and intoxication. Brit. J. exp. Path. **17**, 234—248 (1936). ~ Textbook of endocrinology. Montreal, Canada 1950. ~ Stress. Montreal 1950. ~ 1. Annual Rep. on Stress. Montreal 1951. — SENCHIK, J. I., POLENOV, A. L.: On lipid inclusions in the neurosecretory cells of the supraoptic nucleus of the white mouse subjected to a chronic salt load. Z. Zellforsch. **100**, 118—125 (1969). — SHIBASAKI, S., ITO, T.: Electronmicroscopic study on the human pancreatic islets. Arch. Histol. Jap. **31**, 119—154 (1969). — SHORR, ST. S., BLOOM, FL. E.: Fine structure of islet-cell innervation in the pancreas of normal and alloxan-treated rats. Z. Zellforsch. **103**, 12—25 (1970). — SIEBERT, G., STARK, G.: Intracelluläre Verteilung von Choriongonadotropin in der Placenta des Menschen. Klin. Wschr. **1954**, 732—734. — SIMARD, L.-C.: Les complex neuroinsulaires du pancréas humain (Neurocrinie et fonction paraganglionaire). Archives Anat. micr. **33**, 48—64 (1937). — SJÖSTRAND, F. G., RHODIN, J.: The ultrastructure of the proximal convoluted tubules of the mouse kidney as revealed by high resolution electron microscopy. Exp. Cell Res. **4**, 426—456 (1953). — SLOPER, J. C.: Hypothalamo-neurohypophysial neurosecretion. Int. Rev. Cytol. **7**, 337—389 (1958). ~ Sulphur metabolism in the pituitary and hypothalamus of the rat: a study of radioisotope—uptake after the injection of ^{35}S DL-Cysteine, methionine, and sodium sulphate. J. Endocr. **20**, 9—23 (1960). ~ The experimental and cytopathological investigation of neurosecretion in the hypothalamus and pituitary. In: The pituitary gland, ed. by G. W. HARRIS, B. T. DONOVAN, p. 132—139. London: Butterworths 1966. — SMITH, G. C., SIMPSON, R. W.: Monoamine fluorescence in the median eminence of foetal, neonatal and adult rats. Z. Zellforsch. **104**, 541—556 (1970). — SMITH, PHILIP E.: Ablation and transplantation of the hypophysis in the rat. Anat. Rec. **32**, 221 (1926). — SMOLLICH, A.: Periodische Zellkernvolumenänderung der neurosekretorischen Hypothalamuskerne bei weiblichen Ratten. Z. mikr.-anat. Forsch. **80**, 143—148 (1969). ~ Zur Frage der Beziehung der neurosekretorischen Hypothalamuskerne zur Keimdrüsenfunktion. Z. Zellforsch. **95**, 216—222 (1969). — SOFFER, L., DORFMAN, R. J., GABRILOVE, I. L.: The human adrenal gland. Philadelphia: Lea & Febiger 1961. — SPANNER, R.: Die Bedeutung der Hypophysenpfortadern für die Blutströmungsmöglichkeiten zwischen Hypophyse und Hypothalamus im Hypophysen-Kreislauf. Klin. Wschr. **1952**, 721—725. — SPATZ, H.: Das Hypophysen-Hypothalamus-System in seiner Bedeutung für die Fortpflanzung. Verh. Anat. Ges. 51. Verslg 1953. Erg.-H. zu Anat. Anz. **100**, 46—86 (1954). ~ Das Hypophysen-Hypothalamus-System in Hinsicht auf die zentrale Steuerung der Sexualfunktionen. In: Erstes Symposion der Dtsch. Ges. für Endokrinologie über zentrale Steuerung der Sexualfunktionen, Hamburg 1953. S. 1—411. Berlin: Springer 1954. — STACHURA, J., PEARSE, A. G. E.: Thyroid C cells in experimental hyper- and hypomagnesemia. Virchows Arch. Abt. B. Zellpath. **5**, 173—186 (1970). — STAEMMLER, M.: Die Funktion des Nebennierenmarkes und ihr histologischer Ausdruck. Beitr. path. Anat. **91**, 30—58 (1933). ~ Die chronische Vergiftung mit Nicotin. Ergebnisse experimenteller Untersuchungen an Ratten. Virchows Arch. path. Anat. **295**, 366—393 (1935). — STANGE, H. H., DRESCHER, J.: Tierexperimentelle Untersuchungen am Frankenhäuserschen Ganglion zum Problem der peripheren Neurosekretion. Arch. Gynäk. **184**, 530—542 (1954). ~ Weitere experimentelle

Beiträge zum Problem der peripheren Neurosekretion. Zbl. Gynäk. **76**, 697—701 (1954). — STAUBESAND, J.: Zur Orthologie der arteriovenösen Anastomosen. In: HAMMERSEN, F., und D. GROSS, Die arterio-venösen Anastomosen. Bern und Stuttgart: Hans Huber 1968. — STAUDINGER, Hj.: Biosynthese der Steroidhormone. In: Hormone und ihre Wirkungsweise. 5. Colloq. Ges. Physiol. Chemie Mosbach 1954. Berlin-Göttingen-Heidelberg: Springer 1955. — STEEGE, H.: Über den histotopochemischen Nachweis von Vitamin C in der menschlichen und tierischen Schilddrüse. Z. Zellforsch. **33**, 412—423 (1945). — STEIN, FR.: Die Morphologie des Hypophysenvorderlappens der Ratte nach experimentellen Gaben von Cortison. Virchows Arch. path. Anat. **326**, 590—632 (1955). — STEINER, F. A., RUF, K., AKERT, K.: Steroid-sensitive neurones in rat brain: Anatomical localization and responses to neurohumors and ACTH. Brain Res. **12**, 74—85 (1969). — STERBA, G., BRÜCKNER, G.: Elektronenmikroskopische Untersuchungen über die Reaktion der Pituizyten und Hypophysenstieldurchtrennung bei Rana esculenta. Z. Zellforsch. **93**, 74—83 (1969). — STEWART, M. L., JR.: Hormone secretion by human placenta grown in the eyes of rabbits. Amer. J. Obstet. **61**, 990—1000 (1951). — STIEVE, H.: Über physiologische und pathologische Veränderungen der Nebennierenrinde des Menschen und ihre Abhängigkeit von der Tätigkeit der Keimdrüsen. Z. Geburtsh. **127**, 209—231 (1946). — Kungl. svenska Vetenskapsakad. Förh., III. Ser. **23**, Nr. 6 (1946). ~ Männliche Genitalorgane. In: Handbuch der mikroskopischen Anatomie des Menschen, Bd. VII/2. Berlin: Springer 1930. ~ Anatomisch-biologische Untersuchungen über die Fortpflanzungstätigkeit des europäischen Rehes (Capreolus capreolus capreolus L.). Z. mikr.-anat. Forsch. **55**, 427—530 (1949). — STUMPF, W. F.: Localization of hormones by autoradiography and other histochemical techniques. A critical review. J. Histochem. Cytochem. **18**, 21—29 (1970). — STUTINSKY, FR.: Sur l'innervation de la pars tuberalis de quelques mammifères. C.R. Ass. Anat. **1948**. ~ Sur l'origine diencéphalique des hormones dites „posthypophysaires". C.R. Soc. Biol. (Paris) **146**, 1691 (1952). ~ La neurosécrétion au cours de la gestation et le postpartum chez la rate. Ann. Endocr. (Paris) **14**, 722—725 (1953). — SUGIYAMA, SH.: Studies of the histogenesis of the thyroid gland of the guinea pig. I. The thyroid cells (follicle cells and parafollicular cells). Anat. Rec. **120**, 363—378 (1954). — SUSSMANN, E.: Über das Verhalten der Gitterfasern im Hodenzwischengewebe des Menschen. Z. mikr.-anat. Forsch. **48**, 450—460 (1940). — SUTHERLAND, E. W., DUVE, CHR. DE: Origin and distribution of the hyperglycemic-glycogenolytic factor of the pancreas. J. biol. Chem. **175**, 663 (1948). — SYMINGTON, T.: Morphology and secretory cytology of human adrenal cortex. Brit. med. Bull. **18**, 117—121 (1962). — SZENTÁGOTHAI, J., FLERKÓ, B., MESS, B., HALÁSZ, B.: Hypothalamic control of the anterior pituitary. Budapest: Akadémiai Kiadó 1962.

TÄLJEDAL, INGE-BERT: Kinetics of glucose 6-phosphatase in pancreatic islets as revealed by staining histochemistry. Histochemie **19**, 355—362 (1969). — TEICHMANN, W.: Über die Gitterfasern des Thymus. Z. Zellforsch. **30**, 689—701 (1940). ~ Über die myoiden Zellen des Thymus. (Untersuchungen am Thymus von Schlangen.) Z. Zellforsch. **32**, 194—268 (1942). — TERBRÜGGEN, A.: Inseladenome und Spontanhypoglykämie. Klin. Wschr. **1947**, 310—312. ~ Die Bedeutung der Zelltypen des menschlichen Inselapparates für Inselfunktion und Diabetes mellitus. Klin. Wschr. **1947**, 434—438. ~ Untersuchungen über Inselapparat und Inseladenome des Pankreas, insbesondere über die Zelltypen bei Diabetes mellitus und Spontanhypoglykämie. Virchows Arch. path. Anat. **315**, 407—460 (1948). — TESSERAUX, H.: Physiologie und Pathologie des Thymus. Bd. 9 von „Zwanglose Abhandlungen aus dem Gebiete der Inneren Sekretion". Leipzig: Johann Ambrosius Barth 1953. (Lit.) — THEODOSSIOU, A.: Die „hydropische Veränderung" der Langerhansschen Inseln und ihre Vorstufe nach chronischer Glukosebelastung der Katze. Beitr. path. Anat. **116**, 369—395 (1956). ~ Die Pathologie des Inselorgans bei spontanem Diabetes mellitus des Menschen und des Tieres sowie beim experimentellen Diabetes. Klin. Wschr. **1956**, 1161—1165. — THOROGOOD, E., ZIMMERMANN, B.: Effects of pancreatectomy on glycosuria and cetosis in dogs made diabetic by alloxan. Endocrinology **37**, 191 (1945). — TOMITA, T.: Zinc content of pancreatic tumors of islet cell origin. J. nat. Cancer Res. Inst. **44**, 329—333 (1970). — TONUTTI, E.: Hormonal gesteuerte Transformationsfelder in der Nebennierenrinde? Z. mikr.-anat. Forsch. **50**, 495—501 (1941). ~ Zur Histophysiologie der Nebennierenrinde: Bau und Histochemie bei der Atrophie des Organs nach Hypophysektomie. Z. mikr.-anat. Forsch. **51**, 346—392 (1942). ~ Die Umbauvorgänge in den Transformationsfeldern der Nebennierenrinde als Grundlage zur Beurteilung der Nebennierenrindenarbeit. Z. mikr.-anat. Forsch. **52**, 32—86 (1942). ~ Über die Sekretionsbiologie des Hypophysenvorderlappens, betrachtet an den Wechselbeziehungen von Schilddrüse und Nebennierenrinde. Vitam. u. Horm. **5**, 108—123 (1944). ~ Die X-Zonen-Erscheinung der Nebenniere als regressive Transformation des Rindenorgans, Widerlegung ihrer androgenen Bedeutung. Z. Zellforsch. **33**, 336—357 (1945). ~ Über die wechselseitige Beeinflussung von thyreotroper und corticotroper Leistung der Hypophyse. Z. ges. exp. Med. **114**, 336—355 (1945). ~ Experimentelle Untersuchungen zur Pathophysiologie der Nebennierenrinde. Verh. dtsch. Ges. path. **36**, 123—158 (1953). ~ Über die Enteritis des Meerschweinchens nach Penicillinverabreichung und ihren Entstehungsmechanismus.

Acta neuroveg. (Wien) **6**, 220—242 (1953). ~ Über die Strukturelemente des Hodens und ihr Verhalten unter experimentellen Bedingungen. (Hypophysektomie und Substitution mit Choriongonadotropin.) In: Zentrale Steuerung der Sexualfunktionen. Die Keimdrüsen des Mannes. 1. Symposion der Dtsch. Ges. für Endokrinologie 1953. Berlin-Göttingen-Heidelberg: Springer 1955. — Tonutti, E., Bahner, F., Muschke, E.: Die Veränderungen der Nebennierenrinde der Maus nach Hypophysektomie und nach ACTH-Behandlung, quantitativ betrachtet am Verhalten der Zellkernvolumina. Endokrinologie **31**, 266—284 (1954). — Tremblay, G., Pearse, A. G. E.: A cytochemical study of oxidative enzymes in the parathyroid oxyphil cell and their functional significance. Brit. J. exp. Path. **40**, 66—70 (1959). — Trier, J. St.: The fine structure of the parathyroid gland. J. biophys. biochem. Cytol. **4**, 13—21 (1958).

Unger, H.: Die antidiuretische Aktivität im Blut und Liquor cerebrospinalis normaler und elektrisch geschockter Kaninchen. Z. wiss. Zool. **180**, 177—184 (1969). — Unsicker, Kl.: Über die Ganglienzellen im Nebennierenmark des Goldhamsters (Mesocricetus auratus). Ein Beitrag zur Frage der peripheren Neurosekretion. Z. Zellforsch. **76**, 187—219 (1967). ~ Follikel aus Ganglienzellen im Nebennierenmark des Goldhamsters (Mesocricetus auratus). Z. Zellforsch. **95**, 86—101 (1969).

Vasallo, G., Solcia, E., Capella, C.: Light and electron microscopic identification of several types of endocrine cells in the gastrointestinal mucosa of the cat. Z. Zellforsch. **98**, 333—356 (1969). — Vincent, Diana, S., Anand Kumar, T. C.: Electron microscopic studies on the pars intermedia of the ferret. Z. Zellforsch. **99**, 185—197 (1949). — Vollrath, L.: Über die Herkunft „synaptischer" Bläschen in neurosekretorischen Axonen. Z. Zellforsch. **99**, 146—152 (1969). — Voth, D., Kohlhardt, M., Tietze, K. W.: Zur Bedeutung des hypothalamo-hypophysären Systems für die Steuerung der Z. glomerulosa der NNR (Neurosekretion und Aldosteronsynthese). Frankfurt. Z. Path. **72**, 428—447 (1963).

Wagner, R.: Über die Geschlossenheit eines biologischen Regelkreises mit hormonaler Signalgebung. Z. f. Biol. **109**, 367—380 (1957). — Wallraff, J.: Histochemische Untersuchungen an den Nebennieren des erwachsenen Menschen. Z. Zellforsch. **34**, 362–427 (1949). — Watari, N.: Fine structure of nervous elements in the pancreas of some vertebrates. Z. Zellforsch. **85**, 291—314 (1968). — Watzka, M.: Physiologische Veränderungen der Schilddrüse. Z. mikr.-anat. Forsch. **36**, 67—86 (1939). ~ Die Beziehung der Schilddrüse zur Körpertemperatur. Biologe **10**, 316—325 (1941). ~ Die Paraganglien. In: Handbuch der mikroskopischen Anatomie des Menschen, Bd. VI/4. Berlin: Springer 1943 ~ Das Ovarium. In: Handbuch der mikroskopischen Anatomie des Menschen, Bd. VII/1. Berlin-Göttingen-Heidelberg: Springer 1957. — Weaver, H. M., Nelson, W. O.: Changes in the birefringent material of the adrenal cortex following administration of adrenotrophic hormone. Anat. Rec. **85**, 51—67 (1943). — Weber, A., Whipp, S., Usenik, E., Frommes, S.: Structural changes in the nuclear body in the adrenal zona fasciculata of the calf following the administration of ACTH. J. Ultrastruct. Res. **11**, 564—576 (1964). — Wegelin, C.: Schilddrüse. In: Handbuch der speziellen pathologischen Anatomie und Histologie, Bd. 8. Berlin: Springer 1926. — Weibel, E. R., Elias, H. (ed.): Quantitative methods in morphology. Berlin-Heidelberg-New York: Springer 1967. — Weinstein, M., Malamed, S., Sachs, H.: Isolation of vasopressin-containing granules from the neurohypophysis of the dog. Biochim. biophys. Acta (Amst.) **50**, 386—389 (1961). — Weissbecker, L.: Regelvorgänge im Hypophysen-Nebennierenrindensystem. In: Beiträge zur Inneren Medizin, S. 239—247, hrsg. von W. Keiderling. Stuttgart: F. J. Schattauer 1964. — Welsch, U., Flitney, E., Pearse, A. G. E.: Comparative studies on the ultrastructure of the thyroid parafollicular C-cells. J. Microscopie **89**, 83—94 (1969). — Wernly, M., Berdjis-Chamsi, Ch.: Les parathyroïdes humaines. Contribution á l'étude des hyperplasies et des adénomes. Helv. med. Acta Suppl. 19, **13**, 1—144 (1946). — Westman, A., Jacobsohn, D., Hillarp, N.-Å.: Über die Bedeutung des Hypophysenzwischenhirnsystems für die Produktion gonadotroper Hormone. Mschr. Geburtsh. **116**, 225—250 (1943). (Weitere Lit. bei Bargmann 1954.) — Wetzig, Hans: Experimentell-morphologische Untersuchungen über die funktionellen Beziehungen der großzelligen Hypothalamuskerne (Nucleus supraopticus und Nucleus paraventricularis) zum Regelkreis Adenohypophyse-Schilddrüse; zugleich ein Beitrag über Veränderungen am neurosekretorischen System nach Alloxanvergiftung bei weißen Ratten. Nova Acta Leopoldina **34**, 9—79 (1969). — Wetzstein, R.: Elektronenmikroskopische Untersuchungen am Nebennierenmark von Maus, Meerschweinchen und Katze. Z. Zellforsch. **46**, 517—576 (1957). — Weymouth, R. J., Baker, B. L.: The presence of argyrophilic granules in the parenchymal cells of the parathyroid glands. Anat. Rec. **4**, 519—527 (1954). — Williamson, J. R., Lacy, P. A., Grisham, J. W.: Ultrastructural changes in islets of the rat produced by tolbutamid. Diabetes **10**, 460 (1961). — Wimsatt, W. A.: Cytochemical observations on the fetal membranes and placenta of the bat, Myotis lucifugus lucifugus. Amer. J. Anat. **84**, 63—142 (1949). — Winborn, W. B.: Light and electron microscopy of the islets of Langerhans of the Saimiri monkey pancreas. Anat. Rec. **147**, 65—94 (1963). — Wingstrand, K. G.: Microscopic anatomy, nerve supply and blood supply of the Pars intermedia. In: HARRIS, S. W., B. T. DONOVAN (eds.), The pituitary gland, vol. 3, p. 1—27. London: Butterworth & Co. 1966. — WINKLER, H.: Isolierung und Charakterisierung von chromaffinen Noradrenalin-Granula aus Schweine- und Nebennierenmark. Naunyn-Schmiedebergs Arch. Pharmak. exp. Path. **263**, 340—357 (1969). — WINKLER, J.: Zur Lage und Funktion der extramedullären chromaffinen Zellen. Z. Zellforsch. **96**, 490—494 (1969). — WISLOCKI, G. B., DEMPSEY, E. W.: The chemical histology of the human placenta and decidua with reference to mucopolysaccharides, glykogen, lipids and acid phosphatase. Amer. J. Anat. **83**, 1—42 (1948). ~ The chemical histology and cytology of the pineal body and neurohypophysis. Endocrinology **42**, 56—72 (1948). — WISLOCKI, G. B., WIMSATT, W. A.: Chemical cytology of the placenta of two North American shrews. (Blarina brevicauda and Sorex fumeus.) Amer. J. Anat. **81**, 269—308 (1947). — WISSIG, ST. L.: The anatomy of secretion in the follicular cells of the thyroid gland. I. The fine structure of the gland in the normal rat. J. biophys. biochem. Cytol. **7**, 419—431 (1960). ~ The anatomy of secretion in the follicular cells of the thyroid gland. II. The effect of acute thyrotrophic hormone stimulation on the secretory apparatus. J. Cell Biol. **16**, 93 (1963). — WITTKOWSKI, W.: Elektronenmikroskopische Studien zur intraventrikulären Neurosekretion in den Recessus infundibularis der Maus. Z. Zellforsch. **92**, 207—216 (1968). — WOLFF, H., MASKE, H., STAMPFL, B., BAUMGARTEN, F.: Untersuchungen über den Dithizondiabetes. Naunyn-Schmiedeberg's Arch. exp. Path. Pharmak. **216**, 440—456 (1952). — WOLFF, H., RINGLEB, D.: Histochemische Untersuchungen über das Inselzink. Z. ges. exp. Med. **124**, 236—256 (1954). — WOODS, W. H., HOLLAND, R. C., POVELL, E. W.: Connections of cerebral structures functioning in neurohypophysial hormone release. Brain Res. **12**, 26—46 (1969). — WORTMAN, R. J., AXELROD, J.: The formation, metabolism, and physiologic effects of melatonin in mammals. Progr. Brain Res. **10**, 520—529 (1965). — WURMBACH, M., BIWER, A., BUCKSTEEG, W., THIELE, M.: Schilddrüsenveränderungen und Kropfbildung durch antithyreoidale Substanzen, besonders der Abwässer und Urochrome. Ministerium für Ernährung, Landwirtschaft und Forsten des Landes Nordrhein-Westfalen. Düsseldorf: M. Triltsch 1962. — WURTMAN, R. J., ANTON-TAY, F.: The mammalian pineal as a neuroendocrine transducer. Recent Progr. Hormone Res. **25**, 493—522 (1969).

YAMADA, K.: Unveröffentlichte Daten, zit. in NAKAMURA (1965). — YATES, R. D.: Fine structural observations on untreated and ACTH treated adrenocortical cells of the Zona reticularis of Syrian hamsters. Z. Zellforsch. **66**, 384—395 (1965). ~ A light and electron microscopic study correlating the chromaffin reaction and granula ultrastructure in the adrenal medulla of the Syrian hamster. Anat. Rec. **149**, 237—250 (1964). — YOFFEY, J. M.: The suprarenal cortex: the structural background. Proc. of the V. Symposium of the Colston Res. Soc., Bristol 1952. London: Butterworth & Co. 1953. — YOSHIMURA, F.: A series of electron microscopic observations on various endocrine organs, Dept. of Histol. a. Embryol. Jikei-kai School of Medic., Shiba, Tokyo 1964. — YOSHIMURA, F., IRIE, M.: Licht- und elektronenmikroskopische Studie an den Kristalloiden in der Schilddrüsenzelle. Z. Zellforsch. **55**, 204—219 (1901). — YOSHIMURA, F., NEGISKI, A.: Experiments concerning the site of renin formation. Amer. J. Physiol. **178**, 251–255 (1954). — YOSHINAGA, T., SHINJI, Y., DONOMAE, T., KATAYAMA, T., NAKAJIMA, I.: Eine morphologische Untersuchung des Insuloms und der Inseln der von Gierkeschen Krankheit. Arch. histol. Jap. **23**, 53—65 (1962). — YOUNG, B. A., HARRISON, R. J.: Ultrastructure of light cells in the dolphin thyroid. Z. Zellforsch. **96**, 222—228 (1969).

ZAMBRANO, D.: Ultrastructural changes of the neurohypophysis of the rat after castration. Z. Zellforsch. **86**, 14—25 (1968). — ZELANDER, T.: The ultrastructure of the adrenal cortex of the mouse. Z. Zellforsch. **46**, 710—716 (1957). ~ Ultrastructure of mouse adrenal cortex. J. Ultrastruct. Res., Suppl. 2 (1959). — ZIEGLER, B.: Licht- und elektronen-mikroskopische Untersuchungen an Pars intermedia und Neurohypophyse der Ratte. Z. Zellforsch. **59**, 486—506 (1963).

Physiologie und Biochemie der endokrinen Regulationen und Korrelationen

Von

J. KÜHNAU, Hamburg

Mit 9 Abbildungen

I. Vorbemerkungen

Unter dem Begriff der inkretorischen Regulationen werden im folgenden diejenigen physiologischen und biochemischen Abläufe verstanden, die einer Kontrolle und/oder Integration durch hormonale Wirkstoffe unterliegen. Im Zusammenhang damit werden unter dem Begriff der inkretorischen Korrelationen diejenigen Wechselbeziehungen und Interdependenzen zusammengefaßt, durch welche die Hormone befähigt werden, eine solche Kontroll- oder Integrationsfunktion auszuüben. Das Wort „inkretorisch" wird hierbei in Erweiterung seiner ursprünglichen Bedeutung auch auf jene hormonalen Wirkstoffe bezogen, welche in Organen mit primär nicht-endokriner Leistung (Magendarmkanal, Niere) gebildet werden, sowie auf solche, die als Überträgerstoffe vegetativ-nervöser Impulse in oder an allen mit einer solchen Innervation ausgestatteten Zellsystemen wirksam sind. Dabei wird bewußt der Nachteil in Kauf genommen, daß mit einer solchen Ausweitung der Hormonbegriff seine ursprüngliche Geschlossenheit verliert; es kann jedoch heute kein Zweifel mehr bestehen, daß die Gruppe der Hormone eine bisher nur ganz ungenügend erkannte Vielgestaltigkeit der Individuen und ihrer Effekte aufweist, welche die Definition des Hormonbegriffs immer mehr erschwert. Im folgenden sollen aber Wirkstoffe, deren hormonale Natur und Wirkungsweise noch zweifelhaft sind, z.B. die Kinine, zur Vermeidung von Fehldeutungen nicht behandelt werden.

Die Forschung der letzten Jahrzehnte hat wahrscheinlich gemacht, daß das eine wesentliche Grundlage endokriner Regulationen bildende Zusammenwirken zweier oder mehrerer Hormone im Organismus sich nicht (oder nicht allein) additiv aus dem individuellen, unmittelbar am Erfolgssystem beobachtbaren Effekt jedes der beteiligten Hormone erklären, sondern wechselseitige Beeinflussungen erkennen läßt, die auf fundamentale Gemeinsamkeiten aller hormonalen Leistungen hindeuten. Die 60 Jahre lang geübte deskriptive Analyse der Hormonwirkungen hat zwar die für jedes untersuchte Hormon charakteristischen biologischen Effekte im klinisch-pathologischen Befund und im Tierversuch aufzuzeigen vermocht, ohne jedoch das eigentliche Wirkprinzip des „chemischen Boten" und seine erstaunliche Einheitlichkeit zu erkennen. Erst die rasche Entwicklung der Molekularbiologie seit 1960 hat, indem sie der endokrinologischen Forschung den subcellulären Bereich eröffnete, eine neue Epoche der Hormonforschung eingeleitet. Sie gipfelte in der Erkenntnis, daß alle Hormone unbeschadet der Verschiedenheit ihrer chemischen Strukturen und physiologischen Wirkungen ein funktionell einheitliches System auf der Basis eines im molekularen Bereich der Proteinsynthese sich abspielenden Informationsereignisses bilden. Wie dieses System funktioniert, soll im allgemeinen Teil dieses Beitrages dargestellt werden, während im anschließenden speziellen Teil die für die homöostatische Kontrolle von Stoffwechselvorgängen bedeutungsvollsten Formen inkretorischer Regulationen und Korrelationen beschrieben werden*.

II. Allgemeiner Teil

A. Hormone als Signalgeber biologischer Regelsysteme

Kein lebender Organismus kann ohne den Besitz von Mechanismen existieren, die die zahllosen in ihm wirkenden vegetativen und animalischen Funktionen derart aufeinander abstimmen und zu einer als Gleichgewichtssituation definierbaren höheren Einheit integrieren, daß die Voraussetzungen für den geordneten, „normalen" Ablauf der Lebensvorgänge auch dann gegeben sind, wenn von außen einwirkende Störkräfte diese Gleichgewichtssituation bedrohen. Die in der Wirkung dieser Mechanismen zum Ausdruck kommende, der Erhaltung des Lebens selbst dienende „Finalität" alles Lebendigen hat in den klassischen Versuchen der Entwicklungsphysiologie und -mechanik eine intensive Bearbeitung erfahren, die zum Ziel hatte, den alten vitalistischen Begriff eines alle biologischen Abläufe beherrschenden Ordnungsprinzips mit einem objektivierbaren naturwissenschaftlichen Inhalt zu erfüllen. Diese vorwiegend morphologisch orientierten Versuche konnten jedoch zu keinem vollen Erfolg führen, da das die Beziehungen zwischen Form und Funktion in den Vordergrund stellende Studium der biologischen Selbstkontrolle, wie es von der Entwicklungsmechanik und der vergleichenden Physiologie betrieben wurde, noch nicht die stofflichen (chemischen) Faktoren und Prozesse berücksichtigte, die zur Ausbildung einer sich selbst regulierenden funktionellen Ganzheit im lebenden Organismus erforderlich sind. Erst die moderne Biochemie hat gezeigt, daß praktisch alle der Korrelation, Koordination und Integration dienenden Impulse in der lebenden Materie durch eine *chemische* Nachrichten- und Befehlsübermittlung an den Ort ihrer Realisierung gelangen. Chemische Stoffe sind es also, die als Komponenten in sich rückgekoppelter Systeme aus einem sich ändernden „milieu interne" oder einer Umwelt, in der sich Störfaktoren bemerkbar machen, Informationen an zugeordnete Befehlsstellen weitergeben und diese durch Querverbindungen zu einer Zentrale zusammenfassen; chemische Substanzen sind es auch, die die als Reaktion auf die Rückmeldung von der jeweiligen Befehlsstelle ausgesendeten Signale dem zu kontrollierenden biologischen Parameter übermitteln und so einen Funktionskreis fortlaufender biochemischer Überwachung schaffen, der dem entspricht, was man als Homöostase lebenswichtiger Zustandsgrößen bezeichnet. Zur Erkenntnis der Gesetzmäßigkeiten, denen solche biochemischen Funktionskreise unterliegen, haben die moderne Kybernetik und die Anwendung des Regelprinzips in der Technik wesentlich beigetragen. Die besondere Situation der in der lebenden Substanz wirkenden Funktionskreise besteht darin, daß diejenigen Stoffe, die den ihnen zugeordneten, konstant zu

* In den folgenden Abschnitten werden nachstehende Abkürzungen verwendet: ACTH = adrenocorticotropes Hormon, AMP = Adenosinmonophosphat, ATP = Adenosintriphosphat, FSH = follikelstimulierendes Hormon, HGH = menschliches Wachstumshormon (human growth hormone), HVL = Hypophysenvorderlappen, HHL = Hypophysenhinterlappen, LH (ICSH) = luteinisierendes Hormon (interstitial cell stimulating hormone), PEP = Phosphoenolpyruvat, STH = somatotropes Hormon (tierisches Wachstumshormon), TSH = thyreotropes Hormon (thyroid stimulating hormone).

haltenden Parameter unter dem Einfluß ihnen zuströmender Informationen kontrollieren (und die in der Sprache der Regeltechnik als Meßwerke bezeichnet werden), nur in minimaler Menge vorliegen und daher ihre Kontrollfunktion wegen zu geringer Kraft nicht direkt, sondern nur über einen Verstärkermechanismus ausüben können, also *katalytische Eigenschaften* besitzen. Ein solches katalytisches Meßwerk bedarf also einer Zusatzvorrichtung, durch die ein mit hinreichendem Energieumsatz und direkter Angriffsmöglichkeit ausgestatteter „Stellmotor", welcher seinerseits die Kontrolle durchführt, hinter das Meßwerk geschaltet wird („indirekte" Regelung)[1].

Derartige in biologischen Funktionskreisen als katalytische Meßwerke fungierende Wirkstoffe werden als *Hormone* bezeichnet*. Damit wird die klassische Definition des Hormonbegriffs, der die Hormone ausschließlich als Produkte endokriner Drüsen ansah, in einer Weise erweitert, die der fundamentalen biologischen Bedeutung dieser „chemischen Boten" besser gerecht wird. Sie macht verständlich, daß den zahllosen Kontrollsystemen des Säugerorganismus neben den von entfernten endokrinen Drüsen gelieferten auch an Ort und Stelle gebildete, sofort einsatzbereite hormonale Meßwerke zur Verfügung stehen müssen.

Die Tatsache, daß das zentrale und periphere Nervensystem ein bevorzugter Ort der Produktion solcher „Gewebshormone" ist, deckt einen entwicklungsgeschichtlich interessanten Zusammenhang auf. Grundsätzlich sind in dem aus vielen Kompartimenten bestehenden lebenden Organismus nur 2 Möglichkeiten einer Weitergabe von Instruktionen und Rückmeldungen im Sinne von Regelkreisen möglich: eine humorale, durch „chemische Boten" vermittelte, und eine strukturgebundene, die der Ausbildung des Nervensystems zugrunde liegt. Beide Möglichkeiten werden im tierischen Organismus gleichwertig und gemeinsam in den Dienst der Ordnung und Integration biologischer Vorgänge gestellt. Phylogenetisch betrachtet, übernimmt das Nervensystem schon vor der Ausbildung seiner Funktion der Erregungsleitung, mit steigender Entwicklungsstufe die Aufgabe der Produktion und des Transportes von Hormonen[2]. So gewinnt das Phänomen der Neurokrinie im Rahmen hormonaler Funktionskreise besondere Bedeutung. Da neurosekretorische Zellen die Doppelfunktion von Neuronen und Inkretdrüsen haben[3], bildet die Neurosekretion ein gutes Beispiel für die weitgehende Analogie des Organisationsprinzips rückgekoppelter biologischer Regelkreise mit dem der in der Technik üblichen Regler. Noch bei den Insekten sind hormonale und physikalische Reizübertragung im Nervengewebe so eng miteinander verknüpft, daß die Hormonproduktion als integrierender Teil der Nerventätigkeit anzusehen ist. Zwar trennen sich auf höherer Differenzierungsstufe hormonale und elektrophysiologische Leistung des Nervensystems, aber selbst beim Säuger zeichnen sich gewisse Hirnregionen, vor allem Hypothalamus, Hirnstamm und limbisches System, sowie die vegetativen Zentren durch eine vielseitige hormonale Aktivität in Gestalt der Produktion einer Vielzahl von Transmittersubstanzen aus, die einmal der Integration der Hirnfunktionen und darüber hinaus der vegetativen Steuerung extracerebraler Organleistungen dienen (s. S. 195). Allerdings manifestiert sich hier ein wesentlicher Unterschied in der Funktion humoral übertragener Hormone und solcher, die als Transmitter- oder Auslösersubstanzen an nervöse Strukturelemente gebunden sind. Dieser Unterschied entspricht etwa dem zwischen einem Rundfunk- und einem Richtstrahlsender[4]: so wie der Rundfunk, der nur auf einer Wellenlänge sendet, trotz ubiquitärer Verbreitung der Wellen nur von den auf diese Wellenlänge eingestellten Empfängern gehört werden kann, wird jedes über die Blutbahn transportierte Hormon zwar über den ganzen Körper verteilt, aber nur von den Zellen der über einen Receptor verfügenden Erfolgsorgane wahrgenommen, „erkannt". Demgegenüber entspricht der Richtstrahler, dessen Information linear ausschließlich an einen vorbestimmten Empfänger gerichtet ist und nur von ihm vernommen wird, obwohl auch andere Orte sie verstehen würden, dem Neurotransmitter, der nur am Ort, wo der Effekt erzielt werden soll, durch elektrische Reizung freigesetzt und in unmittelbarer Nähe auch gleich perzipiert wird. Allerdings gibt es auch hier Grenzsituationen wie etwa im Fall des Noradrenalins, das einmal als humoral transportiertes Hormon, ein anderes Mal als ortsgebundener Neurotransmitter wirkt.

---

* Besser würde der hier gegebenen Definition des Begriffs Hormone die alte, schon 1912 von P. Gley geprägte Bezeichnung „Harmozone" (Ordnungsfaktoren) entsprechen.

[1] Wagner 1956. [2] Page 1957. [3] Taylor, Page 1955; Knowles, Bern 1966.

[4] Hechter, Yoshinaga, Halkerston, Cohn, Dodd 1966.

B. Das System Adenylcyclase — Cyclo-AMP als Effector hormonaler Regulationen

1. Einführung

Die moderne Endokrinologie betrachtet die Hormone in erster Linie als Knotenpunkte eines engmaschigen Netzes biologischer Regelkreise und Selbststeuerungsmechanismen, die infolge der wechselseitigen Einflußnahmen und Abhängigkeiten ihrer hormonalen Meßwerke zu einem computer-analogen System verknüpft sind. Dieses System endokriner Regulationen und Korrelationen kann aber nur dann als Einheit funktionieren, wenn seinen hormonalen Signalgebern trotz aller Verschiedenheit ihrer Einzeleffekte ein gemeinsames Wirkprinzip auf molekularer Ebene zugrunde liegt. In den letzten Jahren hat sich mit steigender Deutlichkeit gezeigt, daß ein solches Universalprinzip endokriner Aktivitäten wirklich existiert. (Dadurch wird die Existenz unspezifischer Hormoneffekte, die

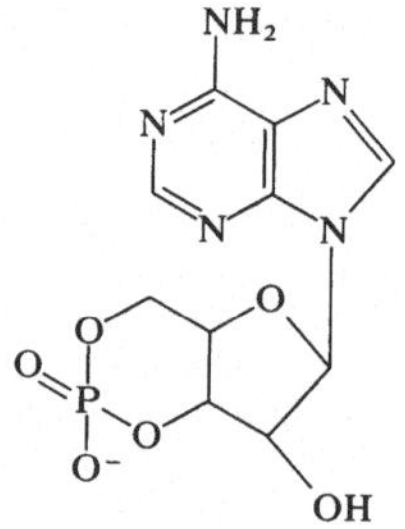

NH_2 N N N N O O O P O O^- OH

Abb. 1. Cyclo-AMP

nicht auf diesem Prinzip beruhen, nicht ausgeschlossen.) Im Verlaufe von Studien über die Wirkungsweise von Adrenalin und Glucagon machte SUTHERLAND[5] 1957 die Beobachtung, daß die glykogenolytische Wirkung beider Hormone (s. S. 144) durch ein Nucleotid bisher unbekannter Struktur vermittelt wird, welches als cyclisches 3′,5′-Adenosinmonophosphat (Cyclo-AMP, Abb. 1) identifiziert werden konnte. In den folgenden Jahren häuften sich die Beobachtungen, die zeigten, daß die biologischen Effekte fast aller bekannten Hormone in ihrem spezifischen Erfolgsbereich unter Beteiligung von Cyclo-AMP zustande kommen oder durch Cyclo-AMP imitiert werden können. In der Tabelle 1 sind die verfügbaren Angaben über die Beteiligung des Cyclo-AMP an den Wirkungen der einzelnen Hormone zusammengestellt. Es geht aus den Daten der Tabelle hervor, daß das Cyclo-AMP unabhängig von der chemischen Natur des Hormons als impulsübertragendes Zwischenglied in die Wirkungskette, die vom Hormon zum Erfolgsorgan führt, *ein*geschaltet ist, darüber hinaus aber auch in einigen Fällen seinerseits die Freisetzung von Hormonen bewirkt, diesen Hormonen also *vor*geschaltet ist.

Das Cyclo-AMP ist das Produkt einer durch das (komplexe) Enzym *Adenylcyclase* katalysierten Reaktion, durch welche ATP in Cyclo-AMP und Pyrophosphat zerlegt wird. Das so gebildete Cyclo-AMP kann durch ein zweites (ebenfalls komplexes) Enzym, die *3′,5′-Phosphodiesterase*, zu 5′-AMP hydrolysiert und auf diese Weise inaktiviert werden. Durch das Zusammenwirken beider Enzyme kann der intracelluläre Cyclo-AMP-Spiegel homöostatisch kontrolliert und der Größe des jeweiligen örtlich wirksamen hormonalen Impulses adaptiert werden. Beide Enzyme sind ubiquitär verbreitet, so daß durch ihre Vermittlung praktisch jede Zelle für Hormonwirkungen erreichbar ist[6]. Jedoch unterscheiden sich beide Enzyme durch

[5] SUTHERLAND. RALL 1957. [6] ROBISON et al. 1968.

Tabelle 1. *Übermittlung von Hormonwirkungen durch den „second messenger" Cyclo-AMP*

Hormon	Erfolgsorgan	Wirkung des Hormons auf Cyclo-AMP-Gehalt des Erfolgsorgans	Effekte des Hormons, die stellvertretend durch Cyclo-AMP ausgelöst (imitiert) werden können
1. Hormone von Amincharakter			
Adrenalin und Noradrenalin	Muskulatur [1], Herz [2], Lunge [3], Milz [3], Fettgewebe [4], Leber [5], Knochen [6], Pinealdrüse [7], Gehirn [8], Speicheldrüsen [9], Thrombocyten [10], Froschhaut [11]	Erhöhung Herabsetzung	Glykogenolyse [12], Aktivierung der Phosphorylase in Skelet- und Herzmuskel, Leber, nicht in NNR [13, 14], Kontraktion des Herzmuskels (ino- und chronotroper Effekt) [15], Hemmung der Kontraktion der Darm- [16] und Uterusmuskulatur [17], Stimulierung der Melatoninsynthese in Pinealdrüse [18], der TSH-Inkretion im HVL [19], neuromuskuläre Impulsübermittlung [20], Lipolyse in Fettzellen [21], Protein- und Enzymsynthese in Parotis [22], Leber [23], Fettzellen [24] und Aorta [25], Hemmung der Histaminfreisetzung [26], Hemmung der Spontanentladungen im Kleinhirn [27]
Thyroxin und Trijodthyronin	Herzmuskel [28], Fettgewebe [29]	Erhöhung	Hyperdynamischer Effekt am Herzmuskel [30], Lipolyse in Fettzellen [31]
Serotonin	Gehirn [32], Speicheldrüsen [33], Leberegel-Homogenat [34]	Erhöhung	Aktivierung von Phosphorylase und Phosphofructokinase in Leber [35]
Histamin	Hypothalamus, Hirnstamm, N. caudat. [36]	Erhöhung	Decidua-Reaktion des graviden Uterus [37], HCl-Sekretion im Magen [38]
Acetylcholin	Herzmuskel [39]	Herabsetzung	
Melatonin	Froschhaut [40]	Herabsetzung	
2. Peptid- und Proteohormone			
Glucagon	Leber [41], Herzmuskel [42], Fettgewebe [43], B-Zellen des Inselapparats [44a]	Erhöhung	Gluconeogenie [44], Harnstoffbildung und Aminosäuretransport in die Leberzelle [45], Insulinfreisetzung in den B-Zellen [46], ino- und chronotroper Effekt am Herzmuskel [47]
Insulin	Fettzellen [48], Leber, Herz, Zwerchfell [49]	Herabsetzung	(Lipolysehemmung in Fettzellen und Aktivierung der Glykogensynthese in Muskulatur und Leber infolge Herabsetzung des Cyclo-AMP-Gehalts) [50]
Vasopressin	Fettgewebe [51], Nebenniere [52], Niere [53], Froschhaut [54], Krötenblase [55]; Harn [56]	Erhöhung	Lipolyse in Fettzellen [57], Glykogenolyse in Leber [58], Natrium- und Wassertransport in Forschhaut, Krötenblase und Säugerniere [59]
Parathormon	Knochen [60], Niere [61]; Harn [62]	Erhöhung	Aktivierung der Knochenresorption [63], Hypercalcämie [64], Hypophosphatämie, Vermehrung der Phosphat- und Hydroxyprolin-Ausscheidung [65]

Tabelle 1. (Fortsetzung)

Hormon	Erfolgsorgan	Wirkung des Hormons auf Cyclo-AMP-Gehalt des Erfolgsorgans	Effekte des Hormons, die stellvertretend durch Cyclo-AMP ausgelöst (imitiert) werden können
Calcitonin	Knochen [65a], Niere [65b]	Herabsetzung	
STH (HGH)	Fettgewebe [65c]	Erhöhung	Lipolyse in Fettzellen [66]
ACTH	Nebenniere [67], B-Zellen des Inselapparates [68], Froschhaut [69]	Erhöhung	Steroidsynthese in NNR [70], Insulinfreisetzung im Pankreas [71]
FSH	Ovar [72]	Erhöhung	oestrogenabhängige Stoffwechseleffekte im Ovar [72]
LH (ICSH)	Fettgewebe [73], Corpus luteum [74], Testes [75]	Erhöhung	Lipolyse in Fettzellen [73], Synthese von Progesteron im Corpus luteum [76] und von Testosteron in Testes [77]
TSH	Schilddrüse [78]	Erhöhung	Organifikation von Jod, Thyroxinsynthese, Jodtransport Kolloidtropfenbildung, Lactatbildung, Blockierung der CO_2-Bildung aus Glucose-C_1 in Schilddrüse [79]
MSH	Amphibienhaut [80]	Erhöhung	Expansion von Melanophoren in Froschhaut [81]
3. Lipoide Hormone			
Cortisol	Uterus [82]	Herabsetzung	
Oestrogene	Uterus [83]	Erhöhung	Synthese spezifischer Proteine im Uterus [83, 84]
Progesteron	?		Hyperthermie, Verlängerung des Cyclus [85]
Prostaglandin E_1	Schilddrüse [86], Lunge, Milz und Muskel [87], Knochen [88], Thrombocyten [89]	Erhöhung	Organifikation von Jod, Lactatbildung und Kolloidtropfenbildung in Schilddrüse [90], Hemmung der Plättchenaggregation durch ADP [91]
	Fettgewebe, Leukocyten [92]	Herabsetzung	

Literatur: [1] RALL, SUTHERLAND 1958. [2] RALL, SUTHERLAND 1958; CHEUNG, WILLIAMSON 1965. [3] KLAINER et al. 1962. [4] BUTCHER et al. 1968; WILLIAMS et al. 1968. [5] ROBISON et al. 1967. [6] CHASE, AURBACH 1970. [7] WEISS, COSTA 1967a, b; KLEIN et al. 1970. [8] KLAINER et al. 1962; RALL, KAKIUCHI 1966; KAKIUCHI, RALL 1968. [9] BUTCHER et al. 1965. [10] SALZMAN, NERI 1969. [11] ABE et al. 1969. [12] LEVINE, VOGEL 1965, 1966; LEVINE, LEWIS 1967, 1969. [13] SUTHERLAND, RALL 1958. [14] MERLEVEDE et al. 1969. [15] CHEUNG, WILLIAMSON 1965; SUTHERLAND et al. 1968. [16] WILKENFELD, LEVY 1969. [17] MITZNEGG et al. 1970. [18] AXELROD et al. 1969; SHEIN et al. 1969. [19] WILBER et al. 1969. [20] GOLDBERG, SINGER 1969. [21] WEISS et al. 1966. [22] GRAND, GROSS 1970. [23] JOST et al. 1969. [24] CHLOUVERAKIS 1968. [25] CLEMENTS et al. 1969. [26] LICHTENSTEIN, MARGOLIS 1968. [27] SIGGINS et al. 1969. [28] LEVEY, EPSTEIN 1968. [29] KRISHNA et al. 1968. [30] LEVEY, EPSTEIN 1968, 1969. [31] MANDEL, KUEHL 1967; KRISHNA et al. 1968. [32] SHIMIZU et al. 1970. [33] BERRIDGE, PATEL 1968. [34] MANSOUR 1965; STONE, MANSOUR 1967. [35] LEVINE et al. 1964. [36] RALL, KAKIUCHI 1966. [37] FERRANDO, NALBANDOV 1968. [38] HARRIS, ALONSO 1965. [39] MURAD et al. 1962. [40] ABE et al. 1969. [41] EXTON, PARK 1966, 1968; BITENSKY et al. 1968. [42] NAMM, MAYER 1968; MURAD, VAUGHAN 1969. [43] BUTCHER, SUTHERLAND 1967. [44] EXTON, PARK 1966, 1968; EXTON et al. 1966. [44a] CROCKFORD et al.

ihre getrennte Lokalisation im subcellulären Raum: Die Adenylcyclase ist ein strukturgebundenes, fest an die Plasmamembran gebundenes Enzym (s. S. 130) und findet sich bisweilen auch in Kern-, Mitochondrien- und Mikrosomenmembranen[7], während die 3',5'-Phosphodiesterase in allen darauf untersuchten Geweben als frei gelöstes Enzym im Cytosol vorkommt[8] und in der Plasmamembran weitgehend fehlt[9]. — Im Gegensatz zu älteren Angaben[10] findet sich die Adenylcyclase auch in kernlosen Säugererythrocyten[11]. Das Organ mit der höchsten Konzentration an Adenylcyclase ist das Gehirn; hier ist das Enzym vor allem an die synaptischen Membranen und Nervenendigungen gebunden[12], ein Hinweis auf die Mittlerfunktion des Cyclo-AMP im Ablauf der Neurotransmitterwirkung[13]. Wesentlich zur Aufklärung der Rolle des Cyclo-AMP hat der Nachweis beigetragen, daß die 3',5'-Phosphodiesterase spezifisch durch Methylxanthine (Theophyllin, Coffein) gehemmt wird; Verstärkung einer beliebigen Hormonwirkung durch Theophyllin oder Coffein in vitro weist also auf eine Beteiligung von Cyclo-AMP hin.

Die Vermittlerrolle des Cyclo-AMP beim Zustandekommen hormonaler Effekte steht im Einklang mit der oben skizzierten Konzeption der Hormone als katalytischer Meßwerke, die, um ihrer Verstellfunktion in den ihnen zugeordneten Regelkreisen genügen zu können, eines Verstärkermechanismus in Gestalt eines in höheren Konzentrationen wirksamen „Stellmotors" bedürfen. Das Cyclo-AMP entspricht weitgehend dem Begriff eines solchen Stellmotors, durch dessen Einschaltung die Regelleistung des jeweiligen Hormons, wie z.B. aus den Daten von Berridge und Patel[14] entnommen werden kann, um mehrere Zehnerpotenzen vergrößert werden kann. Es kann als Hinweis auf ein in biologischen Regelvorrichtungen herrschendes Ökonomieprinzip gelten, daß die an den verschiedensten morphologischen und biochemischen Substraten angreifenden Hormoneffekte offenbar alle direkt oder indirekt des gleichen Vermittlers Cyclo-AMP bedürfen und so auf einen gemeinsamen Nenner gebracht werden können (s. S. 108). Das jeweilige Hormon beeinflußt lediglich als „first messenger"[15] die Konzentration

[7] McKeel, Jarett 1969, Marinetti et al. 1969.
[8] Butcher, Sutherland 1962, de Robertis et al. 1967.
[9] Marinetti et al. 1969. [10] Sutherland et al. 1962. [11] Sheppard, Burghardt 1969.
[12] de Robertis et al. 1966. [13] Shimizu et al. 1970. [14] Berridge, Patel 1968.
[15] Sutherland, Robison 1966.

Literatur Tabelle 1. (Fortsetzung)

1966; Turner, McIntyre 1966. [45] Mallette et al. 1969; Wicks 1968, 1969. [46] Sussman, Vaughan 1967; Lambert et al. 1967; Lacy et al. 1968. [47] Bowman et al. 1968; Murad, Vaughan 1969. [48] Butcher et al. 1966; Kuo, de Renzo 1969. [49] Jungas 1966; Butcher et al. 1966, 1968; Jefferson et al. 1968. [50] Larner et al. 1968; Hepp et al. 1968; Chambaut et al. 1969. [51] Williams et al. 1968. [52] Brown et al. 1963. [53] Brown et al. 1963; Senft et al. 1968. [54] Grantham, Burg 1966. [55] Orloff, Handler 1962, 1967. [56] Takahashi et al. 1966. [57] Vaughan 1964. [58] Suryanarayana, Kent 1969. [59] Anderson, Brown 1963; Orloff, Handler 1962, 1967; Baba et al. 1967. [60] Chase et al. 1969. [61] Rasmussen, Tenenhouse 1968. [62] Chase, Aurbach 1967. [63] Wells, Lloyd 1968, 1969. [64] Vaes 1968. [65] Rasmussen et al. 1968; Raisz, Klein 1969. [65a] Rasmussen et al. 1968. [65b] Murad et al. 1970. [65c] Fain et al. 1968. [66] Goodman 1968; Fain et al. 1969. [67] Haynes 1958; Grahame-Smith et al. 1967. [68] Lebowitz, Pooler 1967. [69] Abe et al. 1969. [70] Roberts et al. 1965, 1967; Péron et al. 1965. [71] Kowal, Fiedler 1969. [72] Ahrén, Hamberger 1969. [73] Butcher et al. 1968. [74] Marsh et al. 1966. [75] Murad et al. 1969. [76] Marsh et al. 1966; Marsh, Savard 1966; Dorrington, Kilpatrick 1967. [77] Sandler, Hall 1966. [78] Pastan 1966, 1967; Gilman, Rall 1968; Pastan, Macchia 1967. [79] Bastomsky, McKenzie 1966, 1967; Ahn, Rosenberg 1968; Rodesch et al. 1969, Tonoue et al. 1970; Knopp et al. 1970. [80] Abe et al. 1969. [81] Dikstein et al. 1963; Novales, Davis 1967. [82] Szego, Davis 1969. [83] Szego, Davis 1967, 1969. [84] Hechter et al. 1965, 1967. [85] Marsh, Savard 1966. [86] Kaneto et al. 1969. [87] Butcher, Baird 1968. [88] Chase, Aurbach 1970. [89] Wolfe, Shulman 1969. [90] Rodesch et al. 1969. [91] Marquis et al. 1969. [92] Butcher, Baird 1968; Bergström 1967.

des Cyclo-AMP in den Zellen des Erfolgsorgans, während Cyclo-AMP seinerseits als „second messenger" den Hormoneffekt an den spezifischen Receptor dieser Zellen weitergibt, indem die Konzentrationsänderung des Cyclo-AMP auf dem Weg einer membranabhängigen Beeinflussung der Synthese eines „programmierten" Proteins in den entsprechenden Effekt übersetzt wird (s. S. 131). Zwar ist die Programmierung selbst[16] eine Leistung der Desoxyribonucleinsäuren des zugehörigen Strukturgens, aber ihre praktische Ausführung unterliegt der „Erlaubnis" des zwischengeschalteten „second messenger", der in die Vorgänge der Transkription und Translation der genetischen Information eingreift (s. S. 138). Die Verknüpfung verschiedener hormonaler Wirkungen durch *einen* „second messenger" stellt damit gleichzeitig eine Basis für das Zustandekommen von Wechselbeziehungen und Regulationen dar.

2. Die Adenylcyclase in ihrer Bedeutung für hormonale Regulationen

Der „second messenger"-Effekt des Cyclo-AMP im endokrinen System beruht also im wesentlichen darauf, daß hormonale Wirkstoffe die Aktivitäten der beiden Enzyme Adenylcyclase und 3′,5′-Phosphodiesterase und so die Bildung oder Zerstörung von Cyclo-AMP beeinflussen. Hierfür ergeben sich theoretisch vier Möglichkeiten:

die Aktivierung oder Hemmung der Adenylcyclase, und
die Aktivierung oder Hemmung der 3′,5′-Phosphodiesterase.

Während hormonale Steuerungen zellspezifischer Adenylcyclasen in großer Zahl bekanntgeworden sind, ist die 3′,5′-Phosphodiesterase nur sehr selten (z.B. beim Calcitonin, vielleicht auch beim Insulin) Angriffspunkt inkretorischer Regulationen. Man kann, ohne einen wesentlichen Fehler zu begehen, sagen, daß das intracelluläre Cyclo-AMP-Niveau von der Aktivität zellspezifischer Adenylcyclasen bestimmt wird. Die bisher bekannten Fälle einer Aktivierung (seltener einer Hemmung) zellspezifischer Cyclasen durch Hormone sind in Tabelle 2 zusammengestellt.

Die Frage, wieso es zu erklären ist, daß intracelluläre Konzentrationsänderungen eines einzigen Stoffes, des Cyclo-AMP, die enorme Vielgestaltigkeit hormonaler Effekte und Wechselbeziehungen hervorbringen können, muß mit der weitgehend gesicherten Annahme beantwortet werden, daß jedes Hormon an den Zellmembranen seines Erfolgsorgans mit einem absolut spezifischen enzymatischen Receptormechanismus reagiert (von ihm „erkannt" wird), der die benötigte Cyclo-AMP-Menge bereitstellt. Diese wiederum reagiert ebenso spezifisch mit den proteinsynthetisierenden Mechanismen (Transkription und Translation), durch die ein von einem bestimmten Strukturgen vorgegebenes Eiweißprogramm bis zum fertigen „programmierten" Protein ausgeführt wird (s. S. 140). Dies ermöglicht individuelle Hormonleistungen auch dann, wenn mehrere Hormone auf die gleiche Zelle einwirken oder ein Hormon an verschiedenen Zellarten angreift. Die erste Phase dieses Vorganges, die Freisetzung (nur ausnahmsweise die Zerstörung) von Cyclo-AMP unter Hormoneinfluß, bestimmt die *Lokalisation* und *Intensität* des hormonalen Effektes; die zweite, die Wirkung des freigesetzten Cyclo-AMP (oder seines Verschwindens), bestimmt die *Qualität* und *Spezifität* dieses Effektes. Hier muß zu dem Einwand Stellung genommen werden, daß die Vermittlerfunktion des Systems Adenylcyclase-Cyclo-AMP im Ablauf endokriner Regulationen nicht für alle Hormone Gültigkeit hat. Diese Funktion ist zwar, wie aus den Tabellen 1 und 2 hervorgeht, für die weitaus meisten Hormone unabhängig von deren

[16] Schwyzer 1970.

Tabelle 2. *Die Beeinflussung der Aktivität organspezifischer Adenylcyclasen durch Hormone*

Die Adenylcyclase in:	Wird aktiviert durch:	Wird nicht beeinflußt durch:	Wird gehemmt durch:
Gehirn	Noradrenalin [1, 2, 3, 4] Histamin [1, 3] Serotonin (z.T.) [4]	Parathormon [5] Acetylcholin [2] Serotonin (z.T.) [2]	
Pinealdrüse	Catecholamine [6]		Oestradiol [7, 8]
HVL	Adrenalin[a] (?) [9] Prostaglandin E_1 [10] Releasing factors [10]		
Schilddrüse	TSH [11—16] LATS (long-acting thyroid stimulator) [17] Adrenalin [12] Prostaglandin E_1, E_2 [13, 14, 73]	LH [13], ACTH [13] Prolactin [13] Parathormon [5] Acetylcholin [15]	
Pankreas-Inseln	Glucagon [18]		Catecholamine[c] [18]
NNR	ACTH [19, 22] Vasopressin [20] Prostaglandin E_1, E_2 [21]	Insulin [19] Glucagon [19] Adrenalin [19] TSH [13, 19] Parathormon [5]	
Testes:			
Cyclase I	LH (ICSH)[b], FSH[b] [23]	TSH [13], Glucagon [23]	
Cyclase II	Adrenalin[a] [23]		
Ovar	LH [24], HCG [24]	ACTH [24], FSH [24]	Cortisol [25]
Corpus luteum	LH [26], HCG [26]	ACTH [26], Prolactin [26], Adrenalin [26], Glucagon [26]	
Eileiter	Progesteron [27, 74]	Oestrogene [27]	
Speicheldrüse (Submaxillaris)	Catecholamine[a] [28]	Acetylcholin [28] Histamin [28], Serotonin [28], Parathormon [28]	
Lunge, Milz	Adrenalin[a] [2] Prostaglandin E_1 [29]	Parathormon [5]	
Leber:			
Cyclase I	Glucagon[b] [30] Cortisol [31] Testosteron [31]	Adrenalin [30] ACTH [30]	
Cyclase II	Adrenalin[a] [32]		
Niere:			
Rinde	Parathormon [33, 34] Prostaglandin E_1 [29]	Calcitonin [35] Glucagon [35], TSH [35]. STH [35], ACTH [35]	
Mark	Vasopressin [33, 36, 37]		Prostaglandin E_1 [37]
Knochen	Parathormon[b] [38, 39, 40] Adrenalin[a] [40] Prostaglandin E_1[b] [40]	ACTH, TSH, STH, FSH, LH, Glucagon, Calcitonin [38, 40]	
Skeletmuskel	Adrenalin[a] [2] Prostaglandin E_1 [29]	Oestradiol [41]	
Herzmuskel:			
Cyclase I	Catecholamine[a] [42, 43]	Parathormon [38]	Acetylcholin [42]
Cyclase II	Glucagon[b] [44] Thyroxin, Trijodthyronin[b] [45]		

Tabelle 2. (Fortsetzung)

Die Adenylcyclase in:	Wird aktiviert durch:	Wird nicht beeinflußt durch:	Wird gehemmt durch:
Glatte Muskulatur (Darm)	Adrenalin [46] Parathormon [47]		
Magenmucosa	Gastrin [48]	Prostaglandin E_1 [48]	
Fettzellen (mehrere Cyclasen)	Catecholamine[a] [49—52] Glucagon[b] [49, 50, 53] LH [49, 52, 54], TSH [49, 54], Thyroxin [45, 55] ACTH [51, 52, 56], STH [57, 58], Serotonin [59] Secretin [72]	Parathormon, Prolactin, Vasopressin, Dexamethason [54]	Prostaglandin E_1 [60, 61] Insulin [62, 63]
Gallenblase	Vasopressin [64]		
Uterus (2 Cyclasen)	Oestradiol [41] Catecholamine[a] [65]		
Erythrocyten, kernhaltig	Catecholamine [66]		
Leukocyten	Prostaglandin E_1 [29]		
Thrombocyten	Prostaglandin E_1 [67, 68] Glucagon [67]		Catecholamine [67] Serotonin [67]
Amphibienhaut (2 Cyclasen)	Catecholamine[a] [69] Vasopressin, Oxytocin [69]		
Amphibienblase	Vasopressin [70]		Prostaglandin E_1 [71]

[a] Durch β-Receptorenblocker hemmbar. [b] Nicht durch β-Receptorenblocker hemmbar. [c] Hemmung durch α-Receptorenblocker aufhebbar.

Literatur: [1] KAKIUCHI, RALL 1968. [2] KLAINER et al. 1962. [3] RALL, KAKIUCHI 1966. [4] SHIMIZU et al. 1970. [5] CHASE et al. 1969. [6] WEISS, COSTA 1967, 1968. [7] WEISS, CRAYTON 1970. [8] MEYER et al. 1961. [9] WILBER et al. 1969. [10] ZOR et al. 1969, 1. [11] KLAINER 1966, 1967. [12] PASTAN, MACCHIA 1967. [13] PASTAN, KATZEN 1967. [14] GILLMAN, RALL 1968. [15] ZOR et al. 1969, 2. [16] KANEKO et al. 1969. [17] BURKE 1968; LEVEY, PASTAN 1970. [18] TURTLE, KIPNIS 1967. [19] TAUNTON et al. 1967, 1969. [20] BROWN et al. 1963. [21] FLACK et al. 1969. [22] HAYNES 1968. [23] MURAD et al. 1969. [24] DORRINGTON, KILPATRICK 1967; DORRINGTON, BAGGETT 1969. [25] SZEGO, DAVIS 1969. [26] MARSH, SAVARD 1966; MARSH et al. 1966. [27] KISSEL et al. 1970. [28] WOLFE et al. 1969. [29] BUTCHER, BAIRD 1968; BERGSTRÖM et al. 1968. [30] POHL et al. 1969. [31] BITENSKY et al. 1970. [32] BITENSKY et al. 1968. [33] CHASE, AURBACH 1968. [34] DOUSA, RYCHLIK 1968. [35] CHASE, AURBACH 1968; CHASE et al. 1969. [36] ANDERSON, BROWN 1963; SENFT et al. 1968. [37] GRANTHAM, ORLOFF 1968. [38] CHASE et al. 1969; RAISZ, KLEIN 1969. [39] MURAD et al. 1970. [40] CHASE, AURBACH 1970. [41] SZEGO, DAVIS 1967. [42] MURAD et al. 1962; ENTMAN et al. 1969. [43] CHEUNG, WILLIAMSON 1965. [44] BROWN et al. 1968. [45] LEVEY, EPSTEIN 1968, 1969. [46] BUEDING et al. 1965. [47] NEVILLE, HOLDSWORTH 1969. [48] RAMWELL, SHAW 1968. [49] BUTCHER et al. 1968. [50] RODBELL 1967b. [51] BIRNBAUMER et al. 1969. [52] BÄR, HECHTER 1969a, b. [53] MURAD, VAUGHAN 1969. [54] BIRNBAUMER, RODBELL 1969. [55] KRISHNA et al. 1968. [56] RODBELL 1967a. [57] GOODMAN 1968, 1. [58] FAIN et al. 1969. [59] BIECK et al. 1966, 1967. [60] STOCK et al. 1968. [61] BLECHER et al. 1969. [62] JUNGAS 1966. [63] BUTCHER et al. 1966. [64] CREMASCHI, GALANTE 1969. [65] TRINER et al. 1970, 1, 2. [66] ØYE, SUTHERLAND 1966. [67] ZIEVE, GREENOUGH 1969. [68] WOLFE, SHULMAN 1969; MARQUIS et al. 1969. [69] WATLINGTON 1968, 1969; BASTIDE, JARD 1968. [70] ORLOFF, HANDLER 1961, 1962; BOURGUET 1968. [71] GRANTHAM, ORLOFF 1968. [72] RODBELL et al. 1970. [73] RODESCH et al. 1969. [74] ROSENFELD et al. 1970.

chemischer Struktur und biologischer Funktion nachgewiesen worden; jedoch ist für einige, z.B. Insulin und Cortisol, dieser Nachweis bisher noch nicht gelungen. Bei der Beurteilung der Rolle, die das Cyclo-AMP als „second messenger" von Hormonwirkungen spielt, ist jedoch zu berücksichtigen, daß Cyclo-AMP nicht nur als Effector („post-hormonal"), sondern auch als Auslöser („prä-hormonal") in den Ablauf von Hormonwirkungen eingeschaltet ist. Gerade dies ist aber bei Insulin und Cortisol der Fall; denn die Ausschüttung beider Hormone erfolgt fast oder ganz ausschließlich unter dem Einfluß von Cyclo-AMP (S. 147 und 163). Es besteht also kein Grund, daran zu zweifeln, daß Cyclo-AMP — wenn auch auf verschiedenen Wegen — der universale und unentbehrliche Vermittler hormonaler Regulationen ist.

Die Adenylcyclase ist kein einheitliches Enzym; jede Zellart, die einer endokrinen Beeinflussung unterliegt, besitzt ihre eigene spezifische Cyclase (Tabelle 2), deren selektive Ansprechbarkeit gegenüber dem hormonalen Impuls dessen Zellspezifität bedingt. Sogar innerhalb einer Zellart können verschiedene, durch ihre Reaktionsbereitschaft gegenüber allosterischen Inhibitoren differenzierbare Adenylcyclasen vorkommen, wobei nicht immer zu entscheiden ist, ob es sich um individuelle Cyclasen oder hormonspezifische Untereinheiten eines Cyclasekomplexes handelt[17]. Beispiele hierfür sind Herzmuskel[18] und Leber[19], in denen mindestens zwei Adenylcyclasen (oder Cyclase-„subunits") vorkommen, die sich durch ihre Empfindlichkeit gegenüber β-Receptorenblockern unterscheiden (s. S. 119 und Tabelle 2). Überdies kann die Wirkung *eines* Hormons auf *ein* Zellsubstrat, sofern sie sich in verschiedenen Effekten äußert, an verschiedenen Untereinheiten der Adenylcyclase des Substrates angreifen; dies ließ sich z. B. für die lipolytische und die glucoseabbaufördernde Wirkungskomponente der Hormone Adrenalin, Glucagon und ACTH an der Lipocytenmembran nachweisen[20]. Das extremste Beispiel polyvalenter Cyclasen überhaupt scheint der Cyclasekomplex der Fettzelle zu sein, deren Membran („ghosts") mindestens zehn auf verschiedene Hormone (u. a. Adrenalin, Glucagon, Thyroxin, ACTH, TSH, LH, Prostaglandin E_1) spezifisch ansprechende Cyclase-Untereinheiten („allosteric sites" ?) enthält[21]. Die einzelnen Cyclase-„subunits" unterscheiden sich auch durch ihr Ionenbedürfnis[22]. Die Situation wird noch dadurch kompliziert, daß die verschiedenen Komponenten des Cyclase-Komplexes in der Zellmembran räumlich voneinander getrennt lokalisiert sein können. So existieren in den Serosazellen der Krötenblase zwei verschiedene Orte einer vasopressin-induzierten Cyclo-AMP-Synthese, von denen der eine für den Na^+-Transport, der andere für die Wasser- und Harnstoffpermeabilität zuständig ist[23]. Um auf die in der Plasmamembran gebundenen Adenylcyclasen wirken zu können, müssen die Hormone zunächst an spezifische Receptorproteine der Membran gebunden werden[24], wobei die Zellmembran eine spezifische Veränderung ihrer chemischen Struktur und physikalischen Beschaffenheit erfährt[25].

Somit weist die Adenylcyclase eine Komplexität der Substrukturierung ihres Moleküls und der Beeinflußbarkeit ihrer Aktivität durch Hormone auf, wie sie bei keinem anderen Enzym anzutreffen ist. Versucht man, aus den vielen Beobachtungen, die dies bezeugen, ein Strukturmodell der Adenylcyclase abzuleiten, welches der Eigenschaft dieses Enzyms gerecht wird, als optimales Werkzeug der Koordination und Auskalibrierung endokriner Regulationsvorgänge zu dienen, so ergeben sich zwei Möglichkeiten:

---

[17] Birnbaumer, Rodbell 1969. [18] Levey, Epstein 1969, Levey et al. 1969.
[19] Robison et al. 1967, Bitensky et al. 1970. [20] Bray, Goodman 1968.
[21] Birnbaumer, Rodbell 1969, Bär, Hechter 1969a, c, Vaughan, Murad 1969.
[22] Birnbaumer et al. 1969, Bär, Hechter 1969b, d. [23] Argy et al. 1967.
[24] Pohl et al. 1969, Marinetti et al. 1969, Burke 1969. [25] Ballard, Tomkins 1969.

1. die von Sutherland[26] vertretene Ansicht, daß das Cyclasemolekül aus einer „regulatorischen", den hormonspezifischen Impuls selektiv rezipierenden, und einer „katalytischen", die adäquate Reaktion auslösenden Untereinheit besteht;

2. die von Hechter[27] bevorzugte Auffassung, daß der als einheitliches Enzym mit ausschließlich katalytischer Funktion ausgestatteten Adenylcyclase ein oder mehrere membrangebundene, genetisch kontrollierte „Diskriminatoren" vorgeschaltet sind, die jeweils nur auf ein bestimmtes Hormon oder sogar nur auf eine umschriebene Partialfunktion eines Hormons[28] ansprechen, was sich mit einer allosterischen Reaktion des Diskriminators mit verschiedenen Strukturanteilen des Hormonmoleküls erklären ließe. Das würde bedeuten, daß der Diskriminator, der den ihm zugeordneten hormonalen Impuls „wahrnimmt" und selektiert, eine von der Adenylcyclase, die seine Signale verarbeitet, völlig unabhängige Funktionseinheit darstellt. Zugunsten der Möglichkeit 2 spricht die Tatsache, daß Receptor (Diskriminator) und Effector (Cyclase) der hormonalen Information sich unabhängig voneinander entwickeln können und daß die Cyclasen in der Phylo- und Ontogenese lange vor selektierenden Receptoren hormonaler Signale auftreten. So erlangen die Cyclasen der Kaulquappen erst mit der Metamorphose ihre Ansprechbarkeit auf Hormone[29], und die weite Verbreitung von Cyclasen in hormonfreien biologischen Systemen (Bakterien, Schleimpilzen, grünen Pflanzen) macht es wahrscheinlich, daß hier noch keine Diskriminatoren vorgebildet sind. Überdies gibt es auch im Säugerorganismus Cyclasen, die nicht auf Hormone ansprechen, z.B. in verschiedenen Abschnitten des Zentralnervensystems[30]. Besonders aussagekräftig im Sinne einer getrennten Existenz von Cyclasen und Diskriminatoren, die lediglich funktionell eine Einheit bilden[31], ist die Feststellung, daß es experimentell erzeugbare und spontan auftretende Stoffwechselanomalien gibt, die durch eine pathologische Dissoziation von Receptor und Cyclase oder durch einen genetisch bedingten Ausfall von Receptoren bei normalem Cyclasebestand gekennzeichnet sind. Der erstgenannte Fall trifft für den kongenitalen Fettsucht-Diabetes der Mäuse zu[32], bei dem wahrscheinlich der Insulinüberschuß eine Entkoppelung von Diskriminator und Cyclase der Fettzellen bewirkt, der zweite für konstitutionelle Fettsuchtformen des Menschen[33] und den Pseudohyperparathyreoidismus[34]. Hier ist auch die Tatsache zu erwähnen, daß der lipolytische Effekt von Glucagon und Secretin in der Fettzelle zwar an *einer* Cyclase, aber an zwei verschiedenen Diskriminatoren angreift (s. S. 152).

Eine besondere Situation liegt bei denjenigen Organcyclasen vor, die einer Aktivitätsbeeinflussung durch Catecholamine unterliegen. Bei ihnen ist der catecholamin-empfindliche Diskriminator noch einer zusätzlichen Dichotomie seiner Ansprechbarkeit unterworfen, die darin besteht, daß die von den Catecholaminen ausgehenden „sympathicomimetischen" Impulse vor Erreichung der ihnen als Wirkungsobjekt zugeordneten Adenylcyclasen in zwei sich gegensätzlich verhaltende Gruppen gewissermaßen „vorsortiert" werden, indem die hemmenden Impulse von den α-adrenergischen, die aktivierenden von den β-adrenergischen Receptoren übernommen und weitergeleitet werden. Diese beiden Receptorengruppen sind offenbar Untereinheiten des catecholamin-sensiblen Diskriminators der jeweiligen Organ-Cyclasen. Ursprünglich war die Ansicht vertreten worden[35], daß die catecholamin-sensiblen Cyclasen selbst den Charakter adrenergischer Receptoren hätten, weil sich die durch Cyclo-AMP vermittelten Wirkungen von Adrenalin und Noradrenalin in vielen Organen durch Receptorenblocker annul-

[26] Sutherland, Robison 1966. [27] Bär, Hechter 1969a. [28] Bray, Goodman 1968.
[29] Rosen, Rosen 1968. [30] Weiss 1968, Weiss, Costa 1968. [31] Murad, Vaughan 1969.
[32] Yen et al. 1968, Enser 1970. [33] Preiss et al. 1968.
[34] Chase et al. 1968, Aurbach et al. 1969. [35] Turtle, Kipnis 1967, Butcher et al. 1967.

lieren lassen. Da sich jedoch zeigen ließ, daß das gleiche Hormon unter dem Einfluß verschiedener Receptorenblocker ganz unterschiedliche, ja entgegengesetzte Effekte am Cyclase-System eines und desselben Erfolgsorgans (z.B. am Uterus[36]) entfalten kann, muß der Angriffspunkt der adrenergischen Impulse an den sie spezifisch „erkennenden" und perzipierenden Diskriminatoren gesucht werden. Am augenfälligsten ist dabei die β-adrenergische Komponente dieser Impulse, da die Ansprechbarkeit vieler Organcyclasen gegenüber Catecholaminen durch β-Receptorenblocker (Propranolol, Pronethalol) aufgehoben wird[37]. So werden die meisten Effekte der Catecholamine (ino- und chronotrope Wirkung am Herzen, Lösung der Acetylcholinkontraktur, Membranpassage von Kaliumionen, Glykogenolyse, Lipolyse u.a.) mit Hilfe eines cyclase-aktivierenden β-Receptormechanismus auf das Erfolgsorgan übertragen[38]. Der Diskriminator hat hier den Charakter eines β-Receptors, wobei eine zusätzliche Unterdifferenzierung des adrenergischen Effektes dadurch ermöglicht wird, daß der die β-adrenergischen Impulse aussortierende Diskriminator diese Impulse an verschiedene Loci („subunits") der Cyclase weitergeben und verteilen kann; dies geht daraus hervor, daß β-Blocker in der Fettzelle die Effekte von Adrenalin, Glucagon und ACTH in verschiedenem Umfang inhibieren[39]. Jedoch spielen auch α-Receptoren bei der Übertragung von Hormonwirkungen über Cyclo-AMP auf Erfolgsorgane eine Rolle. Nach Applikation von α-Receptorenblockern (Phentolamin, Dihydroergotamin) wird eine Verstärkung mancher Catecholamineffekte beobachtet, also eine Hemmwirkung der α-Receptoren beseitigt. Aber die α-Receptoren können nicht nur aktivierende Wirkungen von Catecholaminen auf Organcyclasen blockieren, sondern auch inhibierende Wirkungen dieser Hormone als obligatorische Vermittler an die Cyclasen weiterleiten. Sie sind also für die spezifischen Hemmwirkungen der Catecholamine verantwortlich, indem sie in erregtem Zustand die Cyclaseaktivität drosseln und die Cyclo-AMP-Konzentration in den Zellen des Erfolgsorgans herabsetzen. So vermitteln die α-Receptoren der β-Zellen des Inselapparates die Hemmung der Insulinproduktion durch Catecholamine[40] (s. S. 144), während Glucagon unabhängig von adrenergischen Receptoren die Inselcyclase aktiviert und dadurch die Insulinabgabe fördert[41]. Die Inhibitoranalyse mittels Anwendung von α-Blockern hat weiter ergeben, daß die durch Applikation von Noradrenalin bewirkte Aufhellung der Froschhaut auf einem durch α-Receptoren auf die Froschhaut-Cyclase übertragenen Hemmungseffekt gegenüber der cyclase-aktivierenden Wirkung des Melanophorenhormons beruht[42], ebenso wie die paradoxe Hemmwirkung der Catecholamine auf die Cyclase der Thrombocyten durch α-Blocker verhindert, also durch α-adrenergische Receptoren vermittelt wird[43]. Eine analoge Situation liegt bei der Adrenalinwirkung auf die Krötenblase vor[44]. Jedoch produzieren α-adrenergische Impulse keineswegs nur Hemmeffekte. So bringen sie beispielsweise die Uterusmuskulatur zur Kontraktion, während Stimulation der β-Receptoren die Spontankontraktionen des Uterus hemmen[44a].

Diesen Beobachtungen wird am besten die Auffassung gerecht, daß die beiden adrenergischen Receptorgruppen antagonistisch wirksame Komponenten der den einzelnen Organ-Cyclasen vorgeschalteten Diskriminatoren sind, welche den jeweiligen adrenergischen Stimulus „erkennen" und an die zugeordnete Cyclase weitergeben. Manches spricht dafür, daß analoge Receptorsysteme auch für die Mani-

[36] Triner et al. 1970. [37] Robinson et al. 1967.
[38] Butcher, Sutherland 1967, Sutherland et al. 1968. [39] Blecher et al. 1969.
[40] Turtle et al. 1967, Porte 1967. [41] Turtle, Kipnis 1967, Lacy et al. 1968.
[42] Abe et al. 1969. [43] Mills, Roberts 1967, Zieve, Greenough 1969, Salzman, Neri 1969.
[44] Handler et al. 1967. [44a] Bülbring et al. 1966, Tothill 1967, Paton 1968.

festierung anderer Neurotransmitterwirkungen an cellulären Cyclasen von Bedeutung sind. Durch diese hochdifferenzierte Organisation erhält der Diskriminator-Cyclase-Komplex eine maximale Modulationsfähigkeit, die der Feineinstellung der Konzentration des endokrinen Stellmotors Cyclo-AMP und damit den Bedürfnissen endokriner Regulationsvorgänge hervorragend gerecht wird.

3. Vermittlung und Abstimmung hormonaler Impulse durch Cyclo-AMP

Die Forschung der letzten Jahre hat wesentlich zum Verständnis der Mechanismen beigetragen, mittels derer das Cyclo-AMP die hormonalen Impulse in die zugehörigen Effekte an der Zelle übersetzt, wenn auch viele Zusammenhänge noch unklar sind. Die vorliegenden Befunde lassen mindestens zwei — wahrscheinlich miteinander zusammenhängende — Wirkprinzipien des „second messenger" erkennen: einmal seine Fähigkeit, die Synthese von aktiven Formen proteinphosphorylierender Enzyme (sogenannter Proteinkinasen) zu induzieren, und zweitens sein Vermögen, die Permeabilität von Zell- und Plasmamembranen spezifisch zu verändern, ein Vorgang, an dem Ca^{++}-Ionen in noch unklarer Weise beteiligt sind. Beide Wirkungsmodi sind wiederum Konsequenzen eines gemeinsamen Basismechanismus, der letzten Endes allen biologischen Leistungen des Cyclo-AMP und damit allen Hormonwirkungen zugrunde zu liegen scheint: der Förderung der Proteinsynthese, die sowohl auf dem Niveau der Transkription wie dem der Translation der genetischen Information erfolgen kann (s. S. 133).

a) Induktion von Proteinkinasen

α) Kinasen konstitutiver Proteine. Die in vielen Organen, besonders in ihren Zellkernfraktionen, nachgewiesenen phosphorhaltigen Eiweißkörper stellen die Produkte einer enzymatischen Reaktion dar, die darin besteht, daß spezifische Enzyme (Proteinkinasen) anorganisches Phosphat oder Phosphatreste aus ATP auf die Hydroxylgruppen serin- oder threoninhaltiger Proteine übertragen. Derartige Proteinkinasen, zu deren Substraten Histone, Protamine oder caseinartige Proteine gehören, bedürfen zur Entwicklung völliger biologischer Aktivität der vorherigen Einwirkung von Cyclo-AMP, sind also durch dessen Vermittlung einer hormonalen Beeinflussung zugänglich. Der Prozeß der Aktivierung dieser Enzyme durch Cyclo-AMP besteht wahrscheinlich darin, daß das 3′,5′-Cyclo-AMP unter Aufspaltung seiner 3′-Esterbindung und Ausnutzung der dabei freiwerdenden Energie (S. 131) an eine Hydroxylgruppe der Serin- oder Threoninreste des Proteins gebunden wird. Hierbei entsteht ein Proteinadenylat, welches offenbar die aktive Form der Proteinkinase darstellt[45]. Solche cyclo-AMP-abhängige, also endokrin steuerbare Proteinkinasen sind aus Muskulatur[46], Leber[47], Gehirn[48], Fettzellen[49], Milchdrüse[50] und Forellenhoden[51] isoliert worden; man hat sie aber bei Ratte, Kaninchen und Rind in allen daraufhin untersuchten Organen nachgewiesen und auch in Wirbellosen und Protozoen gefunden, so daß mit ihrer ubiquitären Verbreitung — wahrscheinlich in gewebs- und species-spezifischer Form — gerechnet werden muß[52]. Schon früher sind in den Zellkernen von Thymus[53] und Lymphocyten[54] histon-phosphorylierende Kinasen nachgewiesen worden. Die grundsätzliche Bedeutung der Beeinflußbarkeit dieser Enzyme durch Cyclo-AMP und damit durch endokrine Wirkstoffe besteht darin, daß die wichtigsten zelleigenen Sub-

[45] GREENGARD et al. 1969. [46] WALSH et al. 1968, KUO, GREENGARD 1969.
[47] LANGAN, SMITH 1967, LANGAN 1968. [48] MIYAMOTO et al. 1969, WELLER, RODNIGHT 1970.
[49] CORBIN, KREBS 1969. [50] TURKINGTON, RIDDLE 1969.
[51] MARUSHIGE et al. 1968, DIXON 1968. [52] KUO, GREENGARD 1969, JARD, BASTIDE 1970.
[53] ORD, STOCKEN 1967. [54] KLEINSMITH et al. 1966.

strate der Proteinkinasen die lysinreichen (f1-)Histone des Kernchromatins sind, welche in unphosphorylierter Form salzartig an die DNS gebunden im Zellkern vorliegen und in dieser Bindung, als Repressoren wirkend, den Abgriff der DNS-Basensequenz durch die RNS und damit den Transkriptionsvorgang verhindern, während sie nach Phosphorylierung, infolge der Ausbildung von Zonen hoher negativer Ladungsdichte, nicht mehr an DNS gebunden werden können und damit — durch Derepression — den Weg für die Transkription des genetischen Codes und die m-RNS-Synthese freigeben[55]. Der Phosphorylierungsvorgang ist reversibel, und seine Intensität und Richtung variiert in engem Zusammenhang mit der Chromatinaktivität[56]. Mit Hilfe der Induktion von Proteinkinasen gewinnt das Cyclo-AMP — und damit die ihm übergeordneten Hormone — Einfluß auf den Transkriptionsvorgang und die Synthese spezifischer Proteine[57]. Die allgemeinbiologische Bedeutung der histon-phosphorylierenden Wirkung des Cyclo-AMP wird dadurch unterstrichen, daß sie schon bei Bakterien (E. coli) nachweisbar ist, die noch nicht über ein hormonales System verfügen[57]. Beim Wirbeltier kann dieser Aktivierungseffekt, der sich an den Histonen des Kernchromatins in zell- und hormonspezifischer Weise abspielt, zur Erklärung einer Reihe hormonaler Regulationen herangezogen werden. Für Glucagon ist der Nachweis erbracht, daß es durch Vermittlung von Cyclo-AMP spezifische Histon-kinasen in Leberzellkernen aktiviert und so die Synthese der Enzyme veranlaßt, die seine Stoffwechselreaktionen katalysieren[58]. Die Wirkung des Vasopressins auf osmotische Permeabilität und transepithelialen Na^+-Transport in Amphibienhaut und -blase wird durch cyclo-AMP-abhängige Proteinkinasen der Zellmembran vermittelt[59]. Die durch Prolactin bewirkte Induktion der Synthese von Milchproteinen ist assoziiert mit der Phosphorylierung von Zellkernhistonen, die die Gen-Expression in den Milchdrüsenepithelien regulieren[60]. Es ist anzunehmen, daß analoge Effekte auch für andere Hormone nachgewiesen werden.

β) Kinasen katalytischer (Enzym-)Proteine. Die Funktion des Cyclo-AMP als eines Proteinkinase-Aktivators ist auch für das Zustandekommen einer großen Zahl akuter Hormonwirkungen verantwortlich, denen nicht eine Phosphorylierung konstitutiver Proteine des Zellkerns, sondern eine solche von katalytischen Proteinen, d.h. von Enzymen zugrunde liegt, die im Cytoplasma und seinen Organellen lokalisiert sind. Ausgangspunkt der Erkenntnisse auf diesem Gebiet war die Beobachtung von SUTHERLAND[61], daß das die Glykogenolyse in Muskel und Leber katalysierende Enzym *Phosphorylase* nicht von vornherein in aktiver Form im Gewebe vorliegt, sondern erst unter dem Einfluß der Hormone Adrenalin und Glucagon aus einer inaktiven Vorstufe (Phosphorylase B) in die Wirkform (Phosphorylase A) übergeführt wird. Für diesen Umwandlungsvorgang ist die Mitwirkung von Cyclo-AMP erforderlich. Sie besteht darin, daß das unter Hormoneinwirkung in der Muskel- und Leberzelle gebildete Cyclo-AMP zunächst ein Hilfsenzym bereitstellt (eine Phosphorylase-B-kinase), welches einen Phosphatrest von ATP auf die inaktive (Dephospho-)Phosphorylase B überträgt und sie so in die aktive (Phospho-)Phosphorylase A umwandelt. Das Cyclo-AMP beeinflußt aber die Bereitstellung des Hilfsenzyms nicht direkt, sondern dadurch, daß es die Bildung eines zweiten Hilfsenzyms induziert, welches das erste, die Phosphorylase-B-kinase, wiederum durch Übertragung eines Phosphatrestes aus einer inaktiven Vorstufe in die aktive Form verwandelt. Dieses zweite Hilfsenzym muß also folgerichtig als eine Phosphorylase-B-kinase-kinase bezeichnet werden[62]. Wahrscheinlich

[55] LANGAN, SMITH 1968, ORD, STOCKEN 1968. [56] KLEINSMITH et al. 1966.
[57] KUO, GREENGARD 1969. [58] LANGAN 1969. [59] JARD, BASTIDE 1970.
[60] TURKINGTON, RIDDLE 1969. [61] SUTHERLAND, RALL 1957, 1958.
[62] KREBS et al. 1966, WALSH et al. 1968.

ist es identisch mit einer der oben (S. 120) erwähnten, in der Muskulatur nachgewiesenen Proteinkinasen[63], was bedeutet, daß die Unterscheidung zwischen Proteinkinasen konstitutiver und katalytischer Proteine nicht scharf ist. Wie bei jenen, so wird auch bei der inaktiven Phosphorylase-B-kinase-kinase der Phosphatrest an ein Serinhydroxyl der Peptidkette gebunden. Das Cyclo-AMP übt also in beiden Fällen die gleiche Funktion als Induktor von Proteinkinasen aus, deren Substrat im vorliegenden Falle nicht ein Histon, sondern ein Enzym (genauer

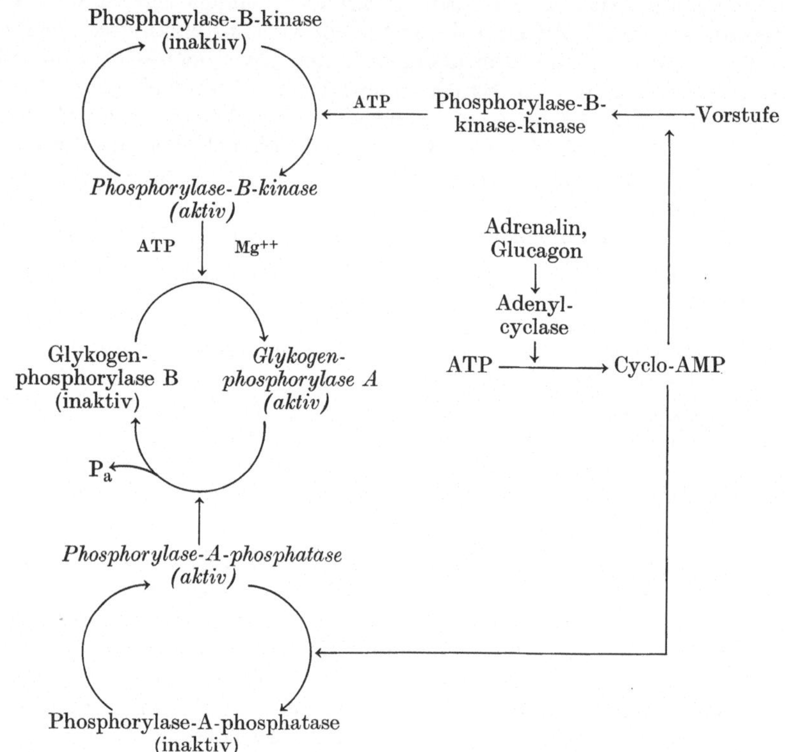

Abb. 2. Hormonale Kontrolle der Glykogenolyse. P_a anorganisches Phosphat

gesagt: eine Enzymvorstufe) ist. — Die Aktivierung der Phosphorylase ist umkehrbar und vollzieht sich, wie Abb. 2 zeigt, in einem Kreisprozeß. Die Rückverwandlung der Phosphorylase A in die inaktive Vorstufe (B) wird durch eine enzymatische Phosphatabspaltung bewirkt. Die hierfür zuständige Phosphorylase-phosphatase untersteht ebenfalls einer Kontrolle durch Cyclo-AMP, indem sie durch dieses Nucleotid inaktiviert werden kann[63a]. Auch dieser Vorgang ist reversibel, da die inaktive Form der Phosphatase durch ATP und Mg^{++} reaktiviert wird[63b]. Cyclo-AMP kontrolliert also die durch Adrenalin und Glucagon bewirkte Glykogenolyse auf doppeltem Wege. Insulin übt in diesem System keinen Effekt aus[63c]. Außer Adrenalin und Glucagon[64] bewirken auch Thyroxin[65], Cortico-

[63] WALSH et al. 1968, DE LANGE et al. 1968, RILEY et al. 1968. [63a] RILEY, HAYNES 1963. [63b] MERLEVEDE, RILEY 1966, CHELALA, TORRES 1969. [63c] CRAIG et al. 1969.
[64] SUTHERLAND et al. 1968. [65] HORNBROOK et al. 1965, HESS et al. 1969, MCNEILL et al. 1969.

steron[66], Vasopressin[67] und Serotonin[68] eine cyclo-AMP-abhängige Aktivierung der Phosphorylase; sie unterscheiden sich aber voneinander durch die Organspezifität ihrer Aktivierungseffekte[68a]. Außerdem bestehen zwischen ihnen wechselseitige Abhängigkeitsverhältnisse; so übt z.B. das Cortisol eine „permissive action" gegenüber der phosphorylase-aktivierenden Wirkung des Adrenalins aus[68b].

Ebenso wie die hormonale Beeinflussung der Glykogenolyse kann auch der entgegengesetzte Vorgang, die Beeinflussung der Glykogensynthese durch Hormone, auf die cyclo-AMP-abhängige Aktivierung einer Enzymproteinkinase zurückgeführt werden. Wie die Phosphorylase liegt auch das die Glykogensynthese katalysierende Schlüsselenzym in Muskulatur und Leber, die *Glykosyltransferase (Glykogensynthetase)*, in einer aktiven (I-)* und einer inaktiven (D-)** Form vor, deren Mengenverhältnis wie bei der Phosphorylase durch Cyclo-AMP kontrolliert wird[69]. Jedoch bewirkt in genauem Gegensatz zur Phosphorylase das Cyclo-AMP im Falle der Transferase die Inaktivierung des Enzyms durch Umwandlung der wirksamen (I-) in die unwirksame (D-)Form, indem es das für diese Umwandlung erforderliche Hilfsenzym, die Transferase-I-kinase, durch einen vorgeschalteten zweiten Phosphorylierungsschritt aus der aktiven in die inaktive Form zurückverwandelt[70]. Auch hier bewirkt Cyclo-AMP die Induktion einer Proteinkinase, welche das Enzymprotein Transferase-I-kinase phosphoryliert; chemisch ist also der Modus seines Eingriffs in den Aktivitätszustand der Transferase genau der gleiche wie bei der Phosphorylase, er hat jedoch den entgegengesetzten biologischen Erfolg. Die Hormone Adrenalin und Glucagon, die mit Hilfe des von ihnen in Leber, Herz- und Skeletmuskel sowie Fettgewebe produzierten Cyclo-AMP eine Phosphorylierung und damit eine Inaktivierung der Glykosyltransferase (I→D) herbeiführen, blockieren also die Glykogenbildung[71]. Die Reindarstellung der beteiligten Enzyme hat neuerdings den überraschenden Befund ergeben, daß die Transferase-I-Kinase und die Phosphorylase-B-kinase-kinase identisch sind[72]. Damit sind die beiden gegenläufigen Prozesse der Glykogenolyse und der Glykogensynthese nicht nur durch die gemeinsame Vermittlung durch Cyclo-AMP, sondern auch durch ein als Bindeglied in beide Vorgänge eingreifendes Enzym zu einer Funktionseinheit hoher Effektivität zusammengeschlossen. Die Aktivierung eines hormonabhängigen Enzymsystems und die Inaktivierung des entgegengesetzt wirkenden, ebenfalls hormonal kontrollierten Systems durch ein einziges Enzym stellt einen außergewöhnlichen Fall endokriner Regulationsmechanismen dar.

Da Insulin die Glykogensynthese fördert, liegt die Annahme nahe, daß dieses Hormon am System der Glykosyltransferase und dem desaktivierenden Einfluß von Adrenalin und Glucagon entgegenwirkt, indem es das Cyclo-AMP ausschaltet. Tatsächlich kehrt Insulin den Transferaseeffekt dieser beiden Hormone um; es fördert die Umwandlung von Transferase D in Transferase I und aktiviert diese[73], ohne jedoch den Cyclo-AMP-Spiegel der Zelle (Skelet- und Herzmuskel) zu verändern[73a]. Auch ist ein Hemmeffekt des Insulins gegenüber der Transferase-I-kinase, die die Inaktivierung der Transferase katalysiert, diskutiert worden[73b];

* I = glucose-6-phosphate *i*ndependent. ** D = glucose-6-phosphate-*d*ependent.

[66] Hess, Shanfeld 1963, Hess et al. 1969.
[67] Handler, Orloff 1963, Suryanarayana, Kent 1969.
[68] Levine et al. 1964. [68a] Hornbrook, Brody 1963.
[68b] Schaeffer et al. 1969, Schonhofer et al. 1969. [69] Craig, Larner 1964.
[70] Larner 1966, Huijing, Larner 1966, Appleman et al. 1964, 1966.
[71] Larner 1966, Craig, Larner 1964, Bishop, Larner 1967.
[72] Soderling, Hickenbottom 1970. [73] Bishop, Larner 1967.
[73a] Goldberg et al. 1967, Craig et al. 1969. [73b] Larner et al. 1968.

aber der eigentliche Angriffspunkt des Insulins im Transferasesystem (s. Abb. 3) ist in der Transferase-D-phosphatase lokalisiert. Dieses Enzym existiert wiederum in einer inaktiven und einer aktiven Form, in vollkommener Analogie zur Phosphatase im System der Phosphorylase und der Glykogenolyse; nur ist es in antidromer Richtung wirksam. Hier wie dort ist die Phosphatase reversibel aktivierbar, und ebenso wie die Phosphorylase-A-phosphatase, die durch Adrenalin und Glucagon über Cyclo-AMP aus der aktiven in die inaktive Form umgewandelt

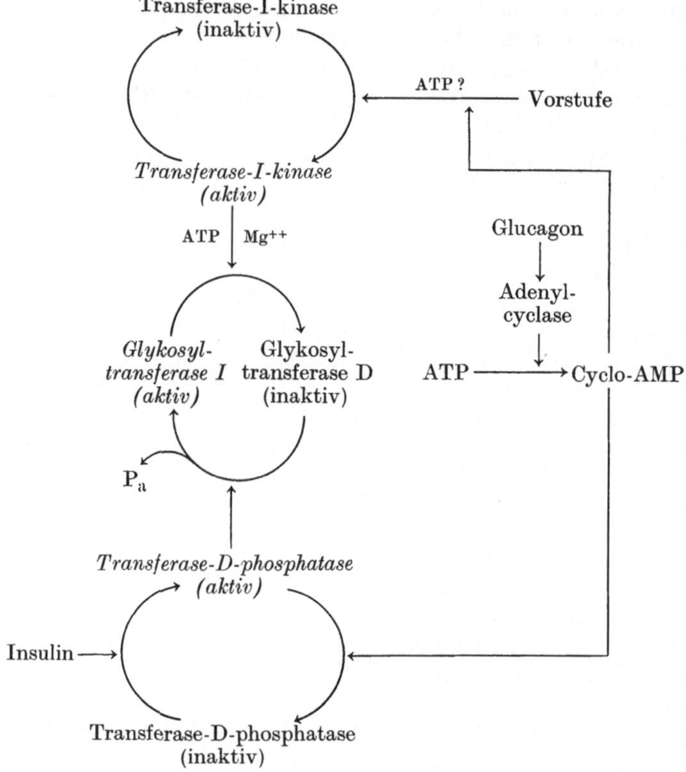

Abb. 3. Hormonale Kontrolle der Glykogensynthese. P_a anorganisches Phosphat

wird (s. oben S. 121 und Abb. 2), wird die Transferase-D-phosphatase durch Cyclo-AMP und Glucagon desaktiviert[73c]. Von entscheidender Bedeutung ist aber der umgekehrte Vorgang der Aktivierung des unwirksamen (Dephospho-)Enzyms, der spezifisch *durch Insulin gefördert* wird[73d]. (Für diesen Insulineffekt ist aus unbekannten Gründen die Anwesenheit des Pankreas erforderlich.) Die Aktivierung der Transferase-D-phosphatase ist die Schlüsselreaktion, mit deren Hilfe Insulin auf die Glykogenbildung einwirkt — einer der wenigen Hormoneffekte, die nicht direkt durch Cyclo-AMP vermittelt werden.

Allerdings zeigen zahlreiche Beobachtungen, daß Insulin die intracelluläre Cyclo-AMP-Konzentration herabzusetzen vermag; es vermindert den Gehalt der Fettzellen an Cyclo-AMP und setzt seinen durch Adrenalin bewirkten Anstieg herab[74], und es reduziert den Cyclo-AMP-Gehalt der normalen und den (stark erhöhten) der alloxandiabetischen Rattenleber[75]. Aber

[73c] BISHOP et al. 1970. [73d] BISHOP 1970.
[74] BUTCHER et al. 1966, 1968, KUO, DE RENZO 1969. [75] EXTON et al. 1966, PARK et al. 1967.

eine direkte Hemmwirkung des Insulins auf die Adenylcyclase, die der fördernden Wirkung von Adrenalin und Glucagon korrespondieren würde, ist bisher nicht sichergestellt. Sie ist zwar behauptet[76], aber nicht bestätigt worden[77]. Auch eine Aktivierung der 3',5'-Phosphodiesterase durch Insulin, die den gleichen Effekt haben würde wie eine Cyclasehemmung, ist trotz gegenteiliger Angaben[78] nicht bewiesen worden[79]. Immerhin weisen einige Befunde auf Beziehungen zwischen Insulin und Phosphodiesterase hin, die vielleicht indirekter Natur sind und/oder durch Zellspezifität, Aktivatorbedürfnisse und Inhomogenität des Enzyms verschleiert werden*. So ist beim Spontandiabetes der Mäuse die Phosphodiesterase in Pankreas und Fettgewebe stark vermindert[80], und Inhibitoren dieses Enzyms (Theophyllin, Coffein) können Insulinmangelsymptome hervorrufen[81], einschließlich der Hyperglykämie[82], an deren Auftreten nach Theophyllingaben allerdings auch eine Catecholaminwirkung beteiligt ist. Theophyllin, das den Cyclo-AMP-Spiegel im Zellinnern steigert, und Cyclo-AMP selbst beeinflussen Glucose-Aufnahme, Glucose-Verwertung und Glykogensynthese in Fettzellen[83] und im Rattenzwerchfell[84] — hier auch den Aminosäureeintritt in die Zellen — diametral entgegengesetzt zu Insulin. Jedenfalls beseitigt Insulin die Hemmwirkung des Cyclo-AMP gegenüber der Transferase, wobei offensichtlich ein indirekter Mechanismus wirksam ist[85].

Beim Insulin ist der oben (S. 117) erwähnte Fall gegeben, daß nicht so sehr seine Wirkung, als vielmehr seine Produktion durch Vermittlung von Cyclo-AMP erfolgt. Cyclo-AMP selbst und sein leichter in die Zellen eindringendes Dibutyrylderivat bewirken sofortige Insulinausschüttung aus perfundiertem Rattenpankreas[86]. Den gleichen Effekt hat Theophyllin, das den enzymatischen Abbau von Cyclo-AMP blockiert[87]. Glucagon übt seinen gegenregulatorischen, insulinogenen Effekt dadurch aus, daß es die Cyclo-AMP-Konzentration in den B-Zellen der Inseln erhöht[88], und auch andere Hormone, welche Insulin aus dem B-Zellapparat freisetzen, bedürfen dazu der Mitwirkung von Cyclo-AMP[89]. Eine genauere Analyse der Rolle des Insulins im Gefüge endokriner Regulationen wird auf S. 147ff. gegeben.

Ein drittes Enzym, welches bei der Übertragung hormonaler Effekte durch Cyclo-AMP eine Rolle spielt, und dessen cyclo-AMP-abhängige Aktivierung ebenfalls mit einer enzymatischen Phosphorylierung einhergeht, ist die *Phosphofructokinase*, ein Schlüsselenzym des für die Energieproduktion wichtigen glykolytischen Abbauweges der Glucose. Für die Phosphofructokinase der Hefe[90], gewisser Wirbelloser[91], des Herzmuskels[92] und des Fettgewebes der Ratte[93] konnte gezeigt werden, daß dieses Enzym in einer inaktiven und einer aktiven Form existiert, und daß die inaktive Zustandsform durch eine cyclo-AMP-abhängige Kinase in das aktive Enzym umgewandelt werden kann, ohne daß dieser Vorgang bisher in seinen Einzelheiten aufgeklärt wäre. Die Aktivierung der Phosphofructokinase sichert, soweit sie von Cyclo-AMP bewirkt wird, diesem Enzym eine vielseitige Beeinflußbarkeit durch Hormone. Das kommt darin zum Ausdruck, daß eine große Zahl hormonaler Effekte durch Vermittlung dieses Enzyms am Erfolgsorgan manifest werden. So fungiert die Phosphofructokinase als enzymatische Schaltstelle bei der Übertragung der Wirkung des Adrenalins auf die

* Die Aktivität der Phosphodiesterase wird u.a. durch ATP und Pyrophosphat, also Komponenten des Adenylcyclasesystems, stark beeinflußt (Cheung 1966, 1967, Cheung, Jenkins 1969.)

76 Jungas 1966, Exton et al. 1966. 77 Williams et al. 1968.

78 Schultz et al. 1966, Senft et al. 1968a, b, Loten, Sneyd 1970.

79 Müller-Oerlinghausen et al. 1968; Blecher et al. 1968; Menahan et al. 1969.

80 Kupiecki 1969. 81 Anderson et al. 1966, 1967.

82 Kuftinec, Mayer 1964; Jankelson et al. 1967. 83 Blecher 1967, Hepp et al. 1968.

84 Chambaut et al. 1969. 85 Weiss et al. 1966, Larner et al. 1968.

86 Frohman et al. 1966, Malaisse et al. 1967, Lacy et al. 1968, Löffler et al. 1968.

87 Lazarus et al. 1969.

88 Sussman, Vaughan 1967, Turtle, Kipnis 1967, Lambert et al. 1967.

89 Lebowitz, Pooler 1966, 1967, Lambert et al. 1967, Allan, Tepperman 1969.

90 Vinuela et al. 1964, Passonneau, Lowry 1964. 91 Mansour, Mansour 1962.

92 Mansour 1965. 93 Denton, Randle 1966.

Lipolyse im Fettgewebe[94], des Vasopressins auf Hundeniere und Krötenblase[95], des Gastrins auf die Magenmucosa[96], des Serotonins auf Stoffwechsel und glatte Muskulatur von Wirbellosen[97], des Testosterons auf die Sperma-Fructolyse, da die durch ATP inhibierte Sperma-Phosphofructokinase durch Cyclo-AMP in die aktive Form verwandelt wird[98], des Aldosterons auf den Na^+-Transport in der Amphibienblase[99] und wahrscheinlich auch des Glucagons auf die Insulinfreisetzung im Rattenpankreas[100]. Wegen dieser vielseitigen Funktionen hat man die Phosphofructokinase auch als „third messenger" bezeichnet, der die Signale des „second messenger" Cyclo-AMP energetisch wirksam werden läßt[101].

Während der Mechanismus der Aktivierung der Phosphofructokinase durch eine cyclo-AMP-abhängige Proteinkinase dem Mechanismus der Phosphorylase-Aktivierung (S. 121) genau analog zu sein scheint und dem in Abb. 2 gegebenen Verlaufsschema entsprechen dürfte, liegt für den entgegengesetzten Vorgang der cyclo-AMP-abhängigen Desaktivierung der Glykosyl-transferase (S. 123, Abb. 3) ebenfalls ein genaues Analogon in dem Verhalten der *Fructose-1,6-diphosphatase*, eines geschwindigkeitsbestimmenden Schlüsselenzyms der Gluconeogenie in Leber und Niere, vor. Auch dieses einer vielfältigen endokrinen Beeinflussung unterliegende Enzym, dessen Aktivität für das Verhältnis der Intensitäten von Glykolyse und Gluconeogenie und damit für die Relation von Zuckerabbau und Zuckerneubildung in Leber und Niere maßgebend ist, existiert ebenfalls in einer inaktiven und einer aktiven Form, von denen die letztgenannte ebenso wie die aktive Transferase (S. 123) durch eine cyclo-AMP-abhängige Proteinkinase unter Beteiligung von ATP reversibel in die inaktive Zustandsform umgewandelt wird; die Reaktivierung erfolgt wie bei der Transferase mit Hilfe einer Phosphatase[102]. Auch hier ist die Enzymchemie dieses cyclischen Prozesses noch nicht völlig erforscht. Es steht jedoch fest, daß auch dieses zusammen mit der Phosphofructokinase an einem Knotenpunkt des Kohlenhydratstoffwechsels stehende Enzym einer multiplen endokrinen Regulation seiner Aktivität via Cyclo-AMP unterliegt.

Die abschließende irreversible Teilreaktion des Glykolyseweges, die oxydative Decarboxylierung der Brenztraubensäure zu Acetyl-CoA und CO_2, welche den Weg sowohl zur Totalverbrennung der Glucose wie zur Synthese der Fettsäuren öffnet, wird durch das Enzym *Pyruvatoxidase* katalysiert, das ebenfalls in einer aktiven und einer inaktiven Form existiert. Der kürzlich aufgeklärte Mechanismus der wechselseitigen Umwandlung dieser beiden Formen beinhaltet wiederum die Mitwirkung einer cyclo-AMP-abhängigen Proteinkinase[103]. In Analogie zur Glykosyltransferase (S. 123) erfolgt die Aktivierung des Enzyms durch Dephosphorylierung der inaktiven Vorstufe, jedoch greift im Gegensatz zur Transferase das Cyclo-AMP direkt in den Aktivierungsprozeß ein, indem es die hierzu erforderliche Phosphatase mittels einer Kinase unter Beteiligung von ATP aus einer inaktiven (Dephospho-) in die aktive, phosphorylierte Form umwandelt. Die Desaktivierung der Oxidase wird unmittelbar durch eine andere, anscheinend von Cyclo-AMP unabhängige Proteinkinase bewirkt (s. den unteren Teil von Abb. 4). Die Oxidase wird durch Insulin aktiviert, durch Adrenalin gehemmt[103a].

Versucht man, die fünf bisher besprochenen Enzyme unter Berücksichtigung ihrer gemeinsamen Steuerung durch Cyclo-AMP und der dadurch bedingten Beeinflussung ihrer Aktivität durch Hormone unter einem gemeinsamen Gesichts-

---

94 RIZACK 1964, WEISS et al. 1966, CHLOUVERAKIS 1968.
95 BROWN et al. 1963, HANDLER et al. 1968, 1969. 96 HARRIS, ALONSO 1965.
97 MANSOUR, MANSOUR 1962, STONE, MANSOUR 1967.
98 HOSKINS, STEPHENS 1969, HOSKINS et al. 1970. 99 HANDLER et al. 1969.
100 MALAISSE et al. 1967. 101 CHLOUVERAKIS 1968. 102 MENDICINO et al. 1966, 1968.
103 WIELAND, SIESS 1969, 1970. 103a JUNGAS 1970.

punkt zu betrachten, so ergibt sich, daß sie alle fünf zu einem integrierten Regel- und Funktionskreis zusammengeschlossen sind, welcher aufgrund des abstufbaren Eingreifens von Cyclo-AMP und der daraus resultierenden Variabilität der einzelnen Enzymaktivitäten eine schnelle Veränderung des Verhältnisses von anabolen und katabolen Teilphasen des Kohlenhydratstoffwechsels nach Richtung, Ausmaß und Geschwindigkeit und damit eine minutiöse Feineinstellung des Gleichgewichts zwischen Glykogenolyse, Glykolyse und Gluconeogenie ermöglicht. Die Effizienz dieser endokrinen Regulationsvorgänge wird noch dadurch erhöht, daß die beteiligten (durch Cyclo-AMP aktivierten) Proteinkinasen meist strukturgebunden, die gegenläufig wirkenden Phosphatasen meist löslich sind. Da die endokrinen Kontrollvorgänge innerhalb des Kohlenhydratstoffwechsels auch auf den Fett- und Proteinhaushalt rückwirken, liegt hier ein universales Regulationssystem vor, das sich am ganzen Intermediärstoffwechsel auswirkt. Das integrierte System der an ihm beteiligten, durch Cyclo-AMP gesteuerten Enzyme ist in Abb. 4 dargestellt. Es kommt in ihr zum Ausdruck, daß alle Hormone, die den intracellulären Cyclo-AMP-Gehalt erhöhen, die katabolen Enzymreaktionen im Glucose-Glykogen-Haushalt fördern und die anabolen hemmen. Offenbar äußert sich darin die biologische Tendenz, die Verfügbarkeit und Verwertung von Glucose für Zwecke der Energieproduktion durch mehrfache Absicherung unter allen Umständen zu garantieren. Dem entspricht, daß Applikation von Cyclo-AMP den Blutzucker erhöht[103b], die Glykogenolyse steigert[104] und die Glucoseabgabe in der Leber stimuliert[105].

Die Induktion von Kinasen katalytisch wirksamer Proteine beschränkt sich nicht auf Enzyme des Kohlenhydratstoffwechsels. Auch bei dem einer vielfältigen hormonalen Regulation unterworfenen Vorgang der Lipolyse in den Fettzellen ist die gleiche Abhängigkeit des Aktivitätszustandes des beteiligten Enzymkomplexes von der Cyclo-AMP-Konzentration nachweisbar. Das unter hormonalem Einfluß durch die Adenylcyclase(n) der Lipocytenmembran gebildete Cyclo-AMP wandelt eine in den Fettzellen vorhandene unwirksame Vorstufe der Triglyceridlipase in ihre aktive Form um[106]. Da hierfür wiederum ATP (neben Mg^{++}-Ionen) erforderlich ist, muß angenommen werden, daß auch bei der Aktivierung der Lipocytenlipase das Cyclo-AMP durch einen Mechanismus der Proteinphosphorylierung zur Wirkung gelangt. Tatsächlich ist auch in Fettzellen eine cyclo-AMP-abhängige Proteinkinase gefunden worden, die für die Aktivierung der Lipase dieser Zellen verantwortlich ist[107]. Da sie auch auf Histone (S. 120) und Phosphorylase B (S. 121) wirkt, ist offenbar ihr Wirkungsmechanismus in allen drei Fällen der gleiche. Auch der starke lipolytische Effekt des Theophyllins (S. 113) weist auf die Rolle des Cyclo-AMP beim Zustandekommen der Lipolyse hin[108]. Der Vorgang der Lipaseaktivierung ist umkehrbar; die aktive Lipase kann ebenso wie die aktive Phosphorylase mit Hilfe einer Phosphatase in die inaktive Vorstufe zurückverwandelt werden[109], doch sind die Einzelheiten dieses Kreisprozesses noch nicht geklärt. Dem gleichen Aktivierungsmodus unterliegt die Triglyceridlipase der Leber[109a].

Klinisch wichtig ist die Feststellung, daß bei genetisch bedingter Fettsucht die Triglyceridlipase auf Cyclo-AMP nicht anspricht, also ein Mangel an aktivierbarer Lipase[110] vorliegt und die Cyclase dieser Fettzellen durch lipolytische Hormone (ACTH und Adrenalin) nicht aktiviert wird, was auf einen genetisch bedingten

[103b] Northrup, Parks 1964, Levine, Vogel 1965, 1966, Levine 1968.
[104] Levine 1965, Levine, Lewis 1967. [105] Menahan, Wieland 1967.
[106] Rizack 1964, Reed, Fain 1968. [107] Corbin, Krebs 1969. [108] Blecher et al. 1969.
[109] Wade, Hales 1969. [109a] Bewsher, Ashmore 1966; Tsai et al. 1970.
[110] Preiss et al. 1968.

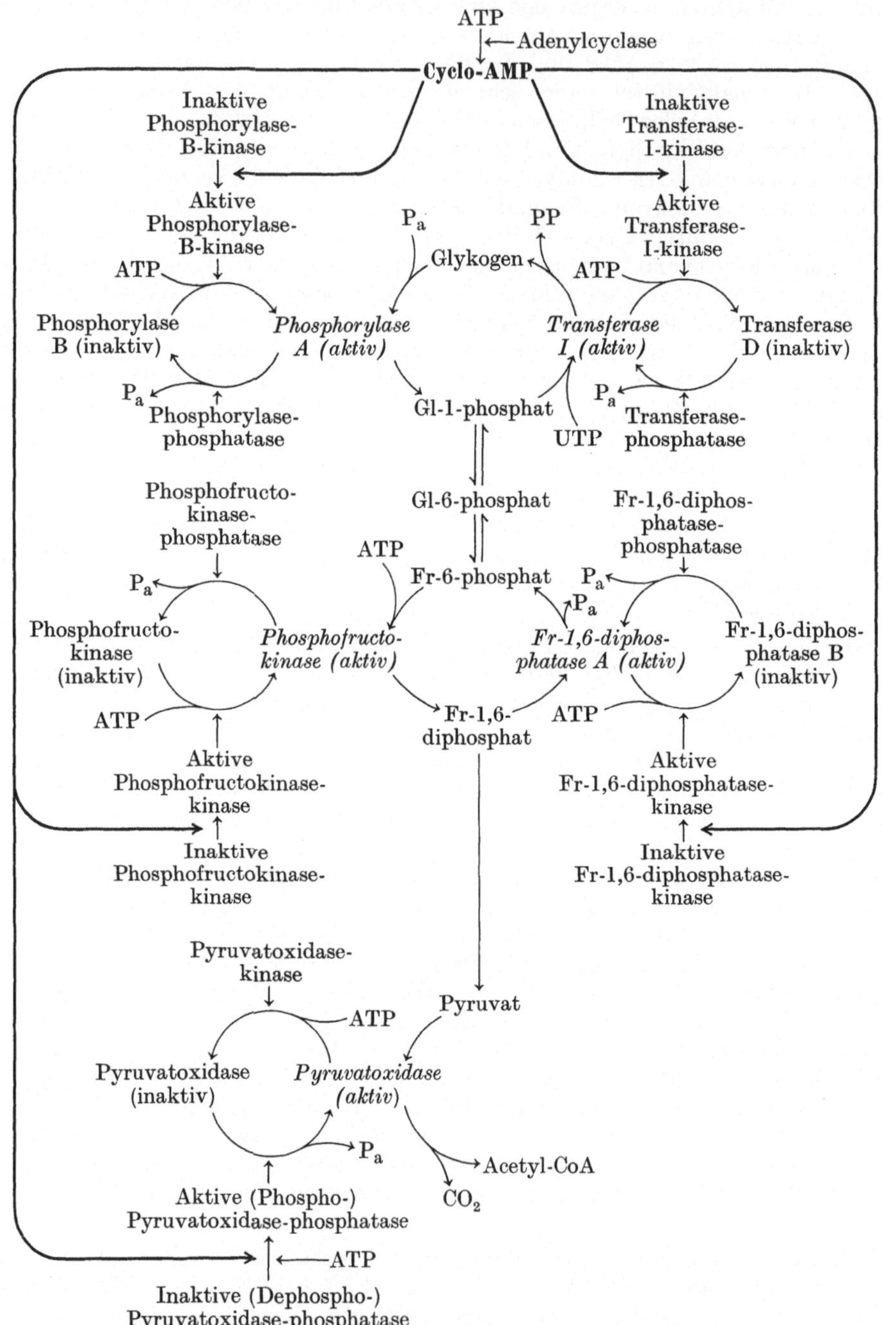

Abb. 4. Die Enzyme, deren Aktivität durch Cyclo-AMP kontrolliert wird, sind kursiv gesetzt. Die Angriffspunkte des Cyclo-AMP in diesem Enzymsystem sind durch dicke schwarze Pfeile gekennzeichnet. P_a anorganisches Phosphat, *PP* Pyrophosphat, *ATP* Adenosintriphosphat, *UTP* Uridintriphosphat, *Gl* Glucose, *Fr* Fructose

Ausfall der zugehörigen Diskriminatoren (S. 118) hinweist[111]. Umgekehrt ist im Hungerzustand der Anteil der aktivierbaren Lipase am Gesamtbetrag des Enzyms in den Fettzellen erhöht, was zur Folge hat, daß deren Reaktion auf lipolytische Agentien (besonders auf Theophyllin) im Hunger verstärkt ist[112]. Diese Schwankungen der Lipaseaktivität der Fettzellen werden offenbar vom Funktionsgrad der NNR mitbestimmt. Der Grad der Aktivierbarkeit der Lipocyten-Lipase durch Cyclo-AMP oder Adrenalin ist abhängig von einer „permissive action" der Glucocorticoide[113]. Wie schon auf S. 117 betont, unterliegt die Lipolyse im Fettgewebe einer erstaunlich vielseitigen Beeinflussung durch Hormone; sie wird, meist unter Erhöhung der intracellulären Cyclo-AMP-Konzentration, gesteigert durch Catecholamine[114], Glucagon[115], Thyroxin[116], Cortisol[117], Vasopressin[118], Serotonin[119], STH[120], Lipotropin[121], ACTH[122], TSH und LH[123], während Insulin[124] und Prostaglandin E_1[125] antilipolytisch wirken und den lipase-aktivierenden Effekt der Hormone Adrenalin, Cortisol, ACTH und STH unterdrücken. Die Vielseitigkeit dieser endokrinen Regulationen deutet auf die vitale Bedeutung des Fettgewebes als des wichtigsten Energiespeichers. Trotz der Vielzahl der synergistisch auf die Lipolyse wirkenden Hormone sind ihre Effekte absolut spezifisch, da sie durch differente Untereinheiten des Cyclase-Komplexes vermittelt werden (vgl. S. 117). Während die Catecholamine über die mit β-Receptorqualität ausgestatteten Diskriminatoren am lipolytischen Apparat der Fettzelle angreifen[126], wird der scheinbar gleichartige Effekt der Hormone Glucagon, ACTH und STH nicht durch β-Receptorenblocker ausgeschaltet, also über andere Diskriminatoren der Fettzell-Lipase zugeleitet[127].

Einen Sonderfall der aktivierenden Wirkung des Cyclo-AMP auf proteinphosphorylierende Enzyme und gleichzeitig einen Beweis für die allgemeinbiologische Bedeutung dieser Wirkung im Rahmen hormonaler Regulationen stellt die Phosphorylierung der *Lipoproteide* von Nierenzellmembranen unter dem Einfluß von Cyclo-AMP dar. Dieser Vorgang unterscheidet sich von den vorangehend beschriebenen Reaktionen dadurch, daß nicht die OH-Gruppen der Serin- und Threoninreste in den Peptidketten, sondern die OH-Gruppen der Inositreste in dem Phosphatidanteil der Lipoproteide phosphoryliert werden, welche die Membranen des endoplasmatischen Reticulums der Tubuluszellen aufbauen. Auf diese Weise entstehen unter der Einwirkung einer durch Cyclo-AMP aktivierten Protein-kinase hochphosphorylierte Lipoproteide, welche veränderte Permeabilitätsverhältnisse bedingen und damit den Wasser- und Natriumtransport in der Niere beeinflussen. Auch hier wieder ist das Cyclo-AMP als „second messenger" eines Hormoneffektes tätig, denn die Freisetzung des Cyclo-AMP und damit die Aktivierung der inositphosphorylierenden Kinase erfolgt nur unter der Einwirkung von Vasopressin[128].

b) Membraneffekte

In engem Zusammenhang mit der in Abschnitt a) geschilderten Fähigkeit des „second messenger" Cyclo-AMP, hormonale Impulse durch Phosphorylierung konstitutiver oder katalytischer Proteine auf molekularem Niveau wirksam werden

[111] Yen et al. 1968. [112] Brodie et al. 1969. [113] Corbin, Park 1969.
[114] Butcher et al. 1965, 1968. [115] Robison et al. 1967, Exton, Park 1968.
[116] Krishna et al. 1968a, b. [117] Fain 1968. [118] Vaughan 1964, Pittman et al. 1961.
[119] Bieck et al. 1966, 1967. [120] Fain et al. 1966, 1968, 1969, Goodman 1968b.
[121] Brodie et al. 1969. [122] Williams et al. 1968, Bär, Hechter 1969.
[123] Butcher et al. 1968. [124] Jungas, Ball 1963, Froesch et al. 1965, Butcher et al. 1966.
[125] Steinberg 1967, Bergström 1967, Butcher, Baird 1968.
[126] Aulich et al. 1967, Turtle et al. 1967, Goodman 1968a, b.
[127] Murad, Vaughan 1969. [128] Cunningham 1968.

zu lassen, steht die Tatsache, daß der wesentlichste Teil hormonaler Wirkungen sich an *biologischen Membranen* abspielt und durch Zustandsänderungen der Plasmamembran bedingt ist. Das Bindeglied zwischen den früher geschilderten biochemischen und den hier zu beschreibenden morphologisch-physikalischen Hormoneffekten bildet die Beobachtung, daß Phosphorylierungsprozesse, wie sie vom Cyclo-AMP ausgelöst werden, sich bevorzugt an Membranproteinen abspielen und alsdann die Permeabilitäts- und Transportvorgänge an diesen Membranen beeinflussen[128a]. Da die als Receptor endokriner Impulse fungierende Adenylcyclase streng partikelgebunden und fast ausschließlich in der Plasmamembran lokalisiert ist (S. 113), und da auch ihr Substrat ATP großenteils membrangebunden vorliegt, muß auch ihr Reaktionsprodukt Cyclo-AMP primär an der Plasmamembran zur Wirkung gelangen. Dem entspricht, daß Hormone wie Adrenalin und Glucagon, die unmittelbar auf die Cyclase wirken, zuvor in der Plasmamembran an spezifische Receptorproteine gebunden werden[129]. Aus Untersuchungen an kernlosen Erythrocyten[130] kann geschlossen werden, daß die Adenylcyclase an der Innenseite der Zellmembran konzentriert ist. Sie wird dort inaktiviert durch Phospholipasen, die die lipoiden Bestandteile der Zellmembran zerstören[131]. Im Gehirn, dem an Cyclasen reichsten Organ, und im Nervengewebe ist der Adenylcyclase-Komplex, welcher dort den Angriffspunkt der hormonwirksamen Neurotransmitter darstellt, konzentriert in den Synaptosomen („synaptic complexes"[132]) der Axonendigungen, und zwar ausschließlich in deren Membrananteil, den „synaptic membranes", die wohl als Abschnürungen der Plasmamembran aufzufassen sind. Die „synaptic membranes" enthalten verschiedene Adenylcyclasen oder Cyclase-„subunits", welche sich durch ihr Verhalten gegenüber Catecholaminen und anderen Neurohormonen unterscheiden[133].

Das unter der Einwirkung dieser Hormone durch die jeweilige Cyclase (oder Cyclase-Untereinheit) gebildete Cyclo-AMP wird in den „synaptic vesicles" gespeichert. Diese Bläschen, die die Synaptosomen ausfüllen und einzeln von den cyclasehaltigen synaptischen Membranen umgeben sind, verschmelzen auf den spezifischen neurohormonalen Reiz hin mit der synapsennahen Zelloberfläche und geben dabei ihren Inhalt frei. Den Synaptosomen sind die präsynaptischen Nervenendstücke („terminals") gleichzusetzen, welche die als Neurotransmitter wirksamen Hormone, z.T. in gebundener Form, in sich konzentrieren und infolge ihrer osmotischen Sensitivität unter Erregungsbedingungen platzen, wobei die in ihnen gespeicherten Bläschen entleert werden, sich an der postsynaptischen Membran anheften und dort ihren Bestand an Cyclo-AMP freigeben[134]. Analoge, von einer cyclasehaltigen Membran umgebene Bläschen („granular vesicles") finden sich in den an die Purkinjezellen angrenzenden noradrenalinhaltigen Nervenendigungen der Kleinhirnrinde[135], im Nebennierenmark[136] und in den perivasculären Endstücken der Sympathicusfasern, die die Pinealdrüse versorgen und ebenfalls Transmittersubstanzen (Acetylcholin, Noradrenalin, Serotonin) enthalten[137]; nach erregungsbedingtem Zerfall bewirken die freigesetzten Transmitter eine Aktivierung der in den Membranen der Pinealdrüse reichlich vorhandenen Adenylcyclase[138]. Auch die Thrombocyten enthalten solche Bläschen („5-HT-organelles"), die in vitro Serotonin, Dopamin und Noradrenalin speichern[139]; diese beim Zerfall der Bläschen freiwerdenden Hormone fördern die Plättchenaggregation durch eine α-adrenergisch übermittelte Hemmung der in der Membran gebundenen Adenylcyclase; Cyclo-AMP verhindert die Aggregation[140] (s. S. 116). Den Synaptosomen analoge bläschenartige Organellen finden sich als Orte hoher Cyclase-Aktivität in vielen auf hormonale Reize reagierenden Zellen, etwa in den B-Zellen der Pankreasinseln oder im Sarkoplasma-Reticulum des Herzmuskels[141]. Die in der Membran dieser Organellen fixierten Adenylcyclasen liegen dort räumlich voneinander getrennt in mosaikartiger Anordnung vor;

[128a] HEALD 1957, 1962, AHMED, JUDAH 1962. [129] POHL et al. 1969.
[130] ØYE, SUTHERLAND 1966. [131] BIRNBAUMER et al. 1969.
[132] WHITTAKER et al. 1964, DE ROBERTIS et al. 1965, 1966, 1967.
[133] WEISS 1968, WEISS, COSTA 1968. [134] WHITTAKER 1968.
[135] BLOOM, AGHAJANIAN 1968, SIGGINS et al. 1969.
[136] DOUGLAS 1968, VIVEROS et al. 1968, 1969. [137] RICHARDS, TRANZER 1969.
[138] WEISS, COSTA 1968. [139] DA PRADA et al. 1967, DA PRADA, PLETSCHER 1969.
[140] MILLS, ROBERTS 1967, ZIEVE, GREENOUGH 1969. [141] ENTMAN et al. 1969.

infolge dieser Verteilung auf verschiedene Strukturbezirke können die Cyclasen eines Bläschens die Signale mehrerer Hormone selektiv und spezifisch perzipieren[142].

Die membrannahe Lokalisation des von der partikelgebundenen Adenylcyclase produzierten Cyclo-AMP hat zur Folge, daß Struktur und Funktion der Membran spezifisch durch jedes über die ihm zugeordnete Cyclase auf die Zelle wirkende Hormon beeinflußt werden. Hierbei spielt die Tatsache eine Rolle, daß das Cyclo-AMP ein Diester der Phosphorsäure ist, denn Phosphorsäurediester sind aufgrund ihrer Funktion als Kationenaustauscher und ihrer Fähigkeit, Ca^{++} komplex zu binden, hervorragend zur Regulation der Durchlässigkeit biologischer Membranen befähigt[143]. Die Änderung der Membranfunktion, die offenbar einen der Schlüsselvorgänge jeder Hormonwirkung darstellt, beruht im wesentlichen auf einer unter Aufwendung von Energie sich vollziehenden Veränderung des sehr komplexen Spektrums der Membranproteine[144], das nicht nur aus konstitutiven Proteinen, sondern auch aus einer großen Zahl von Enzymen zusammengesetzt ist[145]. An der Energieaufladung („production of an energized state")[146] ist wahrscheinlich das Cyclo-AMP selbst maßgebend beteiligt. Cyclo-AMP hat den Charakter einer „energiereichen" Verbindung; die Enthalpie der Hydrolyse seiner 3'-Bindung beträgt — 14100 cal/Mol[147]! Auf dieser Eigenschaft des „second messenger" beruht sein „Verstärkereffekt" in den hormonalen Regelkreisen (S. 109), mit dessen Hilfe die Hormone unter anderem auch Einfluß auf die Proteingarnitur der Plasmamembran gewinnen.

Es besteht heute kein Zweifel mehr, daß in der Plasmamembran die gesamte Maschinerie der Proteinsynthese einschließlich des ribosomalen Apparates vorgebildet ist, und daß die Hormone ihre Funktion der Synthese spezifischer (Enzym-)Proteine (s. S. 139) unter Vermittlung von Cyclo-AMP großenteils, wenn nicht ausschließlich, an den Plasma- und Organellen-Membranen ausüben[148]. Indices dieser Lokalisation sind die zahlreichen Beobachtungen über Änderungen der Membrandurchlässigkeit unter dem Einfluß von Hormonen, wobei Cyclo-AMP wiederum (vielleicht mit Ausnahme des Insulins) als Vermittler wirkt. So verstärkt Gastrin über Cyclo-AMP in den Belegzellen des Magens die Membranpassage von H^+- und Cl^--Ionen[149], Vasopressin über Cyclo-AMP den Durchtritt von Wasser und Na^+-Ionen durch die Membran der Krötenblase[150], der Froschhaut[151], bei Säugern auch der Nierentubuli[152], der Gallenblase[153] und der Schleim- und Speicheldrüsen[154]. Noradrenalin kann Vasopressin in seiner Wirkung auf den Na^+-Transport durch die Amphibienhaut vertreten[155], allerdings im Gegensatz zu Vasopressin mittels eines β-adrenergischen Mechanismus, während Angiotensin II nicht nur die Na^+-Permeation durch die Froschhaut[156] und die Darmschleimhaut der Ratte[157], sondern auch den Durchtritt von Na^+-Ionen durch die Membran der Nervenzellen des Hypothalamusgebietes[158] stimuliert. Aldosteron, das wie Vasopressin den Na^+-Transport durch Grenzflächen fördert, induziert in der Tubuluszellmembran die Synthese von Enzymen, die das Na^+-transportierende System an den oxydativen Glucosestoffwechsel koppeln[159]. Steigerungen der Membranpermeabilität gehören zum Wirkungsspektrum der Glucocorticoide[160].

[142] Kuo, de Renzo 1969. [143] Feinstein 1964, Feinstein, Paimre 1966.
[144] Fitzpatrick et al. 1969. [145] De Robertis et al. 1966. [146] Harris et al. 1968.
[147] Greengard et al. 1969. [148] Gill, Garren 1969, Glick, Warren 1969.
[149] Harris, Alonso 1965.
[150] Orloff, Handler 1962, Handler et al. 1964, Jard, Bastide 1970.
[151] Baba et al. 1967, Handler et al. 1968, Bastide, Jard 1968, Watlington 1969.
[152] Grantham, Burg 1966, Senft et al. 1968c, Schultz 1969.
[153] Cremaschi, Galante 1969.
[154] Watlington et al. 1968. [155] Watlington 1968a, b. [156] McAfee, Locke 1967.
[157] Crocker, Munday 1970. [158] Andersson, Westbye 1970a, b.
[159] Edelman et al. 1963, Sharp et al. 1968a, b. [160] Hechter 1955.

Adrenalin fördert (über Cyclo-AMP) den nach innen gerichteten Durchtritt von Glucose durch die Lipocytenmembran[161]; Glucagon wirkt gleichsinnig, jedoch im Gegensatz zu Adrenalin über einen durch β-Blocker nicht hemmbaren Mechanismus. Glucagon und Catecholamine bewirken kurzfristig einen Efflux von Ca^{++} und K^{+} durch die Membran der Leberzellen, der durch Cyclo-AMP vermittelt wird[162]. Parathormon ändert, ebenfalls über Cyclo-AMP, die Permeabilität der Membranen von Dünndarm-, Knochen- und Nierenzellen[163], vor allem im Sinne eines verstärkten Ca^{++}-Influxes. Im Gehirn spielen die Neurohormone Noradrenalin, Serotonin und Histamin, wiederum unter Vermittlung von Cyclo-AMP, eine entscheidende Rolle bei der Membrandepolarisation und dem Durchtritt von elektrischen und Nervenimpulsen durch synaptische Membranen[164]; die Freisetzung von Cyclo-AMP ist auch hier Teil eines Ionentransportmechanismus, der mit einer Proteinsynthese verknüpft ist[165]. Das STH fördert den Transport von Aminosäuren durch die Muskelzellmembran[166], auch hier in Verbindung mit einer intracellulären Proteinsynthese. Unklar ist noch der sehr ausgesprochene Membraneffekt des Insulins, der ebenfalls mit der Neubildung von Eiweiß einhergeht[167], aber höchstens unter indirekter Beteiligung des Adenylcyclase-Systems zustande kommt. Im wesentlichen beruht er, wie aus seiner Ähnlichkeit mit der Wirkung membranabbauender Enzyme (Proteasen, Phospholipasen) hervorgeht[168], auf einer Umstrukturierung der Membran, an der ein Thiol-Disulfid-Austausch beteiligt ist[169], und die sich in einer Veränderung der Enzymgarnitur in der Leberzelle äußert[170]. Ob damit der von Insulin geförderte stereospezifische Durchtritt von Glucose und Galaktose durch die Zellmembran zusammenhängt (vgl. [171]), ist noch unklar. Auf der anderen Seite übt das Insulin aber zweifellos auch einen am Cyclo-AMP-Gehalt der Plasmamembran angreifenden, vielleicht durch Aktivierung der 3',5'-Phosphodiesterase (S. 110) bedingten Effekt aus, dessen Bedeutung daraus hervorgeht, daß Cyclo-AMP und noch mehr sein lipoidlösliches Dibutyrylderivat eine dem Insulin genau entgegengesetzte Wirkung auf die Durchlässigkeit der Plasmamembran für Glucose, Aminosäuren, Glucosamin und anorganisches Phosphat entfalten[172].

Zum Verständnis der an biologischen Membranen angreifenden Wirkungen von Hormonen und von Cyclo-AMP trägt die Erfahrung bei, daß am Zustandekommen dieser Effekte fast regelmäßig *Calciumionen* beteiligt sind. Die vorliegenden Befunde deuten darauf hin, daß volle Hormonwirksamkeit in vielen Fällen nur garantiert ist, wenn im Außenraum vorhandenes Calcium in die subcellulären, cyclo-AMP-haltigen Kompartimente eindringt und dort mit Cyclo-AMP eine Funktionseinheit bildet, über deren Charakter zunächst nur Vermutungen möglich sind.

Im allgemeinen steigert Cyclo-AMP die Durchlässigkeit biologischer Membranen für Calcium[173]. Es ist noch umstritten, ob dabei zunächst ATP, welches ein starker Chelatbildner ist, mit Calcium einen festen Ca-ATP-Komplex bildet, aus dem durch die Adenylcyclase Ca^{++}-Ionen freigesetzt werden. Da aber die Adenylcyclasen der meisten Organe — mit Ausnahme des Gehirns[174] — durch Ca^{++} gehemmt werden[175], können nicht die Cyclasen, sondern erst das unter ihrer Einwirkung gebildete Cyclo-AMP den vermehrten Ca^{++}-Influx durch die Plasma-

[161] HECHTER et al. 1969. [162] FRIEDMAN, PARK 1968.
[163] LIFSCHITZ et al. 1969, HARRISON, HARRISON 1970, NAGATA, RASMUSSEN 1970.
[164] SHIMIZU et al. 1970. [165] KAKIUCHI et al. 1969. [166] KOSTYO 1964.
[167] LEVINE 1965, RENOLD 1969. [168] BLECHER 1966, KUO et al. 1966.
[169] CROFFORD, CRUMBO 1968. [170] SHRAGO et al. 1967. [171] RENOLD 1969.
[172] HEPP et al. 1968, CHAMBAUT et al. 1969.
[173] RASMUSSEN, TENENHOUSE 1968, NAYLER 1967, ENTMAN et al. 1969.
[174] BRADHAM, SIMS 1970.
[175] RODBELL et al. 1968, CHASE et al. 1968, BÄR, HECHTER 1969, STREETO 1969, DHALLA et al. 1970, BIRNBAUMER et al. 1969.

membran auslösen. Möglicherweise stellt der Inhibitoreffekt des Ca^{++} gegenüber der Cyclase einen feed-back-Mechanismus zur Regulation der durch die Cyclase vermittelten Hormonwirkungen dar[176]. Dieser Effekt könnte von einem Ca^{++}-Cyclo-AMP-Komplex ausgehen, da bekannt ist, daß Cyclo-AMP die Adenylcyclase im Sinne eines Rückkopplungseffektes zu hemmen vermag[177]. In diesem Zusammenhang ist von Interesse, daß Coffein, ein Inhibitor der 3',5'-Phosphodiesterase, intracellulär komplex gebundenes Calcium als ionisiertes Ca^{++} freisetzt[178].

Sicher ist, daß Ca^{++}-Ionen eine bedeutende Rolle bei der Vermittlung endokriner Impulse durch Cyclo-AMP spielen. So wird die Wirkung von TSH durch Cyclo-AMP oder sein Dibutylderivat nur in Gegenwart von Ca^{++} stimuliert[179], und die Aktivierung der Phosphorylase-B-kinase im Muskel durch Adrenalin (S. 121) kommt nur in Gegenwart von Ca^{++} zustande[180]. Die aktivierende Wirkung des ACTH auf die Lipolyse der Fettzellen und die Steroidogenese der NNR — in beiden Fällen durch Cyclo-AMP vermittelt — ist von der Anwesenheit kleinster Ca^{++}-Konzentrationen (10^{-9} M) abhängig und wird durch Calciumkomplexbildner verhindert[181]. Mit der Hemmwirkung von Ca^{++} auf die Adenylcyclase(n) stimmt der Befund überein, daß Prostaglandin E_1 die Thrombocyten-Cyclase umso stärker aktiviert, je geringer die Ca^{++}-Konzentration des Milieus ist[182]. Unter Parathormonwirkung steigen die Cyclo-AMP- und die Ca^{++}-Konzentrationen der Tubuluszellen gleichsinnig an[183]. Auch im Falle der NNR-Hormone spielt die Assoziation von Cyclo-AMP und Ca^{++} eine Rolle[184]. Dasselbe gilt für das Serotonin[185]. Im Skeletmuskel ist die Adenylcyclase assoziiert mit den Ca^{++}-akkumulierenden Granula des sarkoplasmatischen Reticulums[185a]. Die Angabe, daß Adrenalin im Herzmuskel-Sarkoplasma zusammen mit der Aktivierung der Cyclase auch eine Erhöhung der Ca^{++}-Konzentration bewirke, ist allerdings umstritten[186]. Die cyclo-AMP-abhängige Wirkung des Vasopressins auf den Na^{+}-Transport wird durch Ca^{++} erheblich verstärkt[187]. Adrenalin und Acetylcholin üben ihre Wirkung auf Sekretion der Submaxillaris nur in Gegenwart von Ca^{++} aus[188]. Besonders bemerkenswert ist die Abhängigkeit der Sekretionsrate (vielleicht auch der Syntheserate) der Hormone des HVL von der Anwesenheit von Ca^{++}-Ionen. Die Freisetzung von TSH[189] und LH[190] durch die zugehörigen „releasing factors" (S. 195) ist ebenso Ca^{++}-abhängig wie der „trope" Effekt (S. 183) von ACTH[181], MSH[191] und LH[192].

Die Beteiligung des Calciums an Hormonwirkungen ist eine so generelle, daß man das Calcium bereits als zusätzlichen „second messenger" bezeichnet hat[193]. Aber der Modus dieser Beteiligung ist bisher nur in Umrissen erkennbar. Sicher ist nur, daß Ca^{++} und Cyclo-AMP in irgend einer Weise zusammenwirken, und daß Ca^{++}, wenn es im Zusammenhang mit einer Änderung der Membranpermeabilität ins Zellinnere gelangt ist, dort an der Ausführung des jeweiligen hormonalen Signals im Sinne eines „stimulus-secretion coupling" beteiligt ist[194].

c) Wirkungen auf die Teilvorgänge der Proteinsynthese

Die in den vorangehenden Abschnitten geschilderte Möglichkeit, alle hormonalen Leistungen auf sehr wenige gemeinsame Wirkungsmodi, nämlich auf die Vermittlerfunktion eines einzigen „second messenger" (Cyclo-AMP) und einen

[176] Chase et al. 1969. [177] Kuo, de Renzo 1969. [178] Bianchi 1961.
[179] Zor et al. 1969, Dekker, Field 1970. [180] Namm et al. 1968.
[181] Bär, Hechter 1969b. [182] Wolfe, Shulman 1969.
[183] Borle 1968, Rasmussen, Tenenhouse 1968. [184] Peron 1965, Kowal 1969.
[185] Woolley, Campbell 1960, Mansour et al. 1960. [185a] Rabinowitz et al. 1965.
[186] Entman et al. 1969b, Dhalla et al. 1970, Chimoskey, Gergely 1968.
[187] Orloff, Handler 1962, Petersen, Edelman 1968. [188] Douglas, Poisner 1963.
[189] Vale et al. 1967. [190] Samli, Geschwind 1968. [191] Peron, Koritz 1958.
[192] Hermier, Jutisz 1969. [193] Nagata, Rasmussen 1970. [194] Kraicer et al. 1969.

Angriff an der Plasmamembran, zurückzuführen und so die endokrinen Korrelationen und Wechselbeziehungen auf eine gemeinsame Basis zu stellen, gibt noch keine Antwort auf die Frage, auf welchem Wege diese beiden miteinander in kausalem Zusammenhang stehenden Wirkungsmodi die Impulse, die von jedem Hormon ausgehen, in die entsprechenden Reaktionen am cellulären Substrat des Zielorgans übersetzen. Die Lösung dieses molekular-biologischen Problems setzt voraus, daß im subcellulären Bereich Strukturen und Vorgänge aufgefunden werden, welche unter hormonalem Einfluß und unter Vermittlung chemischer (Cyclo-AMP) und morphologischer Faktoren (Membranen) spezifische Veränderungen erleiden. Hierbei ist in erster Linie an die Teilvorgänge der *Proteinsynthese* zu denken. Schon lange ist bekannt, daß Hormone, welche langfristige Wachstums- und Entwicklungsvorgänge stimulieren (STH, Oestro- und Androgene, Insulin), diesen Effekt auf dem Wege über eine Förderung der Eiweißsynthese zustande bringen[195]. In den letzten Jahren ließ sich zeigen, daß es sich dabei nur um Einzelfälle der Auswirkung eines allgemeingültigen biologischen Prinzips handelt, zu dessen Vollzug ebenso die Beteiligung eines „second messenger" wie die von Membranen erforderlich ist.

Die Vermutung, daß nicht nur die entwicklungs- und wachstumsfördernden, sondern *alle* Hormone letzten Endes dadurch zur Wirkung gelangen, daß sie die Bereitstellung spezifischer Eiweißkörper fördern, ist in den letzten Jahren praktisch zur Gewißheit geworden. Es ist gelungen nachzuweisen, daß die biologische Leistung eines jeden daraufhin untersuchten hormonalen Wirkstoffs (vielleicht mit Ausnahme einiger hormonähnlicher Wirkstoffe, z.B. der Kinine) Folge eines Eingriffs in eine oder mehrere Teilphasen der Synthese „programmierter" Proteine, also in den genetisch gesteuerten Ablauf der Ausführung einer Instruktion zum Aufbau konstitutiver oder katalytischer (Enzym-)Proteine ist, die ihrerseits die eigentlichen Träger der Hormonwirkung sind. So hat sich gezeigt, daß Ribonucleinsäuren (RNS) von Organen hormonbehandelter Tiere auch in Abwesenheit des prägenden Hormons dessen Wirkung auf das zugeordnete Erfolgsorgan übertragen können[195a].

Dieser hormonal veranlaßte Akt kann auf sehr verschiedene Weise vollzogen werden. Es kann sich dabei ebenso um die Induktion einer de novo-Synthese hormonspezifischer Proteine konstitutiven oder katalytischen Charakters handeln wie um die „Aktivierung" einer unwirksamen Enzymvorstufe, die bereits Eiweißcharakter besitzt. Beide Vorgänge sind nicht scharf voneinander trennbar, und auch die molekularbiologischen Grundlagen ihres Zustandekommens können die gleichen sein. Andererseits sind die Mechanismen, mit deren Hilfe hormonale Wirkstoffe in den Ablauf der Proteinsynthese oder der Aktivierung von Enzymen eingreifen, sehr vielgestaltig. Im wesentlichen sind es folgende Teilphasen dieses Ablaufs, die einer hormonalen Beeinflussung unterliegen:

1. Beeinflussung von DNS-Synthese, Mitose und Reduplikation,
2. Änderung der Expression bestimmter Gene infolge genetischer Derepression, welche die Neubildung von messenger-RNS oder ribosomaler RNS fördert oder den Abbau existierender RNS verhindert,
3. Transport nuclearer RNS ins Cytoplasma,
4. Wirkung auf cytoplasmatische Repressoren,
5. Initiierung der Translation an Polysomen,
6. Aggregation der Ribosomen an der endoplasmatischen Membran,
7. Ablösung und Freisetzung der soeben entstandenen Peptidkette.

Eine Diskussion darüber, welcher dieser Mechanismen der Wirkung eines jeden Hormons zugrunde liegt, würde den Rahmen dieses Beitrages überschreiten.

In Tabelle 3 ist eine Zusammenstellung der wichtigsten Beispiele hormonabhängiger Eiweißsynthesen und ihrer Mechanismen gegeben.

Von entscheidender Bedeutung ist die in den letzten Jahren gewonnene Erkenntnis, daß die hormonspezifischen Proteinsynthesen nicht unabhängig von-

[195] KARLSON 1961, 1963, TATA 1968. [195a] SEGAL et al. 1965, GOSWAMI et al. 1968.

Tabelle 3. *Induktion von Proteinsynthesen durch Hormone*

Hormon	Erfolgsorgan	Teilprozeß der Proteinsynthese, an der das Hormon angreift (TR = Transkription, TL = Translation)[a]	Synthetisiertes Protein (soweit bekannt)	Literatur
1. Hormone von Amin-Charakter				
Thyroxin, Trijodthyronin	Leber	TR, TL		TATA (1967, 1968), WYATT, TATA (1968), SOKOLOFF et al. (1968)
	Leber	TR, TL	Phenylalanin-pyruvat-transaminase Carbamylphosphat-synthetase Argininosuccinat-synthetase Argininosuccinase	MCLEAN, NOVELLO (1965) CIVEN et al. (1967)
	Leber	TL	Glucose-6-phosphatase NADPH-Dehydrogenase	GREENGARD, DEWEY (1967, 1968)
	Leber	TR	Glycerophosphat-dehydrogenase	LEE, MILLER (1967)
		TR, TL ?	Malat-dehydrogenase	TARENTINO et al. (1967)
	Leber	?	Adenylosuccinat-synthetase	ACKERMAN, AL-MUDHAFFAR (1968)
Catecholamine	Leber	TL	Tyrosin-aminotransferase	HOLT, OLIVER (1969)
	Pinealdrüse	?	Hydroxyindol-O-Methyl-transferase	SHEIN, WURTMAN (1969)
	Parotis	TL	Amylase; Zellproteine	GRAND, GROSS (1969, 1970)
2. Peptid- und Proteohormone				
Insulin	Muskel	TL	"specific protein"	WOOL, CAVICCHI (1966, 1967)
	Leber	TR	Tyrosin-aminotransferase[b]	HAGER, KENNEY (1968)
Glucagon	Leber	TR	Glucose-6-phosphatase (nur pränatal)	GREENGARD (1969), JOST et al. (1969)
	Leber		Serin-dehydratase	GREENGARD (1969), JOST et al. (1969)
	Leber, Hepatom	TR, TL	Tyrosin-aminotransferase[b]	HAGER, KENNEY (1968) KENNEY, LEE, REEL (1969), SCOTT et al. (1970)
Angiotensin	Herzmuskel, Vas deferens		Enzyme der Noradrenalin- und Aldosteronsynthese (?)	KAPLAN, BARTTER (1962), BOADLE et al. (1969)

Tabelle 3 (Fortsetzung)

Hormon	Erfolgsorgan	Teilprozeß der Proteinsynthese, an der das Hormon angreift (TR = Transkription, TL = Translation)[a]	Synthetisiertes Protein (soweit bekannt)	Literatur
Pankreozymin	Pankreas		„spezifische Proteine"	WEBSTER, TYOR (1967) WEBSTER (1968)
Parathormon	Knochen	TR, TL	"specific protein"	STEINBERG, NICHOLS (1968), RASMUSSEN et al. (1964)
STH (GH)	Leber	TR		KORNER (1964), PEGG, KORNER (1965)
	Leber	TL		BROSSARD, NICOLE (1969)
	Muskel	TR, TL		KOSTYO (1964) FLORINI, BREUER (1966)
	Fettzellen		Cyclaseaktivierendes Protein	FAIN et al. (1969)
ACTH	Nebenniere	TL	Steroidogene Proteine	GARREN et al. (1965)
TSH	Schilddrüse	TR, TL ?	Schilddrüsenproteine	LECOQ, DUMONT (1967), HALL, TUBMEN (1968), IMBENOTTE et al. (1969)
FSH	Testes, unreif			MEANS, HALL (1967)
LH	Ovar	TL	20α-Hydroxysteroid-dehydrogenase	GORSKI, PADNOS (1965) HASHIMOTO, WIEST (1969)
Prolactin	Milchdrüse (nach Vorbehandlung mit (Insulin + Cortisol)		Casein Laktose-Synthetase (Protein A = Galaktosyltransferase + Protein B = Albumin)	STOCKDALE, TOPPER (1966) TURKINGTON et al. (1968)
Placenta-Lactogen	Milchdrüse (wie bei Prolactin)		Protein B (Albumin)	TURKINGTON et al. (1968)
3. Steroidhormone				
Aldosteron	Niere		Enzyme des Na^+-Transports	PORTER et al. (1964), FANESTIL, EDELMAN (1966), LAHAY (1969)

Cortisol und Glucocorticoide	Leber		Ornithin-aminotransferase	Herzfeld, Greengard (1969),
	Leber	TR	Tyrosin-aminotransferase	Lin, Knox (1957), Kenney (1962, 1967), Gelehrter et al. (1967), Peterkofsky, Tomkins (1967)
	Leber		Alanin-aminotransferase	Segal, Kim (1963)
	Leber	TL	Tryptophan-pyrrolase	Schimke et al. (1966), Finkel et al. (1966)
	Milchdrüse, s. Prolactin			
	Nebenniere	TR	Noradrenalin-N-methyl-transferase	Wurtman, Axelrod (1966)
Cortisol und Glucocorticoide	Retina, embryonal	TR	Glutamin-synthetase	Reif-Lehrer, Amos (1967)
	HeLa-Zellen	TL	alkal. Phosphatase	Griffin, Cox (1966)
Oestrogene	Uterus	TR (akut) TL (chron.)	"specific proteins"	Barker, Warren (1966, 1967), Notides, Gorski (1966), de Angelo, Gorski (1969)
	Eileiter, unreif	TR	(morpholog. Differenzierung)	Hamilton 1968 O'Malley, McGuire (1968) O'Malley et al. (1968)
	Eileiter, unreif		Ovalbumin	O'Malley et al. (1967)
	Eileiter, unreif		Lysozym	Kohler et al. (1968)
	Leber, Niere		Methionin-adenyltransferase	Pan et al. (1968)
	Leber, Niere		Ornithin-aminotransferase	Herzfeld, Greengard (1969), Herzfeld, Knox (1968)
Androgene	Muskel (gemeinsam mit STH)	TR		Florini, Breuer (1966)
	Prostata, Testes, Epididymis (unreif)	TR (TL ?)	(morpholog. Differenzierung)	Liao et al. (1966), Liao, Lin (1967), Barton, Liao (1967)
	Leber	TR	α_2-Globulin	Kidson, Kirby (1964), Roy, Neuhaus (1966, 1967)
Progesteron	Eileiter, oestrogen-stimuliert	TR (TL ?)	Avidin	O'Malley, McGuire (1968, 1969)

[a] TR: einschl Gen.-Derepression, Alteration der Gen-Expression, Synthese von extranukleolären und hybridisierenden RNS; TL: einschl. Polysomenbildung, Synthese von nukleolären, präribosomalen RNS und sRNS.

[b] Sog. "secondary induction".

einander ablaufen, sondern sich gegenseitig beeinflussen, und daß sie in ein integriertes System von Korrelationen eingeordnet sind, welches dadurch zustande kommt, daß die Kanäle, durch die die einzelnen Hormone das Eiweißspektrum der Zellen des Erfolgsorgans beeinflussen, über einen gemeinsamen Schnittpunkt verlaufen, welcher die individuellen hormonalen Regelkreise zu einem Funktionsganzen höherer Ordnung verbindet. Dieser Schnittpunkt ist identisch mit jenem „second messenger", der als ein die katalytische Wirkung der Hormone verstärkender Stellmotor (S. 109) allen hormonalen Regelkreisen gemeinsam ist, also dem Cyclo-AMP. Dieser Stoff muß also in der Lage sein, die hormonalen Instruktionen zur Synthese oder Aktivierung von Proteinen im Erfolgsorgan zu übernehmen und an dieses zu übermitteln. Es muß darüber hinaus als Verteilersubstanz imstande sein, die Signale *eines* Hormons auf andere, ihm als Synergisten oder Antagonisten zugeordnete hormonale Regelkreise zu übertragen und so endokrine Regulationssysteme zu erstellen, deren Effekte auf einer Abstimmung und Integration mehrerer, auf verschiedene Erfolgsorgane verteilter hormonal bedingter Proteinsyntheseprozesse beruhen. Tatsächlich ist Cyclo-AMP imstande, in alle Teilvorgänge der Proteinsynthese fördernd einzugreifen und die entsprechenden Wirkungen der Hormone nachzuahmen.

Schon in Bakterien, die über ein voll ausgebildetes Adenylcyclase-Phosphodiesterase-System verfügen und reichlich Cyclo-AMP, aber kein hormonales System enthalten, ist ein so vielfältiger Einfluß des Cyclo-AMP auf die Teilvorgänge der Proteinsynthese nachweisbar, daß das Cyclo-AMP als der phylogenetisch älteste Aktivator und das Cyclasesystem als der phylogenetisch älteste Regelmechanismus der Proteinsynthese aufgefaßt werden muß. Der Einfluß des Cyclo-AMP, der in den Bakterien noch nicht die Eigenschaft eines „second messenger" hat, äußert sich hier einmal in einer Förderung der *Transkription*, indem es als Derepressor (wahrscheinlich über eine Phosphorylierung von Histonen, S. 121) über eine Enthemmung der DNS die maximale Expression des in ihnen gespeicherten Informationsmaterials auf dem Niveau der messenger-(m-)RNS garantiert[196]. Möglicherweise beeinflußt Cyclo-AMP den Transkriptionsvorgang auch durch Stimulierung der RNS-Polymerase[197]. Auf einem dieser Wege induziert Cyclo-AMP in Colibakterien die Synthese der Enzyme Tryptophanase[198], β-Galaktosidase, Galaktose-permease, Galaktokinase[199], Glycerokinase, PEP-carboxykinase, Serindesaminase, Arabinose-permease, Fructose-P-transferase und Thymidin-phosphorylase[200], woraus hervorgeht, daß Enzyme aus allen Bereichen des Intermediärstoffwechsels durch den Induktionseffekt des Cyclo-AMP gebildet werden.

Als Derepressor verhindert Cyclo-AMP in Bakterien die durch Glucose bewirkte Hemmung der Synthese von Enzymproteinen (sog. „catabolite repression"[201]). Ein Analogon dieser Erscheinung beim Säugetier ist die Unterdrückung der Synthese des Enzyms Serindehydratase in der Leber durch Glucose[202]. Auch diese Synthesehemmung wird durch Cyclo-AMP und durch die über Cyclo-AMP wirkenden Hormone Adrenalin und Glucagon überwunden[203].

Neben diesem an der Transkription angreifenden Effekt übt Cyclo-AMP auch einen noch nicht völlig aufgeklärten Einfluß auf die *Translation* der genetischen Information in Bakterien aus, indem es entweder die Aggregation der Polysomen, ihre Fixierung an die endoplasmatische Membran oder die Ablösung der bereits gebildeten Peptidketten von den Polysomen aktiviert. Dies gilt beispielsweise für

[196] PASTAN, PERLMAN 1968, VARMUS et al. 1970. [197] CHAMBERS, ZUBAY 1969.
[198] PERLMAN, PASTAN 1968, PASTAN, PERLMAN 1969a.
[199] ZUBAY, LEDERMAN 1969, CHAMBERS, ZUBAY 1969.
[200] PERLMAN, PASTAN 1969, PERLMAN et al. 1969, DE CROMBRUGGHE et al. 1969.
[201] ULLMANN, MONOD 1968, PERLMAN, PASTAN 1968, JACQUET, KEPES 1969.
[202] PERAINO, PITOT 1964. [203] POST et al. 1969.

das Enzym Tryptophanase, das auch bei Blockierung der Transkription durch Actinomycin D noch partiell synthetisiert werden kann[204]. Hierbei ist jedoch die Möglichkeit in Betracht zu ziehen, daß es sich bei den Transkriptions- und den Translationseffekten des Cyclo-AMP nicht um zwei verschiedene Vorgänge, sondern um einen gekoppelten Prozeß handelt, da zwischen ribosomaler Proteinsynthese und m-RNS-Bildung reziproke Abhängigkeitsverhältnisse bestehen, wahrscheinlich im Sinne einer feed-back-Kontrolle der m-RNS-Freisetzung an der Kernmembran durch die das korrespondierende Protein aufbauende Ribosomenkette[205]. Für diese Möglichkeit spricht der Befund, daß Cyclo-AMP in Reticulocytenhämolysaten die Synthese von RNS und den Aminosäureeinbau in Peptidketten in gleicher Weise stimuliert[206]. Auch an der oben erwähnten Hemmung der „catabolite repression" durch Cyclo-AMP und Hormone ist neben dem Transkriptions- ein Translationseffekt beteiligt[207].

Die Unentbehrlichkeit des Cyclo-AMP für die Eiweißsynthese geht am eindrucksvollsten aus Beobachtungen an cyclase-defizienten Mutanten von Colibakterien hervor. Derartige Mikroorganismen, welche kein Cyclo-AMP zu bilden vermögen, sind nicht oder kaum imstande, Kohlenhydrate (Glucose, Fructose, Galaktose, Lactose, Maltose), Mannit und Glycerin als Energiequellen zu verwerten, da sie die hierfür erforderlichen Enzyme nicht synthetisieren können; Zusatz von Cyclo-AMP stellt die Fähigkeit zur Enzymsynthese sogleich wieder her[208].

Grundsätzlich in der gleichen Weise beeinflußt Cyclo-AMP die Proteinsynthese in den Zellen der Säugetierorgane, nur mit dem Unterschied, daß dieses Nucleotid hier der Kontrolle der Hormone unterliegt und als Vermittler („second messenger") der hormonalen Impulse auftritt. Der Angriff der Hormone am proteinsynthetisierenden Apparat kommt, von ganz wenigen Ausnahmen abgesehen, stets unter direkter oder indirekter Beteiligung von Cyclo-AMP zustande. Cyclo-AMP induziert den Transkriptionsprozeß in isolierten Schilddrüsenzellen[208a] und die Proteinsynthese in fetaler Leber[209], in Leberzellexplantaten[210], in zellfreien polysomalen Systemen aus Rattenleber und -schilddrüse[211], im Uterus[211a] und in der Parotis[212]. Die Induktion der de novo-Synthese von Leberenzymen durch Catecholamine und Glucagon wird durch Cyclo-AMP vermittelt[213], und zwar wahrscheinlich durch Beeinflussung der Translation des Informationsgehalts spezifischer m-RNS[214]. Dies gilt besonders für die Synthese der PEP-carboxykinase, einem Schlüsselenzym der Gluconeogenie (S. 144). Cyclo-AMP steigert die Gluconeogenie[215], und der Aktivitätsanstieg der PEP-carboxykinase in der pankreas- und alloxandiabetischen Leber ist auf deren stark erhöhten Gehalt an Cyclo-AMP zurückzuführen[216]. Ein Sonderfall liegt bei der Tyrosin-aminotransferase vor, die durch 4 Hormone (Glucagon, Adrenalin, Insulin, Cortisol) induziert wird. Der Induktionseffekt des Cortisols greift am Mechanismus der Transkription[217], der des Adrenalins an dem der Translation[218] an, der des Glucagons wahrscheinlich an beiden[219]. Jedem dieser Angriffspunkte entspricht ein spezifisches Enzymprotein. Die Tyrosin-aminotransferase ist also ein Enzymkomplex, dessen einzelne Komponenten durch jeweils verschiedene Hormone, wahrscheinlich über verschiedene Adenylcyclasen, induziert werden. Diese Induktionseffekte sind stark vom Entwicklungszustand des Individuums abhängig. Während die Tyrosin-aminotransferase der Rattenleber vor der Geburt durch Glucagon oder Adrenalin über Cyclo-AMP induziert

[204] Perlman, Pastan 1968. [205] Stent 1964. [206] Malkin, Lipmann 1970.
[207] Aboud, Burger 1970. [208] Perlman, Pastan 1969. [208a] Wilson, Wright 1970.
[209] Yeung, Oliver 1968. [210] Wicks 1968. [211] Lissitzky et al. 1969.
[211a] Sharma, Talwar 1970. [212] Malamud 1969, Grand, Gross 1970.
[213] Tryfiates, Litwack 1964, Jost et al. 1968, 1970, Wicks 1969.
[214] Grand, Gross 1970, Holt, Oliver 1969. [215] Exton et al. 1966, Exton, Park 1968b.
[216] Shrago et al. 1963, Jefferson et al. 1968. [217] Peterkovsky, Tomkins 1967.
[218] Holt, Oliver 1969a, Grand, Gross 1970.
[219] Holt, Oliver 1969b, Kenney et al. 1969.

wird (dasselbe gilt für Serindehydratase und PEP-carboxykinase), erfolgt die Induktion post partum vorwiegend durch Cortisol[220]. Die durch Oestrogene ausgelöste Synthese von Uterusproteinen[221] verläuft ebenfalls größtenteils über Cyclo-AMP[222]. Cyclo-AMP und sein lipoidlösliches Dibutyrylderivat stimulieren ebenso wie ACTH das Wachstum und die Proteinsynthese in der NNR hypophysektomierter Ratten[223]. Bei den hierbei gebildeten Proteinen handelt es sich vorwiegend um steroidsynthetisierende Enzyme, deren in der NNR durch ACTH[224], im Ovar und Corpus luteum durch LH[225] ausgelöste de novo-Synthese über Cyclo-AMP als Vermittler erfolgt. TSH aktiviert unter Mitwirkung von Cyclo-AMP die Synthese jodhaltiger Proteine in der Schilddrüse[226]. Adrenalin stimuliert (unter Vermittlung von Cyclo-AMP) unabhängig von seiner sekretsteigernden Wirkung die Proteinsynthese in der Ratten-Parotis[227].

Da die Adenylcyclasen in den Membranstrukturen der Zelle fixiert sind und diese Membranen den Ort höchster Wirkungsintensität des von der lokalen Cyclase gebildeten Cyclo-AMP darstellen, müssen an der durch dieses Nucleotid vermittelten Wirkung von Hormonen auf die Proteinsynthese auch Membraneffekte beteiligt sein, um so mehr, als die Plasmamembran zu einer hochdifferenzierten Eiweißsynthese befähigt ist und über einen kompletten, unter hormonalem Einfluß stehenden ribosomalen Apparat verfügt[228]. Wenn auch die Funktion der Plasmamembran als Ort eines Aufbaus ,,programmierter" Proteine[229] noch wenig geklärt ist, so weist doch ihr Aufbau aus einem höchst komplizierten Mosaik konstitutiver und katalytischer Proteine und die Beeinflußbarkeit dieses Aufbaus durch hormonale Wirkstoffe (S. 131) auf eine wichtige Aufgabe der äußeren und inneren Zellgrenzflächen im Rahmen hormonaler Eiweißsynthesen hin. So vermögen Polysomen, die an die mikrosomale Membran fixiert sind, unter der Einwirkung von STH oder Trijodthyronin — beides Hormone, an deren biologischen Effekten Cyclo-AMP beteiligt ist — erheblich mehr Eiweiß zu bilden als freie Polysomen[230]; Schilddrüsenhormon aktiviert speziell membrangebundene Enzyme[231], und STH induziert die Proteinsynthese in der Muskulatur durch Angriff an einem ,,receptor site" der Plasmamembran[232]. Die membraneigene Proteinsynthese liefert offenbar unter Hormoneinfluß nicht nur lösliche hormonspezifische Proteine, sondern gleichzeitig solche, die an Ort und Stelle zum Aufbau der Membranstruktur verwendet werden und diese so modifizieren, daß unter Hormoneinfluß die Membran neue physikochemische und Permeabilitätseigenschaften erwirbt. Es wird ein lohnendes Objekt endokrinologischer Forschung sein, die sich hier andeutende Beteiligung der Plasmamembran an der hormonalen Regulation der Proteinsynthese näher kennenzulernen.

III. Spezieller Teil

A. Horizontale und vertikale Korrelationen endokriner Wirkstoffe

Die Erkenntnis, daß alle biologischen Regler von Hormoncharakter ihre Regelfunktion unter Vermittlung eines einzigen Stellmechanismus, des Cyclase-Cyclo-AMP-Systems, ausüben, hat die Voraussetzung für ein Verständnis des Zusammen-

220 GREENGARD, DEWEY 1967, YEUNG, OLIVER 1968, GREENGARD 1969.
221 NOTIDES, GORSKI 1966, O'MALLEY, MCGUIRE 1968, BROOKS et al. 1969.
222 HECHTER et al. 1967, SZEGO, DAVIS 1967, 1969, GRIFFIN, SZEGO 1968. 223 NEY 1969.
224 STOLLAR et al. 1964, IMURA et al. 1965, KOWAL, FIEDLER 1969.
225 MARSH, SAVARD 1966, MARSH et al. 1966, DORRINGTON, KILPATRICK 1967.
226 AHN, ROSENBERG 1968, RODESCH et al. 1969.
227 KULKA, STERNLICHT 1968, WOLFE et al. 1969, GRAND, GROSS 1969.
228 GLICK, WARREN 1969, GILL, GARREN 1969. 229 HENDLER 1965, 1962.
230 TATA 1967, TATA, WILLIAMS-ASHMAN 1967.
231 TATA 1967, 1968, FLETCHER, MYANT 1960, 1961. 232 KOSTYO 1964.

wirkens verschiedener Hormone im Rahmen der homöostatischen Regulation biologischer Parameter geliefert. Zwar läßt schon die in den letzten Jahren zur Gewißheit gewordene Wahrscheinlichkeit, daß endokrine Wirkstoffe ihre Effekte ausschließlich in einem von anderen Hormonen modifizierten und die Wirkung anderer Hormone modifizierenden Ausmaß ausüben, erkennen, daß sie in ihrer biologischen Rolle nur als Komponenten von Regulationssystemen verstanden werden können. Aber erst die Auffindung eines universalen „second messenger", der über seine Verstärkerfunktion hinaus als Schalt- und Verbindungsstelle zwischen den einzelnen hormonalen Regelkreisen dient und eine Verteilerfunktion ausübt, durch die jede Aktivität eines einzelnen Hormons dem gesamten Endocrinium mitgeteilt werden kann, verleiht diesem den Charakter eines computeranalogen, sich selbst steuernden Systems.

Die Eingabe („input"), welche den Sekretionsimpuls für ein bestimmtes Hormon liefert und damit die Maschinerie des Selbststeuerungssystems in Gang sezt, kann sehr verschiedener Natur sein: entweder ist es ein in seiner Physiologie noch keineswegs aufgeklärter nervaler Mechanismus hoher Spezifität, der jeweils nur von einem bestimmten Hormon (oder hormon-assoziierten Receptor) decodiert wird — so existieren neben adrenergischen und cholinergischen auch histaminergische, serotoninergische, dopaminergische Neurone — oder es ist eine Änderung des Ionenmilieus an den Zellmembranen des Erfolgsorgans, oder ein Abweichen der lebenswichtigen Stoffwechselparameter vom Optimalwert infolge der Einwirkung exogener oder endogener Faktoren, welches durch spezifische Signale das Korrektursystem der Hormone in Gang setzt. Hier steht in der Rangliste der Regulationsbedürfnisse die Konstanz der Verfügbarkeit derjenigen Stoffe obenan, die als basale, ubiquitär einsatzfähige Energiequellen dienen: Glucose und freie Fettsäuren, sowie ihres Vehikels, des Wassers; in zweiter Linie die Ausgeglichenheit des Haushaltes lebenswichtiger konstitutiver Zellbestandteile wie Eiweiß und Calcium. Bemerkenswert ist in den meisten dieser Fälle die mehrfache Absicherung der Homöostase durch parallelgeschaltete hormonale Regelkreise, die auf verschiedenen Wegen den gleichen Effekt hervorrufen (Beispiel: Glykogenolyse und Gluconeogenie).

Grundsätzlich können die hormonalen Regelkreise auf zwei Wegen ihrer Funktion der Kontrolle biologischer Zustandsgrößen gerecht werden. Der eine, entwicklungsgeschichtlich ältere Modus besteht darin, daß zwei mit etwa gleicher biologischer Kompetenz ausgestattete, aber im Endeffekt (nicht notwendigerweise im Mechanismus!) antagonistische hormonale Wirkstoffe zu einem Regelkreis zusammengeschlossen werden, in dem je nach Stoffwechsellage jeder der beiden Wirkstoffe im Sinne einer abstufbaren Kompensation der Wirkung des anderen als Meßwerk fungieren und gleichzeitig dem anderen gegenüber unter Vermittlung des gemeinsamen „second messenger" als rückmeldende Informationsquelle dienen kann. Diese einfachste Form einer *horizontalen Korrelation* hormonaler Leistungen, wie sie etwa durch das Hormonpaar Parathormon-Calcitonin repräsentiert wird, ist allerdings in den meisten Fällen dadurch kompliziert und in einen größeren Zusammenhang gestellt, daß mindestens eines der beiden beteiligten Hormone gleichzeitig — auch wiederum meist unter Zwischenschaltung von Cyclo-AMP — Mitglied eines zweiten, dritten oder vierten, ebenfalls horizontal durch einen hormonalen Antagonismus kontrollierten Regelkreises ist. Durch diese interne Koppelung mehrerer, verschiedene Stoffwechselprozesse ausbalancierender Regelkreise (Beispiel: Wirkung von Adrenalin, Insulin und Glucagon auf Glucoseproduktion und Lipolyse) wird erreicht, daß zusätzliche Auswirkungen eines Störfaktors, die über den primär betroffenen biologischen Parameter hinaus benachbarte metabolische Gebiete in Mitleidenschaft ziehen, in einer koordinierten

Aktion verschiedener endokriner Regelsysteme zusammen mit der Primärstörung auskompensiert werden. Diese Absicherung wird in vielen Fällen noch dadurch verstärkt, daß der hormonale Regler seinen spezifischen Effekt oft nicht autonom, sondern nur in Gegenwart eines zweiten, die Voraussetzung für sein Wirken schaffenden Hormons entfalten kann. Der Mechanismus einer solchen „permissive action" des zweiten Hormons, die die selbständige Funktion jedes der beiden beteiligten endokrinen Wirkstoffe ausschließt, also nicht einfach einen hormonalen Synergismus darstellt, ist noch keineswegs geklärt, doch weist die Häufigkeit derartiger Funktionskoppelungen bei Hormonpaaren (z.B. bei Adrenalin und Cortisol im Fall der Lipolyse) auf ihre große Bedeutung im Rahmen endokriner Kontrollvorgänge hin. Der „permissive action" als Form hormonalen Zusammenspiels steht der als „sequential action" bezeichnete Modus nahe, der darin besteht, daß mehrere gleichsinnig wirkende Hormone hintereinandergeschaltet in Aktion treten und als synergistische Kausalkette fungieren (Beispiel: das Renin-Angiotensin-Aldosteron-System; s. S. 170).

Während bei diesem System horizontaler Korrelation die beteiligten Hormone selbständig und gleichwertig nebeneinander wirkend eine Art Funktionseinheit bilden und jedes von ihnen die für die Regelfunktion erforderliche Rückmeldung erstatten kann, entspricht eine zweite, entwicklungsgeschichtlich wesentlich jüngere Gruppe endokriner Regulationen viel mehr dem Prinzip der technischen Regler, deren Meßwerke in ihrer Leistung durch die Befehlsstelle aufgrund eines von der Intensität dieser Leistung ausgehenden Rückkopplungsmechanismus gesteuert werden. Übersetzt in die endokrine Terminologie bedeutet dies, daß in dieser Gruppe endokriner Wechselwirkungen keine Äquivalenz, sondern eine Dependenz der beiden an der Kontrolle des Parameters beteiligten Hormone besteht, insofern als nur das eine Hormon (A) die Funktion eines Meßwerkes ausübt, den Impuls hierzu jedoch von dem zweiten, also übergeordneten Hormon (B) in einer von dessen Konzentration abhängigen Intensität erhält. Je mehr sich die Intensität des Impulses und damit die Funktion des Hormons A einer oberen Grenze nähert, um so mehr werden beide Größen durch einen retrograden (hemmenden) Effekt des Meßwerk-Hormons A gegenüber dem Impulsgeber-Hormon B abgeschwächt und schließlich aufgehoben. Mittels dieses „negativen feed-back" erlangt das Hormon erst die Qualität eines Reglers. Hier liegt also eine *vertikale Korrelation* zweier Hormone vor, die zueinander in einem durch den Rückkopplungsmechanismus gekennzeichneten Abhängigkeitsverhältnis stehen. Im Gegensatz zu horizontal korrelierten endokrinen Systemen, in denen das im Überschuß vorhandene und übernormal wirksame Hormon seinen Gegenspieler unter Vermittlung einer Veränderung der Konzentration von Cyclo-AMP soweit aktiviert, bis die gemeinsam ausgeübte Regelfunktion den Sollwert des zu regulierenden Parameters wiederhergestellt hat, ist bei den vertikal koordinierten Systemen nur das jeweils untergeordnete Hormon direkt als Meßwerk wirksam, während das übergeordnete (sog. „trope") Hormon die Meßwerkleistung des anderen Hormons der zu stabilisierenden Regelgröße anpaßt. Der von den „tropen" Hormonen (z.B. denen des Hypophysenvorderlappens) ausgesandte Impuls besteht in der Aktivierung von Enzymen, die die Synthese des abhängigen Hormons unter Vermittlung von Cyclo-AMP in Gang setzen; so aktiviert ACTH die für die Steroid-Synthese erforderliche Phosphorylase der Nebennierenrinde[233]. Ebenso wie im Falle des horizontalen Zusammenspiels von Hormonen können auch vertikal gekoppelte Hormonpaare mit anderen gleicher Art dadurch verknüpft und zu vielgliedrigen Systemen vernetzt sein, daß das abhängige Hormon eines solchen Paares nicht nur auf das unmittelbar übergeordnete, sondern auch

[233] PÉRON 1961.

auf andere, funktionell diesem verwandte „trope" Hormone zurückwirkt; dies gilt besonders für die kreuzweise wirksamen vertikalen Hormon-Korrelationen des weiblichen Cyclus. Im übrigen kann ein Hormon, das mit einem anderen in vertikaler Anordnung zusammenwirkt, auch mit einem dritten in horizontaler Wechselbeziehung stehen; dies gilt etwa für das ACTH, welches dem Cortisol gegenüber ein „tropes" Hormon ist, aber gleichzeitig zusammen mit Insulin und anderen Hormonen direkt als Meßwerk an der Konstanthaltung der Lipolyse mitwirkt. Umgekehrt können bei Vorliegen horizontaler Wechselbeziehungen des untergeordneten Hormons über dieses hinweg auch andere Hormone den Status des „tropen" Hormons sekundär beeinflussen.

So gut das System der durch „negativen feed-back" auskalibrierten vertikalen Korrelation von Hormonen den Anforderungen biologischer Regulationen zu entsprechen scheint, so genügt es offenbar dem Bedürfnis des Wirbeltierorganismus nach höchstempfindlichen Stabilisierungsvorrichtungen im Stoffwechsel noch nicht. Dies geht daraus hervor, daß die „tropen" Hormone der vertikalen Partnerschaft wiederum einer höheren Stufe hormonaler Ordnungsfaktoren untergeordnet sind, die in der Eminentia mediana des Hypothalamus produziert und als „releasing factors" bezeichnet werden. Sie sind mit den „tropen" Hormonen im HVL durch einen zweiten Rückkopplungsmechanismus (den sog. „short-loop feed-back") (S. 193) verknüpft, ja es können sogar die Meßwerkhormone, die den „tropen" Wirkstoffen untergeordnet sind, unter deren Umgehung einen direkten „negativen feed-back"-Effekt gegenüber den entsprechenden „releasing factors" entfalten. So ist Cortisol sowohl mit ACTH wie mit dem „corticotropin-releasing factor" rückgekoppelt[234] (S. 193f.). Die Hierarchie der vertikalen Korrelationen ist damit noch nicht abgeschlossen: die Sekretion der „releasing factors" untersteht wiederum einem offenbar adrenergischen Auslösemechanismus, der durch Dopamin als „synaptic transmitter" in Gang gesetzt wird[235]. Noch weiter kompliziert wird das Gebiet der endokrinen Korrelationen und Regulationen durch die Tatsache, daß der für die Meßwerkfunktion der Hormone so bedeutsame Vorgang des negativen feed-back sich nicht nur „interhormonal" zwischen zwei Hormonen im Sinne der vertikalen Interdependenz abspielen, sondern auch den Haushalt eines einzigen Hormons beherrschen kann. Dieser „intrahormonale" Vorgang wird bisweilen auch als „internal feed-back" bezeichnet; er besteht darin, daß ein im Überschuß von außen zugeführtes, implantiertes oder durch einen Tumor produziertes Hormon die Synthese oder Freisetzung des gleichen Hormons in dem zugeordneten endokrinen Gewebe oder im Körper in einem dem Ausmaß des Überschusses entsprechenden Umfang blockiert, ohne daß die Mitwirkung eines anderen Hormons nach dem Modus der vertikalen Korrelation erkennbar wäre. Die große Zahl solcher hormonaler Selbststeuerungen, die in den letzten Jahren bekanntgeworden sind (S. 181), läßt vermuten, daß derartige „intrahormonale" Korrekturen der Meßwertfunktion endokriner Wirkstoffe eine erhebliche Bedeutung im Rahmen endokriner Regulationen besitzen.

B. Horizontale Wechselbeziehungen und Interdependenzen als Träger endokriner Regulationen

1. Haushalt der Glucose

Hormonabhängige Regelwirkungen können sich in dem Haushalt des universalen Energiespenders Glucose grundsätzlich in zwei entgegengesetzt gerichteten Vorgängen äußern: in der Bereitstellung und in der Verwertung der Glucose.

[234] Davidson, Feldman 1962, Davidson et al. 1968.
[235] Kamberi et al. 1969, 1970.

Angesichts der lebenswichtigen Funktionen der Glucose ist es verständlich, daß an der Stabilisierung des Gleichgewichts zwischen diesen beiden Abläufen eine große Zahl von Hormonen und ein dichtes Netz hormonaler Korrelationen beteiligt sind. Dabei muß der Vorgang der Bereitstellung stets über den der Verwertung von Glucose überwiegen, sollen nicht lebensbedrohende Situationen resultieren. Damit stimmt überein, daß der die Hormonwirkungen vermittelnde „second messenger“ Cyclo-AMP (S. 110) überall dort, wo er in den Stoffwechsel der Glucose eingreift, ihre Bereitstellung erhöht; Cyclo-AMP stimuliert in vivo und in vitro die Glykogenolyse durch Aktivierung der Phosphorylase und Hemmung der Glykogensynthetase (Transferase; s. S. 123), ebenso fördert es die Gluconeogenie durch Induktion des Schlüsselenzyms PEP-carboxykinase[236] und der Transaminasen[237]. Das Resultat dieser Cyclo-AMP-Effekte kommt in einer Tendenz zur Hyperglykämie zum Ausdruck (S. 127). Wichtigste Effectoren dieser cyclo-AMP-abhängigen Bereitstellung von Glucose sind das Glucagon und die Catecholamine. Die gluconeogenetische Wirkung des Glucagons wird durch die glucagon-spezifische Adenylcyclase der Leber, die glykogenolytische des Adrenalins, welche die des Noradrenalins weit übertrifft, durch die β-Diskriminatoren (S. 118) der catecholamin-spezifischen Cyclasen in Muskulatur, Herz, Leber und Fettgewebe vermittelt (s. Tabelle 2). Blockade des β-adrenergischen Receptormechanismus durch Propranolol kann im Tierversuch zu Hypoglykämie[238] und bei Herzpatienten zu hypoglykämischen Anfällen führen[239]. Die beiden Leber-Cyclasen unterliegen einer verschiedenartigen Beeinflussung durch andere Hormone. Die Empfindlichkeit der glucagon-spezifischen Cyclase wird durch Cortison und Testosteron gesteigert, die der adrenalin-spezifischen dagegen gehemmt[240]. Die glucoseproduzierenden Effekte von Glucagon und Adrenalin sind ihrerseits wiederum abhängig von der Anwesenheit mindestens zweier anderer Hormone, die eine sog. „permissive action“ ausüben: Cortisol und Thyroxin. Ausschaltung der Nebennierenrinde verhindert die Wirkung von Adrenalin auf Adenylcyclase, Phosphorylase und Glykogenolyse in Muskel und Leber[241] und die von Glucagon auf Adenylcyclase und Gluconeogenie in der Leber[242]; Cortisol beseitigt diese Defekte[243]. Ebenso wird die über β-adrenergische Receptoren verlaufende glykogenolytische Adrenalinwirkung durch Schilddrüsenmangel herabgesetzt und durch Thyroxin wiederhergestellt[244]. Das Wesen dieser „permissive action“ ist nicht ganz klar. Wahrscheinlich beruht sie auf einer (direkten oder durch Beseitigung von Hemmstoffen bewirkten) Aktivitätssteigerung der örtlichen Adenylcyclase durch Glucocorticoide[245] und Schilddrüsenhormone[246]. Die Verhältnisse werden allerdings dadurch kompliziert, daß Cortisol auch eine sehr wirksame direkte Aktivierung der Zuckerneubildung durch Aktivierung glykoneogenetischer Enzymproteine ausübt[247] und außerdem durch Induktion des Enzyms Noradrenalin-N-methyltransferase im Nebennierenmark[248] das Angebot an Adrenalin erhöht. Die Inkretion von Cortisol selbst wird in vitro — wiederum unter Vermittlung von Cyclo-AMP[249] — durch Serotonin[250] und Vasopressin[251] stimuliert. Am intakten Organismus von Hund und Mensch hat Applikation von Vasopressin Glucoseausschüttung aus der Leber und Hyperglykämie zur Folge[252], nicht jedoch nach Entfernung von Hypophyse oder Nebennieren, welche den Effekt sogar umkehrt. Offenbar wird die Wirkung

[236] YEUNG, OLIVER 1968. [237] MALLETTE et al. 1969, WICKS 1969.
[238] KÁLDOR, POGATSA 1970. [239] KOTLER et al. 1966. [240] BITENSKY et al. 1970.
[241] SCHAEFFER et al. 1969. [242] EXTON et al. 1966, FRIEDMANN et al. 1967.
[243] SCHONHOFER et al. 1969. [244] BRAY 1966. [245] FAIN 1968a.
[246] BRODIE et al. 1966, LUTHERER et al. 1969. [247] HENNING et al. 1963, WEBER et al. 1964.
[248] WURTMAN, AXELROD 1966. [249] HILTON et al. 1961. [250] VERDESCA et al. 1961.
[251] HILTON et al. 1960.
[252] BERGEN et al. 1960, BAISSET et al. 1965, SURYANARAYANA, KENT 1969.

des Vasopressins auf die Mobilisierung der Glucose durch ACTH vermittelt[253], denn Vasopressin ist ein sehr wirksamer Stimulator des „corticotropin-releasing factor“ (S. 196). Auch die durch Prostaglandin E_1 [254] wahrscheinlich unter Vermittlung von Cyclo-AMP[255] hervorgerufene Hyperglykämie ist ein sekundäres Phänomen, bedingt teils durch präsynaptische adrenergische Stimulierung[256], teils durch verstärkte Ausschüttung von Glucocorticoiden[257]. Die durch Progesteron erzeugte Hyperglykämie kommt auf einem analogen Wege zustande; sie wird durch adrenergische Blockade verhindert und ist von der Intaktheit des Nebennierenmarks abhängig[258].

Neben dem Modus der Gluconeogenie und Glykogenolyse ist die Blockierung der Glucoseverwertung ein dritter Modus, mittels dessen das hormonale System regulierend an der Bereitstellung von Glucose beteiligt ist. Hier muß vor allem der Späteffekt des (menschlichen und tierischen) Wachstumshormons — genauer gesagt seiner bei der Abgabe aus dem HVL oder in den Erfolgsorganen freigesetzten Bruchstücke — erwähnt werden, welcher in einer Verschlechterung der Glucosetoleranz bis zum Auftreten von Hyperglykämie und Glykosurie zum Ausdruck kommt. Dieser Effekt tritt allerdings nur bei Glucosemangel (Tendenz zu Hypoglykämie)[259] in Erscheinung, sei es, daß dieser durch Insulin oder durch Unterfunktion des HVL verursacht wird, da Anwesenheit eines intakten HVL die „diabetogene“ Wirkung zusätzlich applizierten Wachstumshormons (HGH) auskompensiert[260]. Nur der nach Hypophysektomie herabgesetzte, aber nicht der normale Blutzucker wird durch HGH erhöht[261].

Die scheinbar paradoxe Tatsache, daß Wachstumshormon (STH, HGH) sowohl insulinähnliche wie diabetogene Effekte entfalten kann, hängt mit der Struktureigentümlichkeit dieses Hormons zusammen, das in seinem intakten, aus 188 Aminosäuren aufgebauten Molekül über mehrere aktive Zentren verfügt. Die insulinartige Wirkung des HGH ist wahrscheinlich an eine aus 22 Aminosäuren bestehende Gruppierung des intakten, sehr labilen Hormonmoleküls gebunden. Schon bei dem Übertritt des Hormons aus dem HVL ins Blut zerfällt das Molekül proteolytisch in mehrere Bruchstücke, von denen mindestens eines — ein Peptid aus 23 Aminosäuren — eine starke „diabetogene“, die Glucoseverwertung hemmende Wirkung besitzt. So könnte sich erklären, daß das HGH eine kurzdauernde, akute insulinähnliche Wirkungskomponente aufweist, die von einer protrahierten insulin-antagonistischen Phase abgelöst wird[262]. Ein analoger Wirkungsdualismus kommt offenbar auch dem humanen Placenta-Prolactin zu, welches dem HGH chemisch und immunologisch nahe verwandt ist (s. u.).

Der gegenregulatorischen Funktion des HGH, dessen „diabetogene“ Wirkungskomponente nur bei Glucosemangel in Aktion tritt, also das Glucoseangebot erhöht, entspricht der Befund, daß nur bei Hypoglykämie ein adrenergischer Kompensationsmechanismus wirksam wird, der darin besteht, daß endogene Catecholamine über α-adrenergische Receptoren die Sekretion von HGH über den zugehörigen hypothalamischen „releasing factor“ (S. 192) stimulieren[263] und so die Glucoseverwertung drosseln[264]. Eine Verringerung der Glucoseverwertung gehört auch zu den Stoffwechseleffekten des humanen Placenta-Lactogens („chorion-growth hormone-prolactin“, HPL, CGP[265]), welches dem HGH chemisch sehr nahe steht und es in den meisten seiner Funktionen vertreten kann. HPL wird von der

[253] Dang Tran et al. 1969. [254] Bergström et al. 1966. [255] Butcher et al. 1968.
[256] Kayaalp, Türker 1967. [257] Flack et al. 1969. [258] Yang 1970.
[259] Blackard, Heidingsfelder 1968.
[260] McGarry et al. 1968, Heidingsfelder, Blackard 1968.
[261] Malaisse et al. 1968. [262] McGarry et al. 1968, Bornstein et al. 1969, Ellis et al. 1968.
[263] Blackard, Heidingsfelder 1968. [264] Kato et al. 1970.
[265] Grumbach et al. 1968, Samaan et al. 1968.

Placenta im letzten Schwangerschaftsdrittel ins mütterliche Blut sezerniert (während mütterliches STH nicht in die fetale Zirkulation übergeht) und unterdrückt im graviden Organismus durch einen über den Hypothalamus verlaufenden „negativen feed-back" die Sekretion des mütterlichen HGH. Durch die vom HPL bewirkte starke Drosselung der Glucoseverwertung wird gegen Ende der Schwangerschaft das Glucoseangebot erheblich erhöht, was sekundär dem Gehirn des Fetus für die Proteinsynthese zugute kommt[266]. Die Herabsetzung der Glucoseverwertung im Lauf der Gravidität ist jedoch ein multihormonaler Vorgang, in dessen Ablauf der Effekt des HPL nur die letzte Stufe darstellt. Wahrscheinlich sind ihm, wie dem von STH, Glucagon und Adrenalin, Wirkungen von Hormonen vorgeschaltet, die eine „permissive action" ausüben. Hierher gehört das Thyroxin, von dessen Anwesenheit der Aktivitätsgrad des HGH (und wohl auch des HPL) bestimmt wird[267] und das Cortisol, das bei Gravidität vermehrt im Blut kreist[268]; aber auch die Kombination von Oestrogenen und Gestagenen setzt (schon bei Nichtgraviden) die Glucosetoleranz herab[269], wobei der Partialeffekt des Progesterons an die Anwesenheit des Nebennierenmarks gebunden ist[270]. Die funktionellen Beziehungen zwischen den Effekten der Steroidhormone und des HPL auf die Glucosetoleranz sind aber noch keineswegs geklärt. Für die meisten dieser Hormonkorrelationen sind Mechanismen nachgewiesen worden, innerhalb welcher Cyclo-AMP als „second messenger" oder auch als Schalt- und Vermittlungsstelle (S. 110) fungiert, teils auf direktem Wege über die Induktion einer spezifischen Cyclase, wie bei Glucagon und Adrenalin (S. 123), teils indirekt wie im Falle von HGH und Cortisol, welche die Synthese von Proteinen zu bewirken scheinen, die die Cyclase aktivieren (s. S. 140).

Die Aufrechterhaltung der Homöostase des Glucosehaushalts ist nur garantiert, wenn ein Gleichgewicht zwischen Bereitstellung und Verbrauch von Glucose besteht. Jedes vermehrte Glucoseangebot, ob hormonal ausgelöst oder nicht, muß automatisch eine Steigerung aller Vorgänge hervorrufen, durch die Glucose aus dem Stoffwechsel herausgenommen wird. Diese Vorgänge, die anaboler oder kataboler Natur sein können, stellen insgesamt wieder ein Reaktionsgefüge dar, das einer sehr komplexen endokrinen Lenkung unterworfen ist. Die vielen hormonalen Einzeleffekte, die hierbei wirksam sind, unterliegen jedoch einer höchst sinnvollen, die Einheitlichkeit endokriner Regulationen dokumentierenden Integration insofern, als die gegenregulatorische Umschaltung von Lieferung auf Beseitigung von Glucose letzten Endes allein von dem universalen „second messenger" Cyclo-AMP bewirkt wird. Derselbe Stoff also, der die blutzuckersteigernden Effekte von Adrenalin und Glucagon vermittelt, setzt auch die Mechanismen in Gang, die den vermehrt kreisenden Blutzucker sogleich wieder zum Verschwinden bringen. Untersuchungen am perfundierten Rattenpankreas und an isolierten B-Zellen des Inselapparats[271] haben gezeigt, daß unter dem Einfluß glucogener Hormone gebildetes Cyclo-AMP in den B-Zellen der Inseln akkumuliert wird und dort die Sekretion von Insulin anregt. Auf diesem einheitlichen Wege kommt die gegenregulatorische Blutzuckersenkung zustande, die auf die durch Cyclo-AMP vermittelte Ausschüttung aller glucose-bereitstellenden Hormone folgt: Glucagon[272], Catecholamine (s. u.) und Cortisol[273] bewirken auf der Höhe ihres hyperglykämischen Effektes eine Freisetzung von Insulin. Für

[266] GRUMBACH et al. 1968. [267] MCGARRY et al. 1968. [268] DOE et al. 1960.
[269] SPELLACY, CARLSON 1966. [270] YANG 1970.
[271] FROHMAN et al. 1966, TURTLE et al. 1967, SUSSMAN, VAUGHAN 1967, LAMBERT et al. 1967.
[272] CROCKFORD et al. 1966, TURNER, MCINTYRE 1966, CAVALLERO et al. 1967, KETTERER et al. 1967, SAMOLS et al. 1965, 1966.
[273] SPELLACY, CARLSON 1966, RASTOGI, CAMPBELL 1969.

Glucagon ließ sich zeigen, daß es die Insulinabgabe aus isolierten Ratteninseln unter gleichzeitiger Steigerung des Cyclo-AMP-Gehaltes stimuliert[274], wobei wahrscheinlich die von Cyclo-AMP abhängige Aktivierung der Phosphorylase der Vermittler des gegenregulatorischen Insulineffektes ist[275]. Allerdings nehmen unter den glucogenen Hormonen, die über Cyclo-AMP die Insulininkretion aktivieren, die Catecholamine eine Sonderstellung ein. Darauf deutet schon die Tatsache hin, daß das Inselsystem unter dem intensiven Einfluß adrenergischer Nervenimpulse steht[276] und daß die B-Zellen einen nicht unbeträchtlichen Gehalt an adrenergischen Neurotransmittern (0,3—0,5 μg/g Dopamin und 0,2—0,3 μg/g Noradrenalin) aufweisen[277]. Die in den B-Zellen vorhandene Adenylcyclase hat, wie in anderen Organen (S. 119), die doppelte Funktion eines α- und eines β-adrenergischen Receptors[278]. Über einen α-Receptormechanismus hemmen die Catecholamine in den B-Zellen die Produktion von Cyclo-AMP[279] und die Insulinabgabe[280], während β-adrenergische Stimulation der B-Zell-Cyclase den Cyclo-AMP-Spiegel in den B-Zellen erhöht[281] und eine Vermehrung des immunoreaktiven Insulins im Blut bewirkt[282]. Im allgemeinen überwiegt die α-receptorwirksame Komponente der Catecholaminwirkung auf den Glucosehaushalt, die sich somit im undifferenzierten Versuch als Hemmung der Insulinsekretion äußert; doch kann Adrenalin nicht einfach als Antagonist des Insulins, sondern zutreffender als übergeordneter, die Homöostase des Cyclo-AMP-Spiegels in den B-Zellen garantierender Regulationsfaktor angesehen werden. Dies gilt um so mehr, als adrenergische Mechanismen auch indirekt durch hypothalamische Steuerung der STH- (HGH-)Abgabe im HVL (S. 154) die Insulinsekretion beeinflussen können[283]. Die Ausschüttung von Wachstumshormon, das in seiner chronischen Wirkungsphase eine insulinantagonistische Wirkung entfaltet und bei Insulinhypoglykämie vermehrt ins Blut abgegeben wird[284], wird durch α-adrenergische Reize gesteigert, durch β-adrenergische gehemmt[285]. Hinzu kommt, daß derselbe β-adrenergische Mechanismus, der in den B-Zellen des Inselapparats unter Vermittlung von Cyclo-AMP die Insulinsekretion steigert, in Muskulatur und Leber durch Aktivierung der Phosphorylase (S. 121) Glucose freisetzt und so dem Insulin entgegenwirkt.

Gleichzeitig mit der Stimulierung der Insulinabgabe in den B-Zellen erfolgt unter dem Einfluß eines erhöhten Glucoseangebotes unabhängig von dessen Charakter, also auch nach Glucoseinfusionen, eine dem Ausmaß der Glucoseüberladung proportionale Drosselung der Catecholaminfreisetzung aus dem Nebennierenmark. Diese Drosselung ist jedoch nicht wie beim Insulin die Folge eines direkt an der Drüse angreifenden Inkretionsreizes, sondern sie wird vermittelt durch die im Hypothalamus gelegenen vegetativen Zentren, die nicht humoral, sondern über adrenergische Nervenfasern die Ausschüttung von Catecholaminen (vorwiegend Adrenalin) aus der Nebenniere kontrollieren[285a]; ein Beispiel für die charakteristische Doppelfunktion dieser Wirkstoffe, die hier gleichzeitig als Hormone im engeren Sinne und als Neurotransmitter wirken. Dagegen kommt die durch Hyperglykämie bewirkte Blockierung der Glucagonproduktion[285b] durch unmittelbaren Angriff am Inselsystem zustande.

Wie im Falle der hormonalen Regulation der Glucoselieferung ist auch der Vorgang der Weiterverwendung von Glucose, der im wesentlichen durch Insulin

[274] Turtle, Kipnis 1967, Lacy et al. 1968. [275] Malaisse et al. 1967.
[276] Esterhuizen et al. 1968, Symchowicz et al. 1968. [277] Cegrell 1967, 1968.
[278] Turtl e, Kipnis 1967. [279] Cordes 1970.
[280] Porte et al. 1967, Wong et al. 1967, Porte, Williams 1966.
[281] Porte 1967. [282] Porte 1967. [283] Heidingsfelder, Blackard 1968.
[284] McGarry et al. 1968, Malaisse et al. 1968, Roth et al. 1963.
[285] Kato et al. 1968, Blackard, Heidingsfelder 1968; Werrbach et al. 1970.
[285a] Dunér 1953. [285b] Unger 1964.

unterhalten wird, einer multiplen hormonalen Kontrolle unterworfen. In dieser Richtung üben endokrine Impulse, die vom Magen und den oberen Darmabschnitten ausgehen, eine sehr differenzierte Modulationswirkung auf die Insulinsekretion aus. Es ist lange bekannt, daß die gegenregulatorischen Maßnahmen des Organismus gegenüber zu hohem Glucoseangebot bei oraler Zufuhr der Glucose sehr viel intensiver sind als bei parenteraler[286]. So ist die oben erwähnte insulinmobilisierende Wirkung des Cortisols nur bei oraler, nicht bei intravenöser Glucoseapplikation nachweisbar[287]. Von großer Bedeutung für diesen enteralen Regulationsmechanismus ist die Mitwirkung der gastrointestinalen Hormone Gastrin, Sekretin, Pankreozymin und Enteroglucagon. Die Insulinwirkung wird durch intestinale Hormone verstärkt[288]. Gastrin, welches die Pepsin- und Säuresekretion im Magen in Gang setzt, bewirkt auch eine sofortige und intensive Insulinausschüttung, allerdings ohne Beeinflussung des Blutzuckers, also unter sofortiger Auskompensierung ihrer Wirkung auf noch unbekanntem Wege[289]. Die nahen Beziehungen des Gastrins zum Insulin kommen darin zum Ausdruck, daß Gastrin auch in den sog. α_1- oder D-Zellen der Pankreasinseln gebildet[290] und dort bei Zollinger-Ellison-Syndrom im Übermaß produziert wird[291]. Die insulinogene Gastrinwirkung wird beim Menschen durch Glucagon unterdrückt[292]. Ein Teil der Gastrinwirkung scheint auf dem Umweg über das Sekretin zustandezukommen, dessen Ausschüttung in der Duodenalschleimhaut durch Gastrin ausgelöst wird[293]. Endogene Sekretinfreisetzung, durch intraduodenale HCl-Infusion ausgelöst, hat einen starken Anstieg des immunoreaktiven Insulins im Plasma zur Folge[294]. Sekretin selbst ruft an isolierten Pankreasstückchen, auch in Abwesenheit von Glucose, eine sofortige, schnell abklingende Insulinabgabe hervor[295] und setzt beim gesunden und diabetischen Menschen, jedoch nicht nach Pankreasexstirpation, den Blutzucker herab[296]. Beim Diabetiker ist der insulinogene Effekt des Sekretins besonders stark ausgeprägt[297]. Nach großen oralen Glucosegaben läßt sich Sekretin immunologisch vermehrt im Blut nachweisen, und zwar noch vor dem Anstieg des immunoreaktiven Insulins[298]. Beim pankreaslosen Tier bewirkt Sekretin einen Blutzuckeranstieg[299]; das oft beobachtete Fehlen einer hypoglykämischen Blutzuckerreaktion auf Sekretin trotz Insulinausschüttung beruht offenbar auf einer extrapankreatischen, insulinantagonistischen Wirkungskomponente des Sekretins. LAZARUS et al.[300] glauben eine „glucagon-ähnliche“ Phase der Sekretinwirkung nachgewiesen zu haben. Doch ist sicher, daß Sekretin das Verschwinden infundierter Glucose beim Menschen beschleunigt[301]. Die Wirkung des Sekretins scheint species-spezifisch zu sein, denn Schweine-Sekretin ist bei Ratte und Ziege ohne Einfluß auf die Insulinabgabe im Pankreas[302].

Das aus Magen- und Duodenalmucosa isolierte, vom Glucagon der α_2-Zellen der Pankreasinseln einwandfrei verschiedene und auch beim pankreaslosen Menschen nachweisbare[303] Enteroglucagon[304], welches keine glucose-bereitstellende Wirkung besitzt, regt ebenfalls die Insulinfreisetzung an; nach Glucosebelastung tritt es in erhöhter Konzentration im Blut auf[305]. Offenbar ist damit auch der paradoxe Befund zu erklären, daß orale Zufuhr sehr großer Glucosemengen zu

[286] MCINTYRE et al. 1965, PFEIFFER 1969. [287] KITABCHI et al. 1968.
[288] PERLEY, KIPNIS 1967, FEINBERG et al. 1968.
[289] SCHRÖDER et al. 1967, UNGER et al. 1967, KANETO et al. 1969.
[290] THIERY, BADER 1966. [291] CAVALLERO et al. 1967, MCGUIGAN, TRUDEAU 1968.
[292] DOTEVALL et al. 1969. [293] YOUNG et al. 1968. [294] DUPRÉ et al. 1969, KAHL et al. 1970.
[295] BOYNS et al. 1967, JARRETT, COHEN 1967. [296] DUPRÉ, BECK 1966, RAPTIS et al. 1968.
[297] DECKERT 1968. [298] YOUNG et al. 1968, CHISHOLM et al. 1969. [299] RAPTIS et al. 1969.
[300] LAZARUS et al. 1968, KRAEGEN et al. 1970. [301] DUPRÉ et al. 1966, 1969.
[302] GLICK et al. 1970. [303] SAMOLS, MARKS 1967. [304] UNGER et al. 1968.
[305] PFEIFFER 1969.

einem Anstieg des immunoreaktiven Glucagons im Blut führt[305a], während mäßig dosierte Glucosegaben und Glucoseinjektionen den Glucagonspiegel senken (s. S. 123).

Ein schon im Nüchternzustand deutlicher, aber durch Glucosebelastung potenzierter insulinmobilisierender und blutzuckersenkender Effekt kommt endlich dem Pankreozymin aufgrund von Beobachtungen am durchströmten Rattenpankreas sowie am normalen und diabetischen Menschen zu[306]. Nach Glucosegaben ist es vermehrt im Blut nachweisbar[307]. Abweichend von den anderen Enterohormonen greift Pankreozymin dadurch aktiv in die Regulation des Glucosehaushalts ein, daß es im Anschluß an die Freisetzung von Insulin eine solche von Glucagon bewirkt[308].

Endlich deutet die Häufigkeit des Auftretens von Hypoglykämien bei Carcinoid auf einen insulinogenen Effekt von Serotonin hin[309]. In die gleiche Richtung weisen Beobachtungen über die Speicherung von Serotonin in den Insulingranula der B-Zellen[310]; Serotonin hat hier offenbar die Funktion eines Neurotransmitters. Doch sind die Beziehungen zwischen Serotonin und Insulin stark species-abhängig und ihrem Wesen nach keineswegs geklärt[311].

Die große Ähnlichkeit der insulinotropen Effekte von Gastrin, Sekretin, Pankreozymin und Glucagon findet wahrscheinlich ihre Erklärung in der nahen chemischen Verwandtschaft dieser vier Peptidhormone, deren Moleküle ein gemeinsames Bauprinzip erkennen lassen, und die sich offenbar aus einer gemeinsamen Ursubstanz herausdifferenziert haben. Alle vier Hormone greifen an einem gemeinsamen Receptor im Inselapparat an[311a] und können sich dabei gegenseitig vertreten, aber auch verdrängen.

Die Gesamtheit der Einflüsse enteraler Hormone auf die Insulinmobilisierung kann als eine „Vorinformation" oder Sensibilisierung der B-Zellen gegenüber einer bevorstehenden Beanspruchung der glucoseverwertenden Mechanismen durch orale Glucosezufuhr gedeutet werden[312]. Eine direkte Wirkung auf den Glucosestoffwechsel der Zelle besitzen die enteralen Hormone nicht[313].

Alle Auswirkungen dieser „entero-insularen Achse" werden überlagert durch den noch immer nicht voll verstandenen zweiphasischen Effekt des Wachstumshormons (STH bzw. HGH).

Dieses Hormon sendet unter physiologischen Bedingungen ständig in hochfrequenter, tetanusähnlicher Oscillation äußerst kurzdauernde insulinogene Impulsstöße aus, die jeweils sehr schnell von mehr chronischen insulin-antagonistischen Effekten abgelöst werden, so daß jeder dieser Antiinsulineffekte den vorangegangenen insulinogenen Stoß auskompensiert und damit eine Gleichgewichtslage nach Art eines Puffersystems herstellt, die das HGH als übergeordneten Stoffwechselregulator kennzeichnet[314]. Es ist noch nicht klar, ob die kurzdauernden insulinogenen Impulsstöße vom HGH selbst oder einem möglicherweise schon im HVL entstehenden Peptidbruchstück (AcG nach Bornstein) ausgehen (S. 145). Der Tagesrhythmus der HGH-Inkretion[315] spricht jedenfalls für eine wichtige insulinotrope Kontrollfunktion dieses Hormons.

Der besonders hohe Energiebedarf der graviden Frau hat zur Entwicklung zusätzlicher hormonaler Mechanismen der Glucoseverwertung während der Schwangerschaft geführt. Im letzten Drittel der Gravidität ist der Insulingehalt des Blutes, sowohl im Nüchternzustand wie erst recht nach Glucosegaben, erhöht[316], ebenso der Insulingehalt und die Insulinsekretion des Pankreas[317]. Dies

[305a] Lawrence 1966, Samols et al. 1965.
[306] Meade et al. 1967, Mahler, Weisberg 1968, Fussgaenger et al. 1969, Kahl et al. 1970.
[307] Young et al. 1968. [308] Raptis et al. 1969. [309] Telib et al. 1968.
[310] Cegrell 1968, Jaim-Etchevery, Zieher 1968.
[311] Feldman, Lebowitz 1970. [311a] Grossman 1970. [312] Pfeiffer 1969.
[313] Glick et al. 1970. [314] Glick et al. 1965, McGarry et al. 1968.
[315] Quabbe et al. 1966. [316] Daughaday, Kipnis 1966. [317] Malaisse et al. 1969.

ist die Folge der hormonalen Aktivität des Placenta-Lactogens (HPL, CGP; vgl. S. 145), welches die Insulinfreisetzung im mütterlichen Organismus[318] und in vitro aus isolierten Inseln nach Glucosebelastung[319] steigert, und zwar im Gegensatz zur analogen Wirkung des ihm verwandten HGH unabhängig von der Nahrungszufuhr und unabhängig von hypothalamischer Steuerung. HPL unterdrückt gleichzeitig durch einen „feed-back"-Mechanismus die gleichartige Wirkungskomponente des HGH im mütterlichen Organismus, in dem das HGH (oder eines seiner Peptidbruchstücke) fast ausschließlich protein-anabole („Wachstums"-) Effekte entfaltet[320]. Auch beim HPL ist — wie beim HGH — die insulinogene Wirkung grundsätzlich verschieden von der insulin-antagonistischen, „diabetogenen" Wirkung subchronischen Charakters, die wahrscheinlich auch beim HPL von einem besonderen Peptidbruchstück ausgeht[321].

Ebenso wie die Aktion der glucogenen Hormone Adrenalin, Glucagon und Cortisol die kompensierende Ausschüttung von Insulin auslöst, bewirkt umgekehrt insulinbedingter Glucosemangel die gegenregulatorische Freisetzung glucosebereitstellender Hormone. Spiegelbildlich zur Situation bei Glucoseüberschuß löst Hypoglykämie eine verstärkte Inkretion von Glucagon[322] und eine Ausschüttung von Catecholaminen[323] aus, wobei der letztgenannte Effekt ebenso wie die Drosselung der Adrenalinabgabe aus dem Nebennierenmark bei Hyperglykämie reflexartig durch die vegetativen Zentren, wahrscheinlich im Hirnstamm, über adrenergische Neuronen auf die Nebenniere übertragen wird[324]. Die so mobilisierten Catecholamine bewirken zusätzlich im HVL eine sofortige Freisetzung von ACTH, welches über Cortisol zu verstärkter Zuckerneubildung Anlaß gibt[325]. Damit schließt sich der Kreis synergistischer und antagonistischer hormonaler Regelleistungen, deren integrierte Informationsgehalte die Homöostase des Glucosehaushalts auf der Basis horizontaler Korrelation (S. 140) garantieren.

2. Haushalt der Fettsäuren

Ebenso wie der Haushalt der Glucose ist auch der des zweiten Energiespenders im tierischen Organismus, der Gruppe der freien Fettsäuren (FFS), einer vielseitig durch horizontale Korrelationen vernetzten und abgesicherten Kontrollmaschinerie unterworfen. Auch hier wieder setzt die endokrine Regulation an den gegensätzlichen Vorgängen der Bereitstellung des Energiespenders (der Lipolyse) und der synthetischen Beseitigung seiner Überschüsse (der Lipogenese) an, aber mit einem grundsätzlichen Unterschied: während die entsprechenden Prozesse bei der Glucose in den meisten Organen ablaufen können, sind Lipolyse und Lipogenese normalerweise in einem Organ, dem Fettgewebe, und einer Zellart, den Fettzellen (Lipocyten), zentralisiert. Der Fettsäureabbau und sein als Ketogenese bezeichneter Seitenweg laufen allerdings ebenso wie die Synthese der Fettsäuren aus C_2-Resten außerhalb der Fettzellen ab; diese Vorgänge unterliegen aber nur ausnahmsweise einer primären Regulation durch Hormone, da ihr Ausmaß und der Durchsatz der an ihnen beteiligten Enzymreaktionen unmittelbar von der Größe des Betrages der durch die Fettzellen bereitgestellten FFS abhängt. Hormone, die eine lipolytische Wirkung ausüben, steigern daher im allgemeinen auch den Fettsäureabbau und die Ketogenese in der Leber; das gilt ebenso für Adrenalin[326] wie für Glucagon[327], STH[328], ACTH[329] und das HPL der Placenta[330]. Es ist

[318] GRUMBACH et al. 1968. [319] MARTIN, FRIESEN 1969.
[320] CAMPBELL, RASTOGI 1969, GRUMBACH 1966. [321] SAMAAN et al. 1968.
[322] UNGER et al. 1962. [323] GOLDFEIN 1966. [324] CANTÙ et al. 1968.
[325] McDERMOTT et al. 1950. [326] BLIXENKRONE-MØLLER 1938.
[327] HAUGAARD, HAUGAARD 1954, BEWSHER, ASHMORE 1966.
[328] GREENBAUM, McLEAN 1953. [329] BENNETT et al. 1947. [330] FRIESEN 1965a.

nicht ausgeschlossen, daß an diesen peripheren Effekten gelegentlich auch hormonale Aktivierungen von Enzymen des Fettstoffwechsels beteiligt sind, doch ist darüber noch wenig bekannt[331]. Von besonderem Interesse ist die Tatsache, daß verstärktes Angebot freier Fettsäuren einen mächtigen Reiz zum Aufbau von Glucose aus Lactat und Aminosäuren, also zur Gluconeogenese, darstellt[332]. Auf diese Weise wird eine Querverbindung zwischen Lipolyse und Kohlenhydrathaushalt hergestellt, die klinisch wichtig ist (Diabetes!), und die der vielfältigen hormonalen Regulation der Lipolyse eine zusätzliche Bedeutung verleiht.

Der eigentliche Regelmechanismus, der die Größe des endogenen Fettsäureangebotes dem Bedarf anpaßt, spielt sich also innerhalb der Lipocyten an den intracellulären Fettspaltungsreaktionen ab, die einer sehr differenzierten hormonalen Steuerung unterliegen. Von den drei Gruppen fettspaltender Enzyme, die in den Lipocyten vorkommen — einer Triglyceridlipase, einer Monoglyceridlipase und einer Lipoproteinlipase[333] —, unterliegt nur die Triglyceridlipase einer solchen Steuerung aufgrund der Tatsache, daß dieses Enzym in einer aktiven und einer inaktiven Form existiert. Die letztgenannte wird, wie auf S. 127 ausgeführt, durch Cyclo-AMP in die aktive Form übergeführt, und über den „second messenger" Cyclo-AMP hinweg gewinnen zahlreiche Hormone Einfluß auf den Lipolyseprozeß, indem sie den Aktivitätszustand der das Cyclo-AMP bereitstellenden, in der Membran der Fettzellen lokalisierten Adenylcyclase modifizieren. Die Untersuchung isolierter Fettzellmembranen („ghosts"), deren Darstellung nach Rodbell[334] keine Schwierigkeiten mehr bereitet, hat die Kenntnis der hormonalen Regulation von Fettmobilisierung und Fettspeicherung sehr gefördert. Die hierbei aufgefundenen Kontrollmechanismen zeichnen sich durch ihre ungewöhnliche Vielseitigkeit aus. *Nicht weniger als 11 Hormone (Adrenalin, Noradrenalin, Glucagon, Thyroxin, Vasopressin, Serotonin, Sekretin, ACTH, TSH, LH, Prostaglandin E_1)* wirken durch unmittelbare Beeinflussung der Adenylcyclase-Aktivität auf die Lipolyse ein, während *weitere 7 Hormone (STH, Cortisol, Insulin, β- und γ-Lipotropin, β-MSH und HPL)* dies, soweit bekannt, durch mittelbare Einwirkung auf den Cyclo-AMP-Gehalt der Fettzelle tun (S. 117). Zwar kommt der Mehrzahl der genannten Hormone ein spezifischer Effekt zu, doch ist bei einigen von ihnen, die untereinander chemisch verwandt sind, eine Identität der Wirkungsmechanismen und damit eine gewisse wechselseitige Vertretbarkeit sichergestellt; das gilt besonders für die Katecholamine und die Peptidhormone von Hypophyse und Placenta. Überdies bestehen zwischen einzelnen lipokinetischen Hormonen auch funktionelle Abhängigkeiten und Wirkungskoppelungen im Sinne einer „permissive action", durch die eine Abstimmung und Integration aller fettmobilisierenden Einzeleffekte erreicht wird und Sonderwirkungen individueller Hormone, die die Gleichgewichtslage des Fetthaushaltes stören würden, vermieden werden; solche „permissive actions" kommen den Glucocorticoiden und den Schilddrüsenhormonen zu (S. 144).

Die komplexen Abhängigkeitsverhältnisse in der Hormonsteuerung des Fetthaushaltes deuten darauf hin, daß die Wirkung der lipolyse-aktivierenden Hormone auf ihre Erfolgsorgane *außerhalb* der Fettzellen von der Energieproduktion durch die *innerhalb* der Fettzellen freigesetzten Fettsäuren abhängig ist. Während die mobilisierbaren Reserven an Energie in Form von Kohlenhydraten (Glykogen) im Körper sehr beschränkt sind, ist der um mehrere Zehnerpotenzen größere Energievorrat, der als Depotfett gespeichert ist, ausreichend, um alle Hormonleistungen energetisch abzudecken. Es hat also den Anschein, als ob die multiple

[331] Williamson et al. 1966b, Claycomb, Kilsheimer 1969.
[332] Haynes 1965, Struck et al. 1965, Williamson et al. 1966a.
[333] Vaughan et al. 1964. [334] Rodbell 1967a.

hormonale Steuerung der Lipolyse im Gegensatz zu der des Glucoseangebotes nicht die Aufgabe hat, den basalen Energiebedarf der verschiedenen Organe zu befriedigen, sondern dem Zweck dient, zusätzlich die speziellen, stets mit Aufwendung von Energie (Proteinsynthese!) verbundenen Wirkungen der einzelnen Hormone mit den benötigten Energiebeträgen zu versorgen. Dafür spricht der Befund, daß die selektiv Ca^{++}-abhängige lipolytische Wirkung des ACTH in enger Beziehung zu der ebenfalls Ca^{++}-bedürftigen steroidogenen Wirkung dieses Hormons auf die NNR steht[335], und daß die Lipolysesteigerung durch STH die energetische Grundlage für den protein-anabolen Effekt dieses Hormons liefert[336]. Dieser Auffassung entsprechen auch die schon erörterten (S. 117) Beobachtungen, daß in den Fettzellen nur eine einheitliche Cyclase vorhanden zu sein scheint, der jedoch zahlreiche, jeweils einem bestimmten Hormon zugeordnete Discriminatoren vorgeschaltet sind[336a].

Die Differenzierbarkeit der am Fett- und am Glucosestoffwechsel der Fettzelle angreifenden Wirkungen eines Hormons (z.B. von Adrenalin oder Glucagon) läßt den Schluß auf eine sehr komplizierte Struktur dieser Discriminatoren-Garnitur zu[337]. Offenbar können die verschiedenen metabolischen Impulse eines Hormons, soweit sie an der Fettzell-Cyclase zur Auswirkung gelangen, über mehrere Discriminatoren verlaufen, die aber teilweise auch auf Impulse anderer Hormone ansprechen können. So ist auf Grund der Inhibitorwirkungen von β-Receptorenblockern und von Prostaglandin E_1 anzunehmen, daß jedes der drei Hormone Adrenalin, Glucagon und ACTH mit seinen Stoffwechseleffekten über mindestens zwei Receptoren (Discriminatoren) an der Fettzell-Cyclase angreift[338]:

Hormon:	Adrenalin, Glucagon, ACTH	Glucagon, ACTH	Adrenalin	Glucagon, ACTH
Wirkung auf die Fettzelle:	Lipolyse		Glucoseabbau	
Discriminator:	A ↖ B	C	D	E
	↑ ↑		↑	
Hemmstoff:	β-Blocker, PGE_1 / β-Blocker	∅	β-Blocker	∅

Mehrere lipokinetisch wirkende Hormone (Katecholamine, Glucagon, Serotonin, ACTH) aktivieren gleichzeitig über Cyclo-AMP die Phosphorylase und damit die Glykogenolyse im Fettgewebe[339] sowie die Phosphofructokinase, ein Schlüsselenzym der Glykolyse[340]. Daraus könnte angesichts der engen Verknüpfung von Fett- und Kohlenhydratstoffwechsel der Schluß gezogen werden, daß die hormonale Kontrolle des Fettstoffwechsels nur eine sekundäre Manifestierung der im vorangehenden Abschnitt behandelten Regulation des Glucosehaushalts durch Hormone darstellt[341]. Dies trifft jedoch nicht zu. Diejenigen Hormone, die sowohl auf Glucoseumsatz wie auf Lipolyse einwirken (vor allem Adrenalin, Glucagon, ACTH), üben diese beiden Effekte weitgehend unabhängig voneinander aus, wie aus der Diskrepanz des Verhaltens der Cyclaseaktivitäten und anderen Beobachtungen[342] mit Sicherheit hervorgeht.

Im Gegensatz zu den durch Cyclo-AMP direkt vermittelten und meist akut einsetzenden Effekten der erstgenannten Gruppe lipokinetischer Hormone weist

[335] Lopez et al. 1959, Péron, Koritz 1958, Yanagi et al. 1969. [336] Greenbaum 1953.
[336a] Vaughan, Murad 1969, Braun, Hechter 1970. [337] Birnbaumer, Rodbell 1969.
[338] Fain et al. 1965, Bray 1967, Blecher et al. 1969, Kuo 1970.
[339] Vaughan et al. 1959, Hellman et al. 1970. [340] Denton, Randle 1966.
[341] Vaughan et al. 1959.
[342] Hagen 1961, Bray 1967, Blecher et al. 1969, Bray, Goodman 1969.

die lipolytische Wirkung der Peptidhormone aus Hypophyse und Placenta, an der das Cyclo-AMP nicht unmittelbar beteiligt ist, mehr protrahierten Charakter auf. Dies gilt insbesondere für das *Wachstumshormon* (STH, HGH), dessen Wirkung auf den Fetthaushalt ebenso wie die auf den Glucoseumsatz in zwei Phasen verläuft. Der sofort nach Austritt des HGH aus dem HVL einsetzende proteolytische Zerfall des Hormonmoleküls (S. 149) in mindestens zwei entgegengesetzt wirkende Bruchstücke hat zunächst eine kurzdauernde Lipolysehemmung zur Folge, die von einem labilen, gleichzeitig blutzuckersenkenden Peptid ausgeht[343], aber unabhängig von Insulin zustande kommt[344]. Sie ist praktisch nur nach exogener STH-Applikation an einer vorübergehenden Senkung der Plasmafettsäuren nachweisbar, da der entsprechende Effekt endogenen Wachstumshormons durch die intensivere und länger anhaltende zweite Phase der Hormonwirkung überdeckt wird. Diese besteht in einer bis zu 12 Std anhaltenden starken Aktivierung der Lipolyse[345], deren Mechanismus sich darin von dem der akut wirkenden lipolytischen Hormone unterscheidet, daß sie durch Hemmstoffe der Proteinsynthese (Puromycin, Cycloheximid) unterdrückt wird[346]. Das STH greift also nicht direkt an der cyclo-AMP-abhängigen Lipase der Fettzellen an, sondern induziert zunächst ein Protein, welches seinerseits für die Aktivität der Lipase erforderlich ist. Daneben — vielleicht unter Vermittlung dieses Proteins — scheint STH auch noch über cyclo-AMP-abhängige Mechanismen auf die Lipolyse zu wirken, wie aus der Potenzierung seiner Spätwirkung durch Theophyllin (einen Hemmstoff der 3′,5′-Phosphodiesterase) hervorgeht[347].

Wie vielfältig abgesichert der lipokinetische Hormoneffekt ist, geht daraus hervor, daß die beteiligten Hormone sich gegenseitig durch bedingende Einflüsse kontrollieren. Hier ist zunächst die *Schilddrüse* zu nennen. Die lipolytische Reaktion des Fettgewebes auf Katecholamine, Glucagon, ACTH und TSH wird durch Thyreoidektomie nahezu aufgehoben und durch Trijodthyronin verstärkt[348], und zwar infolge einer Empfindlichkeitssteigerung der Lipocytenlipase gegenüber Cyclo-AMP durch das Schilddrüsenhormon[349]. Von diesem Effekt ist die direkte lipolytische Wirkung des Schilddrüsenhormons[350] offenbar verschieden. Auch die Glucocorticoide üben eine ausgeprägte „permissive action" im Rahmen hormonaler Lipolysen aus. Nach Adrenalektomie verliert das Fettgewebe seine Ansprechbarkeit gegenüber lipolytischen Reizen[351], und exogenes STH bewirkt nur dann maximale Lipolyse, wenn es gemeinsam mit Dexamethason verabfolgt wird[352]. Die Einschränkung der lipokinetischen Spätphase der STH-Wirkung durch Hypophysektomie[353] hängt offenbar mit der Tatsache zusammen, daß mit dem Ausfall der Hypophyse auch die Anregung der Glucocorticoidproduktion in der NNR durch ACTH wegfällt, teilweise auch mit dem Verlust des lipolytischen Effektes anderer HVL-Hormone[353], nämlich der beiden Lipotropine und des β-Melanophorenhormons, welche alle eine qualitativ identische und gegenüber dem STH synergistische Lipolysewirkung entfalten[354]. Ein weiteres in bedingender Richtung wirkendes Organ, das in die Lipolyse eingreift, ist das Pankreas[355]. Beim pankreatektomierten Hund kommt es nach STH-Applikation nur zu der kurzdauernden initialen Lipolysehemmung, während der lipokinetische Späteffekt ausbleibt. Ob hier ein Zusammenhang mit dem Wegfall lipotroper Pankreas-

[343] Bornstein 1969b. [344] Sirek et al. 1967, Goodman 1967, Kato et al. 1970.
[345] Raben, Hollenberg 1959, Goodman, Knobil 1959, Mitchell et al. 1969.
[346] Fain 1967, 1968, Goodman 1968, Fain et al. 1969. [347] Goodman 1968.
[348] Hagen 1960, Goodman, Bray 1966, Vaughan 1967b, Goodman 1970.
[349] Fisher, Ball 1967, Krishna et al. 1968. [350] Mandel, Kuehl 1967.
[351] Goodman, Knobil 1961, Friedman et al. 1967, Braun, Hechter 1970. [352] Fain 1967.
[353] Krishna et al. 1968. [354] Lowry, Chadwick 1970.
[355] Sirek et al. 1967, Farmer et al. 1970.

faktoren (Lipocaic) besteht, ist noch nicht untersucht worden. Jedoch scheint eine Mitwirkung des Glucagons hier eine Rolle zu spielen. STH-Applikation bewirkt eine Glucagon-Ausschüttung[356], und umgekehrt stimuliert Glucagon die endogene STH-Sekretion[357]. Da Glucagon auch direkt die Lipolyse steigert (S. 152), könnte es sich bei der Pankreasabhängigkeit des lipokinetischen STH-Effektes um den Ausdruck einer additiven Wirkung von STH und Glucagon handeln.

Das STH gehört — wie Insulin und Cortisol — zu den Hormonen, deren Verknüpfung mit dem „second messenger" Cyclo-AMP darin besteht, daß dieser der Hormonwirkung nicht nachgeordnet, sondern vorgeschaltet ist; d.h., Cyclo-AMP vermittelt nicht die Wirkung, sondern die Ausschüttung des Hormons (S. 125). Diese Tatsache hat zur Folge, daß STH eine wichtige regulatorische Funktion im Bereich der Homöostase der Lipolyse ausübt. Die Abgabe des

Tabelle 4. *Artspezifität der Wirkung lipolytischer Hormone*[362, 363]

Tierart	(Adrenalin)	Glucagon	Sekretin	Vasopressin	ACTH	TSH	β-MSH	Lipotropine β	Lipotropine γ
Ratte, Maus	+	+	+	0	+	+	0	+	0
Meerschweinchen	0	+	+	+	+	+			
Kaninchen	0	+	0	+	+	0	+	+	+
Taube	+	+	+		+				
Schwein	0	0	0	0	0	0	0	0	
Hund	±			0	0	+	+		

STH aus dem HVL unterliegt, wie auf S. 147 dargelegt, einer adrenergischen Kontrolle derart, daß Stimulierung der α-Receptoren fördernd, der β-Receptoren hemmend über eine hypothalamische Umschaltstelle (S. 192) in die Sekretion des Wachstumshormons eingreift[358]. α-adrenergische Impulse und β-Blocker wie Propranolol, die die fettmobilisierende Wirkung von Adrenalin, Glucagon und ACTH hemmen, wirken damit indirekt über STH in einer zweiten Phase fördernd auf die Fettzell-Lipolyse[359] und stellen damit auf hormonalem Wege die Gleichgewichtslage im Haushalt der Fette wieder her. Die Ansprechbarkeit der α-adrenergischen Receptoren und damit auch die α-adrenergische Förderung der Lipolyse geht allerdings bei Fettsucht verloren[360].

Die schon erwähnte Tatsache, daß neben STH (HGH) noch mehrere andere Hypophysenhormone eine lipolytische Aktivität aufweisen, welche von der des STH nur wenig verschieden ist, scheint sich aus der Gemeinsamkeit bestimmter struktureller Eigentümlichkeiten des Moleküls aller dieser Hormone zu erklären, die sämtlich den Charakter von Peptiden haben. Die großen Unterschiede in der Wirkung individueller adipokinetischer Peptidhormone bei verschiedenen Tierarten (Tabelle 4) deutet zusammen mit ihrer strukturellen Verwandtschaft darauf hin, daß sie alle von einer gemeinsamen Peptid-Urform abstammen, aus der sich im Lauf der Entwicklungsgeschichte die für jede Tierspecies charakteristischen Peptidhormone (oder -hormonkombinationen) herausdifferenziert haben[361]. Es ließ sich zeigen, daß alle adipokinetischen Peptidhormone, auch solche nicht-hypophysären Ursprungs, eine Aminosäuregruppierung enthalten, die möglicher-

[356] Foa et al. 1953. [357] Mahler et al. 1969. [358] Fain et al. 1965.
[359] Blackard, Heidingsfelder 1968, Imura et al. 1968. [360] Kato et al. 1970.
[361] Rudman 1963, Lowry, Chadwick 1970.

weise die Qualität eines „lipolytischen Zentrums" besitzt. Sie besteht aus einem Kettenbruchstück von 6—7 Aminosäuren, dessen Enden jeweils von einer aromatischen Aminosäure und von Arginin gebildet werden und in dessen Mitte eine Dicarbonsäure oder deren Amid steht (etwa: Phenylalanin-x-x-Glutaminsäure-x-x-Arginin)[362]. Dieses „lipolytische Zentrum", dessen Vorkommensweisen in Peptidhormonen aus Tabelle 5 zu ersehen sind, könnte ein Modell des hypothetischen Urpeptids mit lipolytischer Wirkung sein.

Die lipolytische Wirkung der HHL-Hormone (Oxytocin, Arginin- und Lysin-Vasopressin) unterliegt einer bisher nicht sicher deutbaren Geschlechtsabhängigkeit, die auf noch unbekannte Beziehungen zu Gonadotropinen hinweist. Diese drei Hormone wirken nur bei

Tabelle 5. *Mutmaßliche „lipolytische Zentren" der Peptidhormone. (Die Zahlen geben die Positionen der Aminosäuren in der Peptidkette des Hormonmoleküls an)*

Glucagon	-*Tyr*— —Leu-*Asp*-Ser-Arg-*Arg*- 13 14 15 16 17 18
Sekretin	-*Phe*-Thr-Ser-*Glu*-Leu-Ser-*Arg*- 6 7 8 9 10 11 12
Arginin-Vasopressin	-*Tyr*-Phe-Glu-*Asn*-Cys-Pro-*Arg*- 2 3 4 5 6 7 8
ACTH	-*Tyr*-Ser-Met-*Glu*-His-Phe-*Arg*- 2 3 4 5 6 7 8
HGH	-*Phe*-Ala-Leu-*Gln*-His-Leu-*Arg*- 40 39 38 37 36 35 34
β-MSH	-*Tyr*-Arg-Met-*Glu*-His-Phe-*Arg*- 5 6 7 8 9 10 11
β- und γ-Lipotropin	-*Tyr*-Arg-Met-*Glu*-His-Phe-*Arg*- 45 46 47 48 49 50 51

Abkürzungen: Ala = Alanin, Arg = Arginin, Asn = Asparagin, Asp = Asparaginsäure, Cys = $^1/_2$ Cystin, Gln = Glutamin, Glu = Glutaminsäure, His = Histidin, Leu = Leucin, Met = Methionin, Phe = Phenylalanin, Pro = Prolin, Ser = Serin, Thr = Threonin, Tyr = Tyrosin.

Frauen und weiblichen Tieren lipolytisch, bei männlichen Individuen dagegen lipolysehemmend[363]. Damit erklären sich offenbar divergierende Angaben der Literatur, in denen Vasopressin teils als Aktivator[364], teils als Inhibitor[365] der Lipolyse bezeichnet wird. Eine ganz analoge Geschlechtsdifferenz besteht bei der Wirkung von Vasopressin auf die HGH-Sekretion[366] (S. 164).

Zu den lipolytisch wirkenden Peptidhormonen, die dem STH in ihrer Molekülstruktur nahestehen, gehören noch das Prolactin und das Placenta-Lactogen. Während bei Wiederkäuern und Nagern das *Prolactin* ein selbständiges, vom STH unabhängiges Hormon ist, stellt beim Menschen die Prolactin-Aktivität eine autochthone Eigenschaft des HGH-Moleküls dar[367], welches wachstumsfördernde und lipolytische Eigenschaften auf der einen Seite und lactogene (luteotrope) auf der anderen in verschiedenen Anteilen seiner Peptidkette vereinigt[368]. Daneben scheint aber auch beim Menschen ein selbständiges Prolactin im HVL vorzukommen[369], worauf schon die Tatsache hindeutet, daß bei ateliotischen Zwerginnen, die kein HGH produzieren, in der Stillzeit eine völlig normale Lactation erfolgt[370]. Die lipolytische Wirkung des Prolactins, der nicht wie beim STH eine akute antilipolytische Phase vorangeht, und die quantitativ gering-

[362] Rudman, del Rio 1969. [363] Burt et al. 1964a, b, Mirsky, Linn 1963.
[364] Vaughan 1964. [365] Moriya, Itoh 1969. [366] Greenwood, Landon 1966.
[367] Li 1962. [368] Friesen 1965, 2, 1966, Turkington, Topper 1966, Peckham et al. 1968.
[369] Apostolakis 1965. [370] Rimoin et al. 1968.

fügiger ist als die des STH[371], unterscheidet sich von der aller anderen adipokinetischen Hormone dadurch, daß sie gekoppelt ist mit einer Synthese höherer Fettsäuren aus Glucose über Acetat[372], also einem Effekt, wie er für Insulin charakteristisch ist. Prolactin vereinigt in sich also insulin-antagonistische und insulinartige Wirkungen auf den Fettstoffwechsel (vgl. seinen Synergismus mit Insulin beim Aufbau des Caseins in der Milchdrüse, Tabelle 3)[373].

Das *Placenta-Lactogen* (HPL, CPG) ist, wie schon bei der Diskussion seiner Wirkungen auf den Glucosehaushalt dargelegt wurde, ein Doppelgänger des HGH; in der zweiten Schwangerschaftshälfte übernimmt es im mütterlichen Organismus, dessen Blut HPL in tausendfach höherer Konzentration enthält als HGH, praktisch vollwertig dessen Funktionen[374]. HPL übt wie HGH auf das Fettgewebe eine spät einsetzende und langanhaltende adipokinetische Wirkung aus[375], welche durch Puromycin blockiert, aber durch Hypophysektomie nicht beeinflußt wird[376]. Sie entspricht völlig dem gleichartigen Effekt des HGH (s. oben) und ist die Ursache der erheblichen, nach der Entbindung sofort verschwindenden Vermehrung der freien Fettsäuren im Blut von Spätgraviden[377]. Da HPL mindestens in gleichem Maße wie HGH Prolactin- und luteotrope Wirksamkeit besitzt[378], werden die lipolytisch freigesetzten Fettsäuren unter der Einwirkung der Prolactin-Komponente des HPL teilweise wieder rückläufig zu Triglyceriden aufgebaut, die dann in der Leber abgelagert werden können[379]. An dieser Resynthese ist aber — im Gegensatz zur Wirkung des eigentlichen Prolactins — auch gleichzeitig Insulin selbst beteiligt; HPL erhöht den Insulingehalt der B-Zellen des Inselapparates und bewirkt eine Insulinausschüttung aus den B-Zellen[380]. Damit ist HPL verantwortlich für die Hyperinsulinämie in der Spätgravidität[381]. Dadurch, daß HPL einerseits die Lipolyse steigert und auf der anderen Seite durch Stimulierung der Insulinabgabe die rückläufige Resynthese der FFS zu Triglyceriden anregt, ist während der normalen Schwangerschaft eine optimale homöostatische Gleichgewichtseinstellung des Fetthaushalts gewährleistet.

Der ungewöhnlich großen Zahl fettmobilisierender Hormone stehen — wiederum in Analogie zur endokrinen Regulation des Glucosehaushalts — nur zwei hormonale Wirkstoffe gegenüber, die einen antilipolytischen und (z.T.) lipogenen Charakter besitzen, also eine der Homöostase dienende Gegenregulation ermöglichen: Insulin und Prostaglandin E_1. Das Fettgewebe ist der wesentlichste morphologische Angriffspunkt der Insulinwirkung im Säugerorganismus. Soweit diese sich auf den Fetthaushalt bezieht, besteht sie aus drei Partialeffekten: der auch in vitro nachweisbaren Umwandlung von Glucose über Pyruvat und Acetat (bzw. Acetyl-CoA) in Fettsäuren[382], welche durch den Aktivierungseffekt des Insulins gegenüber dem Schlüsselenzym Pyruvatoxidase[383] (S. 126) ermöglicht wird; der Synthese von Triglyceriden aus freien Fettsäuren[384] durch Reesterifizierung, die auch in vitro nachweisbar und von Glucose unabhängig ist[384a], endlich der eigentlichen antilipolytischen (lipolyse-hemmenden) Wirkung, die möglicherweise mit einem der beiden anderen Partialeffekte zusammenhängt, aber in ihrem Wesen noch ungeklärt ist[385]. Der Antagonismus zwischen Insulin und den lipolytisch wirkenden Hormonen ist unabhängig von deren Funktionsmodus und nur quantitativ unterschiedlich; die Intensität des anti-

371 MOORE, BALL 1962, BECK et al. 1964. 372 WINEGRAD et al. 1959.
373 TOPPER 1968, VOYTOVICH 1969. 374 GRUMBACH et al. 1968.
375 FLEISCHER et al. 1964, RIGGI et al. 1966, TURTLE, KIPNIS 1967.
376 GRUMBACH et al. 1966. 377 BURT 1960, CHEN et al. 1965. 378 TURTLE, KIPNIS 1967.
379 RIGGI et al. 1966. 380 MALAISSE et al. 1969. 381 DAUGHADAY, KIPNIS 1966.
382 WINEGRAD, RENOLD 1958. 383 JUNGAS 1970. 384 JUNGAS, BALL 1963.
384a MURTHY, STEINER 1970.
385 PERRY, BOWEN 1962, MAHLER et al. 1964, RODBELL 1966, FAIN et al. 1966.

lipolytischen Insulineffektes, die durch Abkühlung verstärkt wird[386], nimmt in der Reihenfolge Adrenalin > STH, Dexamethason > ACTH > Glucagon ab[386]. Die Insulin-Antilipolyse wird offenbar nicht direkt durch Cyclo-AMP vermittelt (S. 125), obwohl der „second messenger“ an ihrem Zustandekommen indirekt beteiligt ist[387], zumindest schon dadurch, daß Cyclo-AMP die Insulinausschüttung aus den B-Zellen veranlaßt. Auf jeden Fall ist die Insulinwirkung an die Fettzellmembran gebunden, deren Strukturveränderung durch Trypsin oder Phospholipase die offenbar durch SH-Gruppen vermittelte Bindung und damit Wirkung des Insulins ausschaltet. Die Mitwirkung von Cyclo-AMP bei diesem Vorgang deutet sich darin an, daß Phospholipase C auch die Adenylcyclase der Fettzellmembran zerstört[388], doch wäre es voreilig, hieraus weitgehende Schlüsse zu ziehen.

Bei der hormonalen Stabilisierung des Gleichgewichts im Triglyceridhaushalt des Fettgewebes wird die antilipolytische Wirkung des Insulins unterstützt durch einen analogen Effekt von *Prostaglandin* E_1 (PGE_1). In vitro setzt PGE_1 die basale, vor allem aber die durch Adrenalin, Noradrenalin, Glucagon, ACTH[389], Vasopressin[364], STH und Glucocorticoide[390] gesteigerte Lipolyse in Fettzellen von Ratte und Mensch[391] eindeutig herab; auch in vivo blockiert Injektion von PGE_1 bei Hund und Mensch vollständig den lipolytischen Effekt von Katecholaminen und senkt den erhöhten Glycerin- und Fettsäurespiegel im Blut[392]. Die Analogie zum Insulin wird noch dadurch ergänzt, daß PGE_1 die Triglyceridsynthese in Fettzellen steigert[393]. Jedoch ist der Mechanismus der Prostaglandin-Antilipolyse von dem des entsprechenden Insulineffektes verschieden. Im Gegensatz zu Insulin greift PGE_1 ebenso wie die meisten lipolytisch wirkenden Hormone, nur in entgegengesetzter Richtung, am Cyclo-AMP an, dessen Konzentration in der Fettzelle infolge einer Hemmung der Cyclase durch PGE_1 signifikant herabgesetzt wird, vor allem, wenn sie vorher durch Adrenalin, Glucagon, ACTH oder TSH erhöht war[394]. PGE_1 spielt im Rahmen der endokrinen Regulation des Fetthaushaltes eine besondere Rolle. In kleinen Mengen appliziert löst es eine paradoxe Lipolysesteigerung bei Hund und Mensch aus[395], die wahrscheinlich auf eine gegenregulatorische, durch präsynaptische Sympathicusfasern vermittelte Freisetzung von Adrenalin im Nebennierenmark zurückzuführen ist[396]; diese wird bei höherer PGE_1-Dosierung durch dessen Eigenwirkung überdeckt. Umgekehrt hat die intracelluläre Konzentrationserhöhung aller cyclase-aktivierenden Hormone, besonders von Adrenalin, im Lipocyten eine lokale reaktive Freisetzung von PGE_1 zur Folge[397]. PGE_1 übt also im Regelmechanismus der Fettzell-Lipolyse als hormonales Meßwerk eine doppelte Sicherungsfunktion aus.

Über den Modus, mittels dessen diese gegenregulatorischen Hormonreaktionen auf eine über- oder unternormale Lipolyse in Gang gesetzt werden, ist noch wenig bekannt. In erster Linie sind es die freien Fettsäuren selbst, deren Niveau einen Rückkopplungseffekt auslösen kann, der die Fettbilanz in den Lipocyten normalisiert. So bewirkt Erhöhung des Plasmafettsäurespiegels eine Drosselung der Glucagon-Inkretion und eine Vermehrung des zirkulierenden Insulins, zwei Vorgänge, die antilipolytisch wirken[398].

Die Lipolyse der Fettzellen ist sehr temperaturempfindlich. Ihre starke Zunahme bei Abkühlung, die durch eine entsprechend vermehrte Bildung von

[386] Fain et al. 1966, Perry, Bowen 1962. [387] Butcher et al. 1966.
[388] Rodbell et al. 1968.
[389] Steinberg et al. 1963, 1964, Bergström, Carlson 1965, Pawar, Tidwell 1968.
[390] Fain 1967. [391] Carlson 1965. [392] Bergström et al. 1964, 1965, 1966.
[393] Pawar, Tidwell 1968. [394] Butcher, Baird 1968, Kaneko et al. 1969.
[395] Bergström 1965. [396] Kayaalp, Türker 1967.
[397] Shaw 1966, Bergström 1967, Horton 1969. [398] Madison et al. 1968.

Cyclo-AMP vermittelt wird[399], ist abhängig von der Intaktheit des Nebennierenmarks und seiner Sympathicusversorgung[400], beruht also auf vermehrter Katecholaminwirkung, die mit einer Ausschüttung von Thyroxin gekoppelt ist[401]; gleichzeitig sinkt der Insulinspiegel im Serum[402].

3. Eiweißstoffwechsel

Völlig anders liegen die Verhältnisse bei der hormonalen Regulation des Eiweißhaushaltes. Für ihr Verständnis ist zunächst zu berücksichtigen, daß — soweit heute ein Urteil möglich ist — prinzipiell jede Hormonwirkung im Dienste der Proteinsynthese steht (s. S. 134). Erst mit Hilfe von unter hormonalem Einfluß, durch Synthese, Induktion oder Aktivierung geschaffenen katalytisch wirksamen Proteinen (Enzymen) ist eine Kontrolle des Haushalts der Organproteine, d.h. des Ineinandergreifens ihres Auf- und Abbaus durch horizontal koordinierte Hormone möglich. Zwischen diesem Vorgang und der hormonalen Regulation des Glucose- und Fettsäurehaushalts besteht insofern eine Analogie, als hier wie dort antagonistisch wirkende Hormongruppierungen die Bereitstellung und die Verwendung (Beseitigung) des „bewirtschafteten" Materials in eine dem Bedarf entsprechende Relation zueinander bringen; doch kommt dem Eiweiß eine Sonderstellung zu, da sein Aufbau nicht wie der von Glucose und Fett durch Synthese aus körpereigenen Bausteinen erfolgen kann, sondern von der exogenen Versorgung mit 8 seiner 20 Aminosäurebausteine abhängig ist. Deswegen wird die Effizienz der hormonalen Kontrolle des Eiweißhaushaltes weitgehend von Nahrungsfaktoren mitbestimmt.

Von den beiden gegensätzlichen Phasen des Eiweißstoffwechsels umfaßt die *protein-anabole Phase* die Gesamtheit der Reaktionen, die der Bereitstellung konstitutiver Proteine für den Organaufbau, für die Wachstumsvorgänge im Kindesalter und in der Schwangerschaft, für Zellregeneration und Wundheilung, für Immunreaktionen und Abwehrvorgänge dienen. Diese Phase wird durch mehrere Hormone gefördert, deren Wirkungsmechanismus noch keineswegs völlig geklärt ist und die in schwer überschaubarer Weise ineinandergreifen. Sie aktivieren den anabolen Prozeß an zwei voneinander unabhängigen Punkten, die gleichzeitig die Hauptstationen dieses Prozesses sind: an dem Eindringen der an anderer Stelle synthetisierten oder mit der Nahrung aufgenommenen Aminosäuren in das Zellinnere, und an dem Aufbau dieser intracellulär akkumulierten Aminosäuren zu Eiweiß. Aber dieser relativ klare und einfache Modus wird bei den meisten protein-anabolen Hormonen durch komplexe Seitenreaktionen auf anderen Stoffwechselgebieten derart überlagert, daß der Charakter des anabolen Hormoneffektes meist schwer zu erkennen ist.

Das gilt in besonderem Maße für das klassische anabole Hormon, das *STH (HGH)*, welches seiner den Proteinansatz fördernden Wirkung die Namen „Wachstumshormon" und „somatotropes Hormon" verdankt. Die Wachstumswirkung kommt wahrscheinlich nicht dem im HVL gebildeten intakten Hormonmolekül zu, sondern einem (oder mehreren) seiner sogleich nach seinem Übertritt in den Kreislauf freigesetzten Peptidbruchstücke (S. 145). Dafür spricht der verzögerte Eintritt seiner erst lange (12—24 Std) nach Verschwinden des immunologisch nachweisbaren STH (Halbwertszeit 20—30 min!) in Erscheinung tretenden anabolen Wirkung, die sich in stark positiver Stickstoffbilanz und Abnahme des Blut-Harnstoffs zu erkennen gibt[403]. Der primäre Angriff des Wachstumshormons am Eiweißstoffwechsel besteht in einer massiven Einschleusung von Aminosäuren in

[399] Rich et al. 1959, Therriault et al. 1969. [400] Westermann 1970. [401] Carlson 1966. [402] Hannon, Larson 1962. [403] Li et al. 1949, McGarry et al. 1968.

das Innere von Zellen verschiedener Organe in vivo[404] und in vitro[405]. Von ihr eindeutig differenzierbar[406] ist der schon lange bekannte zweite Effekt, die Inkorporation der intracellulär angesammelten Aminosäuren in Organprotein, speziell in Leber[407] und Muskulatur[408]. Die gemeinsame Folge beider Partialeffekte ist die mit N-Retention verbundene Gewichtszunahme dieser Organe und des Gesamtorganismus. Im weiteren Verlauf der STH-Wirkung kommt es zu einer allmählich zunehmenden Ausschüttung von Insulin aus den B-Zellen des Pankreas mit entsprechender Zunahme des immunoreaktiven Plasma-Insulins[409], die aber infolge der gleichzeitigen Manifestierung der insulin-antagonistischen (diabetogenen) Spätwirkung des STH (S. 145) nicht von Hypoglykämie begleitet ist, also mit einer scheinbaren Insulinresistenz einhergeht. Bei normaler oder reichlicher Ernährung, die die endogene STH-Sekretion anregt, kann das Plasma-Insulin nach zusätzlicher STH-Applikation bis auf das Zehnfache des Normwertes ansteigen, während im Zustand chronischen Hungers die reaktive Hyperinsulinämie nur gering ist oder fehlt. Die Ursachen des durch STH hervorgerufenen Insulin-Ausstoßes sind nicht ganz geklärt, hängen aber mindestens teilweise mit dem ersten Partialeffekt des Proteinanabolismus, der Anreicherung von Aminosäuren in der Zelle, zusammen, da exogene Zufuhr von Aminosäuren stets von einer Insulinausschüttung gefolgt ist[410]. Die im Darm aus dem Nahrungseiweiß proteolytisch freigesetzten und anschließend resorbierten Aminosäuren stellen einen physiologischen Reiz zur Insulinsekretion dar. Andererseits stimuliert intravenöse Injektion von Aminosäuren auch die STH-Sekretion[411]. Beide Hormone greifen also regulierend ineinander.

In einem noch unklaren Zusammenhang mit diesem eigentlichen protein-anabolen Effekt des STH steht ein weiterer, der speziell dem Aufbau von Knochen und Stützgeweben dient und im Einbau von Sulfat und Hydroxyprolin in die Glykoproteide von Knorpel und Bindegewebe besteht[412]. Ob es sich hier um eine Wirkung des STH selbst oder von proteolytischen Spaltprodukten seines Moleküls (z. B. eines „sulfation factors") handelt, ist noch unentschieden.

Die durch STH bewirkte Insulinmobilisierung ist für den Protein-Anabolismus von großer Bedeutung. *Insulin* übt einen selbständigen anabolen Effekt aus und intensiviert so die Wirkung des STH auf den Eiweißhaushalt. Unabhängig von diesem fördert es Skeletwachstum und Körpergewichtszunahme[413], die Permeation von Aminosäuren ins Innere von Herz- und Skeletmuskelzellen[414], weniger in die Leberzellen[415], und es aktiviert die von diesem Penetrationsprozeß klar abtrennbare Synthese der intracellulär akkumulierten Aminosäuren zu Protein[416]. Gleichzeitig wirkt Insulin antikatabol, indem es die Abgabe proteolytisch freigesetzter Aminosäuren aus der Leber sowie die Harnstoffbildung in der Leber hemmt[417]; ebenso verhindert es die Gluconeogenese in der Leber, die die Folge einer eiweißkatabolen Stoffwechselrichtung ist[418]. So blockiert Insulin die Umwandlung von Glycin in Glucose[419]. Die aufgezählten Effekte, deren Mehrzahl mit einer Abnahme des intracellulären Cyclo-AMP verknüpft ist[420], bilden das biochemische Korrelat der am Säugetier in vivo[421] und an Kulturen von Säugetierzellen in vitro[422] zu beobachtenden wachstumsbeschleunigenden Wirkung des Insulins.

[404] Riggs, Walker 1960. [405] Kostyo 1968 [406] Kostyo 1964.
[407] Jefferson, Korner 1967. [408] Kostyo, Knobil 1959, Manchester, Young 1959.
[409] Campbell, Rastogi 1966, Altszuler et al. 1968. [410] Floyd et al. 1966.
[411] Knopf et al. 1965. [412] Daughaday, Kipnis 1966. [413] Salter et al. 1957a.
[414] Kipnis, Noall 1958, Akedo, Christensen 1962, Wool 1964, 1965.
[415] Sanders, Riggs 1967.
[416] Manchester 1961, Manchester, Young 1962, Scharff, Wool 1965.
[417] Mondon, Mortimore 1967, Mortimore, Mondon 1968, 1970. [418] Jefferson et al. 1968.
[419] Nadkarni, Chitnis 1963. [420] Jefferson et al. 1968, Butcher et al. 1966, 1968.
[421] Salter, Best 1953, Salter et al. 1957. [422] Lieberman, Ove 1959, Temin 1967.

Die unter STH-Einfluß einsetzende Insulinausschüttung hat zu der Annahme Anlaß gegeben, daß die gesamte protein-anabole Wirkung des „Wachstumshormons" dem von ihm freigesetzten Insulin zuzuschreiben sei[423]. Das trifft nicht zu. In Leberperfusionsversuchen ließ sich zeigen, daß STH eine direkte, insulin-unabhängige eiweißaufbauende Potenz besitzt[424]. Überdies ist die wachstums- und N-retentionsfördernde Wirkung des STH auch beim pankreaslosen Tier nachweisbar[425]. Endlich bestehen mehrere Unterschiede zwischen dem STH- und dem Insulin-Anabolismus[426]; so ist der des STH mit einer Lipolyse gekoppelt, während der des Insulins von einer Lipogenese begleitet wird. Andererseits ruft Injektion von Insulin einen durch die Insulin-Hypoglykämie vermittelten Anstieg des Plasma-STH hervor; Hypoglykämie, gleich welcher Ursache, ist ein mächtiger Stimulus der STH-Sekretion[427].

Besonders kompliziert sind die hormonalen Regulationen des Proteinansatzes in der Schwangerschaft. Während im Fetus das sehr reichlich produzierte HGH der eigenen Hypophyse die Wachstumsvorgänge fördert und auch im fetalen Pankreas bereits eine erhebliche Insulinproduktion stattfindet, wird im mütterlichen Organismus das HGH fast vollständig verdrängt durch das HPL (HCG) der Placenta (S. 150), welches eine geringere protein-anabole Qualität als das ihm chemisch und funktionell nahestehende HGH hat[428]. Immerhin erhöht es ebenfalls die Organgewichte, bewirkt in vivo und in vitro N-Retention und aktiven Transport von Aminosäuren durch die Placenta und die Membranen mütterlicher Organe[429]. Ebenso wie STH (HGH) setzt HPL vermehrt Insulin frei und führt zu Inselzellhyperplasie[430]. Jedoch erfolgt die Sekretion von HPL im Gegensatz zu der des STH unabhängig vom Blutzuckerspiegel und bleibt bis zum Ende der Gravidität trotz der Tendenz zur Hyperglykämie auf hohem Niveau, während die STH-Sekretion durch Hyperglykämie oder Glucosegaben unterdrückt wird[431]. Die gemeinsame anabole Wirkung von HPL und Insulin während der Spätschwangerschaft garantiert Erhaltung des mütterlichen Eiweißbestandes bei gleichzeitiger Deckung des hohen fetalen Aminosäurebedarfs. Die unter HPL erhöhte Lipolyse (S. 156) spart Glucose ein, die die Energie für die fetale Proteinsynthese liefern muß[431, 432].

STH ist nicht nur ein selbständiges Anabolicum, sondern es vermittelt auch protein-anabole Impulse der *Schilddrüse*. Die lange bekannte, das Längenwachstum fördernde Wirkung der Schilddrüse auf die Extremitätenknochen, deren Ausfall sich im Wuchsstillstand bei hypothyreoten Zwergen und Kretins zu erkennen gibt, ist abhängig von der Anwesenheit der Hypophyse[433] und ist das Resultat einer thyreogenen Aktivierung des STH[434], während die gleichzeitig eintretende Knochenreifung (enchondrale Ossifikation der Epiphysenplatte) eine echte anabole Leistung der Schilddrüsenhormone ist[435]. Dieser vom STH unabhängige protein-anabole Effekt äußert sich ganz allgemein in einer Förderung des Wachstums von Leber, Niere, Herz und Muskulatur sowie einer Steigerung der Synthese von Organeiweiß durch Thyroxin infolge vermehrter Inkorporation von Aminosäuren in Mitochondrien- und Mikrosomenproteine[435a]. Dieser Vorgang

[423] YOUNG 1945, SALTER, BEST 1953. [424] JEFFERSON, KORNER 1967.
[425] SCOW 1957, SCOW et al. 1958. [426] SALTER et al. 1957.
[427] ROTH et al. 1963, GLICK 1970. [428] GRUMBACH et al. 1968.
[429] BLEICHER et al. 1964, FLORINI et al. 1966. [430] MOORE, BALL 1962, BECK et al. 1964.
[431] GRUMBACH et al. 1968, JOSIMOVICH, MINTZ 1968.
[432] BECK et al. 1964.
[433] EARTLY, LEBLOND 1954.
[434] SCOW et al. 1949, BECKS et al. 1950.
[435] ASLING et al. 1954, RAY et al. 1954.
[435a] SOKOLOFF, KAUFMAN 1961, MICHELS et al. 1963, WEISS, SOKOLOFF 1963.

ist eng verknüpft mit der calorigenen Wirkung der Schilddrüsenhormone, die auf die Synthese mitochondrialer Atmungsenzyme zurückzuführen ist[435b].

Einen wesentlichen Beitrag zur hormonalen Kontrolle des Eiweißaufbaus im Organismus leisten die *androgenen Steroidhormone*. Dies ist eine Gruppe qualitativ gleichartig wirkender Hormone, welche die männlichen sekundären Geschlechtsmerkmale zur Ausbildung bringen, jedoch neben dieser „androgenen" Funktion stets, wenn auch in variabler Intensität, eine von ihr völlig unabhängige protein-anabole Wirkung ausüben.

Hierher gehören die in den Leydigschen Zwischenzellen gebildeten Hormone der männlichen Keimdrüse (Testosteron, Androsteron, Androsten-3,17-dion, Androstan-17β-ol-3-on, Dehydroepiandrosteron) und die größtenteils aus der Zona reticularis stammenden androgenen Hormone der NNR (Androsten-3,17-dion, 11β-Hydroxy-androsten-3,17-dion, Adrenosteron, 3β,11β-Dihydroxy-androstan-17-on, Testosteron, Dehydroepiandrosteron). Beim weiblichen Organismus findet die Produktion anaboler Androgene außer in der NNR auch im Ovar statt[436]; doch sind die ovariellen Androgene ihrer chemischen Natur nach noch nicht genau bekannt. Die Oestrogene weisen nur in sehr hohen Konzentrationen einen schwach anabolen (stickstoffretinierenden) Effekt auf[437]. Androgene und protein-anabole Qualität der Steroidhormone stehen zueinander in keiner festen Größenrelation[437a]. Die absolute anabole Wirkung ist beim Testosteron (und dessen in der Leber enzymatisch gebildetem Dihydroderivat Androstan-17β-ol-3-on) am stärksten ausgeprägt; jedoch ist auch die androgene Wirksamkeit dieser beiden Steroide besonders groß. Es ist aber gelungen, durch experimentelle Eingriffe am Molekül (Einführung von Cl, F, CH_3; Beseitigung der 19-ständigen CH_3-Gruppe) halbsynthetische Steroide zu erhalten, bei denen die (therapeutisch unerwünschte) androgene Aktivität nahezu völlig unterdrückt ist und die anabole so weit in den Vordergrund tritt, daß eine praktische Anwendung zur Förderung des Eiweißansatzes bei Mensch und Tier möglich ist[438]. So weist der Quotient anabole/androgene Aktivität beim Testosteron-propionat den Wert 1,0, bei dem synthetischen Steroid 4-Chlor-19-nortestosteronacetat dagegen den Wert 14,2 auf[438].

Der Anabolismus der Steroidhormone, der unabhängig vom Geschlecht in N-Retention, Aminosäureeinbau in Proteine und Wachstumsförderung (Gewichtszunahme) zum Ausdruck kommt[438, 439], wirkt sich vorwiegend an Herz- und Skeletmuskulatur und an der Niere aus (myotropher und renotropher Effekt), wobei nicht alle Skeletmuskeln gleichmäßig betroffen werden[440]. Anabole Steroide verbessern ferner — auch in Abwesenheit der Hypophyse — den Eiweißansatz in Knochen und Bindegewebe, aktivieren die Callusbildung und Wundheilung einschließlich der Aufnahme von Sulfat in Knorpelzellen und Fibroblasten, ergänzen also die gleichartige Wirkung des STH, ohne sie zu ersetzen[441].

Dagegen ist die die Wachstumsförderung begleitende aktivierende Wirkung der männlichen Keimdrüsenhormone auf die enchondrale Osteogenese, die die Reifung der Epiphysenplatte und den Epiphysenschluß herbeiführt, kein anaboler Prozeß, sondern eine Konsequenz des androgenen Charakters dieser Hormone[442], zu deren Manifestation die Schilddrüse beiträgt (S. 160).

Zu der anabolen Wirkung der Androgene tritt eine antikatabole hinzu, denn der katabole Stickstoff- und Gewichtsverlust, der nach Cortisolapplikation eintritt (s. unten), kann durch gleichzeitige Anwendung anaboler Steroide verhindert und in sein Gegenteil verwandelt werden[443]. Dasselbe gilt für die durch Cortisol hervorgerufene Osteoporose[444].

Ebenso wie zwischen STH und Insulin besteht zwischen anabolen Steroiden und Insulin ein Synergismus, der nichts mit der androgenen Partialfunktion dieser Steroide zu tun hat. Anabole Steroide senken den Blutzucker, erhöhen

---

[435b] Tata 1963, Tata et al. 1963. [436] Rice, Savard 1966. [437] Kochakian 1946.
[437a] Bullock et al. 1968, 1969. [438] Camerino, Sala 1960. [439] Kochakian 1950.
[440] Kochakian, Tillotson 1957, Kochakian et al. 1956.
[441] Kowalewski 1958, Kowalewski, Gort 1959.
[442] Sobel 1947. [443] Rinne, Näätänen 1958.
[444] Reifenstein 1958.

den Plasmainsulinspiegel und wirken der gluconeogenetischen Hyperglykämie, die durch katabole Hormone (Glucagon) erzeugt wird, entgegen[445].

Den vier eiweißansatzfördernden hormonalen Einheiten — STH, HPL, Insulin, anabolen Steroiden — stehen im Regulationssystem des Proteinhaushaltes nur zwei, allerdings hochaktive, antagonistische Hormoneinheiten gegenüber, die den Eiweißabbau stimulieren, also protein-katabol wirken. Die hierher gehörigen Wirkstoffe garantieren keineswegs nur als Gegenspieler der Anabolica einen homöostatischen Ausgleich der Eiweißbilanz, sondern dienen dem zusätzlichen Zweck, die beim Eiweißabbau anfallenden N-freien Bruchstücke als Energiequellen zu verwerten und sie zu diesem Zweck in Metaboliten des Kohlenhydratstoffwechsels und in Glucose selbst umzuwandeln. Die protein-katabolen Hormone fördern damit den als Gluconeogenese bezeichneten, lebenswichtigen Stoffwechselprozeß, der den Organismus in Situationen unzureichender Kohlenhydratzufuhr oder -verwertung mit dem Energiespender Glucose versorgt.

Das erste der protein-katabolen Hormone und gleichzeitig dasjenige, dessen Effekte in vollem Umfang durch Cyclo-AMP auf die cellulären Receptoren übertragen werden, ist das *Glucagon*. Es erzeugt einen eindeutigen katabolen Trend im Eiweißhaushalt, der daran erkennbar ist, daß Glucagon die N-Ausscheidung im Harn[446] und die Harnstoffbildung in der Leber in vivo[447] und im Durchströmungsversuch[448] akut steigert und den Aminosäurespiegel im Blut herabsetzt[449]. Diese Hypoaminoacidämie, die im Gegensatz zu der Wirkung von Cortisol, einem anderen protein-katabolen Hormon, steht, kommt dadurch zustande, daß infolge der durch Glucagon stark gesteigerten Harnstoffbildung und Gluconeogenese ein vermehrter Verbrauch von Aminosäuren in der Leber und eine Verarmung des Blutes und der extrahepatischen Organe an Aminosäuren eintritt. Die gleichzeitige Stimulierung der Gluconeogenese durch Glucagon, die für diesen Aminosäureverbrauch mitverantwortlich ist, äußert sich darin, daß unter dem Einfluß von Glucagon ein verstärkter Umbau von Glycin und Alanin in Glucose erfolgt[450] und die intrahepatische Konversion der aus Alanin und anderen Aminosäuren gebildeten gluconeogenetischen Zwischenprodukte zu Glucose unter Aktivierung der zugehörigen Schlüsselenzyme in gesteigertem Umfang abläuft[451].

Die protein-katabole Wirkung von Glucagon wird unterstützt und ergänzt durch den gleichgerichteten Effekt der *Glucocorticoide*, einer Gruppe qualitativ gleichartig wirkender Hormone, die in der Zona fasciculata der NNR gebildet werden und deren Hauptvertreter beim Menschen das Cortisol, bei der Ratte das Corticosteron ist. Wie Glucagon läßt Cortisol (und jedes andere Glucocorticoid) seine protein-katabole Leistung daran erkennen, daß es die N-Bilanz verschlechtert und zu chronischen Stickstoff- und Phosphorverlusten im Harn Anlaß gibt[446], die Harnstoffbildung erhöht[452] und die proteolytisch freigesetzten Aminosäuren aus Muskulatur und anderen extrahepatischen Geweben mobilisiert und ins Plasma übertreten läßt, was im Gegensatz zur Glucagonwirkung zu einem Anstieg des Aminostickstoffs im Plasma führt[453]. Daneben wirkt es auch anti-anabol, indem es den Eintritt von Aminosäuren in die Muskelzelle und ihre intracelluläre Akkumulation, die die Vorbedingung der Proteinsynthese ist, verhindert[454]. Während der Gravidität, in der der Organismus einen besonders hohen Bedarf

---

[445] WEISENFELD 1958, LANDON et al. 1963. [446] CAHILL et al. 1966.
[447] SALTER et al. 1957. [448] MILLER 1960, 1961, 1965, SOKAL 1966.
[449] IZZO, GLASSER 1961. [450] KALANT 1956, GARCIA et al. 1966.
[451] MALLETTE et al. 1969. [452] KAPLAN, SHIMIZU 1963.
[453] KAPLAN, SHIMIZU 1963, SMITH, LONG 1967.
[454] HOBERMAN 1950, WOOL 1960, KOSTYO, SCHMIDT 1963, KOSTYO, REDMOND 1966.

an Eiweiß und an anabolen Vorgängen hat, sind die katabolen Effekte der Glucocorticoide dadurch ausgeschaltet, daß sich eine „Cortisol-Resistenz" entwickelt, durch die der Körper gegenüber den Eiweißzerfallstendenzen, die von diesen Hormonen ausgehen, desensibilisiert wird. Diese Resistenz wird durch einen anti-katabolen Wirkstoff der Placenta erzeugt[455], der möglicherweise mit dem HPL identisch ist.

Ebenso wie Glucagon stimulieren die Glucocorticoide die gluconeogenetische Zuckerneubildung aus Eiweißabbauprodukten in der Leber[456]. Aber trotz der großen Ähnlichkeit der protein-katabolen Effekte von Glucagon und Cortisol bestehen wesentliche Unterschiede zwischen ihnen. Einmal ist die katabole Wirkung von Glucagon akuter und relativ kurzfristiger Natur, während die der Corticoide langsam einsetzt und lange anhält. Bedeutsamer ist, daß sich die Glucagonwirkung praktisch auf die Leber beschränkt, während die Corticoide vorwiegend den extrahepatischen Eiweißumsatz in katabolem Sinne beeinflussen. Dem widerspricht nicht, daß sie auch die Gluconeogenese in der Leber fördern; dieser Effekt ist lediglich ein indirekter, dadurch hervorgerufen, daß die Corticoide eine „permissive action" gegenüber der Wirkung des Glucagons auf die Leber ausüben und die Leber für dessen gluconeogenetischen Effekt sensibilisieren[457]. Die „permissive action" der Corticoide hängt wiederum damit zusammen, daß Cortisol für die induktive Synthese der gluconeogenetischen Schlüsselenzyme (z.B. Transaminasen) in der Leber unentbehrlich ist (s. Tabelle 3). Ein weiterer Unterschied zwischen Glucagon- und Corticoidwirkung besteht darin, daß der Aminosäurespiegel des Plasmas durch das hepatotrope Glucagon herabgesetzt, das extrahepatisch wirkende Cortisol dagegen erhöht wird (S. 162). Infolge dieser Unterschiede in ihren katabolen Effekten ergänzen sich Glucagon und Corticoide in ihrer Regelfunktion sehr vorteilhaft.

Die kontrollierenden Einflüsse, die die anabolen und katabolen Hormone auf den Eiweißhaushalt ausüben, werden durch die (direkte oder indirekte) Vermittlerrolle des Cyclo-AMP zu einer Einheit zusammengefaßt. Die Sekretion von STH[458] und von Insulin[459] wird durch Cyclo-AMP ausgelöst; dieser im Sinne anaboler Wirkung positive Effekt wird dadurch auf ein Mittelmaß einreguliert, daß Cyclo-AMP auch die katabolen Impulse von Glucagon[460] und Cortisol[461] auf das biochemische Substrat überträgt und die Komponenten der anabolen Insulinwirkung antagonistisch beeinflußt[462]. Hinzu treten direkte, möglicherweise auch durch Cyclo-AMP vermittelte Kompensationseffekte; so steigert Glucagon die Freisetzung von STH[462a] und Cortison bei Nagern das immunoreaktive Insulin im Plasma durch Mobilisierung der Insulinvorräte der B-Zellen[463]. Die Effizienz der antagonistischen Regulation des Eiweißhaushalts durch Hormone zeigt sich auch darin, daß die zahlreichen, großenteils unspezifischen Stress-Faktoren, die ständig auf den Körper einwirken und am Zelleiweiß als höchstempfindlichem Receptor metabolischer Impulse angreifen, über gegensätzlich wirkende Hormone und Hormonkonstellationen zur Wirkung gelangen und so Regelmechanismen in Gang setzen, die ihr Störpotential weitgehend neutralisieren. Körperliche Anstrengungen, psychische und emotionale Belastungen, längeres Fasten, Kälte, Fieber, Unfälle, Operationen sind solche Faktoren, auf deren Einwirkung der Organismus damit reagiert, daß in ihm durch einen cerebral-hypothalamisch-hypophysären Auslösemechanismus prak-

[455] Curry, Beaton 1958. [456] Kostyo 1965, Friedman et al. 1967.
[457] Exton et al. 1966, Friedman et al. 1967, 1968. [458] Schofield 1967, Levine 1968.
[459] Turtle et al. 1967. [460] Mallette et al. 1969. [461] Friedman et al. 1968.
[462] Chambaut et al. 1969. [462a] Mitchell et al. 1969.
[463] Rastogi, Campbell 1969.

tisch gleichzeitig das protein-anabole Wachstumshormon[464] und das protein-katabole Cortisol (oder äquivalente Corticoide)[465] freigesetzt werden, wobei noch zusätzlich antagonistische Wechselwirkungen zwischen Cortisol und STH[466] sowie zwischen Cortisol und Insulin[463, 467] zur Einstellung des gestörten Gleichgewichts im Proteinhaushalt beitragen. Dieses Gleichgewicht kann schließlich noch durch dritte Hormone auf Grund einer „permissive action" speziellen Bedürfnissen angepaßt werden, so etwa durch die Oestrogene, deren Einwirkung dazu führt, daß manche Funktionen des STH ausschließlich oder verstärkt beim weiblichen Geschlecht in Erscheinung treten[468]. Das hängt teilweise damit zusammen, daß das HGH der Primaten und das Rinder-STH[469] gleichzeitig Prolactin-Aktivität besitzen, also eine nur für das weibliche Geschlecht wichtige Funktion aufweisen. Als Prolactin unterliegt STH (HGH) einer besonderen hormonalen Beeinflussung seiner Wirksamkeit. Während der Gravidität ist die galaktogene Wirkungskomponente des Wachstumshormons durch den Antagonisteneffekt des Hormonpaares Oestradiol-Progesteron stillgelegt[470]; nach der Geburt bedarf Prolactin (bzw. STH/HGH) zur Einleitung und Erhaltung optimaler Lactation der Mitwirkung kataboler Glucocorticoide, welche durch verstärkte Gluconeogenese Protein in Milchzucker umwandeln[471].

4. Wasser- und Natriumhaushalt

Zu der biologischen Notwendigkeit, den Wasserbestand des Körpers im Interesse des Stoffwechsels, dessen Vorgänge sich in wäßrigem Milieu abspielen, aufrechtzuerhalten, tritt die ebenso unabdingbare Aufgabe der Garantie für die Funktion des Wassers, als Trägersubstanz des Blutkreislaufs der Nährstoffversorgung der Organe zu dienen. Die Größe dieser Aufgaben kommt in der Vielheit der hormonalen Mechanismen zum Ausdruck, welche ihre Erfüllung sicherstellen. Dieses Ziel besteht in der Fixierung und Konservierung der erforderlichen Mindestmenge von Wasser im extracellulären Raum, die ihrerseits wieder im Austausch mit der Blutflüssigkeit steht. Das einer homöostatischen Kontrolle unterliegende Plasmavolumen ist der Parameter, von dem Richtung und Ausmaß der Wasserbewegung im Körper abhängen. Die Regulierung des Plasmavolumens durch Nachschub oder Entzug von Wasser erfolgt über zwei Mechanismen: den Steuerungseffekt der Volumreceptoren im Carotissinus, in den Vorhöfen und in der Aorta, und über die Kontrolle der von der Na^+-Konzentration abhängigen Osmolarität der intravasculären Flüssigkeit durch die Osmoreceptoren des Hypothalamus. Die Veränderungen des Wasserbestandes im extracellulären extraplasmatischen Raum werden, soweit sie auf hormonalem Wege zustande kommen, durch sehr spezialisierte Veränderungen der Durchlässigkeit resorbierender Membranen für Wasser und für Natrium bewirkt. Daraus geht hervor, daß die Ökonomie des Wassers im Körper untrennbar mit der des Natriums verknüpft ist und die hormonale Steuerung beider Größen im Zusammenhang behandelt werden muß. In dem komplizierten System der hormonalen Steuerungsfaktoren, die der Erhaltung und Ergänzung des Wasserbestandes im Organismus dienen, steht das *Vasopressin* an bevorzugter Stelle, schon wegen der exzessiven Wasserverluste, die bei seinem Ausfall auftreten und das Krankheitsbild des Diabetes insipidus beherrschen. Wasserentzug[472], Reduktion des Plasmavolumens, z.B. durch Blut-

[464] ROTH et al. 1963, GLICK et al. 1965, GREENWOOD, LANDON 1966.
[465] THORN et al. 1953, FRANKSON et al. 1954, LANDON et al. 1963a.
[466] FRANTZ, RABKIN 1964. [467] MARCO et al. 1968.
[468] FRANTZ, RABKIN 1965, GREENWOOD, LANDON 1966, GREENWOOD et al. 1966.
[469] COTES et al. 1949, LI 1962. [470] MEITES, SGOURIS 1953, 1954.
[471] FOLLEY, GREENBAUM 1946, 1947. [472] GILMAN, GOODMAN 1937, DICKER, NUNN 1957.

verluste[473] und Belastung mit hypertonischer Kochsalzlösung per os[474] oder durch Injektion in den 3. Ventrikel[475], stellen mächtige Reize zur Ausschüttung von Vasopressin aus dem HHL dar. Der Selbststeuerungsprozeß, der die Sekretion von Vasopressin im Nucleus supraopticus und die durch „stimulus-secretion coupling" erfolgende Vasopressinabgabe im HHL kontrolliert und dem Niveau der Osmolarität der Blutflüssigkeit anpaßt[476], stellt das Musterbeispiel der Organisation eines biologischen Regelkreises dar, in dem der Wassergehalt des Körpers die Regelgröße, die (speziell gegenüber Na^+ empfindlichen) Osmoreceptoren im Bereich des Nucleus supraopticus den Fühler und das im HHL unter dem Reiz der in den hypothalamo-hypophysären Neuronen geleiteten Aktionspotentiale freigesetzte Vasopressin das katalytische Meßwerk darstellt, dessen Wirkungsgrad durch den Stellmotor Cyclo-AMP vervielfacht wird[477]. Cyclo-AMP vermittelt wie im Fall anderer Hormone auch die Wirkungen des Vasopressins auf das celluläre Substrat, unabhängig davon, ob sie sich an der Froschhaut[478], an der Krötenblase[479] oder an den Tubuluszellen der Säugerniere[480] manifestieren. Da diese Wirkungen sämtlich an den Plasmamembranen der Zellen resorbierender Organe zum Ausdruck kommen, wird durch die Beteiligung von Cyclo-AMP an ihrem Zustandekommen die Auffassung bestätigt, daß die Vermittlerfunktion des Cyclo-AMP im endokrinen Apparat mit Zustandsänderungen biologischer Membranen verknüpft ist (S. 129). Das gilt in hervorragendem Maße für den Mechanismus der durch Vasopressin bewirkten Wasserretention. Sie beruht darauf, daß Vasopressin die passive Bewegung von Wasser durch Membranen in Gegenwart eines osmotischen Gradienten erhöht, indem es unter Vermittlung von Cyclo-AMP eine die gerichtete Diffusionspermeabilität additiv vergrößernde Strukturveränderung der Tubulusmembran (Entfernung einer „Permeabilitätsbarriere") bewirkt[481].

Nach Leaf[482] besteht diese Permeabilitätsbarriere auf der Mucosaseite der wasserdurchlässigen Membran aus einer äußeren (dichten) und einer inneren (porösen) Schicht; beide unterscheiden sich durch ihre Empfindlichkeit gegenüber dem Antibioticum Amphotericin. Vasopressin fördert den Wassertransport durch die Membran, indem es selektiv die Durchlässigkeit der inneren (porösen), amphotericin-unempfindlichen Schicht steigert. Diese Steigerung ist das Resultat einer spezifisch vasopressin-induzierten submikroskopischen Verformung der Innensperrschicht der Epithelien, in der Niere speziell derjenigen der distalen Tubuli und der Sammelrohre[483]. Auch hier wird der Vasopressineffekt durch Cyclo-AMP auf die Membran übertragen.

Daneben wird aber das gleiche Ziel der Retention von Wasser durch Vasopressin noch auf einem anderen Wege, nämlich durch Beeinflussung des gerichteten Natriumtransportes erreicht. Ebenso wie bei Wasser erfolgt der transepitheliale Durchtritt von Natriumionen, obwohl ein Konzentrationsgradient den Eintritt in die resorbierende Membran erleichtert, unter Vasopressinwirkung nicht durch freie Diffusion allein, sondern unter Superposition einer noch nicht genau definierten „interaction" mit der Membran, die zu einem reversiblen Umbau einer zweiten Permeabilitätsschranke führt[484] und ebenfalls durch Cyclo-AMP vermittelt wird. Der natrium- und vasopressin-empfindlichen Cyclase ist ein β-adrenergischer Receptor vorgeschaltet; α-adrenergische Reizung und β-Blockade hemmen sowohl Cyclase als auch Na^+-Transport[485].

Die Wirkung des Vasopressins, soweit sie an der Niere angreift, ist also eine doppelte: sie besteht einmal in der Erhöhung der Rückresorption von Wasser in den distalen Tubuli und den Sammelrohren (beim Hund nur in den Sammel-

---

[473] Ginsburg 1954, Weinstein et al. 1960. [474] Duchen 1962, Kastin 1967.
[475] Andersson et al. 1969. [476] Verney 1967. [477] Orloff, Handler 1967.
[478] Baba et al. 1967. [479] Orloff, Handler 1961, 1962, Handler, Orloff 1963.
[480] Brown et al. 1963, Anderson, Brown 1963, Grantham, Burg 1966.
[481] Leaf, Hays 1961. [482] Leaf 1967. [483] Grantham 1970.
[484] Frazier et al. 1962, Leaf 1967, Rider, Thomas 1970. [485] Watlington 1970.

rohren)[486] und zweitens in einer mittels eines anderen Mechanismus erfolgenden Steigerung der Natrium-Rückresorption im Nierenmark[487], die jedoch mit zunehmender Antidiurese relativ zum rückresorbierten Wasser abnimmt[488] und daher alsdann zu erhöhter Osmolarität des Harns und zu Natriurese führt[489].

Die früher bisweilen angezweifelte Beteiligung eines Natriumtransporteffektes an der Vasopressinwirkung geht auch daraus hervor, daß die antidiuretische Komponente dieser Wirkung durch Lithium, welches das ihm chemisch nahverwandte Natrium kompetitiv verdrängt, spezifisch blockiert werden kann[490].

Vasopressin greift ausschließlich am Nierenmark und an der Papille an, also am gleichen Areal, dessen Zellmembranen die vasopressin-spezifische Cyclase enthalten (s. Tabelle 2). Damit steht in Zusammenhang, daß die Markzone der Niere einen wesentlich höheren Natriumgehalt aufweist als die Rinde[491]. Die Hyperosmolarität des Nierenmarks ist offenbar die Voraussetzung für die Wasserrückresorption aus dem distalen Nephron und der Vasopressinwirkung überhaupt, denn sie reguliert die Aktivität der die Vasopressinwirkung vermittelnden Cyclase. Steigt nämlich unter Vasopressin der Na^+-Gehalt des Nierenmarks über 150 bis 200 mMol NaCl an, so wird die Cyclase und damit die Vasopressinwirkung blockiert, und beide treten im Sinne eines Rückkopplungseffektes erst wieder in Aktion, wenn die Na^+-Konzentration im Mark unter den Grenzwert von etwa 200 mMol abgesunken ist[492]. Dadurch wird eine wirksame homöostatische Kontrolle der Vasopressinwirkung in der Niere erzielt. Sie wird noch dadurch ergänzt, daß Vasopressin einer adrenergischen Beeinflussung unterliegt, die — wie auch bei anderen Hormonen — auf zwei entgegengesetzten Wegen zustande kommt. Die Vasopressin-Antidiurese wird durch Noradrenalin gehemmt[493]; dieser Effekt wird ebenso wie die gleichartige Blockierung des Wasser- und Na^+-Transportes in Amphibienmembranen[494] durch α-adrenergische Erregung zustande gebracht und durch α-Blocker beseitigt[495]. Dagegen aktivieren β-adrenergische Impulse (Noradrenalin in sehr kleinen Dosen) die mit der Kurzschlußstrommethode meßbare Erleichterung des Na^+-Transports, die durch Vasopressin bewirkt wird[496]. Beide Impulsarten greifen mit entgegengesetztem Erfolg an der Membrancyclase des Nierenmarks an, der also zwei den beiden adrenergischen Receptoren entsprechende Diskriminatoren vorgeschaltet sind. Dieser regulierende Einfluß adrenergischer Reize wird seinerseits wieder vom Angiotensin gesteuert, welches die Freisetzung von Catecholaminen auslöst (S. 168).

Eine Auffüllung der Wasserbestände des Körpers kann ebenso durch Antidiurese erreicht werden wie durch direkte Vermehrung der Wasseraufnahme infolge Durstgefühls, wie sie unter pathologischen Umständen als Kompensationsversuch beim Diabetes insipidus stattfindet, aber auch als normaler Bestandteil der hormonalen Regulation des Wasserhaushalts beobachtet wird, die von dem Hormon *Angiotensin II* ausgeht. Dieses Oktapeptid entsteht durch Einwirkung des im juxtaglomerulären Apparats der Niere gebildeten Enzyms Renin auf das hepatogene Protein Angiotensinogen und Abspaltung eines Dipeptidrestes aus dem primär gebildeten Dekapeptid Angiotensin I. Intravenöse und intracraniale Injektionen kleinster Dosen von Angiotensin II haben eine vermehrte orale Wasseraufnahme bei der Ratte zur Folge[497]. Die dipsogene, den Wasserbestand des Körpers erhöhende Wirkung des Angiotensins kommt auch in Abwesenheit von Niere und Nebenniere zustande, ist also unabhängig von Renin und Aldosteron;

486 Berliner, Bennett 1967. 487 Barraclough et al. 1970. 488 Zak et al. 1954.
489 Barnafi et al. 1960, Chan, Sawyer 1961, Levitin et al. 1966.
490 Harris, Jenner 1969, 1970, Dousa, Hechter 1970.
491 Levitin et al. 1962, Saikia 1965. 492 Dousa, Hechter 1970. 493 Fisher 1968.
494 Watlington 1968, 1969. 495 Handler et al. 1968. 496 Bastide, Jard 1968.
497 Fitzsimons, Simons 1968, 1970.

sie ist sogar beim nephrektomierten Tier verstärkt nachweisbar, da hier die Wirkung der Nieren-Angiotensinase wegfällt[498]. Der Drang zur Wasseraufnahme nach Angiotensin ist wahrscheinlich auf eine Erregung der Durstzentren im Hypothalamus zurückzuführen[499], die dadurch zustande kommt, daß Angiotensin den Eintritt von Na^+-Ionen in die zentralen Durstneuronen erleichtert, von deren intracellulärer Na^+-Konzentration der dipsogene Reiz ausgeht[500]. Daraus geht hervor, daß die Beeinflussung des Wasserhaushalts durch Angiotensin eng verknüpft ist mit einer Steuerung der Na^+-Konzentration der Körperflüssigkeiten. Daneben haben in vitro-Versuche auch eine periphere Wirkung von Angiotensin auf die Wasserbilanz aufgezeigt. Angiotensin verstärkt schon in minimalen Konzentrationen, auch in Abwesenheit von Niere und Nebenniere, den Transfer von Wasser und von Natrium durch die Mucosa des isolierten Rattendünndarms[501] und die isolierte Froschhaut[502]; ebenso steigert es die Na^+-Rückresorption aus den proximalen Tubuli der Ratten- und Kaninchenniere[503]. Auch am intakten Organismus wirkt Angiotensin antidiuretisch und antinatriuretisch, jedoch nur in niedrigen (physiologischen) Dosen und/oder wenn die Eigenproduktion durch Na^+-Belastung niedrig gehalten wird, während bei hoher Dosierung die salz- und wasserretinierende Angiotensinwirkung überlagert wird durch vasoconstrictorische Effekte mit entgegengesetzter Tendenz (Abnahme der Nierendurchblutung und der Glomerulumfiltration, Vermehrung der Di- und Natriurese)[504]. Die Aktivität des Renin-Angiotensin-Systems in vivo variiert umgekehrt proportional der Kochsalzsättigung des Organismus[505], möglicherweise unter Vermittlung eines reninfreisetzenden Hormons[506]. Die eigentliche, von kreislaufdynamischen Effekten freie Wirkung des Angiotensins auf die Ökonomie von Natrium und Wasser, bestehend in erhöhter Rückresorption von Na^+ und Wasser aus den proximalen Tubuli, wird bei einer Dosierung des Hormons beobachtet, die noch nicht 1% der kreislaufwirksamen, diuretisch und saluretisch wirksamen Mindestmenge des Hormons beträgt (0,00005—0,005 μg/kg/min)[507]. Die Nichtbeachtung der Dosisabhängigkeit der Angiotensinwirkung hat bei einigen Autoren zu Mißverständnissen und Fehlinterpretationen der Wirkungsweise dieses Hormons geführt[508]. Abgesehen von der Lokalisation ihrer Wirkung unterscheiden sich Angiotensin und Vasopressin auch in ihrer gegensätzlichen Beeinflussung der Natrium- und „free water"-Clearance[509].

Der adäquate Reiz für die Angiotensinproduktion ist also nicht, wie früher angenommen wurde, hämodynamischer Natur, sondern besteht in Schwankungen der Na^+-Konzentration im Bereich des juxtaglomerulären Apparates[510]. Daraus ergibt sich eine unter Beteiligung von Vasopressin und Aldosteron wirkende, äußerst zweckmäßige Selbstregulation der Angiotensinaktivität im Wasser- und Natriumhaushalt: ist die Na^+-Konzentration im Plasma und am Gefäßpol des Glomerulums niedrig, so wird viel Angiotensin gebildet, das alsdann diuretisch wirkt, während der gleichzeitige natriuretische Effekt durch das unter Angiotensinwirkung ausgeschüttete Aldosteron (S. 169) aufgefangen wird; ist die Na^+-Konzentration der Blutflüssigkeit hoch, so wird nur wenig Angiotensin produziert,

498 Regoli et al. 1963. 499 Epstein et al. 1969.
500 Andersson, Westbye 1970, Andersson et al. 1970.
501 Crocker, Munday 1970. 502 McAfee, Locke 1967.
503 Barraclough 1965, Barraclough et al. 1967a, b.
504 Louis, Doyle 1965, Lameijer et al. 1966, Porush et al. 1966, Barraclough et al. 1967b.
505 Gross et al. 1965. 506 Brubacher, Vander 1968.
507 Malvin et al. 1967, Barraclough et al. 1967b.
508 Leyssac et al. 1961, Leyssac 1964.
509 Page, Bumpus 1961, Brodehl, Gellissen 1966.
510 Thurau, Schnermann 1964, Schnermann et al. 1965, Brubacher, Vander 1968.

welches in dieser niedrigen Konzentration antidiuretisch wirkt, während die begleitende Antinatriurese durch das unter Angiotensin vermehrt sezernierte Vasopressin (S. 166) verhindert wird. Die Kontrollfunktion dieses Regelkreises wird noch dadurch verstärkt, daß das Ausmaß der Zerstörung des Angiotensins durch die Nieren-Angiotensinase mit der Na^+-Konzentration des Blutes der Nierenarterie zu- und abnimmt[511], und daß die Renin- und Angiotensinproduktion um so mehr gedrosselt wird, je höher der Angiotensingehalt des die Niere durchströmenden Blutes ist[512].

Der relativ begrenzte Spielraum der durch so zahlreiche Sicherungsmechanismen auf einen kleinen Konzentrationsbereich eingeengten nicht-hämodynamisch bedingten Angiotensinwirkung läßt vermuten, daß im Bereich der hormonalen Regulierung des Wasser- und Natriumhaushalts das Angiotensin selbst nur in geringem Umfang eigenständige, von anderen Faktoren unbeeinflußte Wirkungen entfaltet, und daß seine wesentliche Aufgabe darin besteht, als Glied eines hormonalen Funktionsringes die Aktivität der anderen Glieder dieses Ringes zu beeinflussen und zu koordinieren, so daß unter Vermittlung von Angiotensin eine multihormonale Aktionseinheit mit dem Ziel der Bereitstellung und Konservierung von Wasser und Natrium entsteht und zur Wirkung gelangt. Im Rahmen dieser Aktionseinheit spielt das Angiotensin eine entscheidende Rolle dadurch, daß es andere im Sinne einer positiven Wasser- und Natriumbilanz wirksame Hormone zu mobilisieren oder zu aktivieren vermag. Es sind also Sekundäreffekte, die dem Angiotensin seine besondere Bedeutung im hormonalen Geschehen verleihen. Hierbei fällt auf, daß im Gegensatz zu anderen hormonalen Wirkungseinheiten das Angiotensin nicht etwa Antagonisten mobilisiert, die seine Wirkung auskompensieren, sondern daß diese vielmehr durch die gleichgerichteten Effekte der Folgehormone im Sinne eines horizontalen Synergismus verstärkt und modifiziert wird. Das gilt zunächst für die *Catecholamine*, die als Vermittler eines großen Teils der zentralen und peripheren sympathicomimetischen Effekte des Angiotensins fungieren[513]. Angiotensin beschleunigt die Noradrenalinsynthese in sympathicusinnervierten Geweben[514]; es erhöht die Catecholaminausschüttung aus dem Nebennierenmark[515] und aus den peripheren Speichergranula der sympathischen Nervenendigungen in isolierten Blutgefäßen[516], beschleunigt schon in subpressorischen Dosen Efflux und Resynthese von Noradrenalin im Herzen[517] und die Ausscheidung von Vanillylmandelsäure, einem Abbauprodukt der Catecholamine, im Harn[518]. Die daraus hervorgehende Beeinflussung des Catecholaminstoffwechsels durch Angiotensin ist bisher vorwiegend unter dem Gesichtswinkel der Herz- und Kreislaufwirkung dieses Peptidhormons untersucht worden[519]; jedoch üben die Catecholamine auch eine vielseitige, wenn auch wenig übersichtliche Wirkung auf den Wasser- und Natriumhaushalt aus. Eine unmittelbare antidiuretische und antinatriuretische Aktivität der Catecholamine greift teils peripher (renal), anscheinend über vasomotorische Reflexe[520] und/oder eine durch Cyclo-AMP vermittelte Stimulierung der Renin-Ausschüttung[520a], teils zentral im Hypothalamus[521] an; doch übt daneben Noradrenalin eine indirekte Wirkung in entgegengesetzter, die Wasser- und Natriumbilanz negativ beeinflussender Richtung

511 Leary, Ledingham 1970. 512 Kaplan, Silah 1964.
513 Bickerton, Buckley 1961, Laverty 1963, Smookler et al. 1966, Zimmerman 1967.
514 Boadle et al. 1969, Peach 1969.
515 Feldberg, Lewis 1964, 1965, Peach et al. 1966. 516 Liebau et al. 1966.
517 Westfall, Peach 1965, Volicer, Visweswaram 1970.
518 Sturm, Scheja 1968. 519 Peart 1965.
520 Laragh 1962, Oelkers, Alexander 1968, Fülgraff et al. 1969.
520a Michelakis et al. 1969, Winer et al. 1969.
521 Konstantinova 1967.

aus[522], die durch Prostaglandine vermittelt wird. Dies wird auf S. 172 näher ausgeführt werden.

Demgegenüber ist durch eine Fülle von Beobachtungen[523] sichergestellt, daß Angiotensin in spezifischer Weise die Synthese und Sekretion von Aldosteron in der NNR auslöst, und daß dieser Effekt von der blutdrucksteigernden Wirkung des Angiotensins unabhängig ist[524].

Angiotensin aktiviert die Steroidsynthese in der NNR unter Vermittlung von Cyclo-AMP[525], indem es die Umwandlung von Cholesterin in Pregnenolon[526] und weiterhin zu Corticosteron[527] bewirkt, wobei der letztgenannte Teilprozeß durch Na^+-Entzug intensiviert wird. Schließlich verschiebt Angiotensin die Endphase der Steroidsynthese in der NNR in Richtung Aldosteron durch Blockierung der Cortisolbildung aus Corticosteron[528], wodurch der Rückkopplungseffekt des Cortisols (S. 183) ausgeschaltet und der ACTH-Gehalt des HVL erhöht wird. — Auf dem gleichen Wege verstärkter Umwandlung von Cholesterin in Pregnenolon fördert auch Serotonin die Aldosteronsynthese[529].

Die enge Verkettung der sich gegenseitig ergänzenden Effekte von Angiotensin und Aldosteron erschwert ihre Differenzierung. Es kommt hinzu, daß auch Vasopressin den Wasser- und Natriumhaushalt in ähnlicher Weise beeinflußt. Innerhalb der Funktionseinheit der den Wasser- und Natriumbestand des Körpers erhaltenden Hormone (S. 164) bilden Vasopressin, Angiotensin und Aldosteron ein Dreieck, dessen Komponenten untereinander funktionell vernetzt sind: Angiotensin setzt Aldosteron frei[523], Aldosteron bewirkt Ausschüttung von Vasopressin aus dem HHL[530] und auch Angiotensin steigert die Menge des zirkulierenden Vasopressins[531]. Die Gefahr, daß durch diese Synergismen ein Circulus vitiosus zustande kommt, wird dadurch vermieden, daß Angiotensin eine dosisabhängige Doppelwirkung entfaltet (s. oben S. 167), und daß außerdem die durch Angiotensin mobilisierten Catecholamine die Freisetzung von Vasopressin im HHL[532] und von Aldosteron in der NNR[533] hemmen. Eine unter Umgehung des Renin-Angiotensin-Mechanismus erfolgende Steigerung der Aldosteronsekretion durch ACTH, also mittelbar durch Vasopressin (S. 171), scheint praktisch keine Rolle zu spielen, da sie nur unter der Einwirkung großer ACTH-Mengen erfolgt[534].

Aldosteron hat ebenso wie Vasopressin und Angiotensin eine wasserretinierende Wirkung, die von der Anwesenheit von Niere und Nebenniere unabhängig ist. Es steigert die Wasserresorption aus dem Darm[535]. Außer diesem unmittelbaren Effekt ist an der Ausdehnung des extracellulären Raumes durch Aldosteron auch die von ihm hervorgerufene Vasopressin-Ausschüttung[530] beteiligt. Die eigentliche biologische Leistung des Aldosterons besteht aber in seiner ausgeprägten antinatriuretischen Wirkung. Es verstärkt ebenso wie Vasopressin den serosawärts gerichteten Transport von Natrium durch die Mucosazellen von Froschhaut und Krötenblase sowie die Zellen der distalen Tubuli und des aufsteigenden Teils der Henleschen Schleife[536], jedoch auf einem anderen Wege als Vasopressin: während dieses die Durchlässigkeit der inneren Permeabilitätsbarriere (S. 165) auf rein physikalischem Wege steigert, beruht der (im Gegensatz zu Vasopressin) durch Puromycin und Actinomycin hemmbare Aldosteroneffekt auf der Synthese eines katalytischen Proteins (einer Membran-Permease ?), welches die Durchlässigkeit der Zelle für Na^+ auf biochemischem Wege (unter Koppelung an einen energie-

[522] Botting, Lockett 1961.
[523] Laragh et al. 1960, Biron et al. 1961, Kaplan, Bartter 1962, Slater et al. 1963, Urquhart et al. 1963.
[524] Davis et al. 1969. [525] Horton 1969. [526] Kaplan, Bartter 1962.
[527] Davis et al. 1968. [528] Rayyis et al. 1970. [529] Müller, Ziegler 1968.
[530] Davey, Lockett 1960, Lockett 1966.
[531] Bonjour, Malvin 1970. [532] Fisher 1968.
[533] Laragh 1962. [534] Ganong et al. 1967.
[535] Crocker, Munday 1967, 1969. [536] Kurtzman et al. 1970.

liefernden Prozeß) vergrößert[537]. Beide Wege des Na^+-Transports werden durch Cyclo-AMP vermittelt[538]. Die aldosteron-abhängige Steigerung der Membranpermeabilität für Natrium unterscheidet sich auch dadurch von den entsprechenden Effekten des Vasopressins und Angiotensins, daß sie von einer Vermehrung der K^+-Ausscheidung begleitet wird, deren Mechanismus zwar nicht von Na^+ beeinflußt wird, jedoch die Effizienz der Na^+-Retention wesentlich erhöht. Es handelt sich hierbei nicht um einen Austausch von Na^+ gegen K^+ durch Aldosteron, sondern um eine spezifische Beschleunigung der K^+-Ausscheidung aus dem Zellinnern (z.B. der Muskelzelle) ins Blut[539] oder aus den distalen Tubuluszellen in den Harn. Auf diese Weise entsteht ein K^+-Gradient in der Membran mit einer in der Wanderungsrichtung ansteigenden K^+-Konzentration, die ihrerseits den Na^+-Durchtritt beeinflußt. Im K-freien Milieu vermag Na^+ zwar in die resorbierende Membran einzutreten (s. S. 165), aber nicht, sie auf der anderen Seite wieder zu verlassen. Dies ist nur in Gegenwart von Kalium möglich, welches, vielleicht durch Stimulation der Natriumpumpe oder Beteiligung an der Wirkung einer „Permease", das Na^+ aus der serosaseitigen Membran ausschleust[540]. Dieser Kaliumeffekt ist wiederum an die Mitwirkung von Cyclo-AMP geknüpft[541].

Die Leistung des korrelativen Funktionsdreiecks Vasopressin-Angiotensin-Aldosteron wird manifest, wenn mindestens eine der beiden folgenden Situationen vorgegeben ist: Verminderung des Plasmavolumens (Hypovolämie) und/oder Verminderung der Na^+-Konzentration des (die Niere durchströmenden) Blutes (Hyponatriämie). Hypovolämie löst Vasopressinsekretion aus (S. 165), denselben Effekt hat indirekt Hyponatriämie, welche (nach kurzdauernder Drosselung der Vasopressinabgabe) auf nicht-hormonalem Wege zur Entwicklung einer Hypovolämie führt. Reduktion des Plasmavolumens ist aber gleichzeitig auch der (über kardiovasculäre Reflexe verlaufende) adäquate Reiz für die Aktivierung des Renin-Angiotensin-Systems[542], und denselben Effekt hat Hyponatriämie[543]. Angiotensin seinerseits bewirkt unter dem Stimulus der Verdrängung von Na^+ durch K^+ die Synthese und Sekretion von Aldosteron. Wasser- und Natriumverluste setzen also auf zwei voneinander unabhängigen Wegen Mechanismen zur Konservierung und Wiederauffüllung von Wasser und Natrium in Gang. Zusätzlich sind diese beiden Wege dadurch miteinander verknüpft, daß Angiotensin[544] und Aldosteron[545] die Ausschüttung von Vasopressin steigern, dagegen Vasopressin die Reninfreisetzung hemmt[546] und der Natriumretention durch Aldosteron entgegenwirkt[547], und die durch Angiotensin mobilisierten Catecholamine die Vasopressinsekretion hemmen[548].

Wie in anderen Hormonsystemen übt auch gegenüber dem Angiotensin-Aldosteron-Mechanismus das Schilddrüsenhormon einen „permissiven" Effekt aus; Hyperthyreoidismus erhöht die Aldosteron-Empfindlichkeit des Organismus[549].

In einer noch unklaren synergistischen Beziehung zum Aldosteron steht das *Serotonin*, welches bei der Katze stark antidiuretisch und antinatriuretisch wirkt, die glomeruläre Filtration hemmt und die Relation Na/K wie Aldosteron herabsetzt[550]. Zum Teil erklären sich diese Effekte mit der Tatsache, daß Serotonin in vitro die Aldosteronsynthese stimuliert[529].

[537] EDELMAN et al. 1963, SHARP et al. 1966, SHARP, LEAF 1966, 1968, LAHAV et al. 1969, SIMONE, SOLOMON 1970.
[538] SHARP et al. 1968. [539] ALEXANDER et al. 1968, ADLER 1970.
[540] ESSIG, LEAF 1963, FINN 1970. [541] FINN et al. 1966.
[542] SCORNIK, PALADINI 1964, HODGE et al. 1965. [543] BRUBACHER, VANDER 1968.
[544] BONJOUR, MALVIN 1970. [545] DAVEY, LOCKETT 1960, LOCKETT 1966.
[546] VANDER 1968. [547] BARNAFI et al. 1960.
[548] FISHER 1968.
[549] MILECH et al. 1970.
[550] MALVIN et al. 1967, FUJIMOTO, LOCKETT 1970.

Die mit Hilfe des bisher beschriebenen hormonalen Funktionskreises erreichte Stabilisierung der Körperreserven von Wasser und Natrium erfährt ihren eigentlichen Ausbau zu einer wirksamen Homöostase erst durch ein analoges Funktionsnetz antagonistisch, also diuretisch und natriuretisch wirkender Hormone. Der Hauptanteil der biologischen Leistungen dieser Hormone entfällt auf die Gruppe der Glucocorticoide und der Prostaglandine. Der regulierende Eingriff der *Glucocorticoide* in die Wasser- und Natriumbilanz erfolgt unter dem Impuls eines zentralen Mechanismus, der vom Vasopressin ausgelöst wird. Vasopressin ist nicht nur ein peripher wirkendes Hormon, sondern gleichzeitig ein neurohumoraler Transmitter, welcher speziell die Sekretion der „releasing factors" im Hypothalamus (S. 192) kontrolliert und Erregungen, die dem Hypothalamus aus peripheren Umstellungen im Wasser- und Natriumhaushalt zufließen, in Veränderungen der Sekretion des „corticotropin-releasing factor" (CRF) umsetzt. In dieser Eigenschaft löst Vasopressin über Freisetzung von CRF in vivo und in vitro eine Abgabe von ACTH im HVL aus[551], die zur Bildung und Sekretion von Glucocorticoiden in der NNR führt. Daneben kann Vasopressin beim hypophysenlosen Tier und beim Menschen offenbar auch direkt eine Abgabe von Cortisol und Corticosteron aus der NNR hervorrufen[552]. Auf beiden Wegen kommt es nach Vasopressin zu einer gegenregulatorischen Glucocorticoidausschüttung[553], die ihrerseits durch die vertikale „feed-back"-Korrelation zwischen ACTH und Corticoiden kontrolliert wird; Dexamethason und Methylprednisolon hemmen die Freisetzung des ACTH durch Vasopressin[554]. Die regulatorische Bedeutung dieser Vorgänge für die Homöostase des Wasser-Natrium-Haushalts liegt in der diuretischen Wirkung der Glucocorticoide, durch die sie als diametrale Antagonisten des Vasopressins ausgewiesen sind[555]. Die Hormone dieser Gruppe erzeugen beim Gesunden eine Steigerung der glomerulären Filtration und maximale Wasserdiurese, verbessern beim Addison-Kranken die mangelhafte Wasserausscheidung, schützen den Organismus vor Wasservergiftung und verhindern bei Exsiccosezuständen die Abnahme des Plasmavolumens[556]. In geringerem Umfang verstärken sie auch die Na^+-Ausscheidung[557]. Diesen Effekten liegt ein multipler Wirkungsmechanismus zugrunde: einmal blockieren die Glucocorticoide die Vasopressinsekretion in der Region des Nucleus supraopticus[558], daneben blockieren sie peripher durch vermehrte Ausscheidung osmotisch wirksamer Substanzen im Harn den Reiz zur Vasopressin-Ausschüttung[556].

Während bei der Wirkung der Glucocorticoide auf Wasser- und Salzbilanz die diuresefördernde Komponente im Vordergrund steht und die natriuretische zurücktritt, ist das Gegenteil der Fall bei einer Gruppe hormonaler Antagonisten des wasser- und salzretinierenden Hormondreiecks, welche in der Niere selbst gebildet werden. Die zuerst von de Wardener[559] gemachte und vielfach bestätigte Beobachtung, daß extreme Ausdehnung des extracellulären Raumes durch Infusion verdünnter (isotonischer) Salzlösungen eine mit mäßiger Erhöhung des Harnflusses verbundene Hemmung der Na^+-Rückresorption im proximalen Tubulus auslöst[560], die gegen Aldosteron refraktär ist, hat zu der Konzeption eines bei Expansion des extracellulären Raumes in der Niere gebildeten „natriuretischen Hormons" geführt[561]. Das gleiche Hormon soll für die Natriurese bei Urämie

551 Nichols 1961, Hedge et al. 1966, de Wied 1961.
552 Hilton 1960, Strott et al. 1967.
553 McDonald et al. 1956, Gwinup 1965, Gwinup et al. 1967.
554 Fleischer, Vale 1968. 555 Nagareda, Gaunt 1951.
556 Moses 1963. 557 Raisz et al. 1957.
558 McCann et al. 1958, Dingman, Despointes 1960. 559 de Wardener et al. 1961.
560 Dirks et al. 1965, Rector et al. 1968, Lichardus, Pearce 1966.
561 Johnston et al. 1967b.

verantwortlich sein[562]. Bemerkenswert ist der Wirkungsmechanismus dieses (noch nicht rein dargestellten) natriuretischen Nierenhormons; es erzeugt an der Krötenblase einen Hemmstoff, der den Na^+-Transport durch die Blasenmembran blockiert[563], wirkt also entgegengesetzt zum Vasopressin (S. 165). Gute Argumente sprechen dafür, daß das „natriuretische Hormon" mit einem der *Prostaglandine* identisch ist, von denen mehrere als hormonale Produkte des Eigenstoffwechsels der Niere isoliert werden konnten.

Bisher sind in der Niere, und zwar ausschließlich im Nierenmark, die Prostaglandine (PG) A_2, E_1, E_2, F_{1a}, F_{2a} als Bestandteile des sog. „renal vasodepressor lipid" identifiziert worden[564]. Von ihnen ist das stark diuretisch und vasodepressorisch wirksame PGA_2 für ein spezifisches Nierenmarkhormon gehalten und als „Medullin" bezeichnet worden[565]. Im Gegensatz zu PGE_2 wird es bei der Passage durch die Lunge nicht inaktiviert und ist daher besser als PGE_2 geeignet, Allgemeinwirkungen zu entfalten[566]; es hat sich jedoch gezeigt, daß PGE_2 bei der Aufarbeitung von Nierenextrakten leicht in PGA_2 übergeht und daß PGA_2 (= Medullin) daher wahrscheinlich ein Kunstprodukt ist[565]. Die Entscheidung darüber, mit welchem Prostaglandin das Medullin identisch ist, steht noch aus. Die Prostaglandine der A- und der E-Gruppe sind stark di- und natriuretisch wirksam, hemmen die tubuläre Na^+-Rückresorption bei gleichbleibender Glomerulumfiltration und verstärktem Nierenplasmafluß und könnten daher mit dem natriuretischen Hormon von DE WARDENER identisch sein[566, 567], während die F-Prostaglandine den Wasser- und Salzhaushalt nicht beeinflussen. Es wird angenommen, daß die im Mark gebildeten Prostaglandine in die Nierenvene oder Nierenlymphe abgegeben werden und über den Kreislauf in die Nierenrinde zurückkehren[566], wo sie im Sinne des „natriuretischen Hormons" auf die proximalen Tubuli einwirken; allerdings besteht noch keine Einigkeit über die Art der Beeinflussung von glomerulärer Filtration und Freiwasser-Clearance durch Prostaglandine[568].

Die diuretisch-natriuretische Wirkung der Nierenprostaglandine ist ein wichtiger Faktor der Gegenregulation gegenüber dem Hormondreieck Vasopressin-Angiotensin-Aldosteron, teils direkt bedingt dadurch, daß Prostaglandine auf adrenergische Reize hin in wenigen Sekunden von der Niere synthetisiert werden können[569], teils mittelbar als Folge einer durch die Prostaglandine bewirkten Steigerung der Synthese von Glucocorticoiden in der NNR[570], deren di- und natriuretische Wirkung oben gewürdigt wurde. Zum Teil sind die Prostaglandine auch Antagonisten des Vasopressins; ihr Bildungsort, das Nierenmark, ist auch der Wirkungsort des Vasopressins, und ihre Wirkungen auf Diurese, Harnmenge, Nierendurchblutung und Blutdruck sind denen von Vasopressin entgegengesetzt[571]; doch wird die Annahme eines reinen Antagonismus den komplizierten Beziehungen zwischen Prostaglandinen und Vasopressin nicht gerecht[572]. Diese Beziehungen sind vielmehr gekennzeichnet durch ein Konkurrieren um den Angriffspunkt an der Adenylcyclase des Nierenmarks. Einerseits steigert PGE_1 die Wasserrückresorption in den Sammelrohren der Säugerniere ebenso wie Vasopressin, solange dieses abwesend ist, verhindert jedoch kompetitiv den gleichartigen Vasopressineffekt, wenn es gemeinsam mit diesem oder kurz vor ihm appliziert wird[573]. Eine ähnliche Konkurrenzsituation zwischen beiden Hormonen ist auch an der glatten Muskulatur nachweisbar[574]. Dem steht die Tatsache gegenüber, daß Injektion des stark diuretisch wirkenden PGE_2 in die Carotis des Hundes eine ausgesprochene Antidiurese mit Erhöhung der Harn-Osmolarität, also eine durch supraoptico-hypophysäre Neuronen vermittelte Vasopressin-Ausschüttung hervorruft[575].

---

562 BRICKER et al. 1968. 563 BUCKALEW, LANCASTER 1970.
564 HICKLER et al. 1964, LEE et al. 1965, 1966, 1967, STRONG et al. 1966, DANIELS et al. 1967, FUJIMOTO, LOCKETT 1970.
565 LEE et al. 1967. 566 LEE, FERGUSON 1969. 567 VANDER 1968
568 JOHNSTON et al. 1967a, FUJIMOTO, LOCKETT 1970. 569 GILMORE et al. 1968.
570 FLACK et al. 1969. 571 ORLOFF et al. 1965, JOHNSTON et al. 1967.
572 VANDER 1968, GRANTHAM, ORLOFF 1968.
573 GRANTHAM, ORLOFF 1968, BECK et al. 1970. 574 HOLMES et al. 1963.
575 VILHARDT, HEDQVIST 1970.

Diese Beobachtungen kennzeichnen die Prostaglandine eher als Regulatoren oder Moderatoren denn als Antagonisten des Vasopressins, also als Werkzeuge einer differenzierten Homöostase des Wasser- und Natriumhaushalts, deren Effizienz auch in der Art ihres Auslösemechanismus zum Ausdruck kommt. Der Impuls zur Ausschüttung der Prostaglandine, also nephrogener Hormone mit der Aufgabe der Kurzschlußstabilisierung des Wasser- und Natriumhaushalts von der Niere aus, geht von dem einzigen ebenfalls nephrogenen Glied des antagonistischen Funktionsdreiecks Vasopressin-Angiotensin-Aldosteron, nämlich dem Angiotensin, aus. Einmal bewirkt Angiotensin in kreislaufwirksamer Konzentration eine Ausschüttung von PGE_2 aus dem Nierenmark, was in einer gegenregulatorischen Aufhebung der Angiotensin-Ischämie durch PGE_2 zum Ausdruck kommt[576]; darüber hinaus greift es auch indirekt, durch Vermittlung der Catecholamine, in die Freisetzung von Prostaglandinen ein, die im Nierenmark durch Catecholamine stimuliert wird[577], was zur Annahme berechtigt, daß die diuretisch-natriuretische Wirkung von Noradrenalin-Infusionen durch Prostaglandine vermittelt wird. In der Ökonomie des Körperwassers und -natriums spielen die Catecholamine, wie auf S. 168 ausgeführt, als Folgeprodukte des Angiotensins eine bedeutende Rolle, und indem Angiotensin indirekt über antagonistische Impulse der unter seiner Einwirkung freigesetzten Catecholamine und Prostaglandine seine eigene biologische Leistung einschränkt und ausbalanciert, spielen die Prostaglandine wiederum eine Rolle in der Homöostase des Wasser- und Salzhaushaltes. Dies wird noch dadurch bestätigt, daß PGE_1 und PGE_2, die durch sympathicomimetische Reize (Noradrenalin) zur Sekretion gebracht werden, ihrerseits den Catecholaminen entgegenwirken, ja sogar die Sekretion von Noradrenalin in den Nervenenden sympathisch innervierter Organe unterdrücken[578] und durch diesen „feed-back" an der Selbststeuerung des Catecholaminhaushaltes einschließlich seiner Wirkungen auf Wasser- und Natriumhaushalt teilnehmen.

Im Gegensatz zu Vasopressin besitzt *Oxytocin* fast nur eine natriuretische Wirkung mit nur minimalem Wasserretentionseffekt[579]; es scheint nur bei Salzüberladung in Aktion zu treten[580]. Seine Rolle im Wasser- und Natriumhaushalt ist noch weitgehend ungeklärt. Ähnlich ist die Situation beim *Melanophorenhormon*. Die nahe chemische Verwandtschaft zwischen ACTH und MSH macht verständlich, daß auch das Melanophorenhormon beim wasser- oder salzbelasteten Tier stark natriuretisch wirkt und durch Injektionen hypertonischer Salzlösungen aus der Hypophyse entleert wird[581]. Auch seine Rolle im Wasser- und Salzhaushalt ist noch unbekannt.

Wieder andere Verhältnisse liegen der intensiven natriuretischen Wirkung von *Progesteron* zugrunde. Sie beruht auf einem in chemischer Verwandtschaft begründeten Verdrängungseffekt gegenüber Aldosteron, was dadurch belegt wird, daß die durch exogene Progesteronzufuhr erzeugte Natriurese nach Weglassen des Progesterons von einer Natriumretention abgelöst wird, welche beim unbehandelten Addison-Kranken und beim nebennierenlosen Tier ausbleibt, also auf kompensatorisch vermehrte Aldosteronproduktion zurückzuführen ist[582]. Auch in der lutealen Phase des Cyclus sowie in der Schwangerschaft ist eine feste Relation zwischen Pregnandiol- (d.h. Progesteron-) und Aldosteron-Ausscheidung nachweisbar, und Fluktuationen der Progesteronsekretion spiegeln sich in Verschiebungen im Na^+-Haushalt wider.

576 McGiff et al. 1970. 577 Ramwell et al. 1966, Fujimoto, Lockett 1970.
578 Brundin 1968, Hedqvist, Brundin 1969, Hedqvist 1970.
579 Brooks, Pickford 1958, Chan, Sawyer 1961, Orias, McCann 1970.
580 Jones, Pickering 1970. 581 Orias, Johnson 1970, Kastin 1967.
582 Landau, Lugibihl 1961.

Oestrogene dagegen üben keinen direkten Einfluß auf Wasser- und Natriumbilanz aus[583]; Wasserretentionen, die bei oestrogenbehandelten Primaten auch nach Entfernung von Hypophyse und Nebennieren beobachtet werden[584], müssen wohl auf eine Aktivierung des Renin-Angiotensin-Systems zurückgeführt werden[585].

5. Calcium- und Phosphathaushalt

Die oberflächliche Analogie der Beziehungen zwischen Wasser- und Natriumhaushalt auf der einen, zwischen Calcium- und Phosphatumsatz auf der anderen Seite darf nicht zu der Annahme verleiten, daß die mit großer Präzision wirkende hormonale Steuerung des Calciumstoffwechsels automatisch auch mit einer Beeinflussung des biologischen Verhaltens der zahllosen, vorwiegend organischen Phosphorsäureverbindungen verknüpft sei oder umgekehrt. Die vielgestaltigen Funktionen des Calciums sind in ihrer überwiegenden Mehrzahl völlig unabhängig von denen der Phosphorsäurederivate und überschneiden sich nur auf *einem* Gebiet, dem des Aufbaus und der Erhaltung der Skeletsubstanz. Andererseits ist dieses Gebiet aber, da im Skelet 99% des Calciumbestandes (etwa 1 kg Ca) und 76% des Bestandes an Phosphor (etwa 600 g P) fixiert sind, schon rein quantitativ von solcher Bedeutung, daß die Bewirtschaftung dieser Materialmengen, die in einem einzigen Organ konzentriert sind, einschließlich ihres An- und Abtransportes im Blut eine subtile Konstanthaltung des Niveaus beider Komponenten in Skelet und extracellulärem Raum erfordert, um so mehr als das Skelet nicht nur Stützfunktionen hat, sondern darüber hinaus ein umfangreiches Reservoir von Calcium repräsentiert, dessen Mobilisierung das für die mit Spezialfunktionen ausgestatteten löslichen Calciumverbindungen benötigte Ca bereitstellt. Auf das Vorhandensein einer solchen gut funktionierenden Kontrolle der Calcium- und Phosphat-Ökonomie weist der Umstand hin, daß der Plasma-Calciumspiegel beim Gesunden eine von Tagesschwankungen der Aufnahme, des Umsatzes und der Ausscheidung von Ca^{++} nicht beeinflußte konstante Größe ist[586]. Die hierin zum Ausdruck kommende Homöostase ist das Werk der wohlauskalibrierten, durch Cyclo-AMP integrierten Regulationswirkung einer Gruppe horizontal korrelierter Hormone.

Das am besten untersuchte Glied dieser Gruppe ist das Parathyreoideahormon, das im deutschsprachigen Schrifttum auch als *Parathormon* bezeichnet wird. Ihm kommt die Aufgabe zu, den Bestand des Blutplasmas und der extracellulären Flüssigkeit an den mit vielfältigen vitalen Funktionen (Beeinflussung von Membranpermeabilität, Muskelkontraktion, neuromuskulärer Erregbarkeit, Blutgerinnung; Förderung oder Hemmung von Enzymaktivitäten) ausgestatteten Ca^{++}-Ionen aufrechtzuerhalten und zu diesem Zweck Ca^{++} aus dem Reservoir des Knochens freizusetzen; es greift also an der Depotfunktion des Knochens an, indem es mit Hilfe von lysosomalen Enzymen der Osteocyten und Osteoblasten durch „intracelluläre Verdauung" das Ca^{++} aus dem Knochen herauslöst[587]. Gleichzeitig hemmt es die Neubildung von Knochenmatrix (Hydroxyprolin-Aufnahme[588]) und die Remineralisierung[589]. Der Angriffspunkt dieser Hormoneffekte sind die ruhenden Osteoblasten und Osteocyten, die ein funktionelles, den Mineralaustausch zwischen extracellulärer Flüssigkeit und Knochensubstanz vermittelndes Membran-Syncytium bilden. Unter der Einwirkung von Parathormon auf den Knochen wird im Anschluß an die Ca^{++}-Mobilisierung auch Phosphat freigesetzt; aber während das herausgelöste Calcium vollständig im Blutplasma erscheint und eine Hypercalcämie hervorruft, sinkt gleichzeitig der Phosphat-

[583] Preedy, Aitken 1956. [584] Gillman, Gilbert 1956. [585] Helmer, Judson 1967.
[586] Carruthers et al. 1964. [587] Vaes 1965, 1968b. [588] Johnston et al. 1962.
[589] Aurbach, Potts 1967.

spiegel der Blutflüssigkeit; es kommt zur Hypophosphatämie. Dies ist die Folge der Tatsache, daß Parathormon noch einen zweiten Angriffspunkt in der Niere hat, der in den proximalen Tubulis, also in der Nierenrinde gelegen ist und der Regulation des Phosphathaushaltes dient. Die nach parathyreogener Demineralisation des Knochens der Niere mit dem Blut angebotenen Ca^{++}- und Phosphat-Ionen erleiden im proximalen Nephron ein gegensätzliches Schicksal; während Ca^{++} in vermehrtem Umfang rückresorbiert[590] und erst bei Einwirkung abnorm hoher Hormondosen im Harn ausgeschwemmt wird[591], tritt gleichzeitig infolge Hemmung der tubulären Phosphatrückresorption eine Phosphaturie ein[592], die bei Hyperparathyreoidismus oder Anwendung übergroßer Hormonmengen in eine Phosphatretention umschlagen kann[593]. Beide Effekte sind voneinander abhängig derart, daß zwischen ihnen ein von der Calciumkonzentration in der Nierenarterie[594] und umgekehrt auch vom Phosphatangebot an die Niere[595] beeinflußtes reziprokes Verhältnis besteht. Eine durch Chelatbildner (EDTA, EGTA)* erzeugte Hypocalcämie bewirkt, wahrscheinlich durch Anregung der Parathormonsekretion, eine Steigerung der Phosphatausscheidung[596]; umgekehrt haben Phosphatinfusionen eine Drosselung der Calciumausfuhr im Harn zur Folge[597]. In der Zellkultur kann allerdings die Ca^{++}-Rückresorption in die Tubuluszellen hinein auch in phosphatfreiem Milieu erfolgen; sie — und nicht die Phosphaturie — ist also der Primäreffekt des Parathormons in der Niere[597].

Den nephrotropen Wirkungen des Parathormons liegt grundsätzlich der gleiche Mechanismus zugrunde wie denen, die am Knochen angreifen. Die Rolle einer separierenden Membran, die hier das mesenchymale Syncytium der Osteoblasten und Osteocyten spielt, wird in der Niere von den Epithelien der proximalen Tubuli übernommen[598], und sowie in der Knochenzellkultur Parathormon die Ca^{++}-Aufnahme in das Osteoblasten-Syncytium stimuliert[599], beschleunigt es in der Niere den Ca^{++}-Eintritt in die Tubuluszellen[600]. Es handelt sich hier um einen Vorgang von allgemein biologischer Bedeutung, denn ein gleichartiger Parathormoneffekt wird an Tumorzellen[601] und an den Epithelzellen der Dünndarmmucosa[602] beobachtet. Die gleichzeitige Erhöhung des Phosphattransports durch die Darmepithelien ist nur eine Sekundärfunktion der durch Parathormon vergrößerten Ca^{++}-Konzentration im Innern der Mucosazellen[603]. Wie allerdings der Wiederaustritt (die Exocytose) des Ca^{++} aus den Knochen-, Tubulus- und Darmepithelzellen ins Blut erfolgt, und ob es sich in allen 3 Fällen wiederum um den gleichen Vorgang handelt, ist noch weitgehend unbekannt; Modellvorstellungen, die an der Mitochondrienmembran entwickelt wurden[604], sind noch nicht an der Knochen- und Nierenzellmembran verifiziert worden.

Eine Reihe von Beobachtungen deutet darauf hin, daß die Wirkungen des Parathormons auf Knochen, Niere und Darm nur bei ausreichender Versorgung mit *Vitamin* D_3 zustande kommen, welches eigentlich ein in der Haut gebildetes Hormon ist. Das aus Vitamin D_3 in der Leber synthetisierte 25-Hydroxycholecalciferol oder ein Derivat davon[605] verstärkt die Ca^{++}- und Phosphatbewegungen in Knochen und Darm durch Vermittlung eines spezifischen Transportproteins, welches seinerseits die Permeabilitätseffekte des Parathormons im Sinne einer „permissive action" ermöglicht.

In den großen Funktionskreis des endokrinen Systems und seine regulatorischen Wechselbeziehungen ist das Parathormon dadurch eingegliedert, daß seine

---

* EDTA = Äthylendiamin-tetraessigsäure; EGTA = Äthylenbis(oxyäthylennitrilo)-tetraessigsäure.

590 Buchanan et al. 1959, Widrow, Levinsky 1962, Bernstein et al. 1963.

591 Canary, Kyle 1959, Gordan et al. 1962.

592 Buchanan et al. 1959, Pullman et al. 1960. 593 Albright et al. 1929.

594 Lavender, Pullman 1963. 595 Eisenberg 1968, Feinblatt et al. 1970.

596 Rasmussen et al. 1967. 597 Coburn et al. 1970. 598 Rasmussen et al. 1970.

599 Cameron et al. 1967. 600 Borle 1968b, 1970a, b. 601 Borle 1968a.

602 Rasmussen 1959, Cramer 1963. 603 Lifshitz et al. 1969.

604 De Luca et al. 1962, de Luca 1969.

605 Harrison, Harrison 1964, de Luca 1969, Lawson et al. 1969.

Wirkungsimpulse im Knochen, in der Niere und sehr wahrscheinlich auch im Darm von spezifischen Adenylcyclasen empfangen und durch Cyclo-AMP auf die Erfolgszellen übermittelt werden. Parathormon aktiviert spezifische Cyclasen im Knochen[606] und in der Niere[607]; auch der kombinierten Wirkung von Vitamin D_3 und Parathormon auf den Calciumtransport in der Darmschleimhaut liegt eine Cyclasewirkung zugrunde[608]. Die praktisch ausschließlich auf Parathormon ansprechende Nieren-Cyclase ist im Gegensatz zu der vasopressinempfindlichen Adenylcyclase des Nierenmarks auf den Rindenanteil beschränkt[609]. Durch die Erkenntnis, daß alle Wirkungen des Parathormons unabhängig vom Angriffspunkt durch Cyclo-AMP vermittelt werden, konnten erstmalig die am Skelet und an der Niere zur Wirkung gelangenden Effekte des Hormons auf einen Nenner gebracht werden. Cyclo-AMP wird unter Parathormoneinwirkung im Knochen[610] und in den Nierentubulis[611] schlagartig freigesetzt und anschließend im Harn ausgeschieden[612], wobei die Größe der Ausscheidung der Sekretionsrate des Hormons proportional ist. Cyclo-AMP und noch mehr sein lipoidlösliches, die Zellwand besser permeierendes Dibutyrylderivat vermögen das Parathormon in all seinen Partialeffekten (Knochenresorption, Hypercalcämie, Phosphaturie, Ausscheidung von Hydroxyprolin, Citratbildung) vollwertig zu ersetzen und zu imitieren, insbesondere auch die für die Ca^{++}-Mobilisation aus dem Knochen erforderliche Synthese und Tätigkeit lysosomaler Hydrolasen zu aktivieren[613]. Ebenso verhält sich Theophyllin, ein Hemmstoff der cyclo-AMP-abbauenden 3',5'-Phosphodiesterase[614], während Imidazol, ein Aktivator dieses Enzyms, antagonistisch zu Parathormon wirkt[615]. Auch bei der Vermittlung der Parathormonwirkungen durch Cyclo-AMP steht, wie bei vielen anderen Hormonen, ein Membraneffekt im Vordergrund, mittels dessen Cyclo-AMP in Gegenwart von Ca^{++} die Durchlässigkeit der Zellmembran von Osteocyten und Tubulusepithelien und unter Einwirkung von Parathormon eine Ca^{++}-Aufnahme in die Zellen von entsprechenden Gewebekulturen fördert[616]. Dabei ist das Calcium nicht nur passives Objekt der Durchschleusung durch die Zellmembran, sondern bildet, wie auch im Falle anderer Hormonwirkungen, einen Funktionskomplex mit Cyclo-AMP (S. 133) an oder in der Membran, der dann, gewissermaßen autokatalytisch, den Durchtritt weiterer Ca^{++}-Mengen beschleunigt[617].

Daß die Aufgabe des Parathormons, die Gewebsflüssigkeiten mit den für die verschiedensten biologischen Zwecke benötigten Ca^{++}-Ionen zu versorgen, nur unter Vermittlung von Cyclo-AMP erfüllt werden kann, hat eine grundsätzliche Bedeutung für das Verständnis der universellen Rolle dieses „second messenger" im Rahmen endokriner Regulationen. Die Zahl der Hinweise darauf, daß Ca^{++} für die hormonspezifischen Effekte des Cyclo-AMP im Zellinnern unentbehrlich ist, wächst ständig (S. 132), so daß man heute eine Aktionseinheit von Ca^{++} und Cyclo-AMP als Grundlage der Expression des vom Cyclase-Discriminator-Komplex „erkannten" und ans Zellinnere des Erfolgsorgans weitergegebenen hormonalen Impulses betrachten darf. Hier aber ist der Aktionsradius des Cyclo-AMP durch die zerstörende Wirkung der diffus im Cytosol gelösten 3',5'-Phosphodiesterase räumlich begrenzt und auf die Nachbarschaft der cyclasehaltigen Membran beschränkt. Das Calcium jedoch, welches in einer von dem in der Mem-

---

[606] Chase et al. 1969, Chase, Aurbach 1970, Hermann-Erlee, Konijn 1970.
[607] Chase, Aurbach 1967. [608] Neville, Holdsworth 1969, Harrison, Harrison 1970.
[609] Chase, Aurbach 1968, Dousa, Rychlik 1968.
[610] Chase et al. 1969b, Aurbach, Chase 1970. [611] Melson et al. 1968.
[612] Chase, Aurbach 1967, Aurbach, Potts 1967.
[613] Vaes 1968, Rasmussen et al. 1968, Raisz, Klein 1969, Wells et al. 1969.
[614] Wells, Lloyd 1967, Rasmussen et al. 1968. [615] Wells, Lloyd 1968b.
[616] Rasmussen, Tenenhouse 1968. [617] Borle 1968a, b.

bran gebildeten Cyclo-AMP genau definierten Menge in die Zelle eingeschleust wird, unterliegt dort keiner Zerstörung oder Veränderung, so daß der hormonal erzeugten Änderung der Ca^{++}-Konzentration in der Zelle wahrscheinlich ein entscheidender Anteil an der „messenger"-Funktion des Cyclo-AMP zukommt und das intracelluläre Calcium selbst als eine integrierende Komponente des „second messenger" angesehen werden kann[618].

Die Mittlerstellung der Knochen-Cyclase im Wirkungsmodus des Parathormons hat insofern noch eine besondere Bedeutung, als das neben Cyclo-AMP gebildete zweite Reaktionsprodukt der Adenylcyclase, das Pyrophosphat (S. 110), eine die Verkalkung inhibierende Wirkung entfaltet[619]. Parathormon hemmt die im Knochen wirksame Pyrophosphatase und steigert so die Tendenz zur Osteolyse[620]; ebenso wie das Hormon wirkt Dibutyryl-cyclo-AMP auf diesen Vorgang[621].

Analog anderen Hormonen, deren Aufgabe es ist, den Bestand des Körpers an einem definierten Stoff aufrechtzuerhalten, und die durch exogene Überladung des Organismus mit diesem Stoff inaktiviert werden, unterliegt auch Parathormon einer solchen Steuerung seiner Aktivität durch das von ihm kontrollierte Ca^{++} im Sinne eines negativen feed-back. Hypercalcämie und erhöhtes Ca^{++}-Angebot hemmen in vivo und in vitro die Sekretion von Parathormon, Calciummangel steigert sie[622]. Im Gegensatz dazu ist die Parathormonaktivität von der Phosphatzufuhr oder dem Serumphosphatspiegel nicht oder höchstens indirekt abhängig[623]. Zu der durch die Interdependenz von Parathormonwirksamkeit und Calcämie garantierten Homöostase des Calciumhaushalts trägt auch die Tatsache bei, daß erhöhte Ca^{++}-Konzentration in Blut und Gewebsflüssigkeit die Adenylcyclase des Knochens[624] und die der Niere[625] inhibiert und so die Bildung des für den Ca^{++}-Transport erforderlichen Cyclo-AMP einschränkt. Zu diesem zusätzlichen „feed-back"-Mechanismus paßt der Befund, daß experimentelle Hypercalcämien die Cyclo-AMP-Ausscheidung im Harn drosseln, Senkungen des Blutcalciumspiegels durch EDTA-Gaben sie steigern[626]. Umgekehrt deutet der permanent erhöhte Cyclo-AMP-Gehalt des Harns bei chronischem Hyperparathyreoidismus auf ein Versagen der homöostatischen Kontrolle der Knochen- und Nierencyclase-Aktivität hin[626].

An dieser Kontrolle nehmen außer Parathormon noch zwei weitere hormonale Wirkstoffe, *Adrenalin* und *Prostaglandin* E_1, teil. Diese (und Prostaglandin E_2) sind die einzigen Hormone außer Parathormon, welche die Knochen-Cyclase aktivieren[627]. Adrenalin, welches bei parathyreoidektomierten Ratten den Blutcalciumspiegel erhöht[628] und für die bei diesen Tieren vorhandene Hypercalciurie mitverantwortlich ist[629], also offenbar am Knochen ein Synergist, an der Niere ein Antagonist des Parathormons ist, wirkt über β-adrenergische Receptoren auf die Knochen-Cyclase; sein Effekt wird im Gegensatz zu dem des Parathormons durch β-Blocker (Propranolol) unterdrückt, woraus hervorgeht, daß der Knochen-Cyclase (mindestens) zwei verschiedene Discriminatoren (S. 118) vorgeschaltet sind[630]. Dagegen übt Prostaglandin E_1 schon in sehr kleinen Konzentrationen einen calciummobilisierenden Effekt am Knochen aus, welcher sich qualitativ nicht erkennbar von dem des Parathormons unterscheidet und wie dieser in fleckigen Resorptionszonen zum Ausdruck kommt[631]. Jedoch kommt es nach Injektion von PGE_1 nicht zu einer Hypercalcämie, was sich damit erklärt, daß

618 Nagata, Rasmussen 1970a. 619 Fleisch, Bisaz 1962. 620 Avioli et al. 1966.
621 Tenenhouse, Rasmussen 1968.
622 Copp, Davidson 1961, Raisz 1963, Kyle et al. 1963, Sherwood et al. 1966.
623 Halden et al. 1964, Borle 1970. 624 Rasmussen, Nagata 1970a. 625 Streeto 1969.
626 Estep et al. 1970. 627 Chase, Aurbach 1970. 628 Kenny 1964.
629 Morey, Kenny 1964, Kenny 1966. 630 Kenny 1964, Chase, Aurbach 1970.
631 Klein, Raisz 1970.

parenteral einverleibte Prostaglandine der E-Gruppe sehr schnell in Lunge und Leber inaktiviert werden. PGE_1 bewirkt also, entsprechend seiner Funktion als organgebundener Modulator endokriner Effekte, im Gegensatz zu Parathormon nur eine lokale und flüchtige Ca^{++}-Mobilisierung aus dem Knochen, die sich am Blutcalciumspiegel nicht auswirkt.

Die Präzision gegenregulatorischer Steuerung metabolischer Parameter durch Hormone ist bei kaum einer anderen Stoffwechselgröße so eindrucksvoll wie beim Calcium. Bis vor kurzem schien es, als ob eine homöostatische Kontrolle der Parathormonsekretion nur über den Rückkopplungseffekt des freigesetzten Calciums selbst möglich sei. Es war wie die Ausfüllung eines endokrinologischen Vakuums, als 1961 ein gegenüber dem Parathormon antagonistisch wirkendes Hormon, das in den C-Zellen der Säugerschilddrüse und im Ultimobranchialapparat der Vögel, Fische und Reptilien gebildete *Calcitonin* (Thyrocalcitonin), entdeckt wurde. Dieser Wirkstoff erfüllt im Calciumhaushalt eine doppelte Aufgabe: die der Neutralisierung parathormonbedingter Hypercalcämien und die eines Schutzes (jedoch nicht einer Wiederauffüllung) der Calciumreserven des Knochens. In beiden Fällen greift Calcitonin am Ca^{++}-Bestand der Körperflüssigkeiten an: es setzt die Ca^{++}-Konzentration in Blut und extracellulärem Raum herab, und es hemmt die Ca^{++}-Mobilisation aus Knochenzellen[632]. Zwischen beiden Vorgängen besteht eine kausale Beziehung, insofern als nur solche Hypercalcämien durch Calcitonin beseitigt werden, die durch vermehrte Kalkmobilisation aus dem Knochen (also Hyperparathyreoidismus) verursacht sind, nicht (oder nur teilweise und indirekt) solche, die durch exogene Ca^{++}-Überladung im normalen Organismus erzeugt sind[633]. Calcitonin ist also ein spezieller Antagonist des Parathormons und nicht ein allgemeiner Regulator des Kalkhaushaltes. Auch die Hypophosphatämie, die die Calcitonin-Hypocalcämie begleitet, ist auf eine Blockierung der Phosphatfreisetzung aus dem Skelet zurückzuführen[634], während die durch Parathormon hervorgerufene Hypophosphatämie durch Phosphatausschwemmung im Harn verursacht ist (S. 175). Die nach hohen Calcitonindosen beobachtete Phosphaturie und Anticalciurese[635] erklärt sich durch gegenregulatorische Ausschüttung von Parathormon.

Die Hemmwirkung, die das Calcitonin gegenüber der Parathormon-Osteolyse ausübt, und die sich nicht nur auf Calcium und Phosphat, sondern auch auf die Knochenmatrix (Hydroxyprolin-Ausscheidung!) erstreckt[636], ist der Ausdruck eines engbegrenzten Antagonismus von Calcitonin gegenüber Parathormon, der möglicherweise so weit geht, daß Calcitonin in totaler Abwesenheit von Parathormon überhaupt keine Wirkung entfaltet[637]. Der Sekretionsmechanismus der calcitonin-produzierenden C-Zellen reagiert außerordentlich empfindlich auf eine durch vermehrten Knochenabbau erzeugte Hypercalcämie, wie sie bei Morbus Paget vorliegt. Ein Anstieg des Blutcalciums von 10 auf 15 mg/100 ml erhöht den Calcitoninspiegel im Schilddrüsenvenen-Blut von 10—20 auf 2000—2500 mμg je ml[638]. Der reziproke Charakter der Beziehung der Parathormon- und Calcitonin-Inkretion zum Niveau des Plasma-Calciums[639] geht aus Abb. 2 hervor. Während bei chronischem Hyperparathyreoidismus das Calcitonin aus der Schilddrüse entleert wird und ihr Calcitoningehalt extrem vermindert ist[640], findet sich bei

[632] Aliapoulios et al. 1966a, Friedman, Raisz 1965, Rasmussen, Tenenhouse 1967, Friedman et al. 1968.
[633] Mittleman et al. 1967.
[634] Hirsch et al. 1964, Kenny, Heiskell 1965, Chausmer et al. 1966.
[635] Rasmussen et al. 1967. [636] Riggs et al. 1970.
[637] McManus, Whitfield 1969a, Anast et al. 1967, Bell, Stern 1970.
[638] Potts 1970. [639] Gittes et al. 1966, 1968. [640] Tashjian, Voelkel 1967.

therapieresistentem (Pseudo-) Hypoparathyreoidismus ein auf das 100—200fache der Norm erhöhter Calcitoninvorrat im parafollikulären Apparat der Schilddrüse[641].

Im Gegensatz zum Parathormon hat Calcitonin keine wesentlichen Wirkungen auf die Niere und die Darmschleimhaut. Der hypocalcämische und anti-osteolytische Effekt des Calcitonins ist auch nach Entfernung der Nieren und des Intestinaltrakts voll ausgeprägt[642], und beim Hund wird weder die Ca^{++}- noch die Phosphatausscheidung durch in die Nierenarterie injiziertes Calcitonin beeinflußt[643]. Die bei der Ratte nach Calcitoninapplikation auftretende Phosphaturie[644] ist wahrscheinlich eine Folge kompensatorischer Parathormon-Mobilisierung. Die Befunde, die sich auf eine renale Komponente der Calcitoninwirkung beziehen[645], sind widersprechend und lassen keine eindeutige Aussage zu.

Calcitonin gehört zusammen mit Insulin und Cortisol zu den wenigen Hormonen, deren Wirkung nicht durch Aktivierung einer Adenylcyclase vermittelt wird. Die parathormon-spezifische Cyclase des Knochens wird durch Calcitonin

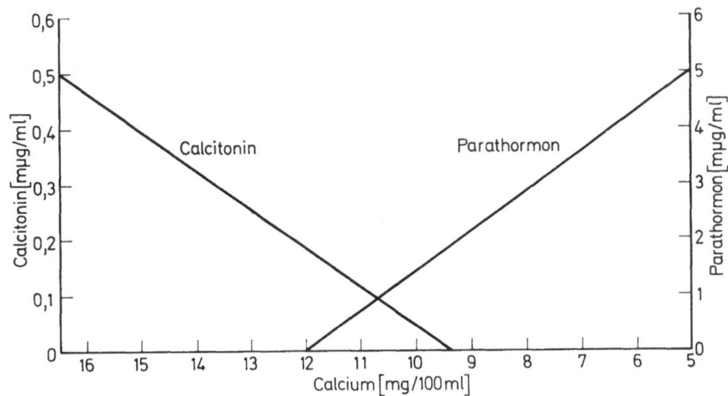

Abb. 5. Wirkungen von Veränderungen des Serum-Calciumspiegels auf die Konzentration von Calcitonin und Parathormon im peripheren Blut. (Nach Potts 1970)

nicht signifikant beeinflußt[646]. Auch die geringfügige Erhöhung des Cyclo-AMP-Gehalts, die in der Membranfraktion von Nierenrindenzellen durch Calcitonin ausgelöst wird[647], reicht nicht aus, um die auch theoretisch nicht begründbare Annahme einer Aktivierung der Nierencyclase durch Calcitonin zu rechtfertigen. Im Gegenteil wird die Calcitoninwirkung durch Pharmaka, die den Cyclo-AMP-Gehalt in der Zelle erhöhen (Catecholamine, Theophyllin), aufgehoben[648], und Calcitonin seinerseits unterdrückt den parathormon-imitierenden Effekt des lipoidlöslichen Dibutyrylderivats von Cyclo-AMP[649], so daß Cyclo-AMP als Mediator der Calcitoninwirkung nicht in Frage kommt. Calcitonin scheint sogar den Cyclo-AMP-Gehalt der Knochenzellen zu vermindern[650], indem es den Abbau dieses Nucleotids durch Aktivierung der 3′, 5′-Phosphodiesterase (S. 110) stimuliert[651]; dafür spricht, daß die Calcitoninwirkung durch Imidazol, einen Aktivator der Phosphodiesterase, nachgeahmt und durch Theophyllin oder Coffein, Hemmstoffe der Phosphodiesterase, blockiert wird[652].

[641] Tashjian et al. 1966, Aliapoulios et al. 1966b. [642] Munson et al. 1968.
[643] Clark et al. 1968. [644] Robinson et al. 1966, Rasmussen et al. 1967, Clark, Kenny 1969.
[645] Kenny, Heiskell 1965, Borle 1969a, b, Pak et al. 1970.
[646] Rasmussen et al. 1968, Chase et al. 1969, Chase, Aurbach 1970.
[647] Murad et al. 1970. [648] Wells, Lloyd 1968a. [649] Wells et al. 1969.
[650] Rasmussen et al. 1968. [651] Wells et al. 1969.
[652] Wells, Lloyd 1967, 1968b, McManus, Whitfield 1969b.

Aus dieser Feststellung darf jedoch nicht der Schluß gezogen werden, daß der biologische Effekt des Calcitonins von der Vermittlerfunktion des „second messenger" unabhängig ist. Calcitonin gehört ebenso wie Insulin und Cortisol zu der Gruppe hormonaler Wirkstoffe, denen der Vermittlereffekt des Cyclo AMP nicht nachgeordnet, sondern vorgeschaltet ist (S. 117). So wie die Cyclaseaktivierung durch Adrenalin oder Glucagon im Inselapparat das Cyclo-AMP bereitstellt, welches die Freisetzung von Insulin auslöst (S. 146f.), so stellt die durch Parathormon mit Hilfe der Knochen- und Nierencyclase erhöhte Cyclo-AMP-Konzentration den adäquaten Reiz für die Sekretion des Parathormon-Antagonisten Calcitonin aus; Erhöhung der Cyclo-AMP-Konzentration in den C-Zellen der Schilddrüse bewirkt Ausschüttung von Calcitonin[653]. Auch im Bereich des Calciumhaushaltes erweist sich somit Cyclo-AMP, abgesehen von seiner unmittelbaren „messenger"-Funktion, als Werkzeug homöostatischer Kontrolle durch endokrine Regulationen. Andere Hormone, die in der Schilddrüse Cyclo-AMP freisetzen, können ebenfalls, soweit diese Freisetzung in den C-Zellen erfolgt, an der Mobilisierung von Calcitonin teilnehmen[654]. Zu ihnen gehören neben TSH und ACTH auch Adrenalin und Glucagon, von denen Adrenalin dadurch, daß es gleichzeitig hypercalcämisch wirkt, einen selbständigen Beitrag zur Homöostase des Calciums liefert (s. S. 133), während Glucagon den Calcitonineffekt in sinnvoller Weise ergänzt (s. unten). Da überdies zwischen Cyclasen, Cyclo-AMP und Plasma-Ca^{++} enge Wechselbeziehungen bestehen[655], muß damit gerechnet werden, daß auch die regulierende Potenz des Ca^{++}-Spiegels im Plasma gegenüber der Parathormon- und Calcitoninsekretion über zwischengeschaltetes Cyclo-AMP zur Wirkung gelangt.

Von den soeben erwähnten Hormonen, die über Cyclo-AMP in der Schilddrüse einen Einfluß auf die Ca^{++}-Ökonomie ausüben, verdient das *Glucagon* ein bevorzugtes Interesse. In den letzten Jahren hat sich ergeben, daß Glucagon eine erhebliche Rolle in der Regulation des Calciumhaushaltes spielt. Glucagon, dessen vielseitige Funktionen ausnahmslos durch Cyclo-AMP vermittelt werden (S. 111 und 162), beeinflußt das Verhalten des Calciums in gleicher Richtung wie Calcitonin; es senkt den Calciumspiegel des Plasmas[656], erhöht die Calciurese[657] und hemmt die Calciumresorption aus dem Knochen[658]. Da der hypocalcämische Effekt des Glucagons nach Schilddrüsenentfernung abgeschwächt auftritt oder ausbleibt[658a], wird angenommen, daß Glucagon durch Vermittlung des unter seinem Einfluß in der Schilddrüse freigesetzten Cyclo-AMP[659] eine Calcitoninausschüttung in den C-Zellen herbeiführt[660]. Dem entspricht, daß Glucagon in Schilddrüsengewebe in vitro durch Erhöhung des Cyclo-AMP-Gehaltes Calcitonin mobilisiert[661]. Aber daneben besitzt Glucagon noch einen wichtigen extrathyreoidalen Angriffspunkt seiner Wirkung auf den Calciumhaushalt. Ein beträchtlicher Teil seines hypocalcämischen Effektes ist auch nach Thyreoparathyreoidektomie nachweisbar und mit einer von Calcitonin unabhängigen, auch in der Gewebekultur feststellbaren Einlagerung von Calcium und Phosphat in den Knochen verknüpft[662]. Während also Calcitonin den parathyreogenen Knochenabbau nur zu hemmen vermag (s. oben), kommt es unter Glucagonwirkung zu einer echten Remineralisation des Knochens. Dieser Effekt scheint sehr prompt einzutreten; jedenfalls erfolgt die damit gekoppelte Abnahme des Blutcalciumgehaltes schnel-

653 Care, Gitelman 1968, Bell 1970a, b. 654 Bell 1970, Bell, Stern 1970.
655 Rasmussen, Nagata 1970a, Chase et al. 1969a, Estep et al. 1970.
656 Paloyan et al. 1967, Ottenjann, Deyhle 1969, Pickleman et al. 1969, Birge, Avioli 1969, Tanzer et al. 1970.
657 Dewonck et al. 1963. 658 Stern, Bell 1968, Williams et al. 1969.
658a Pickleman et al. 1969. 659 Shieber et al. 1969. 660 Avioli et al. 1968, 1969.
661 Bell 1970. 662 Stern, Bell 1970, Hattner et al. 1970, Bowser et al. 1968.

ler als die durch Calcitonin provozierte und verschwindet auch schneller, so daß sie beim schilddrüsenlosen Tier übersehen werden kann[663].

Den Schlüssel zum Verständnis der Wirkung des Glucagons liefert wahrscheinlich die Kombination zweier Fakten: daß nämlich Glucagon die zentrale Steuerungsinstanz der Gluconeogenese (S. 144) ist, und daß die Reaktionskette der Gluconeogenese an verschiedenen Stellen des Kettenverlaufs der Mitwirkung von Ca^{++} bedarf[664]. So aktiviert das Parathormon durch Mobilisierung von Ca^{++} aus dem Knochen und Einschleusung von Ca^{++} in die Tubuluszellen die Gluconeogenese in der Niere[665], wobei wieder Cyclo-AMP als Vermittler dient[666]. Während aber Parathormon lediglich eine beschränkte, auf die Niere begrenzte gluconeogenetische Wirkung ausübt, die nur einen kleinen Teil des von diesem Hormon mobilisierten Calciums beansprucht, ist der von Glucagon gesteuerte gluconeogenetische Effekt, der sich vor allem in Leber und Herzmuskel abspielt, aber offenbar auch (über Cyclo-AMP) auf Knochen und Niere erstreckt[667], so umfangreich, daß mehr Ca^{++} zu seiner Realisierung benötigt wird, als durch Parathormon zur Verfügung gestellt wird. So kommt es, daß Glucagon auf dem Sektor der Bewirtschaftung des für den Kohlenhydratstoffwechsel benötigten Calciumbetrages zum Konkurrenten und Antagonisten des Parathormons wird und damit ein wichtiges Glied des den Calcium- und Phosphathaushalt kontrollierenden Regelkreises darstellt.

C. Intrahormonale Selbststeuerungen

Das Wesen der bisher beschriebenen endokrinen Regulationen besteht darin, daß Gruppierungen synergistischer oder antagonistischer, mit gleicher Kompetenz ausgestatteter (horizontal korrelierter) Hormone durch ihr Zusammenwirken biologische Effekte, die einer endokrinen Kontrolle unterstehen, verstärken oder abschwächen. Diese Intensitätsveränderung hormonaler Effekte kommt im allgemeinen durch einen gleich- oder entgegengesetzt gerichteten, durch spezifische Adenylcyclasen vermittelten Angriff zweiter und dritter Hormone am Objekt zustande, praktisch niemals aber durch direkte Beeinflussung der Synthese oder Aktivität des ersten Hormons*. Zusätzlich zu diesen Regulationsmechanismen auf multihormonaler Basis existieren jedoch noch ganz andersartige, rein bilateral mittels wechselseitiger Aktivitätskontrolle funktionierende Modi endokriner Gleichgewichtserhaltung, die in den folgenden Abschnitten behandelt werden. Zu ihnen gehören Mechanismen einer hormonalen Selbstregulation, die dadurch gekennzeichnet sind, daß die hierher gehörigen Hormone ihre eigene Aktivität unter Kontrolle halten können, indem die aus ihrem Produktionsort entlassenen Hormonbeträge einen hemmenden Einfluß auf ihren eigenen Nachschub, also die Synthese weiterer Mengen des gleichen Hormons ausüben. Dieser auch als „internal feed-back" oder „auto-feed-back" bezeichnete Modus hormonaler Selbststeuerung entspricht seinem Wesen nach dem enzymchemischen Vorgang der sog. „end-product inhibition".

Das Produkt einer enzymatischen Reaktion oder Reaktionskette kann, wenn es im Überschuß gebildet oder von außen zugeführt wird, den Ablauf der zu seiner eigenen Bildung führenden Reaktion so lange blockieren, bis der Überschuß des Produkts durch Weiterverarbeitung beseitigt ist. Da die Synthese jedes einzelnen Hormons ein durch Enzyme gesteuerter Vorgang ist, gilt auch für ihn das Gesetz der „end product inhibition", also der

---

* Eine der wenigen Ausnahmen von dieser Regel ist die Förderung der Aldosteronsynthese durch Angiotensin.

[663] Aliapoulios, Morain 1968, Hattner et al. 1970.

[664] Krebs et al. 1963, Rutman et al. 1965. [665] Nagata, Rasmussen 1968, 1970.

[666] Pagliara, Goodman 1969, Rasmussen, Nagata 1970. [667] Phang, Weiss 1970.

Hemmung oder Begrenzung der enzymatischen Hormonsynthese durch die am Syntheseort bereits vorhandene Hormonmenge. Durch diesen Selbststeuerungsmechanismus wird normalerweise jede Hormonüberproduktion verhindert; sie kann nur eintreten, wenn das hormonbildende Enzym infolge einer pathologischen Veränderung seiner Oberflächenstruktur gegenüber der allosterischen Inhibitorwirkung der schon vorhandenen Hormonmoleküle unempfindlich geworden ist.

Die Gültigkeit und Bedeutung dieses „intrahormonalen“ Regulationsmodus ist zuerst beim Studium der Auswirkungen hormonproduzierender Tumoren auf das Endocrinium des Wirtsorganismus erkannt worden[668]. Bei Ratten mit STH-produzierenden Tumoren ist die STH-Synthese in der Hypophyse herabgesetzt; ebenso wird die Prolactinsynthese im HVL durch prolactinsezernierende Tumoren unterdrückt[669]. In Abwesenheit der Nebenniere wird die ACTH-Produktion im HVL durch Transplantate ACTH-sezernierender Geschwülste gedrosselt[670]. Schon länger ist bekannt, daß das Niveau von zirkulierendem ACTH in reziprokem Verhältnis zur Produktion und Freisetzung von ACTH in der Hypophyse steht[671]. Der Gonadotropingehalt des HVL wird durch Choriongonadotropininjektionen herabgesetzt[672]. STH-Applikation verringert bei der Ratte den STH-Gehalt des HVL signifikant[672a]. Infusionen von HGH verhindern den durch Vasopressin bedingten Anstieg der STH-Abgabe aus der Hypophyse bei Affen[673]. Auch die durch Oestrogene stimulierte Prolactinsynthese im HVL wird durch implantiertes Prolactin gehemmt[674]. Das Gesetz des „internal feed-back“ gilt aber nicht nur für die HVL-Hormone. Oxytocin, längere Zeit von außen zugeführt, legt die endogene Oxytocinproduktion still[675]. Serotoninzufuhr verhindert die durch Reserpin stimulierte Produktion und Freisetzung endogenen Serotonins[676]. Von außen zugeführtes Insulin blockiert die Insulinsynthese in den B-Zellen, besonders bei erhöhtem Glucosegehalt des Mediums[677]. Exogenes Glucocorticoidangebot drosselt die Corticoidsynthese in der NNR[678]. Auch die Tatsache, daß Hypophysektomie die Wirkung zugeführter HVL-Hormone erheblich verstärkt, erklärt sich mit der Existenz eines „internal feed-back“ dieser Hormone[679]. Bei dieser hormonalen Selbstkontrolle handelt es sich, soweit daraufhin untersucht, primär um die Beeinflussung der Synthese des betreffenden Hormons und nicht (oder nicht nur) um die seiner Sekretion[669].

Nur ausnahmsweise ist der „internal feed-back“ ein scheinbarer, durch Hypothalamushormone vermittelter. Das gilt etwa für den Befund, daß LH-Implantation in die Eminentia mediana den LH-Gehalt des HVL stark vermindert[680]. Hier liegt offenbar ein „short-loop feed-back“ zwischen LH und dem „LH-releasing hormone“ des Hypothalamus vor (S. 192)*. In den meisten Fällen eines „internal feed-back“ bei HVL-Hormonen handelt es sich um eine echte Selbststeuerung[681].

---

* In der Literatur herrscht Verwirrung hinsichtlich der Bezeichnung für die intrahormonale Selbststeuerung von Hormonen und die kurzgeschlossene Rückkopplung zwischen Hypothalamus und HVL (S. 193). Nur der erstgenannte Vorgang sollte als „internal feed-back“ bezeichnet und dadurch von der Beziehung zwischen Hypothalamus und HVL unterschieden werden, für die die Bezeichnung „short-loop feed-back“ üblich geworden ist.

668 McLEOD et al. 1966, 1969. 669 McLEOD, ABAD 1968.

670 VERNIKOS-DANELLIS, TRIGG 1967. 671 GEMZELL, HEIJKENSKJÖLD 1957.

672 SZONTAGH, UHLARIK 1964.

672a KONEFF et al. 1948, KRULICH, McCANN 1966a, MÜLLER et al. 1967.

673 SAKUMA, KNOBIL 1970. 674 WELSCH et al. 1968. 675 DONKER et al. 1954.

676 ERSPAMER 1956. 677 MIRSKY et al. 1942, SODOYEZ et al. 1969.

678 BIRMINGHAM, KURLENTS 1958, PÉRON et al. 1960, BLACK et al. 1961, FEKETE, GÖRÖG 1963, MORROW et al. 1967.

679 McGARRY et al. 1968, LUFT et al. 1959. 680 DAVID et al. 1966, CORBIN, COHEN 1966.

681 MÜLLER et al. 1967, McCANN, PORTER 1969.

D. Vertikale Wechselbeziehungen und Interdependenzen als Träger endokriner Regulationen

1. Regulationen, die vom Hypophysenvorderlappen und der Placenta ausgehen

Das im vorangehenden Abschnitt geschilderte Prinzip des „internal feed-back“ stellt nur den durch Identität beider Partner gekennzeichneten Grenzfall einer bilateralen Hormonbeziehung dar, in der ein übergeordnetes (sog. „tropes“*) Hormon die Produktion und Sekretion eines zweiten, untergeordneten Hormons (im folgenden als Zielhormon bezeichnet) in Gang setzt und bis zur Erreichung einer gewissen Höchstkonzentration des Zielhormons fördert, oberhalb dieser jedoch einer zunehmenden Hemmung seiner eigenen Synthese und Sekretion unterliegt, während es umgekehrt bei Ausschaltung des Zielhormons und seiner Hemmwirkung vermehrt gebildet und ausgeschüttet wird (sog. „negativer feed-back“). Diese einen geschlossenen Regelkreis repräsentierende vertikale Korrelation eines Hormonpaares ist etwas grundsätzlich anderes als die äquivalente (horizontale) Wechselwirkung von Hormonen, die den früher beschriebenen Synergismen und Antagonismen (Abschnitt III B) zugrunde liegt. Die einzelnen Gruppen dieser vertikal korrelierten Hormonpaare sind im Säugerorganismus zu einer stufenweise angeordneten Hierarchie zusammengefaßt, deren unterste, in die Peripherie hinein wirkende Gruppe aus *Hormonen des HVL* und ihren zugehörigen Zielhormonen besteht. In ihren Funktionen sind die bilateralen Systeme der HVL-Hormone denen der *Placentahormone* außerordentlich ähnlich; sie unterscheiden sich nur dadurch, daß die Hormonpaare, an denen der HVL beteiligt ist, als Glieder der erwähnten Hierarchie einer höheren Regulationsinstanz, der der hypothalamischen „releasing hormones“ (S. 192), unterstehen, während die placentaren Hormonpaare autonom und keiner außerhalb der feto-placentaren Einheit liegenden Steuerung unterworfen sind.

Die Tatsache, daß die „tropen“ HVL-Hormone eine intermediäre Stellung zwischen den ihnen untergeordneten Zielhormonen und den sie kontrollierenden „releasing hormones“ einnehmen, hat neuerdings zu der Vermutung geführt, daß die HVL-Hormone überhaupt keine selbständige Auftragsfunktion haben, sondern lediglich Schaltstellen oder Vermittler der von den „releasing hormones“ ausgehenden Impulse seien. Dies ist aber nur zum Teil richtig. Viele der an den Zielhormonen angreifenden Wirkungen und von ihnen ausgehenden Rückkopplungseffekte der „tropen“ Hormone erfolgen in eigener Kompetenz und unabhängig vom Hypothalamus. So greift der feed-back-Mechanismus der Glucocorticoide im wesentlichen am HVL an und beeinflußt das übergeordnete „releasing hormone“ nur zum Teil[682]; Cortisol blockiert in Hypophysenzellkulturen die ACTH-Abgabe in Abwesenheit von Hypothalamuswirkstoffen[683], und Thyroxin hemmt TSH ohne Einwirkung auf den Hypothalamus[684]; umgekehrt vermehrt Ovariektomie den FSH-Gehalt des HVL um ein Vielfaches, hat aber keinen Einfluß auf den Gehalt des Hypothalamus und des Blutplasmas an dem zugehörigen „releasing hormone“ (FSH-RF)[685]. Dasselbe gilt für die Vorverlegung der Ovulation durch Oestrogenapplikation im Prooestrus[686] und die Unterdrückung der hypothalamogenen LH-Sekretion im HVL durch Progesteron[687]. Es besteht also kein Zweifel, daß der HVL in der Hierarchie der vertikalen Hormonkorrelationen eine selbstän-

* In der angelsächsischen Literatur wird von „trophic (gonadotrophic, thyreotrophic) hormones“ gesprochen, während im Deutschen der Terminus „gonadotrope, thyreotrope“ bzw. als Sammelbezeichnung „trope Hormone“ üblich geworden ist.

682 Kendall, Allen 1968, Russell et al. 1969. 683 Fleischer, Rawls 1970.

684 Sinha, Meites 1966, Guillemin 1963. 685 Corbin et al. 1970.

686 Weick, Davidson 1970. 687 Spies et al. 1969, Arimura, Schally 1970.

dige Rolle spielt und zum mindesten die ihm vom Hypothalamus zufließenden Instruktionen in entscheidender Weise modifiziert. Andererseits ist zuzugeben, daß durch die Entdeckung der „releasing hormones" viele (vor 1955 gemachte) Beobachtungen über die vom HVL ausgehenden endokrinen Regulationen entwertet worden sind, da viele damals dem HVL zugeschriebenen Leistungen über den Hypothalamus zustande kommen, also indirekter Natur sind.

Zu den vertikal koordinierten Systemen, in denen HVL- und Placentahormone die Rolle des übergeordneten Partners spielen, gehören die folgenden Hormonpaare:

HVL:	FSH LH (ICSH)	Oestrogene und Gestagene (unterstehen wechselseitiger Kontrolle)
	ACTH	Nebennierenrindenhormone außer Aldosteron
	TSH	Thyroxin und Trijodthyronin
Placenta:	HCG	Oestrogene und Gestagene; Dehydroepiandrosteron
	HCA*	NNR-Hormone (?)
	HCT**	Thyroxin und Trijodthyronin.

Die charakteristische Beziehung zwischen abhängigem und übergeordnetem Hormon in diesen vertikalen Hormonsystemen ist die des sog. „negativen feedback". Sie kann ebenso wie die des „internal feed-back" auf eine Endprodukthemmung des das übergeordnete Hormon synthetisierenden Enzymproteins zurückgeführt werden, derart, daß das in überhöhter Konzentration vorliegende Zielhormon auf dem Blutwege zum Ort dieser Synthese (HVL oder Placenta) transportiert wird und dort durch allosterische Bindung (und damit verknüpfte Moleküldeformation) des synthetisierenden Enzyms dessen Wirkung beseitigt[687a]. Zahlreiche Befunde zeigen, daß die in der Peripherie gebildeten Zielhormone zum Produktionsort des übergeordneten Hormons verfrachtet und dort an Proteine fixiert werden, die wahrscheinlich Enzymcharakter haben[687b] und deren enzymatische Aktivität durch diesen Bindungsprozeß blockiert wird. So ist im System ACTH—Cortisol die Freisetzung des ACTH im HVL von vorheriger Proteinsynthese abhängig und kann durch deren Ausschaltung entweder mittels eines Überschusses von Corticoiden selbst[687c] oder von Actinomycin D[687d] verhindert werden. Das gleiche gilt für Thyroxin und TSH[687c]. Diese für den negativen feedback charakteristische Hemmung der Proteinsynthese scheint sich vorwiegend in der Plasmamembran abzuspielen, da die Hemmung der ACTH-Freisetzung mit einer Änderung der Membranpermeabilität im Bereich der basophilen HVL-Zellen verknüpft ist[687e].

Auch am umgekehrten Vorgang, der Auslösung der Synthese des Zielhormons durch das übergeordnete Hormon, ist mit größter Wahrscheinlichkeit ebenfalls eine Endprodukthemmung ursächlich beteiligt. Das besterforschte Beispiel dieser Art, die Synthese und Freisetzung der NNR-Hormone durch ACTH, kommt offenbar so zustande, daß die innerhalb der Mitochondrien der Fasciculata vor sich gehende Synthese von Pregnenolon aus Cholesterin durch das sich anhäufende Endprodukt Pregnenolon blockiert wird; ACTH erhöht mit Hilfe des „second messenger" Cyclo-AMP und von Ca^{++}-Ionen die Permeabilität der Mitochondrienmembran, bewirkt so Austritt von Pregnenolon aus den Mitochondrien und beseitigt damit die Endprodukthemmung[688]. Dieser Vorgang ist auch deswegen von großer Bedeutung, weil nur die Umwandlung von Cholesterin in Pregnenolon innerhalb der Mitochondrien, die eigentliche Bildung der Steroidhormone aus Pregnenolon aber in der Zellflüssigkeit erfolgt. Die Gültigkeit der Vorstellungen,

* = Human chorion adrenotrophin. ** = Human chorion thyreotrophin.

[687a] MONOD et al. 1963. [687b] STEVENS, GROSSER 1970. [687c] YAMAMOTO 1968.
[687d] ARIMURA et al. 1969. [687e] KRAICER et al. 1969. [688] KORITZ, HALL 1964.

die zur Formulierung von der Bedeutung der Endprodukthemmung für die Wechselbeziehungen vertikal koordinierter Hormonpaare (sog. „Koritz-Hall-Theorie") geführt haben, ist rechnerisch anhand eines sechsstufigen dynamischen Modells der adrenalen Steroidogenese einwandfrei bewiesen worden[689].

Die durch ACTH herbeigeführte Zustandsänderung der intracellulären Membranen der NNR beschränkt sich nicht nur auf eine Steigerung ihrer Permeabilität, sondern besteht gleichzeitig in einer wohl damit zusammenhängenden Zunahme ihrer biosynthetischen Leistungen und speziell der Aktivität der membrangebundenen corticoid-synthetisierenden Enzyme (11β-, 17α- und 21-Steroidhydroxylasen)[690]. Das ACTH übt also mittels seiner Einwirkung auf die Strukturen der NNR-Zelle einen doppelten Effekt aus: einmal den der Öffnung der Schleuse für den Zufluß des Synthesematerials, und zweitens den der Lieferung des enzymatischen Werkzeugs für die Synthese der Zielhormone. Dieser sehr spezifische Effekt spielt sich also an den Proteinstrukturen der Membranen des Erfolgsorgans ab[691], deren Ansprechbarkeit auf hormonale Reize wiederum die Mitwirkung einer organ- oder zellspezifischen Adenylcyclase voraussetzt[692]. Dem entspricht, daß Bildung und Freisetzung von Zielhormonen in vertikalen Hormonsystemen unter Vermittlung von Cyclo-AMP erfolgen; das gilt für die Produktion von Schilddrüsenhormonen (Thyroxin und Trijodthyronin) durch TSH[693] und LATS („long-acting thyroid stimulator")[694], die von Glucocorticoiden durch ACTH[695], die von Progesteron durch LH[696] und durch HCG[697], die von Testosteron durch Gonadotropine[698].

Die Mitwirkung von Cyclo-AMP bei der Synthese der verschiedenen Zielhormone mit Steroidcharakter zeichnet sich durch bemerkenswerte Spezifität aus. Während z.B. der Schritt vom Cholesterin zum Pregnenolon in Keimdrüsen und NNR mit Hilfe der 20α-Steroidhydroxylase identisch verläuft[699], wird in der Keimdrüse aus Pregnenolon unter LH-Einwirkung mittels einer LH-spezifischen 3β-Steroiddehydrogenase Progesteron gebildet[700], in der Fasciculata der NNR dagegen durch eine cyclo-AMP-bedingte Hemmung dieses Enzyms und Induktion einer 11β-Hydroxylase die Hormonsynthese aus Pregnenolon in Richtung Cortisol umgelenkt[701]. Endlich wird in der Reticularis unter dem Einfluß des gleichen ACTH wie in der Fasciculata und wieder unter Cyclo-AMP-Beteiligung das Pregnenolon in Dehydroepiandrosteron (DHEA) und DHEA-Sulfat verwandelt[702], während die Aldosteronsynthese aus Pregnenolon unter völlig anderen Bedingungen vor sich geht (s. S. 169). Das gleiche Zielhormon kann auch in verschiedenen Organen unter der Einwirkung verschiedener „troper" Hormone, aber jeweils nach dem gleichen Mechanismus gebildet werden; das gilt beispielsweise für das Progesteron, welches in den Granulosazellen des Ovars unter LH-Einfluß[703], in den inneren Zellschichten der NNR unter ACTH-Einfluß[704] und in der Placenta unter der Einwirkung des Choriongonadotropins[705] aus Pregnenolon synthetisiert wird, wobei das ACTH-abhängige Progesteron der NNR partiell für das LH-abhängige Progesteron der Granulosazellen beim ovariektomierten Tier ersatzweise eintreten kann[706].

---

689 Urquhart et al. 1968, 1969.
690 Hayano et al. 1966, Milner, Villee 1970, Inano et al. 1970.
691 Farese, Reddy 1963, Bransome, Reddy 1963, Scriba 1963.
692 Lefkowitz et al. 1970, Grower, Bransome 1970a, b.
693 Klainer et al. 1962, Pastan, Macchia 1967, Ahn, Rosenberg 1968.
694 Burke 1968a, b, Levey, Pastan 1970.
695 Haynes 1959, Roberts et al. 1967, Grahame-Smith et al. 1967, Ney 1969, Taunton et al. 1967, 1969, Kowal, Fiedler 1969.
696 Marsh et al. 1966, Dorrington, Kilpatrick 1967. 697 Dorrington, Baggett 1969.
698 Murad et al. 1969. 699 Hall, Young 1968. 700 Pupkin et al. 1966.
701 Kowal 1969, McCune et al. 1970. 702 Jones et al. 1970. 703 Falck 1959, Channing 1970.
704 Resko 1969. 705 Villee 1969. 706 Feder et al. 1968.

In allen Fällen, wo dies untersucht wurde, hat sich die Beteiligung von Cyclo-AMP an dem Regelmechanismus der vertikal korrelierten Hormonpaare als unerläßlich erwiesen, zumindest in der Richtung zum Zielhormon (in umgekehrter Richtung ist dies nicht notwendig, da die hier wirksamen Endproduktthemmungen rein physikalische Teilvorgänge der Enzymkinetik sind). Die Vermittlerfunktion des Cyclo-AMP im Bereich vertikaler Hormonsysteme scheint für deren biologische Leistungen derart bedeutsam zu sein, daß sie einer zusätzlichen biochemischen Kontrolle unterworfen ist. Diese besteht darin, daß die Prostaglandine der E-Gruppe (PGE_1 und PGE_2), welche als selbständige, an vielen endokrinen Regulationen beteiligte Hormone eine vielseitige biologische Rolle spielen (S. 157 und 172), im Bereich der vertikalen Hormonbeziehungen die Funktion einer Kontrollstation ausüben, welche das Zustandekommen der vom übergeordneten Hormon ausgehenden, zur Synthese des Zielhormons führenden Aktivierung der Adenylcyclase im Erfolgsorgan sicherstellt. Auf der vertikalen Wegstrecke vom „tropen" Hormon zum Zielhormon ist zwischen jenem und der von ihm aktivierten Cyclase ein Prostaglandin-Receptor als Relais eingebaut, welches die Durchgabe des Befehls zur Cyclo-AMP-Produktion garantiert und wohl auch modifizieren kann. Seine Ausschaltung (durch synthetische Antiprostaglandine) verhindert Cyclaseaktivierung und Zielhormonsynthese[707]. Dieser Mechanismus (Abb. 6) hat zumindest für die „tropen" Hormone des HVL Gültigkeit, also für LH[707], FSH[708], ACTH[709], TSH[710].

Übergeordnetes („tropes") Hormon
↓
Prostaglandin → Prostaglandin-Receptor
↓
Adenylcyclase
↓
Cyclo-AMP
↓
Synthese von Enzymprotein(en) in Membranen
↓
Synthese des Zielhormons

Abb. 6. Informationsweg vom übergeordneten Hormon zum Zielhormon

Das klassische System der vertikalen Korrelation zweier Hormone setzt sich, wie dargelegt, zusammen aus der Vorwärtsbeziehung (Synthese und Freisetzung des Zielhormons durch das „trope" Hormon) und der Rückwärtsbeziehung (dem „negativen feed-back"). Die Analogie derartiger Systeme und solcher, die modernen technischen Reglern zugrunde liegen, hat Anlaß zur Aufstellung physikalisch-mathematischer Modelle vertikaler Hormonbeziehungen gegeben, deren Durchrechnung eine der Effizienz technischer Regler mindestens gleichkommende Leistungsfähigkeit dieser hormonalen Regelsysteme ergeben hat[711]. Jedoch ist für die Funktionsweise der vertikal korrelierten Hormonpaare gegenüber vergleichbaren technischen Systemen charakteristisch, daß der regulierende Effekt der Zielhormone auch auf einem zweiten, bei technischen Reglern kaum begangenen Wege, nämlich mittels des Prinzips des „positiven feed-back" realisiert werden kann — allerdings fast ausschließlich in Gestalt des „gekreuzten positiven feed-back" (s. Abb. 7).

707 Kuehl et al. 1970, Speroff, Ramwell 1970. 708 Ham et al. 1970.
709 Flack et al. 1969, Ham et al. 1970. 710 Burke 1970a, b, Onaya, Solomon 1970.
711 Dallman, Yates 1968, Urquhart, Li 1968, Schwartz 1969.

Theoretisch betrachtet ist ein positiver feed-back zwischen zwei Hormonen ein schädlicher, allen regulatorischen Bedürfnissen zuwiderlaufender Modus, der das Niveau beider Hormone autokatalytisch aufschaukelt, einen unter Umständen bedrohlichen Circulus vitiosus erzeugt und die Ausbildung homöostatischer Gleichgewichte unmöglich macht. Wenn jedoch der positive Rückkopplungseffekt eines Zielhormons nicht am eigenen „tropen" Hormon, sondern an dem eines zweiten vertikal korrelierten Hormonpaares mit ergänzender Funktion angreift, so kann das auslösende Zielhormon eine neue hormonale, wiederum rückgekoppelte Reaktion in Gang setzen, die seine eigene Wirkung erweitert und vervollständigt. Dieser „gekreuzte positive feed-back" ist also ein sehr zweckmäßiger Vorgang, der den Anschluß eines durch „negativen feed-back" vertikal stabilisierten Hormonsystems an weitere gleichartige Systeme in Reihen- oder Kreisschaltung ermöglicht.

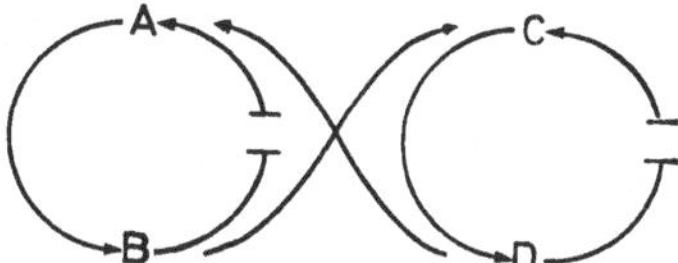

Abb. 7. Schema des negativen (*B*→*A*, *D*→*C*) und des gekreuzten positiven (*B*→*C*, *D*→*A*) feed-back. (*A* und *C* „trope" Hormone, *B* und *D* Zielhormone)

Auch der positive feed-back kann wie der negative auf den Mechanismus der allosterischen Endprodukthemmung eines an der Bildung des zugehörigen „tropen" Hormons beteiligten Enzymproteins zurückgeführt werden, nur kann es sich in diesem Falle nicht um ein die Hormonsynthese katalysierendes Enzym handeln, sondern im Gegenteil um ein Enzym, das die Bildung eines Hemmstoffs (Repressors) der Hormonsynthese auslöst, und dessen Wegfall den Weg zur überschießenden Hormonproduktion freigibt. Dieser Gegensätzlichkeit von negativem und (gekreuztem) positivem feed-back entspricht es auch, daß die Receptoren, an denen die negativen und positiven Rückkopplungsimpulse angreifen, an verschiedenen Stellen des hypophysären-hypothalamischen Verbundsystems lokalisiert sind[712a].

Das Zustandekommen eines gekreuzten positiven feed-back setzt voraus, daß das auslösende Zielhormon in einer relativ hohen Konzentration vorliegt, die das direkt zugeordnete „trope" Hormon bereits durch negativen feed-back hemmt, und daß die beiden an dem gekreuzten feed-back beteiligten Hormonpaare untereinander in einer sich ergänzenden funktionellen Beziehung stehen. Eine solche funktionelle Koppelung ist in besonders eindrucksvoller Weise bei den vertikalen Hormonkorrelationen, die die Funktionen der weiblichen Keimdrüse steuern, erkennbar: die beiden übergeordneten Gonadotropine (FSH und LH) kreisen ständig in zwar variabler, aber für jeden Zeitpunkt des Cyclus festgelegter Relation im Organismus[712], und auf der anderen Seite sind die beiden Zielhormone (bzw. Zielhormongruppen) dadurch verkoppelt, daß die Oestrogene während der follikulären Phase des Cyclus in den Theca-interna- und interstitiellen Zellen des Ovars nur dann produziert werden, wenn gleichzeitig in den Granulosazellen Progesteron gebildet wird[713], und daß in der lutealen Phase unter LH-Einwirkung stets neben Progesteron im Corpus luteum auch Oestrogene synthetisiert werden[714,715]. Bei all diesen Vorgängen wirkt Cyclo-AMP als Vermittler[715].

Die Verknüpfung von Oestrogen- und Gestagenwirkung hat auch eine biochemische Basis. Das LH stimuliert nicht nur die Umwandlung von Cholesterin über Pregnenolon zu Progesteron (und anderen Progestinen) in den Granulosa- und Lutealzellen, sondern auch in den Thecazellen die zur Oestrogenbildung

[712] Rose et al. 1967, Odell et al. 1968, Ojeda, Ramirez 1969. [712a] McCann, Porter 1969.
[713] Falck 1959. [714] MacDonald et al. 1966. [715] Channing 1970.

erforderliche Aromatisierung des Steroidgerüsts der dort (unabhängig vom LH) vorgebildeten C_{19}-Steroide, vor allem von Androsten-3,17-dion, der wichtigsten Vorstufe des Oestradiols[716]. Die entscheidende Rolle des „positiven feed-back" kommt am deutlichsten in der hormonalen Regulation des weiblichen Cyclus zum Ausdruck. Da das Hormonmuster im Verlauf des Cyclus bei den einzelnen Tierarten stark differiert, soll hier nur der menstruelle Cyclus bei Mensch und Primaten berücksichtigt werden. Hier ist vor allem der dem Follikelsprung und der Ovulation entsprechende steile Gipfel der Gonadotropinkonzentration im Blut auf ein Ineinandergreifen positiver feed-backs zurückzuführen. Abb. 8 gibt die Verlaufskurve der FSH- und LH-Konzentration im Blut während des Cyclus wieder, die für Mensch[717,718] und Affen[719] praktisch die gleiche Gestalt hat. Wie aus ihr zu

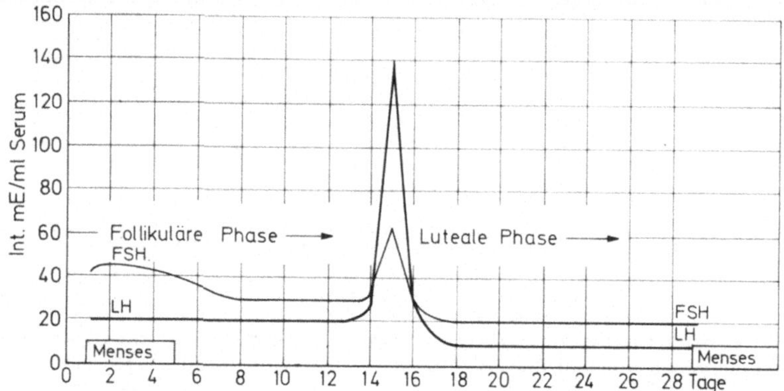

Abb. 8. Schematische Darstellung des Verhaltens der Serumkonzentrationen von FSH und LH während des normalen menstruellen Cyclus. (Nach Odell und Swerdloff 1968)

ersehen ist, spiegelt sich die Unterteilung des menstruellen Cyclus in follikuläre und luteale Phase im Verhalten der Plasmagonadotropine wider. Während des gesamten Cyclus werden FSH und LH ins Plasma abgegeben, wobei die FSH-Konzentration stets etwas überwiegt (FSH/LH = 1,5—2). Eine Ausnahme von dieser Situation bildet jedoch der „ovulatory peak", der am 15. Cyclustag die follikuläre Phase beendet und durch einen kurzdauernden steilen Anstieg der Konzentration beider Gonadotropine, vor allem des LH, gekennzeichnet ist (FSH/LH = 0,45). Während der Termin des Eintritts dieses „ovulatory peak" bestimmt wird von einem Zeitgeberimpuls des durch hormonale Prägung bei oder vor der Geburt angelegten Kontrollzentrums („cyclic center") im Hypothalamus[720] (S. 190), ist das hormonale Geschehen, das dem „ovulatory peak" zugrunde liegt, offenbar nicht zentral in Gang gesetzt, sondern muß auf einen zeitlich eng begrenzten, sehr spezifischen Effekt der Oestrogene im Sinne eines „positiven feed-back" zurückgeführt werden. Unmittelbar vor Eintritt des „ovulatory peak" ist bei allen Primaten ein steiler Anstieg der Oestrogene in Blut und Harn nachzuweisen[721]. Der auffällige zeitliche Zusammenhang zwischen Oestrogenausschüttung und „ovulatory peak", der außer beim Menschen und Affen

[716] Aakvaag, Eik-Nes 1965a, b, Nakayama et al. 1967, Engels et al. 1968, McCracken et al. 1969, Rado et al. 1970.
[717] Faiman, Ryan 1967, Odell et al. 1967, 1968, Midgley, Jaffe 1968, Cargille et al. 1969, Johansson, Wide 1969.
[718] Odell, Swerdloff 1968.
[719] Kirton et al. 1970, Stevens et al. 1970, Monroe et al. 1970.
[720] Barraclough, Gorski 1961, Barraclough 1966, Harris 1964.

auch bei der Ratte nachweisbar ist[722], deutet auf einen „trigger"-Mechanismus hin, mittels dessen die ovariellen Oestrogene zu einem vom „cyclic center" des Hypothalamus vorbestimmten Zeitpunkt eine stoßweise erfolgende Gonadotropinausschüttung aus dem HVL bewirken. Werden bei Affen oder bei der Ratte zu einem bestimmtenZeitpunkt vor der Ovulation synthetische Antioestrogene[723] oder Antikörper gegen albumingebundenes Oestradiol[724] injiziert, so bleibt der „ovulatory peak" mit seinen Begleit- und Folgeerscheinungen (Verarmung des HVL an LH, Progesteronanstieg im Blut) zu dem erwarteten Zeitpunkt aus. Das beweist, daß die Oestrogene eine entscheidende Rolle bei der Entstehung des „ovulatory peak" und als Regulatoren der ovulatorischen Abgabe von LH durch „positiven feed-back" spielen. Daß Oestrogene eine Freisetzung von LH aus dem HVL bewirken, ist schon seit 1934 bekannt[725] und so genau untersucht worden, daß es als Basis eines dynamischen, zur Computersimulation geeigneten Modells des menstruellen Cyclus verwendet werden konnte[725a]. Es zeigte sich auch, daß diese Freisetzung im wesentlichen direkt am HVL angreift und so dem Tatbestand des „gekreuzten positiven feed-back" entspricht[726]. Dieser gesicherten Funktion der Oestrogene als zeitgebundener Auslöser des ovulatorischen LH-Gipfels steht die umstrittene Rolle gegenüber, die das Progesteron in der präovulatorischen Phase des menstruellen Cyclus spielt. Applikation von Progesteron-Albumin-Antikörpern hat keinerlei Einfluß auf das Verhalten der Plasma-Gonadotropine in der Cyclusmitte[724], und auch der für die Sekretionsphase charakteristische Anstieg des Plasma-Progesterons tritt nicht vor, sondern erst nach dem „ovulatory peak" ein[727]; das Progesteron kann also an seiner Ausbildung keinen Anteil haben. Andererseits scheint ihm oder einem verwandten Gestagen, etwa dem 20α-Dihydroprogesteron[728] oder dem 17β-Hydroxyprogesteron[728a], eine diesen Vorgang unterstützende Bedeutung zuzukommen, da es bei kastrierten Frauen und solchen im Klimakterium gelingt, durch Applikation von Oestrogenen und anschließend von Progesteron, nicht aber von Oestrogenen allein, einen typischen „ovulatory peak" der Plasma-Gonadotropine hervorzurufen[729]. Da der „ovulatory peak" aus zwei Gipfeln besteht und der sehr hohe LH-Gipfel, wie dargelegt, im wesentlichen ein Oestrogeneffekt ist, liegt es nahe, den weniger hohen FSH-Gipfel (s. Abb. 8) auf einen analogen Wirkungsmodus des Progesterons (oder eines anderen Gestagens) zurückzuführen. Tatsächlich hat Progesteron, bei verschiedenen Tierarten während des Cyclus injiziert, die Eigenschaft, die Produktion und Sekretion von FSH im HVL zu stimulieren[730]. Diese und andere Beobachtungen sprechen dafür, daß der „ovulatory peak" die gemeinsame Reaktion auf zwei gekoppelte Signale ist, und daß ihm ein doppelter „gekreuzter positiver feed-back" zugrunde liegt, indem die präovulatorisch erhöhten Oestrogene die LH-Ausschüttung, die Gestagene (und zwar wahrscheinlich das schon am Ende der follikulären Phase reichlich gebildete 17β-Hydroxyprogesteron[728a]) den FSH-Gipfel hervorrufen. Beide Gonadotropine und ihre Zielhormone unterstehen also gemeinsamen Regulationsmechanismen[730a].

---

[721] Burger et al. 1968, Baird, Guevara 1969, Corker et al. 1969, Hopper, Tullner 1969.
[722] Callantine et al. 1966, Yoshinaga et al. 1969, Weick, Davidson 1970.
[723] Shirley et al. 1968, Labhsetwar 1970a, b. [724] Ferin et al. 1969a, b.
[725] Hohlweg 1934, Ramirez, McCann 1965, Goding 1969, Baird, Guevara 1969, Swerdloff, Odell 1969.
[725a] Vande Wiele et al. 1970.
[726] Vorys et al. 1965, Lisk 1969, Piacsek, Meites 1966, Weick, Davidson 1970.
[727] Johansson 1969, Neill et al. 1967, Goldman, Danhof 1969, Monroe et al. 1970.
[728] Hilliard et al. 1967. [728a] Strott et al. 1970.
[729] Odell, Swerdloff 1968.
[730] Van Rees 1959, Parlow et al. 1964, Caligaris et al. 1967.
[730a] McClintock, Schwartz 1968.

Die Rückkopplungsbeziehungen, die während der Geschlechtsreife zwischen den Gonadotropinen und ihren Zielhormonen bestehen, sind nicht von Geburt an vorhanden, sondern entwickeln sich erst mit der Pubertät. Beim infantilen weiblichen Tier verhindern die in seinem Organismus produzierten geringen Oestrogenmengen mittels eines sehr wirksamen negativen feed-back die Ausschüttung von Gonadotropinen aus dem HVL infolge der in diesem Alter sehr hohen Empfindlichkeit der „tonischen" Sexualzentren in der Gegend des Tuber cinereum und des Epithalamus (nuclei habenulae)[731], welche ihrerseits die Mechanismen des negativen feed-back im HVL kontrollieren*. Mit dem Einsetzen der Pubertät nimmt die Ansprechbarkeit der cerebralen Sexualzentren gegenüber den Oestrogenen schlagartig ab[732]. Diese Desensibilisierung ist mit einem Verschwinden des negativen feedback-Effektes der Oestrogene verknüpft, da nunmehr viel größere Zielhormonmengen zu seiner Auslösung erforderlich sind; die Folge ist, daß vermehrt Gonadotropine aus dem HVL abgegeben werden, die Produktion der beiden Zielhormone stimuliert und so das cyclische Geschehen in Gang gesetzt wird[733], in dessen Ablauf das Verhältnis der Gonadotropine zu den Sexualsteroiden nicht mehr wie vorher durch einen negativen, sondern einen gekreuzten positiven feed-back bestimmt wird. Aber die Gonadotropine und ihre Zielhormone bilden keineswegs nur ein unter sich vernetztes System vertikaler Korrelationen; sie unterhalten analoge Querverbindungen auch zu anderen rückgekoppelten Hormonpaaren. Da ist zunächst die Tatsache zu erwähnen, daß *ein* Zielhormon gleichzeitig der Kontrolle durch zwei „trope" Hormone unterliegen kann. Die Synthese von Progesteron aus Cholesterin erfolgt unter dem Einfluß von LH im Ovar, unter dem von ACTH in der Nebennierenrinde[734]; beide Vorgänge sind gemeinsamen Gesetzmäßigkeiten unterworfen[735] und können sich partiell vertreten[736]. Eine ähnliche Situation liegt beim Testosteron vor, das in den Leydig-Zellen einer vertikalen Regulation durch LH (ICSH) unterliegt und diesem gegenüber einen negativen[737], dagegen dem FSH gegenüber bei beiden Geschlechtern einen gekreuzten positiven feed-back entfaltet[738], außerdem aber auch in der Nebennierenrinde unter dem Einfluß von ACTH produziert und im Harn ausgeschieden wird[739] und als nebenniereneigenes Produkt gegenüber ACTH eine typische negative feedback-Wirkung entfaltet (Kastration erhöht, Testosteronapplikation vermindert ACTH-Freisetzung beim männlichen Organismus)[740]. Umgekehrt stimuliert Oestradiol über einen gekreuzten positiven feedback nicht nur Bildung und Freisetzung von LH, sondern auch von ACTH[741]. Auch zwischen Oestrogenen und TSH bestehen Beziehungen, die auf einen gekreuzten positiven feed-back hindeuten[742]; dafür sprechen die Verminderung der TSH-Sekretion nach Ovariektomie[743] und der präovulatorische Anstieg der TSH-Aktivität im Serum während des Cyclus bei der Ratte[744]. Doch sind diese Beziehungen durch Dosisabhängigkeit und Seiteneffekt dritter Hormone (Andro-

* Dieses „tonische" Sexualzentrum ist unabhängig von dem vielfach in entgegengesetzter Richtung wirksamen hypothalamischen Zentrum (Eminentia mediana, N. arcuatus), welehcs die „releasing factors" (S. 192) produziert. Die widersprechenden Angaben der Literatur über die physiologischen Effekte der Sexualsteroide und ihre Wechselbeziehungen sind nicht nur auf Altersdifferenzen, Speciesunterschiede und Abhängigkeiten von von Ort, Zeitpunkt und Dauer der Einwirkung, sondern auch auf die Gegensätzlichkeit der verschiedenen zentralnervösen Steuerungsmechanismen zurückzuführen[731].

731 Motta et al. 1968. 732 Ramirez, McCann 1963, Baker, Kragt 1969.
733 Ramirez, Sawyer 1965. 734 Feder et al. 1968. 735 Critchlow et al. 1963.
736 Resko 1969. 737 Petersen et al. 1968.
738 Johnson, Naqvi 1969, Kamberi, McCann 1969. 739 Rosner, Conte 1966.
740 Kitay 1963b. 741 Gemzell 1952, Kitay 1963a, b, 1964.
742 D'Angelo 1966, 1968, D'Angelo, Fisher 1969. 743 D'Angelo, Hughes 1967.
744 Boccabella, Alger 1967.

gene, Corticosteroide) überlagert und infolgedessen unübersichtlich. Das gilt auch für die Wechselwirkungen zwischen TSH und ACTH[745]. Rudimentäre Formen einer durch Rückkopplung gesteuerten vertikalen Hormonbeziehung sind auch an der Regulation der Aktivität des Prolactins beteiligt, obwohl Prolactin, dessen Bezeichnung als „luteotropes Hormon" nur mangelhaft begründet ist[746], kein „tropes" Hormon darstellt und zumindest bei den Primaten teilweise mit dem Wachstumshormon (HGH) identisch ist (s. S. 164). Prolactin, welches gegenüber der Gestagenproduktion durch LH eine „permissive action" ausübt[747], jedoch außerhalb der Gravidität nur in stark gehemmtem Zustand im HVL vorliegt (s. S. 155), wird durch Oestradiol, mit dem es gemeinsam in Abwesenheit der Hypophyse die Gravidität aufrechterhält[748], stark aktiviert, während Progesteron dem Prolactin gegenüber einen negativen feed-back-Effekt ausübt[749].

Die „tropen" Hormone der *Placenta* verhalten sich in ihren regulatorischen Eigenschaften ebenso wie die des HVL, nur mit dem Unterschied, daß sie gegenüber dem Gesamtorganismus autonom sind und keiner zentralen Kontrolle unterstehen. Dies erklärt sich damit, daß die Gravidität mit ihren hormonalen Regulationen nach von vornherein festgelegtem Plan abläuft und daher gegen alle äußeren Einwirkungen abgeschirmt sein muß, im Gegensatz zur Hypophyse, welche unter Vermittlung des Hypothalamus alle Umweltimpulse mit endokrinen Auswirkungen verarbeiten muß. Dementsprechend wird für die Dauer der Gravidität, spätestens etwa von der 10. Schwangerschaftswoche an, der Einfluß der HVL-Hormone für den Bereich des fetalen Organismus ausgeschaltet und verdrängt durch denjenigen identisch wirkender Placentahormone, die jedoch keiner außerhalb der feto-placentaren Einheit gelegenen Kontrollinstanz unterstehen. Insoweit sind die Placentahormone genaue Kopien der HVL-Hormone: das Choriongonadotropin (HCG) entspricht dem LH, das Placenta-Lactogen (HPL, CGP; s. S. 150) zugleich dem Prolactin und dem Wachstumshormon (HGH), deren Wirkungen beim Menschen in einem Molekül vereinigt sind; das Corticotropin (HCC) und das Thyreotropin (HCT) der Placenta entsprechen dem ACTH bzw. dem TSH. Die Analogie der HVL- und Placentahormone beschränkt sich nicht auf die Funktion; sie erstreckt sich auch auf die chemische Struktur und die immunologischen Eigenschaften. Nur ein FSH-analoges Hormon gibt es in der Placenta wegen des Fehlens cyclischer Aufbauvorgänge nicht; aber selbst eine Parallele zwischen dem steilen HCG-Gipfel in der 10. Graviditätswoche und dem ebenso steilen, nur in einen kürzeren Zeitraum projizierten LH-Gipfel des „ovulatory peak" (S. 188) ist vorhanden. In beiden Fällen folgt auf den HCG- bzw. den LH-Gipfel, nur mit verschiedener Geschwindigkeit, eine ansteigende Produktion von Progesteron und eine reichliche Oestrogensynthese durch Aromatisierung von C^{19}-Steroiden, speziell von Dehydroepiandrosteron. Diese Aromatisierung androgener Steroide ist eine charakteristische hormonale Leistung sowohl des LH im Ovar (s. S. 187) wie des HCG in der feto-placentaren Einheit[750], wobei noch zu klären ist, ob die als Vorstufen der Oestrogene in der Placenta dienenden C^{19}-Steroide nur aus der fetalen Nebennierenrinde stammen[751] oder auch unter Einwirkung des placentaren ACTH[752] am Ort der Umwandlung selbst gebildet werden können[753]. Noch eine weitere Parallele besteht zwischen HCG und LH: bei den in der Placenta durch HCG in Gang gesetzten Vorgängen der Pro-

---

[745] Hilton et al. 1962, Martin et al. 1965.
[746] Greenwald, Johnson 1968, Yoshinaga et al. 1967. [747] Armstrong et al. 1969.
[748] Rothchild 1965, Nicoll, Meites 1962. [749] Chen, Meites 1969.
[750] Cedard et al. 1968a, b, Rado et al. 1970. [751] Villee 1969.
[752] Sulman, Bergman 1953, Assali, Hamermesz 1954.
[753] Lauritzen, Lehmann 1965, 1966.

gesteronsynthese und der Aromatisierung von Androgenen wirkt ebenso wie bei den gleichartigen Prozessen, die im Ovar durch LH stimuliert werden, der „second messenger“ Cyclo-AMP als obligater Vermittler; die Placenta enthält eine sehr wirksame Cyclase[754]. Dagegen ist noch weitgehend unbekannt, ob die zahlreichen Wechselbeziehungen vertikalen Charakters, durch die die „tropen“ HVL-Hormone mit ihren Zielhormonen verknüpft sind, auch im Bereich der Placentahormone existieren. Die Beurteilung dieser Frage wird dadurch erschwert, daß die placentaren Hormone in zwei nur begrenzt miteinander kommunizierenden Räumen, dem mütterlichen und dem fetalen, wirken und daß die fetalen Steroidhormone schon von der 9. Woche an mit der placentaren Hormonproduktion interferieren. So ist es möglich, daß das Dehydroepiandrosteron der fetalen Nebennierenrinde die HCG-Produktion der Placenta drosselt; doch sind bisher mit Sicherheit weder negative noch positive feed-back-Effekte in der fetoplacentaren Einheit bekannt geworden. Die Erforschung dieses Gebietes wäre ein wichtiges und erfolgversprechendes Anliegen der Endokrinologie.

2. Regulationen, die vom Hypothalamus ausgehen

Die aus den glandotropen HVL-Hormonen und ihren Zielhormonen bestehenden rückgekoppelten Systeme stellen lediglich die unterste Stufe einer vertikal geordneten regulatorischen Hierarchie dar, deren nächsthöhere, analog der untersten aufgebaute Stufe durch den Komplex der hypophysiotropen Hormone des Hypothalamus bestimmt wird; ihnen gegenüber fungieren die HVL-Hormone, die auf dem untersten Niveau der Hierarchie den übergeordneten Partner im rückgekoppelten Hormonpaar repräsentieren, als Zielhormone.

Für jedes HVL-Hormon — vielleicht mit Ausnahme des Prolactins — existiert ein seine Synthese und/oder Freisetzung stimulierendes „hypophysiotropes“ Hormon; so für das TSH der TSH-RF oder T-RF (RF = releasing factor), für das FSH der FSH-RF, für das LH der LH-RF, für das ACTH oder Corticotropin (C) der C-RF, für das nichthumane Wachstumshormon (STH oder GH) der STH-RF (G-RF), für das MSH ein MSH-RF und wahrscheinlich für das nichthumane Prolactin ein schwach wirksamer P-RF. Für einige dieser Hormone ist sichergestellt, daß sie außer der Freisetzung der zugeordneten hypophysären Zielhormone auch deren Synthese aktivieren (so für C-RF und STH-RF), während im Fall des FSH-RF die Synthese des FSH im HVL durch ein anderes Hypothalamushormon (FSH-SF, SF = „synthesizing factor“) stimuliert wird als seine Ausschüttung (FSH-RF im engeren Sinne). Daneben produziert der Hypothalamus auch negativ-hypophysiotrope Hormone, deren aktivstes der die Prolactinabgabe im HVL hemmende P-IF (IF = inhibiting factor) ist; daneben gibt es einen MSH-IF und einen STH-IF. Im Fall dieser drei Hormone ist also bereits auf hypothalamischer Ebene eine horizontale Gegenregulation durch antagonistische Hormone möglich. Es ist kein Zufall, daß nur die nichtglandotropen HVL-Hormone (MSH, STH, Prolactin) im Hypothalamus einer doppelten (antagonistischen) Zügelung durch „releasing factors“ und „inhibiting factors“ unterworfen sind, während bei den glandotropen eine Kontrolle durch „releasing factors“ genügt. Bei der erstgenannten Hormongruppe müssen die „inhibiting factors“ den fehlenden negativen feed-back-Mechanismus ersetzen, der in der zweiten Gruppe durch die Zielhormone betätigt wird[754a].

Alle Hypothalamushormone werden als neurosekretorische Produkte im Bereich der zum Tuber cinereum gehörenden Eminentia mediana und des Nucleus arcuatus gebildet und von dort über das hypophysäre Pfortadersystem dem HVL zugeleitet.

Da die Serien der beiden paarweise übereinandergeschalteten, von Hypophyse und Hypothalamus abhängigen Regelsysteme stets ein Glied gemeinsam haben, nämlich jeweils ein HVL-Hormon, ergeben sich komplizierte Wechselbeziehungen zwischen den peripheren Zielhormonen, HVL-Hormonen und „releasing factors“. Einmal unterliegen die Zielhormone der untersten Stufe (z. B. die Steroidhormone) einer direkten, vom HVL ausgehenden, und einer indirekten, durch den HVL nur weitergegebenen hypothalamischen Aktivitätskontrolle, und zweitens wird die Wirksamkeit der HVL-Hormone sowohl von unten, durch negativen oder (ge-

---

[754] CEDARD et al. 1970. [754a] KRULICH et al. 1967.

kreuzten) positiven feed-back-Effekt der Zielhormone, wie von oben durch die „releasing factors" des Hypothalamus beeinflußt. Aber diese letztgenannte Beziehung wird wieder durch ihren reziproken Charakter kompliziert, denn die HVL-Hormone üben den „releasing factors" gegenüber als deren Zielhormone einen ausgesprochenen negativen feed-back-Effekt aus, welcher in der Sprache der Endokrinologie als „short-loop feed-back" (Kurzschluß-Rückkopplung) bezeichnet wird. Diese hypothalamuswärts gerichtete Rückkopplung funktioniert wegen der Kürze des Weges, der den HVL über das hypophysäre Pfortadersystem mit der Eminentia mediana verbindet, wohl auch wegen der Umkehrbarkeit der Stromrichtung im Pfortadersystem, viel schneller und ist für die Sofortregulation der Aktivität der HVL-Hormone von größerer Bedeutung als die über große Entfernungen operierenden feed-back-Effekte der peripheren Zielhormone[755]. Offenbar dienen diese aus der Peripherie kommenden Regelimpulse mehr einer groben und langsamen Auskalibrierung des HVL-Systems, die dem Hypothalamus zufließenden und von ihm beantworteten Reize dagegen mehr einer schnellen Adjustierung des Aktivitätsgrades der glandotropen Hormone, wie sie etwa durch akute Streß-Situationen notwendig gemacht wird. Die biologische Leistung der HVL-Hormone und ihrer Zielhormone wird also durch zwei vertikal koordinierte, sich gegenseitig beeinflussende Regelkreise kontrolliert. Somit sind sie auch Partner zweier feed-back-Systeme, einmal als Auslöser (in den „short-loop"-Reaktionen) und einmal als Objekt der Rückkopplung durch periphere Hormone. So vermindern die Corticosteroide durch negativen feed-back-Effekt die ACTH-Konzentration im HVL[756], während ACTH die C-RF-Aktivität im Hypothalamus durch einen negativen „short-loop"-Mechanismus herabsetzt, was daraus hervorgeht, daß nach Ausschaltung des endogenen ACTH durch kombinierte Nebennieren- und Hypophysenentfernung der Gehalt der Eminentia mediana an C-RF erhöht ist und durch ACTH-Injektion stark vermindert wird[757]; ganz analoge Befunde sind am kastriert-hypophysektomierten Tier für FSH[758] und LH[759] erhoben worden. Ebenso bewirkt Implantation von ACTH[760], LH[761], FSH[762] oder STH[763] in die Gegend der Eminentia mediana eine Blockade der Freisetzung des zugeordneten „releasing factor" und eine Sekretionshemmung des entsprechenden HVL-Hormons; und schließlich geht der ihr zugrunde liegende „short-loop feed-back"-Mechanismus auch daraus hervor, daß nach Hypophysektomie die „releasing-factors" (C-RF[764], FSH-RF[765], LH-RF[766] und STH-RF[767]) reichlich im Plasma auftreten, wo sie normalerweise nicht oder kaum zu finden sind.

Zu den beiden vertikalen Rückkopplungsbeziehungen, die zwischen den peripheren Zielhormonen und dem HVL sowie zwischen diesem und dem Hypothalamus ein System von Gegenregulationen installieren, kommt endlich noch eine dritte hinzu, die unter Umgehung des HVL die peripheren Hormone unmittelbar mit dem hypothalamischen Zentrum verbindet und so eine zweigleisige Information des Hypothalamus über die endokrine Situation in der Peripherie garantiert. Diesem „langen" feed-back-Mechanismus steht allerdings im Gegensatz zu den beiden „kurzen", über den HVL verlaufenden Rückmeldungswegen, keine gegenläufige zentrifugale Impulsübermittlung gegenüber (s. Abb. 9), so daß anscheinend alle Reaktionen des Hypothalamus auf die ihm direkt oder indirekt aus der Peripherie zugeflossenen hormonalen Informationen über den HVL verlaufen müssen.

755 Dallmann, Yates 1969, Smelik 1970.
756 Rose, Nelson 1956, Russell et al. 1969, Gonzalez-Luque et al. 1970.
757 Legori et al. 1965. 758 Corbin, Story 1967. 759 Corbin 1966.
760 Motta et al. 1965. 761 Corbin, Cohen 1966, David et al. 1966.
762 Corbin, Story 1967, Corbin et al. 1970a. 763 Katz et al. 1969.
764 Brodish, Long 1962. 765 Negro-Vilar et al. 1968, Corbin et al. 1970a, Arai, Gorski 1968.
766 Nallar, McCann 1965. 767 Krulich, McCann 1966, Müller et al. 1967.

Die Existenz eines „langen", den HVL überspringenden „feed-back"-Mechanismus wird dadurch bewiesen, daß Implantation von Glucocorticoiden in die Eminentia mediana bei der Ratte durch Hemmung des C-RF die Sekretion von Corticosteron in der Nebennierenrinde, auch unter Stressbedingungen, völlig verhindert[768]; Glucocorticoide können also, ohne den HVL zu berühren, den C-RF im Hypothalamus durch direkten „feedback"-Mechanismus ausschalten. Analoge, unmittelbar am Hypothalamus angreifende Rückkopplungseffekte sind auch für die Androgene[769], Oestrogene[770] und Thyroxin[771] nachgewiesen worden. Sie schließen aber nicht aus, daß daneben auch der „kurze" feed-back-Weg zum HVL beschritten wird und den Regelkreis schließt.

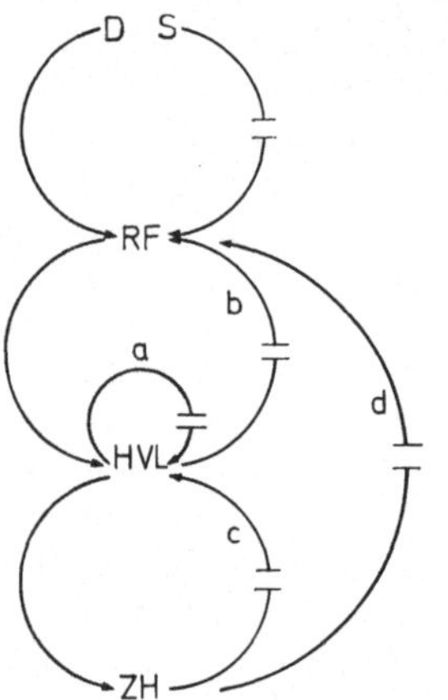

Abb. 9. Schema der vertikalen Hormonkorrelationen und ihrer feed-back-Mechanismen. (*D* Dopamin, *S* Serotonin, *RF* releasing factors, *HVL* glandotrope Hormone des HVL, *ZH* periphere Zielhormone, *a* internal (auto-)feed-back, *b* short-loop feed-back, *c* normal negative feed-back, *d* long negative feed-back)

Diese sich überlappenden Effekte dreier „feed-back"-Systeme führen zu einer solchen Komplexität der Gegenregulationen, daß Applikation *eines* Hormons je nach Ort, Zeit und Dosis verschiedene und sogar entgegengesetzte Reaktionen über den rückgekoppelten Partner auslösen kann. So konkurrieren Thyroxin und TSH-RF um den Ort der Freisetzung von TSH im HVL, und während Injektion von TSH-RF allein die TSH-Abgabe im HVL stimuliert, hemmt es diese, wenn kurz vorher Trijodthyronin appliziert worden war[772]. Eine analoge Situation bestimmt die Beziehungen zwischen Oestrogenen und LH-RF. Wird Oestrogen in die Eminentia mediana implantiert, so nimmt deren Gehalt an LH-RF ab, erfolgt die Implantation im HVL, so nimmt er zu; wird Oestrogen peripher injiziert, so ändert sich der LH-RF-Gehalt der Eminentia mediana nicht[773].

Auch im „short-loop"-Bereich gibt es gekreuzte positive feed-back-Mechanismen, die aber noch wenig erforscht sind. Ein Beispiel für die Zweckmäßigkeit eines positiven feed-back-Mechanismus liefert die Zunahme des Gehaltes des Hypothalamus an P-IF („prolactin-inhibiting factor") nach Prolactinimplantation[774] oder unter dem Einfluß prolactinproduzierender Tumoren[775]. Der erhöhte P-IF-Gehalt bewirkt Verminderung der Prolactinproduktion im HVL und kompensiert so das Überangebot an Prolactin. Den gleichen Effekt hat Einpflanzung STH-abgebender Hypophysentumoren, was sich aus der nahen chemischen und biologischen Verwandtschaft (beim Menschen: Identität) von Prolactin und STH erklärt[776]. Dagegen blockieren Oestrogene die Aktivität des P-IF im Hypothalamus und stimulieren so die Prolactinfreisetzung im HVL[777]. Andererseits bewirkt P-IF verstärkte Abgabe von FSH im HVL und schränkt so (über Oestrogene) seine eigene Aktivität ein[778].

Es entspricht dem Hormoncharakter der hypophysiotropen Faktoren der Eminentia mediana, daß ihre Wirkungen ebenso wie die praktisch aller anderen

[768] Chowers et al. 1963, Corbin et al. 1965, Vernikos-Danellis 1965, Davidson et al. 1968.
[769] Davidson, Sawyer 1961. [770] Flerkó, Szentagothai 1957, McGuire, Lisk 1970.
[771] Yamada, Greer 1959. [772] Vale et al. 1967, Bowers et al. 1967, 1968.
[773] Chowers, McCann 1965, 1967. [774] Clemens, Meites 1968. [775] Chen et al. 1967.
[776] McLeod et al. 1969. [777] Ratner, Meites 1964. [778] Voogt et al. 1969.

Hormone durch den „second messenger“ Cyclo-AMP auf ihr Erfolgsorgan, den HVL, übertragen werden. Der HVL weist einen beträchtlichen Gehalt an Adenylcyclase auf[779], deren Aktivität durch Inkubation mit Hypothalamusextrakt noch erheblich gesteigert wird[780]. Die HVL-Cyclase ist komplexer Natur; für die Ausschüttung jedes HVL-Hormons scheint eine spezielle hypophysäre Cyclase oder Cyclaseuntereinheit zuständig zu sein. TSH-RF und LH-RF stimulieren die Freisetzung von Cyclo-AMP im HVL[781]. Cyclo-AMP setzt beim Menschen und Affen in vivo STH frei[782]; auch in vitro aktiviert Cyclo-AMP die Abgabe von FSH[783], TSH[784] und LH[785] aus HVL-Gewebe. Theophyllin, welches den Abbau von Cyclo-AMP durch Phosphodiesterase blockiert (S. 113), erhöht den Cyclo-AMP-Gehalt des HVL[786] und stimuliert dadurch die Freisetzung von ACTH[786,787], STH[788] und TSH[789]. Zur Erzielung dieser Effekte ist neben der Mitwirkung von Ca^{++}[790] die von Prostaglandin E_1 (oder E_2) unentbehrlich, welches im Hypothalamus[791] und wahrscheinlich auch im HVL[791a] vorkommt, und dessen Konzentration ein Regulativ der Cyclaseaktivität und des intracellulären Cyclo-AMP-Spiegels ist. Damit scheint PGE_1 auch in der Sequenz der Ereignisse, durch die die „releasing factors“ auf die ihnen untergeordneten HVL-Hormone einwirken, die gleiche in Abb. 6 wiedergegebene Rolle zu spielen wie im Falle der HVL-Hormone selbst.

3. Regulationen, an denen Neurohormone (Neurotransmitter) beteiligt sind

Die beiden wechselseitig voneinander abhängigen Regelkreise der HVL- und Hypothalamushormone stellen ein mit allen Möglichkeiten der Adaptation und Kompensation ausgestattetes Kontrollsystem im Dienste optimaler Funktion von Nebennieren-, Keimdrüsen- und Schilddrüsenhormonen dar. Sie können aber die volle Leistungsfähigkeit ihrer Regelmechanismen erst dann unter Beweis stellen, wenn sie mit einem Nachrichtensystem verbunden sind, welches sie über alle In- und Umweltimpulse mit potentieller Auswirkung auf den endokrinen Apparat informiert. Die Zentrale, an der solche Nachrichten zusammentreffen, perzipiert und ausgewertet werden, muß identisch sein mit der Spitze der Hierarchie der Hormonsysteme, die als Befehlsstelle die ankommenden Informationen umsetzt in Anweisungen an die unteren hormonalen Instanzen. Eine solche Nachrichten- und Befehlszentrale ist der Hypothalamus. Die hier stattfindende Umwandlung afferenter nervöser Impulse in spezifische hormonale Aktivitäten ist ein vielschichtiger, bisher nur unvollkommen aufgeklärter Prozeß, von dessen Details noch kein einheitliches Bild gewonnen werden konnte. Er besteht, sehr vereinfacht ausgedrückt, im wesentlichen darin, daß die aus der Körperperipherie oder der Außenwelt kommenden Reize auf spezifische nervöse Receptoren verschiedenster cerebraler Lokalisation verteilt und von dort auf humoralem Wege dem Hypothalamus zugeleitet werden. Die hierbei wirksamen humoralen Überträgerstoffe haben als Neurosekrete Hormoncharakter; sie verteilen sich jedoch nicht wie die klassischen Hormone auf dem Blutwege gleichmäßig über den Körper, sondern bleiben bis zu ihrem Wirkungsort streng an die sie transportierende Nervensubstanz gebunden, entsprechen also bei Anwendung des auf S. 109 gezogenen Vergleichs nicht einer durch Radiosender, sondern einer durch Richtstrahler übermittelten Nachricht. In der Hierarchie der vertikal korrelierten

[779] Zor et al. 1969e. [780] Zor et al. 1969a. [781] Bowers et al. 1968a.
[782] Levine 1968, Gagliardino, Martin 1968. [783] Jutisz, de la Llosa 1969.
[784] Cehovic 1969, Wilber et al. 1969.
[785] Cehovic et al. 1970, Zor et al. 1969a, Ratner 1970. [786] Fleischer et al. 1969.
[787] Fleischer, Vale 1968. [788] Schofield 1967, 1970. [789] Wilber et al. 1968.
[790] Jutisz, de la Llosa 1970. [791] Holmes, Horton 1967.
[791a] Zor et al. 1969e, McLeod, Lehmeyer 1970.

Hormone nehmen diese hormonartigen Transmitterstoffe den höchsten, den „releasing factors" übergeordneten Platz ein. Allerdings sind sie nicht durch feed-back-Beziehung mit den Hypothalamushormonen verbunden, und ihre biologische Leistung ist auch insofern noch nicht geklärt, als einige von ihnen ihre Impulse außer auf den Hypothalamus auch direkt auf die HVL-Hormone übertragen, also die „releasing factors" ersetzen können.

Unter den Neurotransmitterhormonen, die die Garnitur der „releasing factors" zu Reaktionen auf Milieureize veranlassen, nehmen Vasopressin und Oxytocin eine besondere Stelle ein*. Sie übermitteln den Hormonen der Eminentia mediana Veränderungen im Bereich der Membranpermeabilität und der Osmoregulation, durch die ihre Sekretion im Bereich der Nn. supraoptici und paraventriculares veranlaßt wird. *Vasopressin* stimuliert die Aktivität der C-RF in der Eminentia mediana und so mittelbar die ACTH-Abgabe im HVL[792], doch kann es auch den C-RF vertreten und direkt am HVL angreifen[793], was darauf hindeutet, daß die Steuerung der ACTH-Freisetzung als lebenswichtiger Vorgang mehrfach abgesichert ist. Dafür spricht auch, daß sich aus der Neurohypophyse noch zwei weitere, dem Vasopressin chemisch verwandte Polypeptide mit voller C-RF-Wirksamkeit isolieren ließen[794]. Darüber hinaus stimuliert Vasopressin auch die Freisetzung von FSH-RF[795], von STH-RF[796], von LH (über LH-RF ?)[797] und von TSH (über TSH-RF ?)[798]. Dieser Mangel an Selektivität der Vasopressinwirkung und der einwandfreie Nachweis grundsätzlicher chemischer Verschiedenheit zwischen Vasopressin und jedem der „releasing factors" weist deutlich auf eine von diesen verschiedene, ihnen übergeordnete Funktion des Oktapeptids hin, obwohl bisher die Tatsache nicht verständlich ist, daß Vasopressin auch unmittelbar die Ausschüttung glandotroper Hormone im HVL anregen und eine Reihe vasopressinähnlicher Peptide aus dem HHL die gleiche Wirkung entfalten kann. Zu diesen Peptiden gehört auch das *Oxytocin*, welches ähnlich dem Vasopressin eine hypophysiotrope Ausschüttung von Gonadotropinen[799] und TSH[800] in vivo und in vitro bewirkt.

Von besonders großer Bedeutung für die Übermittlung extrahypothalamischer Impulse an das hormonale Verbundsystem in Eminentia mediana und HVL sind die *Catecholamine* als allgegenwärtige, durch die Verschiedenheit ihrer Receptoren zu sehr differenzierter Leistung befähigte Transmitterhormone. Das Ansprechen der „releasing factors" auf exogene Wirk- und Störfaktoren wird in erster Linie durch das vorgeschaltete *Dopamin* garantiert. Die Axone der dopaminergischen Neuronen in der Gegend des Tuber cinereum und Nucleus arcuatus endigen an der Eminentia mediana nahe den hypophysären Portalgefäßen und bilden dort Synapsen mit neurosekretorischen Neuronen, welche „releasing factors" sezernieren. Die maßgebende Beteiligung des Dopamins an diesem „release regulating system" kommt darin zum Ausdruck, daß Dopamin über einen α-adrenergischen Mechanismus die Sekretion von LH-RF[801] und FSH-RF[802] stark aktiviert. Dem entspricht, daß Injektion von Dopamin in den dritten Ventrikel bei Ratten eine starke Steigerung der Freisetzung von LH-RF, FSH-RF und P-IF bewirkt[803].

---

* Die Grenzen zwischen typischen (Radiosender-) Hormonen und Transmitter-(Richtstrahler-)Hormonen sind nicht scharf. Vasopressin und Adrenalin sind Beispiele dafür, daß das gleiche Hormon einmal als im Blut transportierter „chemischer Bote", ein andermal als Transmittersubstanz fungieren kann.

792 HEDGE et al. 1966. 793 GONZALEZ-LUQUE et al. 1970.
794 SAFFRAN 1959, SCHALLY et al. 1960, GUILLEMIN 1964. 795 KAMBERI, MCCANN 1969.
796 GREENWOOD, LANDON 1966, MEYER, KNOBIL 1966. 797 ENDRÖCZI, HILLIARD 1965.
798 LA BELLA 1964, KRASS et al. 1968. 799 DONALDSON et al. 1965, WILKS et al. 1969.
800 KRASS et al. 1968. 801 SCHNEIDER, MCCANN 1969a, RUBINSTEIN, SAWYER 1970.
802 SCHNEIDER, MCCANN 1969b. 803 KAMBERI et al. 1969a, b, 1970.

Diese Sekretionssteigerung wird durch Kastration erhöht und durch Oestrogengaben gedrosselt; dies belegt den Informationswert der Transmitterfunktion des Dopamins[804]. Noradrenalin, welches das Dopamin in den synaptischen Bläschen der tubero-infundibulären Neuronen begleitet, ist praktisch unwirksam; dagegen übt das gleichfalls in diesen Neuronen vorhandene *Serotonin* eine starke Hemmwirkung aus[805], so daß die Hormonproduktion in der Eminentia mediana einer gegenregulatorischen Steuerung durch Neurotransmitter unterliegt[806]. Daneben gibt es noch ein adrenergisches System im Hypothalamus, welches ebenfalls hemmend auf die Inkretion der Eminentia mediana (C-RF) wirkt[807]. Ob in ihm Adrenalin, welches im Hirnstammgebiet durch Methylierung von Noradrenalin reichlich gebildet wird[808], die negativ wirksame Transmittersubstanz ist, muß noch geklärt werden[808a]; doch sprechen andere Erfahrungen eher dafür, daß Adrenalin ähnlich wie Dopamin wirkt[809]. Ein anderes im Hypothalamus angereichertes und auch vom HVL aus dem Blut aufgenommenes Transmitterhormon ist das *Histamin*, welches ebenso wie Dopamin, Noradrenalin und Serotonin mit den zur Eminentia mediana ziehenden Neuronen assoziiert ist[810] und die sekretorische Tätigkeit des Hypothalamus stimuliert[811]. Seine extrem hohe Konzentration im Hypothalamus deutet auf spezifische Funktionen in diesem Zentrum hin, über die allerdings bisher kaum etwas bekannt ist. Seine Hormonqualität, soweit sie das Gehirn betrifft, geht auch daraus hervor, daß Histamin die Adenylcyclase des Gehirns aktiviert und seinen Cyclo-AMP-Gehalt erhöht[812]. Die ebenfalls durch eine Cyclase vermittelten Wirkungen des *Acetylcholins* im Gehirn werden nach neueren Befunden nicht durch Cyclo-AMP, sondern durch ein nahverwandtes Cyclo-Guanosinmonophosphat (Cyclo-GMP) auf ihr Substrat übertragen[813].

4. Hormonale Regulationen unter Beteiligung des Pinealorgans

Im Bereich der den peripheren Hormonen übergeordneten endokrinen Führungssysteme tritt neben den um die Hormone des HVL und des Hypothalamus gruppierten übergeordneten Regelbezirk noch eine zweite weitgehend selbständige hormonale Kontrolleinheit, deren Zentrum das Pinealorgan, die Zirbeldrüse, ist. Das pineale Hormonsystem ergänzt das hypophysär-hypothalamische in seiner Eigenschaft als Regulations- und Ordnungsfaktor insofern, als es zu dem nur dem weiblichen Geschlecht zukommenden multidianen Menstruations- oder Oestruscyclus den beide Geschlechter betreffenden zirkadianen Tag-Nacht-Cyclus als Aufgabe hormonaler Regulation hinzufügt. Da der Tag-Nacht-Rhythmus im wesentlichen durch den Wechsel von Licht und Dunkelheit bestimmt wird, spielt in den Regelfunktionen des Pinealorgans das Licht eine entscheidende Rolle. Da entwicklungsgeschichtlich uralte Beziehungen zwischen Licht auf der einen, Pigmentierung und Sexualität auf der anderen Seite bestehen, haben die Hormone der Pinealdrüse, Melatonin, Arginin-Vasotocin und 5-Methoxytryptophol, Beziehungen zum Pigmentstoffwechsel und zur Sexualsphäre ausgebildet. Jedoch hatte der HVL bereits in seinen Hormonen FSH, LH und MSH Mechanismen zur Förderung der geschlechtlichen Entwicklung und der Pigmentierung in einem phylogenetischen Stadium entwickelt, in dem das Pinealorgan noch nicht Hormondrüse, sondern Sinnesorgan war. So kam es, daß dieses Organ beim Übergang zur endokrinen Funktion zwangsläufig diesen HVL-Hormonen gegenüber antagonistische Wirkstoffe produzierte, die es vorher nicht gab. Mit der Ausbildung solcher die

[804] Fuxe et al. 1969. [805] Schneider, McCann 1970.
[806] Kordon, Vassent 1968, Kordon, Glowinski 1969. [807] Van Loon et al. 1969.
[808] Gunne 1962, Ciaranello et al. 1969. [808a] Birge et al. 1970.
[809] Mittler, Meites 1967, Müller et al. 1968. [810] Michaelson, Whittaker 1962, 1963.
[811] Michaelson et al. 1968. [812] Shimizu et al. 1970. [813] Ferrendelli et al. 1970.

Geschlechtsentwicklung und Pigmentierung hemmender Pinealhormone entstand eine sinnvolle Möglichkeit der Gegenregulation zwischen Pinealorgan und hypophysär-hypothalamischem System im Sinne einer Vierecksfunktion, da sich zusätzlich zwischen Sexualität und Belichtung eine von beiden Seiten beeinflußte Wechselbeziehung herausbildete.

Der Antagonismus der heterocyclischen Pinealdrüsenhormone gegenüber dem hypothalamisch-hypophysären Hormonsystem ist ein ganz universeller. Melatonin-Implantate in der Eminentia mediana blockieren durch Hemmung der entsprechenden „releasing factors" oder Aktivierung der „inhibiting factors" die Freisetzung von MSH[814], LH[815], FSH[815a] und TSH[815b]. Als Folge davon verzögert Melatonin bei beiden Geschlechtern die sexuelle Reife und vermindert das Gonadengewicht, allerdings nur bei normalem Licht-Dunkelrhythmus[816], während bei dauerndem Licht oder Dunkel dieser Effekt verschwindet. Umgekehrt bewirken Oestradiolgaben Gewichtsabnahme des Pinealorgans und Pinealocytenschwund, während Gonadektomie bei beiden Geschlechtern Größe und Leistungsfähigkeit der Zirbeldrüse erhöhen[817]. Dauerbelichtung schädigt die Pinealaktivität und steigert die Funktionstüchtigkeit der Gonaden[818]; Blendung oder Dunkelheit steigert die Melatoninsynthese und bewirkt andererseits bei männlichen Tieren eine Testesatrophie[819]. Die Tatsache, daß Oestrogeninjektion beim infantilen Tier eine gesteigerte Proteinsynthese, also erhöhte Hormonproduktion im Pinealorgan zur Folge hat[819a], deutet auf die Existenz einer negativen feed-back-Beziehung zwischen Oestrogenen und Pinealhormonen hin, wobei noch unklar ist, ob hierbei hypophysäres LH als Vermittler wirkt. Die inhibierende Wirkung des Melatonins gegenüber TSH[815b] manifestiert sich in einem antithyreoidalen Effekt, der durch Blockierung des TSH-RF vermittelt wird.

Der über die Retina perzipierte Lichtreiz wird durch Sympathicusfasern über das oberen Cervicalganglion dem Pinealorgan zugeleitet und setzt in den die Pinealzellen umgebenden sympathischen Nervenzellen Noradrenalin frei[820], welches unter Vermittlung der pinealen Adenylcyclase — wahrscheinlich über inhibierende β-Receptoren — die Synthese der Pinealhormone Melatonin und Methoxytryptophol hemmt[821]. Diese Synthese wird durch die pinealspezifischen Enzyme Indolacetyltransferase und 5-Hydroxyindolmethyltransferase katalysiert, die nur im Dunklen voll wirksam sind und einem zirkadianen Aktivitätsrhythmus unterliegen[822]. Das Ausgangsmaterial dieser Synthese ist das Serotonin, welches also zu dem die Synthese hemmenden Noradrenalin des Pinealorgans in einem antagonistischen Verhältnis steht[823]. Damit hängt zusammen, daß die Konzentrationen von Serotonin und Melatonin einen gegensätzlichen Tageszeitenrhythmus im Pinealorgan aufweisen[824]. Serotonin und Noradrenalin bilden also ebenso wie im Hypothalamus auch gegenüber der Pinealdrüse ein System gegensätzlicher neuronaler Steuerung[825].

Die endokrine Funktion der Pinealdrüse wird durch Cyclo-AMP gesteuert. Das Pinealorgan weist den höchsten Cyclase- und Cyclo-AMP-Gehalt des Gehirns auf[826]. Belichtung und Katecholaminapplikation erhöhen die Cyclaseaktivität, Blendung bewirkt das Gegenteil[827]. Oestrogene blockieren die Pinealcyclase[828].

---

[814] KASTIN et al. 1967, HOWE, THODY 1969. [815] FRASCHINI et al. 1968.
[815a] SORRENTINO 1968. [815b] DE PROSPO et al. 1968, 1969.
[816] RELKIN 1967, ZACHARIAS, WURTMAN 1969, WURTMAN et al. 1963.
[817] WURTMAN et al. 1965, ITO, MATSUSHIMA 1968. [818] WURTMAN et al. 1963.
[819] REITER, HESTER 1966. [819a] NIR et al. 1970. [820] AXELROD et al. 1969.
[821] SHEIN, WURTMAN 1969. [822] WURTMAN et al. 1963, KLEIN, WELLER 1970.
[823] WOLFE et al. 1962. [824] FISKE, HUPPERT 1968.
[825] TAGLIAMONTE et al. 1969, MEYERSON, LEWANDER 1970.
[826] WEISS, COSTA 1968. [827] EBADI et al. 1970. [828] WEISS, CRAYTON 1970.

Das Pinealsystem übt also eine doppelte Funktion als Kontrollfaktor der vertikal korrelierten Hormonsysteme aus. Einmal stehen die Pinealhormone als Antagonisten der hypothalamischen „releasing factors" im Dienste einer wirksamen Gegenregulation und Gleichgewichtseinstellung des Aktivitätsgrades der HVL-Hormone und unterstützen so den gleichgerichteten Effekt der zentralnervösen Neurotransmitter vom Typ des Dopamins und Serotonins. Darüber hinaus aber bahnen sie zwei exogenen Faktoren von äußerster Bedeutung für das terrestrische Leben, nämlich dem Licht und zirkadianen Rhythmen, soweit sie der Umwelt entstammen, den Zugang zu einer Einwirkung auf die Hierarchie der hypothalamo-hypophysären Hormone und erfüllen damit eine absolut unvertretbare, für das Überleben des Individuums unentbehrliche Aufgabe hormonaler Regulation.

Literatur

AAKVAAG, A., EIK-NES, K. B.: Metabolism in vivo of steroids in the canine ovary. Biochim. biophys. Acta (Amst.) **111**, 273 (1965a). ~ Metabolism in vitro of steroids in the canine ovary. Biochim. biophys. Acta (Amst.) **111**, 286 (1965b). — ABE, K., BUTCHER, R. W., NICHOLSON, W. E., BAIRD, C. E., LIDDLE, R. A., LIDDLE, G. W.: Adenosine 3',5'-monophosphate (cyclic AMP) as the mediator of the actions of melanocyte stimulating hormone (MSH) and norepinephrine on the frog skin. Endocrinology **84**, 362 (1969a). — ABE, K., ISLAND, D. P., LIDDLE, G. W., FLEISCHER, N., NICHOLSON, W. E.: Radioimmunological evidence for α-MSH in human pituitary and tumor tissues. J. clin. Endocr. **27**, 46 (1967). — ABE, K., ROBINSON, G. A., LIDDLE, G. W., BUTCHER, R. W., NICHOLSON, W. E., BAIRD, C. E.: Role of cyclic AMP in mediating the effects of MSH, norepinephrine, and melatonin on frog skin color. Endocrinology **85**, 674 (1969b). — ABOUD, M., BURGER, M.: The effect of catabolite repression and of cyclic 3',5'-adenosine monophosphate on the translation of the lactose messenger RNA in *Escherichia Coli*. Biochim. biophys. Res. Commun. **38**, 1023 (1970). — ACKERMAN, C. J., AL-MUDHAFFAR, S.: Stimulation of adenylosuccinate synthetase by thyroid hormones in vitro. Endocrinology **82**, 905 (1968). — ADAMS, W. C., WAN, L., SOHLER, A.: Effect of melatonin on anterior pituitary luteinizing hormone. J. Endocr. **31**, 295 (1965). — ADLER, S.: An extrarenal action of aldosterone on mammalian skeletal muscle. Amer. J. Physiol. **218**, 616 (1970). — AHN, C. S., ATHANS, J. C., ROSENBERG, J. N.: Stimulation of thyroid hormone secretion by dibutyryl cyclic AMP. Endocrinology **85**, 224 (1969). — AHN, C. S., ROSENBERG, J. N.: Prompt stimulation of the organic binding of iodine in the thyroid by adenosine 3',5'-phosphate in vitro. Proc. nat. Acad. Sci. (Wash.) **60**, 830 (1968). ~ Iodine metabolism in thyroid slices: effects of TSH, dibutyryl cyclic 3',5'-AMP, NaF and prostaglandin E_1. Endocrinology **86**, 396 (1970). — AHMED, K., JUDAH, J. D.: Role of phosphoproteins in ion transport in liver slices. Biochim. biophys. Acta (Amst.) **57**, 245 (1962). — AHRÉN, K., HAMBERGER, L.: Effect of cyclic 3,5-AMP on ovarian amino acid transport. Acta physiol. scand. (Suppl.) **330**, 75 (1969). — AKEDO, H., CHRISTENSEN, H. N.: Transfer of amino acids across the intestine: a new model amino acid. J. biol. Chem. **237**, 113 (1962). — ALBRIGHT, F., BAUER, W., ROPES, M., AUB, J. C.: Studies of calcium and phosphorus metabolism. IV. The effect of parathyroid hormone. J. clin. Invest. **7**, 139 (1929). — ALEXANDER, E. A., LEVINSKY, N. G., BERKLEY, P.: An extrarenal mechanism of potassium adaptation. J. clin. Invest. **47**, 740 (1968). — ALGERI, S., AZMITIA, E. C.: Adrenalectomy and brain norepinephrine, dopamine, and serotonin turnover rate in rats. Fed. Proc. **29**, 413 (1970). — ALIAPOULIOS, M. A., GOLDHABER, P., MUNSON, P. L.: Thyrocalcitonin inhibition of bone resorption induced by parathyroid hormone in tissue culture. Science **151**, 330 (1966a). — ALIAPOULIOS, M. A., HATTNER, R. S., BERNSTEIN, M. D., GEORGE, B., ROSE, E. H.: Mode of independent action of glucagon and calcitonin. Acta endocr., Suppl. **138**, 184 (1969). — ALIAPOULIOS, M. A., MORAIN, W. D.: Comparative hypocalcemic and hypophosphatemic effects of glucagon and thyrocalcitonin. Surg. Forum **19**, 379 (1968). — ALIAPOULIOS, M. A., VOELKEL, E. F., MUNSON, P. L.: Assay of human thyroid glands for thyrocalcitonin activity. J. clin. Endocr. **26**, 897 (1966b). — ALLAN, W., TEPPERMANN, H. M.: Stimulation of insulin secretion in the rat by glucagon, secretin, and pancreozymin: effect of aminophyllin. Life Sci. **8** (I), 307 (1969). — ALLFREY, V. G., LITTAU, V. C., MIRSKY, A. E.: On the role of histones in regulating ribonucleic acid synthesis in the cell nucleus. Proc. nat. Acad. Sci. (Wash.) **49**, 414 (1963). — AL-MUDHAFFAR, S., ACKERMAN, C. J.: Inhibition of inosine monophosphate dehydrogenase by thyroid in vitro. Endocrinology **82**, 912 (1968). — ALONSO, D., HARRIS, J. B.: Effect of xanthines and histamine on ion transport and respiration by frog gastric mucosa. Amer. J. Physiol. **208**, 18 (1965). — ALONSO, D., RYNES, R., HARRIS, J. B.: Effect of imidazoles on active transport by gastric mucosa and urinary bladder. Amer. J. Physiol. **208**, 1183 (1965). — Amer, M. S.: Studies with cholecystokinin. II. Cholecystokinetic potency of poreine gastrins I and II and related peptides in three systems. Endocrinology **84**, 1277 (1969). — Anast, C., Arnaud, C. D., Rasmussen, H., Tenenhouse, A.: Thyrocalcitonin and the response to parathyroid hormone. J. clin. Invest. **46**, 57 (1967). — Andén, N. E., Fuxe, K., Ungerstedt, U.: Monoamine pathways to the cerebellum and cerebral cortex. Experientia (Basel) **23**, 838 (1967). — Andersen, R. N., Egdahl, R. H.: Effect of vasopressin on pituitary-adrenal secretion in the dog. Endocrinology **74**, 538 (1964). — Anderson, J., Hollifield, G., Owen, J. A.: The effects of caffeine, desoxyribose nucleic acid, and insulin on the metabolism of glucose by adipose tissue in vitro. Metabolism **15**, 30 (1966). ~ Inhibitory effect of caffeine on the in vitro uptake of glucose by rat epididymal adipose tissue. Diabetologia **3**, 50 (1967). — Anderson, W. A., Brown, E.: The influence of arginine vasopressin upon the production of adenosine 3′,5′-phosphate by adenyl cyclase from the kidney. Biochim. biophys. Acta (Amst.) **67**, 674 (1963). — Andersson, B., Dallmann, M. F., Olsson, K.: Observations on central control of drinking and of the release of antidiuretic hormone (ADH). Life Sci. **8**, 425 (1969a). ~ Evidence for a hypothalamic control of renal sodium excretion. Acta physiol. scand. **75**, 496 (1969b). — Andersson, B., Eriksson, L., Oltner, R.: Further evidence for angiotensin-sodium interaction in central control of fluid balance. Life Sci. **9** (I), 1091 (1970). — Andersson, B., Westbye, O.: Synergistic action of sodium and angiotensin on brain mechanisms controlling fluid balance. Life Sci. **9** (I), 601 (1970a). ~ Synergistic action of sodium and angiotensin on brain mechanisms controlling water and salt balance. Nature (Lond.) **228**, 75 (1970b). — Anton-Tay, F., Chou, C., Anton, S., Wurtman, R. J.: Brain serotonin concentration: elevation following intraperitoneal administration of melatonin. Science **162**, 277 (1968). — Anton-Tay, F., Wurtman, R. J.: Stimulation of hydroxyindole-O-methyl-transferase activity in hamster pineal glands by blinding or continous darkness. Endocrinology **82**, 1245 (1969a). ~ Regional uptake of ^{3}H-melatonin from blood or cerebrospinal fluid by rat brain. Nature (Lond.) **221**, 474 (1969b). — Apostolakis, M.: The extraction of prolactin from human pituitary glands. Acta endocr. (Kbh.) **49**, 1 (1965). ~ Prolactin. a) The chemistry of prolactin. b) The physiology of prolactin. c) The assay of prolactin. Vitam. and Horm. **26**, 197 (1968). — Appleman, M. M., Belocopitow, E., Torres, H. N.: Factors affecting the activity of muscle glycogen synthetase. Biochim. biophys. Res. Commun. **14**, 550 (1964). — Appleman, M. M., Birnbaumer, L., Torres, H. N.: Factors affecting the activity of muscle glycogen synthetase. III. The reaction with adenosine triphosphate, Mg^{++}, and cyclic 3′,5′-adenosine monophosphate. Arch. Biochem. **116**, 39 (1966). — Arai, Y., Gorski, R. A.: Inhibition of ovarian compensatory hypertrophy by hypothalamic implantation of gonadotrophin in androgen-sterilized rats: evidence for "internal" feedback. Endocrinology **82**, 871 (1968). — Argy, W. P., Handler, J. S., Orloff, J.: Ca^{2+} and Mg^{2+} effects on toad bladder response to cyclic AMP, theophylline, and ADH analogs. Amer. J. Physiol. **213**, 803 (1967). — Arimura, A., Schally, A. V.: Progesterone suppression of LH-releasing hormone-induced stimulation of LH release in rats. Endocrinology **87**, 653 (1970). — Arimura, A., Bowers, C. Y., Schally, A. V., Saito, M., Miller III, M. C.: Effect of corticotropin-releasing factor, dexamethasone and actinomycin D on release of ACTH from rat pituitaries in vivo and in vitro. Endocrinology **85**, 300 (1969). — Armstrong, D. T., Miller, L. S., Knudsen, K. A.: Regulation of lipid metabolism and progesterone production in rat corpora lutea and ovarian interstitial elements by prolactin and luteinizing hormone. Endocrinology **85**, 393 (1969). — Ashman, D. F., Lipton, R., Melicow, M. M., Price, T. D.: Isolation of adenosine 3′,5′-monophosphate and guanosine 3,5-monophosphate from rat urine. Biochim. biophys. Res. Commun. **11**, 330 (1963). — Asling, C. W., Simpson, M. E., Li, C. H., Evans, H. M.: Effects of chronic administration of thyroxin to hypophysectomized rats on their skeletal growth, maturation and response to growth hormone. Anat. Rec. **119**, 101 (1954). — Assali, N. S., Hamermesz, J.: Adrenocorticotropic substances from human placenta. Endocrinology **55**, 561 (1954). — Aulich, A., Stock, K., Westerman, E.: Lipolytic effects of cyclic adenosine-3,5-monophosphate and its butyryl derivatives in vitro, and their inhibition by α- and β-adrenolytics. Life Sci. **6**, 929 (1967). — Aurbach, G. D., Chase, L. R.: Cyclic 3′,5′-adenylic acid in bone and the mechanism of action of parathyroid hormone. Fed. Proc. **29**, 1179 (1970). — Aurbach, G. D., Potts, J. T.: Parathyroid hormone. Amer. J. Med. **42**, 1 (1967). — Aurbach, G. D., Potts, J. T., Chase, L. R., Melson, G. L.: Polypeptide hormones and calcium metabolism. Ann. intern. Med. **70**, 1243 (1969). — Avioli, L. V., Birge, S. J., Kanagawa, H., Shieber, W.: Glucagon-induced hypocalcemia in man. J. clin. Invest. **47**, 3a (1968). — Avioli, L. V., Birge, S. J., Scott, S., Shieber, W.: Role of the thyroid gland during glucagon induced hypocalcemia in the dog. Amer. J. Physiol. **216**, 939 (1969). — Avioli, L. V., McDonald, J. F., Henneman, P. H., Lee, S. W.: The relationship of parathyroid activity to pyrophosphate excretion. J. clin. Invest. **45**, 1093 (1966). — Axelrod, J., Shein, H. M., Wurtman, R. J.: Stimulation of C^{14}-melatonin synthesis from C^{14}-tryptophan by noradrenaline in rat pineal in organ culture. Proc. nat. Acad. Sci. (Wash.) **62**, 544 (1969). — Axelrod, J., Snyder, S. H., Heller, A., Moore, R. Y.: Light-induced changes in pineal hydroxyindole-O-methyltransferase: abolition by lateral hypothalamic lesions. Science **154**, 898 (1966). — Axelrod, J., Wurtman, R. J., Snyder, S. H.: Control of hydroxyindole-O-methyl-transferase activity in the rat pineal gland by environmental lighting. J. biol. Chem. **240**, 949 (1965). — Azmitia, E. C., Jr., McEwen, B. S.: Corticosterone regulation of tryptophan hydroxylase in midbrain of the rat. Science **166**, 1274 (1969).

Baba, W. J., Smith, A. J., Townshend, M. M.: The effect of vasopressin, theophylline and cyclic 3′,5′-adenosine monophosphate (cyclic AMP) on sodium transport across the frog skin. Quart. J. exp. Physiol. **52**, 416 (1967). — Babad, H., Ben-Zvi, R., Bdolah, A., Schramm, M.: The mechanism of enzyme secretion by the cell. 4. Effects of inducers, substrates, and inhibitors on amylase secretion by rat parotid slices. Europ. J. Biochem. **1**, 96 (1967). — Bär, H. P., Hechter, O.: Adenyl cyclase and hormone action. I. Effects of adrenocorticotropic hormone, glucagon, and epinephrine on the plasma membrane of rat fat cells. Proc. nat. Acad. Sci. (Wash.) **63**, 350 (1969a). ~ Adenyl cyclase and hormone action. III. Calcium requirement for ACTH stimulation of adenyl cyclase. Biochim. biophys. Res. Commun. **35**, 681 (1969b). ~ Adenyl cyclase assay in fat cell ghosts. Analyt. Biochem. **29**, 476 (1969c). ~ Effects of calcium on hormone-responsive adenyl cyclase in the fat cell membrane. Fed. Proc. **28**, 571 (1969d). — Baier, H., Taubert, H. D.: Effect of clomiphene upon plasma FSH-activity and hypothalamic FSH-RF content in ovariectomized estrogen-progesterone blocked rats. Endocrinology **84**, 946 (1969). — Baird, D. T., Guevara, A.: Concentration of unconjugated estrone and estradiol in peripheral plasma in non-pregnant women throughout the menstrual cycle, in castrate and postmenopausal women, and in men. J. clin. Endocr. **29**, 149 (1969). — Baïsset, A., Dang-Tran, L., Montastruc, P.: Action hypoglycémiante de la vasopressine chez le chien surrénalectomisé ou hypophysectomisé. C. R. Soc. Biol. (Paris) **157**, 877 (1963). ~ Effects comparés de la vasopressine et de l'oxytocine sur la glycémie du chien normal ou privé de divers systèmes endocriniens. C. R. Soc. Biol. (Paris) **159**, 477 (1965). ~ Influence hypoglycémiante de la vasopressine en perfusion intraveineuse chez le chien. C. R. Soc. Biol. (Paris) **161**, 1458 (1967). — Baker, F. D., Kragt, C. L.: Maturation of the hypothalamic-pituitary-gonadal negative feed-back system. Endocrinology **85**, 522 (1969). — Balfour, W. E., Comline, R. S.: Secretion of progesterone by the adrenal gland. Nature (Lond.) **180**, 1480 (1957). — Ballard, P. L., Tomkins, G. M.: Hormone induced modification of the cell surface. Steroid hormones control synthesis of a specific cell surface factor as well as the enzyme tyrosine aminotransferase in mammalian cells. Nature (Lond.) **224**, 344 (1969). — Barger, A. C., Berlin, R. D., Tulenko, J. F.: Infusion of aldosterone, 9-α-fluorohydrocortisone and ADH into the renal artery of normal and adrenalectomized unanesthetized dogs: effect on electrolyte and water excretion. Endocrinology **62**, 804 (1958). — Barker, K. L., Warren, J. C.: Estrogen control of carbohydrate metabolism in the rat uterus: pathways of glucose metabolism. Endocrinology **78**, 1205 (1966). ~ Effect of 17β-estradiol in vitro on the template capacity of uterine chromatin. Endocrinology **80**, 536 (1967). — Barnafi, L., Rosas, R., Lastra, M. de la, Croxatto, H.: Influence of oxytocin and vasopressin on sodium-retaining activity of aldosterone in the rat. Amer. J. Physiol. **198**, 255 (1960). — Barraclough, C. A.: Modifications in the CNS regulation of reproduction after exposure of prepuberal rats to steroid hormones. Recent Progr. Hormone Res. **22**, 503 (1966). — Barraclough, C. A., Gorski, R. A.: Evidence that the hypothalamus is responsible for androgen-induced sterility in the female rat. Endocrinology **68**, 68 (1961). — Barraclough, M. A., Guignard, J., Jones, N. F., Knight, C., Muirhead-Allwood, W., Reid, M.: Effect of vasopressin on sodium and potassium reabsorption in the renal tubules in man. J. Physiol. (Lond.) **203**, 71 P (1970). — Barraclough, M. A., Jones, N. F., Marsden, C. D.: Effect of angiotensin on renal function of rat. Amer. J. Physiol. **212**, 1153 (1967a). — Barraclough, M. A., Jones, N. F., Marsden, C. D., Bradford, B. C.: Renal and pressor actions of angiotensin in salt loaded and depleted rabbits. Experientia (Basel) **23**, 553 (1967b). — Bartke, A.: Prolactin changes cholesterol stores in the mouse testis. Nature (Lond.) **224**, 700 (1969). — Bartke, A., Loyd, C. W.: Influence of prolactin and pituitary isografts on spermatogenesis in dwarf mice an hypophysectomized rats. J. Endocr. **46**, 321 (1970). — Barton, R. W., Liao, S.: A similarity in the effect of estrogen and androgen on the synthesis of ribonucleic acid in the cell nuclei of gonadohormone-sensitive tissues. Endocrinology **81**, 409 (1967). — Bastide, F., Jard, S.: Action de la noradrénaline et de l'ocytocine sur le transport actif de sodium et de la perméabilité à l'eau de la peau de grenouille. Role du 3′,5′-AMP cyclique. Biochim. biophys. Acta (Amst.) **150**, 113 (1968). — Bastomsky, C. H., McKenzie, J. M.: Cyclic AMP: a mediator of thyroid stimulation by thyrotropin. Amer. J. Physiol. **213**, 753 (1967). — Bdolah, A., Schramm, M.: The function of 3′,5′ cyclic AMP in enzyme secretion. Biochim. biophys. Res. Commun. **18**, 452 (1965). — Beach, R. K., Kostyo, J. L.: Effect of growth hormone on the DNA content of muscles of young hypophysectomized rats. Endocrinology **82**, 882 (1968). — Beall, G. N., Solomon, D. H.: On the immunological nature of the long acting thyroid stimulator. J. clin. Endocr. **26**, 1382 (1966). — Beck, J. C., Gonda, A., Hamid, M. A., Morgen, R. O., Rubinstein, D., McGarry, E. E.: Some metabolic changes induced by primate growth hormone and purified ovine prolactin. Metabolism **13**, 1108, 64 (1964). — Beck, N. P., Field, J. B.,

DAVIS, B.: Effect of PGE_1, chlorpropamide, and vasopressin on cyclic 3′,5′-AMP in renal medulla of rats. Clin. Sci. **18**, 494 (1970). — BEITCH, B. R., EAKIN, K. E.: The actions of various prostaglandins on intraocular pressure. Fed. Proc. **28**, 678 (1969). — BELL, N. H.: Effects of calcium, magnesium and cyclic AMP on calcitonin secretion in vitro. Clin. Res. **18**, 355 (1970). — BELL, N. H., KIMBLE, J. B.: Effects of glucagon, dibutyryl cyclic 3′,5′-adenosine monophosphate, and theophylline on calcitonin secretion in vitro. J. clin. Invest. **49**, 1368 (1970). — BELL, N. H., STERN, P. H.: Effects of changes in serum calcium on hypocalcemic response to thyrocalcitonin in rats. Amer. J. Physiol. **218**, 64 (1970). — BELLET, S., KERSHBAUM, A., ASPE, J.: The effect of caffeine on free fatty acids. Arch. intern. Med. **116**, 750 (1965). — BELOCOPITOW, E.: The action of epinephrine on glycogen synthetase. Arch. Biochem. **93**, 457 (1961). — BENELLI, G., BELLA, D. DELLA, GANDINI, A.: Angiotensin and peripheral sympathetic nerve activity. Brit. J. Pharmacol. **22**, 211 (1964). — BENNETT, A., FRIEDMANN, C. A., VANE, J. R.: Release of prostaglandin E_1 from the rat stomach. Nature (Lond.) **216**, 873 (1967). — BENNETT, L. L., KREISS, R. E., LI, C. H., EVANS, H. M.: Production of ketosis by growth and adrenocarticotropic hormones. Amer. J. Physiol. **152**, 210 (1948). — BENSON, G. K., FOLLEY, S. J.: Oxytocin as stimulator for the release of prolactin from the anterior pituitary. Nature (Lond.) **177**, 700 (1956). — BERG, G. R., KLEIN, D. C.: Pineal gland melatonin production: site of action of norepinephrine and dibutyryl cyclic adenosine monophosphate. Fed. Proc. **29**, 615 (1970). — BERGEN, S. S., HILTON, J. G., ITALLIE, T. B. VAN: Glycogenolytic effect of adenosine 3′,5′-monophosphate in the canine liver. Endocrinology **79**, 1065 (1966). — BERGEN, S. S., SULLIVAN, R., HILTON, J. G., WILLIS, S. W., ITALLIE, T. B. VAN: Glycogenolytic effect of vasopressin in the canine liver. Amer. J. Physiol. **199**, 136 (1960). — BERGSTRÖM, S.: Prostaglandins: members of a new hormonal system. Science **157**, 382 (1967). — BERGSTRÖM, S., CARLSON, L. A., EKELUND, L. G., ORÖ, L.: Cardiovascular and metabolic response to infusions of prostaglandin E_1 and to simultaneous infusions of noradrenaline and prostaglandin E_1 in man. Acta physiol. scand. **64**, 332 (1965). — BERGSTRÖM, S., CARLSON, L. A., ORÖ, L.: Effect of different doses of prostaglandin E_1 on free fatty acids of plasma, blood glucose, and heart rate in the nonanesthetized dog. Acta physiol. scand. **67**, 185 (1966). — BERGSTRÖM, S., CARLSON, L. A., WEEKS, J. R.: The prostaglandins; a family of biologically active lipids. Pharmacol. Rev. **20**, 1 (1968). — BERLINER, R. W., BENNETT, C. M.: Concentration of urine in the mammalian kidney. Amer. J. Med. **42**, 777 (1967). — BERNSTEIN, D., KLEEMAN, C. R., MAXWELL, M. H.: Effect of calcium infusion, parathyroid hormone, and vitamin D on renal clearance of calcium. Proc. Soc. exp. Biol. (N.Y.) **112**, 353 (1963). — BERRIDGE, M. J., PATEL, N. G.: Insect salivary glands: stimulation of fluid secretion by 5-hydroxytryptamine and adenosine-3′,5′-monophosphate. Science **162**, 462 (1968). — BEWSHER, P. D., ASHMORE, J.: Ketogenic and lipolytic effects of glucagon in liver. Biochim. biophys. Res. Commun. **24**, 431 (1966). — BEWSHER, P. D., HILLMAN, C. C., ASHMORE, J.: Studies on the inhibition of insulin action in vitro by beta adrenergic blocking agents. Ann. N.Y. Acad. Sci. **139**, 891 (1967). — BIANCHI, C. P.: The effect of caffeine on radiocalcium movement in frog sartorius. J. gen. Physiol. **44**, 845 (1961). — BICKERTON, R. K., BUCKLEY, J. P.: Evidence for a central mechanism in angiotensin induced hypertension. Proc. Soc. exp. Biol. (N.Y.) **106**, 834 (1961). — BIECK, P., STOCK, K., WESTERMANN, E.: Lipolytic action of serotonin in vitro. Life Sci. **5**, 2157 (1966). ~ Über die Bedeutung des Serotonins im Fettgewebe. Naunyn-Schmiedebergs Arch. Pharmak. exp. Path. **256**, 218 (1967). — BIRGE, C. A., JACOBS, L. S., HAMMER, C. T., DAUGHADAY, W. H.: Catecholamine inhibition of prolactin secretion by isolated rat adenohypophyses. Endocrinology **86**, 120 (1970). — BIRGE, S. J., AVIOLI, L. V.: Glucagon induced hypocalcemia in man. J. clin. Endocr. **29**, 213 (1969). — BIRMINGHAM, M. K., KURLENTS, E.: Inactivation of ACTH by isolated rat adrenals and inhibition of corticoid formation by adrenocortical hormones. Endocrinology **62**, 47 (1958). — BIRON, P., KOIW, E., NOWACZYNSKI, W., BRONILLET, J., GENEST, J.: The effects of intravenous infusions of valine angiotensin II and other pressor agents on urinary electrolytes and corticosteroids including aldosterone. J. clin. Invest. **40**, 338 (1961). — BIRNBAUMER, L., POHL, S. L., RODBELL, M.: Adenyl cyclase in fat cells. I. Properties and the effects of adrenocorticotropin and fluoride. J. biol. Chem. **244**, 3468 (1969b). — BIRNBAUMER, L., RODBELL, M.: Adenyl cyclase in fat cells. II. Hormone receptors. J. biol. Chem. **244**, 3477 (1969a). — BISHOP, J. S.: Inability of insulin to activate liver glycogen transferase D phosphatase in the diabetic pancreatectomized dog. Biochim. biophys. Acta (Amst.) **208**, 208 (1970). — BISHOP, J. S., GOLDBERG, N. D., LARNER, J.: Amer. J. Physiol. (1970b). — BISHOP, J. S., LARNER, J.: Rapid activation-inactivation of liver uridine diphosphate glucose-glycogen transferase and phosphorylase by insulin and glucagon in vivo. J. biol. Chem. **242**, 1355 (1967). — BITENSKY, M. W., BURSTEIN, S. R.: Effects of cyclic adenosine monophosphate and melanocyte-stimulating hormone on frog skin in vitro. Nature (Lond.) **208**, 1282 (1965). — BITENSKY, M. W., RUSSELL, V., BLANCO, M.: Independent variation of glucagon and epinephrine responsive components of hepatic adenyl cyclase as a function of age, sex and steroid hormones. Endocrinology **86**, 154 (1970). — BITENSKY, M. W., RUSSELL, V., ROBERTSON, W.: Evidence for separate epinephrine and glucagon responsive adenyl cyclase systems in rat liver. Biochim. biophys. Res. Commun. **31**, 706 (1968). — Björkelund, A., Cegrell, L., Falck, B., Ritzén, M., Rosengren, E.: Dopamine-containing cells in sympathetic ganglia. Acta physiol. scand. **78**, 334 (1970). — Black, W. C., Crampton, R. S., Verdesca, A. S., Nedeljković, R. I., Hilton, J. G.: Inhibitory effect of hydrocortisone and analogs on adrenocortical secretion. Amer. J. Physiol. **201**, 1057 (1961). — Blackard, W. G., Heidingsfelder, S. A.: Adrenergic receptor control mechanism for growth hormone secretion. J. clin. Endocr. **47**, 1407 (1968). — Blatt, L. M., Kim, K. H.: Mode of thyroxine action in the activation of glycogen synthetase of rana catesbeiana tadpoles. Biochim. biophys. Acta (Amst.) **192**, 286 (1969). — Blecher, M.: On the mechanism of action of phospholipase A and insulin on glucose entry into free adipose cells. Biochim. biophys. Res. Commun. **23**, 68 (1966). ~ Effects of insulin and phospholipase A on glucose transport across the plasma membrane of free adipose cells. Biochim. biophys. Acta (Amst.) **137**, 557 (1967a). ~ Evidence for the involvement of cyclic 3',5'-adenosine monophosphate in glucose utilization by isolated rat epididymal adipose cells. Biochim. biophys. Res. Commun. **27**, 560 (1967b). — Blecher, M., Merlino, N. S., Roane, J. T.: Control of the metabolism and lipolytic effects of cyclic 3',5'-adenosine monophosphate in adipose tissue by insulin, methyl xanthines, and nicotinic acid. J. biol. Chem. **243**, 3973 (1968). — Blecher, M., Merlino, N. S., Roane, J. T., Flynn, P. D.: Independence of the effects of epinephrine, glucagon, and adrenocorticotropin on glucose utilization from those on lipolysis in isolated rat adipose cells. J. biol. Chem. **244**, 2343 (1969). — Bleicher, S. J., Farber, L., Lewis, A., Goldner, M. G.: Electrolyte-activated lipolysis in vitro: modifying effect of calcium. Metabolism **15**, 742 (1966). — Bleicher, S. J., Moldow, C. F., Scherrer, J., Goldner, M. G.: A lipid-mobilizing substande in the serum of pregnant women, of probable placental origin. Metabolism **13**, 583 (1964a). — Bleicher, S. J., O'Sullivan, J. B., Freinkel, N.: Carbohydrate metabolism in pregnancy. V. The interrelations of glucose, insulin, and free fatty acids in late pregnancy and post partum. New Engl. J. Med. **271**, 866 (1964b). — Blixenkrone-Møller, N.: Respiratorischer Stoffwechsel und Ketonbildung der Leber. Z. Physiol. Chem. **252**, 117 (1938). — Bloom, F. E., Aghajanian, G. K.: An electron microscopic analysis of large granular synaptic vesicles of the brain in relation to monoamine content. J. Pharmacol. **159**, 261 (1968). — Blum, J. J.: Effect of aminophylline on glycogen synthetase and phosphorylase of tetrahymena pyriformis. Fed. Proc. **28**, 838 (1969). — Boadle, M. C., Hughes, J., Roth, R. H.: Angiotensin accelerates catecholamine biosynthesis in sympathetically innervated tissues. Nature (Lond.) **222**, 987 (1969). — Boccabella, A. V., Alger, E. A.: Quantitative variations in serum thyrotropin levels during the estrous cycle of the rat. Endocrinology **81**, 121 (1967). — Bonjour, J. P., Malvin, R. L.: Stimulation of ADH release by the renin-angiotensin system. Amer. J. Physiol. **218**, 1555 (1970). — Bonjour, J. P., Regoli, D., Roch-Ramel, F., Peters, G.: Prerequisites for the natriuretic effect of 5-valine-angiotensin II amide in the rat. Amer. J. Physiol. **214**, 1133 (1968). — Borle, A. B.: Calcium metabolism in HeLa cells and the effects of parathyroid hormone. J. Cell Biol. **36**, 567 (1968a). ~ Effects of purified parathyroid hormone on the calcium metabolism of monkey kidney cells. Endocrinology **83**, 1316 (1968b). ~ Effects of thyrocalcitonin on calcium transport in kidney cells. Endocrinology **85**, 194 (1969). ~ Kinetic analyses of calcium movements in cell cultures. III. Effects of calcium and parathyroid hormone in kidney cells. J. gen. Physiol. **55**, 163 (1970a). ~ Kinetic analyses of calcium movements in cell cultures. IV. Effects of phosphate and parathyroid hormone in kidney cells. Endocrinology **86**, 1389 (1970b). — Bornstein, J., Armstrong, J. M., Gould, M. K., Harcourt, J. A., Jones, M. D.: Mechanism of the diabetogenic action of growth hormone. I. Effect of polypeptides derived from growth hormone on glycolysis in muscle. Biochim. biophys. Acta (Amst.) **192**, 165 (1969a). — Bornstein, J., Taylor, W. M., Marshall, L. B., Armstrong, J. M., Gould, M. K.: Mechanism of the diabetogenic action of growth hormone. II. Effect of polypeptides derived from growth hormone on fat metabolism. Biochim. biophys. Acta (Amst.) **192**, 271 (1969b). — Botting, R. M., Lockett, M. F.: Threshold effects of subcutaneous adrenaline, noradrenaline and isoprenaline on water diuresis in rats. Arch. int. Physiol. **69**, 36 (1961). — Bourguet, J.: Cinétique de la perméabilisation de la vessie de grenouille par l'ocytocine. Role du 3',5'-adénosine monophosphate cyclique. Biochim. biophys. Acta (Amst.) **150**, 104 (1968). — Bowers, C. Y., Lee, K. L., Schally, A. V.: A study of the interaction of the thyrotropin-releasing factor and L-triiodothyronine: effects of puromycin and cycloheximide. Endocrinology **82**, 75 (1968). — Bowers, C. Y., Schally, A. V., Reynolds, G. H., Hawley, W. D.: Interactions of L-thyroxine or L-triiodothyronine and thyrotropin-releasing factor on the release and synthesis of thyrotropin from the anterior pituitary gland of mice. Endocrinology **81**, 741 (1967). — Bowser, E. N., Henderson, W. J., Williams, G. A.: Glucagon-induced hypocalcemia in the rat. J. Lab. clin. Med. **72**, 857 (1968). — Boyns, D. R., Jarrett, R. J., Keen, H.: Intestinal hormones and plasma insulin. Lancet **1966 I**, 409. ~ Intestinal hormones and plasma insulin: an insulinotropic action of secretin. Brit. med. J. **1967 II**, 676. — Bradham, L. S., Sims, M. A.: The activation of brain adenyl cyclase by calcium ions. Fed. Proc. **29**, 862 (1970). — Bransome, E. D., Cadwgan, C. E.: Cytoplasmic RNA synthesis in adrenal: rapid, selective stimulation by adrenocorticotropic hormone (ACTH). Life Sci. **7** (II), 1009 (1968). — Bransome, E. D., Reddy, W. J.: Hormonal effects in vitro on amino acid incorporation into rat adrenal protein: adrenocorticotrophin and growth hormone. Arch. Biochem. **101**, 21 (1963). — Braun, T., Hechter, O.: Glucocorticoid regulation of ACTH sensitivity of adenylcyclase in rat fat cell membranes. Proc. nat. Acad. Sci. (Wash.) **66**, 995 (1970a). ~ Adenyl cyclase and hormone action: selective induction of ACTH sensitivity of fat cell cyclase by dexamethasone. Fed. Proc. **29**, 832 (1970b). — Bray, G. A.: Studies on the sensitivity to catecholamines after thyreoidectomy. Endocrinology **79**, 554 (1966a). ~ Dissociation of glucose oxidation and lipolysis in adipose tissue. Fed. Proc. **25**, 271 (1966b). ~ Effects of epinephrine on glucose transport and metabolism in adipose tissue of normal and hypothyroid rats. J. Lipid Res. **8**, 300 (1967). — Bray, G. A., Goodman, H. M.: Effects of epinephrine, corticotropin, and thyrotropin on lipolysis and glucose axidation in rat adipose tissue. J. Lipid Res. **9**, 714 (1968). — Brecher, P. J., Wotiz, H. H.: Dissociation of estradiol from a uterine nuclear receptor. Endocrinology **84**, 718 (1969). — Breckenridge, B. M., Lisk, R. D.: Cyclic adenylate and hypothalamic regulatory functions. Proc. Soc. exp. Biol. (N.Y.) **131**, 934 (1969). — Bressler, R., Wittels, B.: The effect of thyroxine on lipid and carbohydrate metabolism in the heart. J. clin. Invest. **45**, 1326 (1966). — Breuer, C. B., Bird, H. H.: Further characterization of human placental lactogen. Fed. Proc. **28**, 839 (1969). — Bricker, N. S., Klahr, S., Purkerson, M., Schultze, R. G., Avioli, L. V., Birge, S. J.: In vitro assay for a humoral substance present during volume expansion and uremia. Nature (Lond.) **219**, 1058 (1968). — Briggs, F. N., Munson, P. L.: Studies on mechanism of stimulation of ACTH secretion with aid of morphine as blocking agent. Endocrinology **57**, 205 (1955). — Brodehl, J., Gellissen, K.: Die antidiuretische Wirkung des Angiotensins beim Diabetes insipidus. Klin. Wschr. **44**, 101 (1966). — Brodie, B. B., Davies, J. I., Hynie, S., Krishna, G., Weiss, B.: Interrelationships of catecholamines with other endocrine systems. Pharmacol. Rev. **18**, 273 (1966). — Brodie, B. B., Krishna, G., Hynie, S.: On the role of adenyl cyclase in the regulation of lipolysis in fasting. Biochem. Pharmacol. **18**, 1129 (1969). — Brodish, A., Long, C. N. H.: ACTH-releasing hypothalamic neurohumor in peripheral blood. Endocrinology **71**, 298 (1962). — Brooks, A. M., Johnson, L. R., Grossman, M. J.: Effect of secretin on gastric acid secretion stimulated by gastrin II, caerulein and desulfated caerulein. Proc. Soc. exp. Biol. (N.Y.) **131**, 1019 (1969a). — Brooks, A. M., Jsenberg, J., Grossman, M. J.: The effect of secretin, glucagon, and duodenal acidification on pepsin secretion in man. Gastroenterology **57**, 157 (1969b). — Brooks, F. P., Pickford, M.: The effect of posterior pituitary hormones on the excretion of electrolytes in dogs. J. Physiol. (Lond.) **142**, 468 (1958). — Brooks, S. C., Leithauser, G., Loecker, W. C. de, Wever, F. de: In vitro stimulation of protein synthesis in uterine microsomal supernatant by estrone sulfate. Endocrinology **84**, 901 (1969). — Brossard, M., Nicole, L.: Effect of growth hormone and hydrocortisone on the synthesis of rapidly labeled high molecular weight nuclear RNA in rat liver. Canad. J. Biochem. **47**, 226 (1969). — Brown, E., Clarke, D. L., Roux, V., Sherman, G. H.: The stimulation of adenosine 3′,5′-monophosphate production by antidiuretic factors. J. biol. Chem. **238**, 852 (1963). — Brown, H. D., Chattopadhyay, S. K., Matthews, W. S.: Glucagon stimulation of adenyl cyclase activity of cardiac muscle. Naturwissenschaften **55**, 181 (1969). — Brownstein, M. J., Heller, A.: Hydroxyindole-O-methyl-transferase activity: effect of sympathetic nerve stimulation. Science **162**, 367 (1968). — Brubacher, E. S., Vander, A. J.: Sodium deprivation and renin secretion in unanesthetized dogs. Amer. J. Physiol. **214**, 15 (1968). — Brundin, J.: The effect of prostaglandin E_1 on the response of the rabbit oviduct to hypogastric nerve stimulation. Acta physiol. scand. **73**, 54 (1968). — Buchanan, G. D., Kraintz, F. W., Talmage, R. V.: Renal excretion of calcium and phosphate in the mouse as influenced by the parathyroids. Proc. Soc. exp. Biol. (N.Y.) **101**, 306 (1959). — Buchanan, K. D., Vance, J. E., Morgan, A., Williams, R. H., Hickernell, B., Page, S.: Effect of pancreozymin on insulin and glucagon levels in blood and bile. Amer. J. Physiol. **215**, 1293 (1968). — Buchanan, K. D., Vance, J. E., Williams, R. H.: Insulin and glucagon release from isolated islet of Langerhans: effect of enteric factors. Diabetes **18**, 381 (1969). — Buckalow, V. M., Lancaster, C. D.: A humoral sodium transport inhibitor during chronic volume expansion in dogs. Clin. Res. **18**, 495 (1970). — Bueding, E., Butcher, R. W., Hawkins, J., Timms, A. R., Sutherland, E. W.: Effect of epinephrine on cyclic adenosine 3′,5′-phosphate and hexose phosphates in intestinal smooth muscle. Biochim. biophys. Acta (Amst.) **115**, 173 (1965). — Bülbring, E., Goodford, P. J., Setekleiv, J.: The action of adrenaline on the ionic content and the sodium and potassium contents in the smooth muscle of the taenia coli. Brit. J. Pharmacol. **28**, 296 (1966). — Bullock, G. R., Peters, R. F., White, A. M.: Changes in mitochondrial structure and ribosomal activity in muscle as a consequence of the interaction between a glucocorticoid and some anabolic steroid. Biochem. J. **115**, 47 P (1969). — Bullock, G. R., White, A. M., Worthington, A. M.: The effect of catabolic and anabolic steroids on amino acid incorporation by skeletal muscle ribosomes. Biochem. J. **108**, 417 (1968). — Burger, H. G., Catt, K. J., Brown, J. B.: Relation between plasma luteinizing hormone and urinary estrogen excretion during the menstrual cycle. J. clin. Endocr. **28**, 1508 (1968). — BURKE, G.: On the competitive interaction of long-acting thyroid stimulator and thyrotropin in vivo. J. clin. Endocr. **28**, 286 (1968a). ~ Comparison of early effects of thyrotropin and long-acting thyroid stimulator on thyroidal phospholipogenesis. Endocrinology **83**, 1210 (1968b). ~ Effects of cyclic 3',5'-adenosine monophosphate and dibutyryl cyclic 3',5'-adenosine monophosphate on basal and stimulated thyroid function. J. clin. Endocr. **28**, 1816 (1968c). ~ The cell membrane: a common site of action of thyrotropin (TSH) and long-acting thyroid stimulator (LATS). Metabolism **18**, 720 (1969). ~ Comparison of thyrotropin and sodium fluoride effects on thyroid adenyl cyclase. Endocrinology **86**, 346, 353 (1970a). ~ Effects of prostaglandins on basal and stimulated thyroid function. Amer. J. Physiol. **218**, 1445 (1970b). — BURROW, G. N., MORROW, L. B.: Further studies on the steroid inhibition of adrenal protein synthesis. Endocrinology **83**, 18 (1968). — BURT, R. L.: Plasma nonesterified fatty acids in normal pregnancy and the puerperium. Obstet. and Gynec. **15**, 460 (1960). — BURT, R. L., LEAKE, N. H., DANNENBURG, W. N.: Sex differences in metabolic effects of oxytocin. Nature (Lond.) **201**, 829 (1964a). ~ Comparative metabolic effects of certain oxytocic preparations and related compounds on blood glucose and plasma NEFA. Obstet. and Gynec. **23**, 574 (1964b). — BUTCHER, R. W.: Cyclic 3',5'-AMP and the lipolytic effects of hormones on adipose tissue. Pharmacol. Rev. **18**, 237 (1966). — BUTCHER, R. W., BAIRD, C. E.: Effects of prostaglandins on adenosine 3',5'-monophosphate levels in fat and other tissues. J. biol. Chem. **243**, 1713 (1968). — BUTCHER, R. W., BAIRD, C. E., SUTHERLAND, E. W.: Effects of lipolytic and antilipolytic substances on adenosine 3',5'-monophosphate levels in isolated fat cells. J. biol. Chem. **243**, 1705 (1968). — BUTCHER, R. W., HO, R. S., MENG, H. C., SUTHERLAND, E. W.: Adenosine 3',5'-monophosphate in biological materials. J. biol. Chem. **240**, 4515 (1965). — BUTCHER, R. W., SNEYD, J. G. T., PARK, C. R., SUTHERLAND, E. W.: Effect of insulin on adenosine 3',5'-monophosphate in the rat epididymal fat pad. J. biol. Chem. **241**, 1651 (1966). — BUTCHER, R. W., SUTHERLAND, E. W.: The effects of the catecholamines, adrenergic blocking agents, prostaglandin E_1, and insulin on cyclic AMP levels in the rat epididymal fat pad in vitro. Ann. N.Y. Acad. Sci. **139**, 849 (1967).

CAHILL, G. F., HERRERA, M. G., MORGAN, A. P., SOELDNER, J. S., STEINKE, J., LEVY, P. L., REICHARD, G. A., KIPNIS, D. M.: Hormone-fuel interrelations during fasting. J. clin. Invest. **45**, 1751 (1966). — CAIROLI, V. J.: Cardiovascular response of the hyperthyroid rat. Fed. Proc. **25**, 350 (1966). — CALIGARIS, L., ASTRADA, J. J., TALEISNIK, S.: Pituitary FSH concentrations in the rat during the estrous cycle. Endocrinology **81**, 1261 (1967). — CALLANTINE, M. R., HUMPHREY, R. R., NESSET, B. L.: LH release by 17β-estradiol in the rat. Endocrinology **79**, 455 (1966). — CAMERINO, B., SALA, G.: Anabolic steroids. Fortschr. Arzneim.-Forsch. **2**, 71 (1960). — CAMERON, D. A., PASCHALL, H. A., ROBINSON, R. A.: Changes in the fine structure of bone cells after the administration of parathyroid extract. J. Cell Biol. **33**, 1 (1967). — CAMPBELL, J., RASTOGI, K. S.: Augmented insulin secretion due to growth hormone. Stimulating effects of glucose and food in dogs. Diabetes **15**, 749 (1966). ~ Actions of growth hormone: enhancement of insulin utilization with inhibition of insulin effect on blood glucose in dogs. Metabolism **18**, 930 (1969). — CANARY, J. J., KYLE, L. H.: The hypercalcuria of hyperparathyreodism in man. J. clin. Invest. **38**, 994 (1959). — CANNON, P. J., AMES, R. P., LARAGH, J. H.: Indirect action of angiotensin infusion to inhibit renal tubular sodium reabsorption in dogs. Amer. J. Physiol. **211**, 1021 (1966). — CANTÙ, R. C., CORRELL, J. W., MANGER, W. M.: Reassessment of central neural pathways necessary for adrenal catecholamine output in response to hypoglycemia. Proc. Soc. exp. Biol. (N.Y.) **129**, 155 (1968). — CARE, A. D., GITELMAN, H. J.: The possible role of adenylcyclase in thyrocalcitonin release. J. Endocr. **41**, 21 (Abstr.) (1968). — CARGILLE, C. M., ROSS, G. T., YOSHIMI, T.: Daily variations in plasma hormone, luteinizing hormone, and progesterone in the normal menstrual cycle. J. clin. Endocr. **29**, 12 (1969). — CARLSON, L. A.: Inhibition of the mobilization of free fatty acids from adipose tissue. Ann. N.Y. Acad. Sci. **131**, 119 (1965). — CARRUTHERS, B. M., COPP, D. H., MCINTOSH, H. W.: Diurnal variation in urinary excretion of calcium and phosphate and its relation to blood levels. J. Lab. clin. Med. **63**, 959 (1964). — CARSTEN, M. E., MOMMAERTS, W. F. H.: The accumulation of calcium ions by sarcotubular vesicles. J. gen. Physiol. **48**, 183 (1964). — CATT, K. J., MOFFAT, B., NIALL, H. D.: Human growth hormone and placental lactogen: structural similarity. Science **157**, 321 (1967). — CAVALLERO, C., SOLCIA, E., SAMPIETRO, R.: Cytology of islet tumours and hyperplasia associated with the Zollinger-Ellison syndrome. Gut **8**, 172 (1967). — CEDARD, L., ALSAT, E., EGO, C., NARANGOT, J.: Influence of luteinizing hormones on the aromatization of testosterone by human placenta perfused in vitro. Steroids **11**, 179 (1968a). — CEDARD, L., ALSAT, E., FERRE, F.: Regulation of human placenta metabolism by gonadotropins. Excerpta Medica Int. Congr. Ser. **210**, 193 (1970). — CEDARD, L., HAFFEN, K., GUICHARD, A.: Influence de l'hormone gonadotrope chorionique sur la production d'oestrogènes à partir d'acétate de Na et de déhydroépiandrostérone radio-actifs par les gonades embryonnaires de poulet, cultivées in vitro. C. R. Acad. Sci. (D) **267**, 118 (1968). — CEGRELL, L.: Dopamine in the pancreas of albinic and pigmented new born guinea-pigs. Life Sci. **6**, 2491 (1967b). — CEGRELL, L.,

FALCK, B., ROSENGREN, A. M.: Dopamine and 5-hydroxytryptamine in the guinea-pig pancreas. Life Sci. **6**, 2483 (1967a). ~ Monoamines in the pig pancreas with special reference to the endocrine part. Acta physiol. scand., Suppl. **314**, 8 (1968). — CEHOVIC, G.: Rôle de l'adénosine 3',5'-monophosphate cyclique dans la libération de TSH hypophysaire. C. R. Acad. Sci. (D) **268**, 2929 (1969). — CEHOVIC, G., LEWIS, U. J., LAAN, W. P. VAN DER: Effet de l'AMP cyclique sur l'hormone de croissance et la libération de la prolactine in vitro. C. R. Acad. Sci. (D) **270**, 3119 (1970). — CHAMBAUT, A., EBOUÉ-BONIS, D., HANOUNE, J., CLAUSER, H.: Antagonistic actions between dibutyryl adenosine-3',5'-cyclic monophosphate and insulin on the metabolism of the surviving rat diaphragm. Biochim. biophys. Res. Commun. **34**, 283 (1969). — CHAMBERS, D. A., ZUBAY, G.: The stimulatory effect of cyclic adenosine 3',5'-monophosphate on DNA-directed synthesis of β-galactosidase in a cell-free system. Proc. nat. Acad. Sci. (Wash.) **63**, 118 (1969). — CHAN, W. Y., SAWYER, W. H.: Saluretic actions of neurohypophysial peptides in conscious dogs. Amer. J. Physiol. **201**, 799 (1961). — CHANNING, C. P.: Influences of the in vivo and in vitro hormonal environment upon luteinization of granulosa cells in tissue culture. Recent Progr. Hormone Res. **26**, 589 (1970). — CHARBON, G. A., SEBUS, J., KOOL, D. S., HOEKSTRA, M. H.: Augmentation by glucagon of histamine-induced gastric secretion. Gastroenterology **44**, 805 (1963). — CHASE, L. R., AURBACH, G. D.: Parathyroid function and the renal excretion of 3',5'-cycloadenylic acid. Proc. nat. Acad. Sci. (Wash.) **58**, 518 (1967). ~ Renal adenyl cyclase: anatomically separate sites for parathyroid hormone and vasopressin. Science **159**, 545 (1968a). ~ Cyclic AMP and the mechanism of action of parathyroid hormone. In: R. V. TALMAGE, L. V. BÉLANGER: Parathyroid hormone and calcitonin, p. 247. Amsterdam 1968b. ~ Effect of parathyroid hormone on the concentration of 3',5'-AMP in bone. Clin. Res. **17**, 380 (1969). ~ The effect of parathyroid hormone on the concentration of adenosine-3',5'-monophosphate in skeletal tissue in vitro. J. biol. Chem. **245**, 1520 (1970). — CHASE, L. R., FEDAK, S. A., AURBACH, G. D.: Activation of skeletal adenyl cyclase by parathyroid hormone in vitro. Endocrinology **84**, 761 (1969a). — CHASE, L. R., MELSON, G. L., AURBACH, G. D.: Pseudohypoparathyreoidism: defective excretion of 3',5'-AMP in response to parathyroid hormone. J. clin. Invest. **48**, 1832 (1969b). — CHASSY, B. M., LOVE, L. L., KRICHEVSKY, M. J.: Purification, properties and biological role of an extracellular nucleoside-3',5'-cyclic phosphate phosphodiesterase. Fed. Proc. **28**, 842 (1969). — CHAUSMER, A., MITTLEMAN, R., WALLACH, S.: Studies of thyrocalcitonin action. Endocrinology **79**, 131 (1966). — CHEESMAN, D. W.: Structural elucidation of a gonadotropin-inhibiting substance from the bovine pineal gland. Biochim. biophys. Acta (Amst.) **207**, 247 (1970). — CHEEVER, E. V., SEAVEY, B. K., LEWIS, U. J.: Prolactin of normal and dwarf mice. Endocrinology **85**, 698 (1969). — CHELALA, C. A., TORRES, H. N.: Interconvertible forms of muscle phosphorylase phosphatase. Biochim. biophys. Acta (Amst.) **178**, 423 (1969). — CHEN, C. H., ADAM, P. A. J., LASKOWSKI, D. E., MCCANN, M. L., SCHWARTZ, R.: The plasma free fatty acid composition and blood glucose of normal and diabetic pregnant women and of their newborns. Pediatrics **36**, 843 (1965). — CHEN, C. L., MEITES, J.: Effects of estrogen and progesterone on pituitary and serum prolactin as measured by radioimmunoassay. Fed. Proc. **28**, 505 (1969). — CHEN, C. L., MINAGUCHI, H., MEITES, J.: Effects of transplanted pituitary tumors on host pituitary prolactin secretion. Proc. Soc. exp. Biol. (N.Y.) **126**, 317 (1967). — CHEN, C. L., VOOGT, J. L., MEITES, J.: Effect of median eminence implants of FSH, LH or prolactin on luteal function in the rat. Endocrinology **83**, 1273 (1968). — CHEUNG, W. Y.: Inhibition of cyclic nucleotide phosphodiesterase by adenosine 5-triphosphate and inorganic pyrophosphate. Biochim. biophys. Res. Commun. **23**, 214 (1966). ~ Properties of cyclic 3',5'-nucleotide phosphodiesterase from rat brain. Biochemistry **6**, 1079 (1967). — CHEUNG, W. Y., JENKINS, A.: Regulatory properties of cyclic 3',5'-nucleotide phosphodiesterase. Fed. Proc. **28**, 473 (1969). — CHEUNG, W. Y., WILLIAMSON, J. R.: Kinetics of cyclic adenosine monophosphate changes in rat heart following epinephrine administration. Nature (Lond.) **207**, 979 (1965). — CHIMOSKEY, J. E., GERGELY, J.: Effect of norepinephrine, ouabain, and pH on cardiac sacroplasmic reticulum. Arch. int. Pharmacodyn. **176**, 289 (1968). — CHISHOLM, P. J., YOUNG, I. D., LAZARUS, L.: The gastrointestinal stimulus to insulin release. I. Secretin. J. clin. Invest. **48**, 1453 (1969). — CHLOUVERAKIS, C.: The lipolytic action of fructose-1,6-diphosphate. Metabolism **17**, 708 (1968).— CHOWERS, J., FELDMAN, S., DAVIDSON, J. M.: Effects of intrahypothalamic crystalline steroids on acute ACTH secretion. Amer. J. Physiol. **205**, 671 (1963). — CHOWERS, J., MCCANN, S. M.: Content of luteinizing hormone-releasing factor and luteinizing hormone during the estrous cycle and after changes in gonadal steroid titers. Endocrinology **76**, 700 (1965). ~ Comparison of the effect of hypothalamic and pituitary implants of estrogen and testosterone on reproductive system and adrenal of female rats. Proc. Soc. exp. Biol. (N.Y.) **124**, 260 (1967). — CHRÉTIEN, M., LI, C. H.: Isolation, purification, and characterization of γ-lipotropic hormone from sheep pituitary glands. Canad. J. Biochem. **45**, 1163 (1967). — CHRIST, E. J. V. J.: Die Rolle von Prostaglandinen bei der hormonal stimulierten Lipolyse in isolierten Fettgeweben. Fette, Seifen, Anstrichmittel **72**, 849 (1970). — CHYTIL, F., SKRIVANOVÁ, J.: Reactivation of cortisone-induced liver tryptophan pyrrolase by boiled liver cell sap and by cyclic adenosine 3',5'-phosphate. Biochim. biophys. Acta (Amst.) **67**, 164 (1963). — CIARANELLO, R. D., BARCHAS, R. E.,

Byers, G. S., Stemmle, D. W., Barchas, J. D.: Enzymatic synthesis of adrenaline in mammalian brain. Nature (Lond.) **221**, 368 (1969). — Civen, M., Trimmer, B. M., Brown, C. B.: The induction of hepatic α-ketoglutarate and phenylalanine pyruvate transaminases by glucagon. Life Sci. **6**, 1331.67 (1967). — Clark, J. D., Zatzman, M. L., Kenney, A. D.: Renal effects of thyrocalcitonin in the dog. Biochem. J. **108**, 25 P (1968). — Claycomb, W. C., Kilsheimer, G. S.: Effect of glucagon, adenosine-3′,5′-monophosphate and theophylline on free fatty acid release by rat liver slices and on tissue levels of coenzyme A esters. Endocrinology **84**, 1179 (1969). — Clayton, G. W., Librik, L., Horan, A., Sussman, L.: Effect of corticosteroid administration on vasopressin-induced adrenocorticotropin release in man. J. clin. Endocr. **25**, 1156 (1965). — Clemens, J. A., Meites, J.: Inhibition by hypothalamic prolactin of prolactin secretion, mammary growth and luteal function. Endocrinology **82**, 878 (1968). — Clemens, J. A., Sar, M., Meites, J.: Inhibition of lactation and luteal function in postpartum rats by hypothalamic implantation of prolactin. Endocrinology **84**, 868 (1969). — Clements, R. S., Jr., Morrison, A. D., Winegrad, A. J.: Polyol pathway in aorta: regulation by hormones. Science (N.Y.) **166**, 1007 (1969). — Clifton, K. H., Furth, J.: Hormonal influences on growth and somatotropic actions of autonomous mammotropes. Proc. Soc. exp. Biol. (N.Y.) **94**, 809 (1957). — Coburn, J. W., Hartenbower, D. L., Massry, S. G.: Effect of phosphate infusion on the calciuretic action of extracellular fluid volume expansion. Clin. Res. **18**, 496 (1970). — Coceani, F., Pace-Asciak, C., Volta, F., Wolfe, L. S.: Amer. J. Physiol. **213**, 1056 (1967). — Code, C. F.: Histamin and gastric secretion: a later look, 1955—1965. Fed. Proc. **24**, 1311 (1965). — Conn, H. O., Kipnis, D. M.: The effect of various 3′,5′ cyclic nucleotides on gluconeogenesis and glycogenolysis in the perfused rat liver. Biochim. biophys. Res. Commun. **37**, 319 (1969). — Coore, H. G., Randle, P. J.: Regulation of insulin secretion studies with pieces of rabbit pancreas incubated in vitro. Biochem. J. **93**, 66 (1964). — Copp, D. H., Cameron, E. C.: Demonstration of a hypocalcemic factor (calcitonin) in commercial parathyroid extract. Science **134**, 2038 (1961). — Copp, D. H., Davidson, A. G. F.: Direct humoral control of parathyroid function in the dog. Proc. Soc. exp. Biol. (N.Y.) **107**, 342 (1961). — Corbin, A.: Pituitary and plasma LH of ovariectomized rats with median eminence implants of LH. Endocrinology **78**, 893 (1966). — Corbin, A., Cohen, A. I.: Effect of median eminence implants of LH on pituitary LH of female rats. Endocrinology **78**, 41 (1966). — Corbin, A., Daniels, E. L.: Preliminary indications for the presence of a hypothalamic follicle stimulating hormone synthesizing factor. Experientia (Basel) **24**, 1266 (1968). — Corbin, A., Daniels, E. L., Milmore, J. E.: An internal feedback mechanism controlling follicle stimulating hormone releasing factor. Endocrinology **86**, 735 (1970a). — Corbin, A., Mangili, G., Motta, M., Martini, L.: Effect of hypothalamic and mesencephalic steroid implantations on ACTH feedback mechanisms. Endocrinology **76**, 811 (1965). — Corbin, A., Milmore, J. E., Daniels, E. L.: Further evidence for the existence of a hypothalamic follicle stimulating hormone synthesizing factor. Experientia (Basel) **26**, 1010 (1970b). — Corbin, A., Story, J. C.: Depletion and resynthesis of pituitary FSH: time course of events following treatment with hypothalamic FSH-releasing factor. Experientia (Basel) **22**, 694 (1966). ~ "Internal" feedback mechanism: response of pituitary FSH and of stalk-median eminence follicle stimulating hormone-releasing factor to median eminence implants of FSH. Endocrinology **80**, 1006 (1967). — Corbin, J. D., Krebs, E. G.: A cyclic AMP-stimulated protein kinase in adipose tissue. Biochim. biophys. Res. Commun. **36**, 328 (1969a). — Corbin, J. D., Park, C. R.: Permissive effects of glucocorticoids on lipolysis in adipose tissue. Fed. Proc. **28**, 702 (1969b). — Corbin, J. D., Reimann, E. M., Walch, D. A., Krebs, E. G.: Activation of adipose tissue lipase by skeletal muscle cyclic adenosine-3′,5′-monophosphate-stimulated protein. J. biol. Chem. **245**, 4849 (1970). — Cordes, U., Beyer, J., Böhle, E., Melani, F., Schöffling, K.: Einfluß der β-Rezeptorenblockade mit Kö 592 auf die Ruheinsulinsekretion bei normalen, hypophysektomierten und Houssay-Hunden. Verh. dtsch. Ges. inn. Med. **76**, 401 (1970). — Corker, C. S., Naftolin, F., Exley, D.: Interrelationship between plasma luteinizing hormone and oestradiol in the human menstrual cycle. Nature (Lond.) **222**, 1063 (1969). — Craig, J. W., Larner, J.: Influence of epinephrine and insulin on uridine diphosphate glucose-α-glucan transferase and phosphorylase in muscle. Nature (Lond.) **202**, 971 (1964). — Craig, J. W., Rall, T. W., Larner, J.: The influence of insulin and epinephrine on adenosine 3′,5′-phosphate and glycogen transferase in muscle. Biochim. biophys. Acta (Amst.) **177**, 213 (1969). — Cramer, C. F.: Participation of parathyroid glands in control of calcium absorption in dogs. Endocrinology **72**, 192 (1963). — Creange, J. E., Roberts, S., Young, P. L.: The effect of 3′,5′-AMP on conversion of cholesterol to pregnenolone by rat adrenal mitochondria. Fed. Proc. **25**, 221 (1966). — Cremaschi, D., Galante, M.: Action of posthypophyseal hormones on the in vivo isosmotic net water transport and on adenyl cyclase in rabbit gallbladder. Arch. int. Physiol. **77**, 819 (1969). — Critchlow, V., Liebelt, R. A., Barsela, M., Mountcastle, W., Lipscomb, H. S.: Sex difference in resting pituitary adrenal function in the rat. Amer. J. Physiol. **205**, 807 (1963). — Crocker, A. D., Munday, K. A.: Aldosterone and angiotensin: action on water absorption in rat jejunum. J. Physiol. (Lond.) **192**, 36 P (1967a). ~ The effect of aldosterone on sodium and water absorption from rat jejunum. J. Endocr. **38**, 25 (1967b). ~ Factors affecting mucosal water and sodium transfer in everted sacs of jejunum. J. Physiol. (Lond.) **202**, 329 (1969). ~ The effect of the renin-angiotensin system on mucosal water and sodium transfer in everted sacs of rat jejunum. J. Physiol. (Lond.) **206**, 323 (1970). — CROCKFORD, P. M., PORTE, D., WOOD, F. C., WILLIAMS, R. H.: Effect of glucagon on serum insulin, plasma glucose, and free fatty acids in man. Metabolism **15**, 114 (1966). — CROFFORD, O. B., CRUMBO, D. S.: Identification of a binding site for insulin on the fat cell membrane. Clin. Res. **16**, 49 (1968). — CROIZET, M., BLANQUET, P., VRIGNAUD, C., BRANDRICK, A., MEYNIEL, G.: A propos de l'action thyréostimulante de quelques hormones synthétiques posthypophysaires. C. R. Soc. Biol. (Paris) **157**, 1264 (1963). — CROWSHAW, K., MCGIFF, J. C., STRAND, J. C., LONIGRO, A. J., TERRAGNO, N. A.: Prostaglandins in dog renal medulla. J. Pharmacol. **22**, 302 (1970). — CUATRECASAS, P.: Interaction of insulin with the cell membrane: the primary action of insulin. Proc. nat. Acad. Sci. (Wash.) **63**, 450 (1969). — CUNE, R. W., ROBERTS, S., YOUNG, P. L.: Competitive inhibition of adrenal Δ^5-3β-hydroxysteroid dehydrogenase and Δ^5-3-ketosteroid isomerase activities by adenosine-3',5'-monophosphate. J. biol. Chem. **245**, 3859 (1970). — CUNNINGHAM, E. B.: The enhancement of phosphoryl transfer by adenosine 3',5'-monophosphate in the presence of a membranous fraction from canine kidney. Biochim. biophys. Acta (Amst.) **165**, 574 (1968). — CURRY, D. M., BEATON, G. H.: Cortisone resistance in pregnant rats. Endocrinology **63**, 155 (1958).

DALLMAN, M. F., YATES, F. E.: Dynamic asymmetries in the corticosteroid feedback path and distribution-metabolism-binding elements in the adrenocortical system. Ann. N.Y. Acad. Sci. **156**, 696 (1968). — D'ANGELO, S. A.: A comparative study of TSH secretion in rat and guinea pig: effect of gonadectomy and goitrogens. Endocrinology **78**, 1230 (1966). ~ Simultaneous effects of estradiol on TSH secretion and adrenocortical function in male and female rats. Endocrinology **82**, 1035 (1968). — D'ANGELO, S. A., FISHER, J. S.: Influence of estrogen on the pituitary-thyroid system of the female rat: mechanisms and loci of action. Endocrinology **84**, 117 (1969). — D'ANGELO, S. A., HUGHES, J. S.: Chronic hypothalamic lesions and anterior pituitary secretions; effects of ovariectomy on TSH and ACTH. Neuroendocrinology **2**, 263 (1967). — DANG-TRANG, L., DESPEYROUX, T. M., DOUSTE-BLAZY, L.: Variations des fractions lipidiques du plasma sous l'influence de la vasopressine chez le chien. Bull. Soc. Chim. biol. (Paris) **50**, 2495 (1969). — DANIELS, E. G., HINMAN, J. W., LEACH, B. E., MUIRHEAD, E. E.: Identification of prostaglandin E_2 as the principal vasodilator lipid of rabbit renal medulla. Nature (Lond.) **215**, 1298 (1967). — DA PRADA, M., PLETSCHER, A.: Differential uptake of biogenic amines by isolated 5-hydroxytryptamine organelles of blood platelets. Life Sci. **8**, 65 (1969). — DA PRADA, M., PLETSCHER, A., TRANZER, J. P., KNUCHEL, H.: Subcellular localization of 5-hydroxytryptamine and histamine in blood platelets. Nature (Lond.) **216**, 1315 (1967). — DAUGHADAY, W. H., KIPNIS, D. M.: The growth-promoting and anti-insulin actions of somatotropin. Recent Progr. Hormone Res. **22**, 49 (1966). — DAVEY, M. J., LOCKETT, M. F.: Actions and interactions of aldosterone monoacetate and neurohypophysial hormones on the isolated cat kidney. J. Physiol. (Lond.) **152**, 206 (1960). — DAVID, M. A., FRASCHINI, F., MARTINI, L.: Control of LH secretion: role of a "short" feedback mechanism. Endocrinology **78**, 55 (1966). — DAVIDSON, J. M., FELDMAN, S.: Adrenocorticotropin secretion inhibited by implantation of hydrocortisone in the hypothalamus. Science **137**, 125 (1962). — DAVIDSON, J. M., JONES, L. E., LEVINE, S.: Effects of hypothalamic implantation of steroids on plasma corticosterone (B). Fed. Proc. **24**, 191 (1965). ~ Feedback regulation of adrenocorticotropin secretion in "basal" and "stress" conditions: acute and chronic effects of intrahypothalamic corticoid implantation. Endocrinology **82**, 655 (1968). — DAVIDSON, J. M., SAWYER, C. H.: Evidence for a hypothalamic focus of inhibition of gonadotropin by androgen in the male. Proc. Soc. exp. Biol. (N.Y.) **107**, 4 (1961). — DAVIES, B. N., HORTON, E. W., WITHRINGTON, P. G.: The occurence of prostaglandin E_2 in splenic venous blood of the dog following splenic nerve stimulation. J. Physiol. (Lond.) **188**, 38 P (1967); Brit. J. Pharmacol. **32**, 127 (1968). — DAVIS, W. W., BURWELL, L. R., BARTTER, F. C.: Inhibition of the effects of angiotensin II on adrenal steroid production by dietary sodium. Proc. nat. Acad. Sci. (Wash.) **63**, 718 (1969). — DAVIS, W. W., BURWELL, L. R., CASPER, A. G. T., BARTTER, F. C.: Sites of action of sodium depletion on aldosterone biosynthesis in the dog. J. clin. Invest. **47**, 1425 (1968). — DE ANGELO, A. B., GORSKI, J.: The role of RNA synthesis in the estrogen induced synthesis of a specific interine protein. Fed. Proc. **28**, 723 (1969). — DEBELJUK, L.: Effect of melatonin on the gonadotrophic function of the male rat under constant illumination. Endocrinology **84**, 937 (1969). — DECKERT, T.: Stimulation of insulin secretion by glucagon and secretin. Acta endocr. (Kbh.) **57**, 578 (1968a). ~ Insulin secretion following administration of secretin in patients with diabetes mellitus. Acta endocr. (Kbh.) **59**, 150; Diabetologia **4**, 310 (1968b). — DE CROMBRUGGHE, B., PERLMAN, R. L., VARMUS, H. E., PASTAN, I.: Regulation of inducible enzyme synthesis in Escherichia coli by cyclic adenosine 3',5'-monophosphate. J. biol. Chem. **244**, 5828 (1969). — DE CROMBRUGGHE, B., VARMUS, H. E., PERLMAN, R. L., PASTAN, I.: Stimulation of LAC mRNA synthesis by cyclic AMP in cell free extracts of Escherichia coli. Biochim. biophys. Res. Commun. **38**, 894 (1970). — DEKKER, A., FIELD, J. B.: Correlation of effects of thyrotropin, prostaglandins and ions on glucose oxidation, cyclic AMP, and colloid droplet formation in dog thyroid slices. Metabolism **19**, 453 (1970). — DE LANGE, R. J., KEMP, R. G., RILEY, W. D., COOPER, R. A., KREBS, E. G.: Activation of skeletal muscle phosphorylase kinase by adenosine triphosphate and adenosine 3′,5′-monophosphate. J. biol. Chem. **243**, 2200 (1968). — DE LUCA, H. F.: Recent advances in the metabolism and function of vitamin D. Fed. Proc. **28**, 1678 (1969). — DE LUCA, H. F., ENGSTRÖM, G. W., RASMUSSEN, H.: The action of vitamin D and parathyroid hormone in vitro on calcium uptake and release by kidney mitochondria. Proc. nat. Acad. Sci. (Wash.) **48**, 1604 (1962). — DENTON, R. M., RANDLE, P. J.: Citrate and the regulation of adipose-tissue phosphofructokinase. Biochem. J. **100**, 420 (1966). — DE PROSPO, N. D., MARTINO, L. D. DE, MCGUINNESS, E. T.: Melatonin's effect on ^{131}J uptake by the thyroid glands in normal and ovariectomized rats. Life Sci. **7** (I), 183 (1968). — DE PROSPO, N. D., SAFINSKI, R. J., MARTINO, L. D. DE, MCGUINNESS, E. T.: Melatonin and its precursors' effects on ^{131}J uptake by the thyroid gland under different photic conditions. Life Sci. **8** (I), 837 (1969). — DE ROBERTIS, E., ALBERICI, M., ARNAIZ, G. R. DE L., AZEURRA, J. M.: Isolation of different types of synaptic membranes from the brain cortex. Life Sci. **5**, 577 (1966). — DE ROBERTIS, E., ARNAIZ, G. R. DE L., ALBERICI, M., BUTCHER, R. W., SUTHERLAND, E. W.: Subcellular distribution of adenyl cyclase and cyclic phosphodiesterase in rat brain cortex. J. biol. Chem. **242**, 3487 (1967). — DE ROBERTIS, E., IRALDI, A. P. DE, ARNAIZ, G. R. DE L., ZIEHER, L. M.: Synaptic vesicles from the rat hypothalamus. Isolation and norepinephrine content. Life Sci. **4**, 193 (1965). — DEUBEN, R. R., MEITES, J.: Stimulation of pituitary growth hormone release by a hypothalamic extract in vitro. Endocrinology **74**, 408 (1964). ~ In vitro reinitiation of pituitary somatotropin release by an acid extract of hypothalamus. Proc. Soc. exp. Biol. (N.Y.) **118**, 409 (1965). — DE WARDENER, H. E., MILLS, I. H., CLAPHAM, W. F., HAYTER, C. J.: Studies on the efferent mechanism of the sodium diuresis which follows the administration of intravenous saline in dogs. Clin. Sci. **21**, 249 (1961). — DE WIED, D.: The significance of the antidiuretic hormone in the release mechanism of corticotropin. Endocrinology **68**, 956 (1961). — DEWONCK, G., BACQ, Z. M., BARAC, J.: Influence du glucagon sur l'excrétion urinaire du calcium chez le chien. C. R. Soc. Biol. (Paris) **157**, 897 (1963). — DHALLA, N. S., SULAKHE, P. V., KHANDELWAL, R. L., HAMILTON, I. R.: Excitation contraction coupling in heart. II. Studies on the role of adenyl cyclase in the calcium transport by dog heart sarcoplasmic reticulum. Life Sci. **9** (I), 625 (1970). — DIAMOND, J. M., BRODY, T. M.: Hormonal alteration of the response of the rat uterus to catecholamines. Life Sci. **5**, 2187 (1966). — DICKER, S. E., NUNN, J.: The role of the antidiuretic hormone during water deprivation in rats. J. Physiol. (Lond.) **136**, 235 (1957). — DIKSTEIN, S., WELLER, C. P., SULMAN, F. G.: Effect of calcium ions on melanophore dispersal. Nature (Lond.) **200**, 1106 (1963). — DINGMAN, J. F., DESPOINTES, R. H.: Adrenal steroid inhibition of vasopressin release from the neurohypophysis of normal subjects and patients with Addison's disease. J. clin. Invest. **39**, 1851 (1960). — DIRKS, J. H., CIRKSENA, W. J., BERLINER, R. W.: The effect of saline infusion on sodium reabsorption by the proximal tubule of the dog. J. clin. Invest. **44**, 1160 (1965). — DOBBS, J. W., ROBISON, G. A.: Functional biochemistry of beta receptors in the uterus. Fed. Proc. **27**, 352 (1968). — DOE, R. P., ZINNEMAN, H. H., FLINK, E. B., ULSTROM, R. A.: Significance of the concentration of nonprotein-bound plasma cortisol in normal subjects, Cushing's syndrome, pregnancy, and during estrogen therapy. J. clin. Endocr. **20**, 1484 (1960). — DONALDSON, L. E., HANSEL, W., VAN VLECK, L. D.: Luteotropic properties of luteinizing hormone and nature of oxytocin induced luteal inhibition in cattle. J. dairy Sci. **48**, 331 (1965). — DONKER, J. D., KOSHI, J. H., PETERSEN, W. E.: The effect of exogenous oxytocin in blocking the normal relationship between endogenous oxytocic substance and the milk ejection phenomenon. Science **119**, 67 (1954). — DORRINGTON, J. H., BAGGETT, B.: Adenyl cyclase activity in the rabbit ovary. Endocrinology **84**, 989 (1969). — DORRINGTON, J. H., KILPATRICK, R.: Effect of adenosine 3′,5′(cyclic)-monophosphate on the synthesis of progestational steroids by rabbit ovarian tissues in vitro. Biochem. J. **104**, 725 (1967). — DOTEVALL, G., KOCK, N. G., WALAN, A.: Inhibition of pentagastrin-induced gastric acid secretion in man by glucagon given intravenously. Scand. J. Gastroent. **4**, 713 (1969). — DOUGLAS, W. W.: Stimulus-secretion coupling: concept and clues from chromaffin and other cells. Brit. J. Pharmacol. **34**, 451 (1968). — DOUGLAS, W. W., POISNER, A. M.: The influence of calcium on the secretory response of the submaxillary gland to acetylcholine or to noradrenaline. J. Physiol. (Lond.) **165**, 528 (1963). — DOUSA, T., HECHTER, O.: The effect of NaCl and LiCl on vasopressin-sensitive adenyl cyclase. Life Sci. **9** (I), 865 (1970). — DOUSA, T., RYCHLIK, I.: The effect of parathyroid hormone on adenyl cyclase in the rat kidney. Biochim. biophys. Acta (Amst.) **158**, 484 (1968). — DOWDLE, E. B., SCHACHTER, D., SCHENKER, H.: Requirement for vitamin D for the active transport of calcium by the intestine. Amer. J. Physiol. **198**, 269 (1960). — DREISBACH, R. H.: Effect of isoproterenol on calcium metabolism in rat salivary gland. Proc. Soc. exp. Biol. (N.Y.) **116**, 953 (1964). — DRUMMOND, G. J., DUNCAN, L.: On the mechanism of activation of phosphorylase *b* kinase by calcium. J. biol. Chem. **243**, 5532 (1968). — DRUMMOND, G. J., PERROTT-YEE, S.: Enzymatic hydrolysis of adenosine 3′,5′-phosphoric acid. J. biol. Chem. **236**, 1126 (1961). — DUCHEN, L. W.: The effects of injection of hypertonic saline on the pituitary gland of the rat — a morphological study of the pars intermedia and posterior lobe. J. Endocr. **25**, 161 (1962). — DUFFUS, C. M., DUFFUS, J. H.: A possible role for cyclic AMP in gibberellic acid triggered release of α-amylase in barley endosperm slices. Experientia (Basel) **25**, 581 (1969). — DUMONT, I. E.: Le mécanisme d'action de l'hormone thyréotrope. Bull. Soc. Chim. biol. (Paris) **50**, 2401 (1969). — DUNÉR, H.: The influence of the blood glucose level on the secretion of adrenaline and noradrenaline from the suprarenal. Acta physiol. scand., Suppl. **102**, 28 (1953). — DUPRÉ, J.: An intestinal hormone affecting glucose disposal in man. Lancet **1964II**, 672 (a). ~ Effect of route of administration on disposal of glucose loads. J. Physiol. (Lond.) **175**, 68 p (1964b). — DUPRÉ, J., BECK, J. C.: Stimulation of release of insulin by an extract of intestinal mucosa. Diabetes **15**, 555 (1966a). — DUPRÉ, J., CURTIS, J. D., UNGER, R. H., WADDELL, R. W., BECK, J. C.: Effects of secretin, pancreozymin, or gastrin on the response of the endocrine pancreas to administration of glucose or arginine in man. J. clin. Invest. **48**, 745 (1969). — DUPRÉ, J., ROJAS, L., WHITE, J. J., UNGER, R. H., BECK, J. C.: Effects of secretin on insulin and glucagon in portal and peripheral blood in man. Lancet **1966II**, 26 (b).

EARTLY, H., LEBLOND, C. P.: Effects of thyroxine mediated by the hypophysis. Endocrinology **54**, 249 (1954). — EBADI, M. S., WEISS, B., COSTA, E.: Adenosine-3',5'-monophosphate in rat pineal gland: increase induced by light. Science **170**, 188 (1970). — EDELMAN, J. S., BOGOROCH, R., PORTER, G. A.: On the mechanism of action of aldosterone on sodium transport: the role of protein synthesis. Proc. nat. Acad. Sci. (Wash.) **50**, 1169 (1963). — EDELMAN, J. S., PETERSEN, M. J., GULYASSY, P. F.: Kinetic analysis of the antidiuretic action of vasopressin and adenosine-3',5'-monophosphate. J. clin. Endocr. **43**, 2185 (1964). — EDDY, R. L.: Aqueous vasopressin provocative test of anterior pituitary function. J. clin. Endocr. **28**, 1836 (1968). — EHRLICH, E. N.: Reciprocal variations in urinary cortisol and aldosterone in response to the sodium-depleting influence of hydrochlorothiazide and ethacrynic acid in humans. J. clin. Endocr. **27**, 835 (1967). — EISEN, H. J., GOODMAN, H. M.: Growth hormone and phosphorylase activity in adipose tissue. Endocrinology **84**, 414 (1969). — EISENBERG, E.: Effects of varying phosphate intakes in primary hyperthyreoidism. J. clin. Endocr. **28**, 651 (1968). — ELLIS, S., NUENKE, J. M., GRINDELAND, R. E.: Identity between the growth hormone degrading activity of the pituitary gland and plasmin. Endocrinology **83**, 1029 (1968). — ELRICK, H., STIMMLER, L., HLAD, C. J., ARAY, Y.: Plasma insulin response to oral and intravenous glucose administration. J. clin. Endocr. **24**, 1076 (1964). — ENDRÖCZY, E.: Studies of the adrenocortical and testicular androgenic and gestagenic steroid secretion in the dog. Acta physiol. Acad. Sci. hung. **21**, 195 (1962). — ENDRÖCZY, E., HILLIARD, S.: Luteinizing hormone releasing activity in different parts of rabbit and dog brain. Endocrinology **77**, 667 (1965). — ENGELS, J. A., FRIEDLANDER, R. L., EIK-NES, K. B.: An effect in vivo of clomiphene on the rate of conversion of androstenedione-C^{14} to estrone-C^{14} and estradiol-C^{14} by the canine ovary. Metabolism **17**, 189 (1968). — ENSER, M.: Fatty acid mobilization in obese mice. Nature (Lond.) **226**, 175 (1970). — ENSOR, J. M., MUNRO, D. S.: A comparison of the in vitro actions of thyroid stimulating hormone and cyclic 3',5'-adenosine monophosphate on the mouse thyroid gland. J. Endocr. **43**, 477 (1969). — ENTMAN, M. L., LEVEY, G. S., EPSTEIN, S. E.: Demonstration of adenyl cyclase activity in canine cardiac sarcoplasmic reticulum. Biochim. biophys. Res. Commun. **35**, 728 (1969). — EPSTEIN, A. N., FITZSIMONS, J. T., SIMONS, B. J.: Drinking caused by the intracranial injection of angiotensin into the rat. J. Physiol. (Lond.) **200**, 98 P (1969). — ERSPARMER, V.: Observations on the 5-hydroxytryptamine (enteramine) release caused by reserpine in the rat. Experientia (Basel) **12**, 63 (1955). — ESSIG, A., LEAF, A.: The role of potassium in active transport of sodium ion in the toad bladder. J. gen. Physiol. **46**, 505 (1963). — ESTEP, H., FRATKIN, M., MOSER, A., ROBINSON, F.: Cyclic AMP excretion in hypercalcemic states. Clin. Res. **18**, 358 (1970). — ESTERHUIZEN, A. C., SPRIGGS, T. L. B., LEVER, J. D.: Nature of islet-cell innervation in the cat pancreas. Diabetes **17**, 33 (1968). — EVERETT, J. W., QUINN, D. L.: Differential hypothalamic mechanisms inciting ovulation and pseudopregnancy in the rat. Endocrinology **78**, 141 (1967). — EXTON, J. H., JEFFERSON, L. S., BUTCHER, R. W., PARK, C. R.: Gluconeogenesis in the perfused liver: the effect of fasting, alloxan diabetes, glucagon, epinephrine, adenosine 3',5'-monophosphate, and insulin. Amer. J. Med. **40**, 709 (1966). — EXTON, J. H., MALLETTE, L. E., JEFFERSON, L. S., WONG, C. H. A., FRIEDMAN, N., PARK, C. R.: Role of adenosin-3',5'-monophosphate in the control of gluconeogenesis. Amer. J. clin. Nutrit. **23**, 993 (1970). — EXTON, J. H., PARK, C. R.: Stimulation of gluconeogenesis from lactate by epinephrine, glucagon, and cyclic 3',5'-adenylate in the perfused rat liver. Pharmacol. Rev. **18**, 181 (1966). ~ Control of gluconeogenesis in liver. II. Effects of glucagon catecholamines, and adenosine 3',5'-monophosphate on gluconeogenesis in the perfused rat liver. J. biol. Chem. **243**, 4189 (1968). — EZDINLI, E. Z., SOKAL, J. E.: Comparison of glucagon and epinephrine effects in the dog. Endocrinology **78**, 47 (1966).

FAIMAN, C., COLWELL, J. A., RYAN, R. J., HERSHMAN, J. M., SHIELDS, T. W.: Gonadotropin secretion from a bronchogenic carcinoma. New Engl. J. Med. **277**, 1395 (1967). — FAIMAN, C., RYAN, R. J.: Serum follicle-stimulating hormone and luteinizing hormone concentrations during the menstrual cycle as determined by radioimmuno-assays. J. clin.

Endocr. **27**, 1711 (1967). — FAIN, J. N.: Adrenergic blockade of hormone-induced lipolysis in isolated fat cells. Ann. N.Y. Acad. Sci. **139**, 879 (1967). ~ Effect of dibutyryl 3',5'-AMP, theophylline and norepinephrine on lipolytic action of growth hormone and glucocorticoids in white fat cells. Endocrinology **82**, 825 (1968a). ~ Stimulation by insulin and prostaglandin E_1 of glucose metabolism and inhibition of lipolytic action of theophylline on fat cells in the absence of K^+. Endocrinology **83**, 548 (1968b). — FAIN, J. N., CALDWELL, A., MOSKOWITZ, J.: Inhibition of lipolysis due to growth hormone in fat cells by cycloheximide. Fed. Proc. **28**, 677 (1969). — FAIN, J. N., GALTON, D. J., KOVACEV, V. P.: Effect of drugs on the lipolytic action of hormones in isolated fat cells. Molec. Pharmacol. **2**, 237 (1965). — FAIN, J. N., KOVACEV, V. P., SCOW, R. P.: Effect of growth hormone and dexamethasone on lipolysis and metabolism in isolated fat cells of the rat. J. biol. Chem. **240**, 3522 (1966a). ~ Antilipolytic effect of insulin in isolated fat cells of the rat. Endocrinology **78**, 773 (1969b). — FAIN, J. N., LOKEN, S. C.: Response of trypsin-treated brown and white fat cells to hormones. J. biol. Chem. **244**, 3500 (1969). — FALCK, B.: Site of production of oestrogen in rat ovary as studied in micro-transplants. Acta physiol. scand. **47**, Suppl. 163 (1959). — FANESTIL, D. D., EDELMAN, I. S.: On the mechanism of action of aldosterone on sodium transport: effects of inhibitors of RNA and of protein synthesis. Fed. Proc. **25**, 912 (1966). — FARESE, R. V., REDDY, W. J.: Effect of adrenocorticotrophin on adrenal protein synthesis. Endocrinology **73**, 294 (1963). — FARMER, R. W., ISMAIL, K. B., LEFFEL, E. C., LAKSHMANAN, S.: The dependence of growth hormone upon an intact pancreas for adipokinesis. Life Sci. 8 (I), 895 (1969). — FEDER, H. H., RESKO, J. A., GOY, R. W.: Progesterone levels in the arterial plasma of preovulatory and ovariectomized rats. J. Endocr. **41**, 563 (1968). — FEINBERG, L. J., SANDBERG, H., DE CASTRO, O., BELLET, S.: Effects of coffee ingestion on oral glucose tolerance curves in normal human subjects. Metabolism **17**, 916 (1968). — FEINBLATT, J., BÉLANGER, L. F., RASMUSSEN, H.: Effect of phosphate infusion on bone metabolism and parathyroid hormone action. Amer. J. Physiol. **218**, 1624 (1970). — FEINSTEIN, M. B.: Reaction of local anesthetics with phospholipids. A possible chemical basis for anesthesia. J. gen. Physiol. **48**, 357 (1964). — FEINSTEIN, M. B., PAIMRE, M.: Specific reaction of local anesthetics with phosphodiester groups. Biochim. biophys. Acta (Amst.) **115**, 33 (1966). — FEKETE, G., GÖRÖG, P.: The inhibitory action of natural and synthetic glucocorticoids on adrenal steroidogenesis at the adrenal level. J. Endocr. **27**, 123 (1963). — FELDBERG, W., LEWIS, G. P.: The action of peptides on the adrenal medulla; release of adrenaline by bradykinin and angiotensin. J. Physiol. (Lond.) **171**, 98 (1964). ~ Further studies on the effects of peptides on the suprarenal medulla of cats. J. Physiol. (Lond.) **178**, 239 (1965). — FELDMAN, J. M., LEBOWITZ, H. E.: Inhibition of insulin secretion by serotonin. Diabetes **18**, Suppl. 1, 326 (1969). ~ Serotonin inhibition of in vitro insulin release from golden hamster pancreas. Endocrinology **86**, 66 (1970a). ~ Mechanism of serotonin inhibitory action on insulin release. Clin. Res. **18**, 52 (1970b). — FERGUSON, J. J., JR., MORITA, Y., MENDELSOHN, L.: Incorporation in vitro of precursor into protein and RNA of rat adrenal glands. Endocrinology **80**, 521 (1967). — FERIN, M., TAMPONE, A., ZIMMERING, P. E., VAN DE WIELE, R. L.: Effect of antibodies to 17β-estradiol and progesterone on the estrous cycle of the rat. Endocrinology **85**, 1070 (1969a). — FERIN, M., ZIMMERING, P. E., VAN DE WIELE, R. L.: Effects of antibodies to estradiol-17β on PMS-induced ovulation in immature rats. Endocrinology **84**, 893 (1969b). — FERRANDO, G., NALBANDOV, A. V.: Relative importance of histamine and estrogen on implantation in rats. Endocrinology **83**, 933 (1968). — FERREIRA, S. H., VANE, J. R.: Prostaglandins: their disappearance from and release into the circulation. Nature (Lond.) **216**, 868 (1967). — FERRENDELLI, J. A., STEINER, A. L., MCDOUGALL, D. B., KIPNIS, D. M.: The effect of oxotremorine and atropine on cGMP and cAMP levels in mouse cerebral cortex and cerebellum. Biochem. biophys. Res. Commun. **41**, 1061 (1970). — FINKEL, R. M., HENSHAW, E. C., HIATT, H. H.: Early changes in liver cytoplasmic RNA of hydrocortisone-treated rats. Molec. Pharmacol. **2**, 221 (1966). — FINKELMAN, S., NAHMOD, V. E.: In vitro production of angiotensin I by renal glomeruli. Nature (Lond.) **222**, 1186 (1969). — FINN, A. L.: Effects of potassium and amphotericin on ion transport in the toad bladder. Amer. J. Physiol. **218**, 463 (1970). — FINN, A. L., HANDLER, J. S., ORLOFF, J.: Relation between toad bladder potassium content and permeability response to vasopressin. Amer. J. Physiol. **210**, 1279 (1966). ~ Active chloride transport in the isolated toad bladder. Amer. J. Physiol. **213**, 179 (1967). — FISHER, D. A.: Norepinephrine inhibition of vasopressin antidiuresis. J. clin. Invest. **47**, 540 (1968). — FISHER, D. A., ODELL, W. D.: Acute release of thyrotropin in the newborn. J. clin. Invest. **48**, 1670 (1969). — FISHER, J. N., BALL, E. G.: Studies on the metabolism of adipose tissue. The effect of thyroid status upon oxygen consumption and lipolysis. Biochemistry **6**, 637 (1967). — FISKE, V. M., HUPPERT, L. C.: Melatonin action on pineal varies with photoperiod. Science **162**, 279 (1968). — FITZPATRICK, D. F., DAVENPORT, G. R., FORTE, L., LANDON, E. J.: Characterization of plasma membrane proteins in mammalian kidney. I. Preparation of a membrane fraction and separation of the proteins. J. biol. Chem. **244**, 3561 (1969). — FITZSIMONS, J. T., SIMONS, B. J.: The effect of angiotensin on drinking in the rat. J. Physiol. (Lond.) **196**, 39 P (1968). ~ The effect on drinking in the rat of intravenous infusion of angiotensin, given alone or in combination with other stimuli of thirst. J. Physiol. (Lond.) **203**, 45 (1970). — Flack, J. D., Jessup, R., Ramwell, P. W.: Prostaglandin stimulation of rat corticoidogenesis. Science **163**, 691 (1969). — Flanagan, B., Nichols, G.: Bone matrix turnover and balance in vitro. I. The effects of parathyroid hormone and thyrocalcitonin. J. clin. Invest. **48**, 595 (1969). — Fleisch, H., Bisaz, S.: Mechanism of calcification: inhibitory role of pyrophosphate. Nature (Lond.) **195**, 911 (1962). — Fleisch, H., Russell, R. G. G., Straumann, F.: Effect of pyrophosphate on hydroxyapatite and its implications in calcium homeostasis. Nature (Lond.) **212**, 901 (1966). — Fleischer, N., Donald, R. A., Butcher, R. W.: Involvement of adenosine-3',5'-monophosphate in release of ACTH. Amer. J. Physiol. **217**, 1287 (1969). — Fleischer, N., Rawls, W.: ACTH synthesis and release in rat pituitary monolayer culture: the effect of glucocorticoids. Clin. Res. **18**, 360 (1970). — Fleischer, N., Vale, W.: Inhibition of vasopressin-induced ACTH release from the pituitary by glucocorticoids in vitro. Endocrinology **83**, 1232 (1968). — Flerkó, B., Szentágothai, J.: Estrogen-sensitive nervous structures in the hypothalamus. Acta endocr. (Kbh.) **26**, 121 (1957). — Fletcher, K., Myant, N. B.: Effects of thyroxine on the synthesis of cholesterol and fatty acids by cell-free fractions of rat liver. J. Physiol. (Lond.) **154**, 145 (1960). ~ Partial reversal of the effects of thyroxine on lipid synthesis in rat liver by the addition of cofactors in vitro. J. Physiol. (Lond.) **157**, 542 (1961). — Florini, J. R., Breuer, C. B.: Amino acid incorporation into protein by cell-free systems from rat skeletal muscle. V. Effects of pituitary growth hormone on activity of ribosomes and ribonucleic acid polymerase in hypophysectomized rats. Biochemistry **5**, 1870 (1966). — Florini, J. R., Tonelli, G., Breuer, C. B., Coppola, J., Ringler, J., Bell, P. H.: Charakterization and biological effects of purified placental protein. Endocrinology **79**, 692 (1966). — Floyd, J. C., Fajans, S. S., Conn, I. W., Knopf, R. F., Rull, J.: Insulin secretion in response to protein ingestion. J. clin. Invest. **45**, 1479 (1966a). ~ Stimulation of insulin secretion by amino acids. J. clin. Invest. **45**, 1487 (1966b). — Folley, S. J., Greenbaum, A. L.: Effects of adrenalectomy and of treatment with adrenal cortex hormones on the arginase and phosphatase levels of lactating rats. Biochem. J. **40**, 46 (1946). ~ Changes in the arginase and alkaline phosphatase contents of the mammary gland and liver of the rat during pregnancy, lactation and mammary involution. Biochem. J. **41**, 261 (1947). — Forsyth, I. A., Folley, S. J., Chadwick, A.: Lactogenic and pigeon crop-stimulating activities of human pituitary growth hormone preparations. J. Endocr. **31**, 115 (1965). — Franksson, C., Gemzell, C. A., Euler, U. S. von: Cortical and medullary adrenal activity in surgical and allied conditions. J. clin. Endocr. **14**, 608 (1954). — Frantz, A. G., Rabkin, M. T.: Human growth hormone: clinical measurement, response to hypoglycemia and suppression by corticosteroids. New Engl. J. Med. **271**, 1375 (1964). ~ Effects of estrogen and sex difference on secretion of human growth hormone. J. clin. Endocr. **25**, 1470 (1965). — Fraschini, F., Mess, B., Martini, L.: Pineal gland, melatonin and the control of luteinizing hormone secretion. Endocrinology **82**, 919 (1968). — Fraschini, F., Mess, B., Piva, F., Martini, L.: Brain receptors sensitive to indole compounds: function in control of luteinizing hormone secretion. Science **159**, 1104 (1968). — Frazier, H. S., Dempsey, E. F., Leaf, A.: Movement of sodium across the mucosal surface of the isolated toad bladder and its modification by vasopressin. J. gen. Physiol. **45**, 529 (1962). — Friedman, D. L., Larner, I.: Studies on UDPG-α-glucan transglucosylase. III. Interconversion of two forms of muscle UDPG-α-glucan transglucosylase by a phosphorylation-dephosphorylation reaction sequence. Biochemistry **2**, 669 (1963). — Friedman, J., Au, W. Y. W., Raisz, L. G.: Responses of fetal rat bone to thyrocalcitonin in tissue culture. Endocrinology **82**, 149 (1968). — Friedman, J., Raisz, L. G.: Thyrocalcitonin: inhibitor of bone resorption in tissue culture. Science **150**, 1465 (1965). — Friedmann, N., Exton, J. H., Park, C. R.: Interaction of adrenal steroids and glucagon on gluconeogenesis in perfused rat liver. Biochem. biophys. Res. Commun. **29**, 113 (1967). ~ Permissive effect of glucocorticoid on the stimulation of gluconeogenesis by glucagon and epinephrine; role of cyclic adenylate. Fed. Proc. **27**, 625 (1968a). — Friedmann, N., Park, C. R.: Early effect of 3',5'-adenosine monophosphate on the fluxes of calcium and potassium in the perfused liver of normal and adenalectomized rats. Proc. nat. Acad. Sci. (Wash.) **61**, 504 (1968b). — Friesen, H.: Purification of a placental factor with immunological and chemical similarity to human growth hormones. Endocrinology **76**, 369 (1965a). ~ Further purification and characterization of a placental protein with immunological similarity to human growth hormone. Nature (Lond.) **208**, 1214 (1965b). ~ Lactation induced by human placental lactogen and cortisone acetate in rabbits. Endocrinology **79**, 212 (1966). — Froesch, E. R., Bürgi, H., Bally, P., Labhart, A.: Insulin inhibition of spontaneous adipose tissue lipolysis and effects on fructose and glucose metabolism. Molec. Pharmacol. **1**, 280 (1965). — Frohman, L. A., Bernardis, L. L.: Growth hormone and insulin levels in weanling rats with ventromedial hypothalamic lesions. Endocrinology **82**, 1125 (1968). — Frohman, L. A., Ezdinli, E. Z., Javid, R.: Effect of vagal stimulation on insulin secretion. Diabetes **15**, 522 (1966). ~ Effect of vagotomy and vagal stimulation on insulin secretion. Diabetes **16**, 443 (1967). — Fülgraff, G., Heidenreich, O., Heintze, K., Osswald, H.: Die Wirkung von α- und β-Sympathikomimetika und Sympathicolytica auf die renale Exkretion und Resorption von Flüssigkeit und Elektrolyten in Ausscheidungs- und Mikropunktionsversuchen an Ratten. Naunyn-Schmiedebergs Arch. Pharmak. exp. Path. **262**, 295 (1969). — Fujimoto, S., Lockett, M. F.: The diuretic actions of prostaglandin E_1 and of noradrenaline and the occurence of a prostaglandin E_1-likc substance in the renal lymph of cats. J. Physiol. (Lond.) **208**, 1 (1970). — Fussgänger, R. D., Straub, K., Goberna, R., Jaros, P., Schröder, K. E., Raptis, S., Pfeiffer, E. F.: Primary secretion of insulin and secondary release of glucagon from the isolated perfused rat pancreas following stimulation with pancreozymin. Horm. metab. Res. **1**, 224 (1969). — Fuxe, K., Hökfelt, T., Nilsson, O.: Castration, sex hormones, and tubero-infundibular dopamine neurons. Neuroendocrinology **5**, 107 (1969).

Gagliardino, J. J., Bailey, J. D., Martin, J. M.: Effect of vasopressin on serum levels of human growth hormone. Lancet **1967 I**, 1357. — Gagliardino, J. J., Martin, J. M.: Stimulation of growth hormone secretion in monkeys by adrenaline, pitressin, and adenosine-3′,5′-cyclic monophosphoric acid (3′,5′-AMP). Acta endocr. (Kbh.) **59**, 390 (1968). — Gala, R. R., Reece, R. P.: Corticosterod-binding globulin in the rat: studies on the sex difference. Proc. Soc. exp. Biol. (N.Y.) **120**, 220 (1965). — Gala, R. R., Westphal, U.: Influence of neurohumors on anterior pituitary lactogen production in vitro. Endocrinology **77**, 841 (1965). — Gale, C. C., Taleisnik, S., Friedman, H. M., McCann, S. M.: Hormonal basis for impairment in milk ejection following hypothalamic lesions. J. Endocr. **23**, 303 (1961). — Ganong, W. F., Biglieri, E. G., Mulrow, P. J.: Mechanisms regulating adrenocortical secretion of aldosterone and glucocorticoids. Recent Progr. Hormone Res. **22**, 381 (1966). — Ganong, W. F., Boryczka, A. T., Shackelford, R.: Effect of renin on adrenocortical sensitivity to ACTH and angiotensin II in dogs. Endocrinology **80**, 703 (1967a). — Ganong, W. F., Pemberton, D. L., Brunt, E. E. van: Adrenocortical responsiveness to ACTH and angiotensin II in hypophysectomized dogs and dogs treated with large doses of glucocorticoids. Endocrinology **81**, 1147 (1967b). — Garcia, A., Williamson, J. R., Cahill, G. F.: Studies on the perfused rat liver. II. Effect of glucagon on gluconeogenesis. Diabetes **15**, 188 (1966). — Garren, L. D. Ney, R. L., Davis, W. W.: Studies on the role of protein synthesis in the regulation of corticosterone production by adrenocorticotropic hormone in vivo. Proc. nat. Acad. Sci. (Wash.) **53**, 1443 (1965). — Gaston, S., Menaker, M.: Pineal function: the biological clock in the sparrow? Science **158**, 925 (1967). — Gelehrter, T. D., Tomkins, T. M.: The role of RNA in the hormonal induction of tyrosine aminotransferase in mammalian cells in tissue culture. J. molec. Biol. **29**, 59 (1967). — Gemzell, C. A.: Increase in the formation and the secretion of adrenocorticotropic hormone in rats following administration of estradiol monobenzoate. Acta endocr. (Kbh.) **11**, 221 (1952). — Gemzell, C. A., Heijkenskjöld, F.: Effect of corticotropin on the content of corticotropin in the pituitary glands of adrenalectomized rats. Acta endocr. (Kbh.) **24**, 249 (1957). — Gershberg, H., Javier, Z., Hulse, M.: Glucose tolerance in women receiving an ovulatory suppressant. Diabetes **13**, 378 (1964). — Gill, G. N., Garren, L. D.: On the mechanism of action of adrenocorticotropic hormone: the binding of cyclic-3′,5′-adenosine monophosphate to an adrenal cortical protein. Proc. nat. Acad. Sci. (Wash.) **63**, 512 (1969). — Gillespie, I. E., Grossman, M. J.: Inhibitory effects of secretin and cholecytokinin on Heidenhain pouch responses to gastrin extracts and histamine. Gut **5**, 342 (1964). — Gillman, J., Gilbert, C.: Role of the endocrine glands in modulating the water retaining effect of estrogen in the female baboon with particular reference to the hypophysis. Exp. Med. Surg. **14**, 31 (1956). — Gilman, A., Goodman, L.: The secretory response of the posterior pituitary to the need for water conservation. J. Physiol. (Lond.) **90**, 113 (1937). — Gilman, A. G., Rall, T. W.: Studies on the relation of cyclic 3′,5′-AMP to TSH action in beef thyroid slices. Fed. Proc. **25**, 617 (1966). ~ Factors influencing adenosine 3′,5′-phosphate accumulation in bovine thyroid slices. J. biol. Chem. **243**, 5867 (1968a). ~ The role of adenosine 3′,5′-phosphate in mediating effects of thyroid-stimulating hormone on carbohydrate metabolism in bovine thyroid slices. J. biol. Chem. **243**, 5872 (1968b). — Gilmore, N., Vane, J. R., Wyllie, J. H.: Prostaglandins released by the spleen. Nature (Lond.) **218**, 1135 (1968). — Ginsburg, M.: The secretion of antidiuretic hormone in response to hemorrhage and the fate of vasopressin in adrenalectomized rats. J. Endocr. **11**, 165 (1954). — Gitlin, D., Kumate, J., Morales, C.: Metabolism and maternofetal transfer of human growth hormone in the pregnant woman at term. J. clin. Endocr. **25**, 1599 (1965). — Gittes, R. F., Munson, P. L., Toverud, S. U.: Effect of plasma calcium on the thyrocalcitonin content of rat thyroid glands. Fed. Proc. **25**, 496 (1966). — Gittes, R. F., Toverud, S. U., Cooper, C. W.: Effects of hypercalcemia and hypocalcemia on the thyrocalcitonin content of rat thyroid glands. Endocrinology **82**, 83 (1968). — Glick, M. C., Warren, L.: Membranes of animal cells, III. Amino acid incorporation by isolated surface membranes. Proc. nat. Acad. Sci. (Wash.) **63**, 563 (1969). — Glick, S. M.: Normal and abnormal secretion of growth hormone. Ann. N.Y. Acad. Sci. **148**, 471 (1968). ~ Hypoglycemic threshold for human growth hormone. J. clin. Endocr. **30**, 619 (1970). — Glick, S. M., Parmley, W. M., Wechsler, A. S., Sonnenblick, E. S.: Glucagon: its enhancement of cardiac performance in the cat and dog and persistence of its inotropic action despite beta-receptor blockade with propranolol. Circulat. Res. **22**, 789 (1968). — Glick, S. M., Roth, J., Yalow, R. S., Berson, S. A.: The regulation of growth hormone secretion. Recent Progr. Hormone Res. **21**, 241 (1965). — Glick, Z., Baile, C. A., Mayer, J.: Insulinotropic and possible insulin-like effects of secretin and cholecystokinin-pancreozymin. Endocrinology **86**, 927 (1970). — Glinsmann, W. H., Hern, E. P.: Inactivation of rat liver glycogen synthetase by 3′,5′-cyclic nucleotides. Biochem. biophys. Res. Commun. **36**, 931 (1969b). — Glinsmann, W. H., Hern, E. P., Linarelli, L. G., Farese, R. V.: Similarities between effects of adenosine 3′,5′-monophosphate and guanosine 3′,5′-monophosphate on liver and adrenal metabolism. Endocrinology **85**, 711 (1969a). — Glowinski, J., Iversen, L.: Regional studies of catecholamines in the rat brain-III: Subcellular distribution of endogenous and exogenous catecholamines in various brain regions. Biochem. Pharmacol. **15**, 977 (1966). — Goding, J. R., Catt, K. J., Brown, J. M., Kaltenbach, C. C., Cumming, I. A., Mole, B. J.: Radioimmunoassay for ovine luteinizing hormone. Secretion of luteinizing hormone during estrus and following estrogen administration in the sheep. Endocrinology **85**, 133 (1969). — Gold, A. H.: The effect of diabetes and insulin on liver glycogen synthetase activation. Fed. Proc. **29**, 514 (1970). — Goldberg, A. L., Singer, J. J.: Evidence for a role of cyclic AMP in neuromuscular transmission. Proc. nat. Acad. Sci. (Wash.) **64**, 134 (1969). — Goldberg, N. D., Dietz, S. B., O'Toole, A. G.: Cyclic guanosine 3′,5′-monophosphate in mammalian tissues and urine. J. biol. Chem. **244**, 4458 (1969). — Goldberg, N. D., Villar-Palasi, C., Sasko, H., Larner, J.: Effects of insulin treatment on muscle 3′,5′-cyclic adenylate levels in vivo and in vitro. Biochim. biophys. Acta (Amst.) **148**, 665 (1967). — Goldfein, A.: Effects of glucose deprivation on the sympathetic outflow to the adrenal medulla and adipose tissue. Pharmacol. Rev. **18**, 303 (1966). — Goldman, B. D., Danhof, I. E.: The ovarian-pituitary axis in relation to release of the preovulatory surge of LH. Fed. Proc. **28** 771 (1969). — Goldman, J. M., Hadley, M. E.: Evidence for separate receptors for melanophore stimulating hormone and catecholamine regulation of cyclic AMP in the control of melanophore responses. Brit. J. Pharmacol. **39**, 160 (1970). — Gonzales-Luque, A., L'Age, M., Dhariwal, A. P. S., Yates, F. E.: Stimulation of carticotropin release by corticotropin-releasing factor (CRF) or by vasopressin following intrapituitary infusions in unanesthetized dogs: inhibition of the response by dexamethasone. Endocrinology **86**, 1134 (1970). — Goodman, H. M.: Effects of growth hormone on glucose utilization in diaphragm muscle in the absence of increased lipolysis. Endocrinology **81**, 1099 (1967). ~ Effects of growth hormone on the lipolytic response of adipose tissue to theophylline. Endocrinology **82**, 1027 (1968a). ~ Multiple effects of growth hormone on lipolysis. Endocrinology **83**, 300 (1968b). ~ Permissive effects of hormones on lipolysis. Endocrinology **86**, 1064 (1970). — Goodman, H. M., Bray, G. A.: The role of thyroid hormones in lipolysis. Amer. J. Physiol. **210**, 1053 (1966). — Goodman, H. M., Knobil, E.: The effects of fasting and of growth hormone administration on plasma fatty acid concentration in normal and hypophysectomized rhesus monkeys. Endocrinology **65**, 451 (1959). ~ Growth hormone and fatty acid mobilization: the role of the pituitary, adrenal and thyroid. Endocrinology **69**, 187 (1961a). ~ Some endocrine factors in regulation of fatty acid mobilization during fasting. Amer. J. Physiol. **201**, 1 (1961b). — Gordan, G. S., Loken, H. F., Blum, A., Teal, J. S.: Renal handling of calcium in parathyroid disorders. Metabolism **11**, 94 (1962). — Gordon, P.: Changes in blood serotonin during exposure to cold. Nature (Lond.) **191**, 183 (1961). — Gorski, J., Padnos, D.: Translational control of protein synthesis and the control of steroidogenesis in the rabbit ovary. Arch. Biochem. **113**, 100 (1965). — Goswami, A., Skipper, J. K., Williams, W. L.: Stimulation of fatty acid synthesis in vitro by gonadotrophin-induced testicular ribonucleic acid. Biochem. J. **108**, 147 (1968). — Grahame-Smith, D. G., Butcher, R. W., Ney, R. L., Sutherland, E. W.: Adenosin-3′,5′-phosphate as the intracellular mediator of the action of adrenocorticotropic hormone on the adrenal cortex. J. biol. Chem. **242**, 5535 (1967). — Grand, R. J., Gross, P. R.: Translation-level control of amylase and protein synthesis by epinephrine. Proc. nat. Acad. Sci. (Wash.) **65**, 1081 (1970). — Grantham, J. J.: Vasopressin: effect on deformability of urinary surface of collecting duct cells. Clin. Res. **18**, 500; Science **168**, 1093 (1970). — Grantham, J. J., Burg, M.: Effect of vasopressin and cyclic AMP on permeability of isolated collecting tubules. Amer. J. Physiol. **211**, 255 (1966). — Grantham, J. J., Orloff, J.: Effect of prostaglandin E_1 on the permeability response of the isolated collecting tubule to vasopressin, adenosine 3′,5′-monophosphate, and theophylline. J. clin. Invest. **47**, 1154 (1968). — Gray, G. D.: Tryptophan pyrrolase activity: effects of cyclic AMP, purines, pyrimidines, nucleosides, and nucleotides. Arch. Biochem. **113**, 502 (1966). — Gray, T. K., Munson, D. L.: Thyrocalcitonin: evidence for physiological function. Science **166**, 512 (1969). — Greenbaum, A. L.: Changes in body composition and respiratory quotient of adult female rats treated with purified growth hormone. Biochem. J. **54**, 400 (1953). — Greenbaum, A. L., McLean, P.: The mobilization of lipid by anterior pituitary growth hormone. Biochem. J. **54**, 407, 413 (1953). — Greengard, O.: The hormonal regulation of enzymes in prenatal and postnatal rat liver. Biochem. J. **115**, 19 (1969a). ~ Enzymic differentiation in mammalian liver. Science **163**, 891 (1969b). — Greengard, O.,

Dewey, H. K.: Initiation by glucagon of the premature development of tyrosine aminotransferase, serine dehydratase, and glucose-6-phosphatase in fetal rat liver. J. biol. Chem. **242**, 2986 (1967). — Greengard, P., Hayaishi, O., Colowick, S. P.: Enzymatic adenylylation of pyrophosphate by 3′,5′-cyclic AMP; reversal of the adenyl cyclase reaction. Fed. Proc. **28**, 467 (1968). — Greengard, P., Rudolph, S. A., Sturtevant, J. M.: Enthalpy of hydrolysis of the 3′ bond of adenosine 3′,5′-monophosphate and guanosine 3′,5′-monophosphate. J. biol. Chem. **244**, 4798 (1969). — Greenwald, G. S., Johnson, D. C.: Gonadotropic requirements for the maintenance of pregnancy in the hypophysectomized rat. Endocrinology **83**, 1032 (1968). — Greenwood, F. C., Landon, J.: Growth hormone secretion in response to stress in man. Nature (Lond.) **210**, 540 (1966). — Greenwood, F. C., Landon, J., Stamp, T. C. B.: The plasma sugar, free fatty acid, cortisol, and growth hormone response to insulin. I. In control subjects. J. clin. Invest. **45**, 429 (1966). — Griffin, D. M., Szego, C. M.: Adenosine 3′,5′-monophosphate stimulation of uterine amino acid uptake in vitro. Life Sci. **7** (II), 1017 (1968). — Griffin, M. J., Cox, R. P.: The mechanism of hormonal induction of alkaline phosphatase in human cell cultures. I. Effects of puromycin and actinomycin D. J. Cell Biol. **29**, 1 (1966). — Gross, F., Brunner, H., Ziegler, M.: Renin-angiotensin system, aldosterone and sodium balance. Recent Progr. Hormone Res. **21**, 119 (1965). — Grossman, M. I.: Gastrointestinal hormones. Med. Clin. N. Amer. **52**, 1297 (1968). ~ Gastrin, cholecystokinin, and secretin act on one receptor. Lancet **1970 I**, 1088. — Grosvenor, C. E., Mena, F., Dhariwal, A. P. S., McCann, S. M.: Reduction of milk secretion by prolactin-inhibiting factor: further evidence that exteroceptive stimuli can release pituitary prolactin in rats. Endocrinology **81**, 1021 (1967). — Grosvenor, C. E., Turner, C. W.: Effect of estrogen on thyroxine secretion rate in intact female rats. Proc. Soc. exp. Biol. (N.Y.) **101**, 194 (1959). — Grower, M. F., Bransome, E. D.: Simultaneous effects of ACTH and 3′,5′-cAMP on adrenocortical protein synthesis and steroidogenesis. Fed. Proc. **29**, 601 (1970a). ~ Adenosine 3′,5′-monophosphate, adrenocorticotropic hormone, and adrenocortical cytosol protein synthesis. Science **168**, 483 (1970b). — Grumbach, M. M.: Growth hormone and growth. Pediatrics **37**, 245 (1966). — Grumbach, M. M., Kaplan, S. L., Abrams, C. L., Bell, J. J., Conte, F. A.: Plasma free fatty acid response to the administration of chorionic growth hormone-prolactin. J. clin. Endocr. **26**, 478 (1966). — Grumbach, M. M., Kaplan, S. L., Sciarra, J. J., Burr, I. M.: Chorionic growth hormone-prolactin (CGP): secretion, disposition, biologic activity in man, and postulated function as the "growth hormone" of the second half of pregnancy. Ann. N.Y. Acad. Sci. **148**, 501 (1968). — Guillemin, R.: II. Control of pituitary hormone secretion. Hypothalamic factors releasing pituitary hormones. Recent Progr. Hormone Res. **20**, 89 (1964). — Guillemin, R., Hearn, W. R., Cheek, W. R., Householder, D. E.: Control of costicotrophin release: further studies with in vitro methods. Endocrinology **60**, 488 (1957). — Gunne, L. M.: Relative adrenaline content in brain tissue. Acta physiol. scand. **56**, 324 (1962). — Gusseck, D. J., Hedrick, J. L.: Control of glycogenolysis during development of rana pipiens. Fed. Proc. **28**, 855 (1969). — Gwinup, G.: Studies on the mechanism of vasopressin-induced steroid secretion in man. Metabolism **14**, 1282 (1965). — Gwinup, G., Steinberg, T., King, C. G., Vernikos-Danellis, J.: Vasopressin-induced ACTH-secretion in man. J. clin. Endocr. **27**, 729 (1967).

Hagen, J. H.: Effect of insulin on the metabolism of adipose tissue from hyperthyroid rats. J. biol. Chem. **235**, 2600 (1960). ~ Effect of glucagon on the metabolism of adipose tissue. J. biol. Chem. **236**, 1023 (1961). — Hager, C. B., Kenney, F. T.: Regulation of tyrosine-α-ketoglutarate transaminase in rat liver. VII. Hormonal effects on synthesis in the isolated, perfused liver. J. biol. Chem. **243**, 3296 (1968). — Hainsworth, I. R., Grant, J. K.: The effect of angiotensin II on the biosynthesis of aldosterone by ox adrenocortical tissue in continuous-flow experiments in vitro. Biochem. J. **117**, 25 P (1970). — Halden, A., Eisenberg, E., Gordan, G.: Parathyroid hormone and phosphate homeostasis in man. Acta endocr. (Kbh.) **46**, 285 (1964). — Hall, P. F., Young, D. G.: Site of action of trophic hormones upon the biosynthetic pathways to steroid hormones. Endocrinology **82**, 559 (1968). — Hall, R., Tubmen, J.: Effect of thyroid-stimulating hormone on ribonucleic acid synthesis in the calf thyroid in vitro in the presence of puromycin. J. biol. Chem. **243**, 1598 (1968). — Ham, E. A., Humes, J. L., Tarnoff, J., Cirillo, V. J., Kuehl, F. A.: Unpubl., zit. nach Kuehl et al. (1970). — Hamilton, T. H.: Control by estrogen of genetic transcription and translation: binding to chromatin and stimulation of nucleolar RNA synthesis are primary events in the early estrogen action. Science **161**, 649 (1968). — Handler, J. S., Bensinger, R., Orloff, J.: Effect of adrenergic agents on toad bladder response to ADH, 3′,5′-AMP, and theophylline. Amer. J. Physiol. **215**, 1024 (1968). — Handler, J. S., Butcher, R. W., Sutherland, E. W., Orloff, J.: The effect of vasopressin and of theophylline on the concentration of adenosine 3′,5′-phosphate in the urinary bladder of the toad. J. biol. Chem. **240**, 4524 (1965). — Handler, J. S., Orloff, J.: Activation of phosphorylase in the toad bladder and mammalian kidney by antidiuretic hormone. Amer. J. Physiol. **205**, 298 (1963). — Handler, J. S., Preston, A. S., Orloff, J.: Effect of adrenal steroid hormones on the response of the toad's urinary bladder to vasopressin. J. clin. Invest. **48**, 823 (1969a). ~ The effect of aldosterone on glycolysis in the urinary bladder of the toad. J. biol. Chem. **244**, 3194 (1969b). — HANDLER, J. S., PRESTON, A. S., ROGULSKI, J.: Control of glycogenolysis in the toad's urinary bladder: the effect of glycogenolysis, Na transport, and arginine vasotocin. J. biol. Chem. **243**, 1376 (1968b). — HANNON, J. P., LARSON, A. M.: Fatty acid metabolism during norepinephrine-induced thermogenesis in the cold-acclimatized rat. Amer. J. Physiol. **203**, 1055 (1962). — HANSON, J., OHNEDA, A., EISENTRAUT, A., UNGER, R. H.: Characterization of gut "glucagon". Clin. Res. **15**, 43 (1967). — HARRIS, C. A., JENNER, F. A.: The inhibition of the action of vasopressin by lithium ions. J. Physiol. (Lond.) **200**, 59 P (1969). ~ The ionic specificity of lithium as an inhibitor of the action of vasopressin. J. Physiol. (Lond.) **203**, 74 P (1970). — HARRIS, G. W.: Sex hormones, brain development, and brain function. Endocrinology **75**, 627 (1964). — HARRIS, J. B., ALONSO, D.: Stimulation of the gastric mucosa by adenosine-3′,5′-monophosphate. Fed. Proc. **24**, 1368 (1965). — HARRIS, R. A., PENNISTON, J. T., ASAI, J., GREEN, D. E.: The conformational basis of energy conservation in membrane systems. II. Correlation between conformational change and functional states. Proc. nat. Acad. Sci. (Wash.) **59**, 830 (1968). — HARRISON, H. C., HARRISON, H. E.: Dibutyryl cyclic AMP, vitamin D and intestinal permeability to calcium. Endocrinology **86**, 756 (1970). — HARRISON, H. E., HARRISON, H. C.: The interaction of vitamin D and parathyroid hormone on calcium, phosphorus, and magnesium homeostasis in the rat. Metabolism **13**, 952 (1964). — HARRISON, T. S.: Adrenal medullary and thyroid relations. Physiol. Rev. **44**, 161 (1964). — HASHIMOTO, J., WIEST, W. G.: Correlation of the secretion of ovarian steroids with function of a single generation of corpora lutea in the immature rat. Endocrinology **84**, 873 (1969). — HATTNER, R. S., BERNSTEIN, D. S., ALIAPOULIOS, M. A., GEORGE, B., ROSE, E.: The hypocalcemic activity of glucagon: demonstration of independence from endogenous colcitonin secretion in the rat. Acta endocr. (Kbh.) **64**, 725 (1970). — HAUGAARD, E. S., HAUGAARD, N.: The effect of hyperglycemic-glycogenolytic factor on fat metabolism of liver. J. biol. Chem. **206**, 641 (1954). — HAYNES, R. C.: The activation of adrenal phosphorylase by the adrenocorticotropic hormone. J. biol. Chem. **233**, 1220 (1958). ~ The control of gluconeogenesis by adrenal cortical hormones. Advanc. Enz. Regul. **3**, 111 (1965). — HAYNES, R. C., KORITZ, S. B., PÉRON, F. G.: Influence of adenosine 3′,5′-monophosphate on corticoid production by rat adrenal glands. J. biol. Chem. **234**, 1421 (1959). — HAYNES, R. C., SUTHERLAND, E. W., RALL, T. W.: The role of cyclic adenylic acid in hormone action. Recent Progr. Hormone Res. **16**, 121 (1960). — HEALD, P. J.: The incorporation of phosphate into cerebral phosphoprotein promoted by electrical impulses. Biochem. J. **66**, 659 (1957). ~ Phosphoprotein metabolism and ion transport in nervous tissue: a suggested connexion. Nature (Lond.) **193**, 451 (1962). — HECHTER, O.: Concerning possible mechanisms of hormone action. Vitam. and Horm. **13**, 293 (1955). — HECHTER, O., YOSHINAGA, K., COHEN, C., DODD, P., HALKERSTON, I. D. K.: In vitro stimulating effects of nucleotides and nucleosides on biosynthetic processes in castrated rat uterus. Fed. Proc. **24**, 384 (1965). — HECHTER, O., YOSHINAGA, K.,HALKERSTON, I. D. K., BIRCHALL, K.: Estrogen-like anabolic effects of cyclic 3′,5′-adenosine monophosphate and other nucleotides in isolated rat uterus. Arch. Biochem. **122**, 449 (1967). — HECHTER, O., YOSHINAGA, K., HALKERSTON, I. D. K., COHN, C., DODD, P.: Hormone action in relation to the generalized problem of intercellular communication. In: Molecular basis of some aspects of mental activity, ed. O. WALAAS, vol. 1, p. 291. New York: Academic Press 1966. — HEDGE, G. A., YATES, M. B., MARCUS, R., YATES, F. E.: Site of action of vasopressin in causing corticotropin release. Endocrinology **79**, 328 (1966). — HEDQVIST, P.: Modulating effects of prostaglandin E_2 on noradrenaline release from the isolated cat spleen. Acta physiol. scand. **75**, 511 (1969). ~ Control by prostaglandin E_2 of sympathetic neurotransmission in the spleen. Life Sci. **9** (I), 269 (1970). — HEDQVIST, P., BRUNDIN, J.: Inhibition by prostaglandin E_1 of noradrenaline release and of effector response to nerve stimulation in the cat spleen. Life Sci. **8** (I), 289 (1969). — HEIDINGSFELDER, S. A., BLACKARD, W. G.: Adrenergic control mechanism for vasopressin-induced plasma growth hormone response. Metabolism **17**, 1019 (1968). — HEIMBERG, M., WEINSTEIN, I., KOHOUT, M.: The effect of glucagon, dibutyryl cyclic adenosine 3′,5′-monophosphate, and concentration of free fatty acid on hepatic lipid metabolism. J. biol. Chem. **244**, 5131 (1969). — HELLMAN, B., LERNMARK, A.: Inhibition of the in vitro secretion of insulin by an extract of pancreatic α_1 cells. Endocrinology **84**, 1484 (1969). — HELLMAN, D. E., EISEN, H., GOODMAN, H. M.: Effects of hypophysectomy on phosphorylase activity. Fed. Proc. **29**, 580 (1970). — HELMER, O. M., JUDSON, W. E.: Influence of high renin substrate levels on renin-angiotensin system in pregnancy. Amer. J. Obstet. Gynec. **99**, 9 (1967). — HENDLER, R. W.: A model for protein synthesis. Nature (Lond.) **193**, 821 (1962). ~ Importance of membranes in protein biosynthesis. Nature (Lond.) **207**, 1053 (1965). — HENION, W. F., SUTHERLAND, E. W., POSTERNAK, TH.: Effects of derivatives of adenosine 3′,5′-phosphate on liver slices and intact animals. Biochim. biophys. Acta (Amst.) **148**, 106 (1967). — HENKIN, R. J., CASPER, A. G. T., BROWN, R., HARLAN, A. B., BARTTER, F. C.: Presence of corticosterone and cortisol in the central and peripheral nervous system of the cat. Endocrinology **82**, 1058 (1958). — HENNING, H. V., SEIFERT, I., SEUBERT, W.: Cortisol-induzierter Anstieg der Pyruvatcarboxylaseaktivität in der Rattenleber. Biochim. biophys. Acta (Amst.) **77**, 345

(1963). — HEPP, D., CHALLONER, D. R., WILLIAMS, R. H.: Stimulation of incorporation of ^{32}P-labeled inorganic phosphate into mononucleotides in the absence of glucose. J. biol. Chem. **243**, 4020 (1968). — HEPP, D., POFFENBARGER, P. L., ENSINCK, J. W.: Effects of nonsuppressible insulin-like activity and insulin on glucose oxidation and lipolysis in the isolated adipose cell. Metabolism **16**, 393 (1967). — HERMANN-ERLEE, M. P. M., KONIJN, T. M.: Effect of parathyroid extract on cyclic AMP content of embryonic mouse calvaria. Nature (Lond.) **227**, 177 (1970). — HERMIER, C., JUTISZ, M.: Biosynthèse de la progestérone in vitro dans le corps jaune de la ratte peudo-gestante; influence de Ca^{2+} et du Mg^{2+} sur les effets stimulants dus à l'hormone luteinisante, à l'adénosine 3',5'-monophosphate cyclique ou à un accroissement de la concentration en potassium. Biochim. biophys. Acta (Amst.) **192**, 96 (1969). — HERTELENDY, F., MACHLIN, L., KIPNIS, D. M.: Further studies on the regulation of insulin and growth hormone secretion in the sheep. Endocrinology **84**, 192 (1969). — HERZFELD, A., GREENGARD, O.: Endocrine modification of the developmental formation of ornithine aminotransferase in rat tissues. J. biol. Chem. **244**, 4894 (1969). — HERZFELD, A., KNOX, W. E.: The properties, developmental function, and estrogen induction of ornithine aminotransferase in rat tissues. J. biol. Chem. **243**, 3327 (1968). — HESS, M. E., ARONSON, C. E., HOTTENSTEIN, D. W., KARP, J. S.: Effects of adrenal cortical hormones and thyroxine on phosphorylase activity in muscle. Endocrinology **84**, 1107 (1969). — HESS, M. E., SHANFELD, J.: Sensitization of the heart to the biochemical effects of epinephrine produced by adrenal cortical extracts. Biochem. Pharm. **12**, Congress Suppl. 119 (1963). ~ Cardiovascular and metabolic interrelationships between thyroxine and the sympathetic nervous system. J. Pharmacol. **148**, 290 (1965). — HICKLER, D. B., LAULER, D. P., SARAVIS, C. A., VAGNUCCI, A. I., STEINER, G., THORN, G. W.: Vasodepressor lipid from the renal medulla. Canad. med. Ass. J. **90**, 280 (1964). — HILLIARD, J., PENARDI, R., SAWYER, C. H.: A functional role for 20α-hydroxypregn-4-en-3-one in the rabbit. Endocrinology **80**, 901 (1967). — HILTON, J. G.: Adrenocorticotropic action of antidiuretic hormone. Circulation **21**, 1038 (1960). — HILTON, J. G., BLACK, W. C., ATHOS, W., MCHUGH, B., WESTERMANN, C. D.: Increased adrenocorticotropin (ACTH-like) activity in plasma of patients with thyrotoxicosis. J. clin. Endocr. **22**, 900 (1962). — HILTON, J. G., KRUESI, O. R., NEDELJKOVIC, R. J., SCIAN, L. F.: Adrenocortical and medullary responses to adenosine 3',5'-monophosphate. Endocrinology **68**, 908 (1961). — HILTON, J. G.: SCIAN, L. F., WESTERMANN, C. O., NAKANO, J., KRUESI, O. R.: Vasopressin stimulation of the isolated adrenal glands: nature and mechanism of hydrocorticone secretion. Endocrinology **67**, 298 (1960). — HIPKIN, L. J.: Gonadotrophin inhibition by the synergistic action of vasopressin and oxytocin. Nature (Lond.) **225**, 740 (1970). — HIRATA, M., HAYAISHI, O.: Adenyl cyclase of brevibacterium liquefaciens. Biochim. biophys. Acta (Amst.) **149**, 1 (1967). — HIRSCH, P. F., VOELKEL, E. F., MUNSON, P. L.: Thyrocalcitonin: hypocalcemic-hypophosphatemic principle of the thyroid gland. Science **146**, 412 (1964). — HIRSCHOWITZ, B. I., ROBBINS, R. C.: Direct inhibition of gastric electrolyte secretion by insulin, independent of hypoglycemia or the vagus. Amer. J. dig. Dis. **11**, 199 (1966). — HOBERMAN, H. D.: Endocrine regulation of amino acid and protein metabolism during fasting. Yale J. Biol. Med. **22**, 341 (1950). — HOBERMAN, H. D., GRAFF, J.: Influence of thyroxine on metabolism of amino acids and protein during fasting. Yale J. Biol. Med. **23**, 195 (1950). — HODGE, R. L., LOWE, R. D., VANE, J. R.: The effects of alteration of blood volume on the concentration of circulating angiotensin in anesthetized dogs. J. Physiol. (Lond.) **185**, 613 (1966). — HOFERT, J. F., WHITE, A.: Effect of a single injection of cortisol on the incorporation of ^{3}H-thymidine and ^{3}H-deoxycytidine into lymphatic tissue DNA of adrenalectomized rats. Endocrinology **82**, 767 (1968). — HOFFER, B. J., SIGGINS, G. R., BLOOM, F. E.: Prostaglandins E_1 and E_2 antagonize norepinephrine effects on cerebellar Purkinje cells: microelectrophoretic study. Science **166**, 1418 (1969). — HOHLWEG, W.: Veränderungen des Hypophysenvorderlappens und des Ovariums nach Behandlung mit großen Dosen von Follikelhormon. Klin. Wschr. **13**, 92 (1934). — HOLLINGER, M. A.: Studies on adenyl cyclase in rat testis. Life Sci. **9** (I), 533 (1970). — HOLMES, S. W., HORTON, E. W.: The nature and distribution of prostaglandins in the central nervous system of the dog. J. Physiol. (Lond.) **191**, 134 P (1967). — HOLMES, S. W., HORTON, E. W., MAIN, I. H.: The effect of prostaglandin E_1 on response of smooth muscle catecholamines, angiotensin, and vasopressin. Brit. J. Pharmacol. **21**, 538 (1963). — HOLT, P. G., OLIVER, I. T.: Studies on the mechanism of induction of tyrosine aminotransferase in neonatal rat liver. Biochemistry **8**, 1429 (1969a). ~ Multiple forms of tyrosine aminotransferase in rat liver and their hormonal induction in the neonate. FEBS Letters **5**, 89 (1969b). — HOLTEN, D., WICKS, W. D., KENNEY, F. T.: Studies on the role of vitamin B_6 derivatives in regulating tyrosine α-ketoglutarate transaminase activity in vitro and in vivo. J. biol. Chem. **242**, 1053 (1967). — HOPPER, B. R., TULLNER, W. W.: Relation of urinary estrogen level to ovulation in the rhesus monkey. Fed. Proc. **28**, 771 (1969). — HORNBROOK, K. R., QUINN, P. V., SIEGEL, J. H., BRODY, T. M.: Thyroid hormone regulation of cardiac glycogen metabolism. Biochem. Pharmacol. **14**, 925 (1965). — HORTON, E. W.: Hypotheses on the physiological role of prostaglandins. Phys. Rev. **49**, 112 (1969). — HOSKINS, D. D., STEPHENS, D. T.: Regulation of primate sperm phosphofructokinase. Fed. Proc. **28**, 705 (1969). — HOSKINS, D. D., STEPHENS,

D. T., CASILLAS, E. R.: Regulation of monkey sperm cell fructolysis. Fed. Proc. **29**, 888 (1970). — HOWE, E. A., THODY, A. J.: Melanocyte stimulating hormone content and histology of the rat pituitary gland after ingestion of hypertonic saline. J. Physiol. (Lond.) **200**, 42 P (1969a). ~ The effect of hypothalamic lesions on the melanocyte stimulating hormone content and histology of the pars intermedia of the rat pituitary gland. J. Physiol. (Lond.) **201**, 25 P (1969b). ~ Post-natal development of rat pituitary melanocyte-stimulating hormone and the effect of light. Nature (Lond.) **222**, 781 (1969c). — HUANG, R. C., BONNER, J.: Histone, a suppressor of chromosomal RNA synthesis. Proc. nat. Acad. Sci. (Wash.) **48**, 1216 (1962). — HUIJING, F., LARNER, J.: On the mechanism of action of adenosine 3′,5′-cyclophosphate. Proc. nat. Acad. Sci. (Wash.) **56**, 647 (1966a). ~ On the effect of adenosine 3′,5′-cyclophosphate on the kinase of UDPG: α-1,4-glucan α-4-glucosyl transferase. Biochem. biophys. Res. Commun. **23**, 259 (1966b). — HYNIE, S., KRISHNA, G., BRODIE, B. B.: Theophylline as a tool in studies of the role of cyclic adenosine 3′,5′-monophosphate in hormone-induced lipolysis. J. Pharmacol. exp. Ther. **153**, 90 (1966).

IDE, M.: Adenyl cyclase of Escherichia coli. Biochem. biophys. Res. Commun. **36**, 42 (1969). — IMBENOTTE, J., NATAF, B., HAREL, J.: Action de la TSH sur la biosynthèse du RNA dans les thyroides de foetus de rat en culture organotypique. Bull. Soc. Chim. biol. (Paris) **51**, 428 (1969). — IMURA, H., KATO, Y., IKEDA, M., MORIMOTO, M., YAWATA, M., FUKASE, M.: Increased plasma levels of growth hormone during infusion of propranolol. J. clin. Endocr. **28**, 1079 (1968). — IMURA, H., MATSUKURA, S., MATSUYAMA, H., SETSUDA, T., MIYAKE, T.: Adrenal steroidogenic effect of adenosine 3′,5′-monophosphate and its derivatives in vivo. Endocrinology **76**, 933 (1965). — INANO, H., MACHINO, A., TAMAOKI, B.: Localization of the Δ^5-3β-hydroxysteroid dehydrogenase and 21-hydroxylase activities in smooth surfaced microsomes of adrenals. Steroids **13**, 357 (1969). — ITO, T., MATSUSHIMA, S.: Effects of gonadectomy and hypophysectomy on the pineal body in the mouse: a quantitative morphological study. Anat. Rec. **162**, 479 (1968). — IZZO, J. L., GLASSER, S. R.: Comparative effects of glucagon, hydrocortisone and epinephrine on the protein metabolism of the fasting rat. Endocrinology **68**, 189 (1961). — IVERSEN, L. L., GLOWINSKI, J.: Regional differences in the rate of turnover of norepinephrine in the rat brain. Nature (Lond.) **210**, 1006 (1966).

JACKSON, G. L., NALBANDOV, A. V.: Luteinizing hormone releasing activity in the chicken hypothalamus. Endocrinology **84**, 1262 (1969). — JACOBS, D. R., POLL, J. VAN DER, GABRILOVE, J. L., SOFFER, L. J.: 17α-Hydroxyprogesterone—a salt-losing steroid: relation to congenital adrenal hyperplasia. J. clin. Endocr. **21**, 909 (1961). — JACQUET, M., KEPES, A.: The step sensitive to catabolite repression and its reversal by 3′,5′-cyclic AMP during induced synthesis of β-galactosidase in E. coli. Biochem. biophys. Res. Commun. **36**, 84 (1969). — JAIM-ETCHEVERY, G., ZIEHER, L. M.: Cytochemical localization of monoamine stores in sheep thyroid gland at the electron microscope. Experientia (Basel) **24**, 593 (1968). — JANKELSON, O. M., BEASER, S. B., HOWARD, F. M.: Effect of coffee on glucose tolerance and circulating insulin in men with maturity-onset diabetes. Lancet **1967 I**, 527. — JARD, S., BASTIDE, F.: A cyclic AMP-dependent protein kinase from frog bladder epithelial cells. Biochem. biophys. Res. Commun. **39**, 559 (1970). — JARRETT, R. J., COHEN, N. M.: Intestinal hormones and plasma insulin: some observations on glucagon, secretin, and gastrin. Lancet **1967 II**, 861. — JEFFERSON, L. S., EXTON, J. H., BUTCHER, R. W., SUTHERLAND, E. W., PARK, C. R.: Role of adenosine 3′,5′-monophosphate in the effect of insulin and anti-insulin serum on liver metabolism. J. biol. Chem. **243**, 1031 (1968). — JEFFERSON, L. S., KORNER, A.: A direct effect of growth hormone on the incorporation of precursors into proteins and nucleic acids of perfused liver. Biochem. J. **104**, 826 (1967). — JENSEN, E. V., SUZUKI, T., KAWASHIMA, T., STUMPF, W. E., JUNGBLUT, P. W., SOMBRE, E. R. DE: A two-step mechanism for the interaction of estradiol with rat uterus. Proc. nat. Acad. Sci. (Wash.) **59**, 632 (1968). — JOHANSSON, E. D. B.: Progesterone levels in peripheral plasma during the luteal phase of the normal menstrual cycle measured by a rapid competitive protein binding technique. Acta endocr. (Kbh.) **61**, 592 (1969). — JOHANSSON, E. D. B., WIDE, L.: Periovulatory levels of plasma progesterone and luteinizing hormone in women. Acta endocr. (Kbh.) **62**, 82 (1969). — JOHNSON, B. B., LIEBERMAN, A. H., MULROW, P. J.: Aldosterone excretion in normal subjects depleted of sodium and potassium. J. clin. Invest. **36**, 757 (1957). — JOHNSON, D. C.: Ovarian androgens in parabiotic rats. Endocrinology **62**, 340 (1958). — JOHNSON, D. C., NAQVI, R. H.: A positive feedback action of androgen on pituitary follicle stimulating hormone: induction of a cyclic phenomenon. Endocrinology **85**, 881 (1969). — JOHNSON, L. R., GROSSMAN, M. J.: Analysis of inhibition of acid secretion by cholecystokinin in dogs. Amer. J. Physiol. **218**, 550 (1970). ~ Characteristics of inhibition of gastric secretion by secretin. Amer. J. Physiol. **217**, 1401 (1969). — JOHNSON, R. M., MEITES, J.: Effects of cortisone acetate on milk production and mammary involution in parturient rats. Endocrinology **63**, 290 (1958). — JOHNSTON, C. C., JR., DEISS, W. P., JR., MINER, E. B.: Bone matrix synthesis in vitro. II. Effects of parathyroid hormone. J. biol. Chem. **237**, 3560 (1962). — JOHNSTON, C. I., DAVIS, J. O., HOWARDS, S. S., WRIGHT, F. S.: Cross circulation experiments on the mechanism of the natriuresis during saline loading in the dog. Circulat. Res. **20**, 1 (1967b). — JOHNSTON, H. H., HERTZOG, J. P.,

Lauler, D. P.: Effect of prostaglandin E_1 on renal hemodynamics, sodium and water excretion. Amer. J. Physiol. **213**, 939 (1967a). — Jonason, J.: Metabolism of catecholamines in the central and peripheral nervous system. Acta physiol. scand., Suppl. 320 (1969). — Jones, C. W., Pickering, B. T.: Comparison of the effects of water deprivation and sodium chloride inhibition on the hormone content of the neurohypophysis of the rat. J. Physiol. (Lond.) **203**, 449 (1970). — Jones, T., Groom, M., Griffiths, K.: Steroid biosynthesis by cultures of normal human adrenal tissue. Biochem. biophys. Res. Commun. **38**, 355 (1970). — Josimovich, J. B.: Potentiation of somatotrophic and diabetogenic effects of growth hormone by human placental lactogen. Endocrinology **78**, 707 (1966). — Josimovich, J. B., Mintz, D. H.: Biological and immunochemical studies on human placental lactogen. Ann. N.Y. Acad. Sci. **148**, 488 (1968). — Jost, J. P., Hsie, A. W., Hughes, S. D., Ryan, L.: Role of cyclic adenosine 3′,5′-monophosphate in the induction of hepatic enzymes. J. biol. Chem. **245**, 351 (1970). — Jost, J. P., Hsie, A. W., Rickenberg, H. V.: Regulation of the synthesis of rat liver serine dehydratase by adenosine 3′,5′-cyclic monophosphate. Biochem. biophys. Res. Commun. **34**, 748 (1969). — Jost, J. P., Khairallah, E. A., Pitot, H. C.: Studies on the induction and repression of enzymes in rat liver. J. biol. Chem. **243**, 3057 (1968). — Jungas, R. L.: Role of cyclic-3′,5′-AMP in the response of adipose tissue to insulin. Proc. nat. Acad. Sci. (Wash.) **56**, 757 (1966). ~ Effects of insulin and epinephrine on pyruvate dehydrogenase in adipose tissue. Fed. Proc. **29**, 891 (1970a). ~ Effect of insulin on fatty acid synthesis from pyruvate, lactate, or endogenous sources in adipose tissue: evidence for the hormonal regulation of pyruvate dehydrogenase. Endocrinology **86**, 1368 (1970b). — Jungas, R. L., Ball, E. G.: Studies on the metabolism of adipose tissue. XII. The effect of insulin and epinephrine on free fatty acid and glycerol production in the presence and absence of glucose. Biochemistry **2**, 383 (1963). — Jutisz, M., Llosa, M. P. de la: L'adénosine 3′,5′-monophosphate cyclique, un intermédiaire probable de l'action de l'hormone hypothalamique FRF. C. R. Acad. Sci. (Paris) (D) **268**, 1636 (1969). ~ Requirement of Ca^{++} and Mg^{++} ions for the in vitro release of follicle stimulating hormone from rat pituitary glands and its subsequent biosynthesis. Endocrinology **86**, 761 (1970).

Kaess, H., Brech, W., Schlierf, G.: Der Einfluß von Glukagon auf die exokrine and endokrine Pankreasfunktion. Klin. Wschr. **46**, 1314 (1968). — Kahl, M. E., McIlhaney, G. R., Jordan, P. H., Jr.: Effect of enteric hormones on insulin secretion. Metabolism **19**, 50 (1970). — Kakiuchi, S., Rall, T. W.: The influence of chemical agents on the accumulation of adenosine 3′,5′-phosphate in slices of rabbit cerebellum. Molec. Pharmacol. **4**, 367 (1968a). ~ Adenosine 3′,5′-phosphate in rabbit cerebral cortex. Molec. Pharmacol. **4**, 485 (1968b). — Kakiuchi, S., Rall, T. W., McIlwain, H.: Effect of electrical stimulation on the accumulation of adenosine 3′,5′-phosphate in isolated cerebral tissue. J. Neurochem. **16**, 485 (1969). — Kalant, N.: The effect of glucagon on metabolism of glycine-1-C^{14}. Arch. Biochem. **65**, 469 (1956). — Káldor, A., Pogatsa, G.: The effect of propranolol on the glycogen content of the liver in the fasting rat. Life Sci. **9** (I), 457 (1970). — Kamberi, I. A., McCann, S. M.: Effect of testosterone implants in the anterior pituitary on FSH secretion. Fed. Proc. **28**, 382 (1969). — Kamberi, J. A., McCann, S. M.: Effect of biogenic amines, FSH-releasing factor (FRF) and other substances on the release of FSH by pituitaries incubated in vitro. Endocrinology **85**, 815 (1969a). — Kamberi, J. A., Mical, R. S., Porter, J. C.: Luteinizing hormone-releasing activity in hypophysial stalk blood and elevation by dopamine. Science **166**, 388 (1969b). — Kamberi, J. A., Schneider, H. P. G., McCann, S. M.: Action of dopamine to induce release of FSH-releasing factor (FRF) from hypothalamic tissue in vitro. Endocrinology **86**, 278 (1970). — Kaminsky, I., Ball, J. H., Broadus, A. E., Hardman, J. G., Sutherland, E. W., Liddle, G. W.: Hormonal effects on extracellular cyclic nucleotides in man. Clin. Res. **18**, 528 (1970). — Kaneko, T., Zor, U., Field, J. B.: Thyroid stimulating hormone and prostaglandin E_1 stimulation of cyclic 3′,5′-adenosine monophosphate in thyroid slices. Science **163**, 1062 (1969). ~ Stimulation of thyroid adenyl cyclase activity and cyclic adenosine 3′,5′-phosphate by long acting thyroid stimulator. Metabolism **19**, 430 (1970). — Kaneto, A., Kosaka, K., Nakao, K.: Effect of stimulation of the vagus nerve on insulin secretion. Endocrinology **80**, 530 (1967). — Kaneto, A., Tasaka, Y., Kosaka, K., Nakao, K.: Stimulation of insulin secretion by the C-terminal tetrapeptide amide of gastrin. Endocrinology **84**, 1098 (1969). — Kaplan, N. M., Bartter, F. C.: Effect of adrenocorticotropin, renin, angiotensin II, and various precursors on biosynthesis of aldosterone by adrenal slices. J. clin. Invest. **41**, 715 (1962). — Kaplan, N. M., Silah, J. G.: The effect of angiotensin II on the blood pressure in humans with hypertensive diseases. J. clin. Invest. **43**, 659 (1964). — Kaplan, S. A., Shimizu, C. S. N.: Effect of cortisol on amino acids in sceletal muscle and plasma. Endocrinology **72**, 267 (1963). — Kaplan, S. L., Grumbach, M. M.: Studies of a human and simian placental hormone with growth hormone-like and prolactin-like activities. J. clin. Endocr. **24**, 80 (1964). ~ Serum chorionic growth-hormone-prolactin and serum pituitary growth hormone in mother and fetus at term. J. clin. Endocr. **25**, 1370 (1965). — Karlson, P.: Der biochemische Mechanismus der Hormonwirkung. Dtsch. med. Wschr. **86**, 668 (1961). ~ New concepts on the mode of action of hormones. Perspect. Biol. Med. **6**, 203 (1963). — Kastin, A. J.: MSH and vasopressin activities in pituitaries of rats treated with hypertonic saline. Fed. Proc. **26**, 255 (1967). — KASTIN, A. J., REDDING, T. W., SCHALLY, A. V.: MSH activity in rat pituitaries after pinealectomy. Proc. Soc. exp. Biol. (N.Y.) **124**, 1275 (1967). — KASTIN, A. J., SCHALLY, A. V.: MSH activity in pituitary glands of rats treated with tranquilizing drugs. Endocrinology **79**, 1018 (1966). ~ Autoregulation of release of melanocyte stimulating hormone from the rat pituitary. Nature (Lond.) **213**, 1238 (1967). ~ MSH activity in pituitaries of rats treated with hypothalamic extracts from various animals. Gen. comp. Endocr. **8**, 344 (1967). — KATO, Y., IKEDA, M., MORIMOTO, M., YAWATA, M., IMURA, H., FUKASE, M.: Studies on plasma growth hormone levels in man: effect of beta-adrenergic blockade on growth hormone secretion. Proc. 41st Meeting Jap. End. Soc. 1968, p. 31. — KATO, Y., MORIMOTO, M., IMURA, H.: Plasma growth hormone in hyperthyroidism and obesity: effect of propranolol infusion. Metabolism **19**, 406 (1970). — KATZ, S. H., MOLITCH, M., MCCANN, S. M.: Effect of hypothalamic implants of GH on anterior pituitary weight and GH concentration. Endocrinology **85**, 725 (1969). — KAYAALP, S. O., TÜRKER, R. K.: Release of catecholamines from the adrenal medulla by prostaglandin E_1. Europ. J. Pharmacol. **2**, 175 (1967). — KENDALL, J. W., ALLEN, C.: Studies on the glucocorticoid feed-back control of ACTH secretion. Endocrinology **82**, 397 (1968). — KENNEY, F. T.: Induction of tyrosine-α-ketoglutarate transaminase in rat liver. III. Immunochemical analysis. J. biol. Chem. **237**, 1610 (1962). ~ Turnover of rat liver tyrosine transaminase: stabilization after inhibition of protein synthesis. Science **156**, 525 (1967). — KENNEY, F. T., LEE, K. L., REEL, J. R.: Mechanisms of hormonal regulation of enzyme synthesis. Proc. nat. Acad. Sci. (Wash.) **63**, 228 (1969). — KENNY, A. D.: Effect of catecholamines on serum calcium and phosphorus levels in intact and parathyroidectomized rats. Naunyn-Schmiedebergs Arch. exp. Path. Pharmak. **248**, 144 (1964). ~ Hypercalciuric response to acute parathyroidectomy in rats: effect of adrenalectomy. Endocrinology **78**, 880 (1966). — KENNY, A. D., HEISKELL, C. A.: Effect of crude thyrocalcitonin on calcium and phosphorus metabolism in rats. Proc. Soc. exp. Biol. (N.Y.) **120**, 269 (1965). — KETTERER, H., EISENTRAUT, A. M., UNGER, R. H., HARRIS, V., JONES, A. M., THOMPSON, G.: Effect upon insulin secretion of physiologic doses of glucagon administered via the portal vein. Diabetes **16**, 283 (1967). — KHAIRALLAH, E. A., PITOT, H. C.: 3′,5′-cyclic AMP and the release of polysome-bound proteins in vitro. Biochem. biophys. Res. Commun. **29**, 269 (1967). — KIDSON, C., KIRBY, K. S.: Selective alterations of mammalian messenger-RNA synthesis: evidence for differential action of hormones on gene transcription. Nature (Lond.) **203**, 599 (1964). — KIM, K. S.: Sex difference in histamine metabolism in rats. Amer. J. Physiol. **197**, 1258 (1959). — KIPNIS, D. M., NOALL, M. W.: Stimulation of amino acid transport by insulin in the isolated rat diaphragm. Biochim. biophys. Acta (Amst.) **28**, 226 (1958). — KIRTON, K. T., NISWENDER, G. D., MIDGLEY, A. R., JAFFE, R. B., FORBES, A. D.: Serum luteinizing hormone and progesterone concentration during the menstrual cycle of the resus monkey. J. clin. Endocr. **30**, 105 (1970). — KISSEL, J. H., ROSENFELD, M. G., CHASE, L. R., O'MALLEY, B. W.: Response of chick oviduct adenyl cyclase to steroid hormones. Endocrinology **86**, 1019 (1970). — KITABCHI, A. E., BUCHANAN, K. D., VANCE, J. E., WILLIAMS, C. H.: Effect of adrenocorticotropin and glucocorticoids on insulin secretion. J. clin. Endocr. **28**, 1479 (1968). — KITAY, J. I.: Effects of estradiol on pituitary-adrenal function in male and female rats. Endocrinology **72**, 947 (1963a). ~ Pituitary-adrenal function in the rat after gonadectomy and gonadal hormone replacement. Endocrinology **73**, 253 (1963b). ~ Amelioration of corticone-induced pituitary-adrenal suppression by estradiol. J. clin. Endocr. **24**, 231 (1964). — KITAY, J. I., HOLUB, D. A., JAILER, J. W.: Hormonal regulation of pituitary corticotropin. Proc. Soc. exp. Biol. (N.Y.) **97**, 165 (1958). — KLAINER, L. M., CHI, Y. M., FRIEDBERG, S. L., RALL, T. W., SUTHERLAND, E. W.: Adenyl cyclase IV. The effects of neurohormones on the formation of adenosine-3′,5′-phosphate by preparations from brain and other tissues. J. biol. Chem. **237**, 1239 (1962). — KLAUS, D., HEIZMANN, A.: Zur Regulation der Reninsekretion durch Angiotensin. Klin. Wschr. **45**, 657 (1967). — KLEIN, C. D., BERG, G. R., WELLER, J.: Melatonin synthesis: adenosine 3′,5′-monophosphate and norepinephrine stimulate N-acetyltransferase. Science **168**, 979 (1970). — KLEIN, C. D., RAISZ, L. G.: Prostaglandins: stimulation of bone resorption in tissue culture. Endocrinology **86**, 1436 (1970). — KLEIN, C. D., WELLER, J.: Pineal gland in culture: serotonin N-acetyltransferase activity is stimulated by norepinephrine and dibutyrylcyclic adenosine monophosphate. Fed. Proc. **29**, 615 (1970a). — KLEIN, C. D., WELLER, J. L.: Indole metabolism in the pineal gland: a circadian rhythm in N-acetyltransferase. Science **169**, 1093 (1970b). — KLEINSMITH, L. J., ALLFREY, V. G., MIRSKY, A. E.: Phosphoprotein metabolism in isolated lymphocyte nuclei. Proc. nat. Acad. Sci. (Wash.) **55**, 1182 (1960). — KNOBIL, E.: The pituitary growth hormone: an adventure in physiology. Physiologist **9**, 25 (1966). — KNOPF, R. F., CONN, J. W., FAJANS, S. S., FLOYD, J. C., GUNTSCHE, E. M., RULL, J. A.: Plasma growth hormone response to intravenous administration of amino acids. J. clin. Endocr. **25**, 1140 (1965). — KNOPP, J., STOLC, V., TONG, W.: Evidence for the induction of iodide transport in bovine thyroid cells treated with thyroid-stimulating hormone or dibutyryl cyclic adenosine 3′,5′-monophosphate. J. biol. Chem. **245**, 4403 (1970). — KNOWLES, F., BERN, H. A.: Function of neurosecretion in endocrine regulation. Nature (Lond.)

210, 271 (1966). — KNOX, W. E., PIRAS, M., TOKUYAMA, K.: Activation of tryptophan pyrrolase after substrate and hormone induction. Fed. Proc. **24**, 474 (1965). — KOCHAKIAN, C. D.: The protein anabolic effects of steroid hormones. Vitam. and Horm. **4**, 256 (1946). ~ The role of hydrolytic enzymes in some of the metabolic activities of steroid hormones. Recent Progr. Hormone Res. **1**, 177 (1947). ~ Comparison of protein anabolic properties of testosterone propionate and growth hormone in the rat. Amer. J. Physiol. **160**, 66 (1950). — KOCHAKIAN, C. D., MOE, J. G., DOLPHIN, J.: Protein anabolic effect of testosterone propionate in adrenalectomized and normal rats. Amer. J. Physiol. **162**, 581 (1950). — KOCHAKIAN, C. D., TILLOTSON, C.: Influence of several C_{19} steroids on the growth of individual muscles of the guinea pig. Endocrinology **60**, 607 (1957). — KOCHAKIAN, C. D., TILLOTSON, C., AUSTIN, J., DOUGHERTY, E., HAAG, V., COALSON, R.: Hormonal regulation of muscle development. Endocrinology **58**, 315 (1956). — KOCHAKIAN, C. D., TILLOTSON, C., ENDAHL, G. L.: The effect of castration on the weight and composition of the muscles of the guinea pig. Endocrinology **58**, 226 (1956). — KOHLER, H., WERNLY, M.: Neues über Thyreocalcitonin und Parathormon. Schweiz. med. Wschr. **99**, 740 (1969). — KOHLER, P. O., GRIMLEY, P. M., O'MALLEY, B. W.: Protein synthesis: differential stimulation of cell-specific proteins in epithelial cells of chick oviduct. Science **160**, 86 (1968). — KONEFF, A. A., SIMPSON, M. E., EVANS, H. M., LI, C. H.: Gigantism produced in normal rats by injection of pituitary growth hormone; histological changes in pituitary. Growth **12**, 33 (1948). — KONIJN, T. M., MEENE, J. G. C. VAN DE, BONNER, J. T., BARKLEY, D. S.: The acrasin activity of adenosine-3',5'-cyclic phosphate. Proc. nat. Acad. Sci. (Wash.) **58**, 1152 (1967). — KONSTANTINOVA, M.: Wirkung von Adrenalin und Acetylcholin auf die hypothalamisch-hypophysäre Neurosekretion bei der Ratte. Z. Zellforsch. **83**, 549 (1967). — KORDON, C., GLOWINSKI, J.: Selective inhibition of superovulation by blockade of dopamine synthesis during the critical period in the immature rat. Endocrinology **85**, 924 (1969). — KORDON, C., JAVOY, F., VASSENT, G., GLOWINSKI, J.: Blockade of superovulation in the immature rat by increased brain serotonin. Europ. J. Pharmacol. **4**, 169 (1968). — KORDON, C., VASSENT, G.: Effet de microinjections intrahypothalamiques et intrahypophysaires d'un inhibiteur de la monoamineoxydase sur l'ovulation provoquée chez la ratte impubère. C. R. Acad. Sci. (Paris) (D) **266**, 2473 (1968). — KORITZ, S. B.: Some observations on the stimulation in vitro of corticoid production by adenosine 3',5'-monophosphate in rat adrenals. Biochim. biophys. Acta (Amst.) **60**, 179 (1962). — KORITZ, S. B., HALL, P. F.: End-product inhibition of the conversion of cholesterol to pregnenolone in an adrenal extract. Biochemistry **3**, 1298 (1964). — KORNER, A.: The effect of hypophysectomy of the rat and of treatment with growth hormone on the incorporation of amino acids into liver proteins in a cell-free system. Biochem. J. **73**, 61 (1959). ~ The effect of hypophysectomy and growth-hormone treatment of the rat on the incorporation of amino acids into isolated liver ribosomes. Biochem. J. **81**, 292 (1961). ~ Regulation of the rate of synthesis of messenger ribonucleic acid by growth hormone. Biochem. J. **92**, 449 (1964). — KOSTYO, J. L.: In vitro effects of adrenal steroid hormones on amino acid transport in muscle. Endocrinology **76**, 604 (1965). ~ Separation of the effects of growth hormone on muscle amino acid transport and protein synthesis. Endocrinology **75**, 113 (1964). ~ Rapid effects of growth hormone on amino acid transport and protein synthesis. Ann. N.Y. Acad. Sci. **148**, 389 (1968). — KOSTYO, J. L., HOTCHKISS, J., KNOBIL, E.: Stimulation of amino acid transport in isolated diaphragm by growth hormone added in vitro. Science **130**, 1635 (1959). — KOSTYO, J. L., KNOBIL, E.: The effect of growth hormone on the in vitro incorporation of leucine-2-C^{14} into the protein of rat diaphragm. Endocrinology **65**, 395 (1959). — KOSTYO, J. L., REDMOND, A. F.: Role of protein synthesis in the inhibitory action of adrenal steroid hormones on amino acid transport by muscle. Endocrinology **79**, 531 (1966). — KOSTYO, J. L., SCHMIDT, J. E.: Inhibitory effects of cardiac glycosides and adrenal steroids on amino acid transport. Amer. J. Physiol. **204**, 1031 (1963). — KOTLER, M. N., BERMAN, L., RUBINSTEIN, A. H.: Hypoglycemia precipitated by propranolol. Lancet **1966 II**, 1389. — KOWAL, J.: Metabolic events associated with steroid biosynthesis in adrenal tissue cultures. Trans. N.Y. Acad. Sci. **31** (II), 359 (1969). ~ Adrenal cells in tissue culture. III. Effect of adrenocorticotropin and 3',5'-cyclic adenosine monophosphate on 11β-hydroxylase and other steroidogenic enzymes. Biochemistry 8, 1821 (1969). — KOWAL, J., FIEDLER, R. P.: Adrenal cells in tissue culture. I. Assay of steroid products; steroidogenic responses to peptide hormones. Arch. Biochem. **128**, 406 (1968). ~ Adrenal cells in tissue culture. II. Steroidogenic responses to nucleosides and nucleotides. Endocrinology **84**, 1113 (1969). — KOWALEWSKI, K.: Uptake of radiosulphur in growing bones of cockerels treated with cortisone and 17-ethyl-19-nortestosterone (Nilevar). Proc. Soc. exp. Biol. (N.Y.) **97**, 432 (1958). — KOWALEWSKI, K., GORT, J.: An anabolic androgen as a stimulant of bone healing in rats treated with cortisone. Acta endocr. (Kbh.) **30**, 273 (1959). — KRAEGEN, E. W., CHISHOLM, D. J., YOUNG, J. D., LAZARUS, L.: The gastrointestinal stimulus to insulin release. II. A dual action of secretin. J. clin. Invest. **49**, 524 (1970). — KRAGT, C. L., MEITES, J.: Stimulation of pigeon pituitary prolactin release by pigeon hypothalamic extract in vitro. Endocrinology **76**, 1169 (1965). — KRAICER, J., MILLIGAN, J. V., GOSBEE, J. L., CONRAD, R. G., BRANSON, C. M.: Potassium, corticosterone, and adrenocorticotropic hormone release in vitro. Science **164**, 426 (1969). — KRASS, M. E., LABELLA, F. S., VIVIAN, S. R.: Thyrotrophin release in vitro: the role of metabolism in the secretory response to vasopressin, oxytocin and epinephrine. Endocrinology **82**, 1183 (1968). — KREBS, E. G., LANGE, R. J. DE, KEMP, R. G., RILEY, W. D.: Activation of skeletal muscle phosphorylase. Pharmacol. Rev. **18**, 163 (1966). — KREBS, H. A., BENNETT, D. A. H., GASQUET, P. DE, GASCOYNE, T., YOSHIDA, T.: Renal gluconeogenesis. The effect of diet on the gluconeogenetic capacity of rat kidney cortex slices. Biochem. J. **86**, 22 (1963). — KRISHNA, G., HYNIE, S., BRODIE, B. B.: Effects of thyroid hormones on adenyl cyclase in adipose tissue and on free fatty acid mobilization. Proc. nat. Acad. Sci. (Wash.) **59**, 884 (1968a). — KRISHNA, G., WEISS, B., BRODIE, B. B.: Simple sensitive method for the assay of adenyl cyclase. J. Pharmacol. exp. Ther. **163**, 379 (1968b). — KRISS, J. P., PLESHAKOV, V., CHEN, J. R.: Isolation and identification of the long-acting thyroid stimulator and its relation to hyperthyroidism and circumscribed pretibial myxedema. J. clin. Endocr. **24**, 1005 (1964). — KRULICH, L., DHARIWAL, A. P. S., MCCANN, S. M.: Stimulatory and inhibitory effects of purified hypothalamic extracts on growth hormone release from rat pituitary in vitro. Endocrinology **83**, 783 (1968). — KRULICH, L., LACKEY, R. W., DHARIWAL, A. P. S.: Inhibition of growth hormone release from the pituitary gland in vitro by hypothalamic extracts. Fed. Proc. **26**, 316 (1967). — KRULICH, L., MCCANN, S. M.: Influence of growth hormone (GH) on content of GH in the pituitaries of normal rats. Proc. Soc. exp. Biol. (N.Y.) **121**, 1114 (1966a). ~ Evidence for the presence of growth hormone releasing factor in blood of hypoglycemic hypophysectomized rats. Proc. Soc. exp. Biol. (N.Y.) **122**, 668 (1966b). ~ Effect of GH-releasing factor and GH-inhibiting factor on the release and concentration of GH in pituitaries incubated in vitro. Endocrinology **85**, 319 (1969). — KRÜSKEMPER, H. L.: Anabole Steroide. Stuttgart: Thieme 1963. — KUEHL, F. A., HUMES, S. L., TARNOFF, J., CIRILLO, V. J., HAM, E. A.: Prostaglandin receptor site: evidence for an essential role in the action of luteinizing hormone. Science **169**, 883 (1970). — KUFTINEC, D. M., MAYER, J.: Extreme sensitivity of obese hyperglycemic mice to caffeine and coffee. Metabolism **13**, 1369 (1964). — KULIN, H. E., GRUMBACH, M. M., KAPLAN, S. L.: Changing sensitivity of the pubertal gonadal hypothalamic feedback mechanism in man. Science **166**, 1012 (1969). — KULKA, R. G., STERNLICHT, E.: Enzyme secretion in mouse pancreas mediated by adenosine-3′,5′-cyclic phosphate and inhibited by adenosine-3-phosphate. Proc. nat. Acad. Sci. (Wash.) **61**, 1123 (1968). — KUO, J. F.: Differential effects of Ca^{++}, EDTA, and adrenergic blocking agents on the actions of some hormones on adenosine-3′,5′-monophosphate levels in isolated adipose cells as determined by prior labeling with adenine-8-^{14}C. Biochim. biophys. Acta (Amst.) **208**, 509 (1970). — KUO, J. F., GREENGARD, P.: Cyclic nucleotide-dependent protein kinases IV. Widespread occurrence of adenosine 3′,5′-monophosphate-dependent protein kinase in various tissues and phyla of the animal kingdom. Proc. nat. Acad. Sci. (Wash.) **64**, 1349 (1969a). ~ An adenosine 3′,5′-monophosphate-dependent protein kinase from Escherichia coli. J. biol. Chem. **244**, 3417 (1969b). ~ Cyclic nucleotide-dependent protein kinases. VI. Isolation and partial purification of a protein kinase activated by guanosine-3′,5′-monophosphate. J. biol. Chem. **245**, 2493 (1970). — KUO, J. F., HOLMLUND, C. E., DILL, J. K., BOHONOS, N.: Insulin-like activity of a microbial protease on isolated fat cells. Arch. Biochem. **117**, 269 (1966). — KUO, J. F., KRUEGER, B. K., SANES, J. R., GREENGARD, P.: Cyclic nucleotide-dependent protein kinases. V. Preparation and properties of adenosine 3′,5′-monophosphate-dependent protein kinase from various bovine tissues. Biochim. biophys. Acta (Amst.) **212**, 79 (1970). — KUO, J. F., RENZO, E. C. DE: A comparison of the effects of lipolytic and antilipolytic agents on adenosine 3′,5′-monophosphate levels in adipose cells as determined by prior labeling with adenine-8-^{14}C. J. biol. Chem. **244**, 2252 (1969). — KUPIECKI, F. P.: Reduced adenosine 3′,5′-monophosphodiesterase activity in the pancreas and adipose tissue of spontaneously diabetic mice. Life Sci. **8**, 645 (1969). — KURTZMAN, N. A., WHITE, M. G., ROGERS, P. W.: The effect of aldosterone on the renal reabsorption of Na^+, Cl^- and HCO_3^-. Clin. Res. **18**, 63 (1970). — KYLE, L. H., CANARY, J. J., MINTZ, D. H., DELEON, A.: Inhibitory effect of induced hypercalcemia on secretion of parathyroid hormone. J. clin. Endocr. **22**, 52 (1963).

LAATIKAINEN, T., VIHKO, R.: Diurnal variation in the concentration of solvolysable steroids in human plasma. J. clin. Endocr. **28**, 1356 (1968). — LABELLA, F. S.: Release of thyrotrophin in vivo and in vitro by synthetic neurohypophyseal hormones. Canad. J. Physiol. **42**, 75 (1964). — LABHSETWAR, A. P.: Role of oestrogen in spontaneous ovulation demonstrated by use of an antagonist of oestrogen, ICI 46474. Nature (Lond.) **225**, 80 (1970a). ~ Role of estrogens in ovulation: a study using the estrogen-antagonist ICI 46474. Endocrinology **87**, 542 (1970b). — LACY, P. E., YOUNG, D. A., FINK, C. J.: Studies on insulin secretion in vitro from isolated islets of the rat pancreas. Endocrinology **83**, 1155 (1968). — LAHAV, M., HERMAN, T. S., EDELMAN, I. S.: Role of transcription in the action of aldosterone on sodium transport. Fed. Proc. **28**, 724 (1969). — LAMBERT, A. E., JEANRENAUD, B., RENOLD, A. E.: Enhancement by caffeine of glucagon-induced and tolbutamide-induced insulin release from isolated fetal pancreatic tissue. Lancet **1967 I**, 819. — LAMEIJER, L. D. F., SOGHIKIAN, K., GRAEFF, J. DE: The effect of angiotensin on renal sodium excretion: studies in normal dogs and dogs with experimental artery stenosis. Clin. Sci. **30**, 529 (1966). — LANDAU, R. L., LUGI-

BIHL, K.: Catabolic and natriuretic effects of progesterone in man. Recent Progr. Hormone Res. **17**, 249 (1961). — LANDON, J., WYNN, V., JAMES, V. H. T.: The adrenocortical response to insulin-induced hypoglycemia. J. Endocr. **27**, 183 (1963a). — LANDON, J., WYNN, V., SAMOLS, E.: The effect of anabolic steroids on blood sugar and plasma insulin levels in man. Metabolism **12**, 924 (1963b). — LANGAN, T. A.: Histone phosphorylation: stimulation by adenosine 3′,5′-monophosphate. Science **162**, 579 (1968). ~ Phosphorylation of liver histone following the administration of glucagon and insulin. Proc. nat. Acad. Sci. (Wash.) **64**, 1276 (1969a). ~ Action of adenosine 3′,5′-monophosphate dependent histone kinase in vivo. J. biol. Chem. **244**, 5763 (1969b). — LANGAN, T. A., SMITH, L. K.: Phosphorylation of histones and protamines by a specific protein kinase from liver. Fed. Proc. **26**, 603 (1967). — LARAGH, J. H.: Interrelations between angiotensin, norepinephrine, epinephrine, aldosterone secretion and electrolyte metabolism in man. Circulation **25**, 203 (1962). — LARAGH, J. H., ANGERS, M., KELLY, W. G., LIEBERMAN, S.: Hypertensive agents and pressor substances. The effect of epinephrine, norepinephrine, angiotensin, and others on the secretory rate of aldosterone in man. J. Amer. med. Ass. **174**, 234 (1960). — LARNER, J.: Hormonal and nonhormonal control of glycogen metabolism. Trans. N.Y. Acad. Sci. **29**, 192 (1966). — LARNER, J., VILAR PALASI, C., GOLDBERG, N. D., BISHOP, J. S., HUIJING, F., WENGER, J. J., SASKO, H., BROWN, N. B.: Hormonal and non-hormonal control of glycogen synthesis; control of transferase phosphatase and transferase kinase. Advanc. Enzym. Regulat. **6**, 409 (1968). — LARNER, J., VILAR PALASI, C., RICHMAN, D. J.: Insulin-stimulated glycogen formation in rat diaphragm. Levels of tissue intermediates in short-time experiments. Arch. Biochem. **86**, 56 (1960). — LARON, Z., YED-LEKACH, A., ASSA, S., KOWADLO-SILBERGELD, A.: Immunochemical properties of bovine and human pituitary growth hormone after pepsin digestion. Endocrinology **74**, 532 (1964). — LAURITZEN, C., LEHMAN, W. D.: Ausscheidung von Dehydroepiandrosteron im Neugeborenen-Harn; Stimulierung durch Choriongonadotropin und ACTH. Arch. Gynäk. **200**, 699 (1965). ~ Ausscheidung und Stoffwechsel von Dehydroepiandrosteron beim Neugeborenen. Z. Geburtsh. Gynäk. **165**, 49 (1966). — LAVENDER, A. R., PULLMAN, T. N.: Changes in organic phosphate excretion induced by renal arterial infusion of calcium. Amer. J. Physiol. **205**, 1025 (1963). — LAVERTY, R.: A nervously mediated action of angiotensin in anesthetized rats. J. Pharm. Pharmacol. **15**, 63 (1963). — LAWRENCE, A. M.: Radioimmunoassayable glucagon levels in man: effects of starvation, hypoglycemia, and glucose administration. Proc. nat. Acad. Sci. (Wash.) **55**, 316 (1966). — LAWSON, D. E. M., WILSON, P. W., KODICEK, E.: New vitamin D metabolite localized in intestinal cell nuclei. Nature (Lond.) **222**, 171 (1969). — LAZARUS, N. R., TANESE, T., VOYLES, N. R., RECANT, L.: Patterns of proinsulin and insulin synthesis and secretion from isolated rat islets. Fed. Proc. **28**, 573 (1969). — LAZARUS, N. R., VOYLES, N. R., DEVRIN, S., TANESE, T., RECANT, L.: Extragastrointestinal effects of secretin, gastrin, and pancreozymin. Lancet **1968 II**, 248. — LEAF, A.: Membrane effects of antidiuretic hormone. J. clin. Invest. **42**, 745 (1967). — LEAF, A., BARTTER, F. C., SANTOS, R. F., WRONG, O.: Evidence in man that urinary electrolyte loss induced by pitressin is a function of water retention. J. clin. Invest. **32**, 868 (1953). — LEAF, A., HAYS, R. M.: The effects of neurohypophysial hormone on permeability and transport in a living membrane. Recent Progr. Hormone Res. **17**, 467 (1961). — LEARY, W. P., LEDINGHAM, J. G.: Renal and hepatic inactivation of angiotensin in rats: influence of sodium balance and renal artery compression. Clin. Sci. **38**, 573 (1970). — LEBOWITZ, H. E., POOLER, K.: Puromycin potentiation of corticotropin-induced insulin release. Endocrinology **80**, 656 (1966). ~ ACTH-mediated insulin secretion: effect of aminophylline. Endocrinology **81**, 558 (1967). — LECOQ, R. E., DUMONT, J. E.: Stimulation by thyrotrophin of ^{3}H-uridine incorporation in the polysomes of thyroid slices. Biochem. J. **104**, 13C (1967). — LEE, J. B., COVINO, B. G., TAKMAN, B. H., SMITH, E. R.: Renomedullary vasodepressor substance medullin. Isolation, chemical characterization, and physiological properties. Circulat. Res. **27**, 57 (1965). — LEE, J. B., CROWSHAW, K., TAKMAN, B. H., ATTREP, K. A., GOUGOUTAS, Z.: The identification of prostaglandins E_2, F_2, and A_2 from rabbit kidney medulla. Biochem. J. **105**, 1251 (1967). — LEE, J. B., FERGUSON, J. F.: Prostaglandins and natriuresis: the effect of renal prostaglandin on PAH uptake by kidney cortex. Nature (Lond.) **222**, 1185 (1969). — LEE, J. B., GOUGOUTAS, J. F., TAKMAN, B. H., DANIELS, E. G., GROSTIC, M. F., PIKE, J. E., HINMAN, J. W., MUIRHEAD, E. E.: Vasodepressor and antihypertensive prostaglandins of PGE type with emphasis on the identification of medullin as PGE_2-217. J. clin. Invest. **45**, 1036 (1966). — LEE, K. L., MILLER, O. N.: Induction of mitochondrial α-glycerophosphate dehydrogenase by thyroid hormone; comparison of the euthyroid and the thyreoidectomized rat. Arch. Biochem. **120**, 638 (1967). — LEE, Y. P., TAKEMORI, A. E., LARDY, H.: Enhanced oxidation of α-glycerophosphate by mitochondria of thyroid-fed rats. J. biol. Chem. **234**, 3051 (1959). — LEFKOWITZ, R., ROTH, J., PRICER, W., PASTAN, I.: ACTH receptors in the adrenal: specific binding of ACTH-^{125}J and its relation to adenyl cyclase. Proc. nat. Acad. Sci. (Wash.) **65**, 745 (1970). — LEGORI, M., MOTTA, M., ZANISI, M., MARTINI, L.: Short feedback loops in ACTH control. Acta endocr. (Kbh.), Suppl. **100**, 155 (1965). — LEHNINGER, A. L., NEUBERT, D.: Effect of oxytocin, vasopressin, and other disulfide hormones on uptake and extrusion of water by mitochondria. Proc. nat. Acad. Sci. (Wash.) **47**, 1929 (1961). — LERNER, A. B.: Mechanism of hormone action. Nature (Lond.) **184**, 674 (1959). — LEVEY, G. S., EPSTEIN, S. E.: Activation of cardiac adenyl cyclase by thyroid hormone. Biochem. biophys. Res. Commun. **33**, 990 (1968). ~ Myocardial adenyl cyclase: activation by thyroid hormones and evidence for two adenyl cyclase systems. J. clin. Invest. **48**, 1663 (1969a). ~ Activation of adenyl cyclase by glucagon in cat and human heart. Circulat. Res. **24**, 151 (1969b). — LEVEY, G. S., PASTAN, J.: Activation of thyroid adenyl cyclase by long acting thyroid stimulator. Life Sci. **9** (I), 67 (1970). — LEVEY, G. S., ROTH, J., PASTAN, J.: Effect of propanolol and phentolamine on canine and bovine responses to TSH. Endocrinology **84**, 1009 (1969b). — LEVEY, G. S., SKELTON, C. L., EPSTEIN, S. E.: Decreased myocardial adenyl cyclase activity in hypothyroidism. J. clin. Invest. **48**, 2244 (1969a). — LEVINE, R. A.: Effect of glycogenolytic agents on phosphorylase activity of perfused rat liver. Amer. J. Physiol. **208**, 317 (1965a). ~ Cell membrane as a primary site of insulin action. Fed. Proc. **24**, 1071 (1965b). ~ Effects of exogenous adenosine 3′,5′-monophosphate in man. II. Glucose, nonesterified fatty acid and cortisol responses. Metabolism **17**, 34 (1968a). ~ Contrasting effects of cyclic 3′,5′-AMP and its dibutyryl derivative on hepatic glycogenolysis and ileal relaxation. Fed. Proc. **27**, 354 (1968b). ~ Antidiuretic responses to exogenous adenosine 3′,5′-monophosphate in man. Clin. Sci. **34**, 253 (1968c). — LEVINE, R. A., LEWIS, S. E.: Hepatic glycogenolytic activity of cyclic 3′,5′-AMP and its monobutyryl derivative. Amer. J. Physiol. **213**, 768 (1967). ~ Glycogenohytic effect of dibutyryl cyclic adenosine 3′,5′-monophosphate in perfused rat liver. Biochem. Pharmacol. **18**, 15 (1969). — LEVINE, R. A., PESCH, L. A., KLATSKIN, G., GIARMAN, N. J.: Effect of serotonin on glycogen metabolism in isolated rat liver. J. clin. Invest. **43**, 797 (1964). — LEVINE, R. A., VOGEL, J. A.: Cardiovascular and metabolic effects of adenosine 3′,5′-monophosphate in vivo. Nature (Lond.) **207**, 987 (1965), — Cardiovascular and metabolic effects of adenosine 3′,5′-monophosphate in unanesthetized dogs. J. Pharmacol. exp. Ther. **151**, 262 (1966). — LEVITAN, R., INGELFINGER, F. J.: Effect of aldosterone on salt and water absorption from intact human colon. J. clin. Invest. **44**, 801 (1965). — LEVITIN, H., GOODMAN, A., PIGEON, G., EPSTEIN, F. H.: Composition of the renal medulla during water diuresis. J. clin. Invest. **41**, 1145 (1962). — LEYSSAC, P. P.: The in vivo effect of angiotensin on the proximal tubular reabsorption of salt in rat kidneys. Acta physiol. scand. **62**, 436 (1964). — LEYSSAC, P. P., LASSEN, U. V., HESS THAYSEN, J.: Inhibition of sodium transport in isolated renal tissue by angiotensin. Biochim. biophys. Acta (Amst.) **48**, 602 (1961). — LI, C. H.: Preliminary investigations on the action of pepsin on human growth hormone. J. gen. Physiol. **45**, Suppl., 169 (1962). — LI, C. H., BARNAFI, L., CHRÉTIEN, M., CHUNG, D.: Isolation and aminoacid sequences of β-LPH from sheep pituitary glands. Nature (Lond.) **208**, 1093 (1963). — LI, C. H., DIXON, J. S., LIU, W. K.: Human pituitary growth hormone. XIX. The primary structure of the hormone. Arch. Biochem. **133**, 70 (1969). — LI, C. H., DIXON, J. S., LO, T., PANKOV, Y. A., SCHMIDT, K. D.: Amino-acid sequence of ovine lactogenic hormone. Nature (Lond.) **224**, 695 (1969). — LI, C. H., SIMPSON, M., EVANS, H. M.: Influence of growth and adrenocorticotropic hormones on the body composition of hypophysectomized rats. Endocrinology **44**, 71 (1949). — LI, C. H., TANAKA, A., PICKERING, T.: Human pituitary growth hormone. VII. In vitro lipolytic activity. Acta endocr. (Kbh.) **45**, Suppl., 155 (1964). — LIAO, S., LEININGER, K. R., SAGHER, D., BARTON, R. W.: Rapid effect of testosterone on ribonucleic acid polymerase activity of rat ventral prostate. Endocrinology **77**, 763 (1965). — LIAO, S., LIN, A. H.: Prostatic nuclear chromatin: an effect of testosterone on the synthesis of ribonucleic acid rich in cytidylyl-(3′,5′)guanosine. Proc. nat. Acad. Sci. (Wash.) **57**, 379 (1967). — LICHARDUS, B., PEARCE, J. W.: Evidence for a humoral natriuretic factor released by blood volume expansion. Nature (Lond.) **209**, 407 (1966). — LICHTENSTEIN, L. M., MARGOLIS, S.: Histamine release in vitro: inhibition by catechol amines and methylxanthines. Science **161**, 902 (1968). — LIEBAU, H., DISTLER, A., WOLFF, H. P.: Untersuchungen zur indirekten sympathicomimetischen Wirkung von Angiotensin an isolierten Blutgefäßen. Klin. Wschr. **44**, 322 (1966). — LIEBERMAN, I., OVE, P.: Growth factors for mammalian cells in culture. J. biol. Chem. **234**, 2754 (1959). — LIFSCHITZ, F., HARRISON, H. C., HARRISON, H. E.: Influence of parathyroid function upon the in vitro transport of calcium and phosphate by the rat intestine. Endocrinology **84**, 912 (1969). — LIN, E. C. C., KNOX, W. E.: Adaptation of the rat liver tyrosine-α-ketoglutarate transaminase. Biochim. biophys. Acta (Amst.) **26**, 93 (1957). — LISK, R. D.: Estrogen: direct effects on hypothalamus or pituitary in relation to pituitary weight changes. Neuroendocrinology **4**, 368 (1969). — LISSITZKY, S., MANTÉ, S., ATTALI, J. C., CARTOUZOU, G.: Action of 3′,5′-cyclic adenosine monophosphate on the protein synthesizing capacity of thyroid polyribosomes in vitro. Biochim. biophys. Res. Commun. **35**, 437 (1969). — LLOYD, C. W.: Some clinical aspects of adrenal cortex and fluid metabolism. Recent Progr. Hormone Res. **7**, 469 (1952). — LOCKETT, M. F.: Perfusion of cat kidneys from heart-lung circuits. Proc. Soc. exp. Biol. (N.Y.) **121**, 937 (1966). — LOCKETT, M. F., RETALLACK, R. W.: The influence of heart rate on the secretion of a substance closely resembling the 18-monoacetate of d-aldosterone by the hearts of cats under chloralose anesthesia. J. Physiol. (Lond.) **208**, 21 (1966). — LÖFFLER, G., LOHMANN, E., FEIGE, G., TRAUTSCHOLD, I.: 3rd Internat. Congr.

Endocrinolohy, Mexico 1968. — LOHMAR, P., LI, C. H.: Isolation of bovine β-lipotropic hormone. Biochim. biophys. Acta (Amst.) **147**, 381 (1967). — LOPEZ, E., WHITE, J. E., ENGEL, F. L.: Contrasting requirements for the lipolytic action of corticotropin and epinephrine on adipose tissue in vitro. J. biol. Chem. **234**, 2254 (1959). — LOTEN, E. G., SNEYD, J. G. T.: An effect of insulin on adipose-tissue adenosine 3′,5′-cyclic monophosphate phosphodiesterase. Biochem. J. **120**, 187 (1970). — LOUIS, W. J., DOYLE, A. E.: The effects of varying doses of angiotensin on renal function and blood pressure in man and dogs. Clin. Sci. **29**, 489 (1965). — LOWRY, P. J., CHADWICK, A.: Interrelations of some pituitary hormones. A comparison of the structure of melanocyte stimulating hormone (MSH) of the dogfish with mammalian MSH, adrenocorticotrophin and lipotrophin points to some possible interrelationships and lines of evolution. Nature (Lond.) **225**, 219 (1970). — LUFT, R., IKKOS, D., GEMZELL, C. A., OLIVECRONA, H.: Effect of human growth hormone in hypophysectomized human diabetic patients. Acta endocr. (Kbh.) **32**, 330 (1959). — LUTHERER, L. O., FREGLY, M. J., ANTON, A. H.: An interrelationship between theophylline and catecholamines in the hypothyroid rat acutely exposed to cold. Fed. Proc. **28**, 1238 (1969). — LYNN, W. S., MACLEOD, R. M., BROWN, R. H.: Effects of epinephrine, insulin, and corticotrophin on the metabolism of rat adipose tissue. J. biol. Chem. **235**, 1904 (1960).

MACDONALD, G. J., ARMSTRONG, D. T., GREEP, R. O.: Stimulation of estrogen secretion from normal rat corpora lutea by luteinizing hormone. Endocrinology **79**, 289 (1966). — MACLEOD, R. M., ABAD, A.: On the control of prolactin and growth hormone synthesis in rat pituitary glands. Endocrinology **83**, 799 (1968). — MACLEOD, R. M., ABAD, A., EIDSON, L. L.: In vivo effect of sex hormones on the in vitro synthesis of prolactin and growth hormone in normal and pituitary tumor-bearing rats. Endocrinology **84**, 1475 (1969). — MACLEOD, R. M., SMITH, M. C., WITT, G. W. DE: Hormonal properties of transplanted pituitary tumors and their relation to the pituitary gland. Endocrinology **79**, 1149 (1966). — MACLEOD, R. M., WITT, G. W. DE, SMITH, M. C.: Suppression of pituitary gland hormone content by pituitary tumor hormones. Endocrinology **82**, 889 (1968). — MACMANUS, J. P., WHITFIELD, J. F.: Inhibition by thyrocalcitonin of the mitogenic actions of parathyroid hormone and cyclic adenosine-3′,5′-monophosphate on rat thymocytes. Endocrinology **86**, 934 (1970). ~ Stimulation of DNA synthesis and mitotic activity of thymic lymphocytes by cyclic adenosine 3′,5′-monophosphate. Exp. Cell Res. **58**, 188 (1969). — MADISON, L. L., MEBANE, D., UNGER, R. H., LOCHNER, A.: The hypoglycemic action of ketones. II. Evidence for a stimulatory feedback of ketones on the pancreatic beta cells. J. clin. Invest. **43**, 408 (1964). — MADISON, L. L., SEYFFERT, W. A., UNGER, R. H., BARKER, B.: Effect of plasma free fatty acids on plasma glucagon and serum insulin concentrations. Metabolism **17**, 301 (1968). — MAGEE, K., BASINSKA, J., QUARRINGTON, B., STANCER, C.: Blindness and menarche. Life Sci. **9** (I), 7 (1970). — MAHLER, R., STAFFORD, W. L., TARRANT, M. E., ASHMORE, J.: Effect of insulin on lipolysis. Diabetes **13**, 297 (1964). — MAHLER, R. J., WEISBERG, H.: Failure of endogenous stimulation of secretin or pancreozymin release to influence serum insulin. Lancet **1968 I**, 448. — MAHLER, R. J., SZABO, O.: Acute insulin synergistic activity of growth hormone. I. Inhibition by chronic growth hormone administration. Horm. Metab. Res. **1**, 26 (1969a). ~ Early insulin synergistic activity of growth hormone. Diabetes **18**, 550 (1969b). ~ A postulated mechanism for the insulin synergistic and insulin antagonistic action of growth hormone. Advanc. metab. Dis. **1**, Suppl. 1, 147 (1970). — MAKMAN, R. S., SUTHERLAND, E. W.: Adenosine 3′,5′-phosphate in Escherichia coli. J. biol. Chem. **240**, 1309 (1965). — MALAISSE, W. J., MALAISSE-LAGAE, F., KING, S., WRIGHT, P. H.: Effect of growth hormone on insulin secretion. Amer. J. Physiol. **215**, 423 (1968). — MALAISSE, W. J., MALAISSE-LAGAE, F., MAYHEW, D.: A possible role for the adenyl cyclase system in insulin secretion. J. clin. Invest. **46**, 1724 (1967a). — MALAISSE, W. J., MALAISSE-LAGAE, F., PICARD, C., FLAMENT-DURAND, J.: Effects of pregnancy and chorionic growth hormone upon insulin secretion. Endocrinology **84**, 41 (1969). — MALAISSE, W. J., MALAISSE-LAGAE, F., WRIGHT, P. H., ASHMORE, J.: Effects of adrenergic and cholinergic agents upon insulin secretion in vitro. Endocrinology **80**, 975 (1967b). — MALAMUD, D.: Adenyl cyclase: relationship to stimulated DNA synthesis in parotid glands. Biochem. biophys. Res. Commun. **35**, 754 (1969). — MALKIN, M., LIPMANN, F.: A stimulation by cyclic 3′,5′-adenosine monophosphate of amino acid activation and polymerization in reticulocyte hemolysates. Proc. nat. Acad. Sci. (Wash.) **64**, 973 (1970). — MALLETTE, L. E., EXTON, J. H., PARK, C. R.: Control of gluconeogenesis from amino acids in the perfused rat liver. J. biol. Chem. **244**, 5713 (1969). — MALVIN, R. L., VANDER, A. J., LEE, G. S.: Effects of angiotensin infusion on renal function in the unanesthetized rat. Amer. J. Physiol. **213**, 1205 (1967). — MANCHESTER, K. L.: Insulin and incorporation of amino acids into protein of muscle. Cellular amino acid levels and amino-isobutyric acid uptake. Biochem. J. **81**, 135 (1961). — MANCHESTER, K. L., YOUNG, F. G.: Hormones and protein biosynthesis in isolated rat diaphragm. J. Endocr. **18**, 381 (1959). ~ Insulin and protein metabolism. Vit. & Horm. **19**, 95 (1961). — MANDEL, L. R., KUEHL, F. A.: Lipolytic action of 3,3′,5-trijodo-L-thyronine, a cyclic AMP phosphodiesterase inhibitor. Biochem. biophys. Res. Commun. **28**, 13 (1967). — MANSOUR, T. E.:

Studies on heart phosphofructokinase: purification, inhibition, and activation. J. biol. Chem. **238**, 2285 (1963). ~ Studies on heart phosphofructokinase. Active and inactive forms of the enzyme. J. biol. Chem. **240**, 2165 (1965). — Mansour, T. E., Mansour, J. M.: Effects of serotonin (5-hydroxytryptamine) and adenosine 3',5'-phosphate on phosphofructokinase from the liver fluke Fasciola hepatica. J. biol. Chem. **237**, 629 (1962). — Mansour, T. E., Sutherland, E. W., Rall, T. W., Bueding, E.: The effect of serotonin (5-hydroxytryptamine) on the formation of adenosine 3',5'-phosphate by tissue particles from the liver fluke, fasciola hepatica. J. biol. Chem. **235**, 466 (1960). — Marco, J., Melani, F., Goberna, R., Rott, W. H., Pfeiffer, E. F.: Wirkung von Prednisolon auf die Insulinsekretion. Diabetologia **4**, 365 (1968). — Marinetti, G. V., Ray, T. K., Tomasi, V.: Glucagon and epinephrine stimulation of adenyl cyclase in isolated rat liver plasma membranes. Biochem. biophys. Res. Commun. **36**, 185 (1969). — Marquis, N. R., Becker, J. A., Vigdahl, R. L.: III. An epinephrine induced decrease in cyclic AMP synthesis. Biochem. biophys. Res. Commun. **39**, 783 (1970). — Marquis, N. R., Vigdahl, R. L., Tavormina, P. A.: Platelet aggregation. I. Regulation by cyclic AMP and prostaglandin E_1. Biochem. biophys. Res. Commun. **36**, 965 (1969). — Marsh, J. M.: The stimulatory effect of luteinizing hormone on adenyl cyclase in the bovine corpus luteum. J. biol. Chem. **245**, 1596 (1970). — Marsh, J. M., Butcher, R. W., Savard, K., Sutherland, E. W.: The stimulatory effect of luteinizing hormone on adenosine 3',5'-monophosphate accumulation in corpus luteum slices. J. biol. Chem. **241**, 5436 (1966). — Marsh, J. M., Savard, K.: The stimulation of progesterone synthesis in bovine corpora lutea by adenosine 3',5'-monophosphate. Steroids **8**, 133 (1966). — Martin, J. M., Friesen, H.: Effect of human placental lactogen on the isolated islets of Langerhans in vitro. Endocrinology **84**, 619 (1969). — Martin, L. G., Clark, J. W., Connor, T. B.: Growth, hormone secretion enhanced by androgens. J. clin. Endocr. **28**, 425 (1968). — Martin, M. M., Mintz, D. H.: Effect of altered thyroid function upon adrenocortical, ACTH, and metapyrone responsiveness in man. J. clin. Endocr. **25**, 20 (1965). — Martin, M. M., Mintz, D. H., Tamagaki, H.: Effect of altered thyroid function upon steroid circadian rhythms in man. J. clin. Endocr. **23**, 242 (1963). — Martin, T. E., Wool, J. G.: Formation of active hybrids from subunits of muscle ribosomes from normal and diabetic rats. Proc. nat. Acad. Sci. (Wash.) **60**, 569 (1968). — Martini, L., Fraschini, F., Motta, M.: V. Peptide hormones. Neural control of anterior pituitary functions. Recent Progr. Hormone Res. **24**, 439 (1968). — Marushige, K., Ling, V., Jergil, B., Dixon, G. H.: Synthesis and phosphorylation of protamine in trout testes. Fed. Proc. **27**, 336 (1968). — McAfee, R. D., Locke, W.: Effect of angiotensin amide on sodium isotope flux and short circuit current of isolated frog skin. Endocrinology **81**, 1301 (1967). — McCann, S. M., Brobeck, J. R.: Relative abundance of vasopressin and corticotropin-releasing factor in neurohypophysial extracts. Proc. Soc. exp. Biol. (N.Y.) **87**, 318 (1954). — McCann, S. M., Fruit, A., Fulford, B. D.: Studies on the loci of action of cortical hormones in inhibiting the release of adrenocorticotrophin. Endocrinology **63**, 29 (1958). — McCann, S. M., Haberland, R.: Evidence for a role of the supraopticohypophyseal system in regulation of adrenocorticotropin secretion. Proc. Soc. exp. Biol. (N.Y.) **102**, 319 (1959). — McCann, S. M., Porter, J. C.: Hypothalamic pituitary-stimulating and -inhibiting hormones. Physiol. Rev. **49**, 240 (1969). — McClintock, J. A., Schwartz, N. A.: Changes in pituitary and plasma follicle stimulating hormone concentrations during the rat estrous cycle. Endocrinology **83**, 433 (1968). — McCracken, J. A., Uno, A., Goding, J. R., Ishikawa, Y., Baird, D. T.: In vivo effects of sheep pituitary gonadotropins on the secretion of steroids by the autotransplanted ovary of the ewe. J. Endocr. **45**, 425 (1969). — McCune, R. W., Roberts, S., Young, P. L.: Competitive inhibition of adrenal Δ^5-3β-hydroxysteroid dehydrogenase and Δ^5-3-ketosteroid isomerase activities by adenosine 3',5'-monophosphate. J. biol. Chem. **245**, 3859 (1970). — McDermott, W. V., Fry, E. G., Brobeck, J. R., Long, C. N. H.: Release of ACTH by direct application of epinephrine to pituitary grafts. Proc. Soc. exp. Biol. (N.Y.) **73**, 609 (1950). — McDonald, R. K., Weise, V. K., Patrick, R. W.: Effect of synthetic lysine-vasopressin on plasma hydrocortisone levels in man. Proc. Soc. exp. Biol. (N.Y.) **93**, 348 (1956). — McGarry, E. E., Rubinstein, D., Beck, J. C.: Growth hormones and prolactins: biochemical, immunological, and physiological similarities and differences. Ann. N.Y. Acad. Sci. **148**, 559 (1968). — McGeer, E. G., McGeer, P. L.: Circadian rhythm in pineal tyrosine hydroxylase. Science **153**, 73 (1966). — McGiff, J. C., Crowshaw, K., Terragno, N. A., Lonigro, A. J.: Prostaglandin-like substances released from the kidney in response to angiotensin II. Fed. Proc. **29**, 841 (1970c). — Renal prostaglandins: possible regulators of the renal actions of pressor hormones. Nature (Lond.) **227**, 1257 (1970a). — McGiff, J. C., Terragno, N. A., Crowshaw, K., Lonigro, A. J.: Inhibition of the renal actions of pressor systems by prostaglandins E_2 and A_2. Clin. Res. **18**, 510 (1969b). — McGiff, J. C., Terragno, N. A., Lonigro, A. J., Diviney, S. S., Gonzalez, J. Y., Strand, J. C.: Release of a prostaglandin-like substance into renal venous blood in response to angiotensin II. Circulat. Res. **27**, Suppl. I, 121 (1970b). — McGiff, J. C., Terragno, N. A., Strand, J. C., Lee, J. B., Lonigro, A. J., Ng, K. K. F.: Selective passage of prostaglandins across the lung. Nature (Lond.) **223**, 742 (1969a). — McGuigan, J. E., Trudeau, W. L.: Immunochemical measurement of elevated levels of gastrin in the serum of patients with pancreatic tumors of the Zollinger-Ellison variety. New Engl. J. Med. **278**, 1308 (1968). — McGuire, J. L., Lisk, R. D.: The physiology of estrogen receptors in the rat. Fed. Proc. **28**, 382 (1970). — McIntyre, N., Holdsworth, C. D., Turner, D. S.: Intestinal factors in the control of insulin secretion. J. clin. Endocr. **25**, 1317 (1965). ~ New interprelation of oral glucose tolerance. Lancet **1964II**, 20. — McKeel, D. W., Jarett, L.: Preparation and characterization of fat cell plasma membranes. Fed. Proc. **28**, 879 (1969). — McKenzie, J. M.: Humoral factors in the pathogenesis of Graves' disease. Physiol. Rev. **48**, 252 (1968). — McLean, P., Novello, F.: Influence of pancreatic hormones on enzymes concerned with urea synthesis in rat liver. Biochem. J. **94**, 410 (1965). — McLeod, R. M., Fontham, E. H., Pace, R. C.: Influence of norepinephrine and catecholamine-depleting agents on the synthesis and release of prolactin and growth hormone. Endocrinology **85**, 916 (1969). — McLeod, R. M., Lehmeyer, J. E.: Prostaglandin mediated release of growth hormone. Clin. Res. **18**, 366 (1970a). ~ Release of pituitary growth hormone by prostaglandin and dibutyryl adenosine cyclic 3′,5′-monophosphate in the absence of protein synthesis. Proc. nat. Acad. Sci. (Wash.) **67**, 1172 (1970b). — McNeill, J. H., Muschek, L. D., Brody, T. M.: Effect of triiodothyronine on cyclic AMP, phosphorylase, and adenyl cyclase in rat heart. Canad. J. Physiol. **47**, 913 (1969). — Meade, R. C., Kneubuhler, H. A., Schulte, W. J., Barboriak, J. J.: Stimulation of insulin secretion by pancreozymin. Diabetes **16**, 141 (1967). — Means, A. R., Hall, P. F.: Effect of FSH on protein biosynthesis in testes of the immature rat. Endocrinology **81**, 1151 (1967). — Meites, J., Nicholl, C. S., Talwalker, P. K.: The central nervous system and the secretion and release of prolactin. Advanc. Neuroendocr. **1963**, 238. — Meites, J., Sgouris, J. T.: Can ovarian hormones inhibit mammary response to prolactin? Endocrinology **53**, 17 (1953). ~ Effects of altering balance between prolactin and ovarian hormones on initiation of lactation in rabbits. Endocrinology **55**, 530 (1954). — Melmon, K. L., Cline, M. J.: Kinins. Amer. J. Med. **43**, 153 (1967). — Melson, G. L., Chase, L. R., Aurbach, G. D.: Activation of adenyl cyclase in the renal tubule by parathyroid hormone. Clin. Res. **16**, 272 (1968). — Menahan, L. A., Hepp, K. D., Wieland, O.: Liver 3′:5′-nucleotide phosphodiesterase and its activity in rat livers perfused with insulin. Europ. J. Biochem. **8**, 435 (1969). — Menahan, L. A., Wieland, O.: Glucagon-like action of N^6, 2-O-dibutyryl cyclic 3′,5′-AMP on perfused rat liver. Biochem. biophys. Res. Commun. **29**, 880 (1967). — Mendicino, J., Baudreau, C., Bhattacharya, R. N.: Reversible inactivation of D-fructose 1,6-diphosphatase by adenosine triphosphate and cyclic 3′,5′-adenosine monophosphate. Arch. Biochem. **116**, 436 (1966). — Mendicino, J., Prihar, H. S., Salama, F. M.: Role of enzyme-enzyme interactions in the regulation of glycolysis. J. biol. Chem. **243**, 2710 (1968). — Mendicino, J., Vasarhelyi, F.: Renal D-fructose 1,6-diphosphatase. J. biol. Chem. **238**, 3528 (1963). — Merimee, T. J., Burgess, J. A., Rabinowitz, D.: Sex determined variation in serum insulin and growth responses to amino acid stimulation. J. clin. Endocr. **26**, 791 (1966). — Merlevede, W., Riley, G. A.: The activation and inactivation of phosphorylase phosphatase from bovine adrenal cortex. J. biol. Chem. **241**, 3517 (1966). — Meyer, C. J., Wurtman, R. J., Altschule, M. D., Lazo-Wasem, E. A.: The arrest of prolonged estrus in "middle-aged" rats by pineal gland extracts. Endocrinology **68**, 795 (1961). — Meyer, V., Knobil, E.: Stimulation of growth hormone secretion by vasopressin in the rhesus monkey. Endocrinology **79**, 1016 (1966). — Meyerson, B. J.: Central nervous monoamines and hormone induced estrus behaviour in the spayed rat. Acta physiol. scand. **63**, Suppl., 241 (1964). ~ The effect of imipramine and antidepressive drugs on estrus behaviour in ovariectomized rats activated by progesterone, reserpine or tetrabenazine in combination with estrogen. Acta physiol. scand. **67**, 411 (1966). — Meyerson, B. J., Lewander, T.: Serotonin synthesis inhibition and estrous behaviour in female rats. Life Sci. **9** (I), 661 (1970). — Michaelson, I. A., Coffman, P. Z., Vedral, D. F.: Regional distribution of histamine in brain of the rhesus monkey (Macaca mulatta). Biochem. Pharmacol. **17**, 2435 (1968). — Michaelson, I. A., Dowe, G.: The subcellular distribution of histamine in brain tissue. Biochem. Pharmacol. **12**, 949 (1963). — Michaelson, I. A., Whittaker, V. P.: Subcellular distribution of histamine in guinea pig brain. Biochem. J. **84**, 31P (1962). — Michelakis, A. M., Caudle, J., Liddle, G. W.: In vitro stimulation of renin production by epinephrine, norepinephrine, and cyclic AMP. Proc. Soc. exp. Biol. (N.Y.) **130**, 748 (1969). — Michels, R., Cason, J., Sokoloff, L.: Thyroxin: Effect on amino acid incorporation into protein in vivo. Science **140**, 1417 (1963). — Midgley, A. R., Jaffe, R. B.: Regulation of human gonadotropins. IV. Correlation of serum concentrations of follicle stimulating and luteinizing hormones during the menstrual cycle. J. clin. Endocr. **28**, 1699 (1968). — Milcu, S. M., Pavel, S., Neacsu, C.: Biological and chromatographic characterization of a polypeptide with pressor and oxytocic activities isolated from bovine pineal gland. Endocrinology **72**, 563 (1963). — Milech, A., Robin, N. A., Dluhy, R. G., Williams, G. H.: Altered responsiveness of the renin aldosterone system in hyperthyroidism. Clin. Res. **18**, 367 (1970). — Miller, L. L.: Glucagon: a protein catabolic hormone in the isolated perfused rat liver. Nature (Lond.) **185**, 248 (1960). ~ Some direct actions of insulin, glucagon, and hydrocortisone on the isolated perfused rat liver. Recent Progr. Hormone Res. **17**, 539 (1961). ~ Direct actions of insulin, glucagon, and epinephrine on the isolated perfused rat liver. Fed. Proc. **24**, 737 (1965). — MILLER, M., MOSES, A. M.: Effect of temperature and dexamethasone on the plasma 17-hydroxycorticoid and growth hormone responses to pyrogen. J. clin. Endocr. **28**, 1056 (1968). — MILLER, M. D., MARSHALL, J. M.: Uterine response to nerve stimulation relation to hormonal status and catecholamines. Amer. J. Physiol. **209**, 859 (1965). — MILLER, R. E., VANDER, A. J., KOWALCZYK, R. S., GEELHOED, G. W.: Aldosterone secretion and plasma renin during renin infusion and acute salt depletion. Amer. J. Physiol. **214**, 228 (1968). — MILLS, D. C. B., ROBERTS, G. C. K.: Effects of adrenaline on human blood platelets. J. Physiol. (Lond.) **193**, 443 (1967). — MILNER, A. J., VILLEE, D. B.: Steroidogenic and morphologic effects of ACTH on human fetal adrenal cells grown in tissue culture. Endocrinology **87**, 596 (1970). — MILNER, R. D. G., HALES, C. N.: The role of calcium and magnesium in insulin secretion from rabbit pancreas studied in vitro. Diabetologia **3**, 47 (1967). ~ Cations and the secretion of insulin. Biochim. biophys. Acta (Amst.) **150**, 165 (1968). — MIRSKY, I. A., LINN, L. C.: Effect of oxytocin, vasopressin, and related peptides on plasma free fatty acids. Amer. J. Physiol. **204**, 842 (1963). — MIRSKY, I. A., NELSON, N., ELGART, S., GRAYMAN, I.: Permanent hyperglycemia and glycosuria by the prolonged administration of insulin. Science **95**, 583 (1942). — MISHKINSKY, J., KHAZEM, K., SULMAN, F. G.: Prolactin-releasing activity of the hypothalamus in post-partum rats. Endocrinology **82**, 611 (1968). — MITCHELL, M. L., BYRNE, M. J., SILVER, J.: Growth hormone release by glucagon. Lancet **1969 I**, 289. — MITCHELL, M. L., RABEN, M. S., ERNESTI, M.: Use of growth hormone as a diabetic stimulus in man. Diabetes **19**, 196 (1969). — MITTLEMAN, R., CHAUSMER, A., BELLAVIA, J., WALLACH, S.: Thyrocalcitonin activity in hypercalcemia produced by calcium salts, parathyroid hormone, and vitamin D. Endocrinology **81**, 599 (1967). — MITTLER, J. C., MEITES, J.: Effects of epinephrine and acetylcholine on hypothalamic content of prolactin inhibiting factor. Proc. Soc. exp. Biol. (N.Y.) **124**, 310 (1967). — MITZNEGG, P., HEIM, F., MEYTHALER, B.: Influence of endogenous and exogenous cyclic 3′,5′-AMP on contractile responses induced by oxytocin and calcium in isolated rat uterus. Life Sci. **9** (I), 121 (1970). — MIYAMOTO, E. M., KUO, J. F., GREENGARD, P.: Adenosine 3′,5″-monophosphate-dependent protein kinase from brain. Science **165**, 63 (1969a). ~ Cyclic nucleotide-dependent protein kinase. III. Purification and properties of adenosine 3′,5′-monophosphate-dependent protein kinase from bovine brain. J. biol. Chem. **244**, 6395 (1969b). — MONARD, D., JANECEK, J., RICKENBERG, H. V.: The enzymic degradation of 3′,5′-cyclic AMP in strains of *E. coli* sensitive and resistant to catabolite repression. Biochem. biophys. Res. Commun. **35**, 584 (1969). — MONDON, C. E., MORTIMORE, G. E.: Effects of insulin on amino acid release and urea formation in perfused rat liver. Amer. J. Physiol. **212**, 173 (1967). — MONOD, J., CHANGEUX, J., JACOB, F.: Allosteric proteins and cellular control systems. J. molec. Biol. **6**, 306 (1963). — MONROE, S. E., ATKINSON, L. E., KNOBIL, E.: Patterns of circulating luteinizing hormone and their relation to plasma progesterone levels during the menstrual cycle of the rhesus monkey. Endocrinology **87**, 453 (1970). — MOORE, R. O., BALL, E. G.: Studies on the metabolism of adipose tissue: some in vitro effects of a prolactin preparation alone and in combination with insulin or adrenalin. Endocrinology **71**, 57 (1962). — MOORE, R. Y., HELLER, A., WURTMAN, R. J., AXELROD, J.: Visual pathway mediating pineal response to environmental light. Science **155**, 220 (1967). — MOORE, T. C., NORMELL, L., EISEMAN, B.: Effect of serotonin loading on histamine release and blood flow of isolated perfused liver and lung. Arch. Surg. **87**, 42 (1963). — MORAG, M.: A galaktopoietic role for oxytocin in the cow. Life Sci. **6**, 1513 (1967). — MOREY, E. R., KENNY, A. D.: Effects of catecholamines on urinary calcium and phosphorus in intact and parathyroidectomized rats. Endocrinology **75**, 78 (1964). — MORIYA, K., ITOH, S.: Inhibition of adipose tissue lipase activity following administration of vasopressin. Jap. J. Physiol. **19**, 834 (1969). — MORROW, L. B., BURROW, G. N., MULROW, P. J.: Inhibition of adrenal protein synthesis by steroids in vitro. Endocrinology **80**, 883 (1967). — MORTIMORE, G. E.: Effect of insulin on release of glucose and urea by isolated rat liver. Amer. J. Physiol. **204**, 699 (1963). — MORTIMORE, G. E., MONDON, C. E.: Inhibition of proteolysis by insulin in perfused rat liver. Fed. Proc. **27**, 495 (1968). ~ Inhibition by insulin of valine turnover in liver. Evidence for a general control of proteolysis. J. biol. Chem. **245**, 2375 (1970). — MOSES, A. M.: Adrenal-neurohypophysial relationships in the dehydrated rat. Endocrinology **73**, 230 (1963). — MOSINGER, B., VAUGHAN, M.: The actions of cyclic 3′,5′-adenosine monophosphate on lipolysis in rat adipose tissue. Biochim. biophys. Acta (Amst.) **144**, 569 (1967). — MOSKOWITZ, J., FAIN, J. N.: Stimulation by growth hormone and dexamethasone of labeled cyclic adenosine 3′,5′-monophosphate accumulation by white fat cells. J. biol. Chem. **245**, 1101 (1970). — MOTTA, M., FRASCHINI, F., GIULIANI, G., MARTINI, L.: The central nervous system, estrogen and puberty. Endocrinology **83**, 1101 (1968). — MOTTA, M., FRASCHINI, F., MARTINI, L.: Endocrine effects of pineal gland and of melatonin. Proc. Soc. exp. Biol. (N.Y.) **126**, 431 (1967). — MOTTA, M., MANGILI, G., MARTINI, L.: A "short" feedback loop in the control of ACTH secretion. Endocrinology **77**, 392 (1965). — MOULTON, B. C.: Histamine levels in male accessory reproductive organs of the rat. Endocrinology **84**, 497 (1969). — MÜLLER, E. E., ARIMURA, A., SAITO, T., SCHALLY, A. V.: Growth hormonereleasing activity in plasma of normal and hypophysectomized rats. Endocrinology **80**, 77 (1967). — MÜLLER, E. E., PRA, P. DAL, PECILE, A.: Influence of brain neurohumors injected into the lateral ventricle of the rat on growth hormone release. Endocrinology **83**, 893 (1968). — MÜLLER, E. E., SAWANO, S., ARIMURA, A., SCHALLY, A. V.: Mechanism of action of growth hormone in altering its own secretion rate — comparison with the action of dexamethasone. Acta endocr. (Kbh.) **56**, 499 (1967). — MÜLLER, J., ZIEGLER, W. H.: Stimulation of aldosterone biosynthesis in vitro by serotonin. Acta endocr. (Kbh.) **59**, 23 (1968). — MÜLLER-OERLINGHAUSEN, B., SCHWABE, U., HASSELBLATT, A., SCHMIDT, F. H.: Activity of 3',5'-AMP phosphodiesterase in liver and adipose tissue of normal and diabetic rats. Life Sci. **7**, 593 (1968). — MUNSON, P. L., HIRSCH, P. F., BREWER, H. B., REISFELD, R. A., COOPER, C. W., WÄSTHED, A. B., ORIMO, H., POTTS, J. T.: Thyrocalcitonin. Recent Progr. Hormone Res. **24**, 589 (1968). — MURAD, F., BREWER, H. B., VAUGHAN, M.: Effect of thyrocalcitonin on adenosine 3',5'-cyclic phosphate formation by rat kidney and bone. Proc. nat. Acad. Sci. (Wash.) **65**, 446 (1970). — MURAD, F., CHI, Y. M., RALL, T. W., SUTHERLAND, E. W.: Adenyl cyclase. III. The effect of catecholamines and choline esters on the formation of adenosine 3',5'-phosphate by preparations of cardiac muscle and liver. J. biol. Chem. **237**, 1233 (1962). — MURAD, F., STRAUCH, B. S., VAUGHAN, M.: The effect of gonadotropins on testicular adenyl cyclase. Biochim. biophys. Acta (Amst.) **177**, 591 (1969). — MURAD, F., VAUGHAN, M.: Effect of glucagon on rat heart adenyl cyclase. Biochem. Pharmacol. **18**, 1053 (1969). — MURTHY, V. K., STEINER, G.: Stimulation of lipogenesis by insulin, a direct in vitro effect independent of glucose. Clin. Res. **18**, 461 (1970).

NADKARNI, G. B., CHITNIS, K. E.: Effect of insulin on gluconeogenesis from glycine-2-C^{14}. Arch. Biochem. **101**, 466 (1963). — NAGAREDA, C. S., GAUNT, R.: Functional relationship between the adrenal cortex and posterior pituitary. Endocrinology **48**, 560 (1951). — NAGATA, N., RASMUSSEN, H.: Parathyroid hormone and renal cell metabolism. Biochemistry **7**, 3728 (1968). ~ Parathyroid hormone, 3',5'-AMP, Ca, and renal gluconeogenesis. Proc. nat. Acad. Sci. (Wash.) **65**, 368 (1970a). ~ Renal gluconeogenesis; effects of Ca^{2+} and H^{+}. Biochim. biophys. Acta (Amst.) **215**, 1 (1970b). — NAIR, K. G.: Purification and properties of 3',5'-cyclic nucleotide phosphodiesterase from dog heart. Biochemistry **5**, 150 (1965). — NAKAYAMA, T., ARAI, A., NAGATOMI, K., SATOH, K., TABEI, T., YANAIHARA, T., FUJITA, Y.: Biogenesis of estrogens in the perfused human ovary. I. Conversion of progesterone-^{14}C and androst-4-ene-3,17-dione-^{14}C to estradiol-17β. Endocr. jap. **14**, 159 (1967). — NALLAR, R., MCCANN, S. M.: Luteinizing hormone-releasing activity in plasma of hypophysectomized rats. Endocrinology **76**, 272 (1965). — NAMM, D. H., MAYER, S. E.: Effects of epinephrine on cardiac cyclic 3',5'-AMP, phosphorylase kinase, and phosphorylase. Molec. Pharmacol. **4**, 61 (1968). — NAMM, D. H., MAYER, S. E., MALTBIE, M.: The role of potassium and calcium ions in the effect of epinephrine on cardiac cyclic adenosine 3',5'-monophosphate, phosphorylase kinase, and phosphorylase. Molec. Pharmacol. **4**, 522 (1968). — NARANG, G. D., SINGH, D. V., TURNER, C. W.: Effect of melatonin on thyroid hormone secretion rate and feed consumption. Proc. Soc. exp. Biol. (N.Y.) **125**, 184 (1968). — NAYAK, R., MCGARRY, E. E., BECK, J. C.: Site of prolactin in the pituitary gland, as studied by immunofluorescence. Endocrinology **83**, 731 (1968). — NAYLER, W. G.: Calcium exchange in cardiac muscle: a basic mechanism of drug action. Amer. Heart J. **73**, 379 (1967). — NAYLER, W. G., HASKER, J. R.: Effect of caffeine on calcium in subcellular fractions of cardiac muscle. Amer. J. Physiol. **211**, 950 (1966). — NEGRO-VILAR, A., DICKERMAN, E., MEITES, J.: FSH-releasing factor activity in plasma of rats after hypophysectomy and continuous light. Endocrinology **82**, 939 (1968). — NEILL, J. D., JOHANSSON, E. D. B., DATTA, J. K., KNOBIL, E.: Relation between the plasma levels of LH and progesterone during normal menstrual cycle. J. clin. Endocr. **27**, 1167 (1967). — NELSON, N. C., BLACKARD, W. G., COCCHIARA, J. C., LABAT, C. A.: Influence of the vagus nerves on pancreatic insulin secretion. Diabetes **16**, 852 (1967). — NEVILLE, E., HOLDSWORTH, E. S.: A "second messenger" for vitamin D. FEBS Letters **2**, 313 (1969). — NEY, R. L.: Effects of dibutyryl cyclic AMP on adrenal growth and steroidogenic capacity. Endocrinology **84**, 168 (1969). — NICHOLS, B. L., JR.: The role of antidiuretic hormone in corticotrophin release. Yale J. biol. Med. **33**, 415 (1961). — NICOLETTE, J. A., MUELLER, G. C.: In vitro regulation of RNA polymerase in estrogen-treated uteri. Biochem. biophys. Res. Commun. **24**, 851 (1966). — NICOLL, C. S., MEITES, J.: Estrogen stimulation of prolactin production by rat adenohypophysis in vitro. Endocrinology **70**, 272 (1962). — NIR, L., KAISER, N., HIRSCHMANN, N., SULMAN, F. G.: The effect of 17β-estradiol on pineal metabolism. Life Sci. **9** (I), 851 (1970). — NORTHROP, G., PARKS, R. E.: The effects of adrenergic blocking agents and theophylline on 3',5'-AMP-induced hyperglycemia. J. Pharmacol. exp. Ther. **145**, 87 (1964). — NOTEBOOM, W. D., GORSKI, J.: Stereospecific binding of estrogens in the rat uterus. Arch. Biochem. **111**, 559 (1965). — NOTIDES, A., GORSKI, J.: Estrogen-induced synthesis of a specific uterine protein. Proc. nat. Acad. Sci. (Wash.) **56**, 230 (1966). — NOVALES, R. R., DAVIS, W. J.: Melanin-dispersing effect of adenosine-3′,5′-monophosphate on amphibian melanophores. Endocrinology **81**, 283 (1967).

OCHI, Y., GROOT, L. J. DE: Effect of adenine nucleotides on thyroid hormone release in vivo and in vitro. Metabolism **18**, 331 (1969). — ODELL, W. D., PARLOW, A. F., CARGILLE, C. M., ROSS, G. T.: Radioimmunoassay for human follicle-stimulating hormone: physiological studies. J. clin. Invest. **47**, 2551 (1968). — ODELL, W. D., ROSS, G. T., RAYFORD, P. L.: Radioimmunoassay for luteinizing hormone in plasma or serum: physiological studies. J. clin. Invest. **46**, 248 (1967). — ODELL, W. D., SWERDLOFF, R. S.: Progestogen-induced luteinizing and follicle-stimulating hormone surge in postmenopausal women: a simulated ovulatory peak. Proc. nat. Acad. Sci. (Wash.) **61**, 529 (1968). — OELKERS, W., ALEXANDER, M.: Die Wirkung von Noradrenalin und Angiotensin auf Nierenfunktion und Renin-Plasmaspiegel bei einer Patientin mit sekundärem Aldosteronismus und arterieller Hypotension. Klin. Wschr. **46**, 152 (1968). — OJEDA, S. R., RAMIREZ, V. D.: Automatic control of LH and FSH secretion by short feedback circuits in immature rats. Endocrinology **84**, 786 (1969). — OHNEDA, A., KETTERER, H., EISENTRAUT, A. M., UNGER, R. H.: Effect of glucose and amino acids on glucagon. Clin. Res. **15**, 62 (1967). — OKABAYASHI, T., YOSHIMOTO, A., IDE, M.: Occurrence of nucleotides in culture fluids of microorganisms. V. Excretion of adenosine cyclic 3′,5′-phosphate by brevibacterium liquefaciens. J. Bact. **86**, 930 (1963). — O'MALLEY, B. W., MCGUIRE, W. L.: Studies on the mechanism of estrogen-mediated tissue differentiation: regulation of nuclear transcription and induction of new RNA species. Proc. nat. Acad. Sci. (Wash.) **60**, 1527 (1968a). ~ Studies on the mechanism of action of progesterone in regulation of the synthesis of specific protein. J. clin. Invest. **47**, 654 (1968b). ~ Progesterone-induced synthesis of a new species of nuclear RNA. Endocrinology **84**, 63 (1969). — O'MALLEY, B. W., MCGUIRE, W. L., KORENMAN, S. G.: Estrogen stimulation of synthesis of specific protein and RNA polymerase activity in the immature chick oviduct. Biochim. biophys. Acta (Amst.) **145**, 204 (1967). — ONAYA, T., SOLOMON, D. H.: Factors controlling stimulation of thyroidal endocytosis by thyrotropin. Clin. Res. **17**, 460 (1969). ~ Stimulation by prostaglandin E_1 of endocytosis and glucose oxidation in canine thyroid slices. Endocrinology **86**, 423 (1970). — ORD, M. G., STOCKEN, L. A.: Changes in the phosphorylation of histones during liver regeneration. Biochem. J. **103**, 5P (1967). ~ Variations in the phosphate content and thiol/disulphide ratio of histones during the cell cycle. Biochem. J. **107**, 403 (1968). — ORIAS, R., JOHNSON, R. L.: Natriuretic effect of α-MSH in the rat. Fed. Proc. **28**, 572 (1969). — ORIAS, R., MCCANN, S. M.: Natriuretic effect of α-MSH in the water loaded rat. Proc. Soc. exp. Biol. (N.Y.) **133**, 469 (1970). — ORLOFF, J., HANDLER, J. S.: Vasopressin-like effects of adenosine-3′,5′-phosphate and theophylline in the toad bladder. Biochem. biophys. Res. Commun. **5**, 63 (1961). ~ The similarity of effects of vasopressin, adenosine 3′,5′-phosphate and theophylline on the toad bladder. J. clin. Invest. **41**, 702 (1962). ~ The role of adenosine 3′,5′-phosphate in the action of antidiuretic hormone. Amer. J. Med. **42**, 757 (1967). — ORLOFF, J., HANDLER, J. S., BERGSTRÖM, S.: Effect of prostaglandin (PGE_1) on the permeability response of toad bladder to vasopressin, theophylline, and adenosine 3′,5′-monophosphate. Nature (Lond.) **205**, 397 (1965). — OTTENJANN, R., DEYHLE, P.: Über den Einfluß von Glucagon auf Serum-Calcium und Magensekretion. Klin. Wschr. **47**, 388 (1969). — ØYE, J., SUTHERLAND, E. W.: The effect of epinephrine and other agents on adenyl cyclase in the cell membrane of avian erythrocytes. Biochim. biophys. Acta (Amst.) **127**, 347 (1966). — OZAWA, E., EBASHI, S.: Requirement of Ca ion for the stimulating effect of cyclic 3′,5′-AMP on muscle phosphorylase *b* kinase. J. Biochem. (Tokyo) **62**, 285 (1967).

PAGE, I. H.: Chemistry of the brain. Science **125**, 721 (1957). — PAGE, I. H., BUMPUS, F. M.: Angiotensin. Physiol. Rev. **41**, 331 (1961). — PAGLIARA, A. S., GOODMAN, A. D.: Effect of adenosine 3′,5′-monophosphate on production of glucose and ammonia by renal cortex. J. clin. Invest. **48**, 1408 (1970). — PAK, C. Y. C., RUSKIN, B., CASPER, A.: Renal effects of porcine thyrocalcitonin in the dog. Endocrinology **87**, 262 (1970). — PALAIĆ, D., KHAIRALLAH, P. A.: Effect of angiotensin on uptake and release of norepinephrine by brain. Biochem. Pharmacol. **16**, 2291 (1967). — PALMORE, W. P., MULROW, P. J.: Control of aldosterone secretion by the pituitary gland. Science **158**, 1482 (1967). — PALOYAN, E., PALOYAN, D., HARPER, P.V.: Glucagon-induced hypocalcemia. Metabolism **16**, 35 (1967). — PAN, F., LEE, S.C., CHANG, G. G., CHIN, S. F.: Gonadal hormones in the regulation of methionine adenosyl transferase levels in rat liver. Proc. Soc. exp. Biol. (N.Y.) **129**, 161 (1968). — PARLOW, A. F.: Differential action of small doses of estradiol on gonadotrophins in the rat. Endocrinology **75**, 1 (1964). — PARLOW, A. F., ANDERSON, L. L., MELAMPY, R. M.: Pituitary follicle-stimulating hormone and luteinizing hormone concentrations in relation to reproductive stages in the pig. Endocrinology **75**, 365 (1964). — PASSONNEAU, J. V., LOWRY, O. H.: P-fructokinase and the control of the citric acid cycle. Biochem. biophys. Res. Commun. **13**, 372 (1963). ~ The role of phosphofructokinase in metabolic regulation. Advanc. Enzyme Regul. **2**, 265 (1964). — PASTAN, I.: The effect of dibutyryl cyclic 3′,5′-AMP on the thyroid. Biochem. biophys. Res. Commun. **25**, 14 (1966). — PASTAN, I., KATZEN, R.: Activation of adenyl cyclase in thyroid homogenates by thyroid-stimulating hormone. Biochem. biophys. Res. Commun. **29**, 792 (1967). — PASTAN, I., MACCHIA, V.: Mechanism of thyroid-stimulating hormone action. J. biol. Chem. **242**, 5757 (1967). — PASTAN, I., PERLMAN, R. L.: The role of the lac promotor locus in the regulation of β-galactosidase synthesis by cyclic 3',5'-adenosine monophosphate. Proc. nat. Acad. Sci. (Wash.) **61**, 1336 (1968). ~ Stimulation of tryptophanase synthesis in Escherichia coli by cyclic 3',5'-adenosine monophosphate. J. biol. Chem. **244**, 2226 (1969a). ~ Translational control of tryptophanase synthesis in E. coli by cyclic 3',5'-AMP. Fed. Proc. **28**, 730 (1969b). — PASTAN, I., WOLLMAN, S. H. W.: Colloid droplet formation in dog thyroid in vitro: induction by dibutyryl cyclic AMP. J. Cell Biol. **35**, 262 (1967). — PASTEELS, J.-L.: Administration d'extraits hypothalamiques à l'hypophyse de rat in vitro, dans le but d'en contrôler la sécrétion de prolactine. C. R. Acad. Sci. (Paris) **254**, 2664 (1962). — PATON, D. M.: Cation and metabolic requirements for retention of metaraminol by rat uterine horns. Europ. J. Pharmacol. **3**, 310 (1968). — PAVEL, S.: Evidence for the presence of lysine vasotocin in the pig pineal gland. Endocrinology **77**, 812 (1965). — PAWAR, S. S., TIDWELL, H. C.: Effect of prostaglandin and dietary fats on lipolysis and esterification in rat adipose tissue in vitro. Biochim. biophys. Acta (Amst.) **164**, 167 (1968). — PEACH, M. J.: Angiotensin-catecholamine interactions in the rabbit. Fed. Proc. **28**, 673 (1969). — PEACH, M. J., CLINE, W. H., WATTS, D. T.: Release of adrenal catecholamines by angiotensin II. Circulat. Res. **19**, 571 (1966). — PEARSE, A. G. E.: 5-Hydroxytryptophan uptake by dog thyroid C cells, and its possible significance in polypeptide hormone production. Nature (Lond.) **211**, 598 (1968). — PEART, W. S.: The renin-angiotensin system. Pharmacol. Rev. **17**, 143 (1965). — PECKHAM, W. D., HOTCHKISS, J., KNOBIL, E., NICOLL, C. S.: Prolactin activity of homogeneous primate growth hormone preparations. Endocrinology **82**, 1247 (1968). — PEGG, A. E., KORNER, A.: Growth hormone action on rat liver RNA polymerase. Nature (Lond.) **205**, 904 (1965). — PELTOLA, P.: Release of serotonin during bradykinin infusion. Scand. J. clin. Lab. Invest. **24**, Suppl. 107, 81 (1969). — PENG, T., SIX, K. M., MUNSON, P. L.: Effects of prostaglandin E_1 on the hypothalamo-hypophyseal-adrenocortical axis in rats. Endocrinology **86**, 202 (1970). — PENHOS, J. C., KRAHL, M. E.: Stimulus of leucine incorporation into perfused liver protein by insulin. Amer. J. Physiol. **204**, 140 (1963). — PERAINO, C., PITOT, H. C.: Studies on the induction and repression of enzymes in rat liver. II. Carbohydrate repression of dietary and hormonal induction of threonine dehydrase and ornithine-δ-transaminase. J. biol. Chem. **239** 4308 (1964). — PERLEY, M., KIPNIS, D. M.: Effect of glucocorticoids on plasma insulin. New Engl. J. Med. **274**, 1237 (1966). — PERLMAN, R. L., PASTAN, I.: Regulation of β-galactosidase synthesis in Escherichia coli by cyclic adenosine 3',5'-monophosphate. J. biol. Chem. **243**, 5420 (1968a). ~ Cyclic 3',5'-AMP: stimulation of β-galactosidase and tryptophanase induction in E. coli. Biochem. biophys. Res. Commun. **30**, 656 (1968b). ~ Pleiotropic deficiency of carbohydrate utilization in an adenyl cyclase deficient mutant of Escherichia coli. Biochem. biophys. Res. Commun. **37**, 151 (1969). — PÉRON, F. G.: Further studies on the mode of action of the adrenocorticotropic hormone. J. biol. Chem. **236**, 1764 (1961). — PÉRON, F. G., GUERRA, F., MCCARTHY, J. L.: Further studies on the effect of calcium ions and corticosteroidogenesis. II. Adrenal mitochondrial swelling by calcium ions. Biochim. biophys. Acta (Amst.) **110**, 277 (1965). — PÉRON, F. G., KORITZ, S. B.: On the exogenous requirements for the action of ACTH in vitro on rat adrenal glands. J. biol. Chem. **233**, 256 (1958). — PÉRON, F. G., MONCLOA, F., DORFMAN, R. I.: Studies on the possible inhibitory effect of corticosterone on corticosteroidogenesis at the adrenal level in the rat. Endocrinology **67**, 379 (1960). — PERRY, W. F., BOWEN, H. F.: Factors affecting the in vitro production of nonesterified fatty acid from adipose tissue. Canad. J. Biochem. **40**, 749 (1962). — PETERKOVSKY, B., TOMKINS, G. M.: Effect of inhibitors of nucleic acid synthesis on steroid-mediated induction of tyrosine aminotransferase in hepatoma cell cultures. J. molec. Biol. **30**, 49 (1967). — PETERSEN, M. J., EDELMAN, I. S.: Calcium inhibition of the action of vasopressin on the urinary bladder of the toad. J. clin. Invest. **43**, 583 (1964). — PETERSON, N. T., MIDGLEY, A. R., JAFFE, R. B.: Regulation of human gonadotropins. III. Luteinizing hormone and follicle-stimulating hormone in sera from adult males. J. clin. Endocr. 28, 1473 (1968). — PETERSSON, B., HELLMAN, B.: Effects of long term administration of glucagon on the pancreatic islet tissue of rats and guinea pigs. Acta endocr. (Kbh.) **44**, 139 (1963). — PFEIFFER, E. F.: Interstinale Hormone und Insulinsekretion. Verh. dtsch. Ges. inn. Med. **75**, 296 (1969). — PHANG, I. M., WEISS, I. W.: Cyclic AMP stimulation of amino acid transport in bone and kidney. Clin. Res. 18, 462 (1970). — PHARRISS, B. B., RUSSELL, R. L.: A comparison of progesterone and epinephrine inhibition on the myometrium of the rat. Biochem. Pharmacol. **17**, 355 (1968). — PIACSEK, B. E., MEITES, J.: Effects of castration and gonadal hormones on hypothalamic content of luteinizing hormone releasing factor. Endocrinology **79**, 432 (1966). — PICKLEMAN, J. R., ERNST, K., BROWN, S., PALOYAN, E.: Glucagon-induced hypocalcemia; effect of the thyroid gland. Surg. Forum **20**, 85 (1969). — PITTMAN, J. A., BOSHELL, B. R., WILLIAMS, B. H., HAMNER, D., HILL, P.: Insulin-like activity of vasopressin and oxytocin. Biochem. biophys. Res. Commun. **6**, 29 (1961). — POHL, S. L., BIRNBAUMER, L., RODBELL, M.: Glucagon-sensitive adenyl cyclase in plasma membrane of hepatic parenchymal cells. Science

164, 566 (1969). — Porte, D.: A receptor mechanism for the inhibition of insulin release by epinephrine in man. J. clin. Invest. **46**, 86 (1967a). ~ Beta-adrenergic stimulation of insulin release in man. Diabetes **16**, 150 (1967b). — Porte, D., Graber, A. L., Kuzuya, T., Williams, R. H.: The effect of epinephrine on immunoreactive insulin levels in man. J. clin. Invest. **45**, 228 (1966). — Porte, D.: Williams, R. H.: Inhibition of insulin release by norepinephrine in man. Science **152**, 1248 (1966). — Porush, J. G., Kaloyanides, G. J., Cacciaguida, R. J., Rosen, S. M.: The effects of angiotensin II on renal water and electrolyte excretion in normal and caval dogs. J. clin. Invest. **46**, 2109 (1967). — Post, J. P., Hsie, A. W., Rickenberg, H. V.: Regulation of the synthesis of rat liver serine dehydratase by adenosine 3′,5′-cyclic monophosphate. Biochem. biophys. Res. Commun. **34**, 748 (1969). — Potts, J. T.: Recent advances in thyrocalcitonin research. Fed. Proc. **29**, 1200 (1970). — Preedy, J. R. K., Aitken, E. H.: The effect of estrogens on water and electrolyte metabolism. J. clin. Invest. **35**, 423 (1956). — Preiss, H., Thauer, G., Gries, F. A., Solbach, H. G., Jahnke, K.: Einfluß von Noradrenalin auf die Lipidmobilisation aus subcutanem menschlichem Fettgewebe in vitro bei normgewichtigen und adipösen Personen. Verh. dtsch. Ges. inn. Med. **74**, 950 (1968). — Pullman, T. N., Lavender, A. R., Aho, I., Rasmussen, H.: Direct renal action of a purified parathyroid extract. Endocrinology **67**, 570 (1960). — Pupkin, M., Bratt, H., Weisz, J., Lloyd, C. W., Balogh, K.: Dehydrogenases in the rat ovary. I. A histochemical study of Δ^5-3β- and 20α-hydroxysteroid dehydrogenases and enzymes of carbohydrate oxidation during the estrous cycle. Endocrinology **79**, 316 (1966).

Quabbe, H. J., Schilling, E., Helge, H.: Pattern of growth hormone secretion during a 24-hour fast in normal adults. J. clin. Endocr. **26**, 1173 (1966). — Quay, W. B.: Circadian rhythm in rat pineal serotonin and its modifications by estrous cycle and photoperiod. Gen. comp. Endocr. **3**, 473 (1963).

Raben, M. S., Hollenberg, C. H.: Effect of growth hormone on the plasma fatty acids. J. clin. Invest. **38**, 484 (1959). — Rabinowitz, J. L.: The biosynthesis of radioactive 17β-estradiol. II. Synthesis by testicular and ovarian homogenates. Arch. Biochem. **64**, 285 (1956). — Rabinowitz, M., Desalles, L., Meisler, J., Lorand, L.: Distribution of adenyl-cyclase activity in rabbit skeletal muscle fractions. Biochim. biophys. Acta (Amst.) **97**, 29 (1965). — Rado, A., McCracken, J. A., Baird, D. T.: The formation of estrogens by the autotransplanted ovary of the ewe perfused in vivo with C_{19} steroids. Acta endocr. (Kbh.) **65**, 244 (1970). — Raisz, L. G.: Regulation by calcium of parathyroid growth and secretion in vitro. Nature (Lond.) **197**, 1115 (1963). — Raisz, L. G., Klein, D. C.: Stimulation of bone resorption by dibutyryl cyclic 3′,5′-adenosine monophosphate in vitro. Fed. Proc. **28**, 320 (1969). — Raisz, L. G., McNeely, W. F., Saxon, L., Rosenbaum, J. D.: The effects of cortisone and hydrocortisone on water diuresis and renal function in man. J. clin. Invest. **36**, 767 (1957). — Rall, T. W., Kakiuchi, S.: Influence of certain neurohormones and drugs on the accumulation of cyclic 3′,5′-AMP in brain tissue. In: O. Walaas, Molecular basis of some aspects of mental activity, vol. 1, p. 417. New York: Academic Press 1966. — Ramirez, D. V., McCann, S. M.: Comparison of the regulation of luteinizing hormone secretion in immature and adult rats. Endocrinology **72**, 452 (1963). — Ramirez, D. V., Sawyer, C. H.: Advancement of puberty in the female rat by estrogen. Endocrinology **76**, 1158 (1965). — Ramwell, P. W., Shaw, J. E.: Prostaglandin inhibition of gastric secretion. J. Physiol. (Lond.) **195**, 34P (1968). — Ramwell, P. W., Shaw, J. E., Douglas, W. W., Poisner, A. M.: Efflux of prostaglandin from adrenal glands stimulated with acetylcholine. Nature (Lond.) **210**, 273 (1966). — Ramwell, P. W., Shaw, J. E., Kucharski, J.: Prostaglandin: release from the rat phrenic nerve-diaphragm preparation. Science **149**, 1390 (1965). — Raptis, S., Goberna, R., Schröder, K. E., Ditschuneit, H., Pfeiffer, E. F.: Die Wirkung der intestinalen Hormone Secretin und Pankreozymin bei der total pankreatektomierten Ratte. Verh. Ges. inn. Med. **75**, 650 (1969). — Raptis, S., Schröder, K. E., Faulhauber, J. D., Pfeiffer, E. F.: Stimulierung der Insulinsekretion durch Sekretin bei Diabetikern. Dtsch. med. Wschr. **93**, 2420 (1968). — Rasmussen, H.: The influence of parathyroid function upon the transport of calcium in isolated sacs of rat small intestine. Endocrinology **65**, 517 (1959). — Rasmussen, H., Anast, C., Arnaud, C.: Thyrocalcitonin, EGTA, and urinary electrolyte excretion. J. clin. Invest. **46**, 746 (1967). — Rasmussen, H., Arnaud, C., Hawker, C.: Actinomycin D and the response to parathyroid hormone. Science **144**, 1019 (1964). — Rasmussen, H., Nagata, N.: Renal gluconeogenesis: effects of parathyroid hormone and dibutyryl 3′,5′-AMP. Biochim. biophys. Acta (Amst.) **215**, 17 (1970). — Rasmussen, H., Nagata, N., Feinblatt, J., Fast, D.: Parathyroid hormones membranes, ions, and enzymes. In: E. V. Talmage, L. F. Bélanger, Parathyroid hormone and thyrocalcitonin, p. 299. New York: Academic Press, 1968b. — Rasmussen, H., Pechet, M., Fast, D.: Effect of dibutyryl cyclic-adenosine-3′,5′-monophosphate, theophylline, and other nucleotides upon calcium and phosphate metabolism. J. clin. Invest. **47**, 1843 (1968a). — Rasmussen, H., Tenenhouse, A.: Thyrocalcitonin, osteoporosis and osteolysis. Amer. J. Med. **43**, 711 (1967). ~ Cyclic adenosine monophosphate, Ca^{++}, and membranes. Proc. nat. Acad. Sci. (Wash.) **59**, 1364 (1968). — Rastogi, K. S., Campbell, J.: Hyperinsulinemia produced by glucocorticoid, and modulation of the effect by growth hormone in the mouse. Fed. Proc. **28**, 574 (1969). — Ratner, A.: Stimulation of luteinizing hormone release in vitro by dibutyryl-cyclic AMP and theophylline. Life Sci. **9** (I), 1221 (1970). — Ratner, A., Meites, J.: Depletion of prolactin-inhibiting activity of rat hypothalamus by estradiol or suckling stimulus. Endocrinology **75**, 377 (1964). — Ray, R. D., Asling, C. W., Walker, D. G., Simpson, M. E., Li, C. H., Evans, H. M.: Growth and differentiation of the skeleton in thyroidectomized-hypophysectomized rats treated with thyroxin, growth hormone, and the combination. J. Bone Jt Surg. A **36**, 94 (1954). — Rayyis, S., Anderson, G., Horton, R.: Effect of angiotensin on adrenal cortical function. Clin. Res. **18**, 171 (1970). — Rector, F. C., Martinez-Maldonaldo, M., Kurtzman, N. A., Sellman, J. C., Oerther, F., Seldin, D. W., Nunn, A. C.: Demonstration of a hormonal inhibitor of proximal tubular reabsorption during expansion of extracellular volume with isotonic saline. J. clin. Invest. **47**, 761 (1968). — Rector, F. C., Sellman, J. C., Martinez-Maldonaldo, M., Seldin, D. W.: The mechanism of suppression of proximal tubular reabsorption by saline infusions. J. clin. Invest. **46**, 47 (1967). — Reed, N., Fain, J. N.: Stimulation of respiration in brown fat cells by epinephrine, dibutyryl-3′,5′-adenosine monophosphate, and m-chloro-(carbonyl cyanide) phenylhydrazone. J. biol. Chem. **243**, 2843 (1968). — Regoli, D., Riniker, B., Brunner, H.: The enzymatic degradation of various angiotensin II derivatives by serum, plasma, or kidney homogenates. Biochem. Pharmacol. **12**, 637 (1963). — Reifenstein, E. C.: Control of corticoid-induced protein depletion and osteoporosis by anabolic steroid therapy. Metabolism **7**, 78 (1958). — Reif-Lehrer, L., Amos, H.: Hydrocortisone requirement for the induction of glutamine synthetase in chick-embryo retinas. Biochem. J. **106**, 425 (1968). — Reiter, R. J.: Failure of the pineal gland to prevent gonadotropin-induced ovarian stimulation in blinded hamsters. J. Endocr. **38**, 199 (1967). — Reiter, R. J., Hester, R.: Interrelationships of the pineal gland, the superior cervical ganglion and the photoperiod in the regulation of the endocrine systems of hamsters. Endocrinology **79**, 1168 (1966). — Relkin, R.: Pineal function in relation to absolute darkness and sexual maturation. Amer. J. Physiol. **213**, 999 (1967). — Renold, A. E.: Action de l'insuline au niveau de la membrane plasmatique. Bull. Soc. Chim. Biol. **50**, 2481 (1968). — Resko, J. A.: Endocrine control of adrenal progesterone secretion in the ovariectomized rat. Science **164**, 70 (1969). — Rice, B. F., Savard, K.: Steroid formation in the human ovary: IV. Ovarian stromal compartment, formation of radioactive steroids from acetate-1-^{14}C and action of gonadotropins. J. clin. Endocr. **26**, 593 (1966). — Rich, C., Bierman, E. L., Schwartz, I. L.: Plasma nonesterified fatty acids (NEFA) in hyperthyroid states. J. clin. Invest. **38**, 275 (1959). — Richards, J. G., Tranzer, J. P.: The effect of pH on mast cell damage by antihistamines. Experientia (Basel) **25**, 53 (1969). — Rider, J., Thomas, S.: Effects of vasopressin on components of Na transport in frog skin. J. Physiol. (Lond.) **203**, 72 P (1970). — Riggi, S. J., Boshart, C. R., Bell, P. H., Ringler, I.: Some effects of purified placental protein (human) on lipid and carbohydrate metabolism. Endocrinology **79**, 709 (1966). — Riggs, B. L., Arnaud, C. D., Goldsmith, R. G., Taylor, W. F., McCall, J. T.: Plasma kinetics and acute effects of homogeneous porcine calcitonin. Clin. Res. **18**, 343 (1970). — Riggs, T. R., Walker, L. M.: Growth-hormone stimulation of amino acid transport into rat tissues in vivo. J. biol. Chem. **235**, 3603 (1960). — Riley, G. A.: Action of adenosine 3′,5′-phosphate (CA) in dog liver preparations. Fed. Proc. **22**, 258 (1963). — Riley, G. A., Haynes, R. C.: The effect of adenosine 3′,5′-phosphate on phosphorylase activity in beef adrenal cortex. J. biol. Chem. **238**, 1563 (1963). — Riley, W. D., Lange, R. J. de, Bratvold, G. E., Krebs, E. G.: Reversal of phosphorylase kinase activation. J. biol. Chem. **243**, 2209 (1968). — Rimoin, D. L., Holzman, G. B., Merimee, T. J., Rabinowitz, D., Barnes, A. C., Tyson, J. E. A., McCusick, V. A.: Lactation in the absence of human growth hormone. J. clin. Endocr. **28**, 1183 (1968). — Rimoin, D. L., Merimee, T. J., McCusick, V. A.: Growth hormone deficiency in man: an isolated, recessively inherited defect. Science **152**, 1635 (1966). — Rinne, U. K., Näätänen, E. K.: Effect of norandrostenolone phenylpropionate on the atrophy of the adrenal cortex and inhibition of growth induced by cortisone acetate. Acta endocr. (Kbh.) **27**, 423 (1958). — Rizack, M. A.: Activation of an epinephrine-sensitive lipolytic activity from adipose tissue by adenosine 3′,5′-phosphate. J. biol. Chem. **239**, 392 (1964). — Robert, A., Nezamis, J. E., Phillips, J. P.: Inhibition of gastric secretion by prostaglandins. Amer. J. dig. Dis. **12**, 1073 (1967). — Roberts, S., Creange, J. E., Young, P. L.: Stimulation of steroid transformations in adrenal mitochondria by cyclic 3′,5′-adenosine phosphate. Biochem. biophys. Res. Commun. **20**, 446 (1965). — Roberts, S., McCune, R. W., Creange, J. E., Young, P. L.: Adenosine 3′,5′-cyclic phosphate: stimulation of steroidogenesis in sonically disrupted adrenal mitochondria. Science **158**, 372 (1967). — Robinson, C. J., Martin, T. J., McIntyre, I.: Phosphaturic effect of thyrocalcitonin. Lancet **1966 II**, 83. — Robinson, R. L.: Stimulation of the catecholamine output of the isolated perfused adrenal gland of the dog by angiotensin and bradykinin. J. Pharmacol. exp. Ther. **156**, 252 (1967). — Robison, G. A., Butcher, R. W., Øye, I., Morgan, H. E., Sutherland, E. W.: Effect of epinephrine on adenosine-3′,5′-phosphate in the isolated perfused rat heart. Molec. Pharmacol. **1**, 168 (1965). — Robison, G. A., Butcher, R. W., Sutherland, E. W.: Adenyl cyclase as an adrenergic receptor. Ann. N.Y. Acad. Sci. **139**, 703 (1968). — ROBISON, G. A., EXTON, J. H., PARK, C. R., SUTHERLAND, E. W.: Effect of glucagon and epinephrine on cyclic AMP levels in rat liver. Fed. Proc. **26**, 257 (1967). — RODBELL, M.: Metabolism of isolated fat cells. II. The similar effects of phospholipase C and of insulin on glucose and amino acid metabolism. J. biol. Chem. **241**, 130 (1966). ~ Metabolism of isolated fat cells. V. Preparation of "ghosts" and their properties; adenyl cyclase and other enzymes. J. biol. Chem. **242**, 5744 (1967a). ~ Metabolism of isolated fat cells. VI. The effects of insulin, lipolytic hormones, and theophylline on glucose transport and metabolism in "ghosts". J. biol. Chem. **242**, 5751 (1967b). — RODBELL, M., BIRNBAUMER, L., POHL, S. L.: Adenyl cyclase in fat cells. III. Stimulation by secretin and the effects of trypsin on the receptors far lipolytic hormones. J. biol. Chem. **245**, 718 (1970). — RODBELL, M., JONES, A. B., CHIAPPE DE CINGOLANI, G. E., BIRNBAUMER, L.: The actions of insulin and catabolic hormones on the plasma membrane of the fat cells. Recent Progr. Hormone Res. **24**, 215 (1968). — RODESCH, F., NEVE, P., WILLEMS, C., DUMONT, J. E.: Stimulation of thyroid metabolism by thyrotropin, cyclic 3',5'-AMP, dibutyryl cyclic 3':5'-AMP and prostaglandin E_1. Europ. J. Biochem. **8**, 26 (1969). — ROOT, A. W., SMITH, G. P., DHARIWAL, A. P. S., MCCANN, S. M.: Luteinizing hormone releasing activity of crude ovine hypothalamic extract in man. Nature (Lond.) **221**, 570 (1969) — ROSE, S., NELSON, J.: Hydrocortisone and adrenocorticotropic hormone release. Aust. J. exp. Biol. med. Sci. **34**, 77 (1956). — ROSELL-PEREZ, M., LARNER, J.: Studies on UDPG-α-glucan transglucosylase. V. Two forms of the enzyme in dog skeletal muscle and their interconversion. Biochemistry **3**, 81 (1964). — ROSEN, O. M.: Developmental acquisition of hormone sensitivity by the adenyl cyclase of the frog erythrocyte. Fed. Proc. **28**, 414 (1969). — ROSEN, O. M., ROSEN, S. M.: The effect of catecholamines on the adenyl cyclase of frog and tadpole hemolysates. Biochem. biophys. Res. Commun. **31**, 82 (1968). — ROSENGREN, E., SJÖBERG, N.-O.: Changes in the amount of adrenergic transmitter in the female genital tract of rabbit during pregnancy. Acta physiol. scand. **72**, 412 (1968). — ROSNER, J. M., CONTE, N. F.: Evaluation of testicular function by measurement of urinary excretion of testosterone. J. clin. Endocr. **26**, 735 (1966). — ROSS, G. T., ODELL, W. D., RAYFORD, P. L.: Luteinizing hormone activity in plasma during the menstrual cycle. Science **155**, 1679 (1967). — ROTH, J., GLICK, S. M., YALOW, R. S., BERSON, S. A.: Hypoglycemia: a potent stimulus to secretion of growth hormone. Science **140**, 987 (1963a). ~ Secretion of human growth hormone: physiologic and experimental modification. Metabolism **12**, 577 (1963b). ~ The influence of blood glucose on the plasma concentration of growth hormone. Diabetes **13**, 355 (1964). — ROTHCHILD, I.: Interrelations between progesterone and the ovary, pituitary and central nervous system in the control of ovulation and the regulation of progesterone secretion. Vitam. u. Horm. **23**, 209 (1965). — ROY, A. K., NEUHAUS, O. W.: Proof of the hepatic synthesis of a sex-dependent protein in the rat. Biochim. biophys. Acta (Amst.) **127**, 82 (1966). ~ Androgenic control of a sex-dependent protein in the rat. Nature (Lond.) **214**, 618 (1967). — RUBINSTEIN, L., SAWYER, C. H.: Role of catecholamines in stimulating the release of pituitary ovulating hormone(s) in rats. Endocrinology **86**, 988 (1970). — RUMSFELD, H. W., PORTER, H. C.: ACTH-releasing activity of bovine posterior pituitaries. Endocrinology **70**, 62 (1962). — RUDMAN, D.: The adipokinetic action of polypeptide and amine hormones upon the adipose tissue of various animal species. J. Lipid Res. **4**, 119 (1963). — RUTMAN, D., RIO, A. E. DEL: Lipolytic activity of synthetic porcine secretin. Endocrinology **85**, 214 (1969). — RUTMAN, J. Z., MELTZER, L. E., KITCHELL, J. R., RUTMAN, R. J., GEORGE, P.: Effect of metal ions on in vitro gluconeogenesis in rat kidney cortex slices. Amer. J. Physiol. **208**, 841 (1965). — RUSSELL, S. M., DHARIWAL, A. P. S., MCCANN, S. M., YATES, F. E.: Inhibition by dexamethasone of the in vivo pituitary response to corticotropin-releasing factor. Endocrinology **85**, 512 (1969).

SAFFRAN, M.: Activation of ACTH release by neurohypophysial peptides. Canad. J. Biochem. **37**, 319 (1959). — SAIKIA, T. C.: The acute effect of vasopressin upon the composition of the rat renal cortex and medulla. Quart. J. exp. Physiol. **50**, 146 (1965). — SAKUMA, M., KNOBIL, E.: Inhibition of endogenous growth hormone secretion by exogenous growth hormone infusion in the rhesus monkey. Endocrinology **86**, 890 (1970). — SAKUMA, M., NAKAGAWA, H., SUDA, M., NAKAO, K.: Effect of bovine growth hormone on serine dehydratase in rat liver. Endocrinology **83**, 381 (1968). — SALAS, M., VIÑUELA, E., SALAS, J., SOLS, A.: Muscle fructose-1,6-diphosphatase. Biochem. biophys. Res. Commun. **17**, 150 (1964). — SALTER, J. M., BEST, C. H.: Insulin as a growth hormone. Brit. med. J. **1953 II**, 353 (1953a). ~ Fed. Proc. **12**, 122 (1953b). — SALTER, J. M., DAVIDSON, I. W. F., BEST, C. H.: The effects of insulin and somatotrophin on the growth of hypophysectomized rats. Canad. J. Biochem. **35**, 917 (1957). — SALZMAN, E. W., NERI, L. L.: Cyclic 3',5'-adenosine monophosphate in human blood platelets. Nature (Lond.) **224**, 609 (1969). — SAMAAN, N. N., YEN, S. C. C., GONZALEZ, D., PEARSON, O. H.: Metabolic effects of placental lactogen (HPL) in man. J. clin. Endocr. **28**, 485 (1968). — SAMLI, M. H., GESCHWIND, I. I.: Some effects of energy-transfer inhibitors and of Ca^{++}-free or K^{+}-enhanced media on the release of luteinizing hormone (LH) from the rat pituitary gland in vitro. Endocrinology **82**, 225 (1968). —

SAMOLS, E., MARKS, V.: Nouvelles conceptions sur la signification du glucagon pancréatique et extrapancréatique. Journées annuelles de diabète Hôtel Dien, p. 43. Paris: Flammarion 1967. — SAMOLS, E., MARRI, G., MARKS, V.: Promotion of insulin secretion by glucagon. Lancet **1965 II**, 415. ~ Interrelation of glucagon, insulin, and glucose. Diabetes **15**, 855 (1966). — SAMOLS, E., TYLER, J., MARRI, G., MARKS, V.: Stimulation of glucagon secretion by oral glucose. Lancet **1965 II**, 1257. — SANDERS, R. B., RIGGS, T. R.: Modification by insulin of the distribution of two model amino acids in the rat. Endocrinology **80**, 29 (1967). — SANDLER, R., HALL, P. F.: Stimulation in vitro by adenosine-3',5'-cyclic monophosphate of steroidogenesis in rat testis. Endocrinology **79**, 647 (1966). — SANWAL, B. D., SMANDO, R.: Regulatory roles of cyclic 3',5'-AMP in bacteria: Control of malic enzyme of Escherichia coli. Biochem. biophys. Res. Commun. **35**, 486 (1969). — SAWANO, S., ARIMURA, A., BOWERS, C. Y., SCHALLY, A. V.: Effect of CNS-depressants, dexamethasone and growth hormone on the response to growth hormone-releasing factor. Endocrinology **81**, 1410 (1967). — SCHAEFFER, L. D., CHENOWETH, M., DUNN, A.: Adrenal corticosteroid involvement in the control of liver glycogen phosphorylase activity. Biochim. biophys. Acta (Amst.) **192**, 292 (1969a). ~ Adrenal corticosteroid involvement in the control of phosphorylase in muscle. Biochim. biophys. Acta (Amst.) **192**, 304 (1969b). — SCHALLY, A. V., ANDERSEN, R. N., LIPSCOMB, H. S., LONG, J. M., GUILLEMIN, R.: Evidence for the existence of two corticotropin-releasing factors, α and β. Nature (Lond.) **188**, 1192 (1960). — SCHALLY, A. V., ARIMURA, A., BOWERS, C. Y., KASTIN, A. J., SAWANO, S., REDDING, T. W.: Hypothalamic neurohormones regulating anterior pituitary function. Recent Progr. Hormone Res. **24**, 497 (1968). — SCHAPIRO, S.: Interaction between growth hormone and cortisol on the regulation of liver tyrosine transaminase activity. Endocrinology **83**, 475 (1968). — SCHAPIRO, S., YUWILER, A., GELLES, E.: Stress-activated inhibition of the cortisol effect on hepatic transaminase. Life Sci. **3**, 1221 (1964). — SCHARFF, H., WOOL, I. G.: Accumulation of amino acids in muscle of perfused rat heart. Effect of insulin in the presence of puromycin. Biochem. J. **97**, 272 (1965). — SCHIMKE, R. T., SWEENEY, E. W., BERLIN, C. M.: The roles of synthesis and degradation in the control of rat liver tryptophan pyrrolase. J. biol. Chem. **240**, 322 (1966). — SCHNEIDER, H. P. G., MCCANN, S. M.: Effect of dopamine on release of LH-releasing factor by stalk-medium eminence (SME) tissue in vitro. Fed. Proc. **28**, 381 (1969b). – Possible role of dopamine as transmitter to promote discharge of LH-releasing factor. Endocrinology **85**, 121 (1969a). – Mono- and indolamines and control of LH secretion. Endocrinology **86**, 1127 (1970). — SCHNEIDER, P. B.: Effects of thyrotropin on thyroidal phospholipid and adenosine 5'-triphosphate metabolism. J. biol. Chem. **244**, 4490 (1969). — SCHNERMANN, J., NAGEL, W., THURAU, K.: Weitere Befunde zur Funktion des juxtaglomerulären Apparats in der Warmblüterniere. Pflügers Arch. ges. Physiol. **283**, R 70 (1965). — SCHOFIELD, J. G.: Role of cyclic 3',5'-adenosine monophosphate in the release of growth hormone in vitro. Nature (Lond.) **215**, 1382 (1967). – Prostaglandin E_1 and the release of growth hormone in vitro. Nature (Lond.) **228**, 179 (1970). — SCHONHOFER, P., SKIDMORE, I. F., KRISHNA, G., BRODIE, B. B.: Lipolysis, adenyl cyclase and c-AMP phosphodiesterase in fat cells from adrenalectomized rats. Fed. Proc. **28**, 474 (1969). — SCHRÖDER, K. E., RAPTIS, S., TELIB, M., PFEIFFER, E. F.: Intestinal hormones affecting insulin secretion in vitro: secretin, pancreozymin, and gastrin. 6th Congr. Internat. Diabetes Federation, Stockholm (Suppl.) (1967). — SCHULTZ, G.: Hormonale Beeinflussung der Bildung von cyclischem Adenosin-3',5'-monophosphat in der Rattenniere. Naunyn-Schmiedebergs Arch. Pharmak. exp. Path. **263**, 250 (1969). — SCHULTZ, G., SENFT, G., MUNSKE, K.: Der Einfluß von Insulin auf die enzymatische Regulation der Glykogenolyse. Naturwissenschaften **53**, 529 (1966). — SCHWARTZ, N. B.: A model for the regulation of ovulation in the rat. Recent Progr. Hormone Res. **25**, 1 (1969). — SCHWYZER, R.: Programmierte Molekeln. Experientia (Basel) **26**, 577 (1970). — SCIAN, L. F., WESTERMANN, C. D., VERDESCA, A. S., HILTON, J. G.: Adrenocortical and medullary effects of glucagon. Amer. J. Physiol. **199**, 867 (1960). — SCORNIK, O. A., PALADINI, A. C.: Angiotensin blood levels in hemorrhagic hypotension and other related conditions. Amer. J. Physiol. **206**, 553 (1964). — SCOTT, D. F., REYNOLDS, R. D., PITOT, H. C., POTTER, V. R.: Co-induction of the hepatic amino acid transport system and tyrosine aminotransferase by theophyllin, glucagon, and dibutyryl-cyclic AMP in vivo. Life Sci. **9** (II), 1133 (1970). — SCOW, R. O.: Effect of growth hormone on growth in hypophysectomized-pancreatectomized rats. Endocrinology **61**, 582 (1957). — SCOW, R. O., WAGNER, E. M., RONOV, E.: Effect of growth hormone and insulin on body weight and nitrogen retention in pancreatectomized rats. Endocrinology **62**, 593 (1958). — SCROOP, G. C., LOWE, R. D.: Central pressor effect of angiotensin mediated by the parasympathetic nervous system. Nature (Lond.) **220**, 1331 (1968). — SCROOP, G. C., WHELAN, R. F.: A central vasomotor action of angiotensin in man. Clin. Sci. **30**, 79 (1966). — SEGAL, H. L., KIM, Y. S.: Glucocorticoid stimulation of the biosynthesis of glutamic-alanine transaminase. Proc. nat. Acad. Sci. (Wash.) **50**, 912 (1963). — SEGAL, S. J., DAVIDSON, O. W., WADA, K.: Role of RNA in the regulatory action of estrogen. Proc. nat. Acad. Sci. (Wash.) **54**, 782 (1965). — SENFT, G., SCHULTZ, G., MUNSKE, K., HOFFMANN, M.: Influence of insulin on cyclic 3',5'-AMP phosphodiesterase activity in liver, skeletal muscle, adipose tissue, and kidney. Diabetologia **4**, 322

(1968a). ∼ Effects of glucocorticoids and insulin on 3′,5′-AMP phosphodiesterase activity in adrenalectomized rats. Diabetologia **4**, 330 (1968b). — SENFT, G., HOFFMANN, M., MUNSKE, K., SCHULTZ, G.: Effects of hydration and dehydration on cyclic adenosine 3′,5′-monophosphate concentration in the rat kidney. Pflügers Arch. ges. Physiol. **298**, 348 (1968c). — SHARE, L., TRAVIS, R. H.: Plasma vasopressin concentration in the adrenally insufficient dog. Endocrinology **86**, 196 (1970). — SHARMA, S. K., TALWAR, G. P.: Action of cyclic adenosine 3′,5′-monophosphate in vitro on the uptake and incorporation of uridine into ribonucleic acid in ovariectomized rat uterus. J. biol. Chem. **245**, 1513 (1970). — SHARP, G. W. G., COGGINS, C. H., LICHTENSTEIN, N. S., LEAF, A: Evidence for a mucosal effect of aldosterone on sodium transport in the toad bladder. J. clin. Invest. **45**, 1640 (1966). — SHARP, G. W. G., KIRCHBERGER, M., MARTIN, D. G., LEAF, A.: Similar effects of aldosterone and adenosine-3′,5′-monophosphate (cyclic AMP) on glucose metabolism and sodium transport in toad bladder. J. clin. Invest. **47**, 98a (1968). — SHARP, G. W. G., LEAF, A.: Studies on the mode of action of aldosterone. Recent Progr. Hormone Res. **22**, 431 (1966). ∼ Stimulation of sodium transport by aldosterone. J. gen. Physiol. **51**, 271 S (1968). — SHAW, J. E.: Prostaglandin release from adipose tissue in vitro evoked by nerve stimulation or catecholamines. Fed. Proc. **25**, 770 (1966). — SHAY, H., SUN, D. C. H., GRUENSTEIN, M.: Effect of serotonin and its precursors on interdigestive gastric secretion in the rat. Fed. Proc. **17**, 146 (1958). — SHEIN, H. M., WURTMAN, R. J.: Cyclic adenosine monophosphate: stimulation of melatonin and serotonin synthesis in cultures of rat pineals. Science **166**, 519 (1969). — SHEPPARD, H., BURGHARDT, C.: Adenyl cyclase and phosphodiesterase in a non-nucleated red blood corpuscle. Fed. Proc. **28**, 548 (1969a). ∼ Adenyl cyclase in non-nucleated erythrocytes of several mammalian species. Biochem. Pharmacol. **18**, 2576 (1969b). ∼ Stimulation of adenyl cyclase of rat erythrocyte ghosts. Molec. Pharmacol. **6**, 425 (1970). — SHERWOOD, L. M.: Similarities in the chemical structure of human placenta lactogen and pituitary growth hormone. Proc. nat. Acad. Sci. (Wash.) **58**, 2307 (1967). — SHERWOOD, L. M., HERRMANN, J., BASSETT, C. A.: Parathyroid hormone secretion in vitro: Regulation by calcium and magnesium ions. Nature (Lond.) **225**, 1056 (1970). — SHERWOOD, L. M., MAYER, G. P., RAMBERG, C. F., KRONFELD, D. S., AURBACH, G. D., POTTS, J. T.: regulation of parathyroid hormone secretion: proportional control by calcium, lack of effect of phosphate. Endocrinology **83**, 1043 (1968). — SHERWOOD, L. M., O'RIORDAN, J. L. H., AURBACH, G. D., POTTS, J. T.: Production of parathyroid hormone by non-parathyroid tumors. J. clin. Endocr. **27**, 140 (1967). — SHERWOOD, L. M., POTTS, J. T., CARE, A. D., MAYER, G. P., AURBACH, G. D.: Evaluation by radioimmunoassay of factors controlling the secretion of parathyroid hormone. Intravenous infusions of calcium and ethylenediamine tetraacetic acid in the cow and goat. Nature (Lond.) **209**, 52 (1966). — SHIEBER, W., AVIOLI, L. V., BIRGE, S. J., SCOTT, S.: Mechanism of action of glucagon-induced hypocalcemia. Surg. Forum. **20**, 97 (1969). — SHIMIZU, H., CREVELING, C. R., DALY, J. W.: Stimulated formation of adenosine 3′,5′-cyclic phosphate in cerebral cortex: synergism between electrical activity and biogenic amines. Proc. nat. Acad. Sci. (Wash.) **65**, 1033 (1970a). ∼ Cyclic adenosine 3′,5′-monophosphate formation in brain slices: stimulation by batrachotoxin, ouabain, veratridin and potassium ions. Molec. Pharmacol. **6**, 184 (1970b). ∼ Effect of histamines and other compounds on the formation of adenosine 3′,5′-monophosphate in slices from cerebral cortex. J. Neurochem. **17**, 441 (1970c). — SHIRLEY, B., WOLINSKY, J., SCHWARTZ, N. B.: Effects of a single injection of an estrogen antagonist on the estrous cycle of the rat. Endocrinology **82**, 959 (1968). — SHORT, R. V.: Ovarian steroid synthesis and secretion in vivo. Recent Progr. Hormone Res. **20**, 303 (1964). — SHRAGO, E., LARDY, H. A., NORDLIE, R. C., FOSTER, D. O.: Metabolic and hormonal control of phosphoenolpyruvate carboxykinase and malic enzyme in rat liver. J. biol. Chem. **238**, 3188 (1963). — SHRAGO, E., YOUNG, J. W., LARDY, H. A.: Carbohydrate supply as a regulator of rat liver phosphoenolpyruvate carboxykinase activity. Science (N.Y.) **158**, 1572 (1967). — SIGGINS, G. R., HOFFER, B. J., BLOOM, F. E.: Cyclic adenosine monophosphate: possible mediator for norepinephrine effects on cerebellar Purkinje cells. Science **165**, 1018 (1969). — SIMONE, P. G., SOLOMON, J.: Aldosterone: effect of incorporation of leucine into the trichloracetic acid precipitable fraction of rabbit renal cortical tissue. Experientia (Basel) **26**, 656 (1970). — SINEX, F. M., MCMULLEN, J., HASTINGS, A. B.: The effect of insulin on the incorporation of C^{14} into the protein of rat diaphragm. J. biol. Chem. **198**, 615 (1952). — SINGH, D. V., NARANG, G. D., TURNER, C. W.: Effect of melatonin and its withdrawal on thyroid hormone secretion rate of female rats. J. Endocr. **43**, 489 (1969). — SINGH, D. V., TURNER, C. W.: Effect of light and darkness upon thyroid secretion rate and on the endocrine glands of female rats. Proc. Soc. exp. Biol. (N.Y.) **131**, 1296 (1969). — SINHA, D. K., MEITES, J.: Stimulation of pituitary thyrotropin synthesis and release by hypothalamic extract. Endocrinology **78**, 1002 (1966). — SINHA, Y. A., TUCKER, H. A.: Pituitary prolactin content and mammary development after chronic administration of prolactin. Proc. Soc. exp. Biol. (N.Y.) **128**, 84 (1968). — SIREK, O. V., SIREK, A., PRZYBYLSKA, K., DOOLAN, H., NIKI, A.: Plasma free fatty acid concentrations in Houssay dogs following a single injection of growth hormone. Endocrinology **81**, 395 (1967). — SIREK, A., GEERLING, E., SIREK, O. V.: Serotonin as the hyperglycemic substance released by growth hormone. Amer. J. Physiol. **211**, 1018 (1966). — SLATER, J. D. H., BARBOUR, B. H., HENDERSON, H. H., CASPER, A. G. T., BARTTER, F. C.: Influence of the pituitary and the renin-angiotensin system on the secretion of aldosterone, cortisol, and corticosterone. J. clin. Invest. **42**, 1504 (1963). — SMELIK, P. G.: Regulation of ACTH secretion. Acta physiol. pharmacol. neerl. **15**, 123 (1969). — SMELIK, P. G., SAWYER, C. H.: Effects of implantation of cortisol into the brain stem or pituitary gland on the adrenal response to stress in the rabbit. Acta endocr. (Kbh.) **41**, 561 (1962). — SMITH, E. R., DAVIDSON, J. M.: Role of estrogen in the cerebral control of puberty in female rats. Endocrinology **82**, 100 (1968). — SMITH, O. K., LONG, C. N. H.: Effect of cortisol on the plasma amino nitrogen of eviscerated adrenalectomized-diabetic rats. Endocrinology **80**, 561 (1967). — SMOOKLER, H. H., SEVERS, W. B., KINNARD, W. J., BUCKLEY, J. P.: Centrally mediated cardiovascular effects of angiotensin II. J. Pharmacol. exp. Ther. **153**, 485 (1966). — SNYDER, S. H., ZWEIG, M., AXELROD, J., FISCHER, J. E.: Control of the circadian rhythm in serotonin content of the rat pineal gland. Proc. nat. Acad. Sci. (Wash.) **53**, 301 (1965). — SODERLING, T. R., HICKENBOTTOM, J. P.: Inactivation of glycogen synthetase and activation of phosphorylase *C* kinase by the same cyclic 3′,5′-AMP dependent kinase. Fed. Proc. **29**, 601 (1970). — SODOYEZ, J. C., SODOYEZ-GOFFAUX, F., FOÀ, P. P.: Evidence for an insulin-induced inhibition of insulin release by isolated islets of Langerhans. Proc. Soc. exp. Biol. (N.Y.) **130**, 568 (1969a). ~ Inhibition of insulin secretion by insulin. Fed. Proc. **28**, 573 (1969b). — SOKAL, J. E.: Effect of glucagon on gluconeogenesis by the isolated perfused rat liver. Endocrinology **78**, 538 (1966). — SOKOLOFF, L., KAUFMAN, S.: Thyroxin stimulation of amino acid incorporation into protein. J. biol. Chem. **236**, 795 (1961). — SORRENTINO, S.: Antigonadotropic effects of melatonin in intact and unilaterally ovariectomized rats. Anat. Rec. **160**, 432 (1968). — SPELLACY, W. N., CARLSON, K. L.: Plasma insulin and blood glucose levels in patients taking oral contraceptives. Amer. J. Obstet. Gynec. **95**, 474 (1966). — SPEROFF, L., RAMWELL, P. W.: Prostaglandin stimulation of in vitro progesterone synthesis. J. clin. Endocr. **30**, 345 (1970). — SPIES, H. G., STEVENS, K. R., HILLIARD, J., SAWYER, C. H.: The pituitary as a site of progesterone and chlormadinone blockade of ovulation in the rabbit. Endocrinology **84**, 277 (1969). — SPITZER, J. J., GOLD, M., MILLER, A. N., SCOTT, J. C.: Metabolic effect of norepinephrine on the heart in relation to the functional status of the thyroid. Metabolism **17**, 740 (1968). — STARKE, K., WERNER, U., SCHÜMANN, H. J.: Wirkungen des Angiotensins auf die Funktion und die Noradrenalinfreisetzung von isolierten Kaninchenherzen im Ruhezustand und bei Sympathikusreizung. Naunyn-Schmiedebergs Arch. Pharmak. **265**, 170 (1969). — STEINER, F. A., PIERI, L., KAUFMANN, L.: Effects of dopamine and ACTH on steroid sensitive single neurones in the basal hypothalamus. Experientia (Basel) **24**, 1133 (1968). — STEINBERG, D.: Prostaglandins as adrenergic antagonists. Ann. N.Y. Acad. Sci. **139**, 897 (1967). — STEINBERG, D., VAUGHAN, M., NESTEL, P., BERGSTRÖM, S.: Effects of prostaglandin E opposing those of catecholamines on blood pressure and on triglyceride breakdown in adipose tissue. Biochem. Pharmacol. **12**, 764 (1963). — STEINBERG, D., VAUGHAN, M., NESTEL, P., STRAND, O., BERGSTRÖM, S.: Effects of the prostaglandins on hormone induced mobilisation of free fatty acids. J. clin. Invest. **43**, 1533 (1964). — STEINER, A. L., PEAKE, G. T., UTIGER, R. D., KARL, I. E., KIPNIS, D. M.: Hypothalamic stimulation of growth hormone and thyrotropin release in vitro and pituitary 3′,5′-adenosine cyclic monophosphate. Endocrinology **86**, 1354 (1970). — STENT, G. S.: The operon on its third anniversary. Modulation of transfer RNA species can provide a workable model for an operator-less operon. Science **144**, 816 (1964). — STERN, P. H., BELL, N. H.: Pharmacologist **10**, 201 (1968). ~ Effects of glucagon on serum Ca in the rat and on bone resorption in tissue culture. Endocrinology **87**, 111 (1970). — STEVENS, M., GROSSER, B. I.: Corticosteroid binding by brain protein. Fed. Proc. **29**, 513 (1970). — STEVENS, V. C., SPARKS, S. J., POWELL, J. E.: Levels of estrogens, progestogens and luteinizing hormone during the menstrual cycle of the baboon. Endocrinology **87**, 658 (1970). — STEVENSON, J. A. F., BEATON, J. R.: Fat-mobilizing substances form the urine of fasting animals. Ann. N.Y. Acad. Sci. **131**, 189 (1965). — STOCK, K., WESTERMANN, E.: Effects of adrenergic blockade and nicotinic acid on the mobilization of free fatty acids. Life Sci. **4**, 1115 (1965). ~ Competitive and non-competitive inhibition of lipolysis by α- and β-adrenergic blocking agents, methoxamine derivatives, and prostaglandin E_1. Life Sci. **5**, 1667 (1966). — STOCKDALE, F. E., TOPPER, Y. J.: Role of DNA synthesis and mitosis in hormone-dependent differentiation. Proc. nat. Acad. Sci. (Wash.) **56**, 1283 (1966). — STOLLAR, V., BUONASSISI, V., SATO, G.: Hormone secreting adrenocortical tumor in tissue culture. Exp. Cell Res. **35**, 608 (1964). — STONE, D. B., MANSOUR, T. E.: Phosphofructokinase from the liver fluke Fasciola hepatica. I. Activation by adenosine 3′,5′-phosphate and by serotonin. Molec. Pharmacol. **3**, 161 (1967). — STREETO, J. M.: Renal cortical adenyl cyclase: Effect of parathyroid hormone and calcium. Metabolism **18**, 968 (1969). — STRONG, C. G., BOUCHER, R., NOWACZYNSKI, W., GENEST, J.: Renal vasodepressor lipid. Mayo Clin. Proc. **41**, 433 (1966). — STROTT, C. A., NAKAGAWA, K., NANKIN, H., NUGENT, C. A.: A 2-phenylalanine-8-lysine vasopressin test of ACTH release. J. clin. Endocr. **27**, 448 (1967). — STROTT, C. A., YOSHIMI, T., ROSS, G. T., LIPSETT, M. B.: Ovarian physiology: relationship between plasma LH and steroidogenesis by the follicel and corpus luteum; effect of HCG. J. clin. Endocr. **29**, 1157 (1969). — Struck, E., Ashmore, J., Wieland, O.: Stimulierung der Gluconeogenese durch langkettige Fettsäuren und Glucagon. Biochem. Z. **343**, 107 (1965). — Stumpf, W. E.: Estradiol-concentrating neurons: topography in the hypothalamus by dry-mount autoradiography. Science **162**, 1001 (1968a). ~ Cellular and subcellular localization of estradiol-^{3}H in the pituitary by aut graphy. Z. Zellforsch. **92**, 23 (1968b). — Sturm, H., Scheja, H. W.: Untersuchungen über die Wirkung des Angiotensin II auf den Catecholaminstoffwechsel beim Menschen. Klin. Wschr. **46**, 658 (1968). — Sulimovici, S., Boyd, G. S.: Steroid hydroxylation and the cholesterol side-chain cleavage system in rat ovary. Biochem. J. **103**, 16 P (1967). ~ The Δ^5-3β-hydroxysteroid dehydrogenase of rat ovarian tissue: the effect of adenosine 3′,5′-cyclic monophosphoric acid. Europ. J. Biochem. **7**, 549 (1969). — Sulman, F. G., Bergmann, F.: Adrenocorticotrophic activity of placental extracts. J. Obstet. Gynaec. Brit. Emp. **60**, 123 (1953). — Suryanarayana, B. V., Kent, J. R.: Plasma glucose response to natural vasopressin in maturity onset diabetics and adult nondiabetics. Metabolism **18**, 241 (1969). — Sussman, K. E., Vaughan, G. D.: Insulin release after ACTH, glucagon, and cyclic AMP in the perfused isolated rat pancreas. Diabetes **16**, 449 (1967). — Sussman, L., Librik, L., Clayton, G. W.: Effect of prior ACTH administration on ACTH release in man. Metabolism **14**, 583 (1965). — Sutherland, E. W., Øye, J., Butcher, R. W.: The action of epinephrine and the role of the adenyl cyclase system in hormone action. Recent Progr. Hormone Res. **21**, 623 (1965). — Sutherland, E. W., Rall, T. W.: Fractionation and characterization of a cyclic adenine ribonucleotide formed by tissue particles. J. biol. Chem. **232**, 1077 (1958). — Sutherland, E. W., Rall, T. W., Menon, T.: Adenyl cyclase. I. Distribution, preparation, and properties. J. biol. Chem. **237**, 1220 (1962). — Sutherland, E. W., Robinson, G. A.: The role of cyclic 3′,5′-AMP in response to catecholamines and other hormones. Pharmacol. Rev. **18**, 145 (1966). — Sutherland, E. W., Robinson, G. A., Butcher, R. W.: Some aspects of the biological role of adenosine 3′,5′-monophosphate (cyclic AMP). Circulation **37**, 279 (1968). — Swerdloff, R. S., Odell, W. D.: Serum luteinizing and follicle stimulating hormone levels during sequential and non-sequential contraceptive treatment of eugonadal women. J. clin. Endocr. **29**, 157 (1969). — Symchowicz, S., Korduba, C., Veals, J., Tabachnik, I. I. A.: Norepinephrine biosynthesis in the rat pancreas. Bicohem. Pharm. **17**, 2313 (1968). — Szego, C. M.: Role of histamine in mediation of hormone action. Fed. Proc. **24**, 1343 (1965). — Szego, C. M., Davis, J. S.: Adenosine 3′,5′-monophosphate in rat uterus: acute elevation by estrogen. Proc. nat. Acad. Sci. (Wash.) **58**, 1711 (1967). ~ Inhibition of estrogen-induced elevation of cyclic 3′,5′-monophosphate in rat uterus. I. By beta-adrenergic receptor-blocking agents. Molec. Pharmacol. **5**, 470 (1969a). ~ Inhibition of estrogen-induced cyclic AMP elevation in rat uterus. II. By glucocorticoids. Life Sci. **8** (I), 1109 (1969b). — Szontagh, F. E., Uhlarik, S.: The possibility of a direct "interual" feedback in the control of pituitary gonadotrophin secretion. J. Endocr. **29**, 203 (1964).

Tagliamonte, A., Tagliamonte, P., Gessa, G. L., Brodie, B. B.: Compulsive sexual activity induced by p-chlorophenyl-alanine in normal and pinealectomized male rats. Science **166**, 1433 (1969). — Tait, G. R., Barfuss, D. W., Ellis, L. C.: Pineal gland, melatonin synthesis, and testicular development in the rat. Life Sci. 8 (I), 717 (1969). — Takahashi, K., Kamimura, M., Shinko, T., Shoro, T., Tsuji, S.: Effects of vasopressin and waterload on urinary adenosine-3′,5′-cyclic monophosphate. Lancet **1966 II**, 967. — Takebe, K., Kuroshima, A., Yamamoto, M, Horiuchi, Y., Itoh, S., Bowers, C., Schally, A. V.: Effect of lysine vasopressin dimer on corticotropin release in man. J. clin. Endocr. **28**, 73 (1968). — Talbot, N. B., Sobel, E. H.: Certain factors which influence the rate of growth and the duration of growth of children. Recent Progr. Hormone Res. **1**, 355 (1947). — Taleisnik, S., Orias, R.: Pituitary melanocyte-stimulating hormone (MSH) after suckling stimulus. Endocrinology **78**, 522 (1966). — Talmage, R. V., Kennedy, J. W.: Influence of the thyroid on the response of rats to administered calcitonins. Endocrinology **84**, 1026 (1969). — Talwar, G. P., Segal, S. J.: Prevention of hormone action by local application of actinomycin D. Proc. nat. Acad. Sci. (Wash.) **50**, 226 (1963). — Tanaka, A., Pickering, B. T., Li, C. H.: Relationship of chemical structure to in vitro lipolytic activity of peptides ocurring in adrenocorticotropic and melanocyte-stimulating hormones. Arch. Biochem. **99**, 294 (1962). — Tanzer, F. S., Kennedy, J. W., Talmage, R. V.: A comparison of the effects of thyrocalcitonin and glucagon on plasma calcium and phosphate. Proc. Soc. exp. Biol. (N.Y.) **133**, 500 (1970). — Tarentino, A. L., Richert, D. A., Westerfeld, W. W.: The concurrent induction of hepatic α-glycerophosphate dehydrogenase and malate dehydrogenase by thyroid hormone. Biochim. biophys. Acta (Amst.) **124**, 295 (1967). — Tarui, S., Nonaka, K., Ikura, Y., Shima, K.: Stereospecific sugar transport caused by thyroid stimulating hormone and adenosine 3′,5′-monophosphate in the thyroid gland and other tissues. Biochim. biophys. Res. Commun. **13**, 329 (1963). — Tashjian, A. H., Frantz, A. G., Lee, J. B.: Pseudohypoparathyreoidism: assays of parathyroid hormone and thyreocalcitonin. Proc. nat. Acad. Sci. (Wash.) **56**, 1138 (1966). — Tashjian, A. H., Voelkel, E. F.: Decreased thyrocalcitonin in thyroid glands from patients with hyperparathyroidism. J. clin. Endocr. **27**, 1353 (1967). — Tata, J. R.: Inhibition of the biological action of thyroid hormones by actinomycin D and puromycin. Nature (Lond.) **197**, 1167 (1963). ~ The formation and distribution of ribosomes during hormone-induced growth and development. Biochem. J. **104**, 1 (1967a). ~ The formation, distribution and function of ribosomes and microsomal membranes during induced amphibian metamorphosis. Biochem. J. **105**, 783 (1967b). ~ Hormonal regulation of growth and protein synthesis. Nature (Lond.) **219**, 331 (1968). — TATA, J. R., ERNSTER, L., LINDBERG, O., ARRHENIUS, E., PEDERSEN, S., HEDMAN, R.: The action of thyroid hormones at the cell level. Biochem. J. **86**, 408 (1963). — TATA, J. R., WILLIAMS-ASHMAN, H. G.: Effects of growth hormone and tri-iodothyronine on amino acid incorporation by microsomal subfractions from rat liver. Europ. J. Biochem. **2**, 366 (1967). — TAUNTON, O. D., ROTH, J., PASTAN, J.: ACTH stimulation of adenyl cyclase in adrenal homogenates. Biochim. biophys. Res. Commun. **29**, 1 (1967). ~ Studies on the adrenocorticotropic hormone-activated adenyl cyclase of a functional adrenal tumor. J. biol. Chem. **244**, 247 (1969). — TAYLOR, R. D., PAGE, J. H.: Vasopressor substance (cerebrotonin) of central origin. Amer. J. Physiol. **183**, 12 (1955). — TELIB, M., RAPTIS, S., SCHRÖDER, K. E., PFEIFFER, E. F.: Serotonin and insulin release in vitro. Diabetologia **4**, 253 (1968). — TEMIN, H. M.: Studies on carcinogenesis by avian sarcoma viruses. VI. Differential multiplication of uninfected and of converted cells in response to insulin. Cell Physiol. **69**, 377 (1967). — TENG, C. S., HAMILTON, T. H.: The role of chromatin in estrogen action in the uterus. I. The control of template capacity and chemical composition and the binding of H^3-estradiol-17β. Proc. Nat. Acad. Sci. (Wash.) **60**, 1410 (1968). — TENENHOUSE, A., RASMUSSEN, H.: Parathyroid hormone, thyrocalcitonin and ascites tumor cells. In: TALMAGE/BÉLANGER, Parathyroid hormones and calcitonin, Excerpta Medica Foundation, p. 392, 1968. — THERRIAULT, D. G., MORNINGSTAR, J. P., WINTERS, V. G.: Adenyl cyclase activity in isolated fat cells from cold exposed rats. Life Sci. 8 (II), 1353 (1969). — THIERY, J. P., BADER, J. P.: Etude au microscope électronique des tumeurs insulaires à cellules alpha dans le syndrome de Zollinger-Ellison. Ann. Endocr. (Paris) **27**, 625 (1966). — THORN, G. W., JENKINS, D., LAIDLAW, J. C.: The adrenal response to stress in man. Recent Progr. Hormone Res. **7**, 171 (1953). — THURAU, K., SCHNERMANN: Regulierung des Einzelnephronfiltrates durch Veränderung der Elektrolytzusammensetzung im Nephronabschnitt der Macula densa. Pflügers Arch. ges. Physiol. **281**, 86 (1964). — TOMKINS, G. M., THOMPSON, E. B., HAYASHI, S., GELEHRTER, T., GRANNER, D., PETERKOFSKY, B.: Tyrosine transaminase induction in mammalian cells in tissue culture. Cold Spr. Harb. Symp. quant. Biol. **31**, 349 (1966). — TONOUE, T., TONG, W., STOLC, V.: TSH and dibutyryl-cyclic AMP stimulation of hormone release from rat thyroid glands in vitro. Endocrinology **86**, 271 (1970). — TOPPER, Y. J.: Multiple hormone interactions related to the growth and differentiation of mammary gland in vitro. Trans. N.Y. Acad. Sci. **30**, 869 (1968). — TOTHILL, A.: Investigation of adrenaline reversal in the rat uterus by the induction of resistance to isoprenaline. Brit. J. Pharmacol. **29**, 291 (1967). — TRACK, N. S.: Possible evolution of the endodermal polypeptide hormones insulin, glucagon, secretin, and gastrin. Diabetologia **5**, 56 (1969). — TRANZER, J. P., PRADA, M. DA, PLETSCHER, A.: Ultrastructural localization of 5-hydroxytryptamine in blood platelets. Nature (Lond.) **212**, 1574 (1966). — TREVOR, A. J., RODNIGHT, R.: The subcellular localization of cerebral phosphoproteins sensitive to electrical stimulation. Biochem. J. **95**, 889 (1965). — TRINER, L., OVERWEG, N. I. A., NAHAS, G. G.: Cyclic 3,5-AMP and uterine contractility. Nature (Lond.) **225**, 282 (1970a). — TRINER, L., VUILLEMOZ, Y., OVERWEG, N. I. A., VEROSKY, M., NAHAS, G. G.: Adenyl cyclase in rat uterine smooth muscle. Fed. Proc. **29**, 615 (1970c). — TRINER, L., VUILLEMOZ, Y., VEROSKY, M., NAHAS, G. G.: The effect of catecholamines on adenyl cyclase activity in rat uterus. Life Sci. **9** (I), 707 (1970b). — TRYFIATES, G. P., LITWACK, G.: Appearence of an increment of tyrosine aminotransferase activity in a cell-free system. Biochemistry **3**, 1483 (1964). — TSAI, S. C., BELFRAGE, P., VAUGHAN, M.: Activation of hormone-sensitive lipase in extracts of adipose tissue. J. Lipid Res. **11**, 466 (1970). — TURKINGTON, R. W.: Induction of milk protein synthesis by placental lactogen and prolactin in vitro. Endocrinology **82**, 575 (1968). — TURKINGTON, R. W., BREW, K., VANAMAN, T. C., HILL, R. L.: The hormonal control of lactose synthetase in the developing mouse mammary gland. J. biol. Chem. **243**, 3382 (1968). — TURKINGTON, R. W., LOCKWOOD, D. H., TOPPER, Y. J.: The induction of milk protein synthesis in post-mitotic mammary epithelial cells exposed to prolactin. Biochim. biophys. Acta (Amst.) **148**, 475 (1967). — TURKINGTON, R. W., RIDDLE, M.: Hormone-dependent phosphorylation of nuclear proteins during mammary gland differentiation in vitro. J. biol. Chem. **244**, 6040 (1969). — TURNER, D. S.: Intestinal hormones and insulin release: in vitro studies using rabbit pancreas. Horm. Metab. Res. **1**, 168 (1969). — TURNER, D. S., MCINTYRE, N.: Stimulation by glucagon of insulin release from rabbit pancreas in vitro. Lancet **1966 I**, 351. — TURTLE, J. R., KIPNIS, D. M.: An adrenergic receptor mechanism for the control of cyclic 3′,5′-adenosine monophosphate synthesis in tissues. Biochim. biophys. Res. Commun. **28**, 797 (1967a). ~ The lipolytic action of human placental lactogen on isolated fat cells. Biochim. biophys. Acta (Amst.) **144**, 583 (1967b). — TURTLE, J. R., LITTLETON, G. K., KIPNIS, D. M.: Lipolytic action of human placental lactogen in isolated fat cells. Clin. Res. **14**, 289 (1966). ~ Stimulation of insulin secretion by theophylline. Nature (Lond.) **213**, 727 (1967).

ULLMANN, A., MONOD, J.: Cyclic AMP as an antagonist of catabolite repression in Escherichia coli. FEBS Letters 2, 57 (1968). — UNGER, R. H., EISENTRAUT, A. M., MCCALL, S. M., MADISON, L. L.: Measurements of endogenous glucagon in plasma and the influence of blood glucose concentration on its secretion. J. clin. Invest. 41, 682 (1962). — UNGER, R. H., EISENTRAUT, A. M.: Studies of the physiologic role of glucagon. Diabetes 13, 563 (1964). — UNGER, R. H., KETTERER, H., DUPRÉ, J., EISENTRAUT, A. M.: The effects of secretin, pancreozymin, and gastrin on insulin and glucagon secretion in anesthetized dogs. J. clin. Invest. 46, 630 (1967). — UNGER, R. H., OHNEDA, A., AGUILAR-PARADA, E., EISENTRAUT, A. M.: The role of aminogenic glucagon secretion in blood glucose homeostasis. J. clin. Invest. 48, 810 (1969). — UNGER, R. H., OHNEDA, A., VALVERDE, J., EISENTRAUT, A. M., EXTON, J.: Characterization of the responses of circulating glucagon-like immunoreactivity to intraduodenal and intravenous administration of glucose. J. clin. Invest. 47, 48 (1968). — URQUHART, J., DAVIS, J. O., HIGGINS, J. T.: Effect of prolonged infusion of angiotensin II in normal dogs. Amer. J. Physiol. 205, 1241 (1963). — URQUHART, J., KRALL, R. L., LI, C. C.: Analysis of the Koritz-Hall hypothesis for the regulation of steroidogenesis by ACTH. Endocrinology 83, 390 (1968). — URQUHART, J., LI, C. C.: Dynamic testing and modeling of adrenocortical secretory function. Ann. N.Y. Acad. Sci. 156, 756 (1968). — URQUHART, J., LI, C. C., GALL, D. A.: Further dynamic test of the Koritz-Hall hypothesis for the regulation of the steroidogenesis by ACTH. Fed. Proc. 28, 701 (1969). — UTIGER, R. D.: Inappropriate antidiuresis and carcinoma of the lung: detection of arginine vasopressin in tumor extracts by immunoassay. J. clin. Endocr. 26, 970 (1966).

VAES, G.: Excretion of acid and of lysosomal hydrolytic enzymes during bone resorption induced in tissue culture by parathyroid extract. Exp. Cell Res. 39, 470 (1965). ~ Parathyroid hormone-like action of N^6-2′-O-dibutyryladenosine-3′,5′-monophosphate on bone explants in tissue culture. Nature (Lond.) 219, 939 (1968a). ~ Mechanisms of bone resorption. Action of parathyroid hormone on the excretion and synthesis of lysosomal enzymes and on the extracellular release of acid by bone cells. J. Cell Biol. 39, 676 (1968b). — VALE, W., BURGUS, R., GUILLEMIN, R.: Presence of calcium ions as a requisite for the in vitro stimulation of TSH release by hypothalamic TRF. Experientia (Basel) 23, 853 (1967a). ~ The mechanism of action of TRF: effects of cycloheximide and actinomycin on the release of TSH stimulated in vitro by TRF and its inhibition by thyroxine. Neuroendocrinology 3, 34 (1968). ~ Competition between thyroxine and TRF at the pituitary level in the release of TSH. Proc. Soc. exp. Biol. (N.Y.) 125, 210 (1967b). — VALVERDE, J., RIGOPOULOS, D., EXTON, J., OHNEDA, A., EISENTRAUT, A., UNGER, R. H.: Demonstration and characterization of a second fraction of glucagon-like immunoreactivity in jejunal extracts. Amer. J. med. Sci. 255, 415 (1968). — VANDER, A. J.: Control of renin release. Physiol. Rev. 47, 359 (1967). ~ Inhibition of renin release in the dog by vasopressin and vasotocin. Circulat. Res. 23, 605 (1968a). ~ Direct effects of prostaglandin on renal function and renin release in anesthetized dogs. Amer. J. Physiol. 214, 218 (1968b). — VANDER, A. J., LUCIANO, J. R.: Neural and humoral control of renin release in salt depletion. Circulat. Res. 21, Suppl. II, 69 (1967). — VAN DE VEERDONK, F. C. G., KONIJN, T. M.: The role of adenosine-3′,5′-cyclic monophosphate and catecholamines in the pigment migration process in Xenopus laevis. Acta endocr. (Kbh.) 64, 364 (1970). — VAN DE WIELE, R. L., BOGUMIL, J., DYHRENFURTH, I., FERIN, M., JEWELEWICZ, R., WARREN, M., RIZKALLAH, T., MIKHAIL, G.: Mechanisms regulating the menstrual cycle in women. Recent Progr. Hormone Res. 26, 63 (1970). — VAN DYKE, K., KATZMAN, P. A.: Effect of pregnant mare's serum (PMS) on RNA polymerase activity and protein synthesis in ovaries of immature rats. Endocrinology 83, 107 (1968). — VAN LOON, G. R., HILGER, L., COHEN, R., GANONG, W. F.: Evidence for a hypothalamic adrenergic system that inhibits ACTH secretion in the dog. Fed. Proc. 28, 438 (1969). — VAN REES, G. P.: The effect of progesterone on the interstitial cell stimulating hormone and the follicle stimulating hormone content of anterior pituitary and blood serum. Acta physiol. neerl. 8, 195 (1959). — VARMUS, H. E., CROMBRUGGHE, B. DE, PERLMAN, R. L., PASTAN, J.: Cyclic 3′,5′-adenosine monophosphate regulation of E. coli lac messenger RNA synthesis in vivo and in vitro. Fed. Proc. 29, 601 (1970). — VARMUS, H. E., PERLMAN, R. L., PASTAN, I.: Regulation of lac messenger ribonucleic acid synthesis by cyclic adenosine 3′,5′-monophosphate and glucose. J. biol. Chem. 245, 2259 (1970). — VAUGHAN, M.: Effect of hormones on phosphorylase activity in adipose tissue. J. biol. Chem. 235, 3049 (1960). ~ Effect of pitressin on lipolysis and on phosphorylase activity in rat adipose tissue. Amer. J. Physiol. 207, 1166 (1964). ~ The mechanism of the lipolytic action of catechol amines. Ann. N.Y. Acad. Sci. 139, 841 (1967a). ~ An in vitro effect of triiodothyronine on rat adipose tissue. J. clin. Invest. 46, 1482 (1967b). — VAUGHAN, M., BERGER, J. E., STEINBERG, D.: Hormone-sensitive lipase and monoglyceride lipase activities in adipose tissue. J. biol. Chem. 239, 401 (1964). — VAUGHAN, M., MURAD, F.: Adenyl cyclase activity in particles from fat cells. Biochemistry 8, 3092 (1969). — VAUGHAN, M., STEINBERG, D., SHAFRIR, E.: The effect of epinephrine, glucagon, and adrenocorticotropic hormone on phosphorylase activity in adipose tissue. J. clin. Invest. 38, 1051 (1959). — VECCHIO, D., LUYCKX, A., ZAHND, G. R., RENOLD, A. E.: Insulin release induced by glucagon in organ cultures of fetal rat pancreas.

Metabolism **15**, 577 (1966). — VERDESCA, A. S., WESTERMANN, C. O., CRAMPTON, R. S., BLACK, W. C., NEDELJKOVIC, R. J., HILTON, J. G.: Direct adrenocortical stimulatory effect of serotonin. Amer. J. Physiol. **201**, 1065 (1961). — VERNEY, E. B.: Renal excretion of water and salt. Lancet **1957 II**, 1237, 1295. — VERNIKOS-DANELLIS, J.: Effect of stress, adrenalectomy, hypophysectomy and hydrocortisone on the corticotropin-releasing activity of rat median eminence. Endocrinology **76**, 122 (1965). — VERNIKOS-DANELLIS, J., TRIGGS, L. N.: Feedback mechanisms regulating pituitary ACTH secretion in rats bearing transplantable pituitary tumors. Endocrinology **80**, 345 (1967). — VILAR-PALASI, C., LARNER, J.: Levels of activity of the enzymes of the glycogen cycle in rat tissues. Arch. Biochem. **86**, 270 (1960). — VILHARDT, H., HEDQVIST, P.: A possible role of prostaglandin E_2 in the regulation of vasopressin secretion in rats. Life Sci. **9** (I), 825 (1970). — VILLEE, C. A.: Placenta and fetal tissues: a biphasic system for the synthesis of steroids. Amer. J. Obstet. Gynec. **104**, 406 (1969). — VIÑUELA, E., SALAS, M. L., SALAS, M., SOLS, A.: Two interconvertible forms of yeast phosphofructokinase with different sensitivity to endproduct inhibition. Biochim. biophys. Res. Commun. **15**, 243 (1964). — VIVEROS, O. H., ARQUEROS, L., CONNETT, R. J., KIRSHNER, N.: Mechanism of secretion from the adrenal medulla. III. Dopamine β-hydroxylase as a marker for catechol amine storage vesicle membranes in rabbit adrenal glands. Molec. Pharmacol. **5**, 59 (1969a). ~ Mechanism of secretion from the adrenal medulla. IV. Fate of the storage vesicles following insulin and reserpin administration. Molec. Pharmacol. **5**, 68 (1969b). — VIVEROS, O. H., ARQUEROS, L., KIRSHNER, N.: Release of catecholamines and dopamine-β-oxydase from the adrenal medulla. Life Sci. **7** (I), 609 (1968). — VOLICER, L., VISWESWARAM, D.: The effect of angiotensin on the turnover rate of norepinephrine in the rat heart. Life Sci. **9** (I), 651 (1970). — VOOGT, J. L., CLEMENS, J. A., MEITES, J.: Stimulation of pituitary FSH release in immature female rats by prolactin implant in the median eminence. Neuroendocrinology **4**, 157 (1969). — VORYS, N., ULLERY, J. C., STEVENS, V.: Effects of sex steroids on gonadotropins. Amer. J. Obstet. Gynec. **93**, 641 (1965). — VOYTOVICH, A. E., OWENS, I. S., TOPPER, Y. J.: A novel action of insulin on phosphoprotein formation by mammary gland explants. Proc. nat. Acad. Sci. (Wash.) **63**, 213 (1969). — VRANA, A., KAZDOVÁ, L.: Insulin sensitivity of adipose tissue and of the diaphragm and adipose tissue composition in cold acclimated rats. Life Sci. 8 (I), 1103 (1969).

WADE, D. R., HALES, C. N.: Activation of hormone-sensitive lipase by 3',5'-cyclic AMP. Fed. Proc. **28**, 906 (1969). — WAGNER, R.: Das Regelproblem in der Biologie. Verh. dtsch. pharmacol. Ges. **22**, 6 (1956). — WALSH, D. A., PERKINS, J. P., KREBS, E. G.: An adenosine 3',5'-monophosphate dependent protein kinase from rabbit skeletal muscle. J. biol. Chem. **243**, 3763 (1968). — WATANABE, S., DHARIWAL, A. P. S., MCCANN, S. M.: Effect of inhibitors of protein synthesis on the FSH-releasing action of hypothalamic extracts in vitro. Endocrinology **82**, 674 (1968). — WATLINGTON, C. O.: Effect of catecholamines and adrenergic blockade on sodium transport of isolated frog skin. Amer. J. Physiol. **214**, 1001 (1968). ~ α-Adrenergic inhibition of Na^+ transport: the interaction of vasopressin and 3',5'-AMP. Biochim. biophys. Acta (Amst.) **193**, 394 (1969); Clin. Res. **18**, 95 (1970). — WATLINGTON, C. O., SPATH, J. A., BERRY, E. R., HUF, E. G.: Secretory responses of frog skin to chemical stimulation. Fed. Proc. **27**, 233 (1968). — WEBER, B., HELGE, H., QUABBE, H. J.: Glucagon-induced growth hormone release in children. Acta endocr. (Kbh.) **65**, 323 (1970). — WEBER, G., LEA, M. A., CONVERY, H. J. H., STAMM, N. B.: Regulation of gluconeogenesis and glycolysis: studies of mechanisms controlling enzyme activity. Advanc. Enzymol. Regul. **5**, 257 (1967). — WEBSTER, P. D.: Effect of methacholine on pancreatic amylase synthesis. Gastroenterology **55**, 375 (1968). — WEBSTER, P. D., TYOR, M. P.: Effects of fasting and feeding on uridine-3H incorporation into RNA by pancreas slices. Amer. J. Physiol. **212**, 203 (1967). — WEICK, R. F., DAVIDSON, J.M.: Localization of the stimulatory feedback effect of estrogen on ovulation in the rat. Endocrinology **87**, 693 (1970). — WEINSTEIN, H., BERNE, R. M., SACHS, H.: Vasopressin in blood: effect of hemorrhage. Endocrinology **66**, 712 (1960). — WEISENFELD, S.: Effect of 17-ethyl-19-nortestosterone on the hyperglycemic action of glucagon in human subjects. Proc. Soc. exp. Biol. (N.Y.) **97**, 764 (1958). — WEISS, B.: Differences in the stimulatory effects of norepinephrine and sodium fluoride on adenyl cyclase of pineal gland and cerebellum. Fed. Proc. **27**, 752 (1968). — WEISS, B., COSTA, E.: Effects of denervation and environmental lighting on norepinephrine-induced activation of adenyl cyclase of rat pineal gland. Fed. Proc. **26**, 765 (1967). ~ Regional and subcellular distribution of adenyl cyclase and 3',5'-cyclic nucleotide phosphodiesterase in brain and pineal gland. Biochem. Pharmacol. **17**, 2107 (1968a). ~ Adenyl cyclase activity in rat pineal gland: effects of chronic denervation and norepinephrine. Science **156**, 1750 (1968b). ~ Selective stimulation of adenyl cyclase of rat pineal gland by pharmacologically active catechol amines. J. Pharmacol. **161**, 310 (1968c). — WEISS, B., CRAYTON, J.: Gonadal hormones as regulators of pineal adenyl cyclase. Endocrinology **87**, 527 (1970a). — Ovarian regulation of the norepinephrine-sensitive adenyl cyclase system of rat pineal gland. Fed. Proc. **29**, 615 (1970b). — WEISS, B., DAVIES, J. I., BRODIE, B. B.: Evidence for a role of adenosine 3',5'-monophosphate in adipose tissue lipolysis. Biochem. Pharmacol. **15**, 1553 (1966). — WEISS, W. P., SOKOLOFF, L.: Reversal of thyroxineinduced hypermetabolism by puromycin. Science 140, 1324 (1963). — WELLER, M., RODNIGHT, R.: Stimulation by cyclic AMP of intrinsic protein kinase activity in ox brain membrane preparations. Nature (Lond.) 225, 187 (1970). — WELLS, H., LLOYD, W.: Effects of theophylline on the serum calcium of rats after parathyroidectomy and administration of parathyroid hormone. Endocrinology 81, 139 (1967). ~ Inhibition of the hypocalcemic action of thyrocalcitonin by theophylline and isoproterenol. Endocrinology 82, 468 (1968a). ~ Hypocalcemic effects of imidazole in rats. Endocrinology 83, 521 (1968b). — WELLS, H., LLOYD, W., BOURGEOIS, A.: Hypercalcemic and hypophosphatemic effects of dibutyryl cyclic AMP after parathyroidectomy. Endocrinology 84, 861 (1969). — WELSCH, C. W., SAR, M., CLEMENS, J. A., MEITES, J.: Effects of estrogen on pituitary prolactin levels of female rats bearing median eminence implants of prolactin. Proc. Soc. exp. Biol. (N.Y.) 129, 817 (1968). — WERNING, C., SCHÖNBECK, M., ZIEGLER, W. H., BAUMANN, K., GYSLING, E., WEIDMANN, P., SIEGENTHALER, W.: Adrenalin- und Noradrenalinausscheidung während Angiotensin-II-Infusionen in die Arteria cariotis bei narkotisierten Hunden. Klin. Wschr. 47, 640 (1969). — WERNING, C., SIEGENTHALER, H.: Prostaglandine und Niere. Dtsch. med. Wschr. 95, 2345 (1970). — WERRBACH, J. H., GALE, C. C., GOODNER, C. J., CONWAY, M. J.: Effects of autonomic blocking agents on growth hormone, insulin, free fatty acids and glucose in baboons. Endocrinology 86, 77 (1970). — WESTERMANN, E.: Beeinflussung des Fett- und Kohlenhydratstoffwechsels durch Stimulierung und Blockierung sympathischer Rezeptoren. Verh. dtsch. Ges. inn. Med. 76, 1088 (1970). — WESTFALL, T. C., PEACH, M. J.: Action of angiotensin on myocardial and renal catecholamines in the rabbit. Biochem. Pharmacol. 14, 1915 (1965). — WHITE, A. A., AURBACH, G. D., CARLSON, S. J.: Identification of guanyl cyclase in mammalian tissues. Fed. Proc. 28, 473 (1969). — WHITE, W. F., COHEN, A. J., RIPPEL, R. H., STORY, J. C., SCHALLY, A. V.: Some hypothalamic polyamines that deplete pituitary follicle stimulating hormone. Endocrinology 82, 742 (1968). — WHITTAKER, V. P.: Synaptic transmission. Proc. nat. Acad. Sci. (Wash.) 60, 1081 (1968). — WHITTAKER, V. P., MICHAELSON, J. A., KIRKLAND, R. J. A.: The separation of synaptic vesicles from nerve-ending particles ("Synaptosomes"). Biochem. J. 90, 293 (1964). — WICKS, W. D.: Tyrosine-alpha-ketoglutarate transaminase: induction by epinephrine and adenosine 3',5'-cyclic phosphate. Science 160, 997 (1968). ~ Induction of hepatic enzymes by adenosine-3',5'-monophosphate. Fed. Proc. 28, 730 (1969). — WICKS, W. D., KENNEY, F. T., LEE, K. L.: Induction of hepatic enzyme synthesis in vivo by adenosine 3',5'-monophosphate. J. biol. Chem. 244, 3941 (1969a). ~ Induction of hepatic enzymes by adenosine 3',5'-monophosphate in organ cultures. J. biol. Chem. 244, 6008 (1969b). — WIDROW, S. H., LEVINSKY, N. G.: The effect of parathyroid extract on renal tubular calcium reabsorption in the dog. J. clin. Invest. 41, 2151 (1962). — WIELAND, O., SIESS, E.: 3',5'-cyclo-AMP als Effektor im Interconvertierungssystem der Herzmuskel-Pyruvat-Dehydrogenase. Hoppe-Seylers Z. physiol. Chem. 350, 1160 (1969). ~ Interconversion of phospho- and dephospho-forms of pig heart pyruvate dehydrogenase. Proc. nat. Acad. Sci. (Wash.) 65, 947 (1970). — WILBER, J. F., PEAKE, G., MARIZ, I., UTIGER, R., DAUGHADAY, W.: Theophylline and epinephrine effects upon the secretion of growth hormone (GH) and thyrotropin (TSH) in vitro. Clin. Res. 16, 277 (1968). — WILBER, J. F., PEAKE, G., UTIGER, R. D.: Thyrotropin release in vitro: Stimulation by cyclic 3',5'-adenosine monophosphate. Endocrinology 84, 758 (1969). — WILBER, J. F., UTIGER, R. D.: In vitro studies on mechanism of action of thyrotropin releasing factor. Proc. Soc. exp. Biol. (N.Y.) 127, 488 (1968). ~ The effect of glucocorticoids on thyrotropin secretion. J. clin. Invest. 48, 2096 (1969a). ~ Thyrotropin incorporation of ^{14}C-glucosamine by the isolated rat adenohypophysis. Endocrinology 84, 1316 (1969b). — WILCOX, R. B., ENGEL, L. L.: Kinetic studies on the role of 19-hydroxyandrost-4-ene-3,17-dione in estrogen biosynthesis. Steroids, Suppl. 1, 49 (1965). — WILKENFELD, B. E., LEVY, B.: The effects of theophylline, diazoxide, and imidazole on isoproterenol induced inhibition of the rabbit ileum. Fed. Proc. 28, 741 (1969). — WILKS, J. W., HANSEL, W., ARMSTRONG, D. T.: Effect of in vivo oxytocin administration on the in vitro metabolism and progesterone biosynthesis in the bovine sorpus luteum. Endocrinology 84, 1032 (1969). — WILLIAMS, G. A., BOWSER, E. N., HENDERSON, W. J.: Mode of hypocalcemic action of glucagon in the rat. Endocrinology 85, 537 (1969). — WILLIAMS, B. J., MAYER, S. E.: Hormonal effects on glycogen metabolism in the rat heart in situ. Molec. Pharmacol. 2, 454 (1966). — WILLIAMS, R. H., WALSH, S. A., HEPP, D. K., ENSINCK, J. W.: Method for measuring hormonal effects on conversion of adenosine triphosphate to adenosine 3',5'-monophosphate by isolated lipocytes. Metabolism 17, 653 (1968). — WILLIAMSON, J. R.: Effects of fatty acids, glucagon, and antiinsulin serum on the control of gluconeogenesis and ketogenesis in rat liver. Advanc. Enzyme Regul. 5, 229 (1967). — WILLIAMSON, J. R., HERCZEG, B., COLES, H., DANISH, R.: Studies on the ketogenic effect of glucagon in intact rat liver. Biochim. biophys. Res. Commun. 24, 437 (1966a). — WILLIAMSON, J. R., KREISBERG, R. A., FELTS, P. W.: Mechanism for the stimulation of gluconeogenesis by fatty acids in perfused rat liver. Proc. nat. Acad. Sci. (Wash.) 56, 247 (1966c). — WILLIAMSON, J. R., WRIGHT, P. H., MALAISSE, W. J., ASHMORE, J.: Control of gluconeogenesis by acetyl CoA in rats treated with glucagon and anti-insulin serum. Biochim. biophys. Res. Commun. **24**, 247 (1966b). — WILSON, B., RAGHUPATHY, E., TONOUE, T., TONG, W.: TSH-like actions of dibutyryl-cAMP on isolated bovine thyroid cells. Endocrinology **83**, 877 (1968). — WILSON, B. D., WRIGHT, R. L.: Mechanism of TSH action: effects of dibutyryl cyclic AMP on RNA synthesis in isolated thyroid cells. Biochim. biophys. Res. Commun. **41**, 217 (1970). — WINEGRAD, A. J., RENOLD, A. E.: Studies on rat adipose tissue in vitro. I. Effects of insulin on the metabolism of glucose, pyruvate and acetate. J. biol. Chem. **233**, 267 (1958a). ~ Studies on rat adipose tissue in vitro. II. Effects of insulin on the metabolism of specifically labeled glucose. J. biol. Chem. **233**, 273 (1958b). — WINEGRAD, A. J., SHAW, W. N., LUKENS, F. D. W., STADIE, W. C.: Effects of prolactin in vitro on fatty acid synthesis in rat adipose tissue. J. biol. Chem. **234**, 3111 (1959). — WINER, N., CHOKSHI, D. S., YOON, M. S.: Adrenergic receptor mediation of renin secretion. J. clin. Endocr. **29**, 1168 (1969). — WOLFE, S. M., MUENZER, J., GORDON, R. S., JR.: Adenyl cyclase activity in salivary glands. Fed. Proc. **28**, 832 (1969). — WOLFE, S. M., SHULMAN, N. R.: Adenyl cyclase activity in human platelets. Biochim. biophys. Res. Commun. **35**, 265 (1969). — WONG, K. K., SYMCHOWICZ, S., STAUB, M. S., TABACHNICK, I. I. A.: The in vitro effect of catecholamines, diazoxide and theophylline on insulin release. Life Sci. **6**, 2285 (1967). — WOOL, I. G.: Corticosteroids and accumulation of C-14-labeled amino acids and histamine by isolated rat diaphragm. Amer. J. Physiol. **199**, 715 (1960). ~ Effect of insulin on accumulation of radioactivity from aminoacids by isolated intact rat diaphragm. Nature (Lond.) **202**, 196 (1964). ~ Relation of effects of insulin on amino acid transport and on protein synthesis. Fed. Proc. **24**, 1060 (1965). — WOOL, I. G., CAVICCHI, P.: Insulin regulation of protein synthesis by muscle ribosomes: effect of the hormone on translation of messanger RNA for a regulatory protein. Proc. nat. Acad. Sci. (Wash.) **56**, 991 (1966). ~ Protein synthesis by skeletal muscle ribosomes. Effect of diabetes and insulin. Biochemistry **5**, 1231 (1967). — WOOLLEY, D. W., CAMPBELL, N. K.: Serotonin receptors. II. Calcium transport by crude and purified receptors. Biochim. biophys. Acta (Amst.) **40**, 543 (1960). — WURTMAN, R. J.: Catecholamines. New Engl. J. Med. **273**, 687 (1965). — WURTMAN, R. J., AXELROD, J.: Control of enzymatic synthesis of adrenaline in the adrenal medulla by adrenal cortical steroids. J. biol. Chem. **241**, 2301 (1966). ~ The uptake of ^{3}H-melatonin in endocrine and nervous tissues and the effects of constant light exposure. J. Pharmacol. **143**, 314 (1964). — WURTMAN, R. J., AXELROD, J., CHU, E. W.: Melatonin, a pineal substance: effect on the rat ovary. Science **141**, 277 (1963). — WURTMAN, R. J., AXELROD, J., PHILLIPS, L.: Melatonin synthesis in the pineal gland: control by light. Science **142**, 1071 (1963). — WYATT, G. R., TATA, J. R.: The hybridization capacity of ribonucleic acid produced during hormone action. Biochem. J. **109**, 253 (1968).

YAMADA, T., GREER, M. A.: Studies on the mechanism of hypothalamic control of thyrotropin secretion: effect of thyroxine injection into the hypothalamus or the pituitary on thyroid hormone release. Endocrinology **64**, 559 (1959). — YAMAMOTO, K.: A mechanism of feedback regulation of adenohypophysis functions by the thyroid and adrenal cortex. Proc. 41. Meet. Jap. End. Soc. 53 (1968). — YANAGI, I., OKUDA, H., FUJII, S.: Transport of calcium into adipose tissue in response to adrenocorticotropic hormone. J. Biochem. **66**, 99 (1969). — YANG, M. M. P.: Effect of a single dose of progesterone on blood glucose in rats. Endocrinology **86**, 924 (1970). — YATES, F. E., BRENNAN, R. D., URQUHART, J.: Adrenal glucocorticoid control system. Fed. Proc. **28**, 71 (1969). — YEN, T. T. T., STEINMETZ, J. S., LOWRY, L.: Effect of obese and diabetes mutations on lipolysis in mice. Fed. Proc. **28**, 912 (1969). — YEUNG, D., OLIVER, I. T.: Induction of phosphopyruvate carboxylase in neonatal rat liver by adenosine 3',5'-cyclic monophosphate. Biochemistry **7**, 3231 (1968a). ~ Factors affecting the premature induction of phosphopyruvate carboxylase in neonatal rat liver. Biochem. J. **108**, 325 (1968b). — YOSHINAGA, K., GRIEVES, S. A., SHORT, R. V.: Steroidogenic effects of luteinizing hormone and prolactin on the rat ovary in vivo. J. Endocr. **38**, 423 (1967). — YOSHINAGA, K., HAWKINS, R. A., STOCKER, J. F.: Estrogen secretion by the rat ovary in vivo during the estrous cycle and pregnancy. Endocrinology **85**, 103 (1969). — YOUNG, F. G.: Growth and diabetes in normal animals treated with pituitary (anterior lobe) diabetogenic axtracts. Biochem. J. **39**, 515 (1945). — YOUNG, J. D., CHISHOLM, P. J., LAZARUS, L. L.: Secretin and pancreozymin-cholecystokinin after glucose. Lancet **1968 II**, 914.

ZACHARIAS, L., WURTMAN, R. J.: Blindness: its relation to age of menarche. Science **144**, 1154 (1964). ~ Age at menarche. Genetic and environmental influences. New Engl. J. Med. **280**, 868 (1969). — ZAK, G. A., BRUN, C., SMITH, H. W.: The mechanism of formation of osmotically concentrad urine during the antidiuretic state. J. clin. Invest. **33**, 1064 (1954). — ZAZZERA, A. B., BASSI, M., COMOLLI, R., LUCCHELLI, P.: Action of testosterone propionate and 4-chlorotestosterone acetate on protein synthesis in vitro. Nature (Lond.) **182**, 663 (1958). — ZIEVE, P. D., GREENOUGH, W. B.: Adenyl cyclase in human platelets: activity and responsiveness. Biochim. biophys. Res. Commun. **35**, 462 (1969). — ZIMMERMAN, B. G.: Effects of acute sympathectomy on response to angiotensin and norepinephrine. Circulat. Res. **11**, 780 (1962). ~ Evaluation of peripheral and central components of action of angiotensin on the sympathetic nervous system. J. Pharmacol. exp. Ther. **158**, 1 (1967). — ZIMMERMAN,

B. G., WHITMORE, L.: Effect of angiotensin and phenoxybenzamine on release of norepinephrine in vessels during sympathetic nerve stimulation. Int. J. Neuropharmacol. **6**, 27 (1967). — ZIMMERMANN, E., CRITCHLOW, V.: Dissociation in feedback control of ACTH release. Fed. Proc. **24**, 191 (1965). — ZOR, U., BLOOM, G., LOWE, I. P., FIELD, J. B.: Effects of theophylline, prostaglandin E_1 and adrenergic blocking agents on TSH stimulation of thyroid intermediary metabolism. Endocrinology **84**, 1082 (1969a). — ZOR, U., KANEKO, T., LOWE, I. P., BLOOM, G., FIELD, J. B.: Effect of thyroid stimulating hormone and prostaglandins on thyroid adenyl cyclase activation and cyclic adenosine 3',5'-monophosphate. J. biol. Chem. **244**, 5189 (1969b). — ZOR, U., KANEKO, T., SCHNEIDER, H. P. G., McCANN, S. M., FIELD, J. B.: Further studies of stimulation of anterior pituitary cyclic adenosine 3',5'-monophosphate formation by hypothalamic extract and prostaglandins. J. biol. Chem. **245**, 2883 (1970). — ZOR, U., KANEKO, T., SCHNEIDER, H. P. G., McCANN, S. M., LOWE, I. P., BLOOM, G., BORLAND, B., FIELD, J. B.: Stimulation of anterior pituitary adenyl cyclase activity and adenosine 3',5'-cyclic phosphate by hypothalamic extract and prostaglandin E_1. Proc. nat. Acad. Sci. (Wash.) **63**, 918 (1969c). — ZOR, U., LOWE, I. P., BLOOM, G., FIELD, J. B.: The role of calcium in TSH and dibutyryl 3',5'-cyclic AMP stimulation of thyroid glucose oxidation and phospholipid synthesis. Biochim. biophys. Res. Commun. **33**, 649 (1969d). — ZUBAY, G., LEDERMAN, M.: DNA-directed peptide synthesis. VI. Regulating the expression of the lac operon in a cell-free system. Proc. nat. Acad. Sci. (Wash.) **62**, 550 (1969).

Die pathologische Morphologie der endokrinen Regulationsstörungen

Von

R. E. SIEBENMANN, Zürich, H. STEINER, Lausanne
und E. UEHLINGER, Zürich

Mit 82 Abbildungen

I. Einleitung

Die endokrinen Organe stellen ein großes Reglersystem dar. Vermittler sind in erster Linie die Hormone, die laufend im intermediären Stoffwechsel abgebaut und damit inaktiviert werden. Auf molekularbiologischer Ebene ist ihr Eingreifen auf den Ablauf von Enzymreaktionen anzunehmen. Die biologische Halbwertszeit der Hormone ist sehr kurz. Hormonbedingte Änderungen in der humoralen Zusammensetzung und der Permeabilität der Zellen des Organismus, also die *Stoffwechsellage*, beeinflussen aber ihrerseits wieder den Reglerkreis. Damit muß zur Gewährleistung seiner optimalen Funktion eine sehr flexible, den augenblicklichen Erfordernissen angepaßte Sekretionsleistung vorausgesetzt werden. Sekretionsort und Erfolgsorgan sind durch den Blutkreislauf miteinander verbunden. Der Erfolg ist von der Quantität des ausgeschütteten Hormons, dessen Beeinflussung durch das Milieu (Ionen etc.) und die Ansprechbarkeit des Erfolgsorgans (responsiveness) abhängig. Ein positiver oder negativer Rückkopplungsmechanismus (feed back) ist meist der wesentliche Regler der Sekretionsleistung. ALBRIGHT war der erste, der diese wesentliche Erkenntnis gehabt und damit der Endokrinologie die entscheidenden Impulse für eine funktionelle Betrachtungsweise eröffnet hat. Die Hormone und ihre Drüsen stehen zum Teil unter der Kontrolle übergeordneter Systeme mit endokrinen Eigenschaften. Klargestellt ist die Achse Hypothalamus — Hypophyse — endokrine Organe (Nebenniere, Schilddrüse, Gonaden) — Erfolgsorgan. Ausfall der übergeordneten Organe wie Ausfall der Erfolgsdrüse (target gland) hat Kompensations-Reaktionen aller übergeordneten Systeme zur natürlichen Folge. Über das Zentralnervensystem sind auch Verbindungen zur Psyche und zum vegetativen Nervensystem sichergestellt. Der Ausfall eines endokrinen Steuerorganes bedeutet nur selten den totalen funktionellen Zusammenbruch des Erfolgsorgans, bzw. der kontrollierten biochemischen Konstanten, weil eine gewisse Minimalleistung des peripheren Organs in der Regel besteht, die allerdings der koordinativen Kontrolle entrückt wird. Der Ausfall eines Gliedes in der Hormonsteuerungskette hat eine Reaktion der anderen Glieder zur Herstellung eines neuen Gleichgewichtes zur Folge (Pseudo-Escape im Sinne von L. MOSONYI). Solche Ausfälle sind auch durch altersbedingte Veränderungen der Empfindlichkeit einzelner Organe möglich. Nicht immer sind solche Adaptationen „sinnvoll“ in hergebrachter Betrachtungsweise. Sie sind es aber im Sinne des Organismus zur Erhaltung des Gleichgewichts. MOSONYI (1968) gibt hierzu ein interessantes Beispiel: Beim Conn-Syndrom hört die Ödembildung im Laufe der Krankheit auf, weil offenbar das Adiuretin durch die Hypervolämie gehemmt wird und die Ausscheidung von Wasser vermehrt wird (Pseudo-Escape). Auch die Natriurese wird durch die vom Conn-Syndrom selbst induzierte Wirkung auf den Organismus (Blutdruck, Wasserretention, Elektrolytbeeinflussung) wieder wenigstens vorübergehend gesteigert, was auf eine durch die Hypertonie bedingte Veränderung der Natrium-Rückresorption zurückgeführt wird.

Entsprechend dem komplizierten Zusammenspiel sind die Entgleisungsmöglichkeiten der hormonalen Reglerkreise vielfach:

abnorme Über- oder Unterproduktion des Hormons,
chemisch abnormes Hormon,
Hemmung der Hormonwirkung,
rapide oder verzögerte Inaktivierung des Hormons,
Nichtansprechen des Erfolgsorgans.

Fast alle Organsysteme sind diesen Störungen ausgesetzt, und es muß in jedem Einzelfall abgeklärt werden, an welchem Punkt das Reglersystem versagt hat.

Die *pathologische Anatomie* hat aus der Form Rückschlüsse auf Funktionsgrad und Sekretionsleistung zu ziehen und befindet sich damit in einer nicht einfachen Lage: Nur ein Teil der Störungen ist morphologisch-lichtoptisch erfaßbar. Die Elektronenmikroskopie hat eine gewisse Verbesserung der Aussagekraft der Morphologie gebracht; es bleibt aber die Schwierigkeit, geeignetes Beobachtungsgut zu sammeln. Überdies ist auch das ganze Hormonsystem noch keineswegs festgefügt: Welche Bedeutung haben die Prostaglandine? Welche Rolle spielen die Autoimmunkrankheiten? Wie sind die paraneoplastischen Syndrome einzugliedern? Welche Bedeutung haben Gastrin, Sekretin, die Kinine als hormonale Regulatoren?

Für die Darstellung der pathologischen Morphologie der endokrinen Regulationen muß man sich daher von vornherein eine gewisse *Beschränkung* auferlegen. Wir haben einmal die Darstellung auf das *menschliche* Erfahrungs- und Beobachtungsgut beschränkt und nur zur Schließung von Lücken auf tierexperimentelle und biochemische Ergebnisse zurückgegriffen. Diese beiden sehr ausgedehnten Forschungsgebiete werden in den Darstellungen von KÜHNAU und von BARGMANN näher umfaßt. Des weiteren haben wir uns weitgehend auf die Darstellung der pathologisch-anatomischen Veränderungen der endokrinen Organe selbst beschränkt. Das Ziel war in erster Linie, auf Grund dieser Befunde die *regulatorischen Beziehungen im endokrinen System des Menschen* aufzuzeigen. Es wird damit u.E. im Schrifttum eine Lücke geschlossen. Bewußt ist die in die spezielle Pathologie gehörige Abhandlung endokriner Krankheitsbilder mit den pathologisch-anatomischen Veränderungen des Gesamtorganismus weggelassen worden. Die hormonal bedingten Veränderungen von Organismus, Organen, Zellen und Stoffwechsel sind in diesem Handbuch an entsprechender Stelle abgehandelt. Viele Beobachtungen werden hier erstmalig mitgeteilt und bildmäßig dokumentiert. In den neueren Abschnitten haben wir mehr und mehr mit der wertvollen Morphometrie unsere Befunde zu untermauern versucht. Den wesentlichen Ausbau dieser Methode verdanken wir E. R. WEIBEL. Sie ist jetzt wohl als durchaus adäquates und manövrierbares Forschungsinstrument anerkannt.

Die Gliederung der Abschnitte folgt den allgemeinen Regeln, indem wir Hypothalamus und Hypophyse vorausnehmen und dann mit Nebenniere, Gonaden, Schilddrüse die überwiegend zentral gesteuerten Drüsen und schließlich mit den Langerhansschen Inseln und der Parathyreoidea die „nicht zentralen", sondern direkt metabolisch gesteuerten endokrinen Drüsen besprechen. Eingeschoben ist je ein Kapitel über Gravidität und Lactation sowie über mütterliche und fetale Interrelationen. In einem besonderen Kapitel über pluriglanduläre Syndrome

(Hyperplasien und Adenome, Autoimmunkrankheiten und Atrophien) wird auf diese eigenartige und mit der Genetik eng in Beziehung stehende Krankheitsgruppe hingewiesen. Am Schluß folgt noch eine Übersicht über paraneoplastische endokrine Syndrome. Auf die Besprechung der Epiphyse als neuroendokrines Organ haben wir verzichtet, da sichere humanpathologische Hinweise auf ihre Funktion noch fehlen. Weggelassen ist schließlich auch eine besondere Besprechung der immer zahlreicher bekannt werdenden „peripheren" Wirkstoffe, die wie das Gastrin, Sekretin und etwa das Serotonin in ihrer Wirkungsweise durchaus den „Hormonen" entsprechen. Einmal stellt sich die Frage, ob dies tatsächlich noch „Botenstoffe" sind und wo denn die Grenze des Hormonbegriffes zu ziehen sei. Ist ein innerhalb eines Gewebes oder gar intracellulär wirkender stofflicher Regulator noch ein Hormon? Auf die Besprechung der nicht mehr zu einer Drüse zusammengefaßten cellulären Bildungsstätten dieser Wirkstoffe ist auch deshalb verzichtet worden, weil die pathologische Morphologie u. E. heute noch nicht viel über etwaige krankhafte *regulatorische* Veränderungen auszusagen vermag. Für das bisher vorliegende Wissen muß hier auf die Arbeiten von FEYRTER (dieses Handbuch, Bd. VIII/2) und, was das Carcinoidsyndrom und das Serotonin betrifft, auf HEDINGER und RATZENHOFER verwiesen werden.

Die einzelnen Kapitel sind nicht mehr als momentane Standortbestimmungen zur Zeit des Abschlusses der Abschnitte. Täglich zwingen neue Resultate und Befunde die im Fluß befindliche Erkenntnis zu modifizieren. Wir sind uns dieser Schwierigkeit bewußt und glauben, daß gerade deshalb eine Momentaufnahme dieses Komplexes endokrinologischer Interrelationen nützlich ist. Die Darstellung wird auch durch das häufige Fehlen von Normen, besonders in bezug auf Wachstum und Alter erschwert. Weiter wurden wir oft an die Tatsache von häufig rücksichtslosem und anderssprachige Literatur mißachtendem Klassifizieren von Resultaten (z. B. Hypophysenmorphologie) erinnert; die Beurteilung wurde damit oft zu einem mühsamen Kompromiß degradiert.

Der dominierende Teil der als Beispiele und zur Illustration aufgeführten Fälle stammt aus dem Beobachtungsgut des Pathologischen Institutes der Universität Zürich und des Kantonspitals St. Gallen, doch haben wir auch von anderen Instituten und Institutionen wichtige Hilfeleistung empfangen, für die wir an dieser Stelle herzlich danken möchten.

II. Hypothalamus und Neurohypophyse

A. Einleitung. Anatomische Vorbemerkungen

Es darf heute als gesichert gelten, daß die großzelligen, hypophysenfernen Kerne des vorderen Hypothalamus (N. supraopticus und N. paraventricularis), der von ihnen ausgehende Tractus supraoptico- bzw. paraventriculo-hypophyseus und die Neurohypophyse auch beim Menschen eine Einheit bilden. Die von den Ganglienzellen dieser Kerne ausgehenden etwa 100000 marklosen Axone ziehen in dem erwähnten Tractus durch den Hypophysenstiel in den Hinterlappen, wo ihre Endigungen die Hauptmasse des Organs ausmachen[1].

Die Funktion dieses Systems ist die Bildung und Sekretion der früher sog. Hypophysen-Hinterlappenhormone, des *Antidiuretins* und des *Oxytocins* (Vasopressin ist mit dem Antidiuretin identisch)[2], und diese Funktion ist an die Intaktheit des *ganzen Systems* gebunden[3]. Während früher angenommen wurde, daß

[1] RASMUSSEN und GARDNER 1940, ROMEIS 1940.
[2] VAN DYKE, ADAMSONS und ENGEL 1955. [3] FISHER, INGRAM und RANSON 1938.

Hormonbildung und Sekretion im Hypophysenhinterlappen unter der nervösen Kontrolle der hypothalamischen Zellen erfolge[4], kann heute als gesichert gelten, daß die Hormone ein Produkt der in den vierziger Jahren entdeckten *Neurosekretion* darstellen[5].

Die neurosekretorischen Zellen sind nach BARGMANN und seiner Schule[5] Neuronen, die sich zu den Capillaren der Eminentia mediana und des Hypophysenhinterlappens und auch zu den Pituicyten der Neurohypophyse erstrecken. Es wird jetzt allgemein angenommen, daß die Nervenzellen die Peptide Vasopressin, Oxytocin und verschiedene „releasing" Faktoren produzieren. Diese Nerven haben teilweise direkte peptidergische Synapsen, die mit Hypophysenzellen in direktem Kontakt sind. Die Art und Weise, wie die Epithelzellen des Zwischenlappens durch diese Peptide (Vasopressin, Oxytocin) beeinflußt werden, ist allerdings noch ungeklärt.

Die Neurohypophyse dürfte vor allem Speicherorgan für die hypothalamischen Peptide sein. Möglicherweise haben Monoamin-Granula-haltige besondere Zellen der Eminentia mediana eine Peptid-Release-Funktion[6]. Der Transport des Hormons in die Hypophyse geht entweder in an Trägereiweiß gebundener Form oder — in weit geringerem Ausmaße — freier Form vor sich durch Migration in den Nerventractus.

Beim *Menschen* verlaufen die Axone der Ganglienzellen des N. supraopticus im Tractus supraoptico-hypophyseus in das Infundibulum und in die Neurohypophyse. Sie endigen zum Teil schon im Stiel, zur Hauptsache jedoch im Hinterlappen. Die vom N. paraventricularis ausgehenden Fasern verlaufen am N. supraopticus vorbei und schließen sich dem Tractus supraoptico-hypophyseus an, um in gleicher Weise im Infundibulum und im Hinterlappen zu enden. Möglicherweise endigt ein Teil der Fasern schon im Bereiche des N. supraopticus[7].

Von den zahlreichen in den letzten Jahrzehnten beschriebenen krankhaften Veränderungen im Bereiche von Hypothalamus und Hypophyse sind leider nur wenige geeignet, den Zusammenhang zwischen den hypothalamischen Kernen, dem Hypophysenstiel und der Neurohypophyse aufzuzeigen. Immerhin wiesen zahlreiche pathologisch-anatomische Beobachtungen (FINK konnte schon 1928 107 Autopsiebefunde zusammenstellen) schon frühzeitig darauf hin, daß ein *Diabetes insipidus* nicht nur bei Zerstörung der Neurohypophyse, sondern auch bei Zerstörung des Hypothalamus auftreten kann. Von dem umfangreichen Untersuchungsgut, welches ORTHNER (1955) in seinem Handbuchbeitrag gesichtet hat, sind nur wenige Einzelfälle für unsere Fragestellung verwertbar, ob auch beim Menschen krankhafte Veränderungen das Bestehen eines hypothalamisch-neurohypophysären Systems zu belegen vermögen. Einerseits fehlen genauere Untersuchungen des ganzen Systems, andererseits sind in der überwiegenden Mehrzahl der Fälle die Zerstörungen zu ausgedehnt.

Immerhin sind folgende pathologisch-anatomischen Beobachtungen zu erwähnen:

a) Isolierte Zerstörungen im Bereiche der Nuclei supraoptici und paraventriculares,

b) umschriebene Läsionen im Bereiche des Tractus supraoptico-hypophyseus,

c) isolierte Zerstörung der Neurohypophyse[8].

---

[4] ROMEIS 1940.

[5] SCHARRER und SCHARRER 1954, Lit., BARGMANN 1954, Lit., BARGMANN 1968, Lit.

[6] KOBAYASHI, OOTA, UMURA, HIRANO 1966. [7] S. auch Beitrag BARGMANN, S. 21.

[8] Wir halten uns im folgenden an die Einteilung von SPATZ, der zur Neurohypophyse den suprasellären Anteil, das Infundibulum und den intrasellären Anteil, den Hinterlappen (Pars proximalis bzw. Pars distalis) rechnet.

Wegen der sehr spärlichen pathologisch-anatomischen Befunde sollen die Sekretionsstörungen der hypothalamischen Releasing-Faktoren nur am Rande besprochen werden.

a) *Umschriebene Zerstörung der N. supraoptici und paraventriculares* sind beschrieben worden[9]. In drei Fällen wurde eine Atrophie des Hypophysenhinterlappens, in zwei von diesen auch die Atrophie des Tractus festgestellt. Zweimal wurde die Atrophie des Hinterlappens auch histologisch eingehend beschrieben. Auffällig war dabei eine scheinbare Vermehrung der Pituicyten, die oft fast epithelial aufgeschlossen gefunden wurden. In einem Fall werden Hypophysenvorder- und -hinterlappen kursorisch als „normal" beschrieben, einmal wird trotz etwa 12 Jahre dauerndem Diabetes insipidus und ausgedehnter Degeneration und Atrophie der Kerne ein makroskopisch und histologisch normaler Hinterlappen beschrieben. Genaue Maße fehlen.

Trotz dieser Widersprüche scheint es, daß eine genügend ausgedehnte Zerstörung der großzelligen hypothalamischen Kerne auch beim Menschen die Atrophie des Tractus supraoptico-hypophyseus und der Neurohypophyse zur Folge hat.

b) Eine *Unterbrechung des hypothalamisch-neurohypophysären Faserzuges* wurde in sechs Fällen genauer untersucht. Dabei fand sich einerseits eine *Atrophie des Hypophysenhinterlappens*. Dies wurde gesehen bei umschriebener Nekrose des Tuber cinereum durch Tumorzellembolien[10], bei umschriebener cystischer Gliose in der Regio supraoptica beidseits, welche bis in das Tuber cinereum hinabreicht[11], und nach traumatischer Durchtrennung des Hypophysenstiels[12]. Infundibulum und Hinterlappen waren bei einer zentralen Stiftgliose im Bereiche des Tuber cinereum atrophisch[12]. Schließlich fand sich die Atrophie auch bei umschriebener Zerstörung der Eminentia mediana durch mikroskopisch kleine Metastasen eines epithelialen Epiphysenteratoms[13]. In den meisten Fällen war die Verkleinerung des Hinterlappens histologisch mit einer Bindegewebsvermehrung und einem Zusammenrücken der Pituicyten verbunden.

In dem Fall von Rasmussen und Gardner (1940), bei dem Hypothalamus und Neurohypophyse $5^1/_2$ Monate nach chirurgischer Stieldurchtrennung genau untersucht wurden, ist zu berücksichtigen, daß offenbar immer noch einige Fasern durch die Stielnarbe in den Hinterlappen zogen. Der Hypophysenvorderlappen war auf ein Drittel der Norm geschrumpft.

Genauere quantitative Untersuchungen verdanken wir Hewer und Heller (1949). Während der Anteil des Hinterlappens am Hypophysengewicht bei gesunden Erwachsenen 24,5% ausmacht, fand sich bei einem Knaben mit einer Zerstörung des Bodens des 3. Ventrikels durch eine Reticuloendotheliose eine Reduktion dieses relativen Hinterlappengewichtes auf 5,3%.

Es darf also geschlossen werden, daß eine Durchtrennung des Traktes beim Menschen wie im Tierexperiment[14] zur Wallerschen Degeneration der darin verlaufenden Axone und zur Atrophie des Hypophysenhinterlappens und teilweise auch des Infundibulums führt.

Auf der anderen Seite werden *in den Kerngebieten* Veränderungen gefunden, welche sich am ehesten als *retrograde Degeneration* deuten lassen.

In dem bereits erwähnten Fall fanden Rasmussen und Gardner (1940) eine Reduktion der Ganglienzellzahl in beiden Nuclei supraoptici um 85%. Auch in anderen Fällen wurde bei Zerstörung des Tractus supraoptico-hypophyseus eine Atrophie des Nucleus supraopticus

[9] Kiyono 1925, Michejew und Pawljutschenko 1930, Biggart 1935, Stewart 1938, Gaupp 1941.
[10] Ebner, Kedzierski und Scheps 1928. [11] Baker und Craft 1940.
[12] Henzi 1952, Fall 1. [13] Rothballer und Dugger 1955.
[14] Fisher, Ingram und Ranson 1938.

festgestellt[15]. Die Befunde am Nucleus paraventricularis sind unterschiedlicher. Während die einen Untersucher bei tiefliegender Unterbrechung des Traktes keine sichere oder nur eine geringe Zellreduktion beobachteten[16], stellten andere auch in einem solchen Fall ebenfalls vollständigen Schwund des Nucleus paraventricularis fest[17]. Einmal fand sich eine fast völlige Atrophie dieses Kernes bei Zerstörung der Gegend des Nucleus supraopticus und des Tuber cinereum[18]. Diese Beobachtungen, so spärlich sie auch sind, weisen doch klar darauf hin, daß es — wie bei anderen Neuronen — bei Abtrennung der Axonfortsätze zur retrograden Degeneration der Kerngebiete kommen kann.

Das weniger eindeutige Verhalten des Nucleus paraventricularis ist möglicherweise damit zu erklären, daß seine Fasern teilweise schon in höheren Abschnitten endigen. Ferner muß auch daran gedacht werden, daß die geringere retrograde Degeneration mit der größeren Länge des von ihm ausgehenden Faserbündels zusammenhängt[19].

c) *Zerstörung der Neurohypophyse* allein hat, sofern sie ausgedehnt genug ist, ebenso wie die Unterbrechung des Tractus die retrograde Atrophie der Fasern und der Zellen der besonderen Kerngruppe zur Folge. Allerdings wird dann durch Hormonabgabe aus Fasern, die in der Eminentia mediana enden, ein dauernder Diabetes insipidus verhindert.

So wurde eine Atrophie beider großzelligen Kerngebiete bei Zerstörung von *Hypophysenstiel und Hinterlappen* durch Carcinommetastasen beobachtet[20]. Auch bei Zerstörung von Hypophysenhinterlappen und Stiel durch ein Hand-Schüller-Christiansches Granulom wurde eine Zellverarmung des Nucleus supraopticus gefunden, während die Atrophie des Nucleus paraventricularis weniger ausgeprägt gewesen sei[21].

Bei *alleiniger* Zerstörung des *Hinterlappens* schließlich durch ein intraselläres Craniopharyngeom fand sich schon makroskopisch eine Atrophie von Stiel und Tuber cinereum und histologisch eine Atrophie und teilweise eigenartige Myelinisierung des Tractus supraoptico-hypophyseus[22]. Während die Nuclei supraoptici hochgradig atrophisch waren, fand sich beidseits ein gut erhaltener Nucleus paraventricularis. Es konnte aus dieser Beobachtung geschlossen werden, daß die vom Nucleus paraventricularis ausgehenden Fasern schon in der suprasellären Neurohypophyse endigen.

Die Atrophien der großzelligen Kerne weichen nicht von den nach Läsionen des Tractus supraoptico- bzw. paraventriculo-hypophyseus beschriebenen ab. Gelegentlich wird eine Gliose im betreffenden Kerngebiet erwähnt.

Bei wegen metastasierendem Mammacarcinom hypophysektomierten und zu verschiedenen Zeiten nach dem Eingriff verstorbenen Frauen ergab sich die Möglichkeit, die zeitlichen Verhältnisse zu klären[23]. Während sich nach 32 Std noch gar keine und 10 Tage später erst vereinzelte Zelldegenerationen sowohl im Nucleus supraopticus als auch paraventricularis fanden, waren beide Kerne bei Patientinnen, die 100 und 240 Tage nach der Operation starben, atrophisch. Die Auszählung ergab dabei außer der Atrophie des Supraopticus einen Zellschwund in den rostralen Abschnitten des Nucleus paraventricularis.

Zusammenfassend kann auf Grund dieser verschieden lokalisierten Läsionen an der Existenz eines hypothalamisch-neurohypophysären Systems *auch beim Menschen* nicht mehr gezweifelt werden. Es besteht vor allem aus dem Nucleus supraopticus, dem von ihm ausgehenden Trakt, der Neurohypophyse und sehr

---

[15] Henzi 1952, Rothballer und Dugger 1955.
[16] Rasmussen und Gardner 1940, Henzi 1952. [17] Rothballer und Dugger 1955.
[18] Baker und Craft 1940. [19] Orthner 1955.
[20] Michejew und Pawljutschenko 1930, Grassmann 1931, Cain 1953.
[21] Cavanagh und Russel 1954. [22] Orthner und Schiebler 1951.
[23] Sloper und Adams 1956.

wahrscheinlich auch aus dem großzelligen, rostralen Teil des Nucleus paraventricularis, dessen Fasern sich ebenfalls dem Tractus supraoptico-hypophyseus anschließen, wahrscheinlich aber weiter proximal, sei es im Kerngebiet des Supraopticus, sei es im proximalen Infundibulum schon zu endigen beginnen.

Zudem kann aber auch beim Menschen im Verlauf dieser Neurone *Neurosekret* färberisch dargestellt werden[24]. Das gleiche Material, das sich mit den verschiedenen Methoden als Neurosekret darstellen läßt, gibt histochemisch eine auffallend stark positive Reaktion für *Cystin*. ADAMS (1955), der dies mit einer Perameisensäure-Alcianblau-Methode nachgewiesen hat, sieht zumindestens die Möglichkeit, daß damit die sehr cystinreichen Hinterlappenhormone selbst dargestellt seien.

Die *Bargmannsche* These von der hypothalamischen Bildung und dem anschließenden *Transport* der Wirkstoffe in die Neurohypophyse wird durch einige pathologisch-anatomische Beobachtungen bereits gestützt.

So fand sich einmal bei einer einseitigen Kompression des Tractus supraoptico-hypophyseus durch ein supraselläres Meningiom eine starke Anreicherung von Neurosekret in den Axonen des Traktes unmittelbar oberhalb der Verdrängung, die als Stauung eines Sekretstromes gedeutet werden konnte[25]. Das gleiche fanden SLOPER und ADAMS (1956) 32 Std und 10 Tage nach Durchtrennung des Hypophysenstiels bei wegen Mammacarcinoms hypophysektomierten Frauen. Bei Patientinnen, die 100 und 340 Tage nach dem Eingriff verstorben waren, war eine solche „Stase“ von Neurosekret nicht mehr nachweisbar, hingegen fand sich abnorm viel Neurosekret in den noch erhaltenen Ganglienzellen der großzelligen Kerngebiete.

Während diese Autoren nur an die Möglichkeit eines Sekretübertrittes in die Blutbahn auch im Kerngebiet denken, will CAIN (1955) bei färberischer Darstellung des Neurosekretes einen solchen Übertritt in den hypothalamischen Kernen bei Zerstörung der Neurohypophyse durch Carcinommetastasen gesehen haben.

Die wenigen erwähnten Beobachtungen bilden doch eine erstaunliche Parallele zu den tierexperimentellen Beobachtungen der Bargmannschen Schule, wenn auch beim Menschen der direkte Nachweis der hypothalamischen Bildung der Hinterlappenwirkstoffe noch fehlt. Eine wichtige Beobachtung verdanken wir immerhin HEWER und HELLER (1949). Bei einer umschriebenen Zerstörung des Tractus auf der Höhe des Tuber cinereum sahen sie nicht nur die Atrophie der Neurohypophyse (s.o.). Sie fanden auch, daß sowohl die antidiuretische als auch die oxytocische Aktivität des Hinterlappengewebes auf weniger als 1% der Normalwerte gesunken war.

B. Die Regulationsstörungen des hypothalamisch-neurohypophysären Systems

1. Ausfallserscheinungen

a) Antidiuretinausfall

α) *Ursache.* Eine genügend ausgedehnte Zerstörung des beschriebenen Systems führt beim Menschen zum Krankheitsbild des „echten“, d.h. auf einem Mangel an Antidiuretin beruhenden und durch Pitressin beeinflußbaren *Diabetes insipidus*.

Die Störung wurde schon 1795 von JOHANN PETER FRANK beschrieben und von der Zuckerharnruhr abgegrenzt. E. FRANK bezog aber erst 1910 als erster die Störung auf eine Läsion der Hypophyse.

[24] PALAY 1953, HILD 1952. [25] MÜLLER 1955.

Sein Ruhm scheint uns nicht ganz gerechtfertigt, denn er stützt seine Annahme mit der rein klinischen Beobachtung einer Schußverletzung des Gehirns, bei der ein Geschoß etwas oberhalb und dorsal der Sella turcica steckengeblieben war. Zudem nahm er als Ursache der Störung eine Überfunktion des „Zwischenlappens" an.

Trotzdem waren schon vorher bei Patienten mit Diabetes insipidus Zerstörungen des Hypothalamus bei intakter Hypophyse beschrieben worden[26]. Andererseits häuften sich bald seit der ersten Mitteilung von GOLDZIEHER 1913 pathologisch-anatomische Beobachtungen über reine Läsionen der Neurohypophyse. Noch längere Zeit war man sich nicht im klaren, ob nun der Ausfall des Hypothalamus oder der Neurohypophyse die Grundlage eines Diabetes insipidus sei.

Heute kennen wir zwei Formen dieses echten Diabetes insipidus: die symptomatische Form als Folge einer Zerstörung im Bereiche des hypothalamisch-neurohypophysären Systems und die „idiopathische", hereditäre Form.

Für die zahlreichen autoptischen Beobachtungen der ersten Gruppe sei auf die älteren Arbeiten von FINK (1928) und STAEMMLER (1930), für eine gesamte Übersicht über die bis heute vorliegenden Beobachtungen auf den Handbuchbeitrag von ORTHNER (1955) und auf BARGMANNs Ausführungen verwiesen.

Es kann aus der Gesamtheit der Beobachtungen geschlossen werden, daß die reguläre Funktion des Systems an die Intaktheit *aller* seiner Bestandteile gebunden ist. *Jede genügend ausgedehnte Zerstörung führt gesetzmäßig zum Diabetes insipidus.*

Daraus und aus unseren vorhergehenden Feststellungen gehen *folgende Möglichkeiten* morphologischer Ursachen eines Diabetes insipidus hervor: 1. Zerstörung des ganzen Systems. 2. Hypothalamische Prozesse, welche zur Zerstörung beider großzelligen Kerne oder nur des Nucleus supraopticus führen. 3. Unterbrechung des Tractus supraoptico-hypophyseus und 4. Zerstörung der gesamten Neurohypophyse.

Über das Auftreten eines Diabetes insipidus bei isolierter Zerstörung des *Nucleus paraventricularis* oder des von ihm ausgehenden Faserzuges ist in der Humanpathologie nichts bekannt.

Wie ausgedehnt der Ausfall des Systems sein muß, damit ein Antidiuretinmangel manifest wird, ist für den Menschen nicht gesichert. Die immer wieder zur Beantwortung dieser Frage herbeigezogene Beobachtung von RASMUSSEN und GARDNER, bei der noch 15% der Zellen des Nucleus supraopticus erhalten waren und kein Diabetes insipidus aufgetreten war, hinkt, da der Hypophysenvorderlappen partiell zerstört war. Die Möglichkeit einer Maskierung des Diabetes insipidus durch eine Hypophysenvorderlappen-Insuffizienz kann deshalb nicht sicher ausgeschlossen werden (s.u.). Beobachtungen weisen darauf hin, daß nur eine fast totale Zerstörung der Zentren den Diabetes insipidus auslöst.

Was die Zerstörung der Neurohypophyse betrifft, so scheint ein Antidiuretinmangel nur dann aufzutreten, wenn auch der supraselläre Anteil wegfällt[27]. So kann auch bei tiefer Stieldurchtrennung ein Diabetes insipidus fehlen. Bei kritischer Untersuchung erweisen sich alle bisherigen Beobachtungen *von Zerstörung des hypothalamisch-hypophysären Systems ohne Diabetes insipidus nicht als stichhaltig*[28].

Gegenüber der bisher besprochenen Form des Diabetes insipidus, die auch als sekundär bezeichnet wird, ist die pathologisch-anatomische Grundlage des *primären Diabetes insipidus* bisher nur ganz vereinzelt untersucht worden[29]. Es fand sich dabei histologisch eine mehr oder weniger ausgeprägte Reduktion

[26] GÖTZL und ERDHEIM 1904. [27] CAIN 1953. [28] ORTHNER 1955.
[29] GAUPP 1941, HANHART 1940, BLOTNER 1958 (Lit.).

der Ganglienzellen im Nucleus supraopticus und weniger auch im Nucleus paraventricularis mit Atrophie und Degeneration des Tractus supraoptico-hypophyseus und Atrophie des Hypophysenhinterlappens.

Es wird in diesen Fällen eine Systemdegeneration des hypothalamisch-neurohypophysären Systems angenommen[30]. In einem Teil dieser Fälle muß wegen des familiären Vorkommens eine *genetische Störung* angenommen werden, wobei im Gegensatz zum vererbten nephrogenen Diabetes insipidus (s. S. 256) männliche und weibliche Individuen betroffen werden. In einem anderen Teil ist die Ursache noch ungeklärt.

In der Mutation eines Rattenstammes mit Bildung eines schweren hereditären Diabetes insipidus besteht eine erhebliche Hyperplasie der Zellkerne der zuständigen Hypothalamusregionen[31]. Damit ist für diese Form des Diabetes insipidus eine retrograde Degeneration wahrscheinlich auszuschließen. Im selben Tierstamm wurde auch beobachtet, daß Oxytocin und Vasopressin in getrennten Zellgruppen der Hypothalamuskerne gebildet werden[32].

β) Folgen des Antidiuretin-Ausfalles. Der Mangel an Antidiuretin führt zum Ausfall der *fakultativen Wasserrückresorption* im distalen Nierentubulus (s. Beitrag KÜHNAU). Das Ausmaß der dadurch entstehenden *Polyurie* ist nicht nur vom Antidiuretinmangel, sondern besonders auch von der Menge der zugeführten Elektrolyte abhängig. Der excessive Wasserverlust führt sekundär zur *Polydipsie*, die Zwangscharakter annehmen kann. Je nachdem, ob der Wasserhaushalt ausgeglichen ist oder nicht, kommt es zu Erscheinungen der Exsiccose. Häufig weisen die Patienten einen Wassermangel mit trockener Haut und trockenen Schleimhäuten auf.

Die *Nieren* zeigen keine krankhaften Veränderungen. Häufig werden dilatierte und hypertrophische *Balkenblasen*, gelegentlich Hydroureter und Hydronephrose beobachtet. An den übrigen Organen sind keine krankhaften Veränderungen nachweisbar.

γ) Endokrine Korrelationen. Eindeutige Beziehungen bestehen zwischen dem Antidiuretinausfall und dem *Hypophysenvorderlappen*, indem ein gleichzeitig bestehender *Hypopituitarismus* die Manifestation des Antidiuretinmangels verhindern kann: es kommt zur *Maskierung* des Diabetes insipidus. Nach klinischen und experimentellen Untersuchungen gilt es heute als gesichert, daß dies nicht auf dem Ausfall eines früher angenommenen, spezifischen diuretisch wirkenden Vorderlappenhormones, sondern auf dem Ausfall des unter anderem diuresefördernden Wuchshormones, des Thyroxins und der NNR-Glucocorticoide beruht.

Auf Grund pathologisch-anatomischer Beobachtungen hat VON HANN (1918) als erster gezeigt, daß bei gleichzeitiger Zerstörung von Hypophysenhinter- und -vorderlappen kein Diabetes insipidus auftritt.

Mehrmals wurde seit der ersten Mitteilung von SIMMONDS (1916) beobachtet, daß ein Diabetes insipidus zunächst auftrat und dann wieder vor dem Tode verschwand[33]. Dabei fand sich eine Zerstörung von Hinter- und Vorderlappen durch Carcinommetastasen, wobei angenommen werden mußte, daß das Tumorgewebe zunächst die Neurohypophyse zerstört und dann sekundär auf den Vorderlappen übergegriffen hatte.

Bei primärer gleichzeitiger Zerstörung von Adeno- und Neurohypophyse tritt deshalb *in der Regel* kein Diabetes insipidus auf, obschon, wie dies in dem besonders sorgfältig untersuchten Fall von ORTHNER und SCHIEBLER (1951) der Fall war, die anatomischen Grundlagen dafür vorliegen, indem der Nucleus supraopticus und der Tractus supraoptico-hypophyseus atrophisch sind. Bei den intrasellären Geschwülsten hängt das Auftreten eines Diabetes insipidus davon ab,

---

[30] BLOTNER 1958. [31] SOKOL, VALTIN 1967. [32] SOKOL, VALTIN 1965.
[33] MARESCH 1930, DECKER, MEREDITH und THORNTON 1955.

ob und wieviel funktionstüchtiges Vorderlappenparenchym noch erhalten ist. Daß ein kleiner Vorderlappenrest für die Manifestation der Polyurie genügt, zeigt die Beobachtung von BAKER und CRAFT (1940), bei der eine umschriebene cystische Gliose im Bereiche der Nuclei supraoptici und der Eminentia media beidseits nicht nur zur Hinterlappenatrophie und zu dauerndem Diabetes insipidus, sondern auch zu einer fibrösen Atrophie des Vorderlappens geführt hatte. Nur noch $^1/_6$ der Adenohypophyse war schätzungsweise nachweisbar, es bestand ein eindeutiger Hypopituitarismus; trotzdem blieb der Diabetes insipidus bis zuletzt bestehen.

Während bei endokrin inaktiven chromophoben Adenomen des Vorderlappens ein Diabetes insipidus wegen des gleichzeitig einsetzenden Hypopituitarismus selten ist (BAKAY fand 1950 unter 232 Fällen von chromophobem Adenom 20mal Polyurie und Polydipsie), tritt er bei *Akromegalen* etwas häufiger in Erscheinung. So sah DAVIDOFF (1926) bei 25 von 100 Akromegalen Polydipsie. Einen ähnlichen Anteil beobachtete BAKAY (1950) bei 55 Patienten mit eosinophilen und gemischtzelligen Adenomen: 12 wiesen eine Polydipsie auf. Nach ORTHNER (1955) dürfte dies damit zusammenhängen, daß trotz Zerstörung des Vorderlappenparenchyms die vermehrte Somatotropinausschüttung durch diese Adenome die Manifestation des Diabetes insipidus ermöglicht.

Daß der Vorderlappenausfall schließlich über eine *Schilddrüseninsuffizienz* der Entwicklung eines Diabetes insipidus entgegenwirkt, ergibt sich aus den allerdings wechselnden Erfolgen der *Thyreoidektomie* bei der Behandlung des Diabetes insipidus. Ausgehend von den tierexperimentellen Beobachtungen von FISHER, INGRAM und RANSON (1938) führten BLOTNER und CUTLER (1941) bei 3 Patienten mit Diabetes insipidus die totale Thyreoidektomie aus. In 2 Fällen von postencephalitischem Diabetes insipidus verschwanden Polyurie und Polydipsie mit dem Einsetzen des Hypothyreoidismus, um nach Substitutionstherapie wieder aufzutreten.

Beim dritten Patienten kam es nicht zum Hypothyreoidismus, und die Besserung des hier allerdings idiopathischen Diabetes insipidus blieb aus. Umgekehrt hat COLLINS (1942) bei einem Panhypopituitarismus mit vorwiegendem Schilddrüsenausfall und einem cystischen Tumor des Zwischenhirnbodens zwar eine Atrophie des Hypophysenhinterlappens, aber *keine* Störung des Wasserstoffwechsels beobachtet. Unter Thyroxinbehandlung trat jedoch eine Polyurie auf.

Da die Glucocorticoide der *Nebennierenrinde* diuresefördernd wirken, besteht auch die Möglichkeit, daß eine Verminderung der NNR-Funktion die Ausbildung des Diabetes insipidus verhindern könnte. Entsprechende humanpathologische Beobachtungen (etwa über die Wirkung eines Morbus Addison auf einen echten Diabetes insipidus) liegen nicht vor. Für die recht weitgehenden Kenntnisse, die die Physiologie über die Korrelationen zwischen hypothalamisch-neurohypophysärem System und Nebennierenrinde erarbeitet hat[34], sei auf den Beitrag von KÜHNAU verwiesen.

b) Oxytocinausfall

Für einen isolierten Ausfall von Oxytocin liegen beim Menschen weder klinische noch autoptische Beobachtungen vor. Beim „echten" Diabetes insipidus, sowohl bei symptomatischen Formen, bei denen es trotz des Grundleidens zu Gravidität gekommen war, als auch bei der idiopathischen Form, wurde gelegentlich über Störungen des Geburtsverlaufes berichtet. Abnorm lange Geburtsdauer infolge Wehenschwäche wurde dabei auf einen Oxytocinmangel zurückgeführt. Dieser wurde aber nie eindeutig nachgewiesen[35].

---

[34] GAUNT 1951. [35] GAUPP 1941, MARAÑÓN 1947.

Daß der Antidiuretin- und der Oxytocinbildung verschiedene anatomische Strukturen dienen, konnte beim Menschen bisher nicht nachgewiesen werden. Nur beim Versuchstier (Katze, Ratte) ist durch Zerstörung oder aber Reizung der beiden Kernareale wahrscheinlich gemacht worden, daß im Nucleus supraopticus ausschließlich Vasopressin, im Nucleus paraventricularis Vasopressin und Oxytocin gebildet werden[36] (s. auch BARGMANN, S. 24).

2. Überfunktionszustände

SCHWARTZ und BARTTER haben seit ihren ersten Beobachtungen über paraneoplastische Antidiuretinüberproduktion[37, 38] in Fällen von Lungencarcinom (insbesondere kleinzelligen Bronchustumoren) das *Syndrom gesteigerter Adiuretinproduktion* in einer imponierenden Reihe von Krankheiten gesehen. Die Hauptgruppe neben dieser ektopisch-paraneoplastischen Form bildet eine Reihe intrakranieller Krankheiten und posttraumatischer Formen. Meningitiden, Encephalitiden, Hirnabscesse und -tumoren, Subarachnoidalblutungen sind die Hauptkrankheiten dieser Gruppe. Von wesentlichem Interesse sind auch die Beobachtungen von inadäquater Adiuretinproduktion bei akut intermittierender Porphyrie[39, 40], bei denen im Fall der Gruppe von PERLROTH und TSCHUDI autoptisch ein starker Neuronenverlust im Nucleus supraopticus und paraventricularis bestand (retrograde, sekundäre Kerndegeneration ?). Bei dieser Krankheit findet sich ebenfalls eine Störung der Somatotropin- und ACTH-Sekretion. Diese Hormone sind mittels ihrer Releasing-Faktoren auch mit den hypothalamischen Kernen verbunden.

Daneben ist das Syndrom bei Lungenkrankheiten (Pneumonie, Tuberkulose, Kavernenbildung durch Pilze) bekannt geworden, und es existieren auch idiopathische Fälle von Schwartz-Bartter-Syndrom[41]. Die Hauptbefunde sind Hyponatriämie mit Hypoosmolarität, Natriumverlust, vermehrte Wasserretention, normale Funktion von Niere und Nebenniere und oft abnorm tiefe Harnstoffwerte. Die Begründung dieses Na-Verlustsyndroms wird andernorts gegeben (s. Abschnitt KÜHNAU).

Daß es sich beim paraneoplastischen Schwartz-Bartter-Syndrom um eine höchstwahrscheinlich ektopische Hormonproduktion und nicht ein „Fangen" von Adiuretin durch den Tumor handelt, macht die Beobachtung des Syndroms bei gleichzeitig zerstörtem Hypophysenhinterhauptslappen durch Metastasen wahrscheinlich[42]. Die Resektion eines Bronchuscarcinoms kann ein völliges Verschwinden des Schwartz-Bartter-Syndroms zur Folge haben[43].

3. Sekundäre Störungen

a) Sekundäre Überfunktion

Eine Steigerung des adäquaten Sekretionsreizes für das antidiuretisch wirksame System wird zunächst in einer Steigerung der Osmolarität des Blutes gesehen. Daneben wird die Sekretion des Hormons angeregt durch „psychische" Komponenten wie Schmerz, Zorn, Furcht und durch körperliche Aktivität, so wie bei Verschiebung der Flüssigkeit von zentralen zu peripheren Kompartimenten, oder bei Abnahme der Extracellulärflüssigkeit. Pharmaka (Morphium,

---

[36] ORTHNER 1955. [37] SCHWARTZ, BENNETT, CURELOP, BARTTER 1957.
[38] SCHWARTZ, TASSEL, BARTTER 1960.
[39] PERLROTH, TSCHUDY, MARVER, BERARD, ZEIGEL, RECHCIGL, COLLINS 1966.
[40] LUDWIG, GOLDBERG 1963. [42] BOWER, MASON, FORSHAM 1964.
[41] WALDVOGEL, DE SOUSA, MACH 1967. [43] TISHER 1966.

Barbiturate, Äther, Nicotin, Acetylcholin, Noradrenalin, Histamin) beeinflussen die Sekretion teils im selben Sinn, teils hemmen sie die Sekretion (Alkohol, Diphenylhydantoin).

Primäre Polydipsie kann ebenfalls das Bild der gestörten Adiuretinsekretion durchaus imitieren.

Die *Mineralocorticosteroide* der Nebennierenrinde sollen über eine Salzretention eine vermehrte Antidiuretinsekretion bedingen. Sie sollen bei Eklampsie vermehrt gebildet und deshalb über eine vermehrte Adiuretinproduktion die Wasserretention bei dieser Krankheit bedingen. Patienten mit paraneoplastischem Schwartz-Bartter-Syndrom zeigten eine wesentliche Steigerung des Na-Spiegels nach Corticosteroiden.

Bei *Diabetes mellitus* wurden in den Nuclei paraventriculares Zellveränderungen beobachtet, die für eine Mehrfunktion mit anschließender Erschöpfung sprechen. Sie sind wahrscheinlich so zu deuten, daß die Polyurie des Diabetikers zu Wasserverlusten und damit zu einer Reizung des hypothalamisch-neurohypophysären Systems führt[44]. Mit dieser Deutung stimmen auch tierexperimentelle Untersuchungen von KRATSCH (1951) überein, der an den besonderen Kerngruppen bei Alloxandiabetes analoge Veränderungen wie im Durstversuch nachweisen konnte.

b) Sekundäre Unterfunktion

Diesbezügliche Beobachtungen bei anderen primären endokrinen Störungen sind nicht bekannt.

Sekundäre Über- oder Unterfunktionszustände wären, abgesehen von hormonalen Untersuchungen, möglicherweise durch die genaue anatomische Untersuchung des ganzen hypothalamisch-neurohypophysären Systems faßbar. Insbesondere sollten dabei außer dem Neurosekretgehalt des Systems die Ganglienzellen der besonderen Kerngruppen, etwa auf die Kerngröße geprüft werden. Derartige Untersuchungen liegen beim Menschen jedoch noch nicht vor.

c) Verminderter Abbau des Antidiuretins

Der normale Abbau des Antidiuretins durch die *Leber*[45] kann bei Lebercirrhosen, Eklampsie u.a. gestört sein. Die dabei auftretende Wasserretention wird deshalb zum Teil auf vermehrt im Blut zirkulierendes Antidiuretin zurückgeführt. Daß bei Lebercirrhose gleichzeitig auch eine vermehrte Bildung von Antidiuretin stattfinden soll, wie auf Grund einer Vermehrung von Neurosekret im Hypophysenhinterlappen bei Lebercirrhose vermutet wird[46], läßt sich damit nicht ohne weiteres vereinbaren.

Die Vermehrung von zirkulierendem Antidiuretin bei *Addisonkranken* beruht vielleicht z.T. auf einem ungenügenden Abbau durch die Leber. Die Nebennierenrindenhormone sind für diesen Abbau notwendig[45] (s. auch KÜHNAU). Genaue morphologische Untersuchungen am Hypothalamus und an der Neurohypophyse fehlen bei diesen Störungen. Auch der erhöhte Adiuretingehalt bei Hypopituitarismus wird durch den verminderten Nebennierenrindenhormonspiegel erklärt[47].

4. Endorgan-Störungen

Der *nephrogene hereditäre Diabetes insipidus* darf insofern als echte „Endokrinopathie" betrachtet werden, als er sehr wahrscheinlich auf einer mangelhaften oder fehlenden Ansprechbarkeit des Nierentubulus auf das Antidiuretin, also einer Endorganresistenz beruht. Kennzeichnend ist, abgesehen von dem

---

[44] GAGEL 1953. [45] GAUNT 1951. [46] CORONINI 1952.
[47] BARTTER und SCHWARTZ 1967.

familiären Auftreten bei geschlechtsgebundenem recessivem Erbgang mit Manifestation des Leidens bei den Knaben, die Tatsache, daß die Polyurie und Polydipsie durch Vasopressin nicht zu beeinflussen ist[48]. Eine beschleunigte Inaktivierung des Antidiuretins ist nicht feststellbar[49]. Sowohl im Serum wie im Urin dieser Patienten ist Antidiuretin nachweisbar[50], und da es bei Dehydratation ansteigt, wird auf ein intaktes supraoptico-neurohypophysäres System geschlossen. Die übrigen Nierentubulusfunktionen sind entweder gar nicht oder nicht nennenswert gestört, jedenfalls ist die *Harnsäuerung* und die Ausscheidung harnpflichtiger Substanzen nicht gestört.

Anatomische Untersuchungen sind bei dieser Form des Diabetes insipidus bisher außerordentlich spärlich. Einmal wird lediglich eine beidseitige Hydronephrose[48], einmal eine vacuoläre Tubulusdegeneration[51] und in 2 Fällen mit der Mikrodissektion eine abnorme Verkürzung der Tubuli contorti I gefunden[52]. Nur in einem Fall fand eine genauere Untersuchung von Hypophyse und Gehirn statt[51]. Sie ergab eine Vergrößerung des Hypophysenhinterlappens und auffällig große Pituicyten. Im komprimierten Vorderlappen fanden sich nur wenige Basophile, während die Zahl der Acidophilen und Chromophoben gleich war. In Mittelhirn, Putamen und Inselregion bestanden Ödem, Demyelinisierungsherde und Gliawucherungen. Angaben über die hypothalamischen Kerne fehlen.

III. Adenohypophyse

A. Einleitung.

Zur Zellnomenklatur des Hypophysenvorderlappens (HVL)

Die in Hypophysenvorderlappen, Pars tuberalis und Pars intermedia gegliederte Adenohypophyse nimmt unter allen Drüsen mit innerer Sekretion aus zwei Gründen eine Sonderstellung ein. Einmal sezerniert sie nicht nur Inkrete, welche *direkt* an einem Substrat des Organismus wirken, sondern auch solche, welche nach dem heutigen Stand der Kenntnisse ausschließlich über die Sekretionsanregung in anderen endokrinen Drüsen, an den sog. *Erfolgsdrüsen*, als *Glandotropine* wirken. Zweitens steht ihre inkretorische Tätigkeit in einem hohen Maß unter dem regulierenden Einfluß der vegetativen Zwischenhirnzentren, wie dies für keine andere inkretorische Drüse gesichert ist. Für die anatomischen Grundlagen, welche diese zweite Besonderheit ermöglichen, und für die Physiologie und funktionelle Morphologie des Vorderlappengewebes selbst sei auf die beiden vorhergehenden Abschnitte dieses Bandes verwiesen (s. S. 11 und 183).

Wir besprechen die pathologische Morphologie der Adenohypophyse, was die *glandotropen Funktionen* betrifft, im Zusammenhang mit den einzelnen Erfolgsdrüsen und beschränken uns in diesem Abschnitt auf die Sekretionsstörungen der direkt wirkenden „Eigenhormone". Es soll dabei versucht werden zu zeigen, welche humanpathologischen Beobachtungen für eine Sekretion derartiger Hormone sprechen und was die pathologische Anatomie zur Frage der Regulation ihrer Sekretion beizutragen vermag.

Die Typisierung und Nomenklatur der Hypophysenzellen ist ein noch ungelöstes Problem. DAHLER[53] hat die Situation als „heilloses, kaum entwirrbares Durcheinander" charakterisiert. Dieses Durcheinander resultiert aus oft untauglichen Vergleichen von verschiedenen Färbungen und aus Analogieschlüssen, welche von der experimentellen und Tierpathologie übertragen sind. Unter diesen Umständen erscheint uns die auch von BARGMANN[54] übernommene Einteilung von ROMEIS[55] auf Grund der Kresazan-Färbung am solidesten. Ebenfalls ver-

[48] WARING, KADJI und TAPPAN 1945. [49] WILLIAMS und HENRY 1947.
[50] LUDER und BURNET 1954. [51] CANNON 1955.
[52] MACDONALD 1955, DARMADY und STRANACK 1954. [53] DAHLER 1966.
[54] BARGMANN 1964. [55] ROMEIS 1940.

wendbar und mit der Romeis-Klassifizierung vergleichbar sind die auf der PAS-Orange G-Färbung beruhenden Klassifikationen von PEARSE[56] und von GOLDEN[57]. Die Basophilen von ROMEIS, die Basophilen von GOLDEN und die Mucoiden Zellen von PEARSE sind aber nicht identisch, weil die PAS-Färbung viele Chromophobe oder δ-Zellen als Basophile im Sinne GOLDENs oder Mucoide Zellen im Sinne von PEARSE erkennbar macht (s. Tabelle 1).

Wir haben uns bemüht, weitgehend mit der Klassifikation nach ROMEIS und nach PEARSE zu arbeiten. In der Regel wurden unsere morphometrischen Analysen der Hypophyse mit der Färbung nach PEARSE vorgenommen. In

Tabelle 1. *Nomenklatur nach* ROMEIS *im Vergleich mit der Nomenklatur nach* PEARSE

ROMEIS	chromophob ↙ ↘ Stamm-zellen · γ-Zellen (entgranulierte Chromophile)	basophil ↙ ↓ β-Zellen · δ-Zellen	eosinophil acidophil ↙ ↘ α-Zelle · ε-Zelle
PEARSE	chromophob	mucoide Zellen ↓ normal voll spärlich granuliert vacuolär Crooke-Zellen Hypertr. Amphophile	orange G-positiv

Tabelle 1 ist die Äquivalenz der Zelltypen, welche wir differenziert haben, mit der Nomenklatur von ROMEIS korreliert. Ganz bewußt haben wir aber nicht versucht, die neueren Interpretationen und Klassifikationen von ADAMS und SWETTENHAM[58], EZRIN und MURRAY[59], HERLANT[60], RUSSFIELD[61], HALMI[62], PEARSE und v. NOORDEN[63] usw. in die Zwangsjacke eines Einteilungsschemas zu stecken und haben die oft wertvollen, mit Spezialmethoden gewonnenen Erkenntnisse in der Originalbezeichnung gebracht. Wir erachten dieses Vorgehen als nötig, solange Histochemie und konventionelle Färbetechnik nicht sicher auseinanderzuhalten sind.

Die Frage nach der Aktivität der Zellen ist ebenfalls kontrovers beantwortet. Es scheint uns aber mehr und mehr die Annahme berechtigt, daß die spärliche Granulierung der HVL-Zellen gesteigerter Sekretionsleistung, die starke Granulierung gesteigerter Speicherung zuzuordnen ist. Die chromophoben inaktiven Adenome früherer Zeiten sind vielleicht manchmal aktive Adenome mit spärlicher Granulierung gewesen.

B. Wuchshormon (Somatotropes Hormon, STH)

Das Wachstum als eine der Grundeigenschaften allen lebenden Gewebes unterliegt nur *teilweise* einer *hormonalen* Steuerung, wie dies in dem Beitrag über die allgemeine Pathologie des Wachstums in diesem Handbuch ausgeführt wird

[56] PEARSE 1952. [57] GOLDEN 1959. [58] ADAMS und SWETTENHAM 1958.
[59] EZRIN und MURRAY 1963. [60] HERLANT 1956. [61] BURT-RUSSFIELD 1955.
[62] HALMI 1950. [63] PEARSE und VAN NOORDEN 1963.

(s. Bd. VI/1, S. 139). Weiterhin sind an der hormonalen Wachstumssteuerung außer dem hypophysären Wuchshormon das Schilddrüsenhormon, das Insulin, die Androgene des Hodens und der Nebennierenrinde und möglicherweise auch das Follikelhormon direkt oder indirekt beteiligt. Diese schon für den gesunden Organismus sehr komplexe Situation kann bei krankhaften Störungen der endokrinen Regulationen nahezu unübersichtlich werden. Es überschreitet den Rahmen unseres Beitrages, die verschiedenen endokrin bedingten Wachstumsstörungen zu beschreiben und von nicht-hormonalen Formen abzugrenzen. Wir können dazu auf verschiedene neuere Darstellungen verweisen[64]. Unsere Aufgabe sehen wir darin, zu zeigen, inwiefern die Humanpathologie die Annahme eines hypophysären Wuchshormons rechtfertigt, und was sie zur Frage der Regulation seiner Sekretion beiträgt.

Die Beziehung von Wachstumsstörungen zu krankhaften Prozessen im Bereiche der Hypophyse wurde schon recht bald nach der klinischen Beschreibung der betreffenden Krankheitsbilder[65] durch autoptische Untersuchungen erkannt[66]. Für die spezielle pathologische Anatomie der Hypophyse und des Hypothalamus bei Wachstumsstörungen sei auf die Handbuchbeiträge von Kraus (1926) und Orthner (1955) verwiesen.

Bei dem von Erdheim 1916 gültig beschriebenen „hypophysären" Zwerg- oder Minderwuchs, der „*Nanosomia pituitaria*", findet sich häufig eine hochgradige Zerstörung oder Kompressionsatrophie des HVL[67]. Die Ursache ist, wie in Erdheims klassischem Fall, am häufigsten ein Craniopharyngeom[68]. Dieses, wie auch andere seltenere Geschwülste zerstören allerdings offenbar das Vorderlappengewebe nie isoliert, sondern bei intrasellärem Sitz auch den HHL[67] und noch häufiger gleichzeitig die suprasellären Hypophysenanteile und den Hypothalamus. Somit ist in der Mehrzahl derartiger Beobachtungen der Schluß, daß der Ausfall des HVL zum Wachstumsstillstand führe, nicht zwingend; er wurde zunächst nur in Anbetracht der HVL-Veränderungen bei der Akromegalie und beim Riesenwuchs gezogen.

Die isolierte Zerstörung des HVL ist im Kindesalter außerordentlich selten. Sie wurde unseres Wissens nur einmal beobachtet[69]. Dabei kam es jedoch zum gleichen Kleinwuchs, wie er von Erdheim beschrieben wurde. Dieser ist dadurch gekennzeichnet, daß er stets mit Ausfallserscheinungen anderer HVL-Hormone, d.h. mit einem mehr oder weniger vollständigen *Panhypopituitarismus* verbunden ist.

Im Vordergrund steht dabei in der Regel der Ausfall der Gonadotropine, der zu einem sich allerdings erst in der Pubertät manifestierenden Hypogonadismus führt. Die Gonaden bleiben auf der kindlichen Entwicklungsstufe stehen, zur Wachstumsstörung tritt die Entwicklungshemmung, indem die Pubertätsreifung ausfällt, und das Resultat ist der *infantilistische Kleinwuchs*. Der Ausfall der übrigen Glandotropine ist oft erst durch die endokrinologische Untersuchung nachzuweisen. Autoptisch weisen jedoch Schilddrüse und NNR wohl in allen daraufhin genauer untersuchten Fällen das Bild der sekundären Atrophie oder Hypoplasie auf. Hypothyreoidismus, Hypogonadismus und der Ausfall der NNR-Androgene sind möglicherweise am Zustandekommen des Kleinwuchses mitbeteiligt. Der primäre Ausfall der Erfolgsdrüsen in der Kindheit führt jedoch zu andersartigen Wachstumsstörungen.

---

64 Soffer 1956, Labhart 1957, 1971, Wilkins 1957. 65 Marie 1886.
66 Souza-Leite 1890, Hutchinson 1898 und 1900, Erdheim 1916.
67 HVL = Hypophysenvorderlappen, HHL = Hypophysenhinterlappen.
68 Kraus 1926, Orthner 1955. 69 Simmonds 1918.

In Analogie zu vereinzelten Beobachtungen bei den glandotropen Vorderlappenhormonen stellt sich hier die Frage, ob es beim Menschen einen *selektiven Ausfall des Wuchshormons* gibt. Dem Kliniker drängt sich diese Möglichkeit bei all den Formen von Zwerg- und Minderwuchs auf, die nicht in befriedigender Weise auf eine andere bekannte Ursache zurückgeführt werden können. Ein solcher Kleinwuchs ohne andere Zeichen der HVL-Insuffizienz würde dem genetisch bedingten *Zwergwuchs der Maus* entsprechen, bei dem der Mangel an STH experimentell nachgewiesen ist und bei dem sich eine Hypoplasie des HVL mit einem selektiven Mangel an α-Zellen findet[70]. Es liegt aber bis jetzt nur ein einziger, möglicherweise hierher gehörender Autopsiebefund bei einer 76jährigen Zwergin vor, bei der sich eine 0,3 g schwere Hypophyse mit einem hochgradigen Mangel an Acidophilen im Vorderlappen und im übrigen kein Anhaltspunkt für einen Ausfall anderer Vorderlappenfunktionen fand[71]. Auf Grund dieser einzigen einschlägigen Beobachtung kann aber noch nicht geschlossen werden, daß es auch beim Menschen einen selektiven STH-Mangel mit spezifischem morphologischem Substrat gibt.

Der *Ausfall des HVL beim Erwachsenen* hat neben den übrigen Symptomen des Hypopituitarismus eine *Splanchnomikrie* zur Folge[72]. Sie wird wohl zu Recht auf den Ausfall des hypophysären Wuchshormons zurückgeführt, da sie nicht befriedigend mit dem Ausfall einer der Erfolgsdrüsen oder einer Stoffwechselstörung erklärt werden kann.

Wesentlich eindeutiger als die Beobachtungen beim Hypopituitarismus weisen die pathologisch-anatomischen Befunde im HVL bei der *krankhaften Steigerung des Wachstums* auf die Existenz eines hypophysären Wuchshormons hin. An der Darstellung der Hypophysenpathologie bei Akromegalie und Riesenwuchs von KRAUS (1926) ist auf Grund inzwischen erfolgter Untersuchungen nichts Wesentliches zu ändern[73]. Obschon die Hypophysenbefunde beim Riesenwuchs spärlich geblieben sind, darf nach allen Erfahrungen heute doch angenommen werden, daß beide Krankheitsformen durch die gleichen HVL-Veränderungen bedingt sind, die sich je nach dem Alter des betroffenen Individuums verschieden manifestieren. In der Mehrzahl der Fälle ist ein *Adenom* des HVL nachzuweisen. Was die Adenomzellen betrifft, so hat die Frage, welchem Zelltypus der normalen Adenohypophyse sie entsprechen, von jeher für die *Lokalisation der Wuchshormonbildung* im gesunden Vorderlappen eine große Rolle gespielt und deshalb viele Untersucher beschäftigt. Wenn auch heute nach wie vor gilt, daß die noch aktiv sezernierenden Adenome in der Mehrzahl aus *α-Zellen* bestehen, so muß die endgültige Entscheidung, welcher Zelltypus tatsächlich das Wuchshormon bildet, welcher das Hormon sezerniert oder ob verschiedene Zelltypen an Bildung und Sekretion beteiligt sind, erst noch getroffen werden. Insbesondere bedarf es hier der genauen Korrelation von Wachstumsstörung mit dem durch neuere Differentialfärbungen und numerische Auszählung der einzelnen Zelltypen zu erhebenden Hypophysenbefund.

Schon bald nachdem BENDA 1901 den Nachweis erbrachte, daß der zur Akromegalie führende HVL-Tumor ein *eosinophiles Adenom* ist, wurden auch „chromophobe" Adenome als Ursache der Wachstumsstörung gefunden. KRAUS (1926) hat dann die verschiedenen widersprechenden Befunde zusammengestellt, und kritisch bewertet, kommt aber noch nicht zu einer befriedigenden Erklärung der Widersprüche. Die darauf folgenden Untersuchungen von CUSHING, BAILEY und DAVIDOFF[74] haben dann ergeben, daß die Intensität der acidophilen Granulation der Adenomzellen von der dichten groben Granulierung bis zur feinen staubförmigen und von hier bis zur völlig granulafreien chromophoben Zelle variieren kann.

[70] Lit. bei ORTHNER 1955. [71] HEWER 1944. [72] SHEEHAN und SUMMERS 1949.
[73] ORTHNER 1955.
[74] CUSHING und DAVIDOFF 1927, BAILEY und CUSHING 1928, CUSHING 1933.

Ferner seien nicht nur voll granulierte Adenome diejenigen, die zur ausgeprägtesten Akromegalie führen, und die chromophoben Adenome hormonal inaktiv, sondern es soll alle Zwischenstufen geben, wobei die Intensität der acidophilen Granulierung dem Ausmaß der Akromegalie entspricht. Rein chromophobe Adenome bei Akromegalen sollen die endokrin nicht mehr aktiven — höchstens noch über die Druckatrophie des restlichen Vorderlappens zum Hypopituitarismus führenden — Spätstadien darstellen.

Demgegenüber wird aber neuerdings angenommen[75], daß bei „chromophoben" Adenomen manchmal Anhaltspunkte für eine Wuchshormonsekretion bestehen. Mit der PAS-Orange G-Färbung können in derartigen Adenomen stets „Amphophile" nachgewiesen werden. Andererseits sollen die Mehrzahl der Adenome von Patienten mit unbehandelter Akromegalie vorwiegend aus „Amphophilen" aufgebaut sein. Diese Befunde bedürfen noch der Kontrolle, um so mehr als es noch nicht gesichert ist, daß die Amphophilen, wie sie von RUSSFIELD (1957) beschrieben werden, einen einheitlichen Zelltypus darstellen. Auch die Behauptung, daß der Gehalt der Adenomzellen an acidophilen Granula bei denjenigen Patienten groß sei, welche mit Sexualhormonen, besonders mit Oestrogenen behandelt wurden, bedarf noch der Nachprüfung[76]. Wir selbst haben jedenfalls zweimal acidophile Adenome mit dicht granulierten Zellen bei Akromegalen gesehen, welche keine Hormonbehandlung erhalten hatten.

Wesentlich seltener findet sich als Grundlage einer Akromegalie nicht ein Adenom, sondern eine diffuse Hyperplasie acidophiler Zellen[77] oder der sog. „Amphophilen"[76].

Die Auswirkungen eines Wuchshormon-sezernierenden und zur pathologischen Wachstumssteigerung führenden Adenoms auf die übrigen endokrinen Drüsen sind deshalb schwer zu beurteilen, weil sich dabei die inkretorische Wirkung des Adenoms selbst und die Ausfallserscheinungen des komprimierten oder infiltrierten restlichen HVL-Gewebes überschneiden. Leider fehlt auch in den meisten pathologisch-anatomischen Beobachtungen eine genaue Korrelation der Befunde an den endokrinen Drüsen mit dem Hypophysenbefund.

Die *Schilddrüse* wird häufig vergrößert gefunden. In den meisten Fällen handelt es sich dabei um eine knotige, seltener um eine diffuse Vergrößerung mit kolloidreichen Follikeln, also um das Bild der knotigen Hyperplasie oder der multiplen kolloidreichen Adenome[78]. Nur selten findet sich neben den kolloiden Adenomen eine Hyperplasie des restlichen lappigen Gewebes[79].

Funktionell besteht zwar oft eine Grundumsatzsteigerung. Schon CUSHING und DAVIDOFF (1927) hatten jedoch erkannt, daß diese nicht sicher auf die Schilddrüsenvergrößerung zurückgeführt werden kann. Heute gilt es als wahrscheinlicher, daß diese Grundumsatzsteigerung eine Folge des allgemeinen *Hypermetabolismus* darstellt und nicht Ausdruck eines Hyperthyreoidismus ist. Mit neueren Untersuchungsmethoden der Schilddrüsenfunktion läßt sich in der überwiegenden Mehrzahl der Akromegaliefälle keine Steigerung der Schilddrüsenfunktion feststellen[80]. Vereinzelt wird über eine verminderte Schilddrüsenfunktion bei Akromegalen berichtet[81]. Einen eindeutig pathologisch-anatomisch belegten Fall haben wir jedoch im Schrifttum nicht gefunden.

Die *Nebennierenrinde* ist in der Mehrzahl der Fälle verbreitert, die Nebenniere dadurch übergewichtig. Die Verbreiterung wird oft als knotig beschrieben[82]. Die Vergrößerung der Drüsen, die oft hochgradig werden kann, beruht aber nicht nur auf der Bildung von Rindenadenomen; sie kann auch durch einfache Hyperplasie bedingt sein[83]. Wesentlich seltener wurden normal große oder gar atrophische Nebennierenrinden gefunden. Wie bei der Schilddrüse vermissen wir eine genaue Korrelation zwischen NNR-Befund und HVL-Adenom und restlichem HVL-Gewebe.

Diese Befunde sind um so bemerkenswerter, als Zeichen einer gesteigerten Rinden*funktion* in der Regel fehlen. Auch mit modernen klinischen Untersuchungsmethoden ergeben sich keine Anhaltspunkte für einen Hypercorticismus[84]. Ob die Vermehrung der Behaarung, die bei Frauen zu deutlichem Hirsutismus führen kann, auf einer NNR-Hyperfunktion

[75] RUSSFIELD, REINER und KLAUS 1956. [76] RUSSFIELD, REINER und KLAUS 1956.
[77] KRAUS 1926. [78] CUSHING und DAVIDOFF 1927, ATKINSON 1932. [79] DAVIS 1941.
[80] MCCULLAGH, GOLD und MACKENDRY 1950, SOFFER 1956. [81] ORTHNER 1955.
[82] CUSHING und DAVIDOFF 1927, ATKINSON 1932. [83] CUSHING und DAVIDOFF 1927.
[84] SOFFER 1956.

beruht, ist nicht völlig gesichert. Eine Virilisierung wird bei der Akromegalie nicht beobachtet. Eine Sonderstellung nehmen die seltenen Fälle von Akromegalie ein, welche mit einem eindeutigen Morbus Cushing gekoppelt sind. Sie werden beim Hypercorticismus besprochen (s. S. 313).

Andererseits weisen gewisse klinische Symptome, besonders in den Spätstadien der Krankheit, auf eine ungenügende Rindenfunktion hin, so die Asthenie und Resistenzschwäche gegen Infektionen und operative Traumen[85]. Ob auch die vermehrte Hautpigmentierung und die häufige Thymusvergrößerung nicht als Folge des Hyperpituitarismus, sondern als Ausdruck einer NNR-Insuffizienz zu deuten sind, ist durch autoptische NNR-Befunde nicht gesichert.

Die *Gonaden* bieten morphologisch womöglich noch ein bunteres Bild als Schilddrüse und Nebennierenrinde. Die *Hoden* werden häufig als atrophisch beschrieben, wobei sowohl die Tubuli als auch die Zwischenzellen Veränderungen aufweisen, wie sie beim Hypopituitarismus gefunden werden[86]. Selten finden sich auch nach längerdauernder Krankheit noch intakte Spermiogenese und erhaltene Zwischenzellen. Eine Korrelation dieser Hodenbefunde mit der Dauer der Krankheit und den Hypophysenveränderungen wurde bisher auf Grund morphologischer Untersuchungen nicht gefunden. Eine Hyperplasie der Zwischenzellen wird nicht beschrieben.

Die *Ovarien* wurden in der Mehrzahl der Fälle[87] lediglich auf Grund der makroskopischen Untersuchung als atrophisch beschrieben. Einmal fanden sich trotz jahrelanger Amenorrhoe noch cystisch erweiterte Follikel, welche noch Eizellen enthielten[88]. Inwiefern das Auftreten eines *Granulosazelltumors* in einem Ovar bei einer Akromegalen ein zufälliges Zusammentreffen oder eine Folge der hypophysären Erkrankung darstellt, kann auf Grund einer einzigen derartigen Beobachtung[89] nicht entschieden werden.

Funktionell sind die Gonaden im Gegensatz zu Schilddrüse und NNR schon relativ frühzeitig und offenbar weit häufiger insuffizient[90] als die übrigen glandotrop gesteuerten Drüsen. Dies ist jedoch lediglich eine Regel, von der sowohl beim Mann wie bei der Frau immer wieder Ausnahmen gefunden wurden[85]. Es fehlt allerdings die für unsere Fragestellung wichtige Berücksichtigung des genauen morphologischen Hypophysenbefundes.

Überblicken wir kurz die geschilderten Befunde an Schilddrüse, NNR und Gonaden, so bietet sich einerseits das Bild des Hypopituitarismus, wie er infolge der Zerstörung des restlichen HVL-Gewebes etwa bei chromophoben HVL-Adenomen zustande kommt. Andererseits ist die Gonadenatrophie bei der Akromegalie offenbar auffällig selten, und Schilddrüse und NNR weisen Veränderungen auf, die sehr auf eine Beeinflussung durch das HVL-Adenom hinweisen. Ob dies aber so zu deuten ist, daß die zur vermehrten Wuchshormonsekretion führenden HVL-Adenome auch glandotrope Hormone sezernieren, ob also dabei ein mehr oder weniger vollständiger Panhyperpituitarismus entsteht, wie dies auch in neuerer Zeit postuliert wurde[91], kann noch nicht mit Sicherheit angenommen werden. In der Mehrzahl der Fälle kann offenbar eine Hypersekretion von TSH, ACTH oder von Gonadotropinen *nicht* nachgewiesen werden. Es fragt sich aber, ob nicht, wie das im Tierversuch zum mindesten für die NNR nachgewiesen ist (s. Beitrag KÜHNAU), das Wuchshormon selbst eine Wirkung auf das Wachstum von Schilddrüse und NNR hat, die von der Wirkung des die Funktion anregenden glandotropen Hormons verschieden und unabhängig ist. Dies ist möglicherweise auch die Erklärung für die auffällige knotige Hyperplasie dieser Drüsen, die sich von der Hyperplasie, wie sie bei der Hyperfunktion, etwa beim Morbus Basedow und Morbus Cushing gefunden wird, deutlich unterscheidet.

85 SOFFER 1956. 86 CUSHING und DAVIDOFF 1926.
87 CUSHING und DAVIDOFF 1926, ATKINSON 1932. 88 CUSHING und DAVIDOFF 1927.
89 SPEERT 1949. 90 DAVIDOFF 1926.
91 RUSSFIELD 1957, RUSSFIELD, REINER und KLAUS 1956.

Was die *übrigen*, nicht eigentlich von der hypophysären Steuerung abhängigen *endokrinen* Drüsen betrifft, so zeigen auch sie recht häufig Veränderungen bei der Akromegalie.

Das *Nebennierenmark* war meistens normal, selten ebenfalls hyperplastisch[92]. Nur einmal wurde bisher bei einem Akromegalen ein Phäochromocytom beobachtet[93]. Dabei kann es sich um ein zufälliges Zusammentreffen handeln.

Die *Epithelkörperchen* sind entweder mäßig vergrößert und weisen histologisch das Bild der sekundären Hyperplasie auf, oder sie sind durch *Adenome* vergrößert[92]. Die Annahme einer direkten Stimulation dieser Drüsen durch ein hypophysäres Hormon hat sich nicht bestätigen lassen (s. S. 468). Diejenigen Fälle von Akromegalie, bei denen es zur Bildung von Epithelkörperchenadenomen kam (z. B. CUSHING und DAVIDOFF 1927, Fall III) sind wohl alle pluriglanduläre Adenomatosen (s. S. 475). Funktionell findet sich bei der Akromegalie recht häufig eine Vermehrung des Serumphosphors, die auf die Wirkung des Hypophysenadenoms direkt zurückgehen und die möglicherweise eine sekundäre Hyperplasie der Epithelkörperchen zur Folge haben kann[94].

Das *Pankreas* weist, abgesehen von der als Teilerscheinung der Splanchnomegalie zu deutenden Vergrößerung, in einem Teil der Akromegaliefälle eine auffällige Vergrößerung der Langerhansschen *Inseln* auf[95]. KRAUS (1945) fand in den Inselzellen hydropische Degeneration, Hyalinisierung und Fibrose. Angaben, um welchen Zelltypus der Inseln es sich dabei handelte, fehlen.

Kombinationen mit Inselzelladenomen gehören wohl ebenfalls dem Formenkreis der pluriglandulären Adenomatose an (s. S. 475).

Der Kohlenhydratstoffwechsel ist bei der Akromegalie sehr häufig gestört, indem sich eine schwer beeinflußbare *diabetische Stoffwechsellage* ergibt. Der Diabetes mellitus kann im Verlauf der Krankheit spontan wieder verschwinden[95]. Dies beruht möglicherweise auf einem erst später auftretenden Hypopituitarismus. Die Beziehungen der Störungen des Kohlenhydratstoffwechsels zu den Inselveränderungen sind keineswegs völlig geklärt, obwohl auf Grund der neueren Erkenntnisse der Physiologie (s. Abschnitt KÜHNAU, S. 145) eine schädigende Wirkung der exzessiven STH-Wirkung auf die Inselzellen mit Stimulation und sekundärer Erschöpfung angenommen werden darf. Für die genauere Besprechung der Regulationsstörungen des Inselapparates sei auf S. 378 verwiesen.

Insgesamt ergibt die pathologische Anatomie der endokrinen Drüsen bei der Akromegalie ein *verwirrendes* Bild, und es scheint auch heute noch fast unmöglich, klare Schlußfolgerungen für die tatsächlichen endokrinen Regulationsstörungen daraus zu ziehen. Die Frage, ob den bei der Akromegalie gefundenen HVL-Adenomen die Sekretion mehrerer Wirkstoffe, insbesondere auch glandotroper Hormone zukommt, ist nicht eindeutig bewiesen, aber auch nicht ausgeschlossen. In Einzelfällen muß eine solche gemischte Hyperfunktion angenommen werden wie in den Fällen von kombiniertem Morbus Cushing und Akromegalie. Ferner scheint auch die gleichzeitige Sekretion von Wuchshormon und lactogenem Hormon vorzukommen (s. S. 364). Ein weiterer Grund zur Verwirrung ist das Vorkommen multipler Adenome der endokrinen Drüsen (s. S. 475), und schließlich wird das klinische Bild und der pathologisch-anatomische Befund durch das Zusammentreffen eines sezernierenden Adenoms und des dadurch bedingten Ausfalles des restlichen Vorderlappens kompliziert.

In dem berühmten, wohl einmalig im Schrifttum vermerkten Fall ERDHEIMS (1909), eines in der Keilbeinhöhle lokalisierten acidophilen Adenoms mit Akromegalie blieb die Hypophyse in der Sella unversehrt. Trotz etwa 10jähriger Krankheitsdauer ergab die Autopsie

[92] CUSHING und DAVIDOFF 1927. [93] IVERSEN 1952. [94] SOFFER 1956.
[95] CUSHING und DAVIDOFF 1927.

normale *Hoden* mit aktiver Spermiogenese und reichlich Zwischenzellen. Dies zeigt, daß die atrophischen Veränderungen, die sonst so häufig gefunden werden, nicht auf das Adenom, sondern auf die Schädigung der restlichen Adenohypophyse zurückzuführen sind. Die *Schilddrüse* war knotig vergrößert und die NNR zeigte eine adenomatöse Hyperplasie. In den Epithelkörperchen fanden sich einige kleine oxyphile und hellzellige Adenome, während der Pankreasbefund nicht eindeutig zu interpretieren ist. Im Gegensatz zu den Hoden weisen also die anderen Drüsen analoge Veränderungen auf, wie sie bei intrasellärem Sitz des acidophilen Adenoms zu finden sind.

Diese Beobachtung zeigt im übrigen, daß die Akromegalie auf das HVL-Adenom selbst zurückzuführen ist und nicht auf irgend eine Nachbarschaftswirkung desselben auf Adenohypophyse oder Hypothalamus.

Was nun die *Regulation der Wuchshormonsekretion* im normalen HVL betrifft, müssen wir an dieser Stelle fragen, inwiefern die übrigen endokrinen Drüsen etwa daran beteiligt sind. Mehrfach wurde postuliert, daß die *Insuffizienz* einer der glandotrop gesteuerten Drüsen reaktiv zu einer Mehrsekretion von Wuchshormon führen und sogar am Anfang einer Adenombildung im HVL stehen könne[96]. Diese Frage ist bei den einzelnen Erfolgsdrüsen besprochen. Am meisten Anhaltspunkte für einen derartigen Mechanismus ergeben sich bei der primären Insuffizienz der Gonaden. Eine gewisse pathologische Mehrsekretion von Wuchshormon kann im Laufe der *Gravidität* auftreten, wobei an eine Beziehung der Schwangerschaftszellen nicht nur zur Produktion von lactogenem Hormon, sondern auch zur STH-Sekretion gedacht werden muß[97]. Für die engen Beziehungen zwischen STH- und Prolactin-Sekretion sei auch auf die Ausführungen von Bargmann (S. 13) und Kühnau (S. 164 und 191) verwiesen.

In Analogie zu den Verhältnissen bei den glandotropen Hormonen des HVL stellt sich auch beim Wuchshormon die Frage nach einer *hypothalamischen Steuerung* seiner Sekretion. Nach dem von Orthner 1955 eingehend aufgeführten Schrifttum ist die Annahme eines hypothalamischen Zentrums, welches das Wachstum direkt steuern würde, nicht haltbar, und alles weist darauf hin, daß die Wachstumsstörungen bei Erkrankungen des Hypothalamus über eine Störung der HVL-Funktion entstehen.

Die pathologischen Prozesse im Hypothalamus führen — und dies ist praktisch nur im Wachstumsalter nachgewiesen — zu einer *Hemmung des Wachstums*. Das Resultat ist das gleiche wie bei der wesentlich selteneren, geschilderten isolierten HVL-Zerstörung, auch in denjenigen Fällen, bei denen die krankhaften Prozesse tatsächlich auf den Hypothalamus beschränkt bleiben[98]. Es kommt zum „hypophysären" Klein- oder Minderwuchs, wobei, wie schon oben erwähnt, auch Ausfallserscheinungen anderer HVL-Funktionen nachzuweisen sind. Einen isolierten Ausfall von Wuchshormon infolge einer hypothalamischen Erkrankung gibt es unseres Wissens nicht. Man muß sich deshalb fragen, ob nicht die Wachstumsstörung durch den Ausfall des einen oder anderen glandotropen Hormons bedingt sei. Tatsächlich gibt es wohl keinen beweiskräftigen pathologisch-anatomischen Befund, der für eine Verminderung der STH-Sekretion durch den HVL bei Zerstörung des Hypothalamus mit Sicherheit sprechen würde.

Daß umgekehrt eine *Steigerung der STH-Sekretion* und eine daraus entstehende Wachstumsstörung auf Grund einer rein hypothalamischen Erkrankung vorkommt, ist pathologisch-anatomisch nicht gesichert[99].

In dem von Apitz mitgeteilten Fall von Nanosomia pituitaria bestand keine Zerstörung des Hypothalamus, sondern eine Unterbrechung der Verbindung zwischen HVL, Hinterlappen und Stiel durch eine schmale Narbenplatte eines fibrosierten und verkalkten Craniopharyngeoms. Trotz der sorgfältigen Untersuchung war eine sichere Beurteilung des restlichen Vorderlappengewebes und insbesondere die Menge des Drüsengewebes nicht eindeutig

---

[96] Russfield 1957, Lit. [97] Kraus 1945. [98] Hewer und Heller 1949, Baker und Craft 1940 u.a. [99] Orthner 1955.

abzuklären. Immerhin scheint es in diesem Fall durch die Unterbrechung der adenohypophysär-hypothalamischen Kontaktfläche sicher zu einem Wachstumsstillstand und zum Hypogonadismus gekommen zu sein, während Schilddrüse und NNR in ihrer Funktion kaum gestört schienen, wenn die Organe auch bei der Autopsie mehrere Jahrzehnte nach Beginn der Wachstumsstörung atrophisch waren.

Diese Beobachtung spricht doch für eine hypothalamische Beeinflussung auch der Wuchshormonsekretion. Insgesamt ist aber auf Grund humanpathologischer Beobachtung ihre Regulation vom Hypothalamus aus über den Hypophysenstiel, welcher Art auch diese Verbindung sei, nicht bewiesen, dies also im Gegensatz zu experimentellen und biochemischen Befunden.

C. Melanocytenstimulierendes Hormon (MSH)

Dieses zweite direkt wirkende Hormon der Adenohypophyse, das heute in seiner Struktur bekannt und von dem nahe verwandten ACTH abzugrenzen ist, wirkt lediglich an der durch Melanocyten bedingten Haut- und Schleimhautpigmentierung mit[100]. Nur wenige morphologische Befunde beim Menschen weisen darauf hin, daß es durch die basophilen Zellen des HVL und deren degranulierten Formen gebildet und sezerniert wird. Pathologische Befunde ergeben uns bis heute keinen Hinweis auf die Regulation seiner Sekretion.

Eine Hyperpigmentation war einmal bei einem cystischen Adenom gefunden worden, dessen Struktur an diejenige des normalen Zwischenlappens erinnerte[101]. Das Gleiche fand sich bei einem Patienten mit einer Epithelcyste des HVL[102]. In diesen beiden Fällen bestand keine gleichzeitige Hypersekretion anderer HVL-Hormone. Die Hyperpigmentierung war, wenigstens bei einem dieser Patienten um so auffälliger, als gleichzeitig sogar ein Hypopituitarismus bestand (s. u.).

Eine nachweisbare Vermehrung des MSH tritt aber gepaart mit einer Mehrsekretion von ACTH unter zwei Bedingungen auf: Einmal wird sie bekanntlich beim *Morbus Addison* gesehen (s. S. 290). Zum anderen tritt eine oft enorme Steigerung der MSH-Sekretion bei primären oder sekundären *HVL-Adenomen* auf, wie sie beim *Morbus Cushing* nach totaler oder subtotaler Adrenalektomie zu beobachten ist (s. S. 311). Wie dort ausgeführt, verschwindet die Hypersekretion von MSH und die entsprechende Hyperpigmentierung nach Entfernung des HVL-Tumors. Diese Befunde weisen nun eindeutig darauf hin, daß das MSH im HVL durch die gleichen oder zum mindesten ähnlichen Zellen gebildet und sezerniert wird, wie das ACTH. Es sind dies die Basophilen und die spärlich granulierten mucoiden Zellen und γ-Zellen.

Krankhafte morphologische Prozesse im *Hypothalamus*, welche mit abnormen Pigmentierungen einhergehen sind nicht bekannt. Die Humanpathologie liefert somit im Falle des MSH und im Gegensatz zu anderen Vorderlappenhormonen keinen Hinweis dafür, daß seine Bildung und Sekretion von einem hypothalamischen Steuerungszentrum reguliert werde.

Eine verminderte Melaninpigmentierung, die auf eine reduzierte MSH-Bildung zurückgeführt werden kann, findet sich beim Panhypopituitarismus infolge von Druckatrophie, Zerstörung oder ischämischer Nekrose des HVL. Diejenigen Beobachtungen, bei denen der isolierte Ausfall des Vorderlappengewebes nachgewiesen ist[103], belegen eindeutig die Sekretion des MSH durch den HVL.

D. Lactogenes Hormon (Prolactin)

Dieses Hormon, das mit dem luteotropen Hormon (LTH) identisch ist, nimmt offenbar eine Zwischenstellung zwischen den direkt wirkenden HVL-Eigen-

[100] Lerner 1955. [101] Messimy, Namin und Martines 1955.
[102] Karhausen et al. 1959. [103] Sheehan und Summers 1949.

hormonen und den glandotropen Hormonen ein. Die Identität der beiden Hormone ist allerdings nur für die Ratte und Maus erwiesen. Ob das auch beim Menschen nachgewiesene Prolactin bei diesem ebenfalls eine luteotrope Wirkung hat, ist noch nicht gesichert[104]. Die Störungen der Prolactinsekretion sollen im Abschnitt über die Lactation im Zusammenhang erwähnt werden (s. S. 361).

IV. Nebennierenrinde (NNR)

Wie sich aus den vorhergehenden Abschnitten dieses Bandes ergibt, ist die NNR funktionell kein einheitliches Organ. Sie sezerniert auch beim Menschen zwei lebenswichtige Wirkstoffgruppen, die entsprechend ihrer vorwiegenden Stoffwechselaktivität als *Mineralocorticoide* und als *Glucocorticoide* bezeichnet werden. Die Hauptvertreter und die physiologischen Steroidhormone sind beim Menschen das *Aldosteron* und das *Cortisol*. Daneben schüttet die NNR noch relativ große Mengen von *androgenen* und geringere Mengen von *oestrogenen* Steroiden aus, deren physiologische Bedeutung noch umstritten ist[105].

Bevor wir die pathologische Morphologie der Regulationsstörungen dieser vielfältigen Drüsensekretion besprechen, müssen wir zur besseren Verständigung auf die Frage der zonalen Gliederung der NNR eingehen.

A. Funktionelle Pathologie der NNR-Struktur

Der funktionellen Vielfalt der NNR-Sekretion steht die zonale Gliederung der Rinde nach Arnold (1866) in Zona glomerulosa, fasciculata und reticularis gegenüber. Sie ist zur Zeit Gegenstand lebhafter Kontroversen. Während Bachmann (1954) vor einer zu starren Anwendung des Zonenbegriffes warnt, aber an der Arnoldschen Lehre festhalten möchte, sieht Celestino da Costa (1949) in der Zonierung ein sekundäres Phänomen, und nach Elias und Pauly (1956) bilden die Epithelzellen der Rinde ein teils säulen-, teils plattenförmiges Kontinuum. Eine zonale Schichtung sei lediglich auf Grund des Bindegewebsgerüstes nachzuweisen.

Die Frage, ob dieser strukturellen Gliederung eine funktionelle Unterteilung entspricht, wurde in den letzten Jahren durch zahlreiche tierexperimentelle Untersuchungen geprüft, die von Bachmann 1954 kritisch gesichtet wurden. Auf der einen Seite steht die Transformationsfelderlehre Tonuttis (1942), die mit der Annahme einer funktionellen Unterteilung unvereinbar ist und in der zonalen Gliederung lediglich den Ausdruck der wechselnd starken Ausbildung der *einzigen* sekretorisch aktiven Schicht, der *Zona fasciculata* sieht. Andererseits sprechen nach Bachmann eine große Zahl experimenteller Befunde für eine *funktionelle Zweiteilung* der Rinde in die mineralocorticoidproduzierende Zona glomerulosa und die glucocorticoidbildende Zona fasciculata. Bachmann kann sich jedoch noch nicht eindeutig zu dieser Auffassung bekennen. Seither sind sowohl für die eine[106] wie für die andere Auffassung weitere experimentelle Daten beigebracht worden[107]. Es scheint aber, daß wir durch die Untersuchungen von Giroud, Stachenko und Piletta (1958) einer Entscheidung wesentlich näher gerückt sind. Für das Rind und wahrscheinlich auch für die Ratte konnte mit in vitro-Untersuchungen überlebender Gewebeschnitte nachgewiesen werden, daß Aldosteron ausschließlich in der Zona glomerulosa, Cortisol in Fasciculata/Reticularis und Corticosteron in beiden Schichten gebildet wird. Die Frage schließlich,

[104] Zander 1957 (Lit.). [105] S. auch Deane 1962. [106] Tonutti 1954, 1956.
[107] Ando 1957, Race, Nickey, Wolf und Jordan 1957.

ob der Zona reticularis eine Sonderfunktion, insbesondere die Sekretion der NNR-Androgene zukomme, kann noch *nicht* als entschieden gelten[108].

Pathologisch-anatomische Befunde, welche für den *Menschen* die Frage einer funktionellen zonalen Unterteilung der NNR mit *Sicherheit* beantworten ließen, stehen leider noch aus. Mit der Übertragung der Lehre TONUTTIs von den Transformationsfeldern auf den Menschen[109] wurde konsequenterweise auch die These der funktionellen Einheit des Organs und damit die Auffassung übernommen, alle Rindenhormone würden in der eigentlich funktionstragenden Schicht, der Zona fasciculata gebildet und sezerniert. Eine Diskussion der Möglichkeit einer Sonderfunktion der verschiedenen Schichten würde sich damit erübrigen. Andererseits läßt sich nach LIEBEGOTT (1944, 1952 und 1958) und nach BACHMANN (1954) die Transformationsfelderlehre nicht ohne weiteres auf die menschliche NNR anwenden. Es soll deshalb im Folgenden versucht werden, zu zeigen, ob die menschliche pathologische Morphologie etwas zur Frage einer funktionellen Zonierung beiträgt.

1. Aldosteronismus. — Zona glomerulosa

Die Möglichkeit der Bestimmung des genuinen Nebennierenrinden-*Mineralocorticoids*, des Aldosterons in Blut, Urin und Organen hat zur Kenntnis einer Reihe nicht primär adrenaler Krankheitszustände geführt, bei denen die Aldosteronsekretion vermehrt ist. Man spricht daher von *sekundärem Aldosteronismus*[110].

Er findet sich bei Nephrosen, dekompensierter Lebercirrhose, dekompensierten Herzfehlern, Schwangerschaftstoxikosen, bei Hyperkaliämie und bei Hyponatriämie, bei Salzverlustnephritis und schließlich wahrscheinlich kompensatorisch infolge pathologischer Vermehrung eines Na-diuretischen Faktors beim kongenitalen adrenogenitalen Syndrom[111].

Systematische Untersuchungen über die Rindenstruktur bei diesen Zuständen stehen noch aus, doch weisen folgende Befunde darauf hin, daß Bildung und Sekretion von Aldosteron selektiv in der Zona glomerulosa erfolgt:

a) Bei Patienten mit *Hyponatriämie* finden sich ein selektiver Lipoidschwund in der Zona glomerulosa und eine selektive Hypertrophie dieser Zone[112]. Dies ist um so signifikanter, als Na-Entzug in der Nahrung zu einer Vermehrung der Aldosteronausscheidung führt, ohne daß sich die Ausscheidung der 17-Hydroxycorticoide verändert[113]. b) Bei chronischer *Salzverlustnephritis* werden oft beträchtliche und teils knotige NNR-Hyperplasien beobachtet[114]. Wir selbst sahen mehrfach eine ausgeprägte Glomerulosahypertrophie in derartigen Fällen (Abb. 1). c) Die Nebennieren beim *kongenitalen adrenogenitalen Syndrom* lassen im Säuglingsalter, besonders wenn ein Salzverlustsyndrom zum Tode geführt hatte, eine normale Zona glomerulosa vollständig vermissen (Abb. 2)[115]. Bei älteren Kindern und Erwachsenen hingegen zeigen die Nebennieren, abgesehen von der hyperplastischen Fasciculata und Reticularis, oft eine deutlich differenzierte und hyperplastische Zona glomerulosa[116] (Abb. 3). Dabei besteht bei diesen älteren Patienten, die kein manifestes Salzverlustsyndrom aufweisen, oft eine erhöhte Aldosteronausscheidung[117], wobei man sich vorstellt, daß sie zur Kompensation eines beim kongenitalen adrenogenitalen Syndrom pathologisch vermehrten natriumdiuretischen Rindenhormons erfolgt[118]. d) Beim *Bartter-Syndrom* (s. S. 328), bei dem

[108] BOURNE 1949, RACE, NICKEY, WOLF und JORDAN 1957.
[109] STIEVE 1947, LAESCHKE 1947, ROTTER 1948 u.a. [110] CONN und LOUIS 1956.
[111] MULLER und O'CONNOR 1958, PRADER et al. 1955.
[112] PESCHEL und RACE 1954, NICHOLS 1956. [113] CRABBÉ et al. 1958a und 1958b.
[114] STANBURY, GOWENLOCK und MAHLER in MULLER und O'CONNOR 1958.
[115] SIEBENMANN 1957, DHOM 1965, SIEBENMANN 1971.
[116] BLACKMAN 1946, MEYER und HINDRUM 1954, JONES 1954, SIEBENMANN 1971.
[117] PRADER et al. 1955. [118] WETTSTEIN 1956.

eine eindeutige Hypersekretion von Aldosteron vorliegt, ergab die bei einem der drei bisher bekannten Patienten durchgeführte Nebennierenuntersuchung eine auffällige *isolierte Hyperplasie der Zona glomerulosa*. Dabei werden eine kleinzellige äußere Schicht und eine großzellig-spongiocytäre innere Schicht beschrieben.

Dem *primären Aldosteronismus oder Conn-Syndrom* liegt in der Mehrzahl der Fälle ein *Rindenadenom* zugrunde, selten findet sich ein *Rindencarcinom*[119]. Bei dem Carcinom-bedingten Hyperaldosteronismus ist die Aldosteronhypersekretion

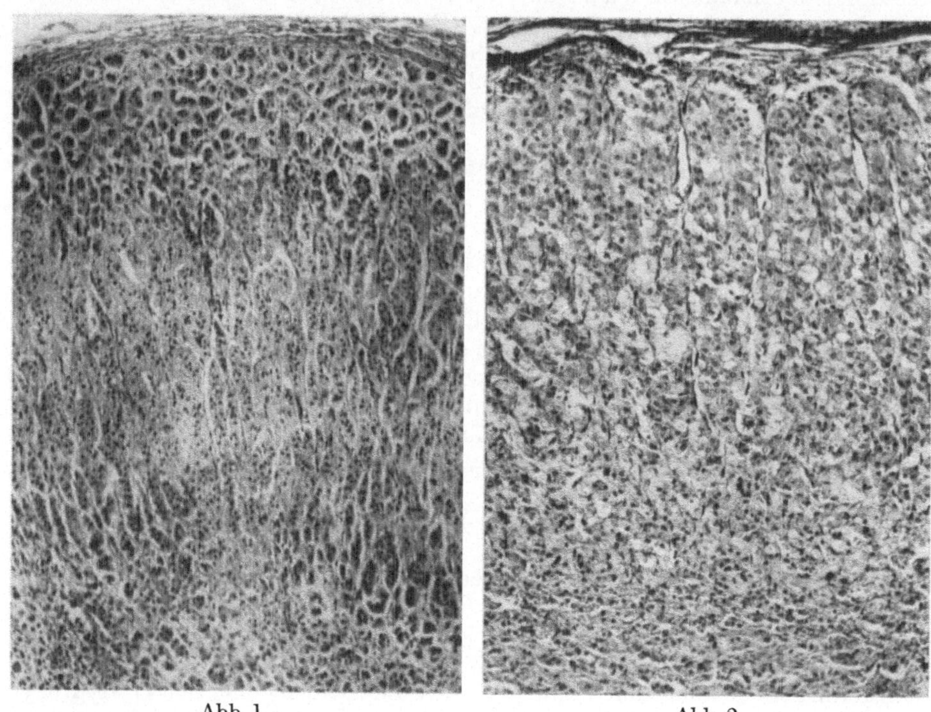

Abb. 1 Abb. 2

Abb. 1. *Kompensatorische Hypertrophie der Zona glomerulosa der NNR bei chronischem renalem Salzverlust wegen chronischer Pyelonephritis.* Renale Na-Ausscheidung bei salzloser Kost zwischen 38,4 und 67,5 mÄq. täglich, nach täglicher NaCl-Zulage von 8 g ansteigend auf 129 mÄq. Präterminal Serum-Na 140 mÄq/l, K 7,5 mÄq/l, Cl 110 mÄq/l, Rest-N 201 mg-%, Hypertonie, wahrscheinlich sekundärer Aldosteronismus (keine Aldosteronsekretions- oder Ausscheidungsbestimmung). K., Gustav, 18jährig. H.E., 50:1, SN 687/58, Pathologisches Institut der Universität Zürich (Beobachtung Kinderspital Zürich, A. PRADER)

Abb. 2. Hochgradige Fasciculata-Hyperplasie bei 3 Wochen altem Säugling mit adrenogenitalem Salzverlustsyndrom. Fasciculatastränge beginnen unmittelbar unter Kapsel, eine Glomerulosa ist nicht nachweisbar. Unten die Reste der in Involution befindlichen fetalen Innenzone. SN 969/55, Pathologisches Institut der Universität Zürich. H.E., Maßstab 80:1

oft mit weiteren Steroidüberproduktionen kombiniert (u.a. mit Androgenen)[119a]. 13 Adenomfälle sind bis 1959 genügend anatomisch dokumentiert[120]. Eine Unterscheidung dieser Adenome von denjenigen, die ein Cushing-Syndrom verursachen,

[119] FOYE und FEICHTMEIR 1955. [119a] HUTTER und KAYBOE 1970.

[120] CONN und LOUIS 1956, MADER und ISERI 1955, EALES und LINDER 1956, HELLEM 1956, CRANE et al. 1956, CAMPBELL et al. 1956, CHALMERS et al. 1956, MILNE et al. 1957, FINE et al. 1957, HEWLETT et al. 1957.

soll histologisch nicht möglich sein[121]. Geht man jedoch die vorliegenden Beschreibungen und Abbildungen dieser Tumoren durch, so fällt doch eine gewisse Konstanz des histologischen Bildes auf (Abb. 4).

Es handelt sich durchwegs um Geschwülste, die überwiegend aus großen, scharf begrenzten Zellen mit sehr breitem Cytoplasma bestehen. In den alkoholbehandelten Präparaten ist dieses auffällig hell und großwabig und enthält in den wenigen daraufhin geprüften Fällen sehr viel Lipoide. Die Kerne sind teils polymorph und wechselnd groß, meistens auffällig chromatinreich, rundlich und mittelgroß. Was die Struktur betrifft, wird einmal eine fasciculataartige Anordnung der Zellen beschrieben, zweimal finden sich sowohl fasciculäre wie glomeruläre Strukturen.

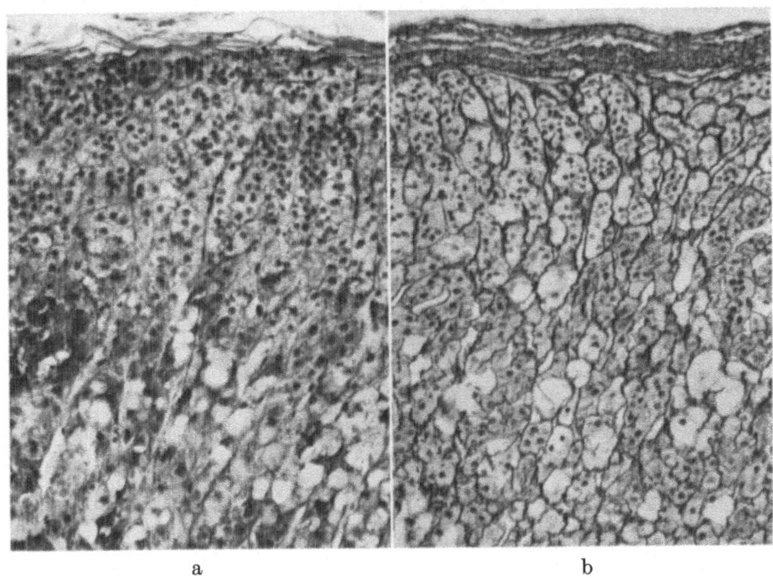

Abb. 3a u. b. Deutlich entwickelte Zona glomerulosa in der hyperplastischen Nebenniere bei älteren Mädchen mit *kongenitalem adrenogenitalem Syndrom ohne manifestes Salzverlustsyndrom.* Kompensatorischer sekundärer Hyperaldosteronismus. a 6jährig, ♀, MB 2824/49, H.E., 120:1. b 11jährig, ♀, MB 667/48, Silberimprägnation nach Foot, 120:1. Beide Pathologisches Institut der Universität Zürich

Ein Argument für oder gegen die Lokalisation der Aldosteronsekretion in der normalen Glomerulosa oder Fasciculata ergibt sich also aus diesen Beobachtungen nicht. Die histologische Struktur dieser Geschwülste ist jedoch recht charakteristisch und stimmt nicht mit der Adenomstruktur beim Cushing- oder adrenogenitalen Syndrom überein.

Seltener sind die Fälle von primärem Hyperaldosteronismus, die durch eine *doppelseitige, wahrscheinlich kongenitale NNR-Hyperplasie* bedingt sind. Nach Dhom (1965) wurden seit der ersten Veröffentlichung im Jahre 1956[122] (Abb. 5) 8 weitere derartige Beobachtungen mitgeteilt. Für ihre Pathogenese sei auf S. 326 verwiesen. Für die Zonierungsfrage der NNR ergeben sich aus den morphologischen NNR-Befunden keine sicheren Hinweise. Nach Dhom (1965) ist das mikroskopische Rindenbild nicht einheitlich, nur einmal wird eine besondere und markante Hyperplasie der Zona glomerulosa beschrieben.

Wir haben die Schnittpräparate der NNR von zwei dieser Patienten[122, 123] selbst nachprüfen können. In dem ersten Fall[122] ist die Hyperplasie herdförmig, indem nur die Biopsie

[121] Ayres et al. 1958. [122] van Buchem et al. 1956. [123] Kretchmer et al. 1957.

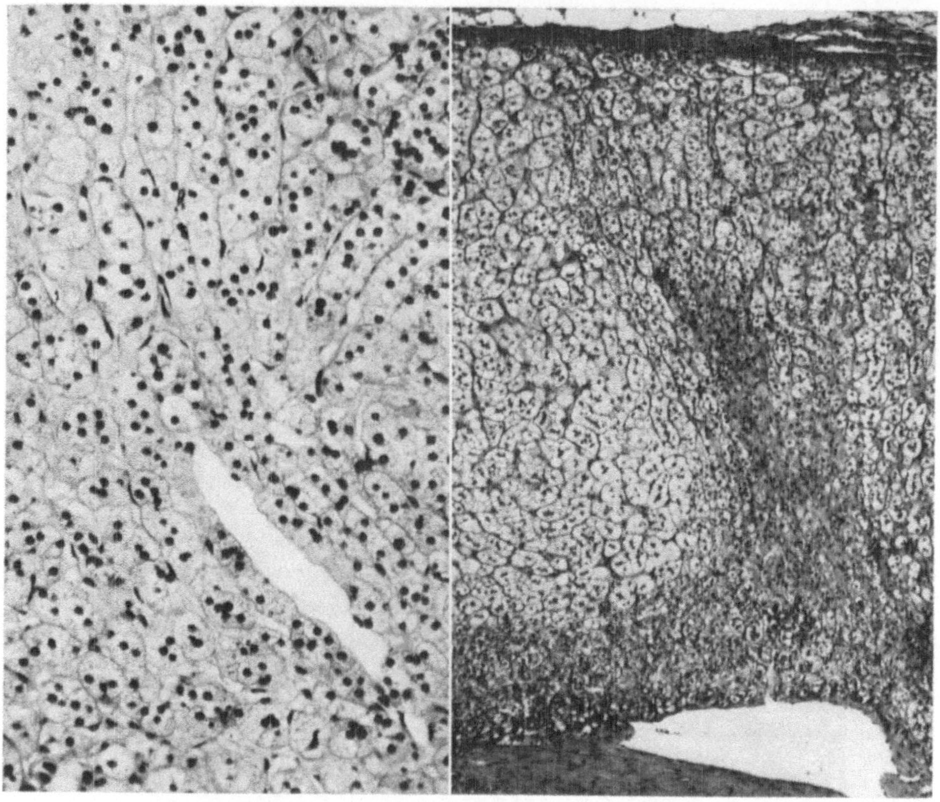

a b

Abb. 4a u. b. *Primärer Aldosteronismus infolge NNR-Adenom.* 47jähriger Mann mit 10jähriger Hypertonie-Anamnese mit klinisch eindeutigem Aldosteronismus, nach Adrenalektomie und Entfernung von zwei Rindenadenomen geheilt. Rechte Nebenniere 15 g mit diffuser und kleinknotiger Rindenhyperplasie und zwei, 5 g und 0,3 g schweren angekapselten goldgelben Adenomen. MB 14701/62. Pathologisches Institut der Universität Zürich. a Histologische Struktur des großen Adenoms mit ausschließlich lipoidreichen Spongiocyten. Synthetisiert in vitro Aldosteron, Cortisol, Corticosteron, Spd.S und Cortexon, Synthese durch Metopiron hemmbar. H.E., 200:1. b Rest-Nebenniere zeigt knotige Hyperplasie, von Glomerulosa oder Fasciculata mit auffällig ähnlichen Spongiocyten. Biochemisch in vitro keine Aldosteronsynthese, übrige Corticosteroide synthetisiert. H.E., 60:1. [Fall MINDER, MARKOFF, NEHER und KAHNT: Schweiz. med. Wschr. **94**, 622 (1964)]

aus der linken NN eine hochgradige knotige Hyperplasie aufweist. Die normale Rindenschichtung ist nicht mehr erkennbar und das hyperplastische Drüsengewebe besteht vorwiegend aus großen lipoidreichen Spongiocyten, die teils fasciculär, teils glomerulär geordnet sind (Abb. 5). Auch im zweiten Fall[123] fand sich eine ausgesprochen knotige Hyperplasie wobei aber die Rindenschichtung besser erhalten war. Die Hyperplasie betraf vor allem die Zona fasciculata und wiederum herrschte der große lipoidreiche Spongiocyt vor.

Im Gegensatz zu den metabolisch bedingten sekundären Formen des Hyperaldosteronismus ergeben somit die Tumoren und Hyperplasien der NNR, die zum primären Hyperaldosteronismus führen, *keinen einheitlichen Befund*, der für die Lokalisation von Bildung und Sekretion des Mineralocorticoids durch die Zona glomerulosa sprechen würde.

Ausgehend von der Anschauung, daß die Mehrbildung eines Hormons durch einen endokrinen Tumor die Sekretion desselben im restlichen normalen Drüsen-

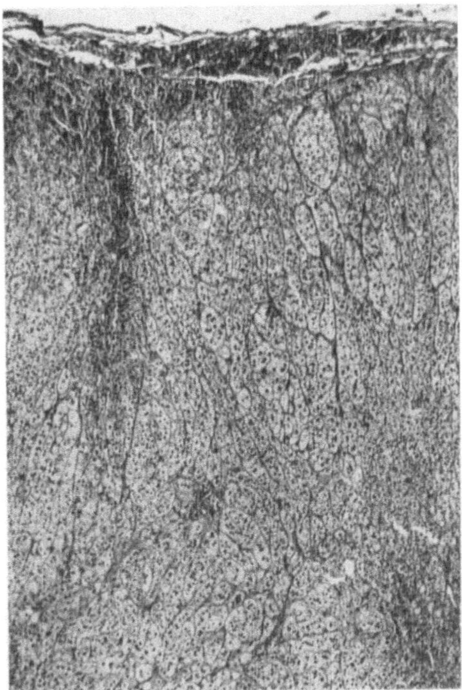

Abb. 5. Primärer Aldosteronismus infolge wahrscheinlich kongenitaler NNR-Hyperplasie. 17jähriger Mann mit Vollbild des Aldosteronismus. Exploration ergibt teils knotige, teils diffuse Rindenhyperplasie mit auffällig großen hellen (lipoidreichen) Spongiocyten. Strukturell keine eindeutige Zonenzuordnung möglich, Glomerulosa aber teilweise noch als schmale Schicht nachweisbar (links oben). H.E., 40:1. (Fall VAN BUCHEM u. Mitarb. 1956, nach einem freundlicherweise von Dr. ARENDS, Groningen, überlassenen Präparat)

gewebe hemme, wäre auch im Falle des tumorbedingten primären Hyperaldosteronismus eine Ruhigstellung und morphologisch schließlich eine Atrophie der Zona glomerulosa zu erwarten. Eine solche *regulatorische Atrophie*, welche für die Aldosteronsekretion in dieser Zone sprechen würde, ist aber nur vereinzelt nachgewiesen worden[124]. In anderen Fällen wurde hingegen eine Atrophie[125] oder selektive Lipoidspeicherung[126] in der Zona fasciculata beobachtet.

Diese Befunde würden, da ja Atrophie und besonders Lipoidanreicherung in der NNR morphologischer Ausdruck einer Sekretionsverminderung darstellen, also zum Teil für eine Lokalisation der Aldosteronbildung in der Fasciculata sprechen. Sie sind wohl aber nicht ohne weiteres zu verwerten, weil wir bis heute nicht wissen, ob es in der NNR unter Einwirkung von Aldosteron tatsächlich zur Atrophie und Ruhigstellung seiner Bildungsstätte kommen muß. Was für die Glucocorticoide gesichert ist (s.u.), darf nicht auf den Fall der Mineralocorticoide übertragen werden.

Einige wichtige Beobachtungen, die aber *für die selektive* Aldosteronbildung in der *Glomerulosa* sprechen, sind u.E. aber signifikanter. Es sind dies das Verhalten der NNR unter exogener oder endogener ACTH-Stimulation und die NNR-Atrophie beim Ausfall des HVL oder bei Hemmung der ACTH-Sekretion.

[124] MILNE et al. 1957. [125] CONN und LOUIS 1956.
[126] CAMPBELL et al. 1956, CHALMERS et al. 1956.

ACTH-Zufuhr und *Stress* führen, wie weiter unten noch gezeigt wird, zur Hypertrophie und Hyperplasie der Zona fasciculata und reticularis, während die Zona glomerulosa unbeeinflußt bleibt. Dabei wird[127] tatsächlich im Gegensatz zur Glucocorticoidbildung die Aldosteronsekretion kaum gesteigert.

Zerstörung des HVL oder aber die Hemmung der endogenen ACTH-Sekretion durch den HVL haben andererseits keine Atrophie der Zona glomerulosa zur Folge. Klinisch entspricht diesem Befund die schon länger bekannte Tatsache, daß die HVL-Insuffizienz nicht zu wesentlichen Störungen des Elektrolytstoffwechsels führt.

Zusammenfassend ergeben die humanpathologischen Befunde noch kein einheitliches Bild. Einige wichtige Beobachtungen sprechen aber doch dafür, daß auch beim Menschen die Aldosteronsekretion *überwiegend* in der äußersten, glomerulär strukturierten Rindenzone erfolgt.

Eine ungewöhnliche eigene Beobachtung, die einem Naturexperiment entspricht, soll noch als weitere Stütze für diese Auffassung erwähnt sein[128]:

Bei einer Patientin mit klinisch gesichertem Cushing-Syndrom führt die operative Exploration der Nebennieren zu einer Pankreatitis mit ausgedehnten retroperitonealen Nekrosen links, wobei auch die linke Nebenniere bis auf einen schmalen subcorticalen Rest nekrotisch wird. Sie besteht praktisch nur noch aus der Zona glomerulosa. Die steroidchemische Analyse ergibt in diesem Rest einen Gehalt von 95% Aldosteron, während die rechte Nebenniere nur 3,6% Aldosteron enthält.

2. ACTH und NNR. — Zona fasciculata

Die Stimulation der NNR durch Zufuhr von adrenocorticotropem Hormon (ACTH) führt in erster Linie zur vermehrten Sekretion der Glucocorticoide (Cortisol und Corticosteron), der Androgene und besonders nach längerer Stimulation fast ausschließlich von Cortisol[129].

Die Untersuchung von Nebennieren, welche unter ACTH-Wirkung gestanden waren, kann deshalb einen Hinweis auf die Bildungs- bzw. Sekretionsstätte dieser Steroidgruppe liefern. Die histologischen Veränderungen, die als Zeichen vermehrter sekretorischer Leistung aufzufassen sind[130], wie Aufsplitterung und Reduktion der sudanophilen und doppellichtbrechenden Lipoide, Eosinophilie des Cytoplasmas und Kernvergrößerung, finden sich in der *Zona fasciculata und reticularis*[131]. Nur einmal wird eine gesteigerte Sekretionstätigkeit in allen Zonen beobachtet[132]. Die Veränderungen sind von der Dosis des zugeführten ACTH abhängig. Während einmal bei kleinsten Dosen zunächst eine Lipoidentspeicherung in der äußeren Fasciculata beobachtet wurde[133], kommt es nach LIEBEGOTT (1952) zunächst zur Entspeicherung der Reticularis und der inneren Fasciculata (der nach ihm sog. ,,Funktionsschicht"). Daß die Glomerulosa auf eine Stimulation durch ACTH nicht anspricht, ergibt sich vor allem nach kurzfristiger Stimulation und ist offenbar im Kindesalter, sobald die Glomerulosa sich ausgebildet hat, besonders deutlich erkennbar[134]. Fasciculata und Reticularis können schon völlig lipoidentspeichert sein, während die Glomerulosa noch gut lipoidhaltig ist. Bei *längerer* Stimulation durch ACTH treten zu diesen Zeichen erhöhter Sekretion sowohl eine Hyperplasie der Rinde als auch eine Hypertrophie der einzelnen Rindenzellen. Die überwiegende Mehrzahl der Untersucher beobachtete diese Hypertrophie und Hyperplasie nur im Bereiche der Fasciculata und Reticularis, nicht aber in der Glomerulosa (O'DONNEL, LIEBEGOTT, SYMINGTON).

[127] MULLER, MANNING und RIONDEL 1958. [128] SIEBENMANN 1959.
[129] LABHART 1957, Lit. [130] BACHMANN 1954.
[131] O'DONNEL et al. 1951, LIEBEGOTT 1952, STONER et al. 1953, SYMINGTON, DUGUID and DAVIDSON 1956.
[132] SOKOLOFF, SHARP und KAUFMANN 1951. [133] O'DONNEL et al. 1951.
[134] STONER et al. 1953.

Die Glomerulosa wird im Gegenteil schmäler und ist streckenweise kaum mehr erkennbar. Es ist das Bild der „progressiven Transformation" im Bereiche des „*äußeren* Transformationsfeldes" von TONUTTI. Ob allerdings diese Verschmälerung der Glomerulosa nur eine relative ist und lediglich auf einer Verdrängung oder Kompression durch die hyperplastische Zona fasciculata beruht, scheint noch nicht ausgeschlossen. Die Vorstellung eines vermehrten Zellnachschubes von der Glomerulosa in die Fasciculata kann wohl fallen gelassen werden, nachdem gezeigt werden konnte, daß die Hyperplasie der Fasciculata unter ACTH durch mitotische und amitotische Kernteilungen in der Zone selbst zustande kommt[135]. Die Umwandlung von Glomerulosazellen in Fasciculatazellen, wie sie z.B. für die Ratte gesichert scheint[136], ist durchaus auch für den Menschen denkbar. Die *Zona reticularis* nimmt an der Hyperplasie und Hypertrophie teil[137], und ihre Grenze zur Fasciculata wird verwischt. Histologisch und besonders histochemisch erfolgt dabei eine Angleichung der Fasciculata an die Reticularis, die bis hinaus an die Grenze zur Glomerulosa reichen kann[138]. Insbesondere werden Ribonucleinsäure, saure und alkalische Phosphatase und Dehydrogenasen nicht nur, wie normalerweise, in der Reticularis, sondern in der Fasciculata histochemisch nachweisbar.

Daß exzessive Stimulation durch ACTH zu *Rindennekrosen* und *Blutungen* führen kann, wurde auch beim Menschen beobachtet[139]. In einem Fall beschränkte sich die hämorrhagische Infarzierung auf die inneren Rindenschichten und eine schmale Glomerulosa blieb erhalten[140].

Die Veränderungen der menschlichen Nebenniere bei *akuten und chronischen Belastungen* jeglicher Art, d.h. nach *Stress*, sind die gleichen, wie sie eben nach Einwirkung von ACTH beschrieben wurden[141]. Es gilt dies besonders auch für die beginnende Lipoidentspeicherung, die auch nach unseren Erfahrungen in der inneren Fasciculata und Reticularis einsetzt (Abb. 6), dann die ganze Fasciculata erfaßt und die Glomerulosa frei läßt[142]. Andere Autoren berichten aber, besonders bei völliger Lipoidentspeicherung von Fasciculata und Reticularis, auch über die völlige Lipoidfreiheit der Glomerulosa[143]. Eine selektive Lipoidausschüttung aus der Glomerulosa nach Stress hingegen wurde unseres Wissens nicht beschrieben.

Neben der diffusen Lipoidentspeicherung werden bei etwas längerdauernder Belastung verschiedene Typen beobachtet, deren Entstehungsweise nicht eindeutig geklärt ist: unregelmäßige fleckige lipoidfreie Zonen in äußerem und innerem Rindenabschnitt, guter Lipoidgehalt der inneren Fasciculata und Reticularis bei lipoidfreier äußerer Fasciculata[144]. Die letztgenannte Lipoidverteilung, die sog. „lipoid reversion"[145] entspricht möglicherweise einer bereits wieder einsetzenden Stapelung nach vorausgegangener Lipoidentleerung. Daß chronische Belastungen wie die langdauernde ACTH-Stimulation zur Rindenhyperplasie und Hypertrophie führen, dürfte als gesichert gelten[146], auch die Tatsache, daß beide Prozesse sich überwiegend in Zona fasciculata und reticularis abspielen. Für eine Aussage über die funktionelle Zonierung erscheinen derartige chronisch überaktive Nebennierenrinden jedoch weniger gut geeignet als die akut belasteten,

---

[135] LIEBEGOTT 1952. [136] ANDO 1957. [137] O'DONNEL et al. 1951, LIEBEGOTT 1952.
[138] SYMINGTON, DUGUID und DAVIDSON 1956.
[139] GREENE 1953, WILSON und ROTH 1953. [140] WILSON und ROTH 1953.
[141] SARASON 1943, LIEBEGOTT 1952, STONER, WHITELEY und EMERY 1953, CURRIE und SYMINGTON 1955, SYMINGTON, DUGUID und DAVIDSON 1956 u.a.
[142] LIEBEGOTT 1952, STONER, WHITELEY und EMERY 1953, DHOM 1956.
[143] ROGERS und WILLIAMS 1947 u.a.
[144] SARASON 1943, LIEBEGOTT 1952, CURRIE und SYMINGTON 1955.
[145] SARASON 1943. [146] LIEBEGOTT 1952.

weil durch das Wechselspiel von Ausschüttung, Neubildung und Speicherung der Rindenlipoide das Zonenbild möglicherweise stark verwischt wird. Die Rindenhyperplasie geht im Bereiche des äußeren Transformationsfeldes mit dem Strukturwandel der „progressiven Transformation“ von TONUTTI (1952) einher, das Verhalten der Reticularis ist hingegen unterschiedlich und entspricht beim Menschen keineswegs regelmäßig der „progressiven Transformation des inneren Transformationsfeldes“[146].

Schwere Streßsituationen können über die beschriebenen Veränderungen hinaus zu offensichtlichen *Schädigungen* des Rindenparenchyms führen: Vacuoläre, cystoide und tubuläre Degeneration[147], weniger regelmäßig auch Blutungen,

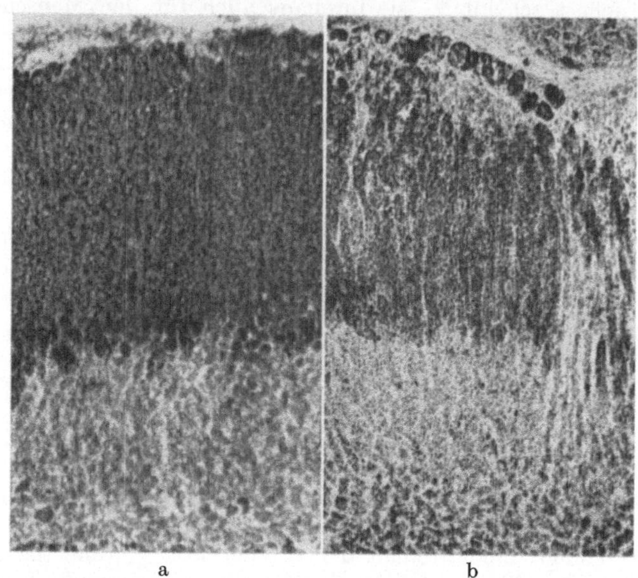

a b

Abb. 6a u. b. Die Frühreaktion der NNR auf unspezifische Belastung (Stress): a Ausschließliche Lipoidentspeicherung der Reticularis und inneren Fasciculata 4 Std nach Verkehrsunfall (Schädelfraktur), 28jähriger Mann, SN 1281/57, Sudan, 50:1. Pathologisches Institut der Universität Zürich. b Zusätzliche beginnende Lipoidentspeicherung auch in äußerer Fasciculata 10 Std nach Verschüttung mit multiplen Frakturen, 22jähriger Mann, SN 766/55, Sudan, 50:1, Pathologisches Institut der Universität Zürich

Infarkte und Nekrosen[147, 148]. Für unsere vorliegende Fragestellung soll lediglich erwähnt werden, daß die Degenerationen sich in der äußeren Fasciculata finden. Auch die Nekrosen sollen besonders in der Fasciculata entstehen[148], während Blutungen und hämorrhagische Infarzierungen vorwiegend in der Reticularis und inneren Fasciculata beobachtet werden.

Da akute Belastungen in erster Linie zur vermehrten Sekretion der Glucocorticoide (insbesondere von Cortisol) führen, bieten die Nebennierenbefunde eine weitere Stütze *für die Lokalisation dieser Sekretion in Fasciculata und Reticularis.* Die Unterteilung der Fasciculata und Reticularis in ein *äußeres Reservefeld* und ein *inneres Funktionsfeld* von LIEBEGOTT (1952), scheint uns, insbesondere auch durch die neueren histochemischen Untersuchungen[149], gut gestützt. Daß auch Aldosteron bei Stress vermehrt sezerniert wird[150], würde nach den dargelegten

[147] THOMAS 1911, DIETRICH 1918, RICH 1944, SCHABERG 1956.
[148] MITCHELL und ANGRIST 1943. [149] SYMINGTON, DUGUID und DAVIDSON 1956.
[150] MULLER und O'CONNOR 1958.

Nebennierenbefunden gegen die selektive Sekretion desselben durch die Zona glomerulosa sprechen (s. S. 271). Quantitativ steht die Glucocorticoidbildung jedoch so im Vordergrund, daß dieser Befund für die Zonierungsfrage in Stress-Nebennieren nicht verwertbar ist.

Die *pathologische Überproduktion* von Glucocorticoiden durch die Nebennierenrinde führt zu den „reinen" Formen des *Cushing-Syndroms*, wie sie durch die iatrogene Zufuhr von Cortison und Cortisol oder durch die Stimulation der NNR durch ACTH nachgeahmt werden können[151]. Klinisch und steroidchemisch ganz reine Formen, d.h. ohne Mehrsekretion auch von NNR-Androgenen sind wohl stets durch bilaterale NNR-Hyperplasien bedingt.

Diese hyperplastische Rinde ist vorwiegend *fasciculär* strukturiert. Es finden sich tatsächlich in derartigen Nebennieren Sektoren, in denen bei richtiger Schnittlage sich von der Kapsel bis zur Markgrenze gestreckte, völlig einheitliche Zellsäulen nachweisen lassen. Manchmal biegen diese Zellsäulen subcapsulär bogenförmig um und lassen sich gelegentlich zwischen die Bindegewebslagen der Kapsel hinein verfolgen. Derartige Befunde legen die Vermutung nahe, daß viele glomerulär geordnete Zellkomplexe unter der Kapsel, die sich jedoch aus gleichen Zellen aufbauen wie die Fasciculata, lediglich quergetroffenen umgebogenen Fasciculatasäulen entsprechen. Dies ist ja auch für die normale Nebenniere nachgewiesen[152]. Die eigentliche Glomerulosa ist wechselnd deutlich ausgebildet, in der Regel erscheint sie jedoch verschmälert und ihre Zellen sind nicht hypertrophiert (Abb. 7). Diese Befunde entsprechen dem von TONUTTI als „progressive Transformation des äußeren Transformationsfeldes" bezeichneten Strukturwandel[155].

In vier Fällen von Morbus Cushing, zwei davon mit normalem, zwei mit erniedrigtem Serumkalium, fand sich *keine* erhöhte *Aldosteron*ausscheidung. Dabei ergab die histologische Untersuchung der Nebenniere eine hyperplastische Zona fasciculata und reticularis, aber keine Hyperplasie der Glomerulosa[153].

Daß die Hyperplasie durch mitotische Zellteilung in der Zona fasciculata selbst erfolgt, ergibt sich aus dem Nachweis von Mitosen in dieser Zone. Die Fasciculata baut sich aus zwei Zelltypen auf, die fließende Übergänge von einem zum anderen aufweisen[154]: aus vorwiegend in der äußeren Zone liegenden großen Spongiocyten mit doppellichtbrechenden und isotropen sudanophilen Tropfen und vorwiegend in der inneren Zone liegenden kleineren Zellen mit stark eosinophilem, lipoidfreiem Cytoplasma (Abb. 8). Die Kerne sind in beiden Zelltypen vergrößert. Der Anteil beider Zellarten am hyperplastischen Rindengewebe wechselt offenbar von Fall zu Fall, indem die eosinophilen, lipoidfreien oder -armen Zellen die ganze Fasciculatabreite einnehmen können. Es können dabei sektorenförmig lipoidhaltige spongiocytäre Abschnitte neben lipoidfreien zur Beobachtung gelangen. Nach unseren Erfahrungen ist die Rinde in operativ gewonnenen Nebennieren lipoidreicher und baut sich aus reichlicher Spongiocyten auf als diejenige von verstorbenen Patienten mit Morbus Cushing. Letztere zeigen außer dem Lipoidschwund öfters sogar in allen Zonen der Fasciculata histologische Anzeichen der Erschöpfung. Es weist dies darauf hin, daß die sekretorische Leistung der Rinde auch beim Morbus Cushing noch Schwankungen unterworfen sein kann und einer weiteren Stimulation zugänglich ist. Dies stimmt auch mit der klinischen Erfahrung überein, nach der eine — manchmal sogar überschießende — Stimulation der Rinde durch exogenes ACTH noch möglich ist[156].

[151] JORES 1955, LABHART 1957. [152] ELIAS und PAULY 1956. [153] BEAULIEU 1958.
[154] COELHO und DA COSTA 1950, DECOURT, RUBENS-DUVAL, GRUNER, GUILLEMIN und CIVATTE 1954, BARUFFALDI und MIORI 1957, SYMINGTON et al. 1958.
[155] TONUTTI und BAYER 1961. [156] LABHART 1957, 1971.

Die Zona reticularis wird in der Regel als geringer hyperplastisch beschrieben. Nach unseren Erfahrungen ist ihre Abgrenzung zur inneren Fasciculata oft schwierig, indem beide Schichten sich aus den gleichen eosinophilen Zellen aufbauen. Die Kerne sind ebenfalls vergrößert. Eine Vermehrung der pigmentierten Zellen über das altersübliche Maß wird nicht beobachtet (Abb. 7).

Nach all diesen Befunden entspricht die hyperplastische Nebennierenrinde beim Morbus Cushing im großen und ganzen einer unter ACTH-Stimulation stehenden Rinde. Eine exakte vergleichende Untersuchung liegt allerdings nicht

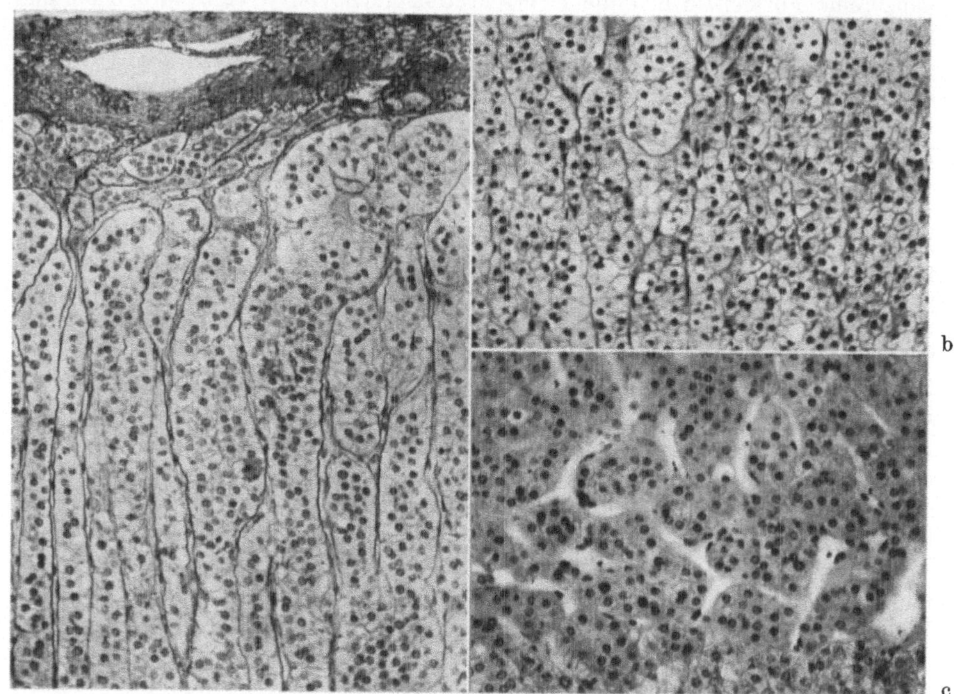

Abb. 7a—c. *Hyperplasie und Hypertrophie der Zona fasciculata und reticularis bei reinem Hyperglucocorticismus (Morbus Cushing).* 23jährige Frau, Operationspräparat, doppelseitige Adrenalektomie, MB 12356/57. Pathologisches Institut der Universität Zürich. a Rindenstruktur bei Gitterfaserdarstellung. Verdrängung der Zona glomerulosa durch die langgestreckten Zellsäulen der Zona fasciculata, deren Spongiocyten z.T. bis zur Bindegewebskapsel reichen. Gomori, 120:1. b Spongiocyten (lipoidreich) der äußeren Zona fasciculata mit kleineren chromatinreichen Kernen, H.E., 120:1. c Lipoidreiche, eosinophile (sog. kompakte) Zellen der ebenfalls hyperplastischen Zona reticularis mit oft auch größeren und chromatinärmeren Kernen. Rechts unten Rinden-Markgrenze. H.E., 120:1. (Gleiches Schnittpräparat wie b!)

vor. Möglicherweise würden dabei noch gewisse Unterschiede faßbar, was für die Klärung der Pathogenese des Morbus Cushing (s.u.) von großer Bedeutung sein könnte. Die Veränderungen beim Morbus Cushing sind jedoch sicher ein starkes Argument für die Lokalisation der Glucocorticoidbildung in der Zona fasciculata und reticularis. Was die möglicherweise gleichzeitig bestehende Mehrbildung von NNR-Androgenen betrifft, so fehlen auch hier noch genaue Untersuchungen des histologischen NNR-Bildes mit Korrelation zur Störung des Steroidhaushaltes. Anhaltspunkte dafür, daß etwa bei stärker ausgeprägter

Androgensekretion die Reticularis mächtiger entwickelt sei, bei reinem Hyperglycocorticoidismus dagegen die Fasciculata einzig hyperplastisch sei, fehlen.

Das *Cushing-Syndrom*, das durch ein Adenom oder durch ein Carcinom der Nebennierenrinde verursacht wird, stellt häufiger, wenn nicht sogar in der Regel eine *Legierung* gesteigerter Glucocorticoid- und Androgenwirkung[157], ganz selten auch vermehrter Oestrogenwirkung[158] dar. Ein Rückschluß von der Tumorstruktur auf die normale Bildungsstätte der verschiedenen Steroide ist daher kaum möglich. Dies gilt natürlich besonders für die malignen Tumoren. In einem eigenen Fall von Adenom, welches ein fast reines Cushing-Syndrom ohne Virilisierung ausgelöst hatte, fanden wir nebeneinander fasciculata- und reticularisartige Strukturen. Es fanden sich die gleichen beiden Zelltypen, wie sie in der hyperplastischen Rinde beobachtet wurden (Abb. 8).

Die *regulativen Störungen* der NNR-Struktur beim Menschen lassen wie die vorhergehenden Beobachtungen auf die Bildung der Glucocorticoide durch die Zona fasciculata und reticularis schließen. So kommt es beim *Ausfall des HVL* zur Atrophie dieser inneren Zonen. Funktionell steht der Ausfall der Glucocorticoide und Androgene im Vordergrund, wenn auch bei schwereren Graden des Hypopituitarismus auch die Aldosteronsekretion eingeschränkt zu sein scheint[159] (Abb. 12). Unter *Cortisonbehandlung*, die zur Hemmung der corticotropen HVL-Aktivität führt, beobachtet man eine Lipoidanreicherung und Atrophie der Zona fasciculata. Die Glomerulosa erscheint oft auffällig breit (Abb. 17). Die *kontralaterale Atrophie* der intakten Nebenniere bei *einseitigem Rindentumor mit Cushing-Syndrom* beruht ebenfalls auf einer Atrophie der inneren Rindenzonen, wobei auch hier eine Lipoidspeicherung beobachtet wird. Fleckige Lipoidverarmungen in derartigen Nebennieren finden sich in den äußeren Rindenschichten (Abb. 18). Es muß zugegeben werden, daß derartige atrophische NNR oft eine sichere Zonierung schlecht erkennen lassen.

3. Androgene und NNR. — Zona reticularis

Ob die Bildung der NNR-Androgene normalerweise beim Menschen in einer bestimmten Zone erfolgt, ist nicht gesichert. Einige anatomische Beobachtungen sprechen jedoch für einen Zusammenhang zwischen NNR-Androgenen und Zona reticularis.

Die durch das *Lebensalter bedingten Strukturveränderungen* der Rinde mögen hier zunächst gewisse Hinweise geben[160]. Eine Zona reticularis beginnt sich zwar schon ungefähr im 4. Lebensjahr abzuzeichnen, wenigstens was die strukturelle Anordnung der innersten Rindenepithelien betrifft. Ihre typische Ausbildung erfährt die Zone jedoch bei beiden Geschlechtern erst *mit der Pubertät*. Bei der *Frau* ist die Zona reticularis nach der Pubertät und im geschlechtsreifen Alter *relativ breiter* als beim Mann. Sie ist so breit wie Zona glomerulosa und fasciculata zusammen. Eindeutige Cyclusschwankungen fehlen. Mit der *Menopause* kommt es parallel zum Schwund der Bläschenfollikel und Sistieren der Follikelreifung im Ovar zur *Rückbildung der Zona reticularis*. Sie erfolgt unter gleichzeitiger Verbreiterung der Fasciculata. Die Reticularis bildet im Klimakterium keine zusammenhängende Schicht mehr, sie ist nur noch in Form einzelner Zellgruppen nachweisbar, und ihre Zellen zeigen oft regressive Veränderungen. Sie sind kleiner

---

[157] Labhart 1957.
[158] Picard, Horeau, Kerneis, Hardy, Guinot und Ranger 1952, Seror, Sirot und Debrie 1954.
[159] Muller, Manning und Riondel 1958.
[160] Bachmann 1954.

und ihre Kerne oft pyknotisch. Am mächtigsten ist die Reticularis zur Zeit der Pubertät entwickelt. In den folgenden Jahrzehnten erfolgt eine allmähliche Verschmälerung der Zone.

Dieser „*Lebenskurve*" *der Zona reticularis* bei der Frau entspricht nun recht genau die *Sekretion der Nebennierenandrogene:* Während im Kindesalter unter der adrenocorticotropen Stimulation des HVL lediglich Glucocorticoide gebildet werden, setzt mit der Pubertät die Androgensekretion (gemessen an der 17-Ketosteroidausscheidung) ein („Adrenarche")[161]. Sie bildet einen postpuberalen Gipfel, bleibt dann konstant, um nach der Menopause deutlich abzufallen und mit zunehmendem Alter im Klimakterium immer niedriger zu werden.

Beim *Mann* ist die Zona reticularis nach der Pubertätsreifung relativ schmäler als diejenige der Frau. Sie ist jedoch auch bei ihm in diesem Lebensabschnitt am kräftigsten entwickelt und erfährt im Laufe des Lebens eine *ständige* Rückbildung auf Kosten der Zona fasciculata. Die Zonengrenze zwischen Fasciculata und Reticularis wird allmählich undeutlicher. Gleichzeitig mit den regressiven Veränderungen im Hoden bildet sich die Reticularis im 6. und 7. Lebensjahrzehnt zurück und ist dann wie bei der klimakterischen Frau nur noch in einzelnen Zellgruppen nachweisbar.

Auch beim Manne spiegelt die „Lebenskurve" der Zona reticularis die altersbedingte Ausscheidung der 17-Ketosteroide[162] wider. Dies mag für unsere Fragestellung weniger signifikant als bei der Frau erscheinen, weil diese Metabolite beim Manne zum größeren Teil von den Hodenandrogenen stammen. Sie sprechen aber zumindest nicht gegen eine Androgenbildung in der Zona reticularis.

Die *pathologische Sekretion von Androgenen* durch die NNR beim *kongenitalen adrenogenitalen Syndrom* beruht auf einer Störung der Steroidsynthese in der NNR, und die dabei gebildeten androgen wirksamen Stoffe entsprechen großenteils nicht den normalerweise sezernierten NNR-Androgenen. Zudem ist auch die Bildung der Mineralocorticoide und Glucocorticoide stark gestört[163]. Die Struktur der hyperplastischen Nebenniere beim kongenitalen adrenogenitalen Syndrom erlaubt deshalb nur bedingt Rückschlüsse auf die normale Funktion der einzelnen Rindenzonen.

Trotzdem ist es bemerkenswert, daß wenigstens bei älteren Kindern und bei Erwachsenen mit dem Syndrom die hyperplastische innere Rindenzone strukturell und cytologisch einer hyperplastischen Zona reticularis entspricht[164]. Es muß aber betont werden, daß bei Säuglingen, bei denen ebenfalls bereits eine pathologische Androgenwirkung besteht, die hyperplastische Rinde fasciculär strukturiert und noch keine hyperplastische Reticularis nachweisbar ist[165] (Abb. 2).

Bei dem postpuberalen, *erworbenen adrenogenitalen Syndrom* erwachsener Frauen, das möglicherweise auf einer leichten Form der gleichen kongenitalen Steroidsynthesestörung, vielleicht aber auf einer andersartigen, ausschließlich die Androgenbildung betreffenden Störung beruht[166], liegen leider nur sehr wenige pathologisch-anatomische Bedingungen vor. Es fanden sich dabei ebenfalls hyperplastische Nebennieren mit auffällig breiter und stark pigmentierter Zona reticularis[167].

Unter den *virilisierenden Tumoren* der Nebennierenrinde finden sich sowohl Adenome wie Carcinome. Besonders letztere führen häufig zu Mischformen des Hypercorticismus und lassen wegen ihrer Anaplasie keine sicheren Rückschlüsse auf bestimmte Rindenzonen zu. Gutartige Adenome erscheinen für diesen Zweck geeigneter. CAHILL, LOEB, KURZROK, STOUT und SMITH behaupteten schon 1936, daß

---

[161] WILKINS 1957. [162] LABHART 1957, 1971. [163] PRADER 1957, 1971.
[164] BLACKMANN 1946, JONES und JONES 1954, SIEBENMANN 1957, 1971.
[165] SIEBENMANN 1957, 1971. [166] PRADER 1957, 1971. [167] BLACKMANN 1946.

virilisierende Tumoren Reticularisstruktur aufweisen. Nach CAHILL und MELICOW (1950) sollen große Spongiocyten für Tumoren mit Cushing-Syndrom kennzeichnend sein, während die virilisierenden Geschwülste aus kleinen eosinophilen Zellen bestehen sollen. Bei Mischformen des Hypercorticismus kämen beide Zelltypen vor. Nach der Mehrzahl der Autoren ist jedoch eine Aussage über die endokrine Aktivität auf Grund der Histologie einer Geschwulst nicht möglich[168]. Unsere persönlichen Erfahrungen sind zu klein, um sichere Aussagen zu machen, immerhin ist uns aufgefallen, daß in einem gut differenzierten Adenom bei Cushing-Syndrom (Abb. 8) gar kein Pigment, in 2 Fällen von virilisierenden Adenomen jedoch reichlich, für die Zona reticularis typisches Pigment nachweisbar war.

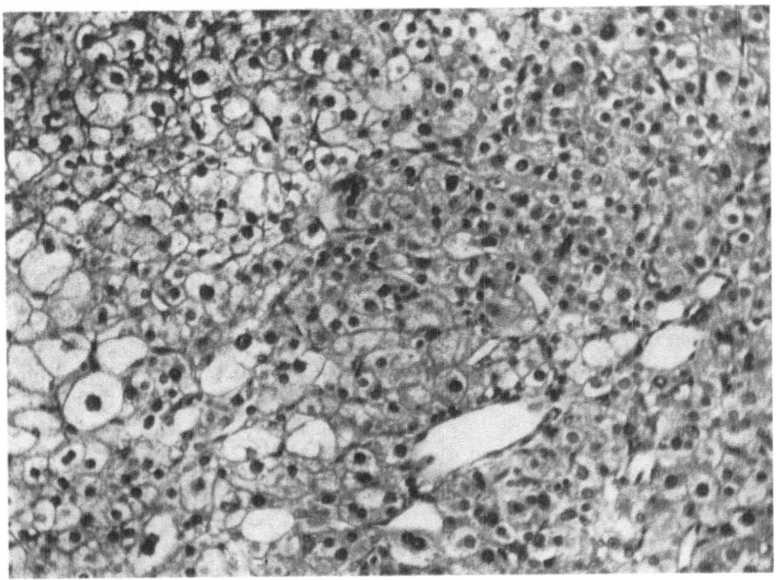

Abb. 8. *Cushing-Syndrom infolge einseitigem NNR-Adenom.* (42jährige Frau mit fast 10jähriger Krankheitsdauer; endokrinologische Abklärung und Operation ergeben ein walnußgroßes abgekapseltes Adenom einer NN mit hochgradiger Atrophie und Lipoidanreicherung der restlichen Rinde, Heilung.) Histologische Adenomstruktur: Dichtgelagerte Stränge und Haufen ohne bestimmte zonale Gliederung. Zwei ineinander übergehende Zelltypen wie in hyperplastischer NNR mit großen (lipoidhaltigen) Spongiocyten und kleineren (lipoidfreien) „kompakten", eosinophilen Zellen. Keine Pigmentierung. Operationspräparat, MB 11704/57. Pathologisches Institut der Universität Zürich, H.E., 120:1

Schließlich darf nicht unerwähnt bleiben, daß gelegentlich Rindenadenome mit ausgesprochener Reticularisstruktur und großem Pigmentreichtum beobachtet werden, denen, wenigstens nach der Ausprägung der Geschlechtsmerkmale, keine endokrine Wirkung zugeschrieben werden kann[169].

Überblicken wir zusammenfassend alle Beobachtungen, welche zur Frage der funktionellen Zonierung der NNR des Menschen beizutragen vermögen, so ist es doch so, daß einige gewichtige Gründe *für eine derartige Zonierung sprechen.* Dabei mag vielleicht die zonale Gliederung von Bildung und Ausschüttung der verschiedenen Steroide nicht eine ganz strenge sein, wie ja auch histologisch

[168] FASSBENDER 1956, HEDINGER 1957.
[169] FRÜHLING und BATZENSCHLÄGER 1958, daselbst Lit.

die Zonierung nicht stets mit aller Schärfe durchzuführen ist. Es spricht aber doch einiges dafür, daß Aldosteron in den äußeren Rindenzonen, möglicherweise sogar ausschließlich in der Glomerulosa gebildet wird, und daß die Glucocorticoide (Cortisol und Corticosteron) und die Androgene durch Zona fasciculata und reticularis gebildet werden. Einige Beobachtungen sprechen weiterhin dafür, daß die Fasciculata vorwiegend für die Bildung und Sekretion der Glucocorticoide verantwortlich ist und daß die Androgenbildung etwas mit der Zona reticularis zu tun hat.

Dabei scheint uns von Bedeutung, daß eine klare Abgrenzung der inneren Fasciculata und Reticularis oft schwierig ist[170] und wohl von einem Untersucher zum anderen etwas anders durchgeführt wird. Wenn ein Teil der Reticulariszellen nach ihrer Struktur durchaus einer sekretorischen Aktivität fähig erscheint, so finden sich doch starke Argumente für die Auffassung, daß diese Zone der hauptsächliche Ort *degenerierender und untergehender Rindenzellen* ist[170]. Möglicherweise ist aber gerade das Auftreten regressiver Veränderungen ein morphologisches Korrelat der Androgenbildung durch die NNR-Epithelien.

B. Die Regulationsstörungen der NNR-Sekretion

Nebennierenrinde, Hypophysenvorderlappen und ein übergeordnetes hypothalamisches Zentrum bilden eine funktionelle Einheit. Die physiologischen Grundlagen dieser Erkenntnis sind in den vorangehenden Abschnitten dieses Bandes dargelegt. Die Aufgabe dieses Systems ist die jederzeit adäquate Sekretion von Glucocorticoiden, insbesondere von Cortisol durch die NNR. Auch die Sekretion der Androgene und Oestrogene erfolgt offenbar unter einer hypothalamisch-adenohypophysären Steuerung. Die Sekretion der auf den Mineralstoff- und Wasserhaushalt wirkenden Hormone, d.h. vor allem des Aldosterons, wird aber offenbar nicht oder nur in geringem Maße durch dieses System reguliert, sondern wird von der Peripherie her metabolisch gesteuert. Neuerdings hat sich gezeigt, daß wahrscheinlich auch die Aldosteronsekretion durch einen besonderen Wirkstoff stimuliert wird. Eine derartige stoffliche Wirkung scheint insbesondere vom juxtaglomerulären Apparat der Niere auszugehen (Wegmann 1970, Lit.).

Wir werden die morphologisch faßbaren Regulationsstörungen deshalb nach den verschiedenen Regulationsstellen wie folgt ordnen: 1. Hypothalamus, 2. Adenohypophyse, 3. NNR, 4. Regulationsstörungen der Aldosteronsekretion.

1. Vom Hypothalamus ausgehende Regulationsstörungen

Eine Zerstörung des Hypothalamus allein führt auch ohne gleichzeitige Zerstörung des HVL und ohne Druckwirkung auf denselben zur Atrophie der NNR. Dies wurde sowohl bei Tumoren mit Zerstörung des vorderen und hinteren Hypothalamus[171] als auch bei destruierenden und infiltrativen Granulomatosen dieser Region[172] beobachtet.

Da es sich bei diesen autoptischen Beobachtungen um ausgedehnte Zerstörungen handelt, ist bisher eine Aussage darüber, welches Kerngebiet ausfallen muß, damit es zur NNR-Atrophie kommt, nicht möglich. Ob die alleinige Durchtrennung des Hypophysenstiels, des neurohypophysären Nerventraktes oder der Gefäßverbindung von Infundibulum zur Adenohypophyse eine NNR-Atrophie

[170] Bachmann 1954. [171] Götzl und Erdheim 1904, Collins 1942, Orthner 1955 (Lit.).
[172] Cureton 1949, Kucsko und Seitelberger 1955, Hewer und Heller 1949, Orthner 1955 (Lit.).

zur Folge hat, ist durch humanpathologische Beobachtungen nicht erwiesen. In diesen Fällen ist jedoch eine partielle Nekrose des HVL als Folge der Störung des Pfortaderkreislaufes des HVL in Betracht zu ziehen.

Die NNR-Atrophie nach rein hypothalamischer Zerstörung läßt sich von derjenigen nach Ausfall des HVL im Prinzip nicht unterscheiden. Auch hier kommt es zunächst zur Atrophie der inneren Rindenzonen, der Reticularis und der inneren Fasciculata (Abb. 9). Es kann auch hier zu einer Stromavermehrung in dieser Rindenschicht kommen. Doch erreicht die Atrophie *nicht den Grad, wie er beim Ausfall des HVL gefunden wird.* Die Atrophie betrifft also die äußere Fasciculata und die Glomerulosa weniger als die inneren Rindenzonen. Eine eindeutige Aussage aber darüber, ob die Zona glomerulosa überhaupt nicht atrophiert oder histologisch Zeichen einer Mindersekretion aufweist, ist auf Grund des bis heute vorliegenden Materials nicht möglich. Auch klinisch-funktionelle Untersuchungen bei entsprechenden Krankheitszuständen, welche für eine unterschiedliche Beeinflussung der Glucocorticoid-, Androgen- oder Aldosteronsekretion sprechen würden, sind uns nicht bekannt.

In einem Teil der Fälle von rein hypothalamischer Zerstörung, bei denen es, gemessen am Grad der Gonadenatrophie oder etwa der Wachstumsstörung, zu einer Verminderung der Vorderlappenfunktion gekommen ist, kann eine wesentliche NNR-Atrophie überhaupt fehlen. In derartigen Fällen ist uns aber aufgefallen, daß der Lipoidgehalt der Rinde bei der Autopsie besonders hoch war. In Anbetracht dessen, daß diese Patienten sich in einer schweren chronischen Stress-Situation befanden, weist diese fehlende Lipoidentspeicherung allein schon auf eine Verminderung der Sekretionsleistung hin (Abb. 10). Es liegt also in derartigen Fällen eine latente Insuffizienz von HVL und NNR vor, die aber in Notfallsituationen mit gesteigertem Cortisolbedarf manifest wird.

Der morphologische NNR-Befund ist gut mit der Annahme vereinbar, daß die Ursache der NNR-Atrophie bei alleiniger Zerstörung im Bereiche des Hypothalamus in der verminderten ACTH-Sekretion im HVL zu suchen ist. Diese scheint also auch hier einer Steuerung vom Hypothalamus aus zu unterliegen. Wie die geringere Atrophie der NNR in solchen Fällen nahelegt, ist die Abhängigkeit keine absolute. Die corticotrope HVL-Aktivität scheint eine gewisse Autonomie zu haben, deren Ausmaß jedoch zum mindesten für den Menschen noch nicht zu sichern ist. Pathologisch-anatomisch ist eine Aussage über die Art der Verbindung zwischen Hypothalamus und HVL, die wahrscheinlich über das portale Gefäßsystem der Pars tuberalis erfolgt, nicht möglich. Es kann sich sowohl um eine nervale, humorale als auch neurosekretorische Verbindung handeln.

Eine Störung dieser Verbindung, welcher Art sie auch sei, im Bereich der „adenohypophysären Kontaktfläche" findet sich in einem Teil der seltenen Fälle von *Dystopie des Hypophysenhinterlappens*[173], bei denen es ebenfalls zu Atrophie der NNR kam.

Schließlich muß erwähnt sein, daß auch diffusere cerebrale Affektionen die corticotrope Aktivität des HVL beeinträchtigen können. Wir haben z.B. bei *Mongolismus* leichte Grade von NNR-Atrophie neben atrophischen Veränderungen von Schilddrüse und Gonaden gesehen, wie sie von Benda (1946) gefunden wurden, ohne daß außer einer Verkleinerung der ganzen Hypophyse sichere morphologische Veränderungen im HVL zu finden waren. Systematische Untersuchungen des Hypothalamus in derartigen Fällen fehlen.

[173] Hedinger und Hürzeler 1953.

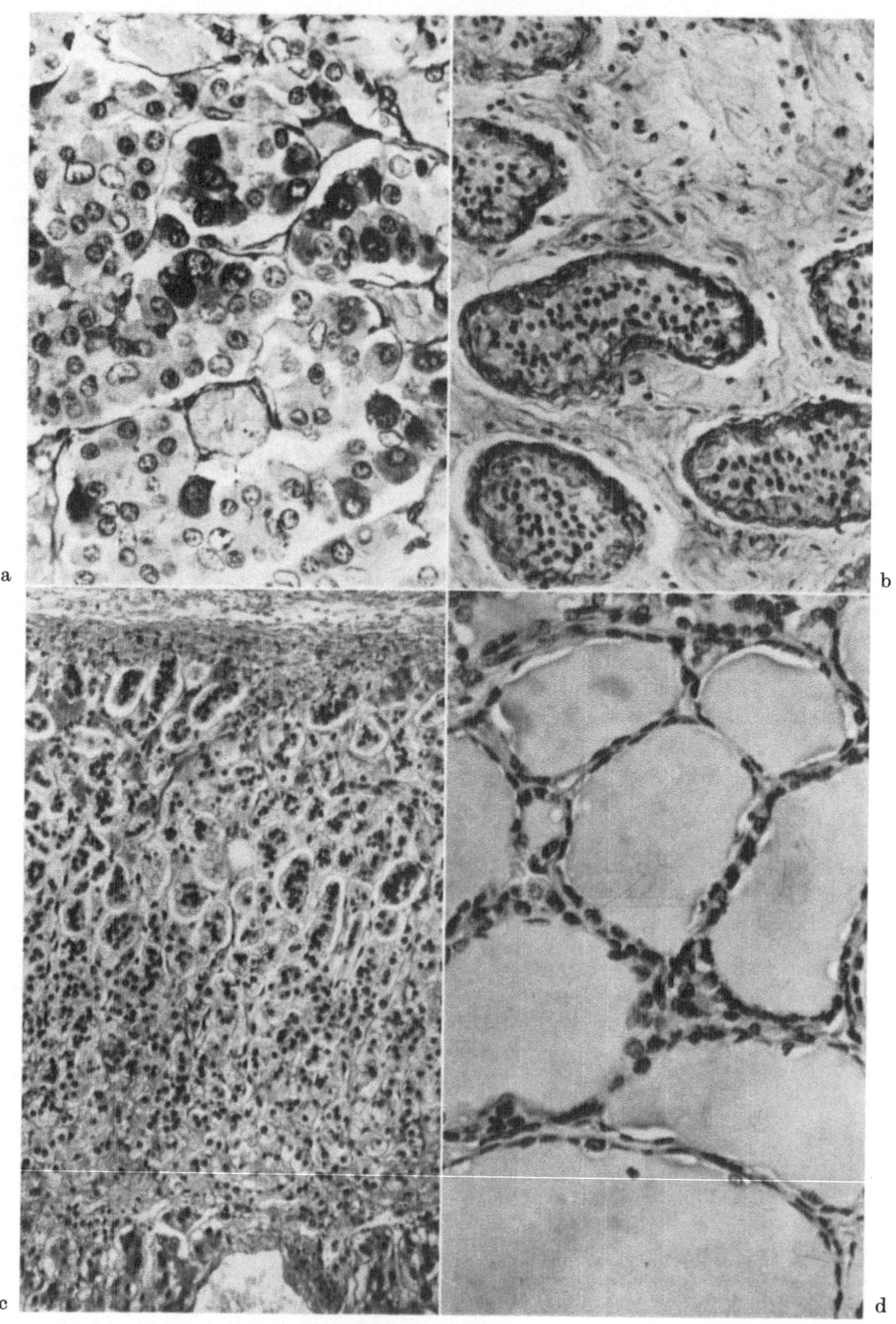

Abb. 9 a—d

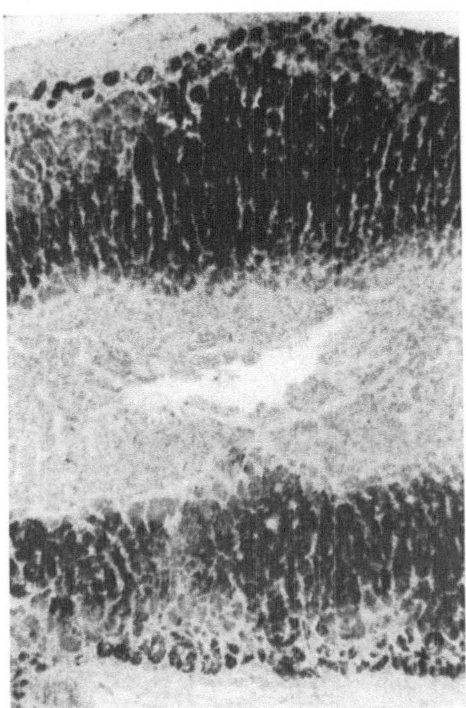

Abb. 10. *Hypothalamisch bedingte HVL-Insuffizienz.* Mäßige NNR-Atrophie. Trotz chronischer Stress-Situation teilweise ganz fehlende, teilweise geringe fleckige Lipoid-Entspeicherung in der Zone fasciculata. Deutliche lipoidhaltige Glomerulosa. NN-Gewicht 4,8 g. 19jähriger Mann mit suprasellärem Craniopharyngeom, Sudan-Färbung, Vergr. 35:1. (SN 1716/53)

Der Hypophysenvorderlappen zeigt in unseren eigenen autoptischen Beobachtungen und den eingangs erwähnten Fällen des Schrifttums keine schwerwiegenden Veränderungen. Auch bei morphologisch durch die NNR-Atrophie nachgewiesener Verminderung der corticotropen Sekretion enthielt die Drüse noch alle Zelltypen, insbesondere sind in allen bisher untersuchten Fällen auch die basophilen Zellen noch nachweisbar gewesen. Genauere quantitative Untersuchungen der Vorderlappencytologie fehlen jedoch. Eine Reduktion der spärlich granulierten γ-Zellen, wie wir sie wenigstens einmal gefunden haben (Abb. 9)

Abb. 9a—d. *Hypothalamisch bedingter Hypopituitarismus* infolge Pinealommetastasen in Hypothalamus, Hypophysenstiel und Hypophysenhinterlappen, 29jähriger Mann, SN 377/57. Pathologisches Institut der Universität Zürich. a Hypophysenvorderlappen (makroskopisch intakt) mit gut erhaltenen α-Zellen, verkleinerten β-Zellen und etwas spärlichen γ-Zellen. Pearse-Färbung, 400:1. b Ausgeprägte Hodenatrophie (Gewicht zusammen 15 g) mit völligem Schwund der Zwischenzellen, beginnender Tubulofibrose und Atrophie des Keimepithels. Atrophie der Genitalorgane, starke Reduktion der sekundären Geschlechtsbehaarung. FSH bei 96 ME negativ. Gesamtoestrogene 73,5, auf Pregnyl ansteigend auf 79,8. 17-Ketosteroide mit 2,1 mg täglich stark erniedrigt. c Mäßige NNR-Atrophie, besonders im Bereich der inneren Fasciculata (Gewicht zusammen 4,5 g). Funktionell aktuelle Insuffizienz mit 17-Hydroxysteroidausscheidung von 0 mg täglich, jedoch stimulierbar mit ACTH. H.E., Vergr. 110:1. d Ruhigstellung der Schilddrüse mit vollgespeicherten Follikeln und niedrigem Follikelepithel. GU —15%, trockene Haut, Kältegefühl und Obstipation. H.E. 330:1. Im übrigen Depigmentierung und Diabetes insipidus und eine generelle Atrophie der Vorderlappenzellen[174] sind vorläufig festzuhalten. Sie zeigen, daß der Ausfall der hypothalamischen Corticotropinsteuerung sich wahrscheinlich schon auf das Zellbild des Vorderlappens auswirkt.

Eine *Steigerung* der *Corticotropinsekretion* im HVL durch eine Störung der hypothalamischen Kerne ist auch beim Menschen denkbar, und zwar sowohl durch eine primäre Reizung als auch durch eine Verminderung oder durch einen Ausfall der wahrscheinlich hier ansetzenden „Regler"-Hemmung durch Cortisol. Krankhafte morphologische Befunde, welche dies belegen würden, liegen aber bis heute nicht vor.

Was die *einzelnen NNR-Funktionen* betrifft, so wird nach dem morphologischen NNR-Befund bei hypothalamischen Störungen überwiegend, wenn nicht ausschließlich die Glucocorticoidsekretion durch die Zona fasciculata und reticularis vermindert. Eine gleichzeitige oder gar isolierte Atrophie der für die Aldosteronsekretion verantwortlichen Zona glomerulosa ist nicht erwiesen. Der Ausfall eines hypothalamischen Zentrums scheint somit auch beim Menschen die ACTH-Sekretion im HVL mehr oder weniger zu vermindern. Für die Bildung eines noch hypothetischen *Glomerulotropins*[175], welches selektiv die Aldosteronsekretion in der Zona glomerulosa stimulieren würde, im Hypothalamus oder in der Epiphyse ergibt die Humanpathologie bis heute keine Anhaltspunkte.

2. Vom Hypophysenvorderlappen ausgehende Regulationsstörungen

Die Abhängigkeit der NNR vom HVL wurde von der Humanpathologie erst spät erkannt. Die sekundäre Atrophie der NNR bei dem von SIMMONDS 1914 beschriebenen Krankheitsbild des Hypopituitarismus wurde zunächst übersehen. Obschon im Laufe der folgenden Jahrzehnte in Einzelfällen die NNR-Atrophie beobachtet und zum Teil auch richtig interpretiert worden ist, gebührt doch SHEEHAN und SUMMERS (1949) das Verdienst, auf Grund der verwertbaren Literaturfälle und eigener Beobachtungen die Folgen des alleinigen Ausfalles des HVL, ohne komplizierende Veränderungen am Hypothalamus, für den Gesamtorganismus und das endokrine System geklärt zu haben.

Dabei fand sich in den 95 Beobachtungen von „schwerer" Vorderlappenstörung, d.h. von Fällen, in denen nicht mehr als 1—2% des Drüsengewebes erhalten war, regelmäßig die Atrophie der NNR (Abb. 11 und 12). In den 26 Beobachtungen, in denen Angaben über das Organgewicht vorlagen, betrug dieses 2,2—7,8, im Mittel 4,7 g. Die Verkleinerung des Organs beruht auf einem Schwund des Rindengewebes, während das Mark praktisch unverändert bleibt. Die Rinde ist auf 0,2—0,4 mm verschmälert und besteht histologisch aus kurzen, fasciculata-ähnlichen Zellsträngen. Die Glomerulosa soll nach SHEEHAN und SUMMERS unter der verdickten Bindegewebskapsel schlecht erkennbar sein. Die Atrophie betrifft die innere Fasciculata und Reticularis, die oft als solche überhaupt nicht mehr nachweisbar ist. An ihrer Stelle entwickelt sich eine Bindegewebslage, die eine Art Kapsel zwischen Rinde und Mark bildet. Der Lipoidgehalt des restlichen Rindengewebes ist normal.

Wir selbst fanden es in derartig atrophischen Rinden schwierig, eine sichere Grenze zwischen Glomerulosa und Fasciculata zu ziehen, dies auch mit Hilfe von Gitterfaserfärbungen. Die „Bindegewebskapsel" entsteht nach unseren Beobachtungen dadurch, daß im Bereiche der inneren Rindenzonen das Gitterfaserwerk kollabiert und zum Teil auch kollagenisiert wird. Zwischen den kollabierten Maschen liegen atrophische Rindenzellen, deren Cytoplasma oft noch reichlich Pigment enthält. Die Kerne sind verkleinert und oft pyknotisch (Abb. 11 und 12).

Aus den Untersuchungen von SHEEHAN und SUMMERS geht nicht hervor, welches Ausmaß die Zerstörung des Vorderlappengewebes erreichen muß, damit die NNR atrophisch wird. Es läßt sich daraus entnehmen, daß auch noch relativ

[174] KUCSKO und SEITELBERGER 1955.
[175] FARREL 1960, TAYLOR und FARRELL 1962.

kleine Reste von Drüsenparenchym, die nur noch $^1/_3$ oder $^1/_4$ der Drüsen ausmachen, genügen können, um eine NNR-Atrophie zu verhindern. Es scheint uns durchaus möglich, daß die Lokalisation der HVL-Zerstörung durch derartige partielle Nekrosen für die Art und das Ausmaß der Störung der glandotropen Funktion des HVL mit von Bedeutung ist.

Auf Grund klinischer Beobachtungen wird angenommen, daß in der Regel die corticotrope Partialfunktion der HVL erst relativ *spät* auftritt und daß ihr der Gonadotropin- und TSH-Ausfall vorangehen. Autoptische Untersuchungen,

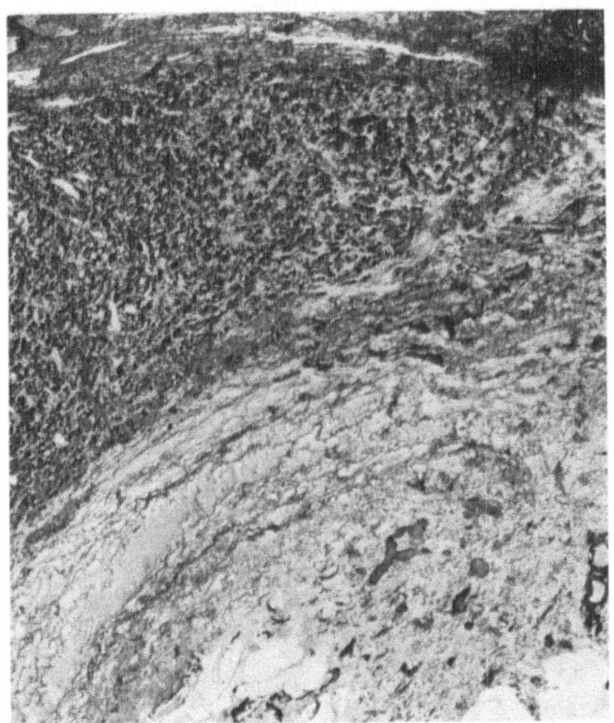

Abb. 11. *Subtotale postpartale Hypophysenvorderlappennekrose* (Sheehan-Syndrom) (schätzungsweise $^4/_5$ des Drüsengewebes ausgefallen). Sichelförmiger subcapsulärer Rest von Drüsengewebe um die ausgedehnte, teils cystische und gefäßreiche feinfibrilläre Narbe. Pearse-Färbung, Übersicht. 28jährige Frau, SN 711/53. Pathologisches Institut der Universität Zürich

welche diese Reihenfolge des Ausfalles bestätigen oder verständlich machen würden, fehlen. Auch beruhen Berichte über einen *selektiven Ausfall* der corticotropen Sekretion ohne Störung der Gonaden- und Schilddrüsenfunktion lediglich auf klinischen Beobachtungen und sind noch nie autoptisch bestätigt worden[176].

Die konnatale NNR-Hypoplasie beruht in einem Teil der Fälle wohl auf einer primär adrenalen Störung, wobei die Rinde nicht nur hypoplastisch, sondern auch atypisch strukturiert ist[177]. Daneben gibt es aber auch einfache NNR-Hypoplasien, deren Ursache in einer Hypoplasie des HVL zu suchen ist[178]. Es ist aber keineswegs geklärt, ob diesen und auch anderen analogen Fällen nicht eine cerebrale bzw. hypothalamische Störung zugrunde liegt.

---

[176] Steinberg, Shechter und Segal 1954. [177] Mitchell und Rhaney 1959, Lit.
[178] Mosier 1956.

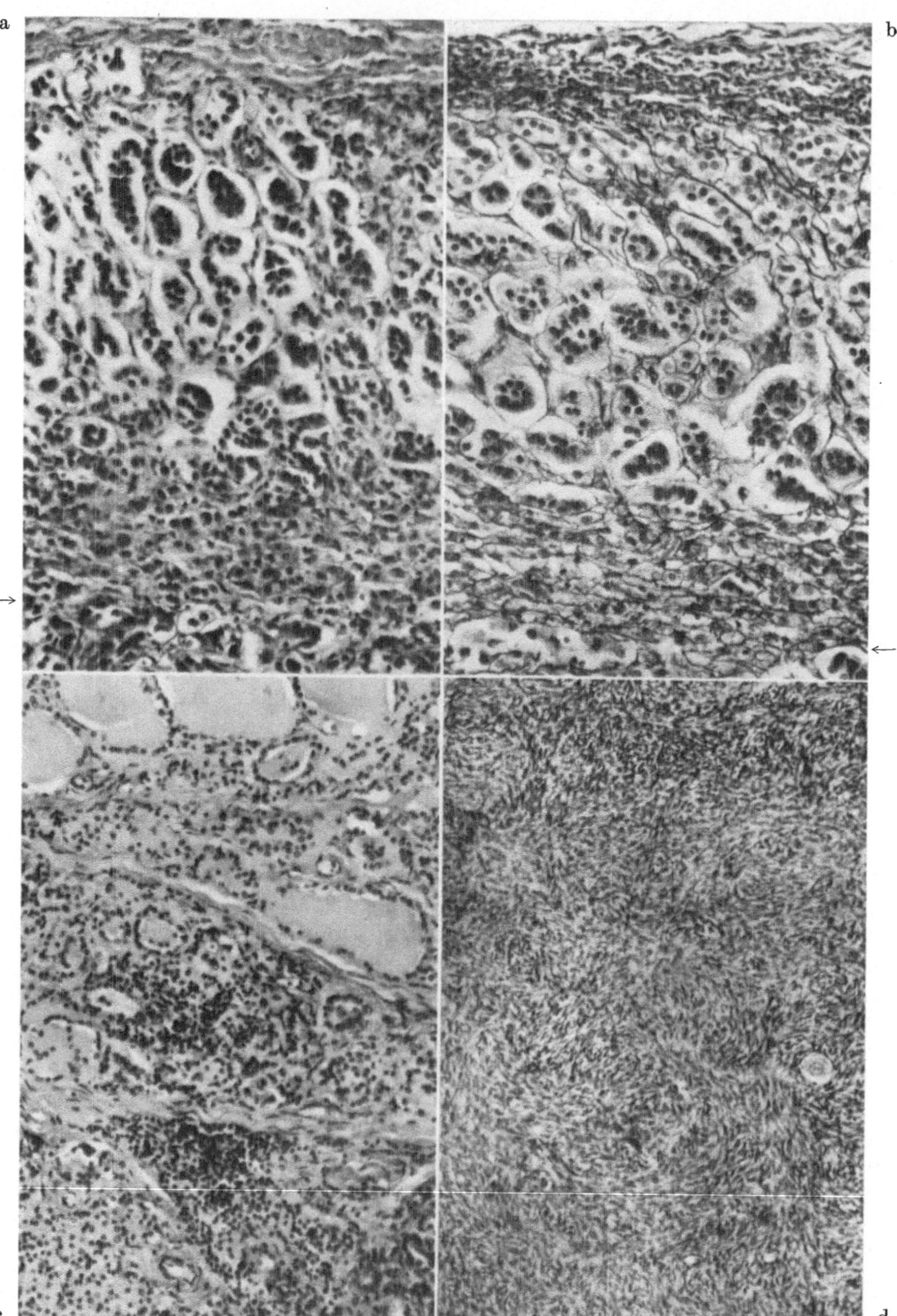

Abb. 12a—d. *Panhypopituitarismus infolge postpartaler Hypophysenvorderlappennekrose (Sheehan-Syndrom)* bei 28jähriger Frau, SN 711/53, gleicher Fall wie Abb. 11. a Hochgradige NNR-Atrophie (Gewicht 3,2 g) mit erhaltener Zona glomerulosa, kurzen Zellsträngen der äußeren Fasciculata und starker Atrophie der inneren Fasciculata und der Reticularis

Eine *primäre Steigerung der corticotropen* Sekretion des HVL wird für einen Teil der Fälle von Morbus Cushing angenommen. Das Problem der HVL-Morphologie, insbesondere der Deutung der basophilen Adenome, bei diesen Patienten wird bei diesem Krankheitsbild eingehend besprochen (s. S. 302).

Die einzelnen NNR-Sekretionen werden durch den HVL nach diesen Befunden unterschiedlich beeinflußt. Die ganz überwiegende Atrophie der beiden inneren Rindenzonen und das Erhaltenbleiben der Zona glomerulosa, die sich im wesentlichen doch aus den autoptischen Beobachtungen von Zerstörungen des HVL ergibt, zeigt, daß dabei die Glucocorticoidbildung vermindert wird, und daß das hypophysäre corticotrope Hormon die Aldosteronbildung in der Zona glomerulosa nicht wesentlich beeinflussen kann.

Umgekehrt sind auch keine Krankheitsbilder bekannt, bei denen die Bildung eines Glomerulotropins[179] in der Adenohypophyse angenommen werden müßte. Insbesondere ist kein selektiver Hyperaldosteronismus mit Hyperplasie der Zona glomerulosa bekannt, der durch einen pathologischen Prozeß im HVL erklärt werden könnte.

3. Von der NNR ausgehende Regulationsstörungen

a) Der Ausfall der NNR

Die chronische NNR-Insiffuzienz, die zum Krankheitsbild des *Morbus Addison* führt, beruht auf einer Reihe verschiedener pathologischer Prozesse, die entweder Rinde und Mark der Nebenniere, wie z. B. die Tuberkulose, oder aber lediglich die Rinde betreffen können, wie die primäre NNR-Sklerose. In beiden Fällen sind die regulativen Veränderungen an den übrigen endokrinen Drüsen die gleichen. Diese Veränderungen sollen im folgenden auf Grund der Befunde aufgezeigt werden, wie sie bei Patienten mit mehr oder weniger ausgedehnter Rindenzerstörung und mit *chronischer* Rindeninsuffizienz erhoben wurden. Es handelt sich also dabei um die Folgen des *Panhypocorticismus*.

Die regulativen Auswirkungen des *selektiven* Ausfalles einer Rindenzone sind nicht bekannt. So wurde das übrige Endocrinium in einer autoptischen Einzelbeobachtung von isolierter Amyloidose der *Zona reticularis* mit isolierter Verminderung der Ausscheidung von C 19-Steroiden nicht untersucht[180]. Auch bei dem klinisch beschriebenen Krankheitsbild des *isolierten Hypoaldosteronismus*[181] sind keine entsprechenden morphologischen Befunde bekannt.

Im *Hypothalamus* und seinen Kernen, insbesondere auch am hypothalamisch-neurohypophysären System, sind bei der chronischen NNR-Insuffizienz bis jetzt keine krankhaften Befunde erhoben worden[182].

Der *Hypophysenvorderlappen* kann normal groß, verkleinert oder auch vergrößert sein[183]. Eine konstante Veränderung von Größe und Gewicht ist demnach nicht nachweisbar. Histologisch fand sich in einzelnen Untersuchungen eine *Fibrose* des Vorderlappenparenchyms[184].

[179] Farrell 1960. [180] Ofstad, Lamvik, Stoa und Emberland 1961.
[181] Hudson, Chobanian und Relman 1957, Skanse und Hökfelt 1958. [182] Sloper 1955.
[183] Kraus 1923, Crooke und Russel 1935, Russfield 1955.
[184] Rowntree 1940, Moehlig 1947.

(→ Rindenmark-Grenze). H.E., 140:1. b Zonierung der atrophischen NNR bei Gitterfaserdarstellung mit gut erhaltener Glomerulosa und Gerüstkollaps in innerer Fasciculata und Reticularis. Gomori, 140:1 (→ Rindenmark-Grenze). c Schilddrüse mit herdförmig verschieden weit fortgeschrittener Follikelatrophie oder gut gefüllten Follikeln mit niedrigem Epithel. Faservermehrung und herdförmige Lymphocyteninfiltration im Interstitium. H.E., 120:1 (Gewicht 11,7 g). d Ovarialcortex mit nachweisbaren, jedoch hier (im Gegensatz zu Sheehan, 1953) verminderten Primordialfollikeln, keine Follikelreifung. H.E., 140:1

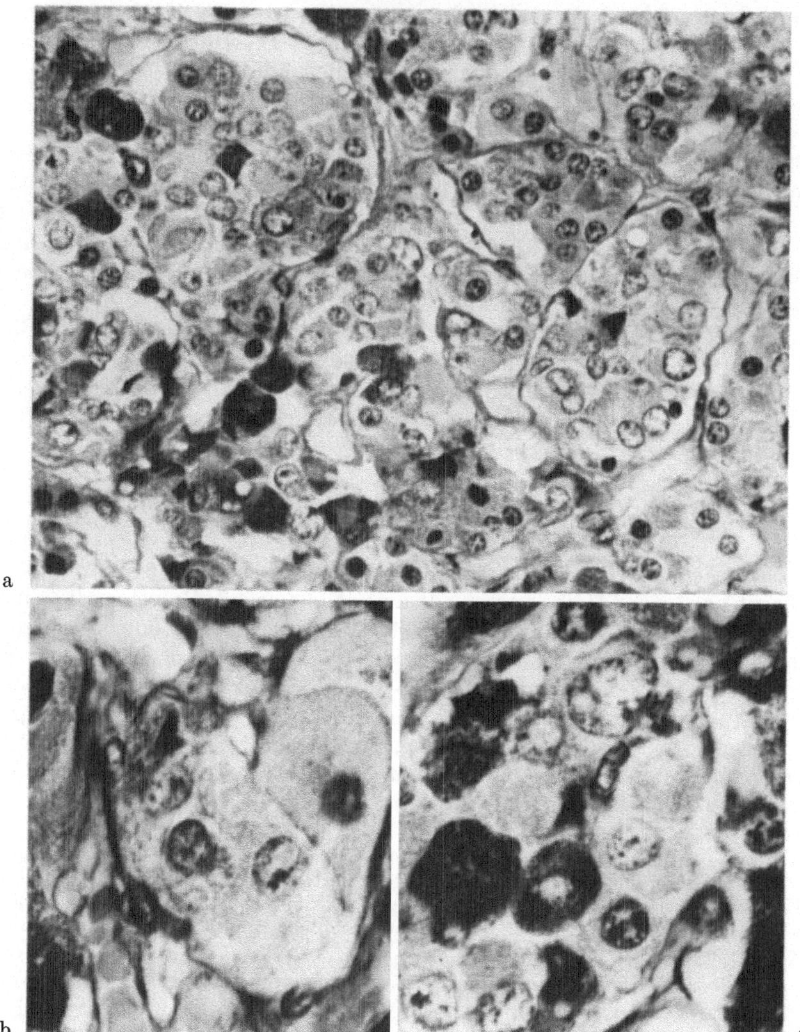

Abb. 13a—c. Hypophysenvorderlappen bei unbehandelter, chronischer NNR-Insuffizienz: 59jährige Frau mit tuberkulösem Morbus Addison, SN 1439/57. Pathologisches Institut der Universität Zürich. a Starke Vermehrung der spärlich granulierten Amphophilen oder γ-Zellen auf Kosten der voll granulierten α- und β-Zellen. Pearse-Färbung, 400:1. b und c Große cytoplasmareiche γ-Zellen und einzelne cytoplasmaarme γ-Zellen mit stark vergrößerten chromatinarmen Kernen. Pearse-Färbung, 850:1

Demgegenüber weist der HVL bei der chronischen NNR-Insuffizienz eindeutige quantitative Verschiebungen in seinem *Zellbild* auf (Abb. 13). Die Basophilen und meistens auch die Acidophilen sind verringert[185]. Die Verminderung der Acidophilen kann offenbar bei leichterer und weniger langdauernder NNR-Insuffizienz auch fehlen[186]. Die erstere größere Untersuchung durch CROOKE und

---

185 KRAUS 1923, CROOKE und RUSSEL 1935, HAWKINS 1936, LAQUEUR und BERNSTEIN 1948, SORKIN 1949, RUSSFIELD 1955.

186 BERBLINGER 1942.

Russel ergab 1935 aber überdies eine Vermehrung spärlich granulierter Zellen, die sie auf Grund einer modifizierten Mallory-Färbung als „abnormal basophil transitional cells" bezeichneten. Die gleichen Zellen fanden sie auch unter den in den Hinterlappen „eingewanderten" Basophilen. Neuere Untersuchungen machen es sehr wahrscheinlich, daß diese spärlich granulierten Zellen durch Degranulierung aus den basophilen Zellen hervorgehen.

Pearse hat 1952 gezeigt, daß zum mindesten ein Teil der bei gewöhnlicher Trichromfärbung chromophob erscheinenden Zellen wie die Basophilen Granula enthalten, die eine positive Perjodsäure-Leukofuchsin-Reaktion geben. Er faßte sie als „mucoide" Zellen zusammen. Russfield hat bei Verwendung der gleichen Färbetechnik die spärlich granulierten mucoiden Formen wegen ihres gleichzeitigen Gehaltes an acidophilen Granula „Amphophile" genannt und darunter in Anlehnung an frühere Untersucher auch „hypertrophe Amphophile" unterschieden. Mit einer zusätzlichen Färbung mit dialysiertem Eisen und neuestens mit einer Differentialfärbung mit Aldehyd-Thionin und der Perjodsäure-Leukofuchsin-Technik hat Ezrin[187] die Basophilen und die spärlich granulierten „mucoiden" Zellen in weitere Typen unterteilen können.

Für die normale und funktionelle Cytologie des HVL sei auf den vorangehenden Abschnitt dieses Handbuchbandes verwiesen. Leider haben die neueren Färbemethoden auch verwirrende neue Zellbezeichnungen gebracht. Eine Einigung in der Nomenklatur tut dringend not. Da die krankhaften Befunde im HVL mit den verschiedensten Färbemethoden erhoben wurden, ist ein einheitliches Bild oft nicht zu gewinnen. Wir werden uns bemühen, in Anlehnung an den Nomenklaturvorschlag von Ezrin (1963 und 1965) folgende Zelltypen zu unterscheiden: Wie mit den alten Trichrommethoden lassen auch die neuen Differentialfärbungen ohne weiteres die kleinen unreifen, cytoplasmaarmen und ungranulierten *Stammzellen* erkennen. Als *α-Zellen* werden nach wie vor die gut abgrenzbaren acidophil granulierten Zellen bezeichnet, wobei auch hier spärlich granulierte Formen mit vergrößertem Zelleib vorkommen. Die *β-Zellen* entsprechen in ihrer voll granulierten Form den Basophilen der Trichromfärbungen. Schon mit der einfachen Färbung nach Pearse (s.o.) erkennt man eine größere und eine kleinere Zellform, die Ezrin wegen ihrer blauvioletten Anfärbung bei zusätzlicher Färbung mit dialysierter Eisenlösung und mit Aldehyd-Thionin als *δ-Zelle* bezeichnet hat. Die *γ-Zellen* entsprechen den spärlich granulierten mucoiden Zellen und den sowohl bei Trichromfärbung als auch bei der Perjodsäure-Leukofuchsin-Reaktion granulafreien großen Chromophoben.

Die *Crooke-Russel*-Zelle entspricht einer spärlich granulierten mucoiden Zelle bzw. einer γ-Zelle. Russfield fand 1955 neben der Verminderung der voll granulierten α- und β-Zellen eine Vermehrung der „Amphophilen" und der „hypertrophen Amphophilen".

Auch die NNR-Insuffizienz bei kongenitalen Störungen der Steroidsynthese in der Rinde führt zu diesen Zellverschiebungen im HVL. Bei der virilisierenden Hyperplasie und bei der kongenitalen Lipoidhyperplasie sind sie nachweisbar. Allerdings sind dabei auch die voll granulierten Basophilen über die Norm vermehrt und nicht vermindert[188].

Während die früher üblichen Substitutionsbehandlungen, etwa mit Desoxycorticosteronacetat, das Zellbild des HVL verstorbener Patienten mit Morbus Addison nicht beeinflußt haben, ergab die Untersuchung verstorbener Addisonpatienten und Adrenalektomierter, welche mit *Cortison* behandelt worden waren, eine mehr oder weniger weitgehende *Normalisierung* des Zellbildes, indem die spärlich granulierten mucoiden Zellen wieder verringert und voll granulierte Basophile und Acidophile wieder zahlreicher gefunden werden[189]. Diese Beobachtung zeigt nicht nur, daß die gefundenen Veränderungen tatsächlich auf dem Ausfall der NNR, sondern auf dem Mangel an Glucocorticoiden beruhen. Das gleiche ergibt sich aus den Hypophysenbefunden beim kongenitalen adrenogenitalen Syndrom[190]. Besonders bei den schwereren Formen mit manifestem Mangel an Cortisol sind im HVL die spärlich granulierten mucoiden Zellen und degranulierten Basophilen signifikant vermehrt. Wie beim Morbus Addison sind die

[187] Ezrin et al. 1956, Ezrin und Murray 1963. [188] Siebenmann 1956, 1971.
[189] Russfield 1955. [190] Siebenmann 1956, 1971.

Acidophilen verringert, während im Gegensatz dazu die voll granulierten Basophilen ebenfalls vermehrt sind. Worauf diese abweichende Besonderheit beruht, ist noch nicht geklärt. Hingegen wird auch bei den Patienten mit dem kongenitalen adrenogenitalen Syndrom das Zellbild des HVL durch die Cortisonbehandlung normalisiert.

Funktionell entspricht diesen HVL-Veränderungen eine vermehrte Sekretion von ACTH. Dieses wird beim Addisonkranken im strömenden Blut auch mit dem weniger sensiblen bioassay nachweisbar, was beim Gesunden nicht der Fall ist. Restliches NNR-Gewebe wird zur Proliferation und Sekretionssteigerung gebracht und gelegentlich wird auch die Wucherung und Hyperplasie von akzessorischem Rindengewebe beobachtet[191].

Die fast konstante *Hyperpigmentierung* der Haut und die pathologische Schleimhautpigmentation bei Patienten mit primärer NNR-Insuffizienz beruht auf einer Vermehrung des normalen Hautpigmentes und seines Abbauproduktes Melanoid. Sie ist die Folge einer gleichzeitig mit dem ACTH gesteigerten Sekretion von melanocytenstimulierendem Hormon (MSH) durch den HVL. Auch diese Hypersekretion kann durch die adäquate Substitutionsbehandlung zurückgedrängt werden[192]. Die Beobachtungen beim Morbus Addison sprechen wie diejenigen ACTH-bildender HVL-Tumoren (s. S. 311) dafür, daß die Bildungsstätte des MSH ebenfalls in den Basophilen und in den spärlich granulierten mucoiden Zellen des HVL zu suchen ist (s. auch S. 265). Bei den seltenen Fällen von Morbus Addison mit fehlender Pigmentvermehrung (sog. weißer Morbus Addison)[193] sind am HVL keine abweichenden Befunde bekannt geworden.

Was die übrigen inkretorischen Funktionen des HVL bei der chronischen NNR-Insuffizienz betrifft, so wird eine Wachstumsbeschleunigung bei Kindern oder etwa das Auftreten akromegaler Symptome bei Erwachsenen nicht beobachtet. Die Bildung und Sekretion von *Wuchshormon* wird nach diesen Beobachtungen durch die chronische NNR-Insuffizienz nicht beeinflußt. Auch für eine Änderung in der Sekretion von *Mammotropin* fehlen Anhaltspunkte. Die anderen glandotropen Sekretionen des HVL sollen bei den einzelnen Erfolgsdrüsen besprochen werden.

Die *Schilddrüse* ist bei der chronischen NNR-Insuffizienz häufig, aber nicht regelmäßig verändert.

SLOPER hat 1953 das einschlägige Schrifttum gesichtet und 21 Fälle selbst untersucht. 12 davon zeigen normale Schilddrüsen und 9mal finden sich verschiedene Grade von Follikelatrophie, Fibrose und lymphocytärer Infiltration. Dabei waren die Drüsen entweder normal groß oder geschrumpft, nie vergrößert. Ein Zusammenhang mit Alter, Geschlecht oder Ernährungszustand der Patienten oder mit der Dauer der NNR-Insuffizienz bestand nicht. Wie schon von früheren Untersuchern festgestellt[194], kann es sich bei der vorgefundenen lymphocytären Infiltration nicht lediglich um eine Teilerscheinung der generalisierten lymphatischen Hyperplasie handeln. Sie fand sich auch bei Patienten mit völlig atrophischem Thymus. In extremen Fällen erinnert das histologische Bild der Schilddrüsen an die Struma lymphomatosa Hashimoto, doch sind die Drüsen im Gegensatz dazu nicht vergrößert. Ferner läßt der histologische Befund an einen Hypopituitarismus denken. Die Hypophysen zeigen jedoch lediglich die schon oben beschriebenen Veränderungen[195], und recht häufig wurden Drüsenbezirke mit hohem zylindrischem Epithel und kleinen leeren Follikeln inmitten der atrophischen Bezirke gefunden (s. auch S. 483).

Die Schilddrüsen*funktion* ist in der Mehrzahl der Fälle normal. Wenn eine Funktionsstörung vorliegt, so ist es in der Regel eine Hypofunktion[196]. Dies stimmt auch mit den histologischen Veränderungen überein. Eigentliches Myx-

[191] ZANDANELL 1953. [192] LABHART 1957, 1971 [193] HEDINGER 1950. [194] WELLS 1930.
[195] RUSSFIELD 1955.
[196] HILL, REISS, FORSHAM und THORN 1950, BLOODWORTH, KIRKENDALL und CARR 1954.

ödem ist selten, kommt aber vor, wobei einmal die Schilddrüseninsuffizienz dem Morbus Addison vorangeht, andere Male die umgekehrte Reihenfolge vorliegt[197].

Andererseits sind Addisonpatienten mit sicherem Morbus *Basedow* beschrieben worden[198], überwiegend bei primärer NNR-Atrophie, aber auch bei NNR-Tuberkulose. Die Schilddrüsenveränderungen waren dabei nicht einheitlich. Es mag bemerkenswert sein, daß sich die umschriebenen hyperplastischen Drüsenbezirke, wie sie oben geschildert wurden, auch bei Patienten ohne Zeichen einer Schilddrüsenüberfunktion fanden[197]. Ob am Beginn jeder Schilddrüsenüberfunktion eine Hypofunktion der NNR steht, wie dies von MARINE (1930) vermutet wurde, ist auch heute noch ungewiß (s. auch S. 437).

Die Ursache der Schilddrüsenveränderungen beim Ausfall der NNR ist nicht geklärt. Es ist sogar fraglich, ob sie eine Folge der NNR-Insuffizienz sind. Sie werden wesentlich häufiger bei Morbus Addison infolge primärer Atrophie als bei tuberkulöser Zerstörung der NNR gefunden, in ihren schwereren Formen sogar ausschließlich bei primärer Atrophie[199]. SLOPER fand unter seinen 9 Patienten mit Schilddrüsenveränderungen nur zwei mit tuberkulösem Morbus Addison und dise zeigten lediglich lymphocytäre Infiltrate. Es stellt sich tatsächlich die Frage, ob die Schilddrüsen- und NNR-Veränderungen bei primärer Atrophie nicht viel mehr beide die Folge eines analogen Krankheitsprozesses darstellen und ob in diesen Fällen nicht mit Recht von einem 1926 erstmals durch M. B. SCHMIDT beschriebenen *thyreosuprarenalen Syndrom* gesprochen werden sollte. (In extenso besprochen S. 483.)

Schließlich muß die Möglichkeit einer indirekten Wirkung des NNR-Ausfalles auf die Schilddrüse über den HVL diskutiert werden. RUSSFIELD hat 1955 auf Grund morphologischer Untersuchungen postuliert, daß bei chronischer unbehandelter NNR-Insuffizienz der HVL nicht nur vermehrt ACTH, sondern auch vermehrt thryeotropes Hormon ausschütte. Beide tropen Hormone sollten von der gleichen Gruppe spärlich granulierter amphophiler Vorderlappenzellen sezerniert werden. Weder klinische Beobachtungen noch die morphologischen Schilddrüsenbefunde lassen einen solchen sekundären Hyperthyreoidismus bis heute als gesichert erscheinen, auch wenn man annimmt, daß die häufigeren atrophischen Veränderungen mit Hypothyreoidismus lediglich das Endstadium einer längeren Überstimulation darstellen.

Die *Gonaden* von Männern mit chronischer NNR-Insuffizienz sind nicht regelmäßig verändert.

Immer wieder wird in einzelnen Fällen von einer Verminderung der Spermiogenese, Tubuluswandverdickung, Vermehrung des Zwischengewebes, Verminderung, manchmal auch Vermehrung der Leydig-Zellen berichtet[200] (Abb. 14). Eine systematische Untersuchung von Hodenbiopsien bei 5 Männern mit sicherem Morbus Addison bestätigte diese Inkonstanz der Veränderungen[201]. Sie ergab keine Beziehung zwischen dem Grad der Hodenatrophie und Alter, Ernährungszustand oder Krankheitsdauer. Hingegen fanden sich stets vermehrte Zwischenzellen und erhöhte Gonadotropinausscheidung bei Patienten, die eine Substitutionsbehandlung mit Cortison erhalten hatten.

Funktionell sind die Hoden in Anbetracht der häufigen Beeinträchtigung des Allgemeinzustandes, im allgemeinen erstaunlich gut erhalten. Immerhin werden immer wieder Libidoverlust, verminderte Fertilität und gewisse Symptome von Hypogonadismus festgestellt. Die gelegentlich beobachtete Verkleinerung der Prostata erreicht jedoch nie das Ausmaß, wie es beim Gonadenausfall beobachtet wird[202].

---

[197] SORKIN 1949.
[198] ROESSLE 1914, LOEFFLER 1921, BRENNER 1928, LAQUEUR und BERNSTEIN 1948.
[199] WELLS 1930, SORKIN 1949, BLOODWORTH, KIRKENDALL und CARR 1954.
[200] DIETRICH und SIEGMUND 1926, GUTTMANN 1930, SORKIN 1949.
[201] FABBRINI, MARESCOTTI und IPPOLITO 1956.
[202] McCULLAGH 1948.

Die *Ovarien* sind bei Patientinnen mit Morbus Addison im geschlechtsreifen Alter gelegentlich atrophisch. Eine Regel scheint dies jedoch auch hier nicht zu sein, obschon systematische Untersuchungen fehlen.

Es sind Fälle bekannt, bei denen mit Beginn der NNR-Insuffizienz die Menses sistiert haben[203]. Andererseits können Menses und Endometrium trotz bestehendem Morbus Addison völlig normal sein und die Menopause kann zur üblichen Zeit einsetzen[204]. Schließlich ist auch trotz chronischer NNR-Insuffizienz eine Schwangerschaft möglich. Es sind nahezu 50 derartige Fälle bekannt geworden[205].

Was die *Ursache* der Gonadenveränderungen und deren Folgen betrifft, so ist sie eher in einer korrelativen Störung der gonadotropen HVL-Funktion zu suchen, als im Ausfall einer direkten Wirkung der NNR auf die Gonaden.

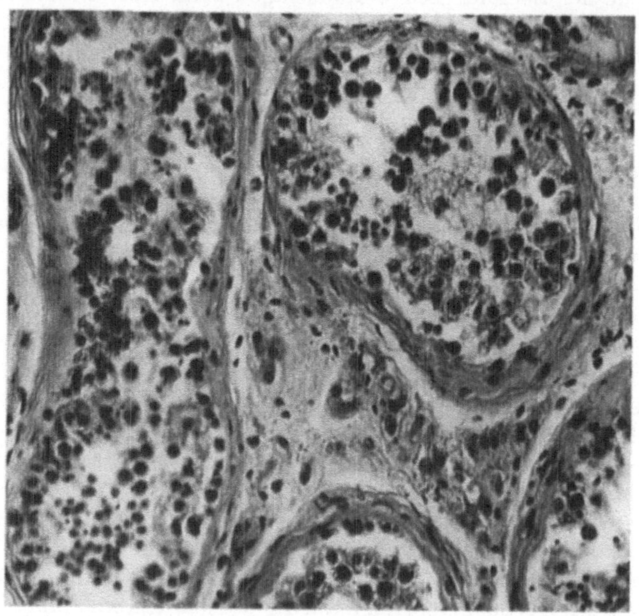

Abb. 14. *Hoden bei Morbus Addison.* Geringe Tubulofibrose und Reduktion der Spermiogenese mit nur seltener voller Ausreifung. Leydig-Zellen nicht vermindert, jedoch etwas atrophisch. 48jähriger Mann mit langjähriger unbehandelter chronischer NNR-Insuffizienz infolge primärer NNR-Sklerose, ohne anderweitige Ursache für Hodenatrophie (Hodengewicht normal, 29 g), H.E.

RUSSFIELD hat eine der gesteigerten ACTH-Sekretion parallel gehende gesteigerte gonadotrope VL-Funktion postuliert und sieht in den vermehrten amphophilen Zellen des HVL die Quelle sowohl des ACTH wie der Gonadotropine. Es hat sich aber gezeigt, daß die FSH-Ausscheidung bei Frauen vor der Menopause, wenn keine primäre Ovarialinsuffizienz vorliegt, normal ist, und daß auch bei Männern nur dann eine Steigerung derselben einsetzt, wenn eine beträchtliche Oligospermie besteht[205a]. Nach der Gonadenmorphologie wird man tatsächlich eher eine *verminderte* Gonadotropinsekretion annehmen. Nach FABRINI, MARESOTTI und IPPOLITO (1956) soll die vermehrte ACTH-Sekretion auf Kosten der Gonadotropinbildung erfolgen. Dadurch käme es zur Gonadenatrophie. Nach Cortisonbehandlung soll dann die ACTH-Sekretion gebremst werden und der VL könnte nun auf die inzwischen erfolgte Hodenatrophie mit der gesteigerten FSH-Ausschüttung antworten.

Das *Pankreas* und insbesondere die *Langerhansschen Inseln* wurden beim Morbus Addison mehrfach systematisch untersucht.

[203] GUTTMANN 1930. [204] MCCULLAGH 1948. [205] HUNT und MCCONAHEY 1955.
[205a] MCCULLAGH 1948

In Einzelbeobachtungen von unkompliziertem Morbus Addison werden das Organ immer wieder als *atrophisch*, die Langerhansschen Inseln als hyperplastisch beschrieben[206]. Die Beobachtung von HINERMAN (1951) einer Hyperplasie der Inseln mit relativer Verminderung der β-Zellen konnte durch SLOPER (1954) nicht bestätigt werden. Zwar findet sich eine starke Variation der Inselgröße, jedoch sicher keine Vermehrung des Inselgewebes. Auch das Verhältnis von A-, B- und D-Zellen liegt im Bereiche der Norm. Hingegen berichtet der gleiche Autor über das Auftreten eines Inseladenoms in 2 von 17 Fällen von Morbus Addison. Er diskutiert die Möglichkeit einer kompensatorischen adenomatösen Wucherung.

Die bekannten Störungen des Zuckerstoffwechsels bei der NNR-Insuffizienz, Neigung zu Hypoglykämie, Erniedrigung des Nüchternblutzuckers, lassen sich mit dem Ausfall der Glucocorticoide erklären und durch Substitutionsbehandlung beheben[207]. Sie lassen nicht auf eine Funktionsstörung des Inselapparates schließen (s. auch S. 395).

Die Kombination von Morbus Addison mit *Diabetes mellitus* ist selten (ausführliche Angaben S. 484). SORKIN (1949) fand sie unter 50 Fällen nur zweimal. Insgesamt liegen nach ihm 14 Autopsiebefunde vor. Über die zeitliche Folge der beiden Erkrankungen ist wegen des schleichenden Beginns beider Leiden in der Regel keine sichere Aussage möglich. Nach STANTON, JONES und MARBLE (1954) trat in 47 Fällen nur 3mal die NNR-Insuffizienz zuerst auf, in allen anderen bestand zuerst der Diabetes mellitus oder beide Leiden traten gleichzeitig auf. Funktionell trat mit der NNR-Insuffizienz eine Verringerung des Insulinbedarfes und eine Neigung zu hypoglykämischen Anfällen auf. Im Gegensatz zur Inkonstanz morphologischer Pankreasbefunde bei Diabetes mellitus allein ist es auffällig, wie häufig das Pankreas bei der Kombination beider Leiden atrophisch gefunden wurde. In Analogie zu den Schilddrüsenbefunden ist auch hier aufgefallen, daß Pankreasveränderungen häufiger bei primärer NNR-Atrophie als bei NN-Tuberkulose gefunden wurden. So waren 12 von den erwähnten, von SORKIN zusammengestellten 14 Fällen durch primäre Rindenatrophie bedingt. Es drängt sich somit auch hier die Frage auf, ob die Pankreasveränderungen nicht vielmehr eine Folge des gleichen, die NNR zerstörenden Krankheitsprozesses sind als die des NNR-Ausfalles.

Veränderungen der *Epithelkörperchen* sind beim Morbus Addison nicht bekannt. Die gelegentlich beobachteten Störungen des Calciumstoffwechsels (Hypercalcämie) und exzessiven oder pathologischen Verkalkungen (Ohrknorpel, Rippenknorpel) sind nicht auf eine morphologisch faßbare Störung der Parathyreoideafunktion zurückzuführen (s. auch S. 470).

Überblicken wir zusammenfassend die Morphologie der endokrinen Drüsen nach dem Ausfall der NNR, so finden wir nur im Hypophysenvorderlappen regelmäßig Veränderungen, die sicher auf den Ausfall der NNR-Hormone, wahrscheinlich auf den Mangel an Cortisol zurückgeführt werden können. Die darin feststellbare Vermehrung der spärlich granulierten Übergangszellen oder Amphophilen erfolgt auf Kosten der voll granulierten Basophilen und wahrscheinlich auch der Acidophilen. Die Zellverschiebungen stellen offenbar die morphologische Grundlage für eine gesteigerte corticotrope Aktivität dar. Von den übrigen glandotropen Vorderlappenfunktionen wird dabei wahrscheinlich nur die Gonadotropinsekretion so stark betroffen, daß dies an den Gonaden morphologisch faßbar wird. Sie ist nach diesen Befunden vermindert. Die inkonstanten Veränderungen von Pankreas und Schilddrüse hingegen lassen sich nicht mit Sicherheit auf die Zellverschiebungen im HVL oder auf den Ausfall der NNR direkt zurückführen.

b) Überfunktionszustände der NNR

Zur Darstellung der endokrinen Regulationsstörungen bei Überfunktionszuständen der NNR müssen diese willkürlich in möglichst reine Formen aufgeteilt werden. Wir sind uns dabei bewußt, den tatsächlichen Verhältnissen manchmal Zwang anzutun, da sich die Hyperfunktionszustände häufig als Legierungen der einzelnen Rindenfunktionen erweisen. Wir gliedern unsere Ausführungen wie folgt:

α) Primärer Aldosteronismus.

β) Hyperglucocorticismus oder Cushing-Syndrom.

γ) Adrenale Virilisierung und Feminisierung.

---

[206] KRAUS 1923, CROOKE u. RUSSEL 1935, ROWNTREE 1940, SORKIN 1949. [207] LABHART 1957, 1971.

α) Primärer Aldosteronismus

Dem *primären Hyperaldosteronismus (Conn-Syndrom)* liegen solitäre oder multiple Rinden-Adenome, eine mikronoduläre Rindenhyperplasie oder Mischformen von Adenom und Hyperplasie zugrunde, wie von DHOM und STÄDTLER 1968 übersichtlich gezeigt wurde. Über dabei sekundär an den übrigen eigentlichen endokrinen Drüsen auftretende Veränderungen ist nichts bekannt. Hingegen haben sich eindeutige Veränderungen am *iuxtaglomerulären Apparat* der Niere ergeben, die im Zusammenhang mit den sekundären Hyperaldosteronismus-Formen gesondert besprochen werden sollen (s. S. 324).

β) Hyperglucocorticismus oder Cushing-Syndrom

Dem *Hyperglucocorticismus* oder *Cushing-Syndrom* können zugrunde liegen:

1. die *therapeutische Überdosierung* mit *Glucocorticoiden* (Cortison, Cortisol und analog wirkende Steroide) oder die exogene Stimulation der Glucocorticoidsekretion der NNR durch ACTH,
2. ein *gut- oder bösartiger NNR-Tumor,*
3. eine *doppelseitige NNR-Hyperplasie.*

Diese drei pathogenetischen Formen sollen im folgenden getrennt besprochen werden.

LABHART[208] gibt vom *klinischen* Standpunkt aus folgende Definitionen: Unter dem Begriff des *Cushingschen Syndroms* wird ein charakteristisches klinisches Krankheitsbild mit der Symptomatologie übermäßiger Glucocorticoidproduktion verstanden, ohne daß dabei die Ursache dieser abnormen Hormonproduktion oder der zugrunde liegende pathologisch-anatomische Befund präjudiziert werden. Als *Morbus Cushing* wird das gleiche Krankheitsbild bezeichnet, wenn es entsprechend der klassischen Beschreibung von Cushing mit einem basophilen Adenom der Adenohypophyse verbunden ist.

Vom pathologisch-anatomischen Standpunkt können wir präziser *Cushing-Syndrom* bei einem NNR-Tumor und *Morbus Cushing oder Cushingsche Krankheit* infolge doppelseitiger NNR-Hyperplasie unterscheiden[209]. Wir verwenden den zweiten Begriff unabhängig davon, ob ein basophiles HVL-Adenom vorliegt oder nicht, da es sich nach dem heutigen Stand unserer Kenntnisse beide Male um das gleiche Krankheitsbild handelt.

1. Die Regulationsstörungen nach Glucocorticoid- oder ACTH-Behandlung

Im menschlichen *Hypothalamus* und im hypothalamisch-neurohypophysären System sind nach Cortisonbehandlung keine Veränderungen beobachtet worden[210]. Eine besonders darauf gerichtete umfassende Untersuchung beim Menschen ist uns allerdings nicht bekannt.

Die Wirkung von *Cortison* und analog wirkenden Glucocorticoiden auf den *HVL* wurde seit 1950 mehrfach untersucht[211]. KILBY, BENNET und SPRAGUE sowie MONTANDON haben 1957 das Schrifttum gesichtet und die Befunde früherer Untersuchungen bestätigt.

Größe und *Gewicht* der Hypophyse wurden nicht systematisch geprüft, wahrscheinlich kommt es zu einer Verkleinerung des Vorderlappens. Die eindrücklichsten Veränderungen finden sich an den *basophilen Zellen.* Sie zeigen je nach der Intensität der vor dem Tode durchgeführten Steroidtherapie zunächst eine

[208] LABHART 1957, 1971. [209] WILLIAMS 1955. [210] O'NEAL und HEINBECKER 1955.
[211] LAQUEUR 1950, DREYFUSS und ZARA 1951, LANDING und FERIOZI 1954, BURT 1955.

Degranulierung ihres Cytoplasmas, wobei eine milchglasartige, cyanophile, homogene Grundsubstanz zurückbleibt. Manchmal bilden sich darin auch Klumpen basophiler Granula. Später findet sich eine zunehmende *hyaline Umwandlung* des Cytoplasmas, die färberisch völlig der von CROOKE (1935) beim spontanen Cushing-Syndrom beschriebenen Veränderung entspricht (Abb. 15). KILBY, BENNET und SPRAGUE fassen die Degranulierung und Trübung des Cytoplasmas als Vorläufer der eigentlichen Crookeschen Umwandlung auf und bezeichnen sie als „praehyaline change". MONTANDON konnte zeigen, daß die Zahl hyalinisierter Basophiler mit dem Ausmaß der Cortisontherapie zunimmt. Sowohl im Bereiche des granulierten wie des hyalin umgewandelten Cytoplasmas finden sich

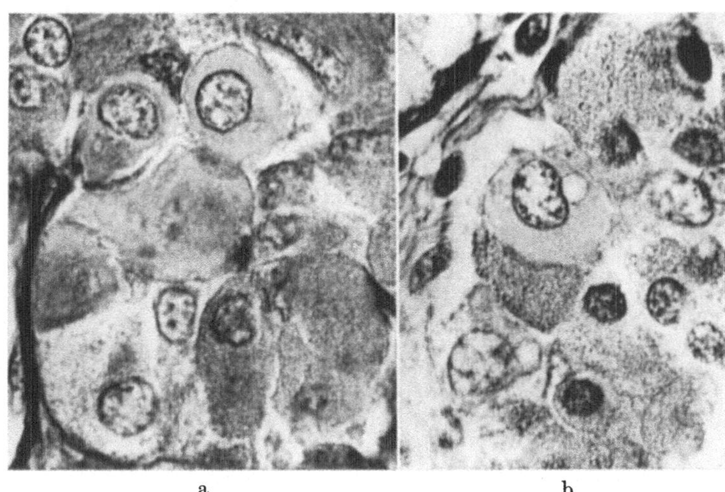

Abb. 15a u. b. *Crooke-Zellen im Hypophysenvorderlappen bei therapeutischem Hyperglucocorticismus* (iatrogenes Cushing-Syndrom). a Nach hochdosierter *Cortison*- und *Meticorten*-Behandlung über 150 Tage bis zum Tode. *NNR-Atrophie.* Drei partiell und total hyalinisierte Basophile inmitten von voll granulierten Acidophilen. Links oben noch eine spärlich granulierte mucoide Zelle. $5^1/_2$jähriges Mädchen, Panmyelophthise (SN 1818/55). Pearse-Färbung, 850:1. b Nach langdauernder *ACTH*-Behandlung. *NNR-Hyperplasie.* Typisch hyalinisierter großer Basophiler mit perinucleärer hyaliner Umwandlung einer Vacuole und noch erhaltener basophiler Granulierung am linken Pol. Daneben zwei groß- und blaßkernige Zellen und dicht granulierte Acidophilie. 49jährige Frau (SN 1569/56), Pearse-Färbung, 850:1. Beide Fälle Pathologisches Institut der Universität Zürich

Vacuolen in wechselnder Zahl und offenbar ohne sichere Beziehung zur Cortisonwirkung. Vereinzelt werden vergrößerte Zellen mit vergrößerten, chromatinarmen Kernen gesehen, häufiger scheinen jedoch normal große Basophile mit praktisch vollständig hyalinisiertem Cytoplasma zu sein. Häufiger als normalerweise finden sich in den Basophilen auch verkleinerte, chromatinreiche und sogar pyknotische Kerne, ohne daß diese Veränderung eine sichere Beziehung zu den übrigen aufweist. Wahrscheinlich handelt es sich dabei um die hyperchromatischen β-Zellen von ROMEIS (1940).

Die Gesamtzahl granulierter, degranulierter und hyalin umgewandelter Basophiler nimmt *statistisch signifikant* zu. Die Zunahme ist manchmal so ausgeprägt, daß von einer knotigen Hyperplasie gesprochen werden kann. Eigentliche basophile Adenome wurden nicht beobachtet.

Während die gewöhnliche Durchsicht von HVL-Präparaten keine wesentlichen Veränderungen der übrigen Zelltypen zeigte, ergab die quantitative Differenzierung[212] außer der Vermehrung der Basophilen eine signifikante *Vermehrung* der Acidophilen und eine *Verminderung* der spärlich granulierten Übergangszellen oder Amphophilen, der Chromophoben und der Stammzellen. Diese quantitativen Zellverschiebungen zeigen eine recht konstante Beziehung zur zugeführten Hormonmenge. An den Acidophilen sind keine sicheren, auf die Cortisontherapie zurückzuführenden Cytoplasma- oder Kernveränderungen nachweisbar. Wie die Basophilen zeigen die Acidophilen in vermehrtem Maße chromatindichte oder gar pyknotische Kerne.

Die *Behandlung mit ACTH* führt zu den gleichen Veränderungen der Basophilen: Vermehrung, Degranulierung und Crookesche Umwandlung[213] (Abb. 15). Sie sind, bezogen auf die zugeführte Hormonmenge, ausgeprägter als nach Cortison. Quantitative Untersuchungen der Zellverschiebungen ergeben wie nach Cortison nicht nur Vermehrung der Basophilen, sondern auch der Acidophilen, sowie Verminderung der spärlich granulierten Übergangszellen und der Chromophoben (eigene unveröffentlichte Beobachtung). Nach diesen Befunden würde das ACTH nicht direkt auf seine Bildungsstätte wirken, sondern über die Stimulation der endogenen NNR-Sekretion (s. S. 272) und deshalb gleich wie die übermäßige Zufuhr von Glucocorticoiden. Da diese endogene Corticoidsekretion fast ausschließlich aus Cortisol besteht, darf angenommen werden, daß dieses auf den HVL gleich wie Cortison wirkt.

Die hyaline Umwandlung und die Vermehrung der Basophilen ist bei *Kindern* sowohl nach ACTH wie nach Cortisonbehandlung ausgeprägter als bei Erwachsenen[214]. Nach eigenen Erfahrungen sind auch die von Montandon (1957) bei Kindern nach Cortison festgestellten übrigen Zellverschiebungen, besonders die Verminderung der Übergangszellen, bei Erwachsenen nicht so regelmäßig feststellbar.

Die qualitativen Zellveränderungen und die Zellverschiebungen bei therapeutischem Hypercorticismus sind *reversibel*. Die Tatsache, daß sich das Zellbild nach einem Intervall zwischen Cortisontherapie und Tod des Patienten wieder der Norm nähert, bildet ein weiteres Argument dafür, daß die gefundenen Zellverschiebungen auf die Hormonbehandlung zurückzuführen sind[215]. Am raschesten scheinen die spärlich granulierten Übergangszellen wieder zuzunehmen, und am längsten scheint die Vermehrung der Acidophilen zu persistieren. Crooke-Zellen waren schon etwa 10 Tage nach Absetzen von Cortison oder ähnlicher Glucocorticoide nicht mehr nachweisbar, in einem Einzelfall wurden sie allerdings auch 7 Monate nach einer intensiven Cortisontherapie noch gefunden[216].

Die Zahl basophiler Zellen im angrenzenden Hypophysenhinterlappen wurde bei Cortison- oder ACTH-behandelten Patienten nicht untersucht. Wir haben unter diesen Basophilen ebenfalls Crooke-Zellen gefunden, sie sind jedoch wesentlich spärlicher als unter denjenigen des Vorderlappens.

Funktionell entspricht den beschriebenen Veränderungen zunächst einmal sicher eine *Verminderung der corticotropen* Aktivität des VL. Sie ergibt sich aus der Beobachtung, daß die übermäßige *Cortisonzufuhr* zu *Atrophie der NNR* führt (Abb. 16 und 17). Da die histologischen VL-Veränderungen nach ACTH-Gaben die gleichen sind, darf geschlossen werden, daß auch bei diesen Patienten durch die endogene Cortisolbildung die Corticotropinsekretion vermindert wird. Eine

[212] Burt 1955, Montandon 1957.
[213] Golden, Bondy und Sheldon 1950, Kilby, Bennett und Sprague 1957.
[214] Kilby, Bennett und Sprague 1957.
[215] Montandon 1957.
[216] Nettleship und Cox 1955.

direkte Wirkung der Glucocorticoide auf die NNR kann mit dieser Beobachtung allein nicht ausgeschlossen werden, ist aber unwahrscheinlich, da die Atrophie bei gleichzeitiger Gabe von Cortison und ACTH ausbleibt[217].

Die Hemmung der ACTH-Sekretion erfolgt beim Menschen entweder wie beim Versuchstier[218] im HVL selbst oder aber im übergeordneten hypothalamischen Zentrum. Wir haben die eben geschilderten HVL-NNR-Beziehungen in Abb. 23 dargestellt.

Die *übrigen glandotropen* Funktionen des HVL werden in geringerem Maße beeinflußt.

Die *Gonadotropinsekretion* wird, gemessen an der FSH-Ausscheidung im Urin, vorübergehend gesteigert[219]. An den *Hoden* cortisonbehandelter Patienten wurden keine morphologischen Veränderungen gefunden, insbesondere auch keine Vermehrung oder Verminderung

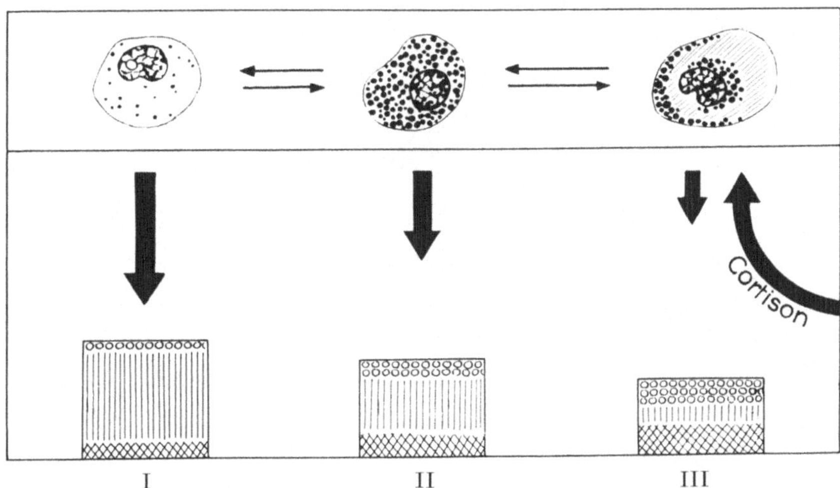

Abb. 16. Beziehungen zwischen der Morphologie der „mucoiden" Zellen und der corticotropen Aktivität des HVL. I = Steigerung der corticotropen Aktivität, die sich an der NNR mit einer Rindenverbreiterung und progressiven Transformation manifestiert, im HVL signifikante Zunahme der spärlich granulierten mucoiden Zelle, der Übergangszelle. II = Normalzustand, normaler Basophiler. III = Hemmung der corticotropen Aktivität unter Cortisonbehandlung, die sich an der NNR mit einer Verschmälerung und regressiven Transformation manifestiert, im HVL Verminderung der normalerweise vorkommenden Übergangszellen und Auftreten pathologischer, hyalinisierter Basophiler, der „Crookeschen Zellen. Da zwischen allen drei Zelltypen Zwischenformen gefunden werden können, drängt sich der Schluß auf, daß sie ineinander übergehen können. [In A. MONTANDON, Virchows Arch. **330**, 629 (1957)]

der Zwischenzellen, und die Oestrogenausscheidung, die bei Männern als sicheres Maß für die Leydig-Zellfunktion betrachtet wird, war unter Cortisonwirkung unverändert[220]. Die *Ovarien* wurden bei therapeutischem Hypercorticismus noch nicht untersucht. Die *Thyrotropin*sekretion wird ebenfalls beeinflußt. Die Schilddrüse weist nach Cortisonbehandlung histologisch das Bild der Ruheschilddrüse mit weiten kolloidreichen Follikeln und abgeflachtem Epithel auf[221]. Funktionell führt sowohl ACTH- wie Cortisonbehandlung beim Normalen und beim Hyperthyreoten zu einer leichten Hemmung der Schilddrüsensekretion. Wahrscheinlich erfolgt diese über eine Hemmung der TSH-Sekretion, da die ACTH- oder Cortisonwirkung durch TSH-Zufuhr aufgehoben werden kann[222].

Humanpathologische Beobachtungen ergeben keine Anhaltspunkte für eine Beeinflussung der *Wuchshormonbildung* durch den HVL. Wir haben zwar bei cortisonbehandelten Kindern

[217] LABHART 1957, 1971. [218] GANONG und HUME 1955.
[219] MADDOCK, CHASE und NELSON 1953, SOHVAL und SOFFER 1951.
[220] MADDOCK, CHASE und NELSON 1953. [221] GUIGNARD und DUCOMMUN 1958.
[222] HILL, REISS, FORSHAM und THORN 1950.

eine völlige Hemmung des epiphysären Knochenwachstums gesehen. Diese läßt sich aber zwanglos mit der katabolen Wirkung der Glucocorticoide auf den Eiweißstoffwechsel erklären.

Das *Inselsystem des Pankreas* wird durch die Cortisonbehandlung morphologisch verändert. Es kommt zur Vergrößerung und Vermehrung der Inseln[223], zur *Vermehrung der β-Zellen* und vereinzelt zur Bildung kleiner degranulierter β-Zelladenome[224]. Diese Veränderungen am Inselapparat des Pankreas sind durchaus

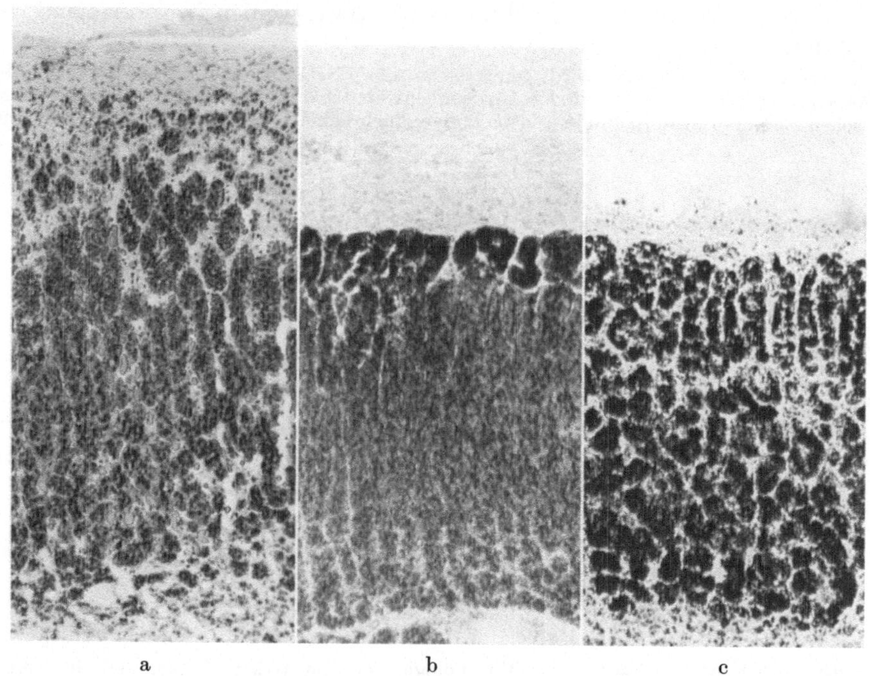

Abb. 17a—c. Struktur und Lipoidgehalt der NNR. a Nach chronischer Belastung, 10jähriger Knabe mit Vitium cordis congenitum. Verbreiterung der Zona fasciculata und partielle Lipoidentspeicherung, besonders der inneren Fasciculata (SN 1343/54). b „Normale" Vergleichs-NN eines 10jährigen Knaben, plötzlicher Unfalltod (SN 847/56). c Nach 175 Tage bis zum Tode dauernder *Cortisonbehandlung* wegen Paraleukoblastenleukämie (zuletzt 10,7 mg/kg täglich). Atrophie und Lipoidanreicherung der Zona fasciculata und relativ breite Zona glomerulosa, $8^1/_2$jähriges Mädchen (SN 574/55). Alle Abbildungen Sudan-Färbung, Vergr. 50:1. Pathologisches Institut der Universität Zürich

mit der Vorstellung vereinbar, daß es sich dabei um eine *kompensatorische Reaktion* auf die Steigerung der Gluconeogenese mit vermehrter Insulinbildung handelt[225].

Im übrigen erkranken cortisonbehandelte Patienten offenbar häufiger an hämorrhagisch-nekrotisierender *Pankreatitis*. Ihre Entstehungsweise ist unklar[226].

*Epithelkörperchen*veränderungen nach Cortison- oder ACTH-Behandlung sind beim Menschen nicht beschrieben. Die gelegentlich beobachtete Beeinflussung des Ca-Stoffwechsels durch die Cortisonbehandlung erfolgt also offenbar ohne morphologisch faßbare Veränderungen dieser Drüsen (s. auch S. 470).

---

[223] KRACHT 1956, GUIGNARD und DUCOMMUN 1958.
[224] KRACHT 1956. [225] LABHART 1957, 1971. [226] BAAR und WOLFF 1957.

2. *Die Regulationsstörungen bei einseitigem NNR-Adenom oder Carcinom (Cushing-Syndrom)*

Der *Hypothalamus* wurde nur in wenigen Fällen von Cushing-Syndrom untersucht[227]. Es konnten keine krankhaften Veränderungen an den verschiedenen Kernen gefunden werden. Auch der *Hypophysenhinterlappen* zeigt keine Abweichungen von der Norm.

Im *Hypophysenvorderlappen* ist in allen daraufhin geprüften und genügend dokumentierten Fällen die *Crookesche hyaline Umwandlung der basophilen Zellen* gefunden worden. Bei 3 von den 12 Patienten von CROOKE (1935) selbst war das Cushing-Syndrom durch ein NNR-Carcinom bedingt. Ein Unterschied zur hyalinen Umwandlung, wie sie bei doppelseitiger NNR-Hyperplasie beobachtet wird, wird im Schrifttum nicht angegeben. Wir selbst haben in drei eigenen Beobachtungen häufiger kleine, partiell oder total umgewandelte (hyaline) Zellen von der üblichen Größe normaler Basophiler gefunden und seltener als bei Patienten mit doppelseitiger NNR-Hyperplasie die vergrößerten Crooke-Zellen mit vergrößertem, chromatinarmem Kern (Abb. 18). Wir haben in unseren Fällen die hyaline Umwandlung auch an einem Teil der in den Hinterlappen eindringenden Basophilen gefunden. Sie war hier aber eindeutig weniger häufig als unter den Basophilen des Vorderlappens. Der Anteil Crookescher Zellen unter den Basophilen wechselt stark.

Es ist außerordentlich schwierig, auf Grund der zahlreichen veröffentlichten Beobachtungen von Cushing-Syndrom bei NNR-Tumor zu beurteilen, ob es dabei zu einer Vermehrung oder Verminderung der einzelnen Vorderlappenzellen kommt. Nicht nur, daß sich die meisten Autoren mit einer summarischen Beschreibung begnügen, sondern auch die Anwendung verschiedener Färbemethoden und Klassifikationen der Zelltypen machen eine einheitliche Beurteilung fast unmöglich. Eine systematische Untersuchung einer größeren Beobachtungsreihe durch den gleichen Autor und mit gleicher Untersuchungstechnik steht leider aus.

Die *Basophilen* sind mit Hilfe der Differentialzählungen sowohl in normaler Zahl[228], vermindert[229], als auch deutlich vermehrt[230] gefunden worden. Daß die Basophilen bei einfacher Durchsicht ohne Zählung vermindert sind, wird mehrfach berichtet[231]. PLOTZ, KNOWLTON und RAGAN fanden 1952 unter 27 aus dem Schrifttum zusammengestellten Cushing-Syndromen zweimal eine Vermehrung der Basophilen. Wir selbst haben in 2 Fällen von NNR-Carcinom mit Cushing-Syndrom die basophilen Zellen bei gewöhnlicher Durchsicht zahlreicher Schnitte, jedoch ohne Differentialzählung, ebenfalls *vermehrt* gefunden. Spärlich granulierte Basophile und hypertrophe Amphophile wurden vermehrt gefunden.

Die *Acidophilen* wurden mehrfach als vermehrt beschrieben[233]. MELLGREN (1945)[232] hat einmal eine Differentialzählung durchgeführt und ebenfalls eine deutliche Vermehrung der Acidophilen gefunden. Andererseits fanden O'NEAL und HEINBECKER[230] in ihrer Einzelbeobachtung bei Auszählung der Vorderlappenzellen eine Verringerung der Acidophilen. Wir haben in unseren beiden Beobachtungen eindeutig eine Vermehrung derselben festgestellt.

---

227 HEINBECKER und PFEIFFENBERGER 1950, O'NEAL und HEINBECKER 1955, KEPLER, SPRAGUE, CLAGETT, POWER, MASSON und ROGERS 1948.
228 CROOKE 1935. 229 CROOKE 1935, MELLGREN 1945.
230 O'NEAL und HEINBECKER 1955.
231 CALDER und PORRO 1935, LUKENS, FILIPPIN und THIGPEN 1937, MELLGREN 1945.
232 MELLGREN 1945, RUSSFIELD 1957.
233 LUKENS, FILIPPIN und THIGPEN 1937, FARBER, GUSTINA und POSTOLOFF 1943, MELLGREN 1945.

Über ein bestimmtes Verhalten der *Chromophoben* ist nichts bekannt, und wir fanden in unseren Beobachtungen auch keine eindeutige Vermehrung oder Verminderung derselben.

Insgesamt ist es auf Grund der vorliegenden Beobachtungen nicht möglich, zu sagen, ob bei dieser Form des Cushing-Syndroms im HVL eine bestimmte Zellverschiebung erfolgt.

Adenome des HVL sind nach der Zusammenstellung von PLOTZ, KNOWLTON und RAGAN (1952), die wir etwas modifiziert zusammen mit unseren eigenen Beobachtungen in Tabelle 1 aufgeführt haben, bei NNR-Tumoren mit Cushing-Syndrom *nicht häufiger zu finden als bei Routineautopsien* von Patienten ohne endokrine Störungen[234]. Während wir in unseren beiden Fällen auch mit Serienschnitten kein Adenom fanden, sind im Schrifttum nach den Angaben von PLOTZ, KNOWLTON und RAGAN ein basophiles, ein acidophiles, ein chromophobes und ein nicht genauer beschriebenes Adenom vermerkt. Es würden danach bei dieser Form des Cushing-Syndroms HVL-Adenome *sicher nicht häufiger* auftreten als normalerweise. Insbesondere besteht keine Häufung basophiler Adenome.

Diesen morphologischen Veränderungen entspricht sicher eine *Verminderung der corticotropen* Aktivität des HVL. Dies läßt sich aus der Beobachtung schließen, daß die kontralaterale Nebenniere eine *Rindenatrophie* wie nach Ausfall des HVL aufweist (Abb. 18). Diese erstmals von KEYSER und WALTERS 1924 beobachtete Atrophie wurde in der Folge in angeblich 70% aller Beobachtungen von Rindentumoren mit Cushing-Syndrom, hingegen nur in 30% bei androgen wirksamen Tumoren, gesehen[235]. Diese Angaben erklären sich wohl aus der Tatsache, daß Mischformen des Hyperglucocorticismus, d.h. des reinen Cushing-Syndroms und der adrenalen Virilisierung, recht häufig sind. Bei der Durchsicht des Schrifttums ist uns kein Fall von genügend dokumentiertem Cushing-Syndrom begegnet, in dem die Autopsie nicht die Atrophie der kontralateralen Nebennierenrinde ergeben hätte.

In einem Fall von ektopischem NNR-Adenom mit Cushing-Syndrom fand sich eine Rindenatrophie beider Nebennieren[236]. Zweimal fand sich bei einseitigem NNR-Adenom auf der Gegenseite gar keine Nebenniere, so daß in diesen Fällen eine einseitige Aplasie mit einer Tumorbildung in der einzigen NNR angenommen werden mußte[237].

MELLGREN (1945) und RUSSFIELD (1957) postulieren auf Grund ihres Befundes einer Vermehrung spärlich granulierter Basophiler, Amphophiler und hypertropher Amphophiler eine gesteigerte corticotrope Sekretion. Die sekretorisch aktiven NNR-Tumoren sollen danach noch unter einer vermehrten hypophysären Stimulation stehen. Diese Auffassung ist jedoch mit dem Befund einer Atrophie des restlichen Rindengewebes nicht vereinbar.

Die Atrophie des restlichen NNR-Gewebes entspricht morphologisch derjenigen nach Ausfall des HVL. Doch handelt es sich nach unserer Erfahrung um eine einfache Atrophie ohne Sklerose. Bei Patienten mit postoperativer NNR-Insuffizienz nach Entfernung eines sekretorisch aktiven Tumors läßt sich tatsächlich die Sekretion der atrophischen NN durch ACTH-Gaben anregen. Es hat sich jedoch gezeigt, daß dies häufig noch über längere Zeit nur vorübergehend möglich ist und das NNR-Gewebe nach Absetzen des ACTH offenbar erneut atrophisch wird. Dies läßt darauf schließen, daß die *endogene* ACTH-Sekretion durch den Hyperglucocorticismus tiefgreifend gestört wurde und sich erst ganz allmählich erholt[238].

---

[234] COSTELLO 1936. [235] RAPAPORT, GOLDBERG, GORDAN und HINMAN 1952.
[236] JOSEPHSON 1936. [237] LUKENS, FILIPPIN und THIGPEN 1937, SPENCE und THOMPSON 1947.
[238] KYLE, MEYER und CANARY 1957.

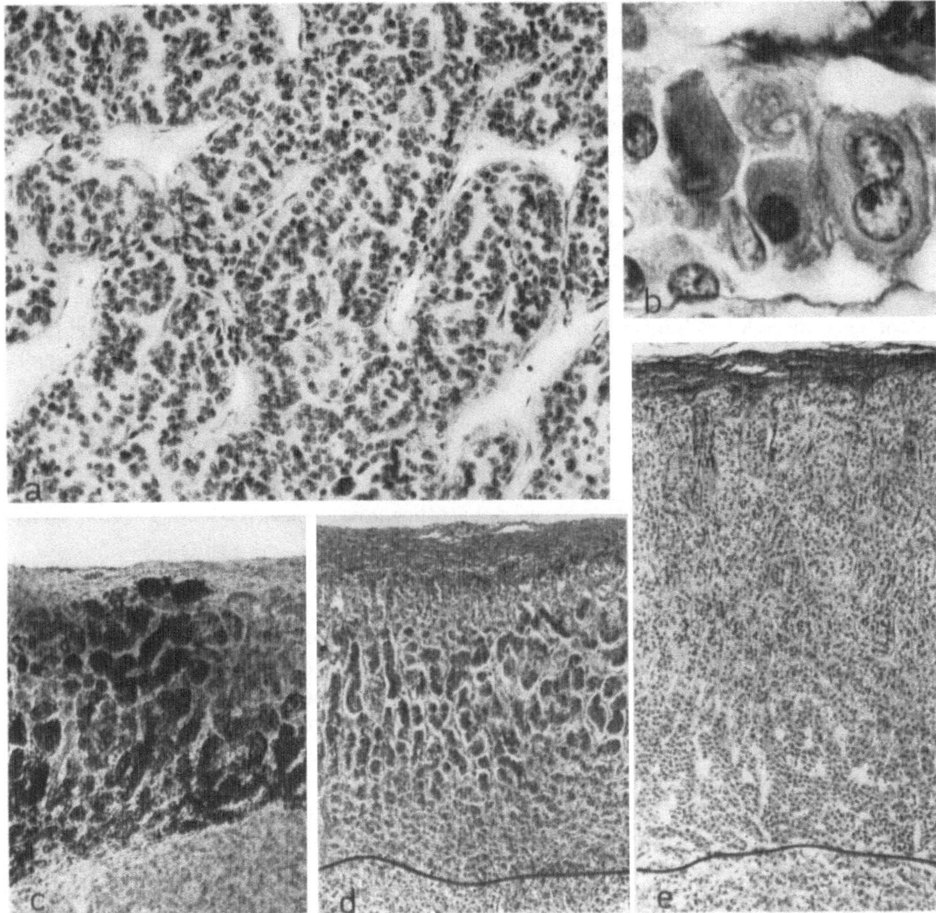

Abb. 18a—e. *Cushing-Syndrom* (überwiegender Hyperglucocorticismus und nur geringer Hirsutismus, keine Virilisierung) infolge metastasierendem *NNR-Carcinom* und seine Auswirkung auf Hypophysenvorderlappen und kontralaterale NNR. 13jähriges Mädchen, SN 193/54, Pathologisches Institut der Universität Zürich. a *NNR-Carcinom* mit breiten Strängen entdifferenzierter aber gleichförmiger Zellen. H.E. b *Crooke-Zelle im HVL:* Vergrößerter, wahrscheinlich zweikerniger Basophiler. Cytoplasma bis auf einen schmalen granulierten Saum hyalinisiert (rechter Bildrand). Daneben zwei gut granulierte Acidophile mit kleinen hyperchromatischen Kernen. c u. d *Atrophie und Lipoidreichtum der kontralateralen NNR.* c Unregelmäßige, fast ganz fehlende Lipoidentspeicherung trotz extremer Stress-Situation, Sudan, 50:1. d NNR-Atrophie bei H.E.-Färbung. Glomerulosa relativ breit, deutlich abgesetzt von der in der inneren Schicht stark atrophierten Fasciculata. 50:1. e *Normale Vergleichs-NN.* H.E., gleiche Vergr. 50:1. 13jähriger Knabe, plötzlicher Unfalltod aus voller Gesundheit

Die *Schilddrüse* ist makroskopisch und histologisch normal[239] oder zeigt histologisch weite kolloidreiche Follikel mit flachem Epithel[240].

Die *Hoden* werden in den wenigen vorliegenden Berichten als normal beschrieben.

Die *Ovarien* zeigen nur bei Frauen im geschlechtsreifen Alter Veränderungen, und zwar eine Verringerung der Primordialfollikel[241] ohne irgendeine Follikelreifung oder lediglich

[239] Calder und Porro 1935, Lukens, Filippin und Thigpen 1937.

[240] Eigene Befunde, Kepler, Sprague, Clagett, Power, Masson und Rogers 1948.

[241] Kepler, Sprague, Clagett, Power, Masson und Rogers 1948, Lukens et al. 1937.

fehlende Follikelreifung bei normaler Zahl an Primordialfollikeln[242]. Gelegentlich finden sich Follikelcysten ohne Luteinisierung der Thecazellen[243]. Bei älteren Patientinnen mit sekundärer Amenorrhoe lassen sich neben atretischen Follikeln auch Corpora albicantia finden. Über das Verhalten der Hiluszellen ist nichts bekannt. Eine Sonderstellung nehmen die „adrenal-like tumors" des Ovars, die zu einem Cushing-Syndrom führen, ein. Sie dürften von akzessorischen NNR-Knoten am Ovar ausgehen[244].

Die wenigen Beschreibungen von *Pankreas*veränderungen bei Cushing-Syndrom erlauben noch keine sicheren Schlüsse. Pankreasfettgewebsnekrosen[245], Vermehrung des Inselgewebes[246] und andererseits das Fehlen pathologischer Veränderungen[243] stellen Einzelbefunde dar.

Die *Epithelkörperchen* sind in den wenigen darufhin untersuchten Fällen normal[242, 243]. Wir selbst haben, abgesehen von einer vermehrten Fettgewebsdurchsetzung der Drüsen in 2 Beobachtungen auch keine krankhaften Veränderungen gefunden.

Außer dem HVL werden also auch andere endokrine Drüsen durch einen sezernierenden NNR-Tumor mit Cushing-Syndrom verändert, die Veränderungen sind jedoch geringfügig und infolge spärlicher adäquater Untersuchungen vielleicht auch noch nicht genügend abgeklärt.

Funktionell entspricht den *Gonaden*veränderungen bei der Frau eine Oligomenorrhoe oder Amenorrhoe, die nach Entfernung der Tumoren reversibel ist. Ob dem Libidoverlust und der Impotenz, wie sie bei männlichen Patienten aufzutreten pflegen, histologisch faßbare Hodenveränderungen zugrunde liegen, ist nicht genügend gesichert. Die Genese der Gonadenveränderungen ist aus der Morphologie nicht ersichtlich. Sie ließen sich mit einer verminderten gonadotropen Stimulation durch den HVL erklären.

Die funktionelle Bedeutung der *Schilddrüsen*befunde ist ebenfalls noch nicht genügend ergründet. Es ist, wenn überhaupt eine Veränderung gefunden wurde, das histologische Bild der verminderten Funktion. Ob diese Verminderung durch Hemmung der TSH-Bildung oder direkt durch die Glucocorticoide erfolgt, ist morphologisch nicht abzuklären.

3. Die endokrinen Regulationsstörungen bei der doppelseitigen NNR-Hyperplasie (Morbus Cushing). Im *Hypothalamus* hat HEINBECKER 1944 bei Cushing-Syndrom Veränderungen, insbesondere eine Atrophie der Nn. paraventriculares gefunden und wollte zum mindesten für einen Teil der Fälle eine primär hypothalamische Störung postulieren[247]. Die Befunde konnten jedoch durch verschiedene Untersucher nicht bestätigt werden[248], und schon früher waren in einem besonders daraufhin untersuchten Einzelfall weder makroskopisch noch mikroskopisch Veränderungen gefunden worden[249].

Auch im hypothalamisch-neurohypophysären System sind keine pathologischen Befunde beschrieben.

Der *Hypophysenvorderlappen* steht seit der Abgrenzung des Krankheitsbildes durch CUSHING im Jahre 1932 immer wieder im Mittelpunkt des Interesses, obschon sich CUSHINGs ursprüngliche Konzeption eines „basophilen Hyperpituitarismus" in seiner Ausschließlichkeit nicht hat halten lassen. Trotz des regen Interesses für die Drüse liegen nur wenige wirklich erschöpfende Beschreibungen, selten einheitliche Untersuchungen einer größeren Anzahl von Fällen durch den gleichen Autor und nur einzelne Untersuchungen mit neueren Färbemethoden vor. Die einschlägigen Beobachtungen wurden 1952 von PLOTZ, KNOWLTON und RAGAN besonders im Hinblick auf HVL- und NNR-Veränderungen zusammengestellt.

Sie fanden unter *97 Autopsiebefunden* 27 NNR-Carcinome und Adenome sowie 58 doppelseitige NNR-Hyperplasien. Daneben führen sie 9 Fälle mit normalen NN und 2 mit hämorrhagisch infarzierten NN gesondert auf. Da es sich zweifellos um klinisch eindeutige Fälle

---

242 CALDER und PORRO 1935.
243 KEPLER, SPRAGUE, CLAGETT, POWER, MASSON und ROGERS 1948.
244 MORRIS und SCULLY 1958. 245 KEYSER und WALTERS 1924.
246 WEISSE 1947, GUIN und GILBERT 1956. 247 HEINBECKER und PFEIFFENBERGER 1950.
248 MAREN 1953, CHUTE, ROBINSON und DONOHUE 1949, KEPLER, SPRAGUE, CLAGETT, POWER, MASSON und ROGERS. 1948
249 KRÖNKE und PARADE 1938.

von Morbus Cushing gehandelt hat, besteht u. E. kein Grund, sie von der Gruppe mit eindeutigen NN-Hyperplasien abzutrennen, um so mehr als viele ältere Angaben über „normale" Nebennierengewichte und normale Rindenstrukturen zweifelhaft erscheinen. Das gleiche gilt für einen Fall mit „hypoplastischen" NN[250]. Die Zahl der nicht durch einen NNR-Tumor bedingten Fälle in der Zusammenstellung von PLOTZ, KNOWLTON und RAGAN erhöht sich damit auf 70.

Die *regelmäßigste* Veränderung des Hypophysenvorderlappens bei Morbus Cushing ist die *Crookesche hyaline Umwandlung der Basophilen.* Seitdem diese Veränderung entdeckt und gesucht wurde, ist sie in jedem genügend gesicherten Autopsiefall gefunden worden[251]. Die 5 Fälle[252], in denen das Auftreten von Crooke-Zellen ausdrücklich negiert wird, scheinen uns entweder als Krankheitsbild oder im Hinblick auf die vorliegenden Beschreibungen nicht genügend gesichert. Wir selbst haben sie in unseren 7 Fällen regelmäßig gefunden (Abb. 19). Sowohl nach unseren Befunden, wie nach den Angaben des Schrifttums sind nicht immer sämtliche Basophile hyalinisiert und das Ausmaß der Hyalinisierung der einzelnen Zellen wechselt ebenfalls. Einen eindeutigen Zusammenhang mit der Schwere oder Dauer der Krankheit haben wir nicht gefunden. Hingegen scheint uns eine gewisse Beziehung zur Topographie des HVL zu bestehen, indem, wie das wenigstens einmal im Schrifttum auch vermerkt ist[253], die Crookesche hyaline Umwandlung an den Basophilen in den vorderen und mittleren Abschnitten des Vorderlappens ausgedehnt und ausgeprägt sein kann, während angrenzend an den Hinterlappen noch reichlich normal granulierte Zellen zu finden sind. Auch die Basophilen im Hinterlappengewebe selbst sind offensichtlich weniger häufig hyalinisiert[254].

Ob die Crookesche hyaline Umwandlung der Basophilen ein *reversibler* Prozeß ist, wie es die Befunde bei cortisonbehandelten Patienten nahelegen (s. S. 296), steht noch nicht fest. Bis jetzt wurde in einem einzigen Fall beobachtet, daß bei einem Patienten mit Morbus Cushing, der 66 Tage nach der totalen Adrenalektomie verstarb und keinen Hypercorticismus mehr aufwies, im HVL neben einem basophilen Adenom noch zahlreiche Crooke-Zellen nachweisbar waren[255].

Die zweite wichtige Veränderung des HVL ist das Auftreten von *basophilen Adenomen,* die von CUSHING bekanntlich in den Mittelpunkt des Krankheitsgeschehens gestellt wurden. Aus unserer Tabelle 2, in der wir die Zusammenstellung von PLOTZ, KNOWLTON und RAGAN (1952) modifiziert zusammen mit unseren eigenen Beobachtungen aufgeführt haben, ergibt sich eine *eindeutige Häufung dieser Adenome beim Morbus Cushing infolge doppelseitiger NNR-Hyperplasie.* Sie finden sich *mit 43% etwa 7mal häufiger* als in „Routine"-Autopsien[256]. Es besteht überdies in dieser Hinsicht ein eindeutiger Unterschied zwischen dem Morbus Cushing bei doppelseitiger Hyperplasie und Cushing-Syndrom bei einseitigem NNR-Tumor, bei dem keine solche Häufung basophiler Adenome nachweisbar ist. Auch in unserem Untersuchungsgut, das zwar klein ist, dafür aber einheitlich und mit Serien- oder engen Stufenschnitten untersucht wurde, ergibt sich die eindeutige Häufung von HVL-Adenomen bei der doppelseitigen NNR-Hyperplasie.

Nach den meisten Beschreibungen handelt es sich um *kleine* Adenome, die meistens erst bei der mikroskopischen Untersuchung entdeckt wurden, da sie nicht zur Vergrößerung oder Deformierung des Vorderlappens geführt haben.

---

[250] FREYBERG, BARKER, NEWBURGH und COLLER 1936.
[251] THOMPSON und EISENHARDT 1943. [252] PLOTZ u. Mitarb. 1952, KEPLER 1945.
[253] CHUTE, ROBINSON und DONOHUE 1949.
[254] CROOKE 1935, MCLETCHIE und SCOTT 1942/44, MELLGREN 1945, eigene Beobachtung.
[255] KEPLER, SPRAGUE, MASSON und POWER 1948. [256] COSTELLO 1936.

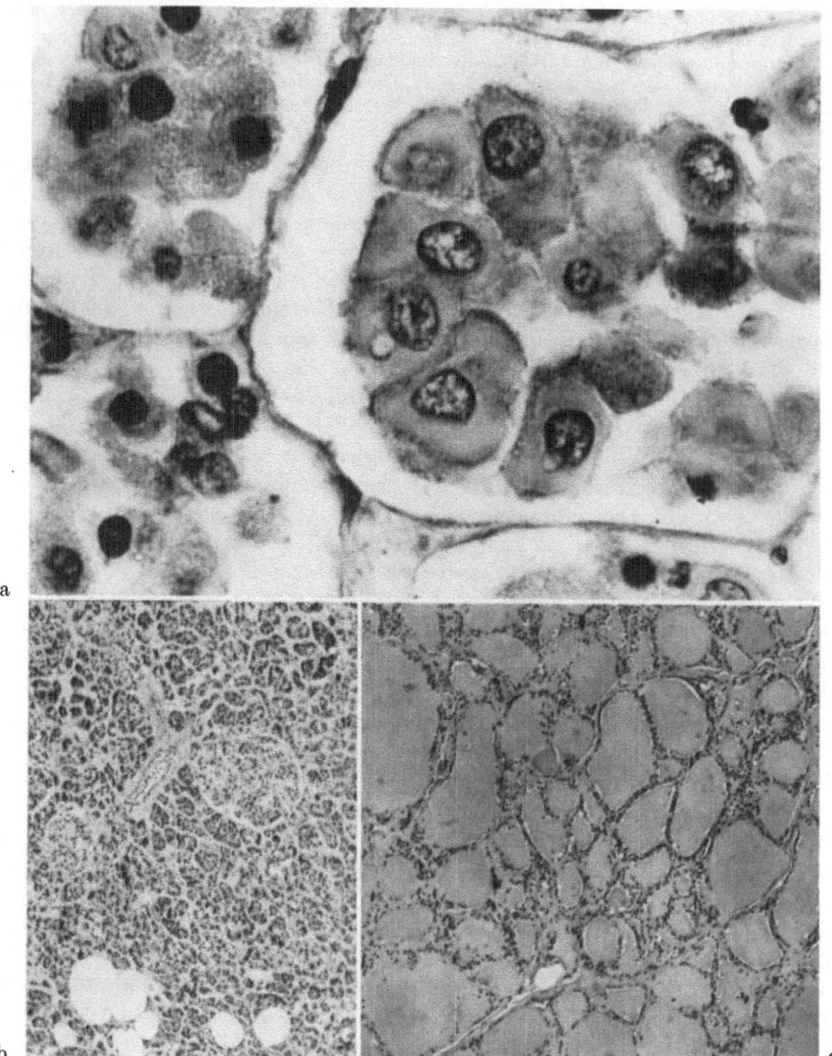

Abb. 19a—c. Morbus Cushing mit doppelseitiger Nebennierenrindenhyperplasie bei 29jährigem Mann, SN 1238/51, Pathologisches Institut der Universität Zürich. a Hypophysenvorderlappen mit zahlreichen *Crooke-Zellen:* Sämtliche im Bild sichtbaren Basophilen mit, bis auf einen schmalen granulierten Saum, hyalinisiertem Cytoplasma bei gleichzeitiger Zell- und Kern-Vergrößerung. Links Acidophile mit kleinen chromatinreichen Kernen und Stammzellen. Hypophysengewicht 0,75 g (kein Adenom), Pearse-Färbung, 850:1. b Pankreas mit teils vergrößerten Inseln. H.E., 50:1. c Schilddrüse mit großen kolloidreichen Follikeln und niedrigem Epithel, H.E., 50:1

Sie bestehen aus dicht granulierten Basophilen, die sich auch bei Anwendung von Perjodat-Leukofuchsin-Orange G-Färbung nach PEARSE nicht von den normalen, dicht granulierten Basophilen unterscheiden. Eine eigentliche Kapsel wird nicht gebildet. Das angrenzende, komprimierte Vorderlappenparenchym kann eine Kapselbildung vortäuschen. Gelegentlich werden Reste angrenzenden

Tabelle 2. *Häufigkeit verschiedener Adenome des Hypophysenvorderlappens bei Routineautopsien, Morbus Cushing und Cushing-Syndrom*

	Normale (COSTELLO)		Morbus Cushing (doppelseitige NNR-Hyperplasie)				Cushing-Syndrom (NNR-Adenom oder Carcinom)			
			PLOTZ u. Mitarb.[a]		Pathologisches Institut Zürich 1950—1956		PLOTZ u. Mitarb.		Pathologisches Institut Zürich 1950—1956	
Total, Fälle	1000		70		7		27		2	
wovon:	Adenome	in % der Fälle	Fälle	in %	Fälle	in %	Fälle	in %	Fälle	in %
Basophile	72	6	30	43	2[b]		1		—	
Chromophobe	140	12	7	10	1[b]		1		—	
Gemischte	33	2,5	3	4	2[b]		—		—	
Acidophile und andere Tumoren	20	2	3	4	—		2		—	
Total, Adenome	265 in 1000 Fällen: 22,5%		43	61	5	70	4	15	—	—

[a] Wir fassen hier 58 Fälle von doppelseitiger Hyperplasie, 2 von NNR-Blutungen und Infarkten, 1 Fall von „hypoplastischer" NN und 9 Fälle mit „normalen" NN zusammen (s. Text S. 303).

[b] Alle mucoidzellig.

Vorderlappengewebes in das Adenomgewebe eingeschlossen, so daß am Adenomrande manchmal Acidophile, Chromophobe und Crooke-Zellen im Adenom selbst zu liegen scheinen.

In einem Einzelfall[257] wurde beobachtet, daß sich die Adenomzellen nicht wie die übrigen Basophilen des Vorderlappens, sondern wie diejenigen der „Pars intermedia" verhalten, indem sie sich mit Cu-Hämatoxylin COWDRY anfärben ließen. Es wurde postuliert, daß die Adenome von dieser Zone ausgehen sollten. Diese Beobachtung wurde unseres Wissens weder bestätigt noch nachgeprüft. Wir selbst haben basophile Adenome gesehen, die auch in Serienschnitten keine Beziehung zur Hinterlappengrenze zeigten und ganz im Vorderlappenparenchym lagen.

Ein Kuriosum stellt die Beobachtung von KRÖNKE und PARADE (1938) dar: Bei einer 30jährigen Frau, die einem Cushing-Syndrom erlag, ergab die Autopsie außer einer doppelseitigen NNR-Hyperplasie in einem adulten *Ovarialteratom* einen Tumor, der nach seinem strukturellen und färberischen Verhalten einem basophilen Hypophysenvorderlappenadenom entsprach. Der Hypophysenvorderlappen selbst war unverändert. Crooke-Zellen konnten allerdings bei alleiniger Anwendung von Hämatoxylin-Eosin-Färbungen weder im HVL noch im Adenom nachgewiesen werden.

Nach der Literaturzusammenstellung von PLOTZ u. Mitarb. finden sich beim Morbus Cushing *auch Adenome aus anderen Zelltypen*, am häufigsten „chromophobe", seltener „gemischte" und acidophile. Diese anderen Adenomtypen sind aber nicht sicher häufiger als im Routine-Untersuchungsgut COSTELLOs gefunden worden. Auch ist auf Grund der Beschreibungen die Entscheidung, um was für Zelltypen es sich tatsächlich gehandelt hat, schwierig. Wir haben unter unseren

[257] MACCALLUM, FUTCHER, DUFF und ELLSWORTH 1935.

5 Adenomen 3 gefunden, die bei den üblichen Trichromfärbungen großenteils oder sogar ausschließlich aus „Chromophoben" bestanden. Mit der Pearse-Färbung konnte jedoch nachgewiesen werden, daß alle Adenomzellen „mucoide" Granula enthielten. In einzelnen Adenomen fanden sich alle Übergänge von dicht granulierten „Mucoiden" zu den großen spärlich granulierten, manchmal sogar völlig degranulierten mucoiden Zellen von PEARSE.

Dies legt zum mindesten die Vermutung nahe, daß auch andere, als „chromophobe" beschriebene Adenome in Wirklichkeit aus Zellen dieser Gruppe mucoider Zellen aufgebaut waren und damit nur eine Variante der „basophilen Adenome" darstellen.

Reine *acidophile Adenome* sind, soweit wir das Schrifttum durchgesehen haben, nicht gefunden worden. In allen diesen Fällen[258] ist aus den durchwegs kursorischen Beschreibungen auf Grund — wie uns scheint — ungenügender Untersuchungstechnik zu entnehmen, daß neben acidophilen auch chromophobe oder basophile Zellen nachweisbar waren.

In einzelnen Fällen sind ausnahmsweise auch große, expansiv wachsende Adenome und eigentliche Carcinome des HVL gefunden wurden.

Von den *expansiv wachsenden Adenomen*, zwei „chromophoben" und zwei gemischten „chromophob-basophilen", wölbte eines das Diaphragma so stark vor, daß es zur Chiasmakompression und zu entsprechenden Sehstörungen führte[259]. Drei davon hatten das Diaphragma völlig durchbrochen und wuchsen, Chiasma und Gehirnbasis komprimierend, zapfenförmig aus der Sella heraus[260]. In einem von uns selbst beschriebenen Fall[261] handelte es sich um ein gemischtes, chromophob-basophiles, durchwegs mucoidzelliges Adenom.

Es liegen zwei gut untersuchte Beobachtungen von *Carcinom* des HVL bei Morbus Cushing vor[262], deren Zellen eindeutig basophile, in dem daraufhin untersuchten Falle auch „mucoide" Granula enthielten. Sie erinnern strukturell stark an die bereits beschriebenen expansiv wachsenden Adenome mit oft palisadenförmig aufgereihten zylindrischen Zellen, weisen aber dazu häufig Mitosen und invasives Wachstum mit Gefäßeinbrüchen auf. Auffälligerweise sind in beiden Fällen die einzigen Fernmetastasen in der *Leber* gefunden worden.

Zwei weitere Fälle von HVL-Carcinom sind weniger gründlich untersucht[263]. Es soll sich dabei einmal um ein chromophobes, in den Metastasen aber acidophiles Carcinom gehandelt haben. Auch hier waren einmal multiple Lebermetastasen nachweisbar, während im anderen Falle das chromophobe Carcinom in die Dura der vorderen Schädelgrube metastasiert hatte. Diese Beobachtung ist insofern merkwürdig[264], als die betroffene Patientin zunächst eine Hypophysenvorderlappeninsuffizienz bei histologisch gesichertem chromophobem HVL-Adenom aufwies, in der Folge aber das Cushing-Syndrom entwickelte und diesem erlag. Nun fand sich das metastasierende chromophobe Carcinom, eine doppelseitige NNR-Hyperplasie und im restlichen Vorderlappengewebe die hyaline Umwandlung der Basophilen. Leider sind die Tumorzellen auf etwaige Granulationen nicht genügend untersucht.

Die Adenomzellen sind im Gegensatz zu den Basophilen des restlichen Vorderlappengewebes *nicht hyalinisiert.* Seltene Ausnahmen von dieser Regel mögen vielleicht auf Täuschungen beruhen (s.o.). In einem basophilen Carcinom[265] wurden fragliche, in einem der großen Adenome allerdings sichere Crooke-Zellen gefunden[266].

Das restliche Hypophysenvorderlappengewebe um die Adenome herum weist keine sicheren Verschiebungen im Anteil der verschiedenen Zelltypen auf. In unseren Fällen haben wir, allerdings ohne Differentialzählungen, stets den Eindruck eines Überwiegens der Basophilen und der Acidophilen gegenüber den

---

[258] REICHMANN 1919, MCCORMICK, REED, MURRAY und RAY 1951 (Lit.).
[259] MELLGREN 1945, Fall 7. [260] SALUS 1933, MELLGREN 1945, Fall 8, SIEBENMANN 1955.
[261] SIEBENMANN 1955. [262] COHEN und DIBLE 1936, SHELDON, GOLDEN und BONDY 1954.
[263] FORBES 1947, FEIRING, DAVIDOFF und ZIMMERMAN 1953. [264] FEIRING et al. 1953.
[265] SHELDON et al. 1954. [266] SIEBENMANN 1955.

γ-Zellen bzw. spärlich granulierten amphophilen Zellen und Stammzellen gewonnen. CROOKE (1935) fand einmal eine starke, dreimal eine mäßige Verminderung der Basophilen und einmal eine starke Vermehrung derselben. In einem einzigen Fall, bei dem die restlichen Vorderlappenzellen ausgezählt wurden[267], ergab die Zählung eine starke Verminderung der Basophilen und eine Vermehrung der Acidophilen.

Ein großer Teil der Patienten mit Morbus Cushing infolge NNR-Hyperplasie weist nun aber bei der Autopsie *kein Adenom des Hypophysenvorderlappens* auf (Tabelle 1). Die ursprüngliche Beobachtung von CUSHING (1932), daß in diesen Fällen im Vorderlappen eine diffuse Vermehrung der basophilen Zellen zu finden sei, hat sich nicht regelmäßig bestätigen lassen. Zwar stehen auch zur Beantwortung dieser Frage Differentialzählungen an einem größeren Untersuchungsgut noch aus. In einem Fall ergab die quantitative Differenzierung eine den Normalzahlen von RASMUSSEN (1929) entsprechende Zellverteilung[268], in einem anderen eine Vermehrung der Basophilen[267]. Im übrigen schwanken die Angaben im Schrifttum stark. MELLGREN (1945) fand regelmäßig eine Vermehrung seiner sog. hypertrophen amphophilen Zellen. Wir selbst haben in zwei Morbus Cushing-Fällen ohne HVL-Adenom eine Vermehrung der Acidophilen und der Basophilen auf Kosten der spärlich granulierten mucoiden Zellen bzw. der γ-Zellen und der Stammzellen gesehen. Recht häufig fanden sich einzelne hypertrophe Amphophile, wie sie von MELLGREN (1945) beschrieben wurden.

An den *Acidophilen* sind keine besonderen Veränderungen gefunden worden, nur einmal wird auch über eine Hyalinisierung des Cytoplasmas acidophiler Zellen berichtet[269].

Bevor wir auf die Bedeutung der Hypophysenveränderungen beim Morbus Cushing eingehen, die wir im Zusammenhang und Vergleich mit den anderen Formen des Hyperglucocorticismus werten möchten, seien die Veränderungen an den übrigen endokrinen Drüsen besprochen.

Die *Schilddrüse* zeigt, abgesehen von etwaigen kropfigen Veränderungen in Endemiegebieten, wenn überhaupt, Zeichen *verminderter* sekretorischer Leistung. Während das Gewicht der Drüse nicht sicher verändert wird, wird sehr häufig eine Anreicherung von Kolloid in vergrößerten Follikeln mit abgeflachtem Epithel beschrieben (Abb. 19). Dieser Befund stimmt auch mit den Untersuchungsergebnissen der Klinik überein[270], wobei allerdings von der Morphologie aus nicht entschieden werden kann, ob es sich um die Folge einer verminderten thyreotropen Stimulation oder um eine direkte Wirkung des Hyperglucocorticismus auf die Schilddrüse handelt.

Die *Hoden*veränderungen, wie sie bei Autopsien von Patienten mit Morbus Cushing gefunden wurden, sind im Hinblick auf die doch recht häufigen Störungen von Libido und Potenz bescheiden.

Systematische Untersuchungen fehlen und die vorliegenden Beschreibungen sind meistens ungenügend. Am häufigsten finden sich Angaben über normal große oder leicht verkleinerte Gonaden, in denen die Spermiogenese „vermindert" ist. Das Zwischengewebe wird gelegentlich als vermehrt, die Leydig-Zellen als verringert beschrieben.

Wir verfügen über zwei Beobachtungen von unbehandeltem Morbus Cushing bei einem 29jährigen und einem 43jährigen Mann. Größe und Gewicht der Hoden waren im Bereiche der Norm. Der jüngere Patient wies eine leichte Verengerung der Kanälchen mit einer geringen Fibrose der Wandung auf. Die Spermiogenese war nirgends mehr vollständig und das Keimepithel verschmälert und zellarm. Im Lumen fanden sich Kerntrümmer und Detritusmassen. Die Leydig-Zellen waren deutlich verringert und auffällig klein, oft spindelig und lagen in vermehrtem kollagenem Bindegewebe (Abb. 20). Dieser Patient war einer Miliartuberkulose erlegen. Der ältere Patient hingegen, der an einer Encephalorrhagie gestorben

[267] O'NEAL und HEINBECKER 1955. [268] MCLETCHIE 1942/44.
[269] PASCHKIS, HERBUT, RAKOFF und CANTAROW 1943. [270] HILL et al. 1950.

war, wies normal weite Kanälchen mit intakter Spermiogenese auf, und die Leydig-Zellen waren nur geringfügig verringert. Man muß sich deshalb fragen, ob die Hodenveränderungen im ersten Fall nicht eher eine Folge der schweren zusätzlichen Allgemeinerkrankung waren.

Tritt der Morbus Cushing zur Zeit der Pubertät auf, so scheint die Pubertätsreifung des Hodens gehemmt zu werden. So fanden sich bei einem 19jährigen Mann noch völlig präpuberale Hoden mit einer Tubulofibrose[271].

Die *Ovarien* sind regelmäßiger und schwerer verändert. Doch ist auch hier keine Konstanz der Befunde festzustellen. Berichte über sorgfältige Untersuchungen der Ovarien sind sehr selten und eine Korrelation mit dem Krankheitsbild fast unmöglich.

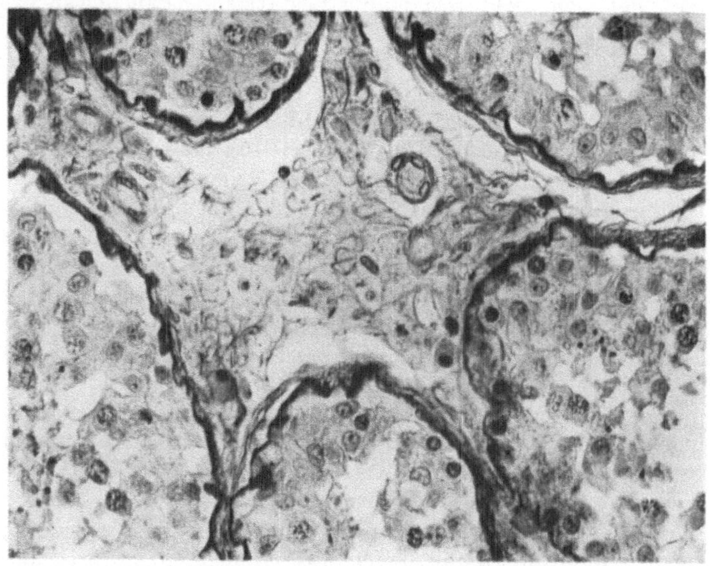

Abb. 20. *Hodenveränderung bei Morbus Cushing.* Bei normalem Hodengewicht (32 g zusammen) Reduktion der Spermiogenese und deutliche Verminderung und Atrophie der Zwischenzellen. Van Gieson, 220:1. Gleicher Fall wie Abb. 19

Cushing selbst (1932) fand bei Frauen im geschlechtsreifen Alter vorwiegend atrophische Ovarien ohne Zeichen von Follikelreifung, in 5 von seinen 12 Fällen waren atretische Follikel, in einem hingegen doch ein Corpus luteum nachweisbar. Spätere Untersucher fanden normal große und verkleinerte Ovarien mit normaler oder verminderter Zahl an Primordialfollikeln[272].

Ein recht häufiger Befund sind *Follikelcysten*[273]. Die umgebenden Thecazellen werden als normal beschrieben[274], recht häufig finden sich aber auch mehr oder weniger ausgedehnte *luteinisierte Thecazellen*[275].

Bergstrand hat bisher als einziger über eine Patientin mit angeblichem Cushing-Syndrom berichtet, deren Ovarien vergrößert und polycystisch waren und die nicht nur Thecaluteinzellen, sondern auch luteinisierte Granulosazellschichten und Stromaluteinzellen aufwiesen. Bei der Autopsie fand sich eine NNR-Hyperplasie und ein basophiles HVL-Adenom. Die Patientin hatte aber ein etwas atypisches Syndrom mit Hypertonie und ausgeprägtem

---

271 Freyberg, Barker, Newburgh und Coller 1936.
272 Mellgren 1945, Baruffaldi und Miori 1957 (Lit.).
273 Cushing 1932, Bergstrand 1934, Mellgren 1945.
274 Page, Roberts und Biggart 1937.
275 Cushing 1932, Berblinger 1943, Bergstrand 1934.

Hirsutismus, hingegen ohne Diabetes und ohne Hautstriae. Zudem soll sie bis zuletzt menstruiert haben, obschon sich in den Ovarien kein Corpus luteum fand. Nach allem erscheint dieser Einzelfall etwas ungewöhnlich und schwer zu deuten.

Wir haben die Ovarien von 3 Frauen im geschlechtsreifen Alter mit Morbus Cushing untersuchen können, die alle amenorrhoisch waren. Alle Ovarien waren etwas atrophisch, die Primordialfollikel waren nicht sicher vermindert, hingegen fanden sich keine reifenden Follikel oder Corpora lutea, sondern lediglich wechselnd viele atretische Follikel und Corpora albicantia. Zwei von den drei Patientinnen wiesen Follikelcysten auf. Die Thecazellen waren dabei einmal recht stark und ausgedehnt, im anderen Fall jedoch nur geringgradig und stellenweise luteinisiert. Stromaluteinzellen waren nicht zu finden und auf mehreren Schnitten (keine Serienschnitte) waren keine Hiluszellen nachweisbar. Unsere Befunde stimmen mit denjenigen einer größeren, kürzlich mitgeteilten Untersuchung gut überein[276].

Die Ovarialfunktion ist trotz eindeutigem Morbus Cushing nicht regelmäßig gestört. Amenorrhoe besteht nur in einem Teil der Fälle, während andererseits in Einzelfällen sogar *Schwangerschaften* beobachtet wurden. Nur selten allerdings ist es dabei zur Geburt lebender Kinder gekommen[277].

Die Pathogenese als auch die Inkonstanz der Gonadenveränderungen und des Hypogonadismus sind noch nicht geklärt. Nach den morphologischen Veränderungen wäre eine Verminderung der Gonadotropinsekretion durch den HVL denkbar. Eine solche Verminderung, wenigstens der FSH-Ausscheidung im Urin, die sich nach Behandlung mit totaler Adrenalektomie normalisierte, wurde vereinzelt beobachtet[278]. Andererseits wurden aber auch normale[279] und erhöhte FSH-Ausscheidungswerte beim Morbus Cushing gefunden[280].

Die in einzelnen Fällen gefundene Luteinisierung von Thecazellen ist in ihrer Genese ebenfalls ungeklärt. Vielleicht steht sie mit einer abnorm vermehrten Androgensekretion durch die NNR in Zusammenhang, da sie auch beim adrenogenitalen Syndrom beobachtet wird (s. S. 317, Fall BERGSTRAND 1934). Ob sie aber eine direkte Auswirkung des Hypercorticismus oder eine indirekte Störung über den HVL darstellt, kann nicht entschieden werden. Möglicherweise wird die Gonadotropinsekretion auch modifiziert, indem die FSH- und LH-Aktivität durch den Hypercorticismus beeinflußt wird.

Die *Langerhansschen Inseln* des Pankreas wurden im Schrifttum nur selten eingehend beschrieben. Eine systematische Untersuchung mit Differenzierung der Inselzelltypen steht noch aus. Gelegentlich wird wie beim Cushing-Syndrom ebenfalls über eine Vermehrung und Vergrößerung der Inseln berichtet[281], in anderen Fällen wiederum werden die Inseln sowie das Verhältnis von A- und B-Zellen als normal beschrieben[282] (s. auch S. 399).

Die Häufung von Pankreasfettgewebsnekrosen und hämorrhagischer Pankreatitis beim Morbus Cushing[283] ist wohl nicht als endokrine Regulationsstörung aufzufassen. Die Bedeutung der Häufung von Pankreascarcinomen[284] ist ungeklärt.

Die Epithelkörperchen sind gelegentlich fettdurchwachsen. Eine Hyperplasie haben wir in keinem unserer Fälle gefunden.

Die Frage nach dem *Sitz der primären Störung bei der Cushingschen Krankheit* hat seit CUSHING selbst wohl jeden Forscher, der sich mit der Krankheit befaßt hat, beschäftigt[285]. Sie ist auch heute noch nicht beantwortet.

Da sich die Krankheit durch die Stimulation einer normalen Nebennierenrinde mit ACTH nachahmen läßt und sich eine so stimulierte NNR von der NNR beim Morbus Cushing nicht unterscheiden läßt, kann sie als Folge einer krankhaften Steigerung der normalen NNR-Sekretion aufgefaßt werden. Gehen wir

[276] IANNACONNE, GABRILOVE, SOHVAL und SOFFER 1959. [277] HUNT und MCCONAHEY 1953.
[278] MELLINGER, SMITH und PATTI 1956. [279] LUFT 1944. [280] MCCULLAGH 1948.
[281] FREYBERG, BARKER, NEWBURGH und COLLER 1936, KRÖNKE und PARADE 1938.
[282] CHUTE, ROBINSON und DONOHUE 1949. [283] BRUNNER 1937. [284] CROOKE 1946.
[285] CROOKE 1935, BAUER 1936, ALBRIGHT 1942/43, KEPLER 1945.

von der Vorstellung des von einem hypothalamischen Zentrum gesteuerten „HVL-NNR-Funktionskreises“ (s. Beitrag KÜHNAU) aus, so ergeben sich folgende Störungsmöglichkeiten: 1. Die NNR sezerniert auf krankhafte Weise unabhängig vom HVL, d.h. also *autonom*, vermehrt die natürlichen oder nicht faßbar veränderten Rindenhormone. 2. Der HVL sezerniert vermehrt ACTH infolge einer Störung im HVL selbst. 3. Der HVL sezerniert vermehrt ACTH infolge einer hypothalamischen Störung.

Wie weit vermögen nun die dargelegten morphologischen Befunde zur Lösung dieser Frage beizutragen?

1. Eine *„Autonomie“ der NNR* läßt sich histologisch nicht erfassen. Die NNR läßt sich beim Morbus Cushing — auch histologisch faßbar — noch durch ACTH anregen. Die für den Morbus Cushing kennzeichnende überschüssige Reaktion der NNR auf ACTH[286], die auf eine in der NNR selbst liegende Störung hinwies, ist möglicherweise nur eine Folge der langdauernden Stimulation der an sich normalen NNR[287]. Die Auswirkungen einer solchen autonomen NNR auf den HVL müßten im übrigen die gleichen sein wie beim Cushing-Syndrom.

2. Um die *Bedeutung der im HVL* gefundenen Veränderungen zu ermessen, seien sie mit denjenigen beim pathogenetisch eindeutig erklärten Cushing-Syndrom verglichen.

In den beiden Formen des Hypercorticismus, deren Pathogenese auf der Hand liegt, dem exogen-therapeutischen und dem Cushing-Syndrom mit einseitigem NNR-Tumor und Atrophie der kontralateralen Nebenniere, ist die eine, *gemeinsame* Veränderung des Hypophysenvorderlappens die *Crookesche hyaline Umwandlung der Basophilen.*

Die Bedeutung dieser Veränderung ist noch nicht völlig geklärt. Doch scheinen uns zwei Tatsachen weitgehend gesichert:

a) Die Crookesche Umwandlung ist eine *reaktive* Veränderung auf einen Hyperglucocorticismus. Sie ist dafür weitgehend spezifisch.

ECKER fand sie 1938 nur in 8 von 721 Hypophysen ohne Hypercorticismus und auch in diesen Fällen sei sie nicht typisch gewesen. Wir können die Beobachtungen MELLGRENS (1945), nach denen sie auch bei adrenaler Virilisierung auftritt, nicht bestätigen (s. S. 323).

b) Die Crooke-Zelle tritt im HVL dann auf, wenn dessen *corticotrope Sekretion vermindert* ist. Mehr läßt sich über diese Zellveränderung heute wohl nicht sagen. Über das hyaline Material weiß man, daß es sich histochemisch[288] und nach der UV-Absorption[289] zu urteilen um ein einfaches Protein handelt. Daraus wurde einerseits geschlossen, daß die Crooke-Zelle eine degenerierende Zelle sei[289], andererseits, daß das hyaline Material gespeichertes ACTH sein könnte[290]. Es ist aber nicht erwiesen, daß die Crookesche Umwandlung solche basophile Zellen betrifft, welche als Bildungsstätten von ACTH betrachtet werden könnten. So handelt es sich bei den Crooke-Zellen bei Anwendung der PAS-Methylblau-Färbung nach WILSON und EZRIN um „rote“, während bei Zuständen mit vermehrter ACTH-Sekretion spärlich granulierte „purpurne“ Zellen vermehrt sind[291].

Aus unseren Ausführungen ergibt sich, daß die Vermehrung der voll granulierten Basophilen und Acidophilen und die Verminderung der spärlich granulierten Übergangszellen, Amphophilen oder γ-Zellen, wie sie beim exogen-therapeutischen Hyperglucocorticismus auftreten, beim spontanen Cushing-Syndrom weniger konstant zu finden sind. Die Zahl der verwertbaren Beobachtungen ist jedoch für ein abschließendes Urteil noch zu klein und andererseits sind doch einige Fälle bekannt, in denen zusammen mit eindeutigen Anhaltspunkten für

[286] CHRIST, LONGSON und JAILER 1957. [287] SCHWARTZ 1959. [288] PEARSE 1952.
[289] WILTON, THORELL und SUNDVALL 1954. [290] KILBY et al. 1957.
[291] EZRIN u. Mitarb. 1956.

eine verminderte corticotrope Aktivität des HVL (Atrophie der kontralateralen NNR) die Vermehrung sowohl der Basophilen wie der Acidophilen gefunden wurde. Dies legt die Vermutung nahe, daß auch diese Zellverschiebung eine *Reaktion* auf die vermehrte Glucocorticoidsekretion darstellt.

Der HVL beim Morbus Cushing zeigt nun einerseits die gleiche Veränderung wie beim Cushing-Syndrom. Auch hier zeigen die Basophilen die Crookesche Umwandlung. Die Verschiebungen, die im Anteil der verschiedenen Zelltypen des Vorderlappens beim Morbus Cushing gefunden wurden, sind zu uneinheitlich und zu wenig sorgfältig untersucht, um Schlußfolgerungen zu erlauben. Immerhin haben sich zum Teil die gleichen Veränderungen ergeben wie beim Cushing-Syndrom.

Welches ist nun aber die Bedeutung der *basophilen Adenome*, die doch beim Morbus Cushing *eindeutig häufiger* gefunden worden sind als beim Cushing-Syndrom? Stellen sie lediglich eine Weiterentwicklung der beim Cortison-Cushing und beim Cushing-Syndrom gefundenen Hyperplasie der Basophilen dar, so muß man sich doch fragen, warum sie nicht beim Cushing-Syndrom ebenso oft gefunden werden. Es ist ferner nicht zu übersehen, daß die Adenomzellen die Crookesche hyaline Umwandlung der Basophilen im übrigen Vorderlappen nicht mitmachen. Die Tatsache, daß es basophile HVL-Adenome gibt, die nicht zu einem Morbus Cushing geführt haben, ist kein unbedingt stichhaltiges Argument gegen die Auffassung, daß diese beim Morbus Cushing von Bedeutung seien. Überdies besteht ein Teil dieser Adenome aus spärlich granulierten mucoiden Zellen, wie sie im HVL bei gesteigerter corticotroper Aktivität vermehrt vorkommen. Die Vermehrung spärlich granulierter Amphophiler und hypertropher Amphophiler, wie sie von einzelnen Untersuchern gefunden wurde, bedarf noch der Bestätigung, doch würde eine solche Vermehrung ebenfalls auf eine Steigerung der ACTH-Sekretion hinweisen.

Wir finden somit im HVL beim Morbus Cushing *neben eindeutigen Zeichen verminderter ACTH-Sekretion* wie beim Cushing-Syndrom und therapeutisch-exogenem Hypercorticismus *Veränderungen, die auch als morphologische Grundlage gesteigerter ACTH-Sekretion aufgefaßt werden können.* — Eine andauernde, starke Steigerung, wie sie etwa beim Morbus Addison besteht, kann allerdings nach dem histologischen Befund *nicht* angenommen werden. Tatsächlich ist auch im zirkulierenden Blut bei Patienten mit Morbus Cushing eine ACTH-Vermehrung nicht nachgewiesen worden. Doch genügt möglicherweise für das Zustandekommen einer NNR-Hyperplasie auch schon eine krankhaft *anhaltende* Sekretion von ACTH.

Eine Sonderstellung nehmen vielleicht die großen basophilen, chromophoben bzw. mucoidzelligen Adenome ein. Hier steht möglicherweise doch eine zu vermehrter ACTH-Sekretion führende Neoplasie des HVL am Anfang des Krankheitsgeschehens.

Andererseits hat sich gezeigt, daß solche expansiv wachsende Adenome bei Patienten mit Cushingscher Krankheit auftreten können, welche total oder subtotal bilateral adrenalektomiert wurden. Wir haben 1955[292] (Abb. 21) erstmals ein derartiges Adenom beschrieben, welches nach den klinischen Befunden vermehrt ACTH ausschütten mußte, und auf die Möglichkeit hingewiesen, daß derartige Tumoren als „postoperative Komplikation" bei adrenalektomierten Cushing-Patienten auftreten könnten. Tatsächlich sind in der Zwischenzeit zwei einschlägige Beobachtungen mitgeteilt worden[293]. In beiden Fällen manifestierte sich der Hypophysentumor 2—3 Jahre nach der Adrenalektomie, führte infolge

---

[292] Siebenmann 1955. [293] Nelson et al. 1958, Rees 1959.

suprasellären expansiven Wachstums zu neurologischen Störungen und mußte operativ entfernt werden. Histologisch handelte es sich einmal um ein „chromophobes", aber nicht eingehend untersuchtes, das andere Mal um ein mucoidzelliges Adenom, wie wir es beschrieben hatten. Der Tumor *sezernierte nachweisbar ACTH*, indem im Blut eine enorme Zunahme von ACTH festgestellt werden konnte, die nach der Operation verschwand. Außerdem produzierte er vermehrt MSH, was zu der addisonartigen Pigmentation führte. Im Gegensatz zur vermehrten ACTH-Sekretion bei Addisonpatienten und bei adrenalektomierten Patienten, die sich durch Cortisol unterdrücken läßt, konnte die ACTH-Sekretion in

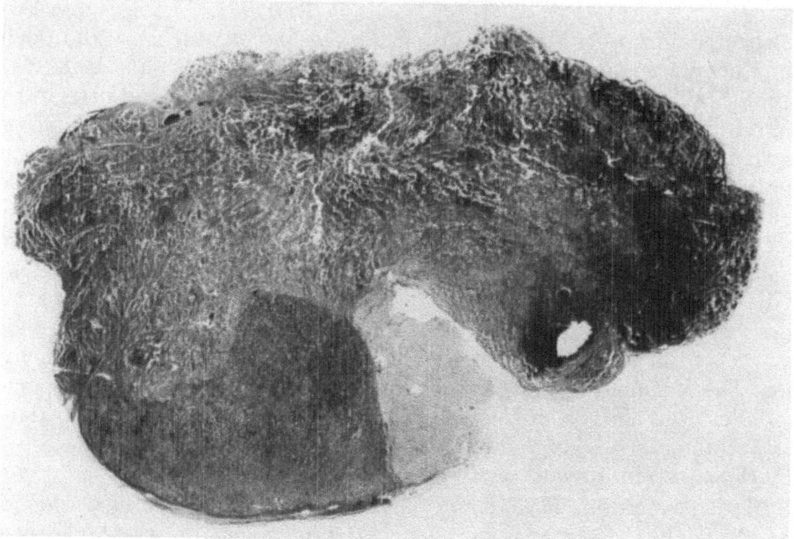

Abb. 21. Morbus Cushing. Status nach subtotaler Adrenalektomie vor 2 Jahren mit Entwicklung eines reaktiven, ACTH-produzierenden, hochgradig expansiv suprasellär wuchernden Adenoms des Hypophysenvorderlappens, 34jährige Frau (Beobachtung SIEBENMANN 1955). Aus dem Vorderlappen entspringt, das Diaphragma durchbrechend, der pilzförmig die Sella überragende und den Hypothalamus komprimierende Tumor. Nach postoperativer Latenz Rezidiv des Morbus Cushing, Hyperpigmentierung (Hypersekretion von MSH ?) und (hypothalamisch bedingte ?) Polyphagie und Adipositas! Lupenübersicht. SN 321/55, Pathologisches Institut der Universität Zürich

einem dieser Tumoren durch entsprechende Cortisolgaben nicht gehemmt werden. Der Tumor war in dieser Beziehung autonom geworden[294], nachdem er offenbar als „reaktive Neubildung" auf den Wegfall der gesteigerten Rindenhormonsekretion entstanden war (Abb. 22).

3. Die Tatsache, daß im *Hypothalamus* bisher keine pathologischen Veränderungen gefunden werden konnten, ist, abgesehen davon, daß umfassendere und verfeinerte Untersuchungen desselben denkbar sind, kein Argument gegen die Möglichkeit, daß eine von hier ausgehende Störung eine vermehrte corticotrope Sekretion des HVL auslöst. Gerade die Beobachtung, daß die morphologischen Veränderungen des HVL als *Folge* und nicht als Ursache des Hypercorticismus zu deuten sind, drängt die Vorstellung einer übergeordneten Störung auf, welche die normalerweise durch den Exzeß an zirkulierenden Glucocorticoiden bewirkte Hemmung der ACTH-Sekretion im HVL durchbricht.

---

[294] REES 1959.

Keine der drei Störungsmöglichkeiten des Funktionskreises von HVL und NNR beim Morbus Cushing läßt sich durch die humanpathologischen Befunde mit Sicherheit stützen. Vieles deutet jedoch darauf hin, daß im Hypothalamus und Hypophysenvorderlappen am ehesten die Ursache der Störung gesucht werden muß. Der Morbus Cushing erscheint als eines der eindrücklichsten Beispiele einer ,,endokrinen Regulationsstörung", indem die Selbstregulationsmechanismen an einer Stelle des Funktionskreises gestört sind.

Daß am Anfang der ,,Entgleisung" der endokrinen Regulation beim Morbus Cushing die Insuffizienz eines anderen Erfolgsorganes, etwa der Gonaden oder der Schilddrüse steht[295], ist nicht erwiesen.

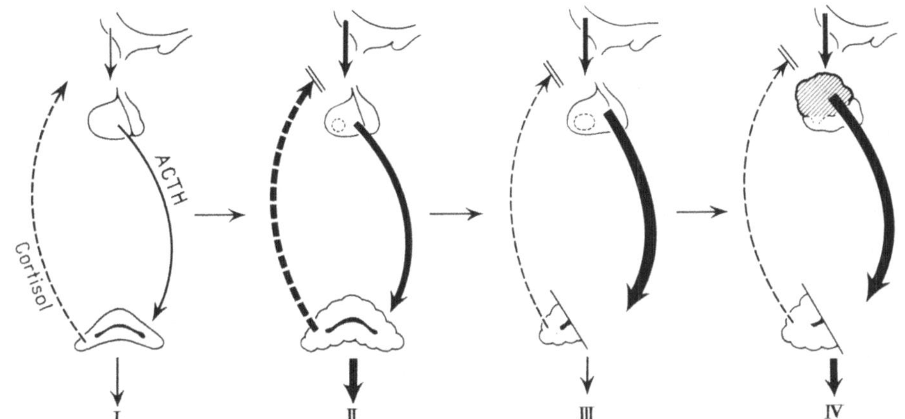

Abb. 22. *Pathogenese der autonomen ACTH-sezernierenden HVL-Adenome beim Morbus Cushing nach totaler oder subtotaler Adrenalektomie.* (Modifiziert nach SIEBENMANN 1955.) I *Normales* regulatives Gleichgewicht für die Glucocorticoidsekretion zwischen hypothalamischer Stimulation und ACTH-Sekretion des HVL und der bremsenden Rückwirkung des sezernierten Cortisols auf Hypothalamus oder HVL (oder beide ?). II Hyperplasiebedingter *Morbus Cushing* mit gesteigerter ACTH-Sekretion (in Abbildung punktiert das nicht obligate basophile HVL-Adenom), gesteigerter hypothalamischer Stimulation (?) und dem vermehrt zirkulierenden Cortisol. Postulierte (?) mangelhafte Bremsung der ACTH-Sekretion durch Cortisol. III Status *nach subtotaler Adrenalektomie* mit normalisierter Cortisolbildung. Die nachweisbar weiter gesteigerte ACTH-Sekretion kann auf eine Enthemmung durch die nun erfolgte Verminderung der Cortisolbildung zurückgeführt werden. IV Autonomes *ACTH-sezernierendes Adenom* des HVL, möglicherweise aus vorher klinisch stummen basophilen Adenomen hervorgegangen, mit expansivem Wachstum und durch Cortisolzufuhr nicht unterdrückbarer ACTH-Sekretion

Die *übrigen endokrinen Drüsen* werden beim Morbus Cushing nicht anders verändert als durch die anderen Formen des Hyperglucocorticismus. Die thyreotrope Partialfunktion des HVL wird möglicherweise vermindert. Die Gonadotropinsekretion wird, nach der Morphologie von HVL und Gonaden zu urteilen, nicht sicher und stets gleichsinnig beeinflußt.

Die Wuchshormonbildung durch den HVL ist beim Morbus Cushing in der Regel nicht nachweisbar verändert. In ganz vereinzelten Fällen wurde das gleichzeitige Auftreten einer Akromegalie mit einem Morbus Cushing beobachtet[296]. Ob in diesen Fällen dem acidophilen Adenom des HVL, das gefunden wurde, tatsächlich die Mehrsekretion von STH und ACTH zugeschrieben werden kann, erscheint nicht als gesichert.

Wir haben die komplexen Störungsmöglichkeiten des Funktionskreises Hypothalamus-HVL-NNR, soweit sie die Glucocorticoidsekretion betreffen, in folgenden schematischen Darstellungen bewußt vereinfacht. Sie ergeben sich aus klinischen und pathologisch-anatomischen Beobachtungen, wie sie im vorangehenden Ab-

[295] RUSSFIELD 1957. [296] McCORMICK et al. 1951.

schnitt erörtert wurden. Manches, insbesondere die genauen Angriffspunkte der stofflichen Regulation, ist noch nicht genügend geklärt. Die dargestellten regulativen Beziehungen sind jedoch mit den morphologischen Befunden gut vereinbar (Abb. 23).

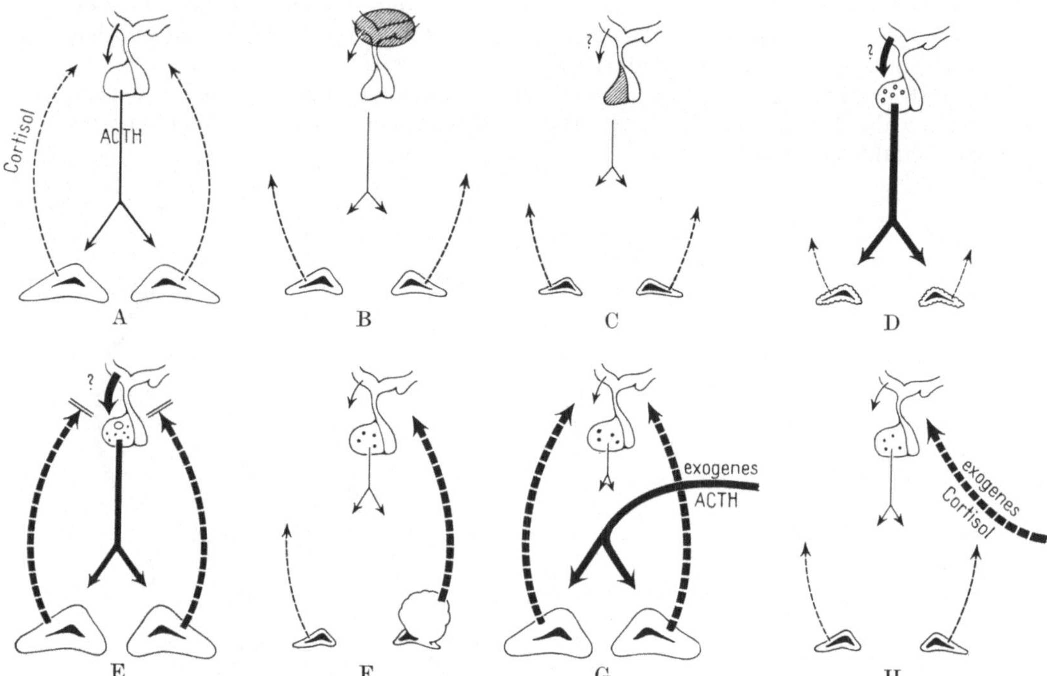

Abb. 23A—H. Schematische Darstellung der Pathogenese der verschiedenen Formen des *Hypocorticismus* und des *Hyper-Glucocorticismus* mit ihren Auswirkungen auf den Funktionskreis Hypothalamus-HVL-NNR. Ausgezogene Linien bedeuten Stimulation, gestrichelte Hemmung, ihre Länge und Dicke das jeweilige Ausmaß. A *Normales* Gleichgewicht zwischen hypothalamischer HVL-Stimulation, ACTH-Sekretion und rückwirkend bremsender Cortisol-Sekretion der NNR. B Ausfall des *Hypothalamus* (durch destruierende Läsion) mit Atrophie des HVL, verminderter ACTH-Sekretion und entsprechender Atrophie der NNR. C Ausfall des *Hypophysenvorderlappens* mit verminderter oder fehlender ACTH-Sekretion mit entsprechender Atrophie der NNR. Verhalten des Hypothalamus dabei nicht bekannt. D *Morbus Addison* (z.B. durch primäre NNR-Sklerose) mit verminderter Cortisolbildung und dadurch enthemmter ACTH-Sekretion durch den HVL (darin als Ringe dargestellt vermehrte spärlich granulierte und hypertrophe mucoide Zellen und γ-Zellen). Verhalten des Hypothalamus dabei fraglich. E *Morbus Cushing* mit gesteigerter ACTH-Sekretion und gesteigerter Cortisolbildung durch doppelseitige NNR-Hyperplasie. Im HVL die *gehäuft* auftretenden *basophilen Adenome* (Ring) und die obligaten Crooke-Zellen (Punkte). Fehlende Hemmung durch Cortisol? Verhalten des Hypothalamus? F *Cushing-Syndrom* infolge einseitigen NNR-Adenoms oder -Carcinoms. Die gesteigerte Cortisolbildung führt zur Hemmung der ACTH-Sekretion im HVL, in dem morphologisch dabei *Crooke-Zellen* auftreten. Basophile Adenome nicht gehäuft. Verminderte ACTH-Sekretion hat Atrophie der restlichen isolateralen und der kontralateralen NNR zur Folge. Verhalten des Hypothalamus dabei unbekannt. G *Cushing-Syndrom* infolge übermäßiger *ACTH-Zufuhr* (medikamentöses, iatrogenes Cushing-Syndrom). Sie bewirkt vermehrte Cortisolbildung mit NNR-Hyperplasie, welche die endogene ACTH-Sekretion im HVL unter Auftreten von Crooke-Zellen hemmt. Verhalten des Hypothalamus dabei unbekannt. Analog wirkt sich die pathologische Bildung von ACTH- oder anderen corticotropen Stoffen in gewissen Tumoren (z.B. Bronchus-Carcinom, Thymom) auf den Funktionskreis aus. H *Cushing-Syndrom* infolge übermäßiger *Cortisol-Zufuhr* (oder analog wirkender Corticoide). Medikamentöses, iatrogenes Cushing-Syndrom. Auswirkung auf den Funktionskreis gleich wie beim endogenen Cushing-Syndrom, jedoch mit doppelseitiger NNR-Atrophie. Im HVL Auftreten von Crooke-Zellen. Verhalten des Hypothalamus unbekannt

γ) *Adrenale Virilisierung und Feminisierung*

Als *adrenogenitale Syndrome* können im weiteren Sinne alle Erkrankungen der Nebennierenrinde bezeichnet werden, welche mit Veränderungen der Genitalorgane einhergehen. Es kann sich dabei um Genitalmißbildungen, um postmortal morphologisch faßbare Genitalveränderungen oder auch nur um funktionelle Genitalstörungen handeln. In dieser großen Krankheitsgruppe finden sich dann allerdings auch einzelne seltene kongenitale Erkrankungen, bei denen eine Genitalmißbildung nicht als Folge der Nebennierenrindenstörung, sondern vermutlich auf einer mit ihr gekoppelten Gonadenstörung beruht.

Wie schon gezeigt wurde, ist die Nebennierenrindenzelle des Menschen zwar weitgehend auf die Synthese und Sekretion von Mineralocorticoiden und Glucocorticoiden ausgerichtet, doch verfügt sie schon normalerweise über die notwendigen Enzyme zur Bildung geringer Mengen von Androgenen und Oestrogenen, abgesehen davon, daß einzelne Vorstufen der Corticosteroide selbst schon schwach androgen wirken. Aus dieser Tatsache erklärt es sich leicht, daß bei *kongenitalen Steroidsynthesestörungen* und in neoplastischen Zellen der NNR Androgene und Oestrogene gelegentlich in genügend großen Mengen entstehen, um sich auf die Genitalorgane morphogenetisch oder funktionell auszuwirken[297].

Es interessieren uns hier lediglich die korrelativen Veränderungen am übrigen Endocrinium bei krankhaft gesteigerter Androgen- oder Oestrogenbildung in der Nebennierenrinde. Die zugrunde liegende pathologische Morphologie derselben und die Pathomorphologie der Virilisierung und Feminisierung an sich müssen vernachlässigt werden. Wir besprechen die adrenale Virilisierung und Feminisierung im folgenden getrennt, obschon sich gerade bei den neoplastischen Formen wohl häufiger Legierungen des Hypercorticismus finden, darunter wohl besonders häufig Mischformen mit einem Hyperglucocorticismus. Die Besprechung der komplexen endokrinen Regulationsstörung bei den kongenitalen adrenogenitalen Syndromen (kong. AGS) bedarf einer besonderen, eingehenden Besprechung. Sie erfolgt zweckmäßigerweise bei den Ursachen adrenaler Virilisierung.

Die adrenale Virilisierung

Eine pathologische Mehrbildung von Nebennierenrindenandrogenen beruht entweder auf einem Rinden-Tumor oder ist die Folge eines virilisierenden kong. AGS (virilisierende NNR-Hyperplasie).

a) Virilisierendes kongenitales AGS. Biochemische, klinische und klinisch-pathologische Untersuchungen der letzten Jahre haben unsere Kenntnisse über diese besondere Form der NNR-Erkrankungen wesentlich vertieft. Wir können heute folgende 3 Formen von kongenitalen adrenogenitalen Syndromen unterscheiden[297]:

1. Virilisierendes kong. AGS.
2. Kong. AGS mit Hypospadie bei Knaben (Bongiovanni).
3. Kongenitale Lipoidhyperplasie der NNR mit fehlender Maskulinisierung des äußeren Genitale bei Knaben (Prader-Siebenmann[298]).

Allen diesen 3 Formen ist gemeinsam, daß eine unmittelbar nach der Geburt einsetzende NNR-Hyperplasie auf Grund einer bei den beiden ersten Formen nachgewiesenen, bei der dritten Form vermuteten kongenitalen Steroidsynthesestörung vorliegt und daß diese NNR-Störung mit einer Genitalmißbildung oder einer postnatalen Maskulinisierung verbunden ist. Da nur die erste Form mit einer Maskulinisierung oder einer Virilisierung einhergeht, brauchen die beiden anderen Formen nicht näher erörtert zu werden.

---

[297] Siebenmann 1971. [298] Gurtner 1955, Siebenmann 1957, Lit.

Das *kong. AGS mit Hypospadie bei Knaben* (BONGIOVANNI) beruht auf einem 3β-Hydroxysteroiddehydrogenasemangel, infolge dessen es in der *NNR* zu einem schweren Mangel an Aldosteron und Cortisol kommt. Die regulatorisch einsetzende Hyperplasie führt nur zur Bildung von schwach androgen wirkenden Vorstufen. Der gleiche Enzymmangel bewirkt im Hoden einen Ausfall der Testosteronbildung. Der Ausfall der Sekretion eines wirksamen Androgens im fetalen Hoden hat zur Folge, daß das äußere Genitale der Knaben überhaupt nicht maskulinisiert wird, während die Maskulinisierung der Genitalgänge, die offenbar nicht von einer endokrinen Wirkung des fetalen Hodens abhängt, noch einigermaßen in der männlichen Richtung erfolgt. Am äußeren Genitale bewirken die schwach wirksamen NNR-Androgene beim Mädchen und beim Knaben lediglich eine Clitorishypertrophie über einer mehr oder weniger stark ausgeprägten Hypospadie. Bei fast allen bisher untersuchten Patienten wurde ein gleichzeitiges schweres Salzverlustsyndrom (SVS) festgestellt, das schon in den ersten Lebenswochen zum Tode führt. Regulative Veränderungen am übrigen *Endocrinium* beschränken sich auf den Hypophysenvorderlappen, in dem die gleichen Zellverschiebungen wie bei der virilisierenden Hyperplasie mit SVS in ausgeprägter Weise auftreten.

Die *kongenitale Lipoidhyperplasie der NNR* (PRADER-SIEBENMANN) beruht vermutlich auf einer noch früher einsetzenden enzymatischen Störung der Steroidbiosynthese. Sie führt in der NNR zur globalen Rindeninsuffizienz mit Anschoppung von Lipoiden, darunter Cholesterin, in den Rindenzellen und ohne Anfall androgen wirkender Vorstufen. Die gleichzeitige endokrine Insuffizienz des fetalen Hodens führt zum praktisch vollständigen Ausfall der Maskulinisierung des äußeren Genitales bei den Knaben.

Beiden Formen ist also gemeinsam, daß die NNR-Erkrankung mit einer testiculär bedingten Genitalmißbildung gekoppelt ist.

Das *virilisierende kong. AGS* ist die weitaus häufigste Form dieser Syndrome und tritt in mehreren, durch zusätzliche metabolische Störung charakterisierten *Sonderformen* auf[299].

Für die regulativen Auswirkungen auf das übrige Endocrinium ist entscheidend, ob neben der obligaten Hypersekretion von androgenen Wirkstoffen durch die NNR, der für alle Formen pathogenetisch entscheidende *Mangel an Cortisol* durch die Rindenhyperplasie *kompensiert* werden kann. Es liegt dann das sog. unkomplizierte oder einfache virilisierende kong. AGS vor. Bleibt aber der Cortisol- und der Aldosteron-Mangel *manifest*, so kommt es zur schwersten Form der Erkrankung, die unbehandelt schon im Säuglingsalter unter dem Bilde des *Salzverlust-Syndroms* (SVS) zum Tode führt. Es hat sich ergeben, daß es zwischen beiden Extremen genetisch fixierte (in der gleichen Generation in gleicher Weise auftretende) Übergangsformen mit nur latenter Rindeninsuffizienz gibt.

Es liegt also eine hormonal komplexe Situation vor, die sich auf den *HVL* und die *Gonaden* auswirkt. Tatsächlich sind nur an diesen Drüsen morphologische Veränderungen nachweisbar, während an Schilddrüse, Langerhansschen Inseln und Epithelkörperchen keine krankhaften Veränderungen gefunden wurden.

Der *HVL* weist nur bei den Säuglingen und Kindern, die an der schweren Form des kong. AGS mit Salzverlustsyndrom gestorben waren, Veränderungen auf[300]. Außer einer starken Verarmung an Acidophilen ergeben Differentialzählungen eine beträchtliche Vermehrung und Hypertrophie der spärlich granulierten γ-Zellen und der voll granulierten β-Zellen (Abb. 24). Bei älteren Kindern und bei Erwachsenen mit der unkomplizierten einfach virilisierenden Form des AGS, bei denen also keine manifeste NNR-Insuffizienz vorliegt, konnten nur vereinzelte Hypophysen untersucht werden[301]. Es hat sich dabei kein krankhafter Befund und auch keine Zellverschiebung nachweisen lassen.

Nach *Cortison*behandlung kommt es bei den Säuglingen und Kindern mit Salzverlustsyndrom entsprechend der Normalisierung der biochemischen Befunde auch zur Normalisierung des Zellbildes im HVL. Es wird dabei sowohl die Cortisolmangelsituation behoben als auch die pathologische Mehrproduktion von Androgenen durch die NNR[301] (Abb. 24).

Die *Hoden* sind beim erwachsenen Mann kleiner als normal[301, 302]. Es kann aber auch zu einer abnormen, oft hochgradigen, meistens bilateralen Vergrößerung derselben kommen. Diese Vergrößerung beruht dann auf einer knotigen Wucherung von ektopischem akzessorischem NNR-Gewebe[303–305].

[299] PRADER 1957, 1971, BIERICH 1958, SIEBENMANN 1971.
[300] MELLGREN 1945, MOLNAR 1955, SIEBENMANN 1955, 1971.
[301] SIEBENMANN 1957, 1971 (Lit.). [302] HEDINGER 1954. [303] SIEBENMANN 1957, 1971 (Lit.).
[304] HEDINGER 1954. [305] NOVAKOWSKI und PÜSCHEL 1952.

Histologisch entspricht der Hodenverkleinerung eine Verengerung und partielle Fibrosierung der Tubuli. Das Samenepithel ist verschmälert, zeigt aber meistens noch eine deutliche Reifung, die bis zur Bildung von Spermatocyten I. Ordnung, aber nicht weiter fortschreitet. Nur ganz vereinzelt und dies nur in bioptischen Untersuchungen wurde beim Mann mit endokrinologisch nachgewiesenem AGS eine vollständige Samenbildung und auch Fertilität beobachtet[303, 305]. Regelmäßig wurde im Zwischengewebe ein völliger Mangel an Leydig-Zellen beobachtet (Abb. 25). Möglicherweise gibt es leichtere Formen des AGS, die sich beim erwachsenen Manne lediglich in einer Reduktion der Spermiogenese und Fertilitätsstörung auswirken. In derartigen Einzelbeobachtungen ist es gelungen, die Spermiogenese durch eine Cortisonbehandlung zu normalisieren[303]. Diese Normalisierung mag der einzige Hinweis darauf sein, daß die Spermiogenesestörung durch eine abnorme Androgen- oder Oestrogensekretion in der NNR als Folge eines AGS bedingt ist (s.u.).

Komplexer als beim Erwachsenen ist die hormonale Situation und der Hodenbefund beim *Knaben* vor der Pubertät. Hier sind die Hoden entweder normal groß oder leicht vergrößert. Im Vergleich mit der durch die NNR-Androgene bewirkten Makrogenitosomie erscheinen die Gonaden aber eher klein. Histologisch zeigt sich zwar ebenfalls ein Mangel an Zwischenzellen, und eine Spermiogenese ist nicht nachzuweisen. Es liegt also tatsächlich eine Pseudopubertas und nicht eine echte Pubertas praecox vor.

Andererseits aber ist die Tubulusreifung weiter fortgeschritten als beim gleichaltrigen gesunden Knaben, es kommt vorzeitig zur Lumenbildung und bei älteren Knaben beginnt die vorzeitige Reifung des Samenepithels, und zwar geht sie wie beim Erwachsenen nur bis zur Bildung von Spermatocyten I. Ordnung[306]. Wenn nun solche Knaben mit *Cortison* behandelt wurden, wurde folgendes festgestellt: Bei denjenigen, deren Skeletalter noch nicht dem Zeitpunkt der zu erwartenden Pubertät (11—12 Jahre) entspricht, bewirkt die Behandlung keine weitere Reifung bzw. eine Normalisierung des Hodens. Hat das Skeletalter unter der Wirkung der NNR-Androgene jedoch das Pubertätsalter erreicht, so vergrößert sich der Hoden unter der Cortisonbehandlung und histologisch tritt die volle Pubertätsreifung der Kanälchen auf und im Zwischengewebe werden Leydig-Zellen sichtbar. Die *Pseudopubertas praecox* ist in eine echte *Pubertas praecox* umgewandelt worden[307] (Abb. 26).

Die *Ovarien* weisen vor der Pubertät noch eine normale Zahl an Primordialfollikeln auf. Möglicherweise treten schon in diesem Alter gehäuft Follikelcysten auf. Bei den schweren Formen des Syndroms findet sich bei erwachsenen Frauen als Grundlage der primären Amenorrhoe eine beträchtliche Ovarialatrophie mit zunehmendem Schwund an Primordialfollikeln[308]. Während bei den Mädchen noch gelegentlich reifende Follikel gefunden werden, fehlt im Erwachsenenalter jegliche Follikelreifung. Recht häufig finden sich *Follikelcysten*, die zu einer Vergrößerung des Organs führen können. Die *Thecazellen* sind *gelegentlich luteinisiert*[309] (Abb. 27).

Die cystischen Veränderungen und die Luteinisierung der Theca interna soll gelegentlich so ausgeprägt sein, daß die Ovarien sich nicht von den *polycystischen Ovarien des Stein-Leventhal-Syndroms* unterscheiden lassen[310]. Auf Grund dieser Befunde wurde einerseits angenommen, daß es zwei verschiedene Formen der NNR-Hyperplasie gibt, die übliche, sich in jedem Alter, auch schon intrauterin manifestierende Form mit Atrophie der Ovarien und eine zweite sekundäre Hyperplasie zur Zeit der Geschlechtsreife, infolge einer placentar bedingten polycystischen Ovarialerkrankung[311]. Andererseits wurde gefolgert, daß das Stein-Leventhal-Syndrom stets die *Folge eines Hyperadrenocorticismus* sei[312].

Gewiß ist ein Zusammenhang zwischen adrenogenitalem und Stein-Leventhal-Syndrom zur Zeit noch nicht auszuschließen. Doch bestehen zweifellos deutliche klinisch faßbare Unterschiede (s. S. 356). Es scheint uns wahrscheinlicher, daß auf Grund des Befundes von polycystischen Ovarien leichte, postpuberal sich manifestierende Formen des adrenogenitalen Syndroms irrtümlicherweise als Stein-Leventhal-Syndrom diagnostiziert wurden. In Übereinstimmung mit sorgfältigen Untersuchungen anderer Autoren[313] haben wir selbst beim AGS nie das typische histologische Bild der polycystischen Ovarien mit Hyperthekose und nie eine Stromahyperplasie feststellen können[314].

Die *Hiluszellen* des Ovars wurden bisher bei 3 Mädchen mit kongenitalem AGS vermehrt gefunden[315]. Die Möglichkeit einer Verwechslung mit gewuchertem akzessorischem NNR-Gewebe wird ausdrücklich abgelehnt und die Hiluszellvermehrung auf eine abnorme hypophysäre Stimulation zurückgeführt. Wir selbst haben diesen Befund an unserem Unter-

---

306 Wilkins und Cara 1954. 307 Wilkins und Cara 1954, Siebenmann 1971.
308 Jones und Jones 1954, Siebenmann 1957, 1971. Philipp und Stange 1954.
309 Jones und Jones 1954, Siebenmann 1957, 1971.
310 Philipp und Stange 1954, Perloff, Channick, Hadd und Nodine 1958.
311 Philipp und Stange 1954. 312 Perloff, Channick, Hadd und Nodine 1958.
313 Jones und Jones 1954, Mellinger, Smith und Patti 1956. 314 Siebenmann 1971.
315 Landing 1954, Hooft van Winckel und Valcke 1956.

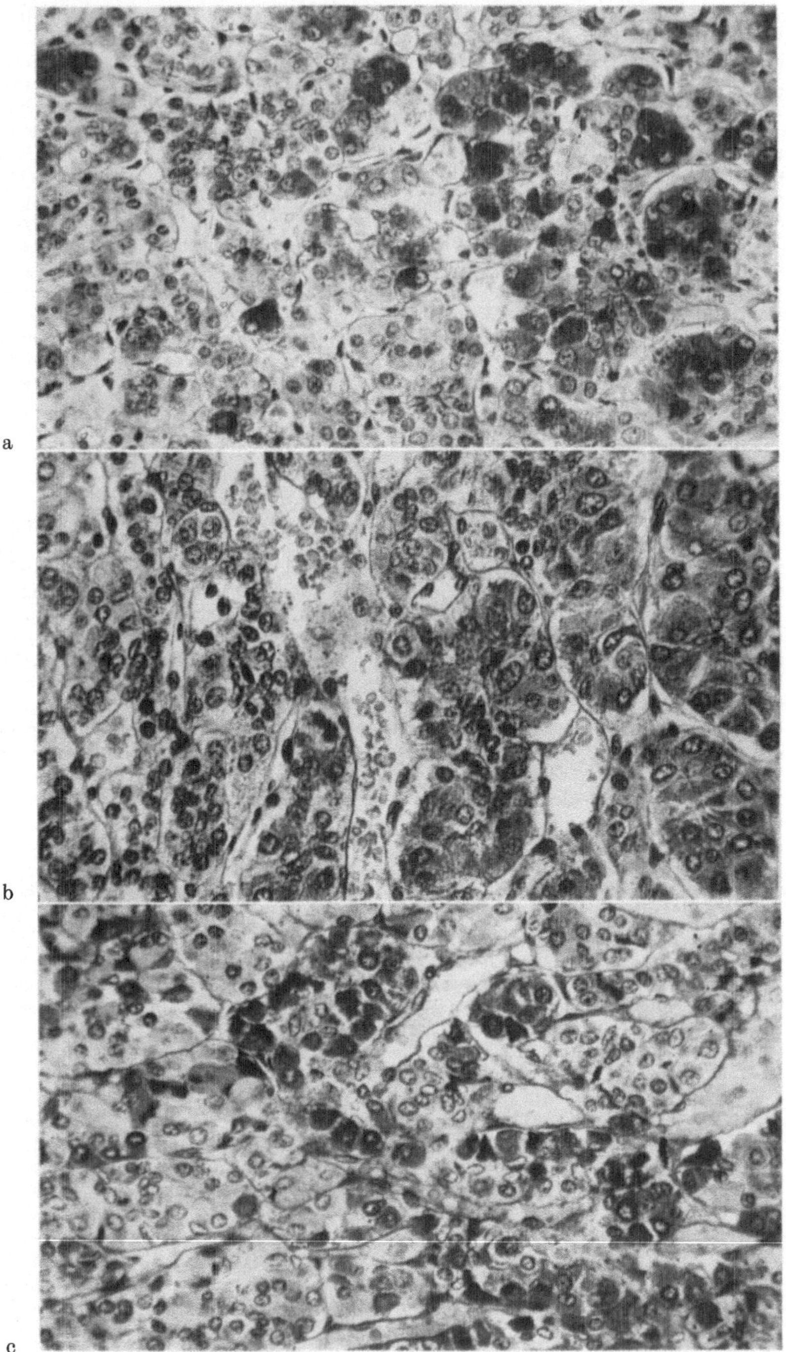

Abb. 24a—c

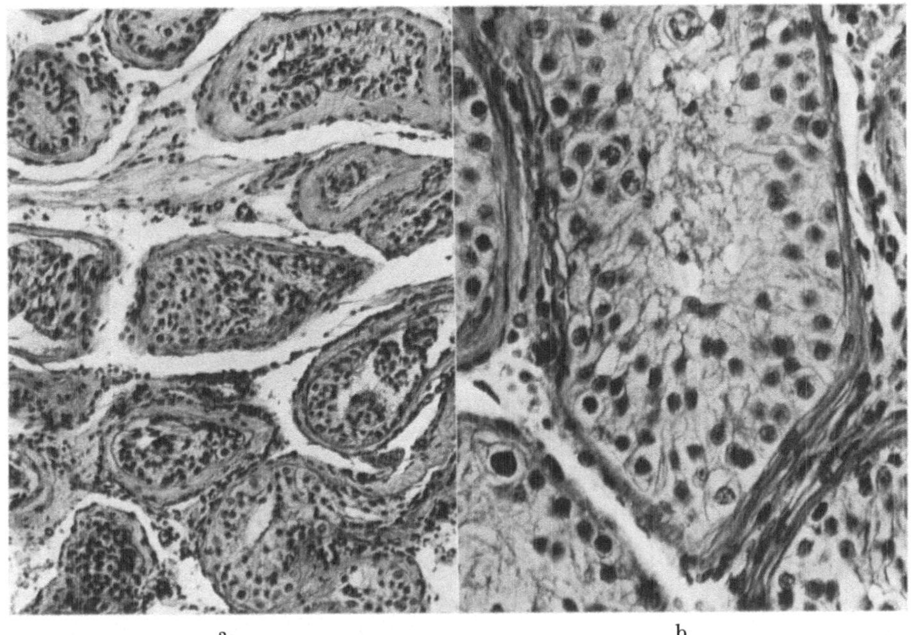

a b

Abb. 25a u. b. *Hoden bei unbehandeltem kongenitalem adrenogenitalem Syndrom* eines 25jährigen Mannes (Beobachtung von NOWAKOWSKI und PLÜSCHEL 1952), 17-Ketosteroide 21,3—60,2, GTH unter 6,6 (erniedrigt): Partielle Tubulofibrose, Hemmung der Spermiogenese auf Höhe der Spermatocyten I und Fehlen der Zwischenzellen. H.E. a 100:1, b 280:1. (Nach einem freundlicherweise von NOWAKOWSKI, Hamburg überlassenen Präparat)

suchungsgut nicht bestätigen können[314]. Kleinknotige und gelegentlich tumoröse[316] Hyperplasien von akzessorischem paraovariellem NNR-Gewebe kommen im Rahmen der virilisierenden NNR-Hyperplasie beim kongenitalen AGS freilich vor, wenn auch seltener als am Hoden.

Über den Einfluß der Cortisonbehandlung auf die Morphologie der Ovarien beim AGS ist nichts bekannt. Es fehlen bisher bioptische oder autoptische Beobachtungen. Klinisch kommt es zur Normalisierung der Gonadenfunktion und gelegentlich wurden normale Schwangerschaften beobachtet[317].

Überblicken wir die an HVL und Gonaden erhobenen morphologischen Befunde im Hinblick auf die bei der virilisierenden NNR-Hyperplasie postulierte

[316] MARCHAND 1891, BOULARAN et al. 1945.

[317] WILSON und KEATING 1958, GANS und SER 1959.

Abb. 24a—c. *Das Zellbild des Hypophysenvorderlappens beim unbehandelten adrenogenitalen Salzverlustsyndrom und seine Beeinflussung durch die Cortisonbehandlung.* Alle Aufnahmen aus Grenzgebiet Mittel-Seiten-Lappen bei Vergr. 340:1, Pearse-Färbung. a HVL eines 3wöchigen Säuglings mit ausgeprägtem *unbehandelten adrenogenitalen SVS* (SN 969/55). Pathologisches Institut der Universität Zürich. Vermehrte und vergrößerte, voll und spärlich granulierte β-Zellen und γ-Zellen, spärliche Acidophile. b HVL eines 6wöchigen männlichen Säuglings mit *Hypospadie* und *schwerstem SVS*. Hochgradige NNR-Hyperplasie! (SN 1852/62). Pathologisches Institut der Universität Zürich. Sehr starke Vermehrung und auffällige Vergrößerung der β- und γ-Zellen. β-Zellen vielfach spärlich granuliert. Sehr wenige, kleine Acidophile. c HVL eines weiblichen Pseudohermaphroditen mit mäßigem SVS. Status nach $7^1/_2$ Monate dauernder *Cortisonbehandlung*. Exitus im Masernprodromalstadium (SN 162/57), Pathologisches Institut der Universität Zürich. Zellbild, abgesehen von einer ganz geringen Vermehrung von γ-Zellen (nicht erkennbar) normalisiert. (SIEBENMANN 1971)

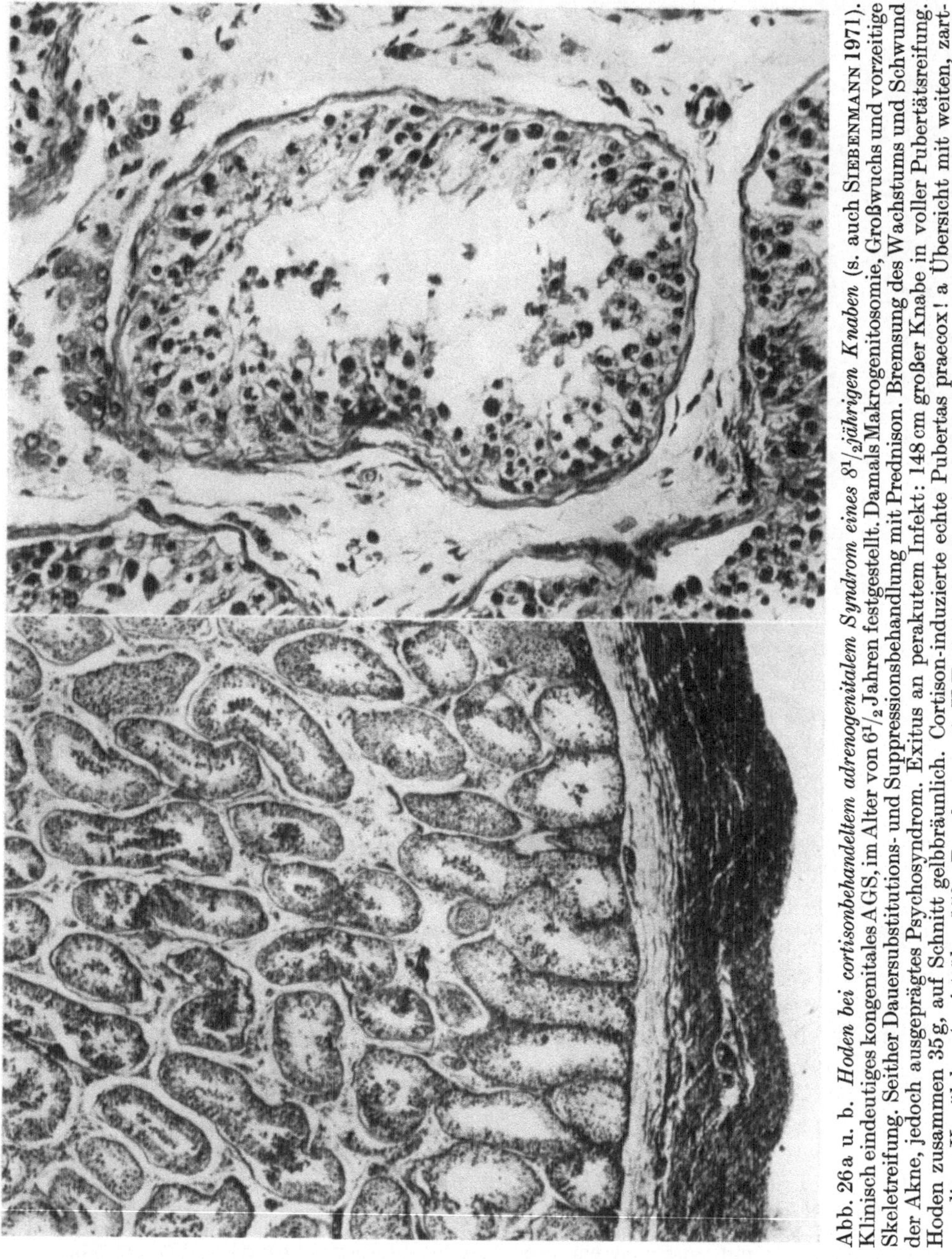

Abb. 26a u. b. *Hoden bei cortisonbehandeltem adrenogenitalem Syndrom eines 8 1/2jährigen Knaben* (s. auch SIEBENMANN 1971). Klinisch eindeutiges kongenitales AGS, im Alter von 6 1/2 Jahren festgestellt. Damals Makrogenitosomie, Großwuchs und vorzeitige Skeletreifung. Seither Dauersubstitutions- und Suppressionsbehandlung mit Prednison. Bremsung des Wachstums und Schwund der Akne, jedoch ausgeprägtes Psychosyndrom. Exitus an perakutem Infekt: 148 cm großer Knabe in voller Pubertätsreifung. Hoden zusammen 35 g, auf Schnitt gelbbräunlich. Cortison-induzierte echte Pubertas praecox! a Übersicht mit weiten, zartwandigen Kanälchen (meist über 150 µ Durchmesser!), H.E., 35:1. b Tubulus mit teilweise vollständig nachweisbarer Spermiogenese (leider reichlich Formalinfixations-Artefakte) und deutlich entfalteten Leydig-Zellen. H.E., 250:1, SN 1555/64, Pathologisches Institut der Universität Zürich

Funktionsstörung[318]: Die Zellverschiebungen im HVL sind einerseits gut mit der geforderten und zu erwartenden vermehrten adrenocorticotropen Sekretion zu vereinbaren, sind doch die gleichen spärlich granulierten mucoiden Zellen, die γ-Zellen, beträchtlich vermehrt und vergrößert, wie dies auch bei der einfachen NNR-Insuffizienz der Fall ist. Diese Zellverschiebung ist um so mehr auf den beim AGS nachgewiesenen Cortisolmangel zurückzuführen, als die therapeutische

[318] PRADER 1957, 1971, BIERICH 1958.

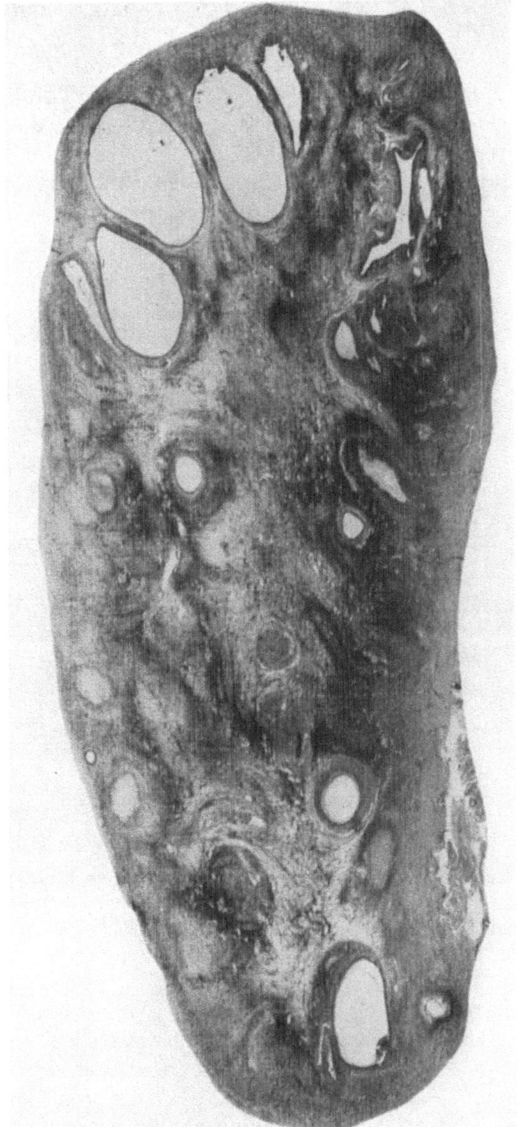

a

Abb. 27a u. b. *Ovarialveränderung bei adrenaler Virilisierung* infolge kongenitalem adrenogenitalem Syndrom. a Kleines *sklerocystisches* Ovar: Multiple Follikelcysten ohne Thecaluteinisierung im schmalen fibrosierten Cortex. 31jährige Frau mit unbehandeltem kongenitalem AGS, als Mann lebender weiblicher Pseudohermaphrodit, Suicid. Fall 1 von BLACKMAN 1946. H.E. Lupenübersicht

Zufuhr von Glucocorticoiden das Zellbild des HVL zu normalisieren vermag. Die gleichzeitige Vermehrung der voll granulierten und teils degranulierten Basophilen ist schwerer verständlich. Sie kann nicht auf die in der NNR gebildeten pathologischen, im Blut zirkulierenden Androgene und Oestrogene zurückgeführt werden, denn in den zwar nur selten untersuchten Hypophysen von virilisierten Patienten mit dem AGS ohne manifeste NNR-Insuffizienz war sie nicht nachweisbar[319].

Die *Hoden*- und die *Ovarial*veränderungen lassen sich gut mit einer Verminderung der Gonadotropine erklären, wie sie auch klinisch beim AGS nachgewiesen ist[319]. Sie hat im Hoden einerseits die Atrophie des Keimepithels und die schließ-

[319] SIEBENMANN 1971, Lit.

liche Tubulofibrose, andererseits den Schwund der Leydig-Zellen zur Folge. Die Wucherung von akzessorischem NNR-Gewebe im Bereiche der Gonaden erfolgt im Rahmen der allgemeinen Hyperplasie des Rindengewebes und ist nicht als korrelative endokrine Regulationsstörung aufzufassen. Die Tubulus- und Keimepithelatrophie ist aber im Hoden weniger ausgeprägt, als es die Verminderung der Gonadotropine erwarten ließe (s. S. 333). Die bis zu den Spermatocyten nachweisbare Spermiogenese — beim präpuberalen Knaben einer vorzeitigen Reifung entsprechend — ist im Hinblick auf tierexperimentelle Befunde[320] gut

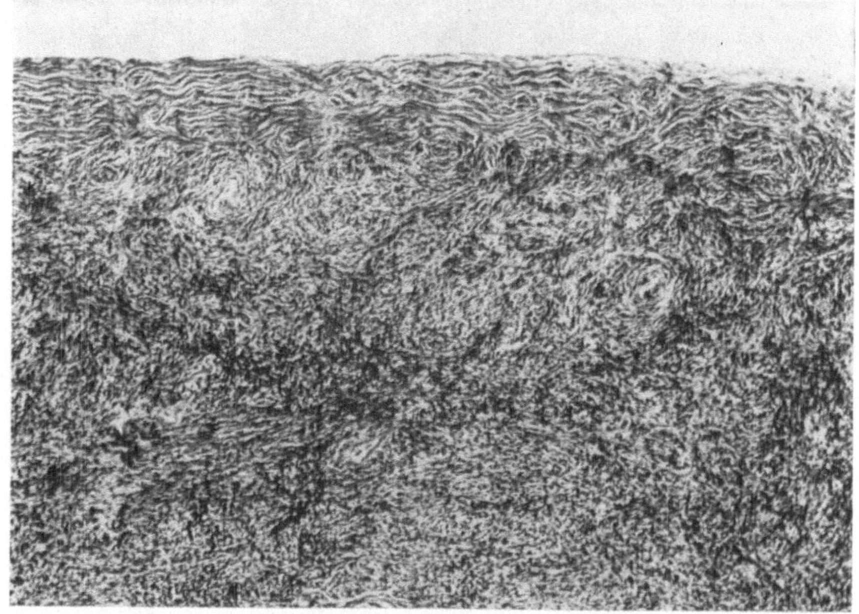

Abb. 27 b. Verbreiterte Tunica fibrosa und spindelzelliger Cortex, größtenteils geschwundene Primordialfollikel und nirgends reifende Follikel. 29jährige Frau mit unbehandeltem kongenitalem AGS, Pseudohermaphrodit, Exitus 2 Tage nach Laparotomie. H.E., 60:1. (Beide Präparate freundlicherweise von Dr. JONES, Baltimore, überlassen)

mit der zusätzlichen direkten Einwirkung der im Übermaß gebildeten NNR-Androgene zu erklären. Eine analoge morphologische Auswirkung derselben auf das Ovar ist nicht faßbar. Diese Interpretation der Gonadenbefunde wird durch die Beobachtungen beim *cortison*behandelten Patienten gestützt: Funktionell wird die Gonadotropinbildung im HVL wieder nachweisbar und die Gonadenfunktion normalisiert sich. Morphologisch entspricht dem — dies ist bisher am Hoden nachgewiesen — auch eine Normalisierung der Gonadenstruktur. Die Hemmung der hypophysären Gonadotropinbildung beim unbehandelten AGS ist eher auf die neben den Androgenen ebenfalls vermehrt in der hyperplastischen NNR gebildeten Oestrogene zurückzuführen[321]. Diese Hemmwirkung fällt dann weg, wenn durch die Cortisonbehandlung die hypophysäre ACTH-Stimulation und damit die krankhafte Androgen- und Oestrogenbildung in der NNR gebremst wird. Der ungewöhnliche Befund, daß beim präpuberalen Knaben mit Makrogenitosomia praecox die Cortisonbehandlung zur vollen Pubertätsreifung der Hoden führen kann, ist folgendermaßen zu erklären[322]: Die Gonadotropinbildung

[320] TONUTTI und FETZER 1956, TONUTTI 1957. [321] BIERICH 1958.
[322] WILKINS und CARA 1954.

wird normalerweise — wahrscheinlich über das hypothalamische Zentrum auf noch völlig ungeklärte Weise dann ausgelöst, wenn das Skeletalter so weit fortgeschritten ist, wie dies zum normalen Zeitpunkt der Pubertät der Fall ist. Bei den Knaben mit Makrogenitosomie kann nun die Skeletreifung dem chronologischen Alter so weit vorausgeeilt sein, daß bei der Normalisierung der Funktion von Hypothalamus und HVL durch die Cortisonbehandlung vorzeitig die Gonadotropinausschüttung in Gang kommt. Es kommt dann zur vorzeitigen Pubertätsreifung der Gonaden.

b) Der virilisierende NNR-Tumor wirkt sich auf das übrige Endocrinium je nach Alter und Geschlecht des Betroffenen verschieden aus.

Im Hypophysenvorderlappen wurde in Einzelfällen eine Vermehrung der Acidophilen gefunden[323], in anderen war er normal[324].

Nur Mellgren (1945) hat auch bei virilisierenden NNR-Tumoren, allerdings in geringerer Zahl und oft weniger typischer Form als beim Cushing-Syndrom, im HVL hyalinisierte basophile Zellen gefunden. Da Mischformen von Hyperglucocorticismus und Virilisierung häufig gerade bei NNR-Tumoren vorkommen, ist diese Beobachtung möglicherweise bei derartigen Mischformen gemacht worden. Bei rein virilisierenden Tumoren sind uns keine Beobachtungen bekannt, in denen eindeutig Crooke-Zellen gefunden worden wären. Im übrigen berichtet Mellgren ebenfalls über eine Vermehrung von hypertrophen Amphophilen. Die vorliegenden Untersuchungen am HVL erscheinen zu spärlich, als daß eine sichere Schlußfolgerung über Veränderungen desselben gerechtfertigt wäre.

Die *kontralaterale NNR* weist im Gegensatz zum Cushing-Syndrom *keine* Rindenatrophie auf, wenn der Tumor rein virilisierend gewirkt hatte. Es hat dies für die chirurgische Therapie bei diesen Fällen eine große praktische Bedeutung. Das Risiko einer postoperativen Rindeninsuffizienz ist bei den virilisierenden Tumoren viel geringer als beim Cushing-Syndrom[325].

Die *Hoden* zeigen bei Knaben mit Makrogenitosomia praecox infolge eines NNR-Tumors eine *Beschleunigung* der Kanälchenreifung.

Wir fanden bei einem 6jährigen Knaben mit einem derart virilisierenden Adenom bioptisch die Tubuli etwa so weit wie bei einem 10—11jährigen. Das Keimepithel wies bereits einzelne Spermatocyten I. Ordnung, hingegen keine reiferen Formen der Spermiogenese auf. Leydig-Zellen waren nicht nachzuweisen.

Bei erwachsenen Männern wurde vereinzelt eine intakte Spermiogenese beobachtet[326]. Über das Verhalten der Zwischenzellen beim Erwachsenen ist nichts bekannt. Die wenigen bisher vorliegenden Beobachtungen lassen vermuten, daß die exzessiv sezernierten NNR-Androgene die Hodenreifung bis zu einem bestimmten Stadium anzuregen vermögen, daß aber die Entwicklung der Zwischenzellen, wenigstens beim Knaben, nicht gefördert, sondern wahrscheinlich sogar gehemmt wird.

Die *Ovarien* zeigen in den wenigen bisher untersuchten Fällen eine vorzeitige Atrophie.

Bei einem mit 18 Jahren verstorbenen Mädchen, das seit dem 6. Lebensjahr durch einen NNR-Tumor virilisiert wurde, boten sie bereits das Bild der klimakterischen Involution[327].

Das übrige *Endocrinium* ist in diesen Fällen noch nicht eingehend untersucht worden. Ausgeprägte Veränderungen lagen offenbar nicht vor. Zusammenfassend beschränkt sich also offenbar die Wirkung der exzessiv sezernierten Androgene auf Hypophyse und Gonaden, wobei die morphologisch festgestellten Veränderungen sich am ehesten mit einer Hemmung der hypophysären Gonadotropinsekretion erklären lassen. Zudem liegt beim Mann vermutlich eine direkte Stimulation der Tubulusreifung durch die NNR-Androgene vor. Der histologische Befund ist mit tierexperimentellen Erfahrungen gut vereinbar[328].

[323] Mathias 1922. [324] McLetchie 1944. [325] Labhart 1957, 1971. [326] Gordan 1950.
[327] Mathias 1922. [328] Tonutti 1957.

Die adrenale Feminisierung

kommt selten ebenfalls als Folge eines vorwiegend oestrogene Wirkstoffe sezernierenden *NNR-Tumors* vor.

Regulatorische Auswirkungen auf die übrigen endokrinen Drüsen sind in diesen Fällen wohl zu erwarten, doch in Anbetracht der spärlichen Autopsiebefunde noch nicht zu übersehen[329].

Im *Hoden* zeigen die männlichen Träger derartiger Tumoren eine Tubulusatrophie und Tubulofibrose sowie eine Hemmung der Spermiogenese, und die Leydig-Zellen sind vermindert. Diese Befunde stimmen mit den Auswirkungen einer *Oestrogenbehandlung* überein und lassen sich ebenfalls mit einer Hemmung der Gonadotropinsekretion im HVL gut erklären.

Beim *weiblichen* Geschlecht scheinen derartige feminisierende Geschwülste ohnehin weit seltener zu sein. Es ist uns nur ein einziger Fall von isosexueller Pubertas praecox infolge eines NNR-Adenoms bei einem Mädchen bekannt[330]. Autoptische Befunde mit Untersuchung von HVL und Ovarien stehen noch aus.

4. Regulationsstörungen der Aldosteronsekretion

Es erscheint zweckmäßig, an dieser Stelle die Steuerung der Aldosteronsekretion und ihre Störungen gesondert zu besprechen. Aus dem bisher Gesagten ergibt sich eine weitgehende, wenn nicht völlige Unabhängigkeit dieser Rindenfunktion vom Funktionskreis Hypothalamus-HVL-NNR. Zum besseren Verständnis sollen in Ergänzung zu den vorangehenden Beiträgen dieses Bandes die in den letzten Jahren gewonnenen Erkenntnisse der Pathophysiologie vorangestellt werden. Wir stützen uns auf die Übersichtsarbeiten von MÜLLER (1962) und SIEGENTHALER (1961/1963).

Aldosteron bewirkt am distalen Nierentubulus eine Rückresorption von Natrium- im Austausch gegen Kalium- und Wasserstoffionen. *Aldosteronmangel* hat demnach Natriumverlust, Kaliumanreicherung und Acidose zur Folge. Ein *Hyperaldosteronismus* führt andererseits zu Natriumretention, Kaliumverlust und Alkalose. Eine dabei eintretende Blutdrucksteigerung wird mit der Natriumretention in Zusammenhang gebracht.

Von den nichtendokrinen morphologischen Auswirkungen einer Minder- oder Mehrsekretion des Aldosterons sei hier nur erwähnt, daß der Hyperaldosteronismus, abgesehen von den Folgen der Hypertonie, zu ausgeprägten Nierenveränderungen führen kann. Es kommt zu der auch von anderen Kaliummangelzuständen[331] bekannten *vacuolären Tubulopathie.*

Die physiologische *Regulation* der Aldosteronsekretion erfolgt nicht nur, wie früher angenommen, einfach durch eine direkte Wirkung des Natrium- und Kaliumspiegels auf die Drüsenzellen der Zona glomerulosa. Auf Grund tierexperimenteller Befunde und klinisch-pathologischer Beobachtungen, besonders bei Nierenarterienstenose und beim Bartter-Syndrom (s.u.), ergibt sich vorläufig folgendes Bild:

1. Eine erste einfache Regulationsmöglichkeit ergibt sich in Bestätigung früherer Vermutungen durch die direkte Beeinflussung der Zona glomerulosa durch das *Kalium:* Hyperkaliämie bewirkt eine Steigerung der Aldosteronsekretion. Daraus ergibt sich ein einfacher Funktionskreis mit dem Erfolgsorgan des Hormons, dem distalen Nierentubulus. Eine Hyperkaliämie wird dadurch infolge gesteigerter renaler Kaliumausscheidung korrigiert. Es darf angenommen werden, daß umgekehrt eine Hypokaliämie die Aldosteronsekretion vermindert. Auf diese Weise wird zu erklären versucht, daß beim Conn-Syndrom, gemessen an der

[329] LANDAU et al. 1954, WALLACH et al. 1957. [330] SNAITH 1958.

[331] SIEBENMANN 1955 (Lit.), GRUNDNER-CULEMANN 1952, POCHE 1958.

Urinausscheidung, keine so hohe Aldosteronproduktion festzustellen ist. Es wären dabei auch normale Aldosteronausscheidungswerte als erhöht zu betrachten[332].

Diese erste Steuerungsmöglichkeit scheint aber von geringerer Bedeutung zu sein als die zweite nachfolgend beschriebene. Hypertrophie der Zona glomerulosa bei Hyperkaliämie und Atrophie bei Hypokaliämie sind unseres Wissens beim Menschen nicht beobachtet worden, im Gegensatz zu den bereits erwähnten Beobachtungen von Hypertrophie der Zone bei Natriumverlust und Hyponatriämie (s. S. 267). Die Atrophie der Glomerulosa bei Hypokaliämie und ihre Verbreiterung bei Hyperkaliämie ist hingegen tierexperimentell erwiesen[333].

2. Das Oktapeptid *Angiotensin II* ist nach den heute vorliegenden Untersuchungen der *wichtigste* bekannte stoffliche *Stimulator der Aldosteronsekretion.* Angiotensinverabreichung steigert beim Gesunden die Urinausscheidung von Aldosteron signifikant, mit gleichzeitiger Natriumretention und Verminderung des Na/K-Quotienten im Urin. Beim doppelseitig adrenalektomierten Patienten bewirkt Angiotensin lediglich einen Blutdruckanstieg ohne signifikante Beeinflussung der Natriumausscheidung[332, 334].

Gleichzeitig bewirkt das Angiotensin II eine *Blutdrucksteigerung* durch Kontraktion der Arteriolen. Die Situation wird dadurch noch kompliziert, daß auch das vermehrt sezernierte Aldosteron zu einer Blutdrucksteigerung beiträgt, und zwar möglicherweise durch eine Gefäßsensibilisierung auf das Hypertensin durch das retinierte Natrium.

Die Bildung des glandotropen und hypertensiv wirkenden Angiotensin II erfolgt aus dem in der Leber gebildeten Angiotensinorgan über die Vorstufe Angiotensin I. Diese Umwandlung bewirkt das im sog. „*juxtaglomerulären Apparat*" gebildete und hier wahrscheinlich durch die Polkissenzellen sezernierte *Renin.* Damit wird dieser komplizierte Zellkomplex am Gefäßpol des *Nieren*-Glomerulums zu einem *endokrin* wirksamen Gewebe, dem zufolge seiner Funktionsweise und notwendigen Aufsplitterung über die ganze Nierenrinde der geschlossene Bau und die für die eigentlichen endokrinen Organe kennzeichnende histologische Struktur einer „Blutdrüse" abgeht. Die Bedeutung seiner einzelnen Bestandteile — Polkissen von ZIMMERMANN, Goormaghtigh-Zellen, Mittelstücksprossen von PETER und Macula densa von ZIMMERMANN — ist noch keineswegs geklärt[335].

Morphologisch faßbar und mit einer Mehr- oder Mindersekretion von Renin in Beziehung zu bringen sind darin vor allem die Zahl und der Granulagehalt der Polkissenzellen und der Goormaghtigh-Zellen, kurz meistens als *juxtaglomeruläre Zellen* bezeichnet.

Der adäquate Reiz für eine vermehrte Reninbildung wurde zunächst in einer *Volumen-Druckverminderung* in der Arteriola afferens gesucht (Theorie von TOBIAN 1959). Die *Hyponatriämie* soll sich hier nicht direkt, sondern über die daraus prompt sich ergebende Verminderung des intravasalen Volumens auswirken. Nach der neueren Theorie von THURAU (1967) stellt jedoch die Natriumkonzentration innerhalb des distalen Nierentubulus den adäquaten Reiz dar, der durch die als Chemoreceptor wirkende Macula densa den juxtaglomerulären Zellen übermittelt würde. Damit ergibt sich aber für die *Aldosteronsekretion* folgender regulierende *Funktionskreis:*

Eine Verminderung des Natriums im Blut, eine Reduktion des intravasalen Flüssigkeitsvolumens und damit ein Abfall des intravasalen Druckes führt zur vermehrten Reninausschüttung aus den juxtaglomerulären Zellen der Nieren. Dieses stimuliert die Bildung von Angiotensin II, welches die Aldosteronbildung bzw. -sekretion in der NNR anregt. Dieses korrigiert über eine vermehrte Natrium-

332 SIEGENTHALER 1963. 333 ANDO 1957.
334 HÉBERT u. Mitarb. 1963, GÉNEST u. Mitarb. 1961. 335 ZOLLINGER 1966.

rückresorption im Nierentubulus die Hyponatriämie, und die damit erfolgende Volumenvermehrung drosselt die Reninbildung und schließt den Funktionskreis.

Ein kürzerer, nicht endokriner Funktionskreis erfolgt direkt durch die vasoconstrictive, blutdrucksteigernde Wirkung des Angiotensin II. Druck- und Volumenzunahme im Bereiche des juxtaglomerulären Apparates hemmen dabei rückwirkend die Reninsekretion und damit die Angiotensinbildung.

Untersuchen wir nun die uns interessierende Frage nach morphologisch faßbaren Erkrankungen des Menschen, welche die geschilderten regulatorischen Funktionskreise aufzeigen würden. Bei der Besprechung der funktionellen NNR-Morphologie wurde unterschieden zwischen *primärem*, durch eine NNR-Läsion bedingtem und *sekundärem*, regulativ bei intakter NNR bedingtem *Hyperaldosteronismus*. An dieser von klinischer Seite[336] neuerdings abgelehnten Unterteilung kann vom Standpunkt der Morphologie aus ohne weiteres festgehalten werden.

Beim *primären Hyperaldosteronismus* konnten BOHLE, HELBER, MEYER, SCHÜRHOLZ und WOLFF 1967 sowie WEGMANN 1970 übereinstimmend an den juxtaglomerulären Zellen alle Merkmale einer verminderten oder gar stillgelegten Aktivität aufzeigen. Es fanden sich nicht nur eine Verminderung und Atrophie der Zellen, sondern auch eine Verminderung ihrer spezifischen Granula und an ihrer Stelle reichlich unspezifische Granula mit meist großen Vacuolen. Sie zeigen überdies eine quantitative Abnahme von Ribosomen, endoplasmatischem Reticulum und Golgi-Apparat. In den verbreiterten Intercellularräumen sind kollagene Fibrillen enthalten. Auch die Macula densa wird atrophisch.

Ein *sekundärer* Hyperaldosteronismus liegt, abgesehen von den bereits erwähnten Zuständen mit Hyponatriämie, Hyperkaliämie und ödematösen Zuständen[337], bei folgenden Krankheiten vor (Abb. 28):

α) Idiopathischer Hyperaldosteronismus bei normalen (?) Nebennieren[338]. Bei diesem Syndrom von Hyperaldosteronismus mit allen seinen Auswirkungen weiß man nur, daß die totale oder subtotale Adrenalektomie zwar die Zeichen der vermehrten Aldosteronwirkung aufhebt, daß aber ein Bluthochdruck bestehen bleibt. Anatomische Untersuchungen fehlen und es fragt sich, inwieweit in dieser Gruppe Patienten mit renalen Läsionen figurieren[339].

β) Hyperaldosteronismus bei *Nierenarterienstenose*. Die Druck- und Volumenverminderung in der Niere mit arterieller Minderdurchblutung führt zu einer Hyperplasie, Hypertrophie und Degranulierung der juxtaglomerulären Zellen[340]. Es zeigte sich ferner, daß diejenigen Patienten, in deren ischämischen Nieren diese Hypertrophie des glomerulären Apparates bestand, geheilt werden konnten, diejenigen mit normaler Zellzahl aber nicht. Humanpathologische Untersuchungen über gleichzeitige NNR-Veränderungen stehen noch aus.

Tierexperimentell läßt sich im *Streptozotocin-Diabetes* der Ratte ebenfalls eine ähnliche Veränderung im juxtaglomerulären Apparat, bei gleichzeitiger mäßiger Verbreiterung der Nebennierenrinde, nachweisen (STEINER).

336 SIEGENTHALER 1963. 337 SIEGENTHALER 1961. 338 CONN 1961.
339 SIEGENTHALER 1963. 340 BOUGHTON und SOMMERS 1963.

Abb. 28a—c. Morphologisch faßbare Formen des *sekundären Hyperaldosteronismus* infolge Störung des Renin-Angiotensin-Mechanismus. a Normale Beziehung zwischen juxtaglomerulärem Apparat, Aldosteronsekretion und Blutdrucksteigerung. Die blutdrucksteigernde Wirkung von Aldosteron an sich beruht wahrscheinlich auf einer Gefäßsensibilisierung durch das retinierte Natrium. b *Hyperaldosteronismus und Hypertonie bei Nierenarterienstenose.* c *Bartter-Syndrom.* Infolge mangelhafter Ansprechbarkeit der Arteriolen auf Angiotensin fällt die hemmende Wirkung einer Druck- und Volumensteigerung auf den juxtaglomerulären Apparat aus. Es kommt zur *Hypertrophie und Hyperplasie der juxtaglomerulären Zellen*, und zur ungehemmten Reninausschüttung. Es resultiert ein Hyperaldosteronismus *ohne* Hypertonie

a
Angiotensin / Renin
NNR
Juxtaglom. App.
Na+
Aldosteron
Druck <
Druck >
[Vol. >]

b
Angiotensin / Renin
NNR
Juxt. App.
N.-Art.-
stenose
Na+
Aldosteron
Hypertonie
Druck >
[Vol. >]

c
Angiotensin / Renin
Block !
NNR
Juxtaglom. App.
Na+
Aldosteron
keine Hypertonie
Druck >
[Vol. >]

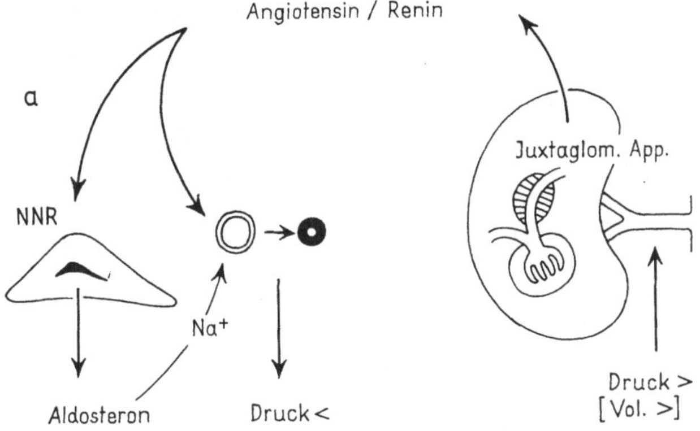

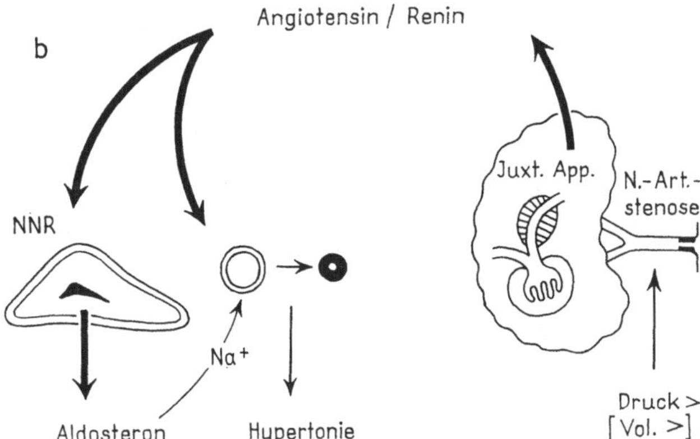

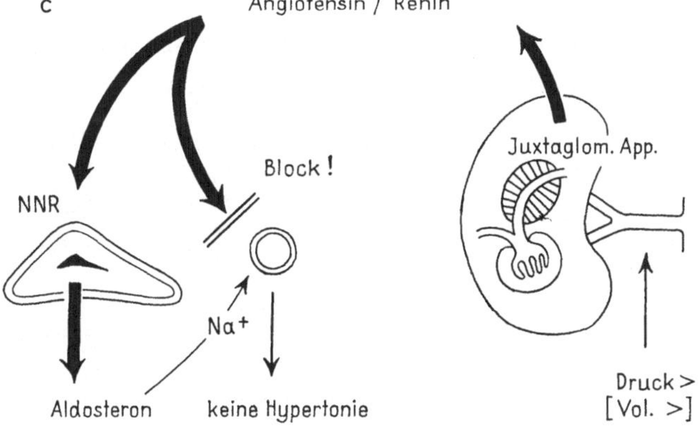

Abb. 28 a—c

γ) Bartter-Syndrom. Es handelt sich um eine offenbar sehr seltene, wahrscheinlich kongenitale Hypertrophie und Hyperplasie des juxtaglomerulären Apparates der Nieren und eine sekundäre Glomerulosahypertrophie mit ausgeprägtem Hyperaldosteronismus. Hingegen *fehlt* diesen Patienten die beide vorangehend erwähnten Formen von primärem und sekundärem Hyperaldosteronismus begleitende *Blutdrucksteigerung*, wenngleich im Blut nachweisbar vermehrt Angiotensin II zirkuliert. Gerade aus dieser Beobachtung schließen BARTTER und seine Mitarbeiter (1962), daß die Ursache dieser Störung in einer mangelhaften Ansprechbarkeit der Gefäßwände auf das Angiotensin liegt. Eine solche spezifische ungenügende Reaktion des Gefäßsystems auf exogenes Angiotensin II konnte bei diesen Patienten nachgewiesen werden. WEGMANN konnte 1970 unter Sichtung aller bisherigen Befunde die Hyperplasie des juxtaglomerulären Apparates licht- und elektronenmikroskopisch sehr schön darstellen. Die NNR zeigt dabei eine Glomerulosahypertrophie und eine noch nicht eindeutig geklärte Lipoidanreicherung in allen Rindenschichten. Die Zona fasciculata ist mehrfach verschmälert gefunden worden.

Das geschilderte Regulationssystem für die physiologische Aldosteronsekretion kann also mit zwar wenigen, aber doch eindrücklichen menschlichen Krankheitsbildern und den dabei erhobenen pathologisch-anatomischen Befunden in Einklang gebracht werden. Es werden aber zweifellos eingehende — auch humanpathologische — Untersuchungen noch weitere Klarheit über diesen komplexen Regulationsmechanismus verschaffen und die heute geltende, in unseren Schemata dargestellte Vorstellung korrigieren und präzisieren.

Außer dem Renin-Angiotensin-Mechanismus wird die Regulation der Aldosteronsekretion von der Hypophyse und vom Hypothalamus-Epiphysenbereich her diskutiert. Es sei hier nochmals kurz erwähnt, daß humanpathologische Hinweise für die Wirkung eines in Epiphyse oder Hypothalamus gebildeten Glomerulotropins (FARRELL 1960) fehlen. Die offenbar geringe Steigerung der Aldosteronsekretion auf ACTH und ihre Verminderung beim HVL-Ausfall lassen es fraglich erscheinen, daß diesem Regulationsweg eine wesentliche Bedeutung zukommt. Hypophysäre Erkrankungen oder hypothalamische Störungen, welche einen selektiven Hyperaldosteronismus zur Folge gehabt hätten, sind nicht bekannt.

V. Männliche Gonaden, Hoden

A. Einleitung

Wie sich aus den vorhergehenden Abschnitten dieses Handbuches ergibt, ist die normale Funktion der männlichen und weiblichen Gonaden — sowohl was ihre germinative als auch ihre endokrine Funktion betrifft — nur möglich, wenn die Funktion des HVL nicht beeinträchtigt ist. Diese Abhängigkeit ist weit ausgeprägter, als sie bei Nebennierenrinde und Schilddrüse gefunden wurde. Die Regulation der endokrinen Gonadenfunktion erfolgt offenbar weitgehend, wenn nicht vollständig, hormonal vom HVL aus und nicht durch peripher-humorale Stoffwechselveränderungen. HVL und Gonaden bilden einen Funktionskreis, indem die gonadotrope Sekretion nach Art des Selbstreglermechanismus durch das Ausmaß der Gonadensekretion gesteuert wird. In diesen Funktionskreis greift jedoch ein *hypothalamisches* Zentrum ganz entscheidend und wiederum in weit höherem Maße als beim HVL-NNR- oder HVL-Schilddrüsen-System hemmend oder fördernd ein. Dieser regulatorische Eingriff des Nervensystems erfolgt wahrscheinlich am Hypophysenvorderlappen, obschon die Möglichkeit einer direkten neuralen Beeinflussung der Gonaden vom Hypothalamus aus nicht ausgeschlossen ist[341].

Wir möchten im folgenden Abschnitt zeigen, wie weit *pathologisch-anatomische Befunde beim Menschen* diese Auffassung zu stützen vermögen. Die Störungen lassen sich zwanglos in solche, die vom Hypothalamus, vom Hypophysenvorderlappen und von den Gonaden selbst ausgehen, einteilen. Die eindeutigsten morphologischen Veränderungen finden sich an der Gonade selbst. Nur hier können wir mit großer Sicherheit auf Grund der Morphologie etwas über die endokrine Funktionslage aussagen. Bei der Beurteilung der Gonadenstruktur müssen wir allerdings bei beiden Geschlechtern den altersbedingten Strukturwandel berücksichtigen. Die morphologische Auswirkung einer endokrinen Regulationsstörung wird im Kindesalter, beim Erwachsenen während der Geschlechtsreife und jenseits der Menopause bei der Frau ganz verschieden sein. Zudem ist die zweifache Funktion der Gonade, die Bereitung der Keimzellen und die inkretorische Funktion zu berücksichtigen.

B. Vom Hypothalamus ausgehende Hoden-Störungen

Die isolierte Zerstörung des Hypothalamus führt beim Erwachsenen trotz intaktem Hypophysenvorderlappen zur Gonadenatrophie. Dabei erlöscht sowohl die germinative Funktion als auch die inkretorische Funktion. Morphologisch kommt es im Hoden zur Atrophie des Keimepithels, zur kollagenfaserigen Verdickung der Tunica propria, zur Tubulofibrose und zur Ablagerung hyalinen Materials zwischen Tunica propria und Basalmembran, zur hyalinen Tubulusverödung. Die Leydig-Zellen atrophieren zunächst, bilden sich zu den fibroblastenähnlichen Vorstufen um und können schließlich völlig verschwinden. Diese Veränderungen lassen sich prinzipiell nicht von der Hodenatrophie beim Ausfall des HVL unterscheiden. Sie sind von Fall zu Fall verschieden weit fortgeschritten (Abb. 9).

Erkrankungen des Hypothalamus im Kindesalter, die zur Wachstumshemmung und zu einer wenigstens bei eingehender endokrinologischer Prüfung feststellbaren Minderfunktion der NNR führen, wirken sich auf die Gonade nicht aus. Ihre inkretorische Leistung ist in diesem Alter ohnehin noch nicht in Gang gekommen, so daß während des Kindesalters noch gar nicht von einem Hypogonadismus gesprochen werden darf[342]. Ob die geringen präpuberalen Reifungsprozesse der Hodenkanälchen durch einen hypothalamischen Krankheitsprozeß gestört werden, ist nicht bekannt.

Zur Zeit der Pubertät aber bleibt der normale Reifungs- und Wachstumsprozeß der Gonade aus. Histologisch bietet sich — wiederum durchaus in Analogie zu Patienten mit Zerstörung der Adenohypophyse selbst — auch nach dem Pubertätsalter weiterhin das Bild des präpuberalen oder kindlichen Hodens mit unreifen Kanälchen und fehlenden Leydig-Zellen[343]. In der Kanälchenwand fehlen elastische Fibrillen. Abweichungen von diesem Bild kommen vor, indem auch in Fällen, bei denen es vor oder während der Pubertät zu hypothalamischen Zerstörungen gekommen war, nicht nur ein unreifes Keimepithel, sondern eine Tubulofibrose oder -hyalinose gefunden werden können. Solche Befunde würden darauf hinweisen, daß es zur Pubertätszeit doch zu einer gewissen Reifung der Kanälchen gekommen ist, die dann erst sekundär atrophisch wurden.

Das ganze einschlägige Schrifttum wurde von ORTHNER 1955 eingehend dargestellt. Für alle Einzelheiten der vielfältigen Prozesse im Hypothalamus, welche

[341] ORTHNER 1955. [342] LABHART 1957, 1971. [343] SNIFFEN, HOWARD und SIMMONS 1954.

eine Gonadenatrophie beim Mann zur Folge haben, kann deshalb auf seinen Handbuchbeitrag verwiesen werden. Sie sind in der Regel so ausgedehnt, daß über die Lokalisation eines *Sexualzentrums* beim Menschen auf Grund dieser anatomischen Befunde noch nichts Sicheres gesagt werden kann.

Außer eigentlichen hypothalamischen Störungen scheinen auch andere Veränderungen des Großhirns einen Hypogonadismus zur Folge zu haben. Hierher gehören die eigenartigen Fälle von *angeborenem Olfactoriusmangel* mit späterem Eunuchoidismus. Außer einem Mangel des Bulbus und Tractus olfactorius wurden keine Veränderungen des Zentralnervensystems gefunden, in einem Fall wenigstens waren die hypothalamischen Kerne intakt[344]. Der Hoden weist mit einer Tubulofibrose und fehlenden Zwischenzellen das Bild der sekundären Atrophie wie nach Ausfall des HVL auf. In einem Fall werden allerdings auch hypoplastische Kanälchen beschrieben, die auf eine fehlende Pubertätsreifung hinweisen[345].

Auf welche Weise der Hypothalamus das Hypophysenvorderlappen-Gonadensystem beeinflußt, ist beim Menschen noch nicht, dagegen durch MARTIN[346a] bei der Ratte weitgehend geklärt.

Einerseits wird an die Möglichkeit einer rein nervalen Einflußnahme auf die Gonade direkt gedacht. Der Nachweis aber, daß sich beim Unterbruch einer wahrscheinlich über das Rückenmark verlaufenden Bahn eine analoge Gonadenatrophie entwickelt, wie bei Destruktion des Hypothalamus, konnte bisher nicht erbracht werden.

Der eingangs beschriebene Gonadenbefund beim Ausfall des Hypothalamus läßt sich von demjenigen nach organischer Zerstörung der Adenohypophyse *nicht* unterscheiden. Auch klinisch-funktionell entwickelt sich das Bild des hypogonadotropen Hypogonadismus.

Die morphologischen Veränderungen des *Hypophysenvorderlappens* sind allerdings auffällig geringfügig. Nicht nur der Hinterlappen, auch der Vorderlappen wird etwas atrophisch[346b]. Histologisch wurde schon frühzeitig eine Verkleinerung aller Drüsenzellen gefunden[347]. Später wurde über eine Verminderung und Verkleinerung der Acidophilen[348], dann wiederum von einer Verminderung der Basophilen berichtet[349]. In den Fällen von Eunuchoidismus bei Olfactoriusmangel fanden sich normale Hypophysen oder aber Vermehrung der Basophilen auf Kosten der Hauptzellen.

Diese Befunde mögen recht spärlich und wenig eindrücklich sein. Solange wir aber nicht mehr über die funktionelle Morphologie der Vorderlappenzellen wissen als heute, dürfen wir auf Grund dieser Beobachtungen die Möglichkeit nicht ausschließen, daß die *ganze* Wirkung einer hypothalamischen oder cerebralen Störung auf die Gonade über den HVL geht.

Einen Zweifel an dieser Möglichkeit könnten allerdings die Beobachtungen ergeben, daß isolierte Zerstörungen der suprasellären Hypophyse, die weder Vorderlappen noch Hypothalamus beeinträchtigen, offenbar nicht zum Hypogonadismus führen[350].

Das vorliegende Untersuchungsgut scheint uns allerdings nicht völlig überzeugend. So ist z.B. im Fall einer isolierten chirurgischen Durchtrennung des Hypophysenstiels[351], die zwar zum dauernden Diabetes insipidus, aber wenigstens über 6 Jahre zu keinen Ausfallserscheinungen des Hypophysenvorderlappens geführt hatte, eine Regeneration der vasculären Verbindung zum Hypothalamus nicht ausgeschlossen.

Über die Art der Verknüpfung von Hypophysenvorderlappen und Hypothalamus oder einem dort lokalisierten Sexualzentrum läßt sich — wie im Falle der NNR und der Schilddrüse — auch für die Gonadenfunktion auf Grund humanpathologischer Befunde nichts Sicheres aussagen. Die heute so lebhafte Kontroverse, ob es sich um eine neurosekretorische oder vasculäre Verbindung handelt,

[344] KÖHNE 1947. [345] ALTMANN 1930, Fall 3. [346a] MARTIN 1970. [346b] ORTHNER 1955. [347] GÖTZL und ERDHEIM 1904. [348] KRAUS 1932. [349] BERBLINGER 1946. [350] ORTHNER 1955. [351] DANDY 1940.

ja sogar, in welcher Richtung etwa Wirkstoffe transportiert werden, hat noch nicht zu einer Einigung geführt, doch ist anzunehmen, daß beide Mechanismen von Bedeutung sind.

Wenn somit die gonadotrope Funktion des HVL von einem übergeordneten hypothalamischen Zentrum abhängt, so läßt sich auf Grund pathologisch-anatomischer Befunde nichts über den Grad dieser Abhängigkeit aussagen. Es ist mit anderen Worten nicht entschieden, wieweit dem HVL-Gonadensystem noch eine gewisse Autonomie zukommt. Sicherlich ist jedoch diese Abhängigkeit vom Nervensystem *im Falle der Gonade viel ausgeprägter* als bei der Nebennierenrinde und der Schilddrüse. Diese übrigen glandotropen Funktionen und auch die Eigenfunktionen des HVL, etwa die Wuchshormonbildung, scheinen viel weniger von einer hypothalamischen Steuerung abzuhängen. Dies ergibt sich aus dem Grad der Gonadenatrophie, verglichen mit derjenigen von Nebennierenrinde und Schilddrüse bei Patienten mit hypothalamischen Krankheitsprozessen. Obwohl, wie uns scheint, leichte Funktionsstörungen und leichte atrophische Veränderungen an Nebennieren und Schilddrüse in manchen Fällen übersehen worden sind, ist es doch eindrucksvoll, welche Grade der Hodenatrophie bei rein hypothalamischen Störungen gefunden werden (Abb. 9, S. 282).

Es drängt sich die Frage auf, ob die isolierten Hodenatrophien, wie sie offenbar ohne klinisch faßbaren Panhypopituitarismus beim „*idiopathischen Eunuchoidismus mit niedrigem FSH*“[352] bzw. beim „*hypogonadotropen Hypogonadismus*“[353] gefunden werden, hierher gehören. Autoptische Befunde in derartigen Fällen stehen aus, oder aber es lassen sich ältere Autopsiebefunde nicht mit Sicherheit verwerten, weil endokrinologische Untersuchungen zu Lebzeiten fehlen. Es muß hier allerdings auf die Möglichkeit eines isolierten Gonadotropinausfalles infolge umschriebener Vorderlappennekrose hingewiesen werden (s. S. 335).

Vereinzelte pathologisch-anatomische Beobachtungen lassen daran denken, daß es infolge hypothalamischer Krankheitsprozesse gelegentlich *ausschließlich zur Tubulusverödung, nicht aber zum Schwund der Zwischenzellen kommen könnte*[354]. Im Hypothalamus fanden sich verschiedene Veränderungen entzündlicher und degenerativer Art.

Das in den Hoden beschriebene histologische Bild scheint uns zum mindesten in 2 Fällen[355] jedoch recht charakteristisch für den Gonadenbefund beim echten Klinefelter-Syndrom mit weiblichem Kerngeschlecht. Wir konnten dank dem Entgegenkommen der Autoren in einem dieser Fälle[356] die Gonadenpräparate nachprüfen und dabei unsere Verdachtsdiagnose damit bestätigen, daß sich das Kerngeschlecht als weiblich erwies.

Da hypothalamische Veränderungen bei dieser primären Gonadenstörung sonst nie gefunden werden (wir selbst verfügen über fünf autoptische Beobachtungen), muß wohl eine Koinzidenz von Gonadenmißbildung und cerebralem Krankheitsprozeß angenommen werden. Die Beweiskraft auch anderer analoger Gonadenbefunde wird durch diese Feststellung etwas gemindert (s. auch S. 341).

Ob es tatsächlich infolge hypothalamischer oder cerebraler Erkrankungen zum Versagen entweder der Tubuli oder der Leydig-Zellen kommen kann, ist u. E. nicht erwiesen. Auch ob ein solches selektives Versagen auf einer unterschiedlichen Beeinflussung verschiedener Gonadotropine des HVL beruht, kann nicht sicher gesagt werden.

Eine *tubuläre Hodenatrophie mit persistierenden Zwischenzellen* wurde auch bei Patienten mit *Querschnittsläsionen des Rückenmarkes* und bei *Friedreichscher Ataxie* beschrieben[357]. Manchmal fand sich auch lediglich eine Reifungshemmung der Spermiogenese[358].

---

[352] Howard et al. 1950. [353] Heller und Nelson 1948. [354] Orthner 1955.
[355] Anderson, Haymaker und Rappaport 1950, Cleghorn, Hyland, Mills und Linell 1938.
[356] Anderson et al. 1950.
[357] Cooper, Rynearson, Bailey und McCarty 1950, Cooper und Hoen 1952, Munro et al. 1948.
[358] Stemmermann et al. 1950.

Zum Teil wurde die Pathogenese dieser Hodenveränderungen in einem Wegfall einer trophischen Innervation gesehen, zum Teil wurden sie aber auch auf die Unterbrechung einer vom Hypothalamus zur Gonade verlaufenden nervösen Bahn zurückgeführt. Dabei soll es, zum Teil in Übereinstimmung mit tierexperimentellen Ergebnissen, zur Tubulusatrophie, nicht aber zur Atrophie der Zwischenzellen kommen, wie in den erwähnten Fällen von hypothalamischen Veränderungen. Dies würde in scharfem Gegensatz zu den Befunden beim Ausfall des HVL stehen.

Die hierbei vorgelegten morphologischen Befunde — autoptische Untersuchungen fehlen — lassen aber sichere Schlußfolgerungen nicht zu. Es ist deshalb die Annahme einer Hodenatrophie, sei sie nun tatsächlich rein tubulär oder nicht, infolge Zerstörung eines nervösen Zentrums oder einer über das Rückenmark verlaufenden Bahn ohne Zwischenschaltung der Hypophyse noch nicht gerechtfertigt.

Wesentlich seltener als Hypogonadismus ist die krankhafte *Steigerung der Gonadenfunktion* infolge hypothalamischer oder zentralnervöser Störungen. Sie kommt nur im Kindesalter in Form einer *echten Pubertas praecox* vor, denn ob die bei erwachsenen Geisteskranken zu beobachtende Steigerung der Sexualfunktion hierher gehört, ist keineswegs gesichert[359].

Während sich für die Fälle von *konstitutioneller Frühreife* bisher keine pathologisch-anatomisch faßbare Ursache finden ließ, finden sich bei anderen Formen eindeutige anatomische Veränderungen. ORTHNER, der das ganze vorliegende klinische und pathologisch-anatomische Untersuchungsgut 1956 dargestellt hat, teilt diese wie folgt ein: 1. *Hyperplastische Mißbildungen des Tuber cinereum*, die entweder klein umschrieben, wie im Falle von DRIGGS und SPATZ (1940), oder aber infolge gleichzeitiger Astrocytenwucherung sehr groß und tumorös sein können[360]. Bei diesen Mißbildungen setzt die Entwicklung der geschlechtlichen Frühreife außerordentlich *früh* ein. 2. *Mißbildungen mit blastomatösem Einschlag* bei Neurofibromatose, tuberöser Sklerose und bei Spongioblastomen. Diese Störungen manifestieren sich wesentlich später. 3. *Hydrocephalus* verschiedener Ursache, häufig infolge eines Pinealoms, wobei offenbar bei längerer Dauer der Krankheit schließlich im Gegenteil ein Hypogonadismus auftreten kann. 4. *Verschiedene Encephalitiden* mit hypothalamischer Beteiligung.

Ob den *Pinealomen* neben ihrer indirekten Wirkung auf den Hypothalamus eine *direkte* Einwirkung auf die Regulation der Gonadenfunktion zukommt, d.h. ob ihnen eine endokrine Funktion zugeschrieben werden kann, ist nicht geklärt[361]. Auch abgesehen davon, daß sie bei Knaben häufiger vorkommen, bewirken sie eigenartigerweise fast ausschließlich beim männlichen Geschlecht Frühreife.

Alle diese Prozesse bewirken nach SPATZ (1955) eine Hyperfunktion eines auch beim Menschen in den Nucleus ventromedianus im Tuber cinereum zu verlegenden Sexualzentrums. In den Fällen von Hydrocephalus wird auch an eine Vergrößerung der hypothalamisch-adenohypophysären Kontaktfläche als Ursache gedacht.

Die *Hoden* sind vergrößert und zeigen histologisch in vielen Fällen völlige Reifung mit vollständiger Spermiogenese, in anderen ließen sich wiederum nur Spermatiden nachweisen. Stets sind die Zwischenzellen zahlreich wie nach der Pubertät. Die 17-Ketosteroidausscheidung ist in den darauf geprüften Fällen nicht höher als beim Erwachsenen[361].

Der Weg, auf dem die hypothalamische Störung diese frühzeitige Gonadenreifung bewirkt, ist noch stark umstritten. Die naheliegende Annahme, daß in

---

[359] ORTHNER 1955. [360] LANGE-COSACK 1951/52. [361] ORTHNER 1955.

diesen Fällen zur vorzeitigen Gonadotropinausschüttung angeregt werde, ist nicht allgemein anerkannt. Die Tatsache, daß die Gonadotropinausscheidung nicht erhöht gefunden wurde, ist zwar kein zwingendes Argument gegen eine solche Annahme[361]. Wie beim hypothalamisch bedingten Hypogonadismus wird an die Möglichkeit einer direkten nervalen Verbindung vom Hypothalamus zu den Gonaden gedacht. Dieser nervale Einfluß soll die Gonaden für die Gonadotropine sensibilisieren.

Die *pathologisch-anatomischen Befunde* vermögen diese Unklarheit auch nicht zu beseitigen. Der *Hypophysenvorderlappen* war in mehreren Fällen normal. Vereinzelt wurde eine Vermehrung der Basophilen oder der Hauptzellen[362] gefunden. Obschon sich von derartigen Befunden nicht auf eine gesteigerte Gonadotropinsekretion schließen läßt, bilden sie auch kein Argument gegen die Möglichkeit, daß diese Hypophysen bereits Gonadotropinmengen, wie sie erst beim Erwachsenen sezerniert werden, ausschütten. Genauere, mit gleichaltrigen Kontrollfällen vergleichende Untersuchungen mit Hilfe neuerer Färbemethoden mögen hier doch noch weiterführen.

An den anderen endokrinen Drüsen wurden keine regelmäßigen krankhaften Veränderungen gefunden[363]. Im Falle von DRIGGS und SPATZ (1940) allerdings fand sich eine deutliche verbreiterte Nebennierenrinde. Es mag bedeutsam sein, daß in einzelnen Fällen wohl die Pubesbehaarung, nicht aber die Axillarbehaarung auftrat. Möglicherweise erfolgt die Pubertätsreifung der Nebennierenrinde doch nicht wie die vorzeitige Gonadenreifung. Eine isolierte vorzeitige Stimulation der tubulären Funktion oder der Leydig-Zellen infolge hypothalamischer Erkrankung ist nicht bekannt. In den Fällen von Pubertas praecox wird offenbar das HVL-Gonadensystem durchaus regelrecht, wie bei der normalen Pubertätsreifung in Gang gebracht.

C. Vom Hypophysenvorderlappen ausgehende Hoden-Störungen

Die Bedeutung der Adenohypophyse für die normale Funktion und Struktur des Hodens ist durch humanpathologische Beobachtungen eindeutig belegt.

Genügend ausgedehnte Zerstörungen des Vorderlappens, die zum Krankheitsbild des Hypopituitarismus führen, haben regelmäßig eine *Hodenatrophie* zur Folge. SHEEHAN und SUMMERS (1949) fanden für ihre große Zusammenstellung einschlägiger Fälle zwar nur wenige Gewichtsangaben, doch werden die Hoden meistens als stark verkleinert beschrieben. Es wurden Gewichte von 6—8 g für beide Gonaden zusammen registriert. Histologisch findet sich eine hochgradige, ausgedehnte Tubulosklerose mit hyaliner Verödung der meisten Kanälchen. Nur noch vereinzelte Tubuli mögen eine Lage undifferenzierter Zellen als Rest des Keimepithels aufweisen. Keimzellen, auch Spermatogonien lassen sich nirgends mehr mit Sicherheit erkennen. Das Zwischengewebe ist vermehrt, manchmal ödematös und hyalinisiert. Leydigsche Zwischenzellen sind nicht mehr zu sehen (Abb. 58d). Die Androgen- und Oestrogensekretion erlischt, und es kommt zu den bekannten Ausfallserscheinungen am Genitaltrakt und im Gesamtorganismus. Die männliche Gonade verhält sich demnach beim Ausfall des HVL anders als die weibliche, indem auch die Keimzellen völlig zu verschwinden scheinen.

Neben diesem Vollbild der Gonadenatrophie können, besonders in Hodenbiopsien von Patienten mit genügend gesicherter Zerstörung der Hypophyse, *auch geringgradigere* Veränderungen, wie partielle Tubulofibrose, Atrophie des Keimepithels und Atrophie der Zwischenzellen gefunden werden[364].

[362] GROSS 1940, DRIGGS und SPATZ 1940. [363] ORTHNER 1955.
[364] McCULLAGH, GOLD und McKENDRY 1950, SNIFFEN et al. 1954, HOWARD et al. 1950.

Daß derartige atrophische Veränderungen anfänglich noch *reversibel* sein können, zeigten sukzessive Biopsien vor, während und nach einer Behandlung mit einem Gonadotropinpräparat. Breite Ablagerungen von hyalinem Material in der Kanälchenwand konnten dabei erstaunlicherweise völlig zum Verschwinden gebracht und das stark atrophische Keimepithel annähernd normalisiert werden[365].

Auf Grund tierexperimenteller Untersuchungen ist für die Physiologie die Existenz von zwei verschiedenen Gonadotropinen erwiesen. Das eine soll lediglich die Zwischenzellen zur Entwicklung und sekretorischen Aktivität bringen und wird „interstitial cell stimulating hormone" (ICSH) genannt; es soll mit dem Luteinisierungshormon (LH) identisch sein. Durch die Androgensekretion in den Leydig-Zellen soll es die Struktur der Tubuluswand intakt halten und die Spermiogenese bis zum Stadium der Spermatocyten I. Ordnung stimulieren können. Das zweite Gonadotropin, das „follicle stimulating hormone" (FSH), soll für die Vervollständigung der Spermiogenese notwendig sein und nicht auf die Zwischenzellen wirken[366].

Diese Befunde sind nicht ohne weiteres auf den Menschen zu übertragen. Zwar soll es gelungen sein, aus menschlichen Adenohypophysen einen Extrakt mit FSH- und einen zweiten mit ICSH-Aktivität herzustellen[367], und im Urin soll nicht nur FSH, sondern auch ICSH ausgeschieden werden[368]. Andererseits sprechen gewichtige Gründe gegen die Annahme zweier verschiedener Gonadotropine beim Menschen[369].

Die Wirkung derart gereinigter hypophysärer Gonadotropine auf die Hodenmorphologie konnte noch nicht untersucht werden. Die Ergebnisse, die mit dem *Choriongonadotropin* am menschlichen Hoden erzielt werden, dürfen nicht ohne weiteres auf die natürlichen Verhältnisse übertragen werden. Dieses Choriongonadotropin entfaltet im Tierversuch vorwiegend LH-Aktivität. Bei normalen Männern bewirkt es eine starke Wucherung der Zwischenzellen, Anstieg der Oestrogen- und 17-Ketosteroidausscheidung im Urin, hingegen eine Atrophie der Tubuli mit Hyalinose der Basalmembran, peritubuläre Fibrose und Hemmung der Spermiogenese. Die Tubulusveränderungen lassen sich gut mit einer Hemmung der endogenen Gonadotropinbildung durch die vermehrt gebildeten Oestrogene erklären[370]. Bei Eunuchen mit schon beträchtlicher Tubulofibrose und völlig fehlenden Leydig-Zellen wurde jedoch durch die Behandlung mit dem gleichen Choriongonadotropin nicht nur eine Entwicklung der Leydig-Zellen, sondern mehrfach auch eine völlig normale Spermiogenese erzielt[371]. Von anderer Seite konnten nicht die gleich günstigen Ergebnisse erzielt werden[372], und die Widersprüche werden damit erklärt, daß einzelne Patienten noch minimale Mengen des eigenen FSH sezernieren[373].

Pathologisch-anatomisch finden sich bis heute nicht genügend Anhaltspunkte dafür, daß zwei verschiedene Gonadotropine in verschiedenem Ausmaß, oder gar das eine der beiden isoliert ausfallen könnten.

Zwar wird auf Grund hormonaler Untersuchungen und gleichzeitiger Hodenbiopsien ein Syndrom postuliert, bei dem es lediglich zu einem *Mangel an ICSH* kommen soll[374]. Diese Patienten, „fertile Eunuchen" genannt, weisen einen Eunuchoidismus, in der Hodenbiopsie jedoch normale Spermiogenese, bei stark verringerten oder völlig fehlenden Zwischenzellen auf. Die Tatsache, daß sich die Zwischenzellen durch Behandlung mit Choriongonadotropin stimulieren lassen, spricht für einen Mangel an ICSH. Tatsächlich soll die Urinausscheidung von ICSH in einem Teil der Fälle verringert gewesen sein, während die FSH-Ausscheidung stets normal war. Es ist völlig unklar, ob diesem Krankheitsbild pathologische Veränderungen im Bereiche der Hypophyse zugrunde liegen und auch nicht völlig gesichert, daß es sich um eine besondere Form des Hypogonadismus handelt.

[365] BARTTER, SNIFFEN, SIMMONS, ALBRIGHT und HOWARD 1952. [366] TONUTTI 1955.
[367] BAHN, LORENZ, BENNETT und ALBERT 1953.
[368] MCARTHUR, INGERSOLL und WORCESTER 1958. [369] SEGALOFF 1954/55.
[370] MADDOCK und NELSON 1953. [371] BARTTER et al. 1952.
[372] HELLER und NELSON 1948. [373] NELSON 1952.
[374] MACCULLAGH, BECK und SCHAFFENBURG 1952.

Ein *isolierter Mangel an FSH*, welcher nach den experimentellen Befunden eine Störung der Spermiogenese zur Folge haben müßte, ist pathologisch-anatomisch auch nicht nachgewiesen. Ob ein Teil der so häufigen Störungen der Spermiogenese auf einem derartigen Gonadotropinmangel beruht, ist weder erwiesen noch ausgeschlossen.

Der Ausfall des HVL *vor der Pubertät* hat wahrscheinlich — wie die Zerstörungen im Bereiche des Hypothalamus zu diesem Zeitpunkt — zur Folge, daß die normale Pubertätsreifung ausbleibt und der Hoden weiterhin histologisch das Bild der kindlichen Kanälchen und keine Leydig-Zellen aufweist.

Die Prozesse, welche zur Destruktion des HVL führen, sind aber in diesem Alter offenbar stets so ausgedehnt, daß auch die suprasellären Strukturen und

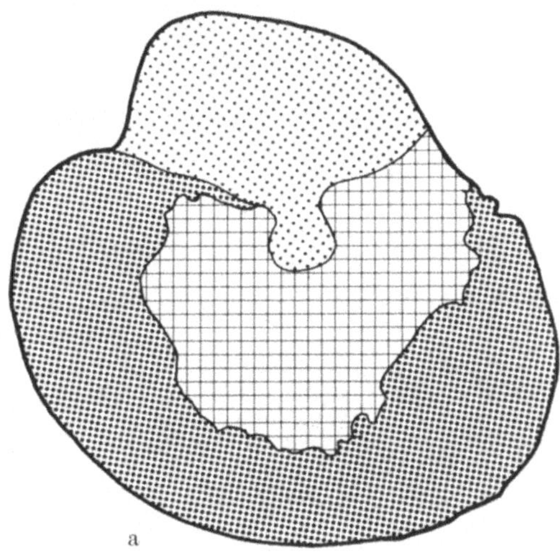

Abb. 29a—c. Selektiver partieller Hypopituitarismus infolge cystischer HVL-Narbe mit hochgradiger sekundärer Hodenatrophie und normaler NNR und Schilddrüse. SN 1104/57, 79jähriger Mann, Autopsiebeobachtung, keine klinische Untersuchung, Hypogonadismus und mangelhafte Hautpigmentierung. Ursache der vernarbten HVL-Nekrose ungeklärt. a Ausdehnung der teils cystischen HVL-Narbe im Horizontalschnitt (Camera lucida-Zeichnung). b Nebenniere mit erhaltener Rinde (Gewicht 11,6 g). H.E., 55:1. c Hoden mit partiell und total hyalin verödeten Kanälchen und völlig geschwundenen Zwischenzellen. H.E., 125:1. Schilddrüse (Gewicht 22 g) und Pankreas unverändert

der Hypothalamus geschädigt sind. Somit kann die Frage, ob der isolierte Ausfall des HVL zum gleichen Hypogonadismus führt, auf Grund pathologisch-anatomischer Befunde nicht beantwortet werden.

Aus den Untersuchungen von Sheehan und Summers (1949) geht nicht hervor, wieviel von der Adenohypophyse zerstört sein muß, damit es zum Hypogonadismus kommt. Nicht nur nach klinischer Erfahrung, sondern auch auf Grund autoptischer Befunde läßt sich aber sagen, *daß die Gonadenatrophie im allgemeinen stärker ausgeprägt ist als diejenige von Nebennierenrinde und Schilddrüse.*

Dies gilt vor allem für diejenigen Patienten, bei denen nicht eine totale, sondern nur eine *partielle* Vorderlappenzerstörung vorliegt (eigene Beobachtung, SN 1104/57, Abb. 29).

Es fragt sich in Anbetracht solcher Befunde, ob es einen *selektiven* Hypopituitarismus, wie er auf Grund klinischer Beobachtungen gefordert wird[375], überhaupt gibt und ob man berechtigt ist, ihn vom *partiellen* Hypopituitarismus abzugrenzen.

---

[375] Morandi 1958, Literatur.

Ein selektiver Hypopituitarismus würde nach klinischen Befunden auch dem Krankheitsbild des *„idiopathischen Eunuchoidismus mit niedrigem FSH“*[376] zugrunde liegen, da sich in diesen Fällen keine Anhaltspunkte für eine Störung der thyreotropen und adrenocorticotropen Funktion und des Wachstums ergeben. Die Hoden aber bleiben auch nach der Pubertät klein und unreif. Histologisch findet sich entweder das Bild des kindlichen Hodens, in anderen Fällen wird aber auch eine Hyalinisierung der Tubuluswand bei unreifem Keimepithel beobachtet. Autoptische Untersuchungen derartiger Patienten fehlen offenbar bis heute.

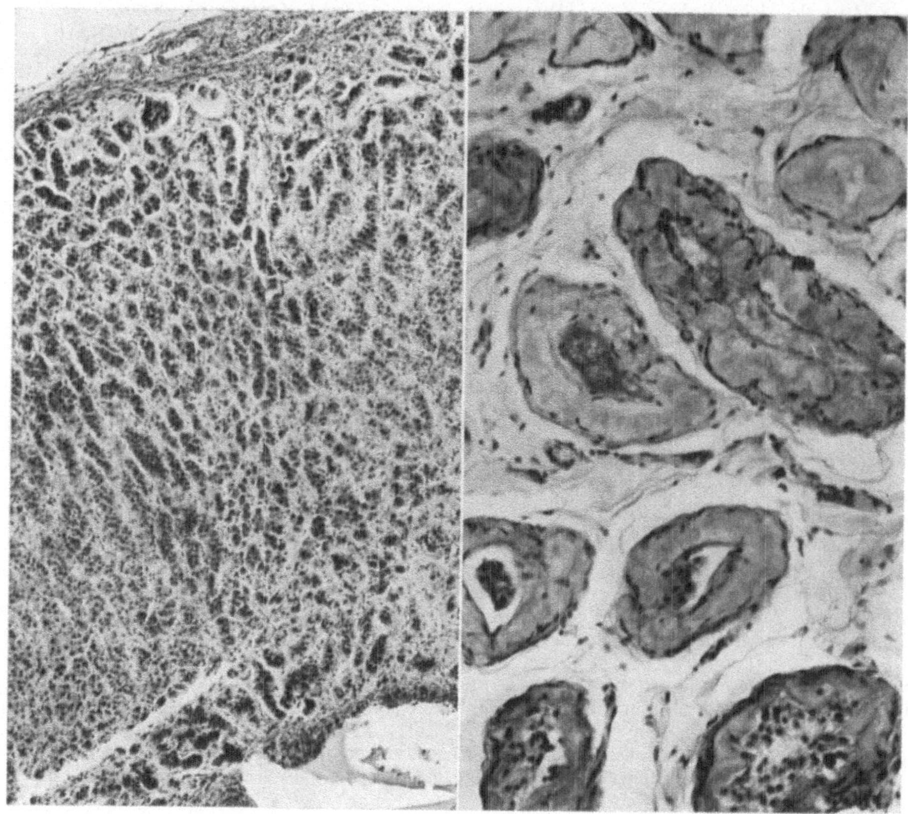

Abb. 29 b Abb. 29 c

Es kann deshalb nichts darüber ausgesagt werden, ob im Hypothalamus oder im HVL nicht doch morphologische Veränderungen nachweisbar sind, obschon die klinischen Untersuchungen keine Anhaltspunkte dafür ergaben.

Schließlich muß die Ursache einer isolierten Gonadenatrophie bei offenbar intakten übrigen glandotropen Funktionen des HVL nicht unbedingt in der Hypophyse selbst gesucht werden. Sie läßt sich auch damit erklären, daß die *Erfolgsdrüsen* in verschiedenem Ausmaß von der Hypophyse und vom Hypothalamus abhängig sind[377]. Dabei würden die Gonaden den weitaus geringsten Grad der Autonomie besitzen.

Eine *primäre Hypersekretion von Gonadotropinen* beim Manne, etwa in Gegenwart eines Vorderlappenadenoms, ist *nicht bekannt*. Hingegen darf nicht übersehen werden, daß bei männlichen Patienten mit Akromegalie infolge „eosinophiler“ Hypophysenadenome nicht nur die Libido am Anfang des Leidens häufig

[376] HOWARD et al. 1950. [377] VOGT 1956.

gesteigert ist, sondern manchmal noch lange große Hoden mit reichlicher Spermiogenese gefunden werden[378], ja daß gelegentlich bei Akromegalen sogar von einem „Hypergenitalismus" gesprochen wird. Eine Pubertas praecox oder etwa das Wiedererwachen von Sexualfunktionen im Klimakterium infolge eines HVL-Adenoms wurde bisher nie beobachtet[379].

D. Vom Hoden ausgehende Störungen

1. Unterfunktion

Der vom Hoden selbst ausgehende Hypogonadismus wird als *primärer* Hypogonadismus bezeichnet. Abgesehen von den eindeutigen Situationen, wie sie sich beim Kastraten, bei konnatalem Hodenmangel oder etwa bei Destruktion des Hodenparenchyms durch entzündliche oder neoplastische Prozesse ergeben, gehören hierher auch Gonadenmißbildungen und exogene Schädigungen. Diese betreffen vorwiegend oder ausschließlich die Kanälchen und die germinative Funktion, können aber auch gelegentlich zum Hypo-Leydigismus und Eunuchoidismus führen. Die Beurteilung der Befunde im älteren Schrifttum ist deshalb so schwierig, weil etwa Krankheitsbilder wie die tubuläre Hodenatrophie beim echten Klinefelter-Syndrom[380], die heute als Mißbildung erkannt ist, mit berücksichtigt wurden und das Untersuchungsgut, welches für die Beurteilung der übrigen endokrinen Drüsen verwendet wurde, recht heterogen war. Auch heute sind noch nicht alle Fälle von Hodenatrophie oder -hypoplasie pathogenetisch eindeutig geklärt.

Die eindeutige Situation ergibt sich wie gesagt beim *Kastraten* und bei Erkrankungen, welche zum *totalen Ausfall der Gonaden* geführt haben.

Die Veränderungen des *Hypophysenvorderlappens* sind dabei inkonstant und oft widersprechend. Die Hypophyse ist oft, aber nicht regelmäßig *vergrößert*, wobei Angaben darüber, ob dies auf einer Zunahme des Vorderlappengewebes beruht, fehlen. Adenome werden nicht beobachtet. Histologisch wird nach ALTMANN (1930) der das ältere Schrifttum gesichtet und eine größere Anzahl Fälle selber untersucht hat, am häufigsten über eine *Vermehrung der Acidophilen* berichtet. Er selbst findet als regelmäßigste Veränderung eine Zunahme *hypertropher Hauptzellen*, die sich von den Übergangszellen von KRAUS (1914) unterscheiden sollen. RUSSFIELD (1957) kommt mit neueren Färbemethoden, insbesondere unter Anwendung der Perjodat-Leukofuchsin-Orange G-Färbung von PEARSE zum Schluß, daß beim Hodenausfall im HVL die *spärlich granulierten mucoiden Zellen* oder *Amphophilen* vermehrt sind. Diese sind wohl mit den hypertrophen Hauptzellen der älteren Autoren identisch. Daneben findet sich in Übereinstimmung mit BIGGART (1934) eine Vermehrung der voll granulierten *Basophilen.*

Wir selbst haben in 2 Fällen von offenbar konnatalem Hodenmangel (SN 413/53 und 1589/50) bei einem 38 bzw. 66jährigen Mann ebenfalls eine deutliche Vermehrung der spärlich granulierten mucoiden Zellen gesehen (Abb. 30). Daneben waren in beiden Fällen die Acidophilen vermehrt, während uns die Basophilen nicht besonders zahlreich erschienen. Es fehlen uns aber auch Differentialzählungen, und besonders stehen Untersuchungen mit Differenzierung der *δ-Zellen*, welche mit der Gonadotropinbildung in Zusammenhang gebracht werden[381], noch aus. Die in der Kastratenhypophyse gefundenen *γ*-Zellen erreichen nach unserer Erfahrung nicht die Größe der Schwangerschaftszellen. Sie sind auch nicht so zahlreich wie in den Hypophysen von Addisonpatienten. Ein wesentlicher Unterschied zu den HVL-Veränderungen bei der NNR-Insuffizienz ist ferner, daß die voll granulierten Acidophilen und Basophilen nicht an Zahl abnehmen.

[378] ATKINSON 1932. [379] ORTHNER 1955. [380] SIEBENMANN 1958.
[381] EZRIN, SWANSON, HUMPHREY, DAWSON und WILSON 1958.

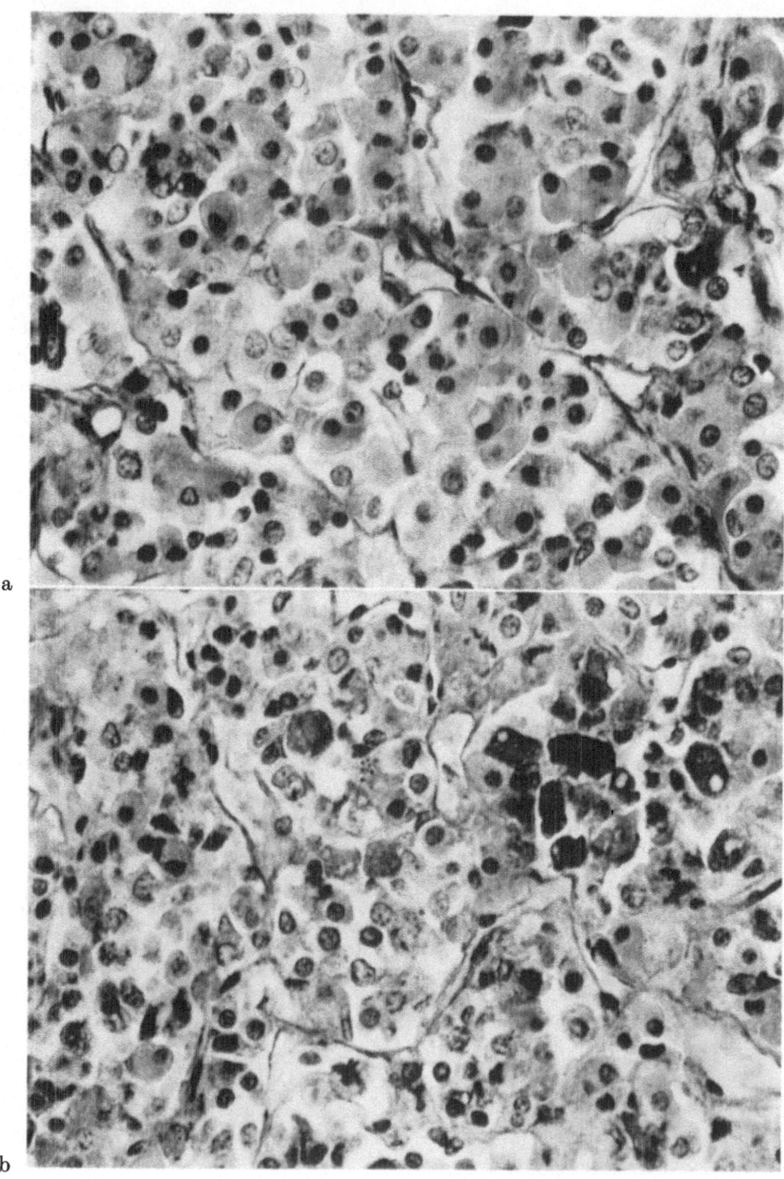

Abb. 30a u. b. *Hypophysenvorderlappen bei männlichem Hypogonadismus infolge konnatalem Hodenmangel, unbehandelt, plötzlicher Unfalltod.* 38jähriger Mann, SN 413/53. a Kompakte Vermehrung der Acidophilen (α-Zellen) mit voller Granulierung. b Vermehrung der spärlich granulierten mucoiden Zellen und γ-Zellen und Verminderung der voll granulierten β-Zellen. Beide Abbildungen Pearse-Färbung, 400:1

Funktionell entspricht diesen morphologischen Veränderungen eine vermehrte Sekretion von Gonadotropin, gemessen an der FSH-Ausscheidung im Urin[382]. Es wird deshalb die Sekretion von Gonadotropin in die spärlich granulierten mucoiden Zellen bzw. γ-Zellen lokalisiert[383]. Die gelegentlich bei älteren Eunuchen

[382] HAMILTON, CATCHPOLE und HAWKE 1945. [383] RUSSFIELD 1957.

oder Spätkastraten zu beobachtenden *akromegalen* Veränderungen treten im somatischen Gesamtbild des Hypogonadismus zwar in den Hintergrund. Es finden sich aber doch gelegentlich Zeichen vermehrter Wuchshormonwirkung[384], und auch wenn sie fehlten, wie in zwei eigenen Beobachtungen, so fand sich am Skelet neben der Androgenmangelosteoporose eine deutliche Knorpelwucherung an der Rippenknorpelgrenze, die wir auf eine chondrotrope Wirkung des Wuchshormons zurückführen möchten (Abb. 31). Es wäre dies eines der Beispiele für ein „Überspringen" einer glandotropen Sekretionssteigerung auf die

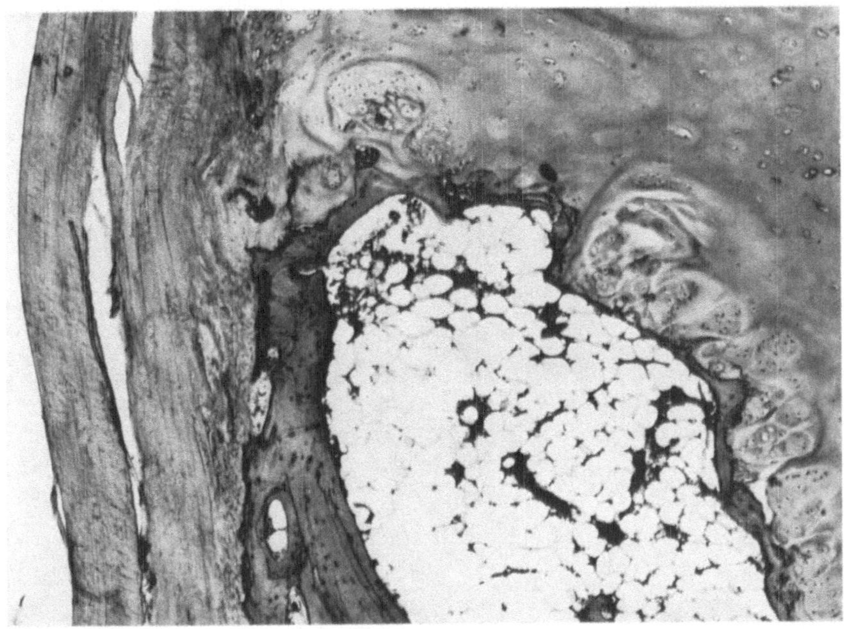

Abb. 31. *Knorpelwucherung an der Rippenknorpelgrenze bei männlichem Hypogonadismus*, wahrscheinlich Folge vermehrter Wuchshormonausschüttung durch den HVL. 66jähriger Mann, unbehandelt, gleicher Fall wie Abb. 32. Im HVL starke Vermehrung der spärlich granulierten mucoiden Zellen und γ-Zellen. Bei allgemeiner Osteoporose ausgeprägte Wucherung des Rippenknorpels in den Markraum der Rippe unter Neubildung von Brutkapseln. van Gieson, 40:1

STH-Sekretion, und zwar in unseren beiden Beobachtungen von Hypogonadismus ohne die Ausbildung eines Vorderlappenadenoms, sondern nur mit Vermehrung der nicht weiter cytologisch differenzierbaren spärlich granulierten Zellen.

Ob analoge Zellverschiebungen beim Knaben auftreten, ist nicht bekannt, ist aber nicht zu erwarten, da ja schon normalerweise die hypophysäre Stimulation der Gonadenfunktion und -struktur ohnehin erst zur Zeit der Pubertät einsetzt.

Pathologisch-anatomische Strukturänderungen im *Hypothalamus* beim Ausfall der männlichen Gonade sind nicht beschrieben worden.

Die *Nebennierenrinde* ist als physiologische Bildungsstätte von androgenen Wirkstoffen beim primären Hodenausfall von besonderem Interesse. Sie vermag zwar, dies ergibt sich aus der klinisch-pathologischen Beobachtung[385], den Andro-

---

[384] ALTMANN 1930, RUSSFIELD 1957. [385] LABHART 1957, 1971.

genausfall nicht zu kompensieren. Nach unseren Erfahrungen entspricht dem durchaus, daß es beim Eunuchismus weder zur Rindenverbreiterung noch zu einer besonderen Hypertrophie einer Rindenzone kommt (Abb. 32).

Die Nebennierenrindenhyperplasien, welche Altmann bei 3 von seinen 4 einschlägigen Beobachtungen feststellte, dürfen u.E. nicht verwertet werden, weil bei ihnen eine unspezifische „Stress"-Hypertrophie der NNR nicht auszuschließen ist.

Die bei gewissen Versuchstieren, und zwar besonders bei männlichen, beobachtete NNR-Hypertrophie nach Kastration (s. Bargmann) läßt sich beim Menschen nicht sicher feststellen. Die Hypothese, daß eine Gonadeninsuffizienz über eine Aktivierung nicht nur der Gonadotropin-, sondern auch der corticotropen Sekretion des HVL zur Nebennierenrindenhyperplasie, ja zum eigentlichen Hypercorticismus führen könne[386], läßt sich durch pathologisch-anatomische Beobachtungen nicht stützen.

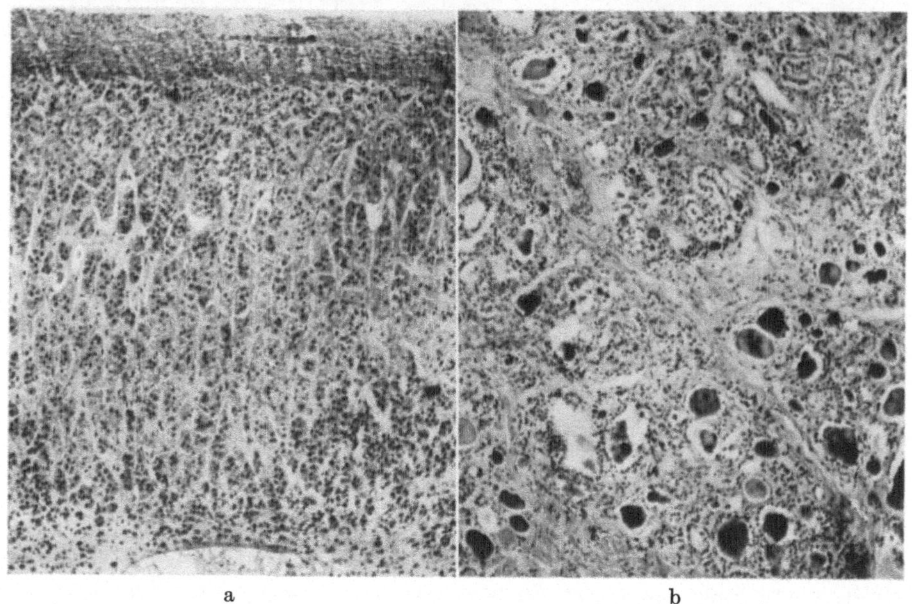

a b

Abb. 32a u. b. *Nebennierenrinde und Schilddrüse bei männlichem Hypogonadismus.* 66jähriger Mann mit Eunuchismus infolge konnatalem unbehandeltem, beidseitigem Hodenmangel. Tod infolge Perforation eines Magengeschwürs, SN 1589/50. a Regelrecht strukturierte Nebennierenrinde, insbesondere ohne Hyperplasie der Zona reticularis, NN-Gewicht 11 g, H.E., Vergr. 50:1. b Schilddrüse (ohne Knoten oder Adenome) mit diffuser geringer Fibrose, teils atrophischen kolloidhaltigen, teils leeren, etwas hyperplastischen Follikeln, Gewicht 20 g, 50:1

Die *Schilddrüsen* wurden bei Kastraten oder bei anderen Formen des totalen Hodenausfalles nicht regelmäßig verändert gefunden, und wenn Kropfbildung gefunden wurde, läßt sich ein endemischer Kropf nicht ausschließen. Die schon im älteren Schrifttum mehrfach auch für Männer postulierte Genese eines Hyperthyreoidismus als Folge einer primären Gonadeninsuffizienz ist pathologisch-anatomisch nicht mit genügender Sicherheit belegt[387] (Abb. 32).

Die *Langerhansschen Inseln* des Pankreas wurden bisher nicht genau untersucht. Über etwaige Veränderungen der *Epithelkörperchen* ist nichts bekannt.

Zusammenfassend läßt sich sagen, daß die Störungen des ganzen endokrinen Regulationssystems beim Fehlen oder im Gefolge des erworbenen Ausfalles der

[386] Russfield 1957. [387] Wegelin 1926.

männlichen Gonade sich beim Menschen morphologisch auf den *Hypophysenvorderlappen* beschränken. Funktionell besteht eine vermehrte Gonadotropinausschüttung, morphologisch eine Vermehrung der Acidophilen, der spärlich granulierten γ-Zellen, manchmal eine Vermehrung der Basophilen. Möglicherweise kommt es bei längerer Dauer des Gonadenmangels zur *vermehrten Sekretion von Wuchshormon* und zur Ausbildung akromegaler Veränderungen. Der dysproportionierte Hochwuchs beim präpuberal schon bestehenden Gonadenmangel ist jedoch wohl durch das fortschreitende Längenwachstum infolge des fehlenden Epiphysenschlusses hinreichend erklärt.

Einer gesonderten Betrachtung bedürfen die Fälle von *tubulärer Hodenatrophie, Tubulosklerose* mit *intakten,* nur geringfügig *verminderten* und wenig veränderten oder gar *vermehrten Zwischenzellen.* Es handelt sich dabei um eine ätiologisch und pathogenetisch heterogene Gruppe.

Als Prototyp kann die *puberale sklerosierende Tubulusdegeneration von* KLINEFELTER, REIFENSTEIN und ALBRIGHT (1942) betrachtet werden.

Dank der Kerngeschlechtsbestimmung hat sich diese Gonadenstörung in ihrem Wesen besser erfassen und schärfer abgrenzen lassen[388]. Sie stellt eine besondere Form der Gonadendysgenesie dar und betrifft phänotypisch männliche Wesen mit weiblichem Kerngeschlecht und einem abnormen Geschlechtschromosomensatz von XXY, XXXY oder XXXXY[389]. Die Gonaden werden normal männlich angelegt und weisen vor der Pubertät nur geringfügige Anomalien der Hodenkanälchen auf. Zur Zeit der Pubertät jedoch setzt eine schwere progressive Tubulusdegeneration ein, während die Zwischenzellen sich mehr oder weniger normal entwickeln. Die Leydig-Zellen beherrschen bei älteren Patienten das histologische Bild und scheinen entweder diffus oder knotig gewuchert. Ob es sich dabei um eine absolute oder nur um eine relative Vermehrung der Zwischenzellen handelt, ist bisher nicht eindeutig erwiesen.

Funktionell besteht nur bei einem Teil dieser Patienten ein Hypo-Leydigismus mit Androgenmangelsymptomen und dieser ist selten stark ausgeprägt. Daneben gibt es Patienten ohne sichere Androgenmangelsymptome[390]. Die Gonadotropinsekretion des HVL, gemessen an der FSH-Ausscheidung im Urin ist aber bis auf seltene Ausnahmen wie beim Kastraten *erhöht.*

Die *morphologischen Störungen* an den übrigen endokrinen Drüsen wurden bisher nur in einzelnen Fällen studiert. Doch finden sich Autopsiebefunde schon im älteren Schrifttum, ohne daß die Gonadenstörung in ihrem Wesen richtig erfaßt worden wäre[391]. Neuere Untersuchungen[392] haben aber regelmäßig gleichartige *Hypophysenveränderungen* ergeben, die mit den Angaben im älteren Schrifttum gut übereinstimmen. Wir selbst haben in 5 Autopsiefällen von echtem Klinefelter-Syndrom die endokrinen Drüsen untersuchen können und können die Befunde früherer Untersuchungen bestätigen.

Die *Hypophyse* ist vergrößert. Die Vergrößerung beruht auf einer Zunahme des Vorderlappengewebes. Es wurden Gewichte bis zu 1,12 g (Fall 13, ALTMANN) registriert; im allgemeinen schwankt das Gewicht jedoch um 0,8 g. Histologisch sind die Acidophilen normal oder leicht vermindert, die Basophilen, maximal granulierten mucoiden oder β-Zellen sind wechselnd stark vermehrt. Regelmäßig ist eine, in ihrem Ausmaß wohl etwas wechselnde Zunahme der spärlich granulierten mucoiden oder amphophilen Zellen, die wir als identisch mit den γ-Zellen von ROMEIS betrachten, festzustellen. Die eigentlichen Chromophoben oder Stammzellen sind nicht sicher verändert. Adenombildung wurde in diesen Hypophysen nicht beobachtet.

Die *Nebennieren* sollen häufiger als sonst eine knotige Rindenhypertrophie aufweisen[393]. Wir können diesen Befund an unserem Untersuchungsgut nicht bestätigen. Bei einem Patienten, der rasch nach einem Unfall starb, fanden sich unveränderte Nebennieren und in den Fällen, in denen die Rinde verbreitert und mehr oder weniger lipoidreich gefunden wurde, lag ein Grundleiden vor, welches diese Hypertrophie ohne weiteres erklärte.

---

[388] SIEBENMANN 1958 (Lit.), SIEBENMANN und PRADER 1958.

[389] OVERZIER 1961. [390] HELLER und NELSON 1945.

[391] ALTMANN 1930, DÜRCK 1907, WILBUR und BURGER 1948, BERBLINGER 1934.

[392] BURT, REINER, COHEN und SNIFFEN 1954, BELL und GOLDEN 1955. [393] BURT et al. 1954.

Die *Schilddrüse* war in unseren Fällen ebensowenig regelmäßig und gleichartig verändert. Andererseits wird eine Häufung von adenomatösen Strumen gefunden[393]. Ob diese auf die Gonadenstörung bezogen werden kann, scheint uns fraglich.

An *Pankreasinseln* und *Epithelkörperchen* wurden keine krankhaften Befunde erhoben.

Aus alldem ergibt sich, daß am übrigen Endocrinium beim echten Klinefelter-Syndrom offensichtlich *ganz analoge Befunde erhoben werden können wie beim völligen Gonadenausfall.* Dabei sind die Veränderungen am *Hypophysenvorderlappen*, sowohl nach dem Schrifttum wie nach unserem eigenen Untersuchungsgut zu urteilen, die *gleichen*, ob nun leichte Androgenmangelsymptome bestanden haben oder gar keine.

Die Morphologie gibt damit einen Hinweis auf die Art der Regulation der Gonadotropinsekretion durch den HVL vom Hoden aus. In Übereinstimmung mit experimentellen und klinischen Befunden scheint eine Androgensekretion durch den Hoden, die genügt, um morphologische Zeichen des Hypogonadismus zu verhüten, nicht imstande zu sein, die Gonadotropinsekretion durch den HVL zu hemmen. Morphologisch kommt es trotz zahlreich vorhandener Zwischenzellen im Hypophysenvorderlappen zu den gleichen Zellverschiebungen und insbesondere zur Vermehrung der gleichen spärlich granulierten γ-Zellen wie beim Kastraten.

Es scheint also der Untergang der *Tubuli* die Ursache der vermehrten Gonadotropinsekretion durch den HVL zu sein. Es wurde deshalb postuliert, daß in den Hodenkanälchen ein Wirkstoff, „Inhibin"[394] oder „X-Hormon"[395] gebildet wird, der die Gonadotropinsekretion normalerweise hemmt.

Das Für und Wider, ob es sich bei dieser Substanz um ein „zweites Hodenhormon" handle, wurde eingehend diskutiert[396].

Da beim menschlichen Eunuchen physiologische Androgendosen, welche die Androgenmangelsymptome beheben können, keine Wirkung auf die erhöhte Gonadotropinausscheidung haben, hingegen diese schon mit physiologischen Dosen von Oestrogenen normalisiert werden kann[397], wurde daran gedacht, daß der von den Tubuli gebildete Wirkstoff ein Oestrogen sein könnte. Dies scheint eine Stütze in der Beobachtung zu finden, daß beim Hund oestrogenbildende Sertoli-Zelltumoren gefunden worden sind[398] und ebenso beim Kapaun[399]. Beim Menschen allerdings sind analoge Geschwülste nicht bekannt.

Andererseits ist für den Menschen gesichert, daß die *Zwischenzellen* Oestrogen sezernieren. Dies gilt für Beobachtungen sowohl bei Zwischenzelltumoren (s.u.) als auch bei Stimulation der Zwischenzellen mit Choriongonadotropin[400]. Es kann in Anbetracht dieser Befunde aber die Existenz eines von den Tubuli gebildeten Wirkstoffes nicht ausgeschlossen werden. Sie zeigen nur, daß bei den Patienten mit Klinefelter-Syndrom die Zwischenzellen wahrscheinlich nicht genügend Oestrogene sezernieren, um eine Hemmung der Gonadotropinsekretion zu bewirken. Eine indirekte Bestätigung dafür wäre die Einzelbeobachtung, daß bei einem Patienten mit bioptisch gesichertem Klinefelter-Syndrom die FSH-Ausscheidung atypischerweise normal war und sich dafür eine erhöhte Oestrogenausscheidung im Urin fand[401].

Über die Bildungsstätte des hypothetischen X-Hormons innerhalb des Hodenkanälchens herrscht keine Einigkeit. Einerseits wird auf Grund histologischer und klinischer Kriterien der *Sertoli-Zelle* neben ihren Funktionen für die Spermiogenese diese inkretorische Funktion zugeschrieben[402]. Andererseits sprechen gute Gründe auch für die Annahme, daß die *Keimzellen* selbst bzw. das Keimepithel als ganzes für die adäquate Sekretion des hypothetischen „Inhibins" notwendig sei[403]. So kommt es im kryptorchen Hoden nach Röntgenbestrahlung und bei der sog. Germinalzellenaplasie ebenfalls zur erhöhten Gonadotropinausscheidung. Dabei können in diesen Hoden lediglich die Keimzellen völlig oder weitgehend fehlen, während die Sertoli-Zellen und die Zwischenzellen intakt sind.

---

[394] McCullagh 1932. [395] Howard et al. 1950.
[396] Howard et al. 1950. [397] McCullagh und Hruby 1949.
[398] Huggins und Moulder 1945. [399] Siller 1956. [400] Maddock und Nelson 1952.
[401] Wyss 1956. [402] Howard et al. 1950. [403] McCullagh, Sirridge und McIntosh 1950.

Eine weitere Hypothese, die zur Erklärung der vermehrten Gonadotropinausscheidung in diesen Fällen herangezogen wurde, nimmt an, daß die atrophischen Hoden das gonadotrope Hormon nicht aktivieren können (Utilisationstheorie)[404]. Vom morphologischen Standpunkt aus läßt sie sich nicht stützen.

Ob beim Hodenausfall oder bei den verschiedenen tubulären Hodenatrophien zwei verschiedene Gonadotropine, oder aber das eine oder andere (FSH, LH) mehr oder weniger vermehrt sezerniert werden, ist nicht bekannt. Es kann auch keineswegs als völlig gesichert gelten, daß die *Regulation der Gonadotropinsekretion* durch Androgene, Oestrogene oder ein hypothetisches „X-Hormon" im HVL selbst erfolgt. Auf Grund pathologisch-anatomischer Befunde läßt sich ein anderer Angriffsort, etwa im Hypothalamus, keineswegs ausschließen.

Schließlich muß noch kurz die Frage erörtert werden, ob beim Wegfall des einen Hodens eine *kompensatorische Hypertrophie* des anderen erfolge. Im Tierexperiment ist dies nicht der Fall. Auch bedarf es beim Tier der Entfernung großer Teile beider Gonaden, bis es zur Entwicklung von Kastrationszellen im HVL kommt[405].

Eine entsprechende systematische Untersuchung beim Menschen steht aus. Wir haben in den vergangenen Jahren mehrfach bei Erwachsenen, die nach der Pubertät einseitig kastriert worden waren, autoptisch einen normal großen Hoden auf der Gegenseite gefunden. Genaue Gewichtsbestimmungen fehlen.

2. Überfunktion

Eine krankhafte Mehrsekretion von Wirkstoffen durch den Hoden ist nur als Folge *endokrin aktiver Geschwülste* bekannt. Primäre Hyperplasien endokrin aktiver Gonadenanteile sind nicht bekannt. Die Geschwülste lassen sich nach ihrer Wirkung einteilen in

1. Tumoren mit ausschließlicher oder vorwiegender Androgenwirkung (virilisierende Tumoren).
2. Tumoren mit ausschließlicher oder vorwiegender Oestrogenwirkung (feminisierende Tumoren).
3. Geschwülste, die eine Schwangerschaftsreaktion des Organismus zur Folge haben.

Tumoren mit dem Bild des Hyperadrenocorticismus, die etwa, wie dies im Ovar selten vorkommt, von ektopischen Nebennierenrindenherden ausgehen und zum Cushing-Syndrom führen, sind im Hoden bisher nicht bekannt.

a) Virilisierende Tumoren

Virilisierende Tumoren sind stets Abkömmlinge der Zwischenzellen. Wahrscheinlich sind *alle Leydig-Zelladenome und -carcinome* endokrin aktiv. Sie bewirken beim Knaben eine *Pseudopubertas praecox* (Makrogenitosomia praecox), während die Mehrsekretion von androgenen Wirkstoffen den erwachsenen Organismus offenbar nicht beeinflußt. Jedenfalls manifestieren sich die Tumoren im Erwachsenenalter erst durch lokale Tumorsymptome, während im Kindesalter die endokrinen Wirkungen das erste Symptom zu sein scheinen[406].

Die Tumoren führen zur vermehrten Ausscheidung von 17-Ketosteroiden, seltener auch zur erhöhten Oestrogenausscheidung. Die FSH-Ausscheidung ist manchmal geringfügig erhöht, die Choriongonadotropinausscheidung normal[407].

Über morphologische Korrelationsstörungen an den endokrinen Drüsen kann nichts gesagt werden, weil entsprechende autoptische Untersuchungen fehlen.

[404] NELSON 1952. [405] SOFFER 1951. [406] DIXON und MOORE 1952. [407] SOHVAL 1956.

Das restliche Hodenparenchym zeigt bei Knaben gelegentlich eine Reifung der Kanälchen mit unvollständiger Spermiogenese. Diese Veränderungen lassen sich mit einer Wirkung der Androgene auf den Hodentubulus erklären. Beim Erwachsenen werden häufiger atrophische Veränderungen mit Schwund der Zwischenzellen und Tubulusfibrose beschrieben. Die Befunde entsprechen denjenigen, die bei Hemmung der Gonadotropinsekretion im HVL durch Oestrogenbehandlung gesehen werden. Sie können auf einer Oestrogensekretion durch den vorwiegend virilisierend wirkenden Tumor, möglicherweise aber auch auf einer Wirkung sehr hoher Androgenmengen auf den HVL beruhen[408].

Sehr selten wird über bilaterale Leydig-Zelltumoren mit Virilisierung berichtet[409]. Ein kongenitales adrenogenitales Syndrom mit tumorös gewucherten ektopischen NNR-Herden in den Hoden ist aber in diesen Fällen nicht ausgeschlossen.

b) Feminisierende Tumoren

Unter den feminisierenden Tumoren finden sich ebenfalls *Leydig-Zelladenome*[410], daneben jedoch auch sog. *Androblastome oder Sertoli-Zelltumoren* (Androblastoma tubulare lipoides)[411]. Über ihre Auswirkung auf die übrigen endokrinen Drüsen ist nichts bekannt. Hingegen ergibt die histologische Untersuchung des restlichen Hodengewebes eine Hemmung der Spermiogenese und Verminderung der Leydig-Zellen, die offenbar reversibel ist[412]. Sie dürfte auf der *Hemmung der Gonadotropinsekretion* im HVL durch die gesteigerte Oestrogenbildung beruhen.

c) Choriale Carcinome und Teratome

Choriale Carcinome[413] und Teratome[414] sind durch die Bildung großer Mengen von Choriongonadotropin imstande, eine endokrine Regulationsstörung zu verursachen, die sich auch morphologisch fassen läßt. Im Hypophysenvorderlappen kommt es dabei zur Bildung von Schwangerschaftszellen[415] (Abb. 33). Im restlichen Hoden findet sich oft eine beträchtliche Proliferation der Zwischenzellen[416].

Funktionell besteht neben der gesteigerten Choriongonadotropinausscheidung gelegentlich eine erhöhte Oestrogenausscheidung. Diese wird auf die Stimulation der Zwischenzellen durch das Choriongonadotropin zurückgeführt[417]. Ob die nicht in allen Fällen zu beobachtende Gynäkomastie auf diese Oestrogenproduktion allein zurückgeführt werden kann, ist nicht völlig gesichert[417].

Außer diesen hormonal aktiven Tumoren können an sich nicht sezernierende Geschwülste gewisse endokrine Regulationsstörungen zur Folge haben. So beobachtet man bei *Seminomen* eine Steigerung der FSH-Ausscheidung. Gleichzeitig ist die Sekretion biologisch aktiver Androgene erniedrigt, während gelegentlich ein geringer Anstieg der 17-Ketosteroid- und Oestrogenausscheidung gefunden wird[418]. Die vermehrt ausgeschiedenen Gonadotropine sind hypophysären Ursprungs und ihre Mehrbildung wird als Kastratreaktion des HVL auf die Zerstörung von normalem Hodengewebe durch das Tumorgewebe aufgefaßt. Dieser Interpretation wird jedoch entgegengehalten, daß der Ausfall eines Hodens bei Patienten ohne ein Seminom nicht genüge, um zu einer erhöhten FSH-Ausscheidung zu führen und daß möglicherweise die gesteigerte Gonadotropinsekretion durch den HVL nicht erst sekundär nach der Tumorbildung auftrete, sondern schon vorbestanden habe und möglicherweise sogar zur Tumorbildung geführt habe[419].

[408] SOHVAL 1956.
[409] GERVEY und DANIEL 1951, STAUBITZ, OBERKIRCHNER, OSCAR und MICHAEL 1953.
[410] DIXON und MOORE 1952, HERRMANN, BUCKNER und BASKIN 1958. [411] TEILUM 1949.
[412] HERRMANN et al. 1958. [413] ALBERTINI 1955. [414] DIXON und MOORE 1952.
[415] HEIDRICH, FELS und MATHIAS 1930, ROTH 1950. [416] HEDINGER 1920.
[417] SOHVAL 1956. [418] SOHVAL 1956, LABHART 1957, 1971. [419] TWOMBLY 1947.

Aus dieser kurzen Übersicht ergibt sich, daß über morphologische korrelative Veränderungen am Endocrinium bei Überfunktionszuständen der männlichen Gonade sehr wenig bekannt ist. In gewissem Maße können diese spontanen Überfunktionszustände durch die *therapeutische Zufuhr von männlichen und weiblichen Sexualhormonen* reproduziert werden.

Hohe *Androgendosen* führen im Hoden zur Hemmung der Spermiogenese und Reduktion der Leydig-Zellen. Dieser initialen Hemmung folgt, besonders nach Absetzen der Behandlung, eine Steigerung der Spermiogenese über das ursprünglich gefundene Maß. Dieses „rebound"-Phänomen wird bei Störungen der Spermio-

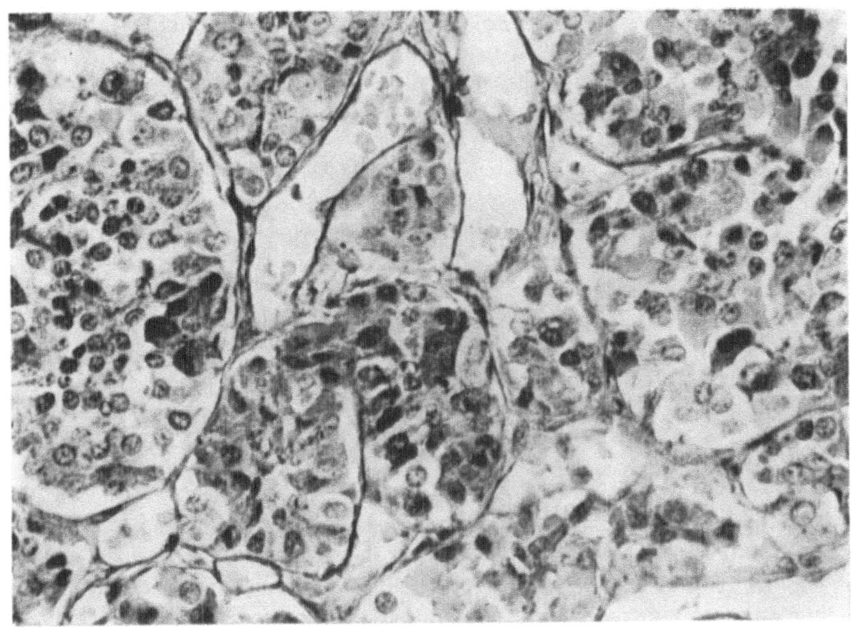

Abb. 33. Zahlreiche Schwangerschaftszellen im HVL eines 31jährigen Mannes mit metastasierendem hormonal aktiven chorialen Hodencarcinom. Neben deutlich verringerten basophilen (im Bild schwarz granulierten) und acidophilen Zellen, wenige Gruppen von Stammzellen und reichlich unscharf begrenzte cytoplasmareiche Zellen ohne eindeutige Granulierung (rechts unten). SN 116/65, Pearse-Färbung, 300:1

genese therapeutisch verwendet[420]. Die Wirkung der Androgene auf den Hoden soll in analoger Weise wie bei den Oestrogenen über eine Hemmung der Gonadotropinsekretion des Hypophysenvorderlappens erfolgen.

Die Hypophyse wird verkleinert und zeigt eine Zunahme der voll granulierten Basophilen und Acidophilen, während die spärlich granulierten Amphophilen vermindert sind. Schilddrüse und Nebennierenrinde sollen ebenfalls Veränderungen aufweisen, die mit einer verminderten glandotropen Stimulation vom Hypophysenvorderlappen aus erklärbar wären[421].

Oestrogene führen im Hoden zur wesentlich ausgeprägteren Hemmung, ja Schädigung der Spermiogenese und bei länger dauernder Behandlung kommt es zur fibrösen Tubulusatrophie. Die Leydig-Zellen verschwinden[422].

[420] Sohval 1956, Labhart 1957, 1971. [421] Russfield 1957.
[422] Sniffen et al. 1954, Howard et al. 1950, Russfield 1957.

Die *Hypophyse* ist bei Patienten, die längere Zeit mit Oestrogenen behandelt wurden — im Gegensatz zu den Befunden bei der Ratte — deutlich *verkleinert*. Histologisch sind die spärlich granulierten mucoiden Zellen oder Amphophilen vermindert und die voll granulierten Acidophilen und Basophilen nehmen an Zahl zu. Acidophile und Chromophobe zeigen zudem häufig Kernpyknosen.

Diese Zellverschiebung findet sich nicht nur in normalen Hypophysen, sondern ist auch in Adenomen beobachtet worden. So fand sich bei einem Akromegalen unter Oestrogenbehandlung eine Umwandlung seiner bioptisch gefundenen Adenomzellen vom Typus der spärlich granulierten Amphophilen in voll granulierte Acidophile.

Die Schilddrüsen sind nach längerer Oestrogenbehandlung verkleinert und nach dem histologischen Bild zu urteilen inaktiv. Auch die *Nebennieren* fanden sich bei Patienten, die mit Oestrogenen behandelt worden waren, nicht vergrößert. Sie zeigten histologisch eher kleine Rindenzellen. Eine eigentliche Atrophie wurde aber nicht beschrieben[423].

Androgene und Oestrogene bewirken am HVL also eine Verminderung der Zellform, welche beim Kastraten vermehrt gefunden wurde, nämlich der früher als hypertrophe Hauptzelle bezeichneten spärlich granulierten mucoiden Zelle. Sie ist deshalb als die Bildungs- und Sekretionsstätte der Gonadotropine zu betrachten. Möglicherweise ist aber nur ein Teil dieser spärlich granulierten Zellen, nämlich die „δ-Zelle" und diejenigen γ-Zellen, die von ihr abzuleiten sind, für die Gonadotropinsekretion verantwortlich[424].

VI. Weibliche Gonaden, Ovarien

A. Einleitung

Wesentlich enger als in der männlichen Gonade ist die germinative Funktion des Ovars mit der endokrinen Sekretion gekoppelt. Zwischen beiden besteht aber ein recht kompliziertes Zusammenspiel. Störungen der Ovarialfunktion brauchen die endokrine Sekretion und Reifung der Keimzellen nicht stets im gleichen Maße oder in gleicher Weise im Sinne einer Mehr- oder Minderfunktion zu beeinflussen. So ist zwar einerseits der völlige Ausfall jeder endokrinen Funktion regelmäßig mit einem Sistieren der Ovulation verbunden. Andererseits kann aber bei fehlender Ovulation z.B. die Oestrogensekretion normal oder gar gesteigert sein.

Ein weiterer Unterschied zur männlichen Gonade, der bei der Beurteilung endokriner Regulationsstörungen berücksichtigt werden muß, ist der *cyclische Wandel* der Hormonsekretion und der ihr zugrunde liegende Strukturwandel des Ovars. Zudem ergibt sich aus der Tatsache, daß schon das normale Ovar mindestens drei verschiedene Hormone mit oestrogener, progestativer und androgener Wirkung sezerniert, die Möglichkeit vielfältiger *Dysfunktion* und nicht nur einfacher Hyper- und Hypofunktionen der Drüse. Eine Besonderheit der weiblichen Gonade ist schließlich die zeitliche Begrenzung ihrer germinativen und endokrinen Funktion durch die Menopause und die Störungsmöglichkeiten, die sich daraus ergeben.

Wie bei der männlichen können auch den Funktionsstörungen der weiblichen Gonade faßbare Veränderungen im Hypothalamus, in der Adenohypophyse und in der Gonade selbst zugrunde liegen.

---

[423] Russfield 1957. [424] Ezrin, Swanson, Humphrey, Dawson und Wilson 1958.

B. Vom Hypothalamus ausgehende Ovarialstörungen

In Analogie zu den Beobachtungen beim männlichen Geschlecht führen auch bei der Frau verschiedene destruktive Prozesse neoplastischer, entzündlicher oder degenerativer Art im Bereiche des Hypothalamus zum *Hypogonadismus*. Setzt der Prozeß während der Kindheit ein, so bleibt die Pubertätsreifung der Gonade aus. Nach der Pubertät kommt es zur sekundären Ovarialatrophie (Abb. 56, S. 422). Das einschlägige Schrifttum wurde von ORTHNER (1955) zusammengestellt.

Wie für den Mann stellt sich auch hier die Frage nach dem *Weg* der Einflußnahme des Hypothalamus auf die Gonade. Die hypothalamisch bedingte Gonadenatrophie läßt sich von derjenigen nach isoliertem *Ausfall des HVL nicht unterscheiden*, so daß man auch bei der Frau ihre Ursache in einer Verminderung der Gonadotropinsekretion durch den Vorderlappen suchen muß. Die morphologischen Veränderungen des Vorderlappens sind jedoch, wenn man diejenigen Fälle mit Druckatrophie der Hypophyse durch Hypothalamustumoren ausschließt, wie beim Manne offenbar sehr bescheiden (s. S. 330). So drängt sich auch hier die Frage nach einer direkten nervalen Verbindung vom Hypothalamus zur Gonade[425] unter Umgehung der Adenohypophyse auf. Der Nachweis einer solchen Verbindung durch eindeutige humanpathologische Beobachtungen fehlt jedoch.

Auch bei der Frau sind Fälle von Gonadenatrophie nach Querschnittsläsionen des Rückenmarkes bekannt geworden. In Analogie zur Persistenz der Zwischenzellen im Hoden sollen in den Ovarien dabei noch persistierende Thecaluteinzellen nachweisbar sein[426].

Bis weitere einschlägige Beobachtungen vorliegen, erscheint die Annahme einer Verminderung der Gonadotropinsekretion durch den Vorderlappen als Ursache des hypothalamischen Hypogonadismus insgesamt wahrscheinlicher.

Hierher gehören wohl auch die Fälle von *Hypogonadismus bei Aplasie des Bulbus und Tractus olfactorius*, die, wenn auch wesentlich seltener, auch bei der Frau vorkommen[427]. Der *idiopathische Eunuchoidismus mit niedrigem FSH* kommt auch bei Frauen vor[428]. Über die pathologisch-anatomische Grundlage dieses Krankheitsbildes ist nichts bekannt, doch könnte es sich dabei ebenfalls um eine hypothalamische Störung handeln.

Die *Anorexia nervosa* kann bei genügend langer Dauer nicht nur zum Sistieren der Ovarialfunktion, sondern zu recht hochgradiger Ovarialatrophie führen[429], wie sie sonst nur beim organischen Ausfall der Adenohypophyse gesehen wird. Obschon bisher autoptisch keine Veränderungen im Hypothalamus und im übrigen Zentralnervensystem nachgewiesen werden konnten, muß auch hier an die Möglichkeit einer Störung des hypothalamischen Sexualzentrums[430] gedacht werden, da sich im Hypophysenvorderlappen selbst keine morphologischen Veränderungen fanden, welche die Ovarialatrophie befriedigend zu erklären vermöchten. Die Veränderungen der endokrinen Drüsen bei der Anorexia nervosa entsprechen nicht einem globalen Hypopituitarismus. Nur die Ovarien sind eindeutig atrophisch, die Schilddrüse zeigt lediglich das histologische Bild der Ruhigstellung und die Nebennierenrinde ist nicht atrophisch, sondern aktiv sekretorisch tätig. Dies läßt nicht nur an die Möglichkeit eines selektiven Hypogonadismus, sondern an eine sinnvolle Umstellung der endokrinen Regulation denken, deren Ausgangspunkt allerdings morphologisch nicht zu fassen ist, jedoch durchaus in den Hypothalamus lokalisiert werden könnte[429].

Eindeutig hypothalamisch bedingt sind die Fälle von *echter Pubertas praecox* bei Mädchen. Es sind dies die einzigen Beispiele für einen *hypothalamisch bedingten Hypergonadismus*, um den es sich bei dieser Vorverlagerung der normalen Pubertät in gewissem Sinne handelt. Eine Steigerung der Sexualfunktion bei der erwachsenen Frau durch hypothalamische Erkrankungen ist weder im fortpflanzungsfähigen Alter noch nach der Menopause bekannt.

Die verschiedenen pathogenetischen Typen der Pubertas praecox, wie sie bei Knaben beschrieben wurden, sind, wenn auch seltener, bei Mädchen ebenfalls beobachtet worden[431].

---

[425] SPATZ 1955. [426] ORTHNER 1955. [427] ORTHNER 1955.
[428] MOLDAWER, ALBRIGHT, BENEDECT, FORBES und HENNEMANN 1958.
[429] SIEBENMANN 1955, Lit. [430] SPATZ 1955. [431] ORTHNER 1955.

Eine besondere Form, die einmal auch gut autoptisch untersucht wurde[432], stellt die Pubertas praecox bei *polyostischer fibröser Dysplasie* dar. Die Ovarien wiesen bei dem 13jährigen Mädchen reifende Follikel und luteinisierte Thecazellen auf. Im Hypophysenvorderlappen fanden sich zahlreiche fast adenomatös gewucherte Basophile und an Crooke-Zellen erinnernde Formen. Nach den Abbildungen zu urteilen, könnte es sich dabei jedoch um hypertrophe Amphophile handeln. Die Schilddrüse wird als hyperplastisch beschrieben und die Nebennierenrinde wies eine kräftig entwickelte und pigmentierte Zona reticularis auf. In Anbetracht des Alters des Mädchens darf jedoch nicht geschlossen werden, daß in diesen Fällen auch die Nebennierenrinde eine vorzeitige Pubertätsreifung mitmacht. Im Hypothalamus wurden in diesem Fall keine Veränderungen gefunden.

Eine interessante, in ihrer Pathogenese jedoch noch ungeklärte Störung der Sexualentwicklung beim Mädchen ist die sog. „vorzeitige Pubarche" oder vorzeitige „Adrenarche"[433]. Sie wird häufig bei schwachsinnigen Kindern beobachtet. Bei diesen Mädchen tritt vorzeitig die sekundäre Geschlechtsbehaarung, zusammen mit einem leichten Anstieg der 17-Ketosteroidausscheidung auf, während gar keine Anhaltspunkte für eine beginnende Ovarialfunktion bestehen. Während bei diesen Mädchen die vorzeitige Adrenarche lediglich als Konstitutionsvariante aufgefaßt wurde, ist die gleiche Störung schon früher bei offensichtlich schweren Hirnschäden beobachtet worden. Es fand sich eine prämature Adrenarche bei 3 Mädchen und einem Knaben (dem Bruder von einem der Mädchen) mit kongenitaler spastischer Quadriplegie, Hypertelorismus und Schwachsinn[434].

Über das pathologisch-anatomische Substrat dieser offenbar vom Hypothalamus ausgehenden Störung ist noch nichts bekannt. Endokrinologisch handelt es sich nicht um die gleiche Störung wie beim kongenitalen adrenogenitalen Syndrom. Es muß in Anbetracht solcher Befunde an die Möglichkeit einer von der Anregung der gonadotropen Funktion unabhängigen Steuerung der Androgensekretion der NNR vom Hypothalamus aus gedacht werden.

C. Vom Hypophysenvorderlappen ausgehende Ovarialstörungen

Die Abhängigkeit der Struktur und der Funktion des Ovars von der Adenohypophyse ist eindeutig erwiesen. Sie ergibt sich in erster Linie aus Beobachtungen über die Ovarialveränderungen und ovariellen endokrinen Ausfallserscheinungen nach Zerstörung des HVL, während die Stimulation der Gonadenfunktion durch morphologisch faßbare Hypophysenveränderungen beim Menschen nicht bekannt ist.

Ein sekundärer hypophysär bedingter Hypogonadismus ist nur bei der erwachsenen Frau zu beobachten. Im Kindesalter ruht bekanntlich die Gonadotropinsekretion des HVL ohnehin physiologischerweise, so daß sich eine Zerstörung der Adenohypophyse während der Kindheit auf die Gonade nicht auswirken sollte.

Einschlägige Beobachtungen bei Kindern sind jedoch in der Humanpathologie nicht bekannt, da in dieser Altersstufe offenbar alle die Hypophyse zerstörenden Krankheitsprozesse auch den angrenzenden Hypothalamus und die supraselläre Hypophyse betrafen[435]. Hypothalamisch und hypophysär bedingter Hypogonadismus können deshalb in diesen Fällen nicht auseinandergehalten werden.

Bei der erwachsenen Frau vor der Menopause führt der *völlige Ausfall* der *Adenohypophyse* durch irgendwelche Krankheitsprozesse regelmäßig zur Ovarialatrophie und die Sekretion der verschiedenen Gonadenhormone sistiert völlig[436]. Das Organ ist stark verkleinert. Es wurden Gewichte beider Ovarien zusammen

---

[432] Sternberg und Joseph 1942. [433] Silverman, Migeon, Rosemberg und Wilkins 1952.
[434] Perloff und Nodine 1950. [435] Orthner 1955.
[436] Sheehan und Summers 1949, Sheehan 1953.

von 3,8—5,4 g gefunden. Histologisch fehlen reifende Follikel und Graafsche Follikel und Corpora lutea vollständig. Hingegen lassen sich gelegentlich, aber nicht regelmäßig Follikelcysten nachweisen. Ob diese Cysten vorbestanden haben oder erst in der Folge des Hypopituitarismus auftraten, ist nicht entschieden. Da es sich nicht um konstante Veränderungen handelt, dürfte es sich eher um präexistente Bildungen handeln. Die Thecazellen sind atrophisch. Es sind weder Thecaluteinzellen noch Stromaluteinzellen nachweisbar. Über das Vorkommen von Hiluszellen bei solchen Patientinnen ist nichts bekannt. Wir haben bei einer 28jährigen Frau mit Sheehan-Syndrom von mehrjähriger Dauer (SN 711/53, Abb. 11 und 12, S. 286) auf zahlreichen Schnitten keine Hiluszellen gefunden. Ob sie gegenüber der Norm vermindert sind, kann aber auf Grund dieser Einzelbeobachtung nicht gesagt werden.

Auffälligerweise lassen sich in den Ovarien von Patientinnen, die nach der Vorgeschichte schon viele Jahre an einem Hypopituitarismus leiden, stets noch in *altersentsprechender* Zahl *Primordialfollikel* nachweisen[437] (s. aber Abb. 12).

Bei Patientinnen, welche den Zeitpunkt der normalerweise zu erwartenden Menopause überlebten und erst in der 6. und 7. Dekade verstarben, fanden sich hingegen keine Primordialfollikel mehr. Das histologische Bild der Gonade soll sich dabei auch sonst nicht von demjenigen gesunder Frauen im Klimakterium unterscheiden. SHEEHAN (1953) hat daraus geschlossen, daß die Primordialfollikel unabhängig von jeder hypophysären Stimulation erhalten bleiben und daß sie auch unabhängig davon mit zunehmendem Alter verschwinden. Ob sich Stroma, Größe und Gewicht der Ovarien der Patientinnen mit Hypopituitarismus *nach der Menopause* tatsächlich gleich verhalten wie bei gesunden Frauen im Klimakterium, ist jedoch nicht genügend abgeklärt.

Überhaupt ist das Verhalten des *Ovarialstromas* bei Hypopituitarismus nicht genügend untersucht. Nach den vorliegenden Beschreibungen[438] und eigenen Erfahrungen ist es *ebenfalls atrophisch.* Dies würde diese Ovarien von den normalen postmenopausischen Ovarien unterscheiden, da in diesen eine gewisse Stromahyperplasie physiologisch ist[439].

Wie beim Manne ist durch die Untersuchungen von SHEEHAN und SUMMERS (1949) nicht eindeutig abgeklärt, *wieviel* Vorderlappengewebe ausfallen muß, damit es zur Ovarialatrophie kommt. Es darf aber auf Grund der vorliegenden klinischen[440] und humanpathologischen Erfahrungen[441] angenommen werden, daß bei partiellen Zerstörungen die Gonadenatrophie früher einsetzt und ausgeprägter ist als diejenige der NNR und Schilddrüse.

Morphologische Veränderungen der Adenohypophyse, welche nachweisbar nur die *selektive Verminderung des einen oder anderen gonadotropen Hormones* zur Folge hätten, sind nicht bekannt. Es muß hier aber zugegeben werden, daß unsere Kenntnisse über die funktionelle Pathologie der Drüse noch viel zu lückenhaft sind, um eine endgültige Schlußfolgerung zu gestatten.

Wie bereits erwähnt (s. S. 331), sind die durch klinische Beobachtung gesicherten Fälle von *isoliertem Ausfall der gonadotropen Funktion* bei intakter adrenocorticotroper und thyreotroper Funktion, die auch bei der Frau vorkommen, wahrscheinlich hypothalamisch und nicht durch eine primäre Störung der Adenohypophyse bedingt.

Eine primäre *Hypersekretion von Gonadotropinen* durch eine *morphologisch faßbare* Störung der Adenohypophyse, etwa infolge eines Adenoms oder einer Hyperplasie eines bestimmten Zelltypus ist nicht bekannt.

---

[437] SHEEHAN 1953. [438] SHEEHAN und SUMMERS 1949.
[439] WOLL, HERTIG, SMITH und JOHNSON 1948. [440] JORES 1955.
[441] SHEEHAN und SUMMERS 1949, ORTHNER 1955.

Störungen im Gleichgewicht und zeitlichen Zusammenspiel der verschiedenen Gonadotropine sind auch durch die selektive Mehrsekretion eines gonadotropen Hormons denkbar. Doch fehlen auch für diese Art hypophysärer Funktionsstörungen pathologisch-anatomische Grundlagen. Die unter den primären Ovarialstörungen besprochenen Dysfunktionen haben ihre Ursache möglicherweise in hypophysären Sekretionsstörungen (s. S. 356).

D. Vom Ovar ausgehende Störungen

1. Unterfunktion

Die eindeutigste Situation ergibt sich durch den völligen Ausfall jeder endokrinen Funktionsmöglichkeit der Gonade, d.h. nach der Kastration oder z.B. bei der Gonadendysgenesie. Die Auswirkungen auf die übrigen endokrinen Drüsen sind großenteils noch recht unvollständig untersucht. In Autopsiefällen wurde hauptsächlich auf Hypophysenveränderungen geachtet.

Die *Kastration* bewirkt bei der erwachsenen Frau häufig, aber keineswegs regelmäßig eine Vergrößerung der *Adenohypophyse*. Die Ergebnisse älterer Untersuchungen[442] über die histologischen Veränderungen sind widersprechend. Einerseits wird über eine Zunahme von normalen und atypischen Acidophilen berichtet, andererseits über eine Vermehrung normaler und spärlich granulierter Basophiler. Neuere Untersuchungen mit der PAS-Orange-G-Färbung ergaben jedoch eine *konstante* Zunahme der spärlich granulierten mucoiden Zellen oder Amphophilen[443] Die Veränderungen wären damit die gleichen, wie sie bei männlichen Kastraten gefunden werden. Die Veränderungen der voll granulierten Chromophilen scheinen nicht konstant zu sein.

Bei der *Gonadendysgenesie* und bei *Ovarialhypoplasien* fand sich in der Regel eine Vermehrung der Acidophilen[444]. Neuere Untersuchungen mit Differentialzählungen fehlen jedoch. Ob beim angeborenen „Eierstockmangel" bzw. bei der Gonadendysgenesie schon vor der Pubertät Hypophysenveränderungen nachweisbar sind, ist fraglich. Einmal wurde bei einem 9wöchigen Säugling mit Gonadendysgenesie eine Vermehrung der Acidophilen beschrieben[445].

Über Kastrationsfolgen im *präpuberalen* Alter und die Folgen der Oophorektomie bei der Frau *nach der Menopause* ist nichts bekannt.

Funktionell entspricht den beschriebenen Zellverschiebungen im HVL nach der Kastration die *erhöhte Gonadotropinsekretion* gemessen an der gesteigerten FSH-Ausscheidung im Urin[446]. Ob FSH und LH in gleicher Weise gesteigert sezerniert werden, scheint noch nicht völlig abgeklärt, jedenfalls haben neuere Untersuchungen ergeben, daß entgegen früheren Anschauungen auch die LH-Sekretion vermehrt ist[447]. Vor der Pubertät ist auch bei operativ und bioptisch gesicherter Gonadendysgenesie in der Regel *keine* Vermehrung der Gonadotropinsekretion nachweisbar[448].

Die *einseitige* Oophorektomie führt im Tierversuch ebenfalls zur Steigerung der Gonadotropinsekretion durch den HVL und zur kompensatorischen Hypertrophie des Restovars mit Vermehrung der reifenden Follikel[449]. Ob dies auch beim Menschen der Fall ist, kann nicht entschieden werden. Über eine Vergrößerung des Restovars nach einseitiger Oophorektomie liegen keine Angaben vor. Ebensowenig finden sich autoptische Untersuchungen am übrigen Endokrinium.

[442] ROMEIS 1940, Lit. [443] RUSSFIELD 1957.
[444] RANDERATH 1925, RÖSSLE und WALLART 1930 u.a. [445] GRABER 1937.
[446] SOHVAL 1956, LABHART 1957, Lit. [447] MACARTHUR, INGERSOLL und WORCESTER 1958.
[448] WILKINS 1957. [449] SOFFER 1956, Lit.

Die einzige uns bekannte Untersuchung betrifft Patientinnen, welche gleichzeitig hysterektomiert und einseitig oophorektomiert wurden[450]. Das verbleibende Ovar, welches 1 bis 10 Jahre später excidiert wurde — es handelte sich durchwegs um Frauen im fortpflanzungsfähigen Alter — wies in 60% der Fälle noch reifende Follikel und Gelbkörperbildung auf. 8 von den 30 so untersuchten Ovarien wiesen entweder multiple Follikelcysten oder solitäre Cysten und Cystadenome und einmal einen Thecagranulosazelltumor auf. Möglicherweise weisen die Veränderungen auf eine gesteigerte gonadotrope Stimulation durch den HVL hin.

Nach der *Menopause* steigt bekanntlich die Gonadotropinsekretion der Adenohypophyse beträchtlich an. Im HVL fand Rasmussen (1933) eine Zunahme der Chromophoben und Basophilen auf Kosten der Acidophilen. Mellgren (1945) stellte die gleiche Zunahme der voll granulierten Basophilen und Verminderung der Acidophilen fest, fand daneben aber nicht nur die Chromophoben, sondern auch spärlich granulierten Basophilen und die von ihm beschriebenen „hypertrophen Amphophilen" vermehrt.

Die Hypophyse zeigt somit nach der *Menopause* im Prinzip die gleichen Veränderungen wir nach der Kastration, wenn auch die Zellverschiebungen nicht so ausgeprägt sind. *Krankhaft* gesteigerte Symptome des „Menopause-Syndroms" werden zum Teil auf eine besonders intensive Gonadotropinsekretion durch den HVL zurückgeführt, obschon diese Ansicht nicht unwidersprochen ist[451]. Pathologisch-anatomische Untersuchungen des HVL in derartigen Fällen liegen nicht vor.

Daß die beschriebenen histologischen Veränderungen des HVL das morphologische Korrelat einer *gesteigerten Gonadotropinsekretion* beim primären Hypogonadismus bzw. nach der Kastration darstellen, wird durch die Beobachtung über die cellulären Veränderungen im HVL nach Oestrogenzufuhr gestützt (s. S. 353).

Die Kastration oder andere Formen des primären Hypogonadismus haben keine morphologisch faßbaren Auswirkungen auf den Hypothalamus und seine Kerne[452].

Die *übrigen* von der Adenohypophyse abhängigen endokrinen *Drüsen* sind bei der Frau wie beim Manne nicht regelmäßig verändert:

Die *Nebennieren* wurden bei Kastratinnen nie systematisch untersucht. Bei der Gonadendysgenesie und bei kongenitalen Ovarialhyperplasien mit und ohne Turner-Syndrom wurden sie entweder unverändert gefunden[453] oder aber es fand sich eine Verkleinerung des Organs[454], auch wenn man den Kleinwuchs der betreffenden Patientin berücksichtigt. Ob etwa die Zona reticularis in besonderem Maße atrophisch war, geht aus dem Bericht nicht hervor. Über eine Vergrößerung der Nebennieren infolge einer Rindenhyperplasie, die auf den Ausfall der Gonade zurückgeführt werden könnte, liegen keine Berichte vor. Die Annahme, daß gewisse Fälle von NNR-Hyperplasie oder Tumoren — in Analogie zu Tierexperimenten — auf einen primären Hypogonadismus zurückgeführt werden könnten, indem die gesteigerte gonadotrope Funktion des HVL mit einer gesteigerten NNR-Stimulation einhergehen könnte[455], kann mit pathologisch-anatomischen Befunden nicht belegt werden.

Die *Schilddrüse* wurde in den Fällen von Gonadendysgenesie oder Ovarialhypoplasie nicht verändert gefunden[453].

Im *Pankreas* sind im allgemeinen keinerlei Veränderungen beschrieben. Nur in einem Fall von Gonadendysgenesie mit Turner-Syndrom bei einer 20jährigen, die im diabetischen Koma verstarb, fand sich eine Pankreasfibrose und eine

[450] Grogan 1958. [451] Labhart 1957. [452] Orthner 1955.
[453] Schürmann 1927, Olivet 1923, Randerath 1925. [454] Atria, Sanz und Donoso 1948.
[455] Russfield 1957.

Verödung einzelner Inseln. Der Diabetes wird dabei auf die endokrine Regulationsstörung infolge des Keimdrüsenmangels zurückgeführt[456]. Diese Beobachtung steht jedoch ganz vereinzelt da.

Die *Epithelkörperchen* sind in einschlägigen Fällen von Ausfall der weiblichen Gonade nie untersucht worden.

Die *Wuchshormonsekretion durch den HVL* wird durch den Ausfall der weiblichen Gonade nicht beeinflußt. Der Kleinwuchs der Patienten mit Gonadendysgenesie beim Turner-Syndrom ist bekanntlich nicht hormonal, sondern wahrscheinlich genetisch bedingt[457]. Ob es bei weiblichen Kastratinnen zu akromegalen Zügen kommt, wie sie beim Manne beschrieben sind, ist uns nicht bekannt. Patienten mit einem Turner-Syndrom haben aber sicher eine pathologische Wachstumshormonsekretion bei provozierter Hypoglykämie[457a].

Viel häufiger als der völlige Ausfall ist die *Hypofunktion der Gonade*. Durch klinische Beobachtung konnten verschiedene Formen der Ovarialinsuffizienz auseinandergehalten werden[458]. Die leichteste Form wäre die *Corpus luteum-Insuffizienz* mit mangelhafter Progesteronsekretion. Etwas schwerwiegender ist das *Ausbleiben der Ovulation* („anovulatory failure") mit anhaltender Oestrogensekretion und periodischen Abbruchblutungen (anovulatorischer Cyclus). Diese Cyclusform ist zur Zeit der Menarche, der Menopause und während des Puerperiums physiologisch. Gelegentlich soll eine geringe progestive Veränderung der Uterusmucosa auftreten können.

Die pathologisch-anatomische Grundlage dieser Ovarialinsuffizienz und gar ihre Genese sind nicht genügend erforscht. Möglicherweise bestehen Übergänge zum Stein-Leventhal-Syndrom (s. u.) und zu anderen Dysfunktionen des Ovars.

2. Überfunktion

Vom Ovar kann eine Hypersekretion von Oestrogenen, Androgenen, von Progesteron und in seltenen Fällen von NNR-Hormonen vom Glucocorticoidtypus ausgehen. Ausgesprochene Raritäten stellen die von einem ovariellen Chorionepitheliom oder von verschiedenen endokrinen Anteilen eines Ovarialteratoms ausgehenden hormonalen Störungen dar. Auf der einen Seite steht eine Vielfalt von Ovarialgeschwülsten und von hyperplastischen und degenerativen Ovarialveränderungen, welche diesen Überfunktionszuständen zugrunde liegen. In der Mehrzahl der Fälle entspricht einer bestimmten Geschwulstform zwar eine einzige oder überwiegende hormonale Wirkung. Die Zuordnung einer endokrinen Wirksamkeit zu einer Geschwulstform ist jedoch trotz sorgfältiger Untersuchung nicht regelmäßig möglich. Die gleiche Geschwulst kann sowohl feminisierend als auch virilisierend wirken oder überhaupt keine endokrine Aktivität entfalten. Schließlich gibt es Tumoren mit gleichzeitiger Mehrsekretion androgener und oestrogener Wirkstoffe.

Es kann nicht unsere Aufgabe sein, die Morphologie der verschiedenen endokrin wirksamen Ovarialveränderungen darzustellen. Es sei dafür auf die Darstellung der endokrinen Pathologie des Ovars von MORRIS und SCULLY (1958) verwiesen.

Für unsere Fragestellung nach den Auswirkungen der ovariellen Hyperfunktionen auf das übrige Endokrinium müssen wir uns zunächst auf die autoptischen Untersuchungen bei endokrin wirksamen Geschwülsten beschränken. Nur bei diesen können wir mit einigem Recht annehmen, daß es sich um Regulationsstörungen handelt, die von der Gonade ausgehen. Leider liegen nur wenige ver-

---

[456] SCHÜRMANN 1927. [457] LABHART 1957, 1971. [457a] (Nachtr. b. Korr.) LINDSTEN, J., CERASI, E., LUFT, R., HULTQUIST, G.: The occurence of abnormal insulin and growth hormone responses to sustained hyperglycemia in a disease with sex chromosome aberrations (Turner's syndrome). Acta Endocr. (Kbh.) **56**, 107 (1967). [458] SOHVAL 1956.

wertbare autoptische Beobachtungen vor. Die Mehrzahl der endokrin wirksamen Geschwülste des Ovars führt zu so auffälligen Symptomen, daß sie zur operativen Behandlung gelangen.

Eine *Hypersekretion oestrogener Wirkstoffe* findet sich beim *Granulosazelltumor* und beim *Thekom*, die nach neueren Untersuchungen zweckmäßigerweise zu einer Gruppe von *Granulosa-Thecazelltumoren* zusammengefaßt werden[459].

Ausnahmsweise können auch Tumoren der *Sertoli-Leydig-Zellgruppe*[460] bzw. Arrhenoblastome feminisierend wirken[461] und vereinzelt finden sich Arrhenoblastome mit gemischt androgenen und oestrogenen Manifestationen[460]. Auch unter sonst überwiegend virilisierend wirkenden „Lipoidzelltumoren"[460], die an NNR-Tumoren erinnern, fanden sich im Kindesalter Geschwülste, die zu einer isosexuellen Pseudopubertas praecox führten. Seltener sind bei Erwachsenen oestrogene Wirkungen als Folge dieser Tumoren beobachtet worden.

Die *Wirkung* der Granulosa-Thecazelltumoren[460] auf den Organismus ist je nach dem Alter der betroffenen Patientin verschieden. Im Kindesalter führen sie zur isosexuellen Pseudopubertas praecox, während des fortpflanzungsfähigen Alters zu unregelmäßigen Blutungen und nach der Menopause zu Metrorrhagien.

Im Kindesalter kommt es nicht nur zu anovulatorischen Blutungen, sondern auch zur Brustentwicklung und zur Entwicklung der sekundären Geschlechtsbehaarung. Ob dies auf einer vorzeitigen, sekundär vom Ovarialtumor ausgelösten Adrenarche beruht, ist nicht gesichert. Autoptische Untersuchungen fehlen.

Die Ursache der Menstruationsstörungen während der Geschlechtsreife und der postmenopausischen Blutungen ist *meistens*, aber nicht in allen Fällen, eine glandulärcystische Hyperplasie des Endometriums. In ungefähr 10—20% der Fälle ist ein Uteruscarcinom nachweisbar, und zwar viermal häufiger bei Thecazelltumoren als bei Granulosazelltumoren[462]. Weitere Oestrogenwirkungen sind aus einer Myometriumhyperplasie, aus der Cornifikation des Vaginalepithels und einer Hyperplasie des Tubenepithels ersichtlich. Die Ovulation wird gehemmt.

Über weitere endokrinologische Effekte ist nichts Sicheres bekannt. In einzelnen Fällen wurde eine vermehrte Gonadotropinbildung durch HVL nachgewiesen, die nach Entfernung des Tumors verschwand[463].

Die eingangs erwähnte Schwierigkeit für eine morphologische Beurteilung der übrigen endokrinen Drüsen trifft besonders für die feminisierenden Geschwülste zu. Wir haben in den von Diddle (1952) aus dem Schrifttum zusammengestellten Autopsien bei Granulosa-Thecazelltumoren *keinen einzigen* verwertbaren Fall gefunden, bei dem die endokrinen Drüsen untersucht worden wären.

Die Wirkung von *Oestrogenen*, die aus therapeutischen Gründen zugeführt wurden, auf die endokrinen Drüsen wurde hingegen untersucht. Es konnte gezeigt werden, daß die *Hypophyse* verkleinert wird[463]. Histologisch ist durch Differentialzählungen eine Verminderung der spärlich granulierten Amphophilen und eine Zunahme der voll granulierten Basophilen nachweisbar. Eine Häufung von chromophoben Adenomen, wie sie vereinzelt beschrieben worden ist[464], konnte an einem größeren Untersuchungsgut nicht bestätigt werden. Einmal wurde ein acidophiles Adenom nach Oestrogenbehandlung gefunden. Dabei könnte es sich jedoch um die Umwandlung eines präexistenten chromophoben Adenoms in ein acidophiles Adenom handeln[465].

Die *Ovarien* zeigen nach Oestrogenbehandlung bei postmenopausischen Frauen einen geringeren Grad an corticaler Stromahyperplasie. Über Veränderungen bei jüngeren Patientinnen ist nichts bekannt. Die Veränderungen sind — wie die atrophischen Veränderungen des *Hodens* beim Mann[466] — auf eine Verminderung der Gonadotropinsekretion zurückzuführen.

---

[459] Morris und Scully 1958. [460] Morris und Scully 1958. [461] Teilum 1949.
[462] Diddle 1952. [463] Burt und Castleman 1953. [464] Maschio 1954.
[465] Russfield 1957. [466] Sniffen, Howard, Simmons 1954.

Die *Nebennieren* sind nach langdauernder Oestrogenbehandlung beim Menschen — im Gegensatz zu tierexperimentellen Befunden — verkleinert[463]. Über *Schilddrüsen*veränderungen oder Veränderungen an den übrigen endokrinen Drüsen nach Oestrogenzufuhr ist nichts bekannt.

Die *virilisierenden Geschwülste* des Ovars umfassen die *Sertoli-Leydig-Zelltumoren*[467], Arrhenoblastome[468], Androblastome[469], die *Hiluszelltumoren*[470] und die von diesen nicht stets scharf abgegrenzten Masculinovoblastome und Nebennierenresttumoren. Die ganze letzte Gruppe wird neuerdings von MORRIS und SCULLY (1958) als *Lipoidzelltumoren* zusammengefaßt. Sie fanden im Schrifttum etwa 37, zum Teil allerdings fragliche „NNR-Resttumoren" und 6 Hiluszelltumoren.

Die Geschwülste sind im Kindesalter gefunden worden und bewirken dabei eine Virilisierung bzw. eine heterosexuelle Pseudopubertas praecox. Bei der erwachsenen Frau besteht ihre Wirkung in einer Defeminisierung und nachfolgender Virilisierung.

Die reinste Virilisierung sieht man wohl bei den *Hiluszelltumoren*, während bei den Lipoidzelltumoren, die mehr den NNR-Resten entsprechen, häufiger Mischformen des Hyperadrenocorticismus auftreten, wie bei den Tumoren der NNR selbst. Das Vollbild des Cushing-Syndroms wurde offenbar nie beobachtet, stets waren die Cushing-Symptome mit starken Virilisierungserscheinungen verbunden[467].

Bei rein virilisierenden Tumoren fanden sich in den autoptisch untersuchten Fällen folgende Veränderungen an den übrigen endokrinen Drüsen:

Die *Hypophyse* wurde u.W. nur in 2 Fällen von virilisierendem Hiluszelladenom genauer untersucht[471]. Dabei ergab sich einmal eine Vermehrung der Acidophilen und beide Male eine deutliche Vermehrung der voll granulierten Basophilen auf Kosten der spärlich granulierten Mucoiden und Stammzellen. Eine Crookesche Degeneration der Basophilen war nicht nachweisbar. Ob diese Zellverschiebung auf die länger dauernde Androgeneinwirkung zurückzuführen sei, muß noch dahingestellt bleiben, doch fällt immerhin auf, daß eine sonst nicht erklärte Basophilenvermehrung auch beim unbehandelten virilisierenden kongenitalen AGS auftritt (s. dort).

Das *Ovar* der Gegenseite zeigt nur in vereinzelten Fällen eine Hyperplasie der Hiluszellen, meistens ist es normal befunden worden[470]. Nur einmal wird es als atrophisch beschrieben[472]. Das Fehlen des Ovars der Gegenseite, wie es einmal bei einem Arrhenoblastom beobachtet wurde[473], ist zweifellos eine Mißbildung bei einem Intersexen und nicht Folge einer endokrinen Störung. Gesamthaft sind die Veränderungen also fraglich, sicher kommt es aber im Restovar bei virilisierenden Tumoren nicht zu vermehrter Bildung von Follikelcysten und Luteinisierung der Thecazellen wie beim Cushing-Syndrom.

Die *Nebennieren* zeigen keine, sicher auf den virilisierenden Ovarialtumor zurückzuführende Veränderungen[471], nur einmal wird bei einem jungen Individuum eine abnorm kräftig entwickelte Reticularis erwähnt[473].

Schilddrüse, Epithelkörperchen und Pankreas zeigten keine Veränderungen. In unserem eigenen Fall hatte sich in den letzten Lebensjahren nach Auftreten der Virilisierung ein leichter Diabetes mellitus entwickelt. Im Pankreas war infolge postmortaler Autolyse außer einer mäßigen Fibrose keine pathologische Veränderung faßbar.

Eine weitere autoptische Untersuchung betrifft eine 53jährige Frau, die 7 Monate nach der operativen Entfernung eines Arrhenoblastoms an einem abdominalen Rezidiv verstarb.

---

[467] MORRIS und SCULLY 1958. [468] MEYER 1930. [469] TEILUM 1946.
[470] SCHEGG-UTZINGER 1968. [471] SACHS und SPIRO 1951, SCHEGG-UTZINGER 1968.
[472] SACHS und SPIRO 1951.
[473] OBRECHT, BRANDENBURG, HAMMERSTEIN und STOLOWSKY 1954.

Das Rezidiv war jedoch nicht sicher hormonal aktiv, so daß die Befunde an den endokrinen Drüsen in diesem Falle nicht sicher auf die Virilisierung zurückgeführt werden können[474].

In 2 Fällen wurde angeblich bei einem Arrhenoblastom ein *Cushing-Syndrom* festgestellt[475]. Beide wurden autoptisch untersucht und es fanden sich die charakteristischen Veränderungen des Morbus Cushing mit doppelseitiger NNR-Hyperplasie, Crookescher Umwandlung der Basophilen, Basophilenvermehrung und basophilem Adenom des HVL. Nach Morris und Scully (1958) sowie nach Hughedson und Fraser (1953) können die in diesen beiden Fällen beschriebenen Ovarialtumoren nicht als Arrhenoblastome betrachtet werden. Diese Feststellung ist deshalb so wichtig, weil auf Grund dieser Beobachtungen früher öfter behauptet wurde, daß die Crookesche Umwandlung auch als Folge einer androgenbildenden Geschwulst auftreten könne.

Autoptische Untersuchungen von Patientinnen mit virilisierenden NNR-Resttumoren sind uns nicht bekannt. Insbesondere fehlen auch solche Fälle, die auch einige Symptome des Cushing-Syndroms aufwiesen.

Auf Grund dieser wenigen Beobachtungen kann nur gesagt werden, daß die Auswirkungen einer länger dauernden *endogenen Androgenwirkung* auf das übrige Endokrinium gering sind. Die Gonadotropinsekretion wird bei genügend ausgeprägter Virilisierung offenbar im HVL gehemmt. Dem würde auch die histologisch nachweisbare Verminderung der spärlich granulierten Mucoiden, wie sie auch nach Oestrogenbehandlung gesehen wurde, recht gut entsprechen. Was die Vermehrung der voll granulierten Acidophilen und besonders die Vermehrung der Basophilen bedeutet, und ob sie sicher auf die Androgeneinwirkung zurückzuführen sei, ist noch fraglich.

Eine abnorme *Hypersekretion von Progesteron* wird nie isoliert beobachtet, hingegen findet sie sich gelegentlich in Verbindung mit einer Virilisierung. Diese Tumoren wurden als Luteome bezeichnet[476]. Die Histogenese dieser Tumoren ist nicht ganz klar und ihre Abgrenzung von luteinisierten Granulosa-Thecazelltumoren einerseits und von NNR-Resttumoren andererseits schwierig. Bedingung für die Annahme, daß die Tumoren Progesteron sezernieren, ist der Nachweis nicht nur einer sekretorischen (was auch von virilisierenden Geschwülsten bewirkt werden kann), sondern auch einer decidual umgewandelten Uterusschleimhaut. Autopsiebefunde sind bei derartigen Tumoren nicht bekannt.

Die endokrine Aktivität des *Chorionepithelioms des Ovars* beruht auf einer Sekretion von Choriongonadotropin. Wie beim testiculären Chorionepitheliom werden auch bei diesen Geschwulstträgern Schwangerschaftsreaktionen des Organismus beobachtet. (Die Auswirkungen auf das übrige Endokrinium soll bei den Regulationsstörungen der Schwangerschaft besprochen werden; s. S. 359.)

In *Teratomen* könnten die gelegentlich nachweisbaren Herde von Hypophysen-, Schilddrüsen-, Nebennieren-, Parathyreoidea-, Pankreas-Inselgewebe[477] theoretisch alle Ausgangspunkt endokriner Regulationsstörungen sein.

Es ist dies außerordentlich selten der Fall. Bei den Regulationsstörungen der NNR haben wir die Beobachtung eines *basophilen HVL-Adenoms* in einem Teratom mit Entwicklung eines Cushing-Syndroms erwähnt (s. S. 305). Die *Struma ovarii*, ein Tumor, von dem angenommen wird, daß er von einem Teratom ausgeht, auch wenn er, wie das selten der Fall ist, die einzig nachweisbare Gewebeformation ist, kommt in allen Lebensaltern vor. 10% der mitgeteilten Fälle weisen Zeichen einer Hyperthyreose auf, die in einigen Fällen durch die Entfernung der Ovarialgeschwulst geheilt wurde[478]. Durch klinische Beobachtung ist ein funktioneller Zusammenhang zwischen Struma ovarii und Schilddrüse wahrscheinlich gemacht. Es findet sich nach der Exstirpation der Struma ovarii gelegentlich eine Vergrößerung der Schilddrüse.

---

[474] Hughedson und Fraser 1953. [475] Norris 1938, Canelo und Lisser 1939.
[476] Morris und Scully 1958. [477] Selye 1948.
[478] Smith 1946, Woodruff und Markley 1957.

3. Dysfunktion

Hier müssen eine Reihe nichtneoplastischer Veränderungen des Ovars besprochen werden, die mit einer Störung der endokrinen Sekretion einhergehen und deren Ursache nicht geklärt ist. *Insbesondere ist nicht abgeklärt*, ob es sich um primäre Erkrankungen des Ovars oder *um die Folgen einer endokrinen, etwa vom HVL ausgehenden Regulationsstörung* handelt.

Die *kleincystische Degeneration* des Ovars beruht auf einer exzessiven Ansammlung von Follikelcysten, offenbar infolge fehlender Ovulation und Ausfall der Corpus luteum-Bildung[479]. Die Folge ist eine dauernde Oestrogensekretion, die zur Metropathia cystica oder einfach zu mehr oder weniger cyclischen anovulatorischen Blutungen aus einer proliferativen Schleimhaut führen kann. Die Proliferation der Uterusschleimhaut soll in solchen Fällen häufiger als normalerweise in ein Corpuscarcinom übergehen können, besonders bei Frauen unter 35 Jahren[480].

Die *polycystischen Ovarien des Stein-Leventhal-Syndroms*[481] sind von den kleincystisch degenerierten nach der Ansicht der einen Autoren[479] deutlich zu unterscheiden, während andere[480] keine so scharfe Grenze zu ziehen vermögen. Zum Syndrom gehören außer der Ovarialveränderung Amenorrhoe, Sterilität und Hirsutismus. Eine Obesitas, die früher als Teilsymptom betrachtet wurde, wird nach neueren Untersuchungen[482] nicht häufiger als üblich gefunden.

Die *Ovarien* sind beidseits vergrößert, glatt und erscheinen infolge einer mehr oder weniger dicken Bindegewebskapsel grau. Darunter folgen auf der Schnittfläche ein Kranz wechselnd großer Follikelcysten mit mehr oder weniger gut erhaltener Granulosazellschicht und zahlreiche Primordialfollikel. Das Wesentliche ist aber die kräftige Ausbildung einer aktiv proliferierenden Schicht von luteinisierten Theca interna-Zellen. Auch die Theca externa ist manchmal luteinisiert und gelegentlich finden sich vermehrt Stromaluteinzellen sowie eine Vermehrung des Stromas bis zur Bildung eines zentralen Stromaknotens. Dabei bestehen offenbar fließende Übergänge zur alleinigen *Hyperthekose*[483]. In typischen Fällen fehlen Corpora lutea völlig, vereinzelt wurden aber auch bei sonst charakteristischen Fällen welche gefunden[484]. Über das Verhalten der Hiluszellen ist nichts bekannt.

Funktionell besteht meistens eine genügende *Oestrogensekretion*, so daß es zur Ausbildung eines proliferativen Endometriums kommt. Endometriumhyperplasien sind dagegen selten[485]. Eine Häufung von Corpuscarcinomen soll es bei Patientinnen mit dem typischen Syndrom nicht geben[485]. Wahrscheinlich besteht eine Mehrsekretion von *Androgenen*, die für die Entwicklung des Hirsutismus verantwortlich ist. Sie führt nicht zu einer Steigerung der 17-Ketosteroidausscheidung[485]. Hingegen soll, wie bei den leichten Formen des „erworbenen" postpuberalen *adrenogenitalen Syndroms* ein „Pregnankomplex" vermehrt ausgeschieden werden. Während die Patientinnen mit adrenaler Hyperfunktion auf eine *Cortison*behandlung mit einer Senkung der 17-Ketosteroid- und Pregnan-Ausscheidung und mit einer Wiederaufnahme ovulatorischer Cyclen reagieren, tritt bei den Patientinnen mit dem Stein-Leventhal-Syndrom auf Cortison keine Senkung des „Pregnankomplexes" und keine Normalisierung der Ovarialfunktion ein[486].

Die Ausscheidung der *hypophysären Gonadotropine* wurde in früheren Untersuchungen meistens nicht verändert gefunden. Neuere Untersuchungen haben hingegen eine Steigerung der LH-Ausscheidung bei normaler oder erniedrigter FSH-Ausscheidung ergeben[487]. Auf FSH-Injektionen sollen sich die polycystischen Ovarien noch weiter vergrößern[488].

Die früher geäußerte Meinung, daß bei einem Teil der Patientinnen mit dem Stein-Leventhal-Syndrom eine Schilddrüsenunterfunktion bestehe, ließ sich nicht bestätigen[489].

Über die Morphologie der *übrigen endokrinen Drüsen* beim Stein-Leventhal-Syndrom fehlen sichere Angaben. Die einzige pathologisch-anatomische Unter-

[479] Györy, László und Fehér 1957. [480] Morris und Scully 1958, Lit.
[481] Stein und Leventhal 1935, Györy, László und Fehér 1957, Stange 1957, Morris und Scully 1958, Leventhal 1958, Plate 1958.
[482] Leventhal 1958. [483] Fraenkel 1943, Morris und Scully 1958.
[484] Morris und Scully 1958. [485] Leventhal 1958.
[486] Leventhal 1958, Mellinger, Smith und Patti 1956.
[487] MacArthur, Ingersoll und Worcester 1958, Keetel, Bradbury und Stoddard 1957.
[488] Keetel et al. 1957. [489] Buxton und Van de Wiele 1954.

suchung, die uns bekannt ist, betrifft eine größere Anzahl Patientinnen, überwiegend im geschlechtsreifen, fortpflanzungsfähigen Alter, mit „*polycystischen Ovarien*". Nach der Beschreibung zu schließen, sind in dieser Gruppe aber auch Fälle mit kleincystischer Ovarialdegeneration ohne das typische Stein-Leventhal-Syndrom eingeschlossen[490].

Im Hypophysenvorderlappen fand sich bei 7 Patientinnen eine beträchtliche Vermehrung der voll granulierten Basophilen und eine Verminderung der Amphophilen. Die *Nebennieren* waren, was Größe und histologische Struktur betrifft, in der überwiegenden Mehrzahl der Fälle normal. Nur in 4 von den 26 Fällen war die Reticularis deutlich entwickelt und in 3 Fällen fand sich eine knotige Fasciculatahyperplasie. Das typische Bild des adrenogenitalen Syndroms wurde nie gefunden.

Wie schon früher ausgeführt (s. S. 317) ergeben sich pathologisch-anatomisch in Übereinstimmung mit klinisch-endokrinologischen Befunden *keine* Anhaltspunkte für die Auffassung, daß das Syndrom der polycyclischen Ovarien eine *Manifestation des adrenogenitalen Syndroms* sei. Zur Abklärung der Pathogenese des Stein-Leventhal-Syndroms tragen die bisher vorliegenden morphologischen Befunde nichts Sicheres bei. Ob es die Folge einer außerhalb des Ovars beginnenden endokrinen Regulationsstörung oder einer lokalen ovariellen Störung[491] ist, kann noch nicht als entschieden gelten. Die zweite Annahme wird durch die sehr guten Behandlungsresultate mit der Keilresektion[492] der Ovarien gestützt, wobei der Mechanismus der Normalisierung der Ovarialfunktion nicht geklärt ist.

Als *Hyperthekosis ovarii* wird die Wucherung sowohl von Thecaluteinzellen als auch von Stromaluteinzellen und des Ovarialstromas bezeichnet[493]. Wie bereits erwähnt, gehören diese Veränderungen schon zum Teil zu den polycystischen Ovarien des Stein-Leventhal-Syndroms, und es ist nicht sicher, wie scharf sich diese beiden Ovarialveränderungen voneinander abgrenzen lassen. Klinisch soll eine Unterscheidung nicht sicher möglich sein[494], doch kommt es bei der Hyperthekose zu ausgeprägteren Androgenmanifestationen. Häufiger als beim Stein-Leventhal-Syndrom soll eine eigentliche Defeminisierung und Virilisierung beobachtet werden, wobei Uterus und Mammae atrophisch werden[495].

Die Ovarien sind ebenfalls vergrößert. Die Cystenbildung tritt jedoch gegenüber der Stromahyperplasie im Mark des Ovars mit Wucherung der Stromaluteinzellen in den Hintergrund.

Ursache und Pathogenese sind weder funktionell noch durch anatomische Untersuchungen geklärt. Es stellen sich die gleichen Probleme wie beim polycystischen Ovar.

In einem Fall von Hyperthekose bei einer 27jährigen Frau ergab die Untersuchung eine geringe einseitige Nebennierenvergrößerung und die exstirpierte Drüse wies eine Hyperplasie der Zona reticularis auf (Case Record 38172 Mass. General Hosp. 1952). Die Nachprüfung des histologischen NNR-Befundes, die uns dank dem Entgegenkommen von Dr. Scully, Boston, möglich war, ergab nicht den für ein kongenitales oder erworbenes adrenogenitales Syndrom typischen Befund, sondern eher das Bild einer sekundären Reticularis- und Fasciculatahyperplasie. Die präoperativ mäßig erhöhte 17-Ketosteroid-Ausscheidung war 5 Monate nach der gleichzeitig durchgeführten Keilresektion der Ovarien normalisiert und blieb normal, was ebenfalls gegen ein adrenogenitales Syndrom und für eine primär ovarielle Störung spricht.

Gelegentlich wird bei Hyperthekose des Ovars das Auftreten eines leichten Cushing-Syndroms gesehen[496].

Die *corticale Stromahyperplasie* der Ovarien[497], die vor allem in der 4. und 5. Dekade auftritt und ihre stärkste Ausprägung in der 5. Dekade erfährt, ist

[490] Sommers und Wadmann 1956. [491] Plate 1958.
[492] Leventhal 1958, Morris und Scully 1958.
[493] Fraenkel 1943, Morris und Scully 1958, Lit. [494] Leventhal 1958.
[495] Morris und Scully 1958, Lit. [496] Morris und Scully 1958.
[497] Woll, Hertig, Smith und Johnson 1948.

möglicherweise die Folge einer endokrinen Regulationsstörung. Wie bei der Hyperthekose finden sich gelegentlich Stromaluteinzellen, doch fehlen im Gegensatz zum polycystischen Ovar Follikelcysten. Es wird vermutet, daß die Stromahyperplasie die Folge einer gesteigerten Gonadotropinsekretion durch den HVL ist. Die *Befunde im HVL* sind dabei allerdings nicht einheitlich. Einerseits wird eine Vermehrung der spärlich granulierten Mucoiden[498], andererseits eine Vermehrung der voll granulierten Basophilen gefunden[499]. Über regulative Beziehungen zu anderen endokrinen Drüsen ist nichts Sicheres bekannt. Bemerkenswert ist die Beobachtung, daß eine Stromahyperplasie zweimal häufiger als sonst bei Trägerinnen von Uterus- und Mamma-Carcinomen gefunden wird[500].

Die *Hyperplasie der Hiluszellen*[501] ist in der Regel mit Virilisierungserscheinungen verbunden. Es muß aber die starke Variation dieser Zellen in den verschiedenen Lebensaltern und die normalerweise erfolgende Zunahme der Zellen im höheren Alter und während der Gravidität berücksichtigt werden[502].

In einem Fall von ausgeprägter Virilisierung mit Hirsutismus und Clitorishypertrophie fand sich als einzig mögliche Androgenquelle eine knotige Hyperplasie der Hiluszellen in beiden Ovarien[503]. Dabei war ein Ovar atrophisch, das andere allerdings wies eine beträchtliche Stromahyperplasie und ein Leiomyom auf. Die *Nebennieren* wogen je 8 g, zeigten jedoch keine für das adrenogenitale Syndrom typischen Veränderungen. Die Reticularis war schmal und pigmentärmer als normal. Der *HVL* bestand überwiegend aus Acidophilen. Die Basophilen waren jedoch ebenfalls gewuchert und sollen (Abbildungen und genaue Beschreibungen fehlen) Crookesche Veränderungen aufgewiesen haben. In einem Epithelkörperchen war ein kleines oxyphiles Adenom nachweisbar, die übrigen Drüsen waren intakt. Die Veränderungen an den übrigen endokrinen Drüsen sprechen in diesem Fall eher für eine primäre Hyperplasie der Hiluszellen. Es sind die gleichen, wie sie nach Hiluszelltumoren beobachtet wurden. Daß am Anfang des Krankheitsgeschehens eine hypophysäre Dysfunktion bestanden hat, kann freilich nicht ausgeschlossen werden.

Eine Hyperplasie der Hiluszellen wurde auch bei Kindern mit adrenaler Virilisierung infolge *kongenitalem adrenogenitalem Syndrom* beschrieben (s. S. 317). Schließlich wird die Hiluszellhyperplasie zusammen mit gewissen Virilisierungserscheinungen bei Patientinnen mit Gonadendysgenesie beobachtet[504].

Alle vorliegenden Beobachtungen sprechen dafür, daß die Entwicklung und sekretorische Aktivität der Hiluszellen von der Gonadotropinsekretion im HVL abhängt. Bei Dysgenesien und Hypoplasien des Ovars können sie wie die Leydig-Zellen und Hiluszellen des Hodens vermehrt sein, wenn auch nie in dem gleichen Ausmaß. Nicht nur bei Neugeborenen, sondern auch bei der Schwangeren ist die Hiluszellwucherung wahrscheinlich durch *Choriongonadotropin* oder durch *das hypophysäre LH bedingt*. Exogenes Choriongonadotropin vermag die Hiluszellen zur Proliferation zu bringen[505].

Gelegentlich geht die Hyperplasie von Hiluszellen nicht mit einer Mehrsekretion von androgenen, sondern von *oestrogenen* Wirkstoffen einher, diese Fälle sind jedoch ausgesprochen selten[506]. Dabei war gleichzeitig eine Stromahyperplasie und Luteinzellbildung nachweisbar. In diesem und auch in anderen Fällen bestand eindeutig das Bild des Hyperoestrinismus. Stets war aber auch die Stroma- und Stromaluteinzellhyperplasie nachweisbar[507].

Auch die senile Hyperplasie der Uterusschleimhaut bei der postmenopausischen Frau wird auf eine Hyperplasie der Hiluszellen zurückgeführt[508].

---

498 BURT 1954.
499 SOMMERS 1959.
500 WOLL, HERTIG, SMITH und JOHNSON 1948, SOMMERS und TELOH 1952.
501 STERNBERG 1949, DHOM 1954.
502 DHOM 1954.
503 TALIAFERRO, WELLS, KAY und HOGE 1953.
504 SIEBENMANN 1958, Lit.
505 STERNBERG 1949.
506 SIMARD und SIMARD 1944.
507 MORRIS und SCULLY 1958.
508 HUSSLEIN 1948, DHOM 1952.

VII. Gravidität und Lactation

A. Endokrine Regulationsstörungen der Gravidität

Das System der endokrinen Regulationen erfährt schon normalerweise durch eine Gravidität tiefgreifende funktionelle Umstellungen, die sich zum Teil auch durch morphologische Veränderungen der endokrinen Drüsen manifestieren. Es sei dafür auf die beiden vorhergehenden Abschnitte dieses Handbuches verwiesen.

Mit der Gravidität tritt im weiblichen Organismus eine *zusätzliche endokrine Drüse*, der Trophoblast oder die *Placenta* in Funktion. Sie sezerniert das Choriongonadotropin, welches in den ersten 2—3 Schwangerschaftsmonaten die Entwicklung und sekretorische Aktivität des Corpus luteum graviditatis sicherstellt. Vom 2. Monat an beginnt sie, mit einer rasch ansteigenden Sekretion von Oestrogenen und Progesteron die Funktion des Corpus luteum zu übernehmen[509]. Ob auch ACTH und NNR-Hormone in der Placenta nicht nur gespeichert, sondern gebildet werden, steht noch zur Diskussion. Wie Beobachtungen bei hypophysektomierten und adrenalektomierten schwangeren Frauen zeigen, scheint dies, zum mindesten was Aldosteron, Cortison und Cortisol betrifft, nicht der Fall zu sein[510].

Die *pathologische Morphologie* vermag *nur wenig* zur Frage beizutragen, wieweit sich die Placentarsekretion auf das übrige mütterliche Endocrinium auswirkt.

Eine *Insuffizienz* der endokrinen Funktion des Trophoblasten wird für einen Teil der *Frühaborte* verantwortlich gemacht, indem sie eine ungenügende Stimulation des Corpus luteum zur Folge hätte. Dies scheint aber nicht durch morphologische Befunde erwiesen zu sein[511]. Bei Schwangerschaftstoxikosen, insbesondere bei der *Spätgestose* wird ein vorzeitiges Altern der Placenta, eine gesteigerte Degeneration des Syncytiotrophoblasten und eine ausgedehnte Infarzierung der Placenta beschrieben[512]. Funktionell besteht eine Störung der placentaren Hormonproduktion, indem sich gewöhnlich das Choriongonadotropin vermehrt, die Oestrogen- und Pregnandiolausscheidung aber vermindert finden[513]. Da manche Anhaltspunkte dafür bestehen, daß die Steroidhormone im Syncytium gebildet werden (s. auch S. 83), wäre die Verminderung der Oestrogen- und Progesteronsekretion mit den Befunden degenerativer Veränderungen des Syncytiums gut erklärbar. Die Steigerung der Choriongonadotropinausscheidung hingegen ist weniger gut zu erklären. Es wird an einen verminderten Choriongonadotropin-„Verbrauch" durch das degenerierte Syncytium gedacht[513].

Über Veränderungen an den übrigen endokrinen Drüsen, welche mit Sicherheit auf primäre Placentarveränderungen zurückgeführt werden könnten, ist nichts bekannt.

Eindeutigere Befunde am übrigen Endocrinium sind bei der *Blasenmole* und beim endokrin aktiven Tumor der Placenta, beim *Chorionepitheliom* zu beobachten. Beide sezernieren bekanntlich in erster Linie Choriongonadotropin, in Einzelfällen ist aber auch die Bildung von Oestrogenen und Progesteron im Tumor nachgewiesen[514]. Es ist noch nicht gesichert, inwiefern die Hormonproduktion mit der Tumorstruktur, insbesondere mit dem Anteil an Cytotrophoblast und Syncytium zusammenhängt.

---

509 Zander 1957, Sohval 1956.

510 Little, Smith, Jessiman, Selenkow, Vant'Hoff, Eglin und Moore 1958, Cohen, Stiefel, Reddy und Laidlaw 1958, Laidlaw, Cohen und Gornall 1958.

511 Hertig und Mansell 1957.

512 Tenny und Parker 1940, Burstein, Blumenthal und Soule 1957.

513 Smith und Smith 1948. 514 Kaufmann und Zander 1954.

Im *HVL* persistieren die *Schwangerschaftszellen*[515]. Ihre Entwicklung ist mit großer Wahrscheinlichkeit auf die sekretorische Aktivität des Trophoblasten, wahrscheinlich auf die Wirkung des *Choriongonadotropins* zurückzuführen. Dies ergibt sich vor allem auch daraus, daß beim chorialen Carcinom des Mannes (s. S. 344) und beim sehr seltenen Chorionepitheliom des Ovars bei Mädchen vor der Pubertät[516] die Entwicklung von Schwangerschaftszellen im HVL beobachtet wurde. Die Bedeutung der Schwangerschaftszellen im HVL wird durch diese Beobachtungen kaum geklärt. Sie zeigen nur, daß es sich dabei um eine reaktive Veränderung handelt. Die beim Chorionepitheliom gewucherten Zellen unterscheiden sich nicht von den normalen Schwangerschaftszellen.

Im *Ovar* kommt es häufig zur Entwicklung von doppelseitigen *Luteincysten.* Dies ist seit der ersten Beschreibung von MARCHAND im Jahre 1898 vielfach bestätigt worden[517]. Es finden sich sowohl echte Luteincysten wie auch Follikelcysten mit lediglich luteinisierten Thecazellen. Die Cysten können Mannskopfgröße erreichen. Sie entstehen entweder durch die direkte Einwirkung des Choriongonadotropins oder indirekt über eine veränderte Sekretion des HVL[517].

Die *Nebennierenrinde* wird durch ein funktionierendes Chorionepitheliom *nicht* beeinflußt.

Wir haben selbst in zwei Autopsiefällen bei erwachsenen Frauen mit metastasierendem Chorionepitheliom weder eine Vergrößerung der Drüse noch eine abnorme Rindenstruktur gesehen. Auch bei einem Mädchen mit ovariellem Chorionepitheliom[518] fanden sich lediglich Veränderungen, welche sich als Streßfolge zwanglos erklären ließen.

Dies steht in Übereinstimmung mit neueren Untersuchungsergebnissen über das Verhalten der *NNR in der normalen Schwangerschaft.* Entgegen der früher verbreiteten Anschauung, daß die NNR während der Gravidität bei Menschen wie bei gewissen Tierarten hypertrophiere, konnte nachgewiesen werden, daß die unkomplizierte Schwangerschaft lediglich zu einer geringgradigen Verbreiterung der Zona fasciculata mit Zeichen vermehrter Sekretion in der inneren Hälfte, jedoch nicht zur statistisch signifikanten Vergrößerung der Drüse führt[519]. Die starke Zunahme der Corticoide im Blut und im Urin in der zweiten Schwangerschaftshälfte kann nach diesen Befunden nicht auf einer vermehrten Sekretion beruhen. Da auch eine Corticoidbildung in Placenta und Fetus sehr wahrscheinlich ausgeschlossen werden kann (s.o.), wird diese Zunahme mit einer Verminderung des Corticoidabbaus und einer längeren Verweildauer der Corticoide im Blut erklärt[520].

An den übrigen endokrinen Drüsen sind im Verlaufe an sich ungestörter Schwangerschaften nur vereinzelte krankhafte, die normale Schwangerschaftsreaktion überschreitende Veränderungen beschrieben. Die Wucherung der Schwangerschaftszellen im *HVL* kann gelegentlich zu einer *Vergrößerung* der Drüse führen, die sich klinisch bemerkbar macht. Es kann dabei zur *temporären Hemianopsie* kommen[521]. Schon ERDHEIM und STUMME haben beobachtet, daß es gelegentlich nicht nur zur diffusen, sondern auch zur knotigen Hyperplasie der Schwangerschaftszellen kommen kann, bis zur Bildung kleiner, länger persistierender Adenome.

Die ursprünglich von den Chromophoben abgeleiteten Schwangerschaftszellen, die nach cytologischen Kriterien sekretorisch aktive Zellen darstellen, werden auf Grund neuerer Färbeverfahren einerseits den mucoiden[522] oder den amphophilen[523] Zellen zugeordnet. Mit den gleichen Methoden gelangen andere Untersucher aber zum Schluß, daß sie eher der acidophilen Reihe zugerechnet werden müssen[524]. Einer vermehrten Wuchshormonbildung durch den HVL werden die gelegentlich recht deutlichen „akromegalen“ Veränderungen der Schwangeren

[515] NOVAK und KOFF 1930. [516] OLIVER und HORNE 1948, COTTIER 1957.
[517] NOVAK und KOFF 1930. [518] COTTIER 1957. [519] WHITELEY und STONER 1957.
[520] COHEN et al. 1958. [521] LÖHLEIN 1924. [522] PEARSE 1953. [523] BURT 1954.
[524] RUSSEL 1957.

zugeschrieben. Möglicherweise erfolgt diese in den Schwangerschaftszellen[525]. KRAUS (1926) hat vermutet, daß die Entwicklung von Schwangerschaftszellen als einer besonderen Form von Acidophilen etwas mit dem Wachstum des Feten zu tun habe. Ein derartiger funktioneller Zusammenhang konnte aber bis heute nicht erwiesen werden.

Bei *Eklampsie* konnte die vermehrte Invasion basophiler Zellen in den HHL[526] nicht bestätigt werden. Hingegen fand sich eine Vermehrung der Basophilen im HVL[527]. Neuerdings wurde eine Vermehrung spärlich granulierter mucoider Zellen festgestellt[528]. Insbesondere fand sich eine Häufung hypertropher Amphophiler. Dabei wird jedoch, möglicherweise zu Unrecht, keine Abgrenzung von Schwangerschaftszellen und anderen spärlich granulierten Zellen gemacht.

Die *Nebennierenrinde* kann manchmal ausgedehnte Blutungen oder hämorrhagische Infarzierungen aufweisen[529], welche auch zu klinisch faßbaren Rindeninsuffizienzen führen können und gelegentlich auch als Todesursache betrachtet werden können. Die Häufigkeit derartig ausgedehnter Zirkulationsstörungen und ihre genaueren Entstehungsbedingungen sind nicht bekannt. Bei völlig normalen Graviditäten fanden sich in einer größeren Untersuchungsreihe nur vereinzelt kleinste Blutungen[530].

Bei den *Gestosen* wird eine relative NNR-Hypofunktion als wichtiger pathogenetischer Faktor postuliert und die Gestose als mangelhafte Anpassung, als „Adaptationskrankheit“ aufgefaßt[531]. Im Urin ist die Corticoidausscheidung erniedrigt[532]. Andererseits werden auch gewisse abnorme Corticoide bei Gestosen vermehrt im Urin gefunden[533], und die Aldosteronausscheidung ist gesteigert[534]. Die morphologischen Veränderungen der NNR bei der Gestose bedürfen noch der Abklärung.

Mit Abweichungen im Steroidstoffwechsel und Bildung abnormer Steroide steht wahrscheinlich auch der selten während einer Schwangerschaft auftretende *Hirsutismus* im Zusammenhang[535], der sich nach der Gravidität wieder zurückbildet.

Als eine mit der Schwangerschaft zusammenhängende endokrine Regulationsstörung kann auch ein Einzelfall gewertet werden, bei dem es während zweier Schwangerschaften nicht nur zu Hirsutismus, sondern auch zur Clitorisvergrößerung kam. Dabei fand sich schließlich ein Ovarialteratom mit zahlreichen Luteinzellknoten[536], bei dem angenommen werden darf, daß es während der Schwangerschaft unter eine veränderte endokrine Stimulation geraten ist.

Diese kurze Übersicht kann nur zeigen, wie wenig über morphologische endokrine Korrelationsstörungen bei der Gravidität bekannt ist, und kann auch keinen Anspruch auf Vollständigkeit erheben. Für etwaige Auswirkungen primär von den übrigen endokrinen Drüsen ausgehender Regulationsstörungen auf die Placenta und die Schwangerschaft im allgemeinen, sei auf die entsprechenden Abschnitte verwiesen.

B. Endokrine Regulationsstörungen der Lactation

Nicht nur die Auslösung der Sekretion der Brustdrüse — die Lactation also —, sondern schon das Wachstum und die Differenzierung dieses Drüsengewebes sind die Folge einer komplexen, auch heute noch nicht ganz übersehbaren endokrinen

---

525 RUSSFIELD 1957. 526 CUSHING 1934. 527 BERBLINGER 1935. 528 BURT 1954.
529 CRAWFORD 1951, PLOTZ 1953. 530 WHITELEY und STONER 1957.
531 ELERT 1953, 1955. 532 STAEMMLER 1955. 533 SOHVAL 1956.
534 VENNING et al. 1956, KOCZOREK, WOLFF und BEER 1957. 535 STODDARD 1945, Lit.
536 FRIEDMAN, MACKLES und DAICHMAN 1955.

Steuerung, in welche auch nicht endokrine Faktoren eingreifen (Literatur BÄSSLER 1970). Für Einzelheiten muß auf die entsprechenden Abschnitte dieses Bandes über die endokrine Physiologie (s. S. 107) und auf Übersichtsarbeiten[537] verwiesen werden. Es sei davon hier nur das Wesentliche festgehalten: Die *Proliferation*, besonders der Ausführungsgänge, wird durch *Oestrogene*, daneben aber auch durch Corticosteroide der NNR und durch STH stimuliert.

Die Aussprossung der *alveolären Endstücke* bedarf ebenfalls der bereits genannten Hormone, jedoch zusätzlich des *Progesterons* und wahrscheinlich gleichzeitig schon des hypophysären Prolactins.

Die *Sekretion* schließlich kommt erst durch die Einwirkung von *Prolactin* zustande, wobei wiederum Corticosteroide und daneben auch Thyroxin für eine volle Wirkung notwendig sein sollen. Die *Milchausschüttung* erfolgt durch das HHL-Hormon *Oxytocin*, das die Kontraktion der Myoepithelien der Drüsenalveolen auslöst. Die Oxytocinausschüttung soll physiologischerweise durch den Saugreiz auf *neuralem* Wege zum hypothalamischen Zentrum in Gang kommen.

Neben diesen endokrinen und neuroendokrinen Faktoren müssen auf Grund klinisch-pathologischer Beobachtungen für den Menschen noch konstitutionelle, lokale zirkulatorische Bedingungen sowie Variationen der Endorganempfindlichkeit angenommen werden.

Vor den Lactationsstörungen seien noch kurz die Entwicklungsstörungen der Brustdrüse sowie die krankhafte Brustdrüsenentwicklung beim Manne, die *Gynäkomastie*, besprochen[538].

Die beim weiblichen und männlichen *Neugeborenen* gelegentlich auftretende und mit Sekretion einhergehende Brustdrüsenentwicklung gehört zu den noch als physiologische Variation zu wertenden Auswirkungen der mütterlichen Schwangerschaftshormone, darunter vorab der Oestrogene, auf den Neugeborenenorganismus.

Auch die vorzeitige Mammaentwicklung beim Mädchen, die *prämature Telarche* und die *Pubertätsgynäkomastie* sind nur ausnahmsweise Folge einer Endokrinopathie[539]. Sie sind entweder in ihrer Ursache ungeklärt, wobei eine abnorme Empfindlichkeit des Endorgans vor allem auf oestrogene Stimuli angenommen wird, oder der Ausdruck einer zeitlichen oder quantitativen Störung des hormonalen Gleichgewichtes. Bei der Pubertätsgynäkomastie muß differentialdiagnostisch das Vorliegen eines Klinefelter-Syndroms erwogen werden.

Hypoplasie und *Atrophie* der Brustdrüse können Folge einer HVL-Insuffizienz sein, wobei nach dem eingangs Gesagten der Ausfall von STH, des ACTH und der Gonadotropine verantwortlich gemacht werden müssen. Eine endokrin bedingte Hypertrophie der weiblichen Brustdrüse, eine *Makromastie* infolge hormonaler Störungen, ist nicht bekannt.

Die *Gynäkomastie* beruht anatomisch auf einer echten Proliferation der *Drüsengänge* und des begleitenden Bindegewebes. Die Drüsenendstücke bleiben rudimentär. Nur beim endokrin aktiven *chorialen Carcinom* des Hodens und dem seltenen analog wirksamen extratesticulären Dysgerminom, etwa im Mediastinum, kommt es zur vollen Entwicklung der Drüsenacini und auch zur Sekretion. Die mannigfaltigen Ursachen einer Gynäkomastie ergeben sich aus der Tabelle 3. Zur Gynäkomastie beim Bronchuscarcinom ist zu ergänzen, daß sie wohl nicht ausschließlich *endokrin* paraneoplastisch bedingt ist (s. S. 498). Es wird auch an eine zirkulatorische Störung gedacht, da sie in der Regel zusammen mit einer

[537] FOLLEY 1952, LYONS, JOHNSON und LI 1958, BÄSSLER 1970.
[538] LABHART 1957, 1971. [539] PRADER 1957, 1971.

Tabelle 3. *Vorkommen der Gynäkomastie.* (Modifiziert nach BRONSTEIN; aus LABHART: Klinik der inneren Sekretion, 1957)

A. Physiologische Gynäkomastie
1. Neugeborenen-Gynäkomastie, Hexenbrust
2. Pubertäts-Gynäkomastie, transitorische und persistierende Form

B. Gynäkomastie bei Endokrinopathien
1. Hypogonadismus (Kastration, Klinefelter-Syndrom, Lebererkrankungen, Unterernährung)
2. Testistumoren
3. Feminisierende Nebennierenrinden-Tumoren
4. Hyperthyreose
5. Adenohypophysentumoren

C. Gynäkomastie durch Medikamente
1. Gonadotropine
2. Oestrogene
3. Testosteron
4. Desoxycorticosteron, Nebennieren-Totalextrakt
5. bei protrahierter Digitalisapplikation

D. Gynäkomastie bei nichtendokrinen Krankheiten
1. Lepra
2. Leukämie
3. Nervenverletzungen (Rückenmark, Intercostalnerven)
4. Bronchuscarcinom

E. Idiopathisch

„Osteoarthropathie pneumique" von PIERRE-MARIE auftritt[540]. Zudem tritt sie auch bei nicht neoplastischen Thorax- und Lungenaffektionen auf[541]. Den medikamentösen, wohl nicht endokrinen Ursachen ist die Gynäkomastie im Verlaufe einer Isoniazid-(Rimifon-)Behandlung einer Lungentuberkulose beizufügen[541].

Entsprechend der komplexen neurohumoralen Steuerung ergeben sich auch für die *Lactation* verschiedene Störungsmöglichkeiten. Sie können kurz wie folgt geordnet werden[542]:

1. Neurogene Lactation, beispielsweise nach Hautverbrennungen im Thoraxbereich, nach Herpes zoster thoracalis.

2. Psychogene Lactation, z.B. bei Pseudocyesis beobachtet. Hierher oder zur folgenden Gruppe gehört möglicherweise die auch tierexperimentell auslösbare Lactation nach *Reserpin-*[543] und *Chlorpromazin*-Behandlung.

3. Hypothalamische Störung. Eine Galaktorrhoe mit gleichzeitiger Amenorrhoe wurde bei verschiedenen destruktiven Prozessen im Bereiche des Hypothalamus und des Hypophysenstiels festgestellt. In 2 Fällen handelte es sich um supraselläre Craniopharyngeome[542, 543], einmal um einen Tumor des Hypophysenstiels, einmal um ein Tuberculum-Meningeom[544]. Eine lokalisatorisch verwertbare Hypothalamuserkrankung ist bisher nicht bekannt geworden, und man muß bis auf

[540] THIBAULT 1961. Neuerdings konnte indessen bei einem Lungentumor mit begleitender Osteoarthropathie eine ganz eindeutige Überproduktion von Wachstumshormon (H. STEINER, O. DAHLBÄCK, J. WALDENSTRÖM: Ectopic growth-hormone production and osteoarthropathy in carcinoma of the bronchus, Lancet **1968** I, 783) durch den Tumor nachgewiesen werden. FUSCO und ROSEN haben bei Bronchuscarcinomen mit Osteo-Arthropathie eindeutig eine Überproduktion von Gonadotropin durch das Tumorgewebe festgestellt (S. 498).

[541] THIBAULT 1961. [542] LUSE 1962. [543] PASTEELS 1961. [544] GUINET et al. 1961.

weiteres annehmen, daß es der *Ausfall* des Hypothalamus oder seiner Verbindung vom HVL ist, welcher zu einer *Enthemmung* der *hypophysären Prolactinsekretion* führt[542]. Eine hypothalamisch bedingte Hypo- oder Agalaktie ist bisher nicht gesichert.

4. Hypophysäre Störung der Lactation. Beweisend für die Notwendigkeit des HVL für eine normale Lactation ist ihr Ausbleiben beim *Sheehan-Syndrom* als Folge der postpartalen, ausgedehnten Vorderlappennekrose[545]. Diese Hypo- oder Agalaktie kann erstes Symptom der HVL-Insuffizienz sein. Das gleiche hat sich bei einer Frau nachweisen lassen, die wegen eines Mammacarcinoms während der Gravidität hypophysektomiert wurde[546].

Eine *Galaktorrhoe,* die vermutlich auf einer Hypersekretion von Prolactin beruht, wird bei einem kleinen Prozentsatz der Frauen mit *Akromegalie* infolge eines esoinophilen HVL-Adenoms beobachtet[547]. Sie tritt dann unabhängig von einer vorangegangenen Gravidität auf. Cushing hat schon 1933 darauf hingewiesen, daß dabei festgestellte chromophobe HVL-Adenome wahrscheinlich durch Degranulierung aus acidophilen Adenomen hervorgegangen sind.

Historisch haben sich durch die klinische Beobachtung zwei Syndrome herausarbeiten lassen, die mit einer *Galaktorrhoe und einer Amenorrhoe* einhergehen:

Das erste ist das *Chiari-Frommel-Syndrom.* Es handelt sich dabei nach den zunächst nur klinischen Beschreibungen durch Chiari 1852 und besonders der 1882 erfolgten durch Frommel um meist kachektische Frauen, bei denen es *postpartal* zur persistierenden Galaktorrhoe und Amenorrhoe kam. Die Kachexie wie auch häufige psychische Störungen erwiesen sich später nicht als konstant[548]. Es besteht eine Atrophie des Genitaltraktes. FSH- und Oestrogenausscheidung sind erniedrigt. Oestrogenbehandlung vermag die Galaktorrhoe nur vorübergehend zu hemmen.

Das zweite Syndrom wird als *Ahumada-Del Castillo-* oder als *Forbes-Albright-Syndrom* bezeichnet. Es tritt ohne vorangegangene Gravidität bei 20—30jährigen Frauen, oft gleichzeitig mit Obesitas, Hirsutismus und Seborrhoe auf. Von Ahumada und del Castillo 1932 erstmal klinisch beschrieben, konnte das Syndrom später genauer durch einen *Mangel an FSH*[549] und durch die Feststellung eines *Hypophysentumors*[550] charakterisiert werden. Die 17-Ketosteroidausscheidung ist meist leicht erhöht und die erniedrigte oder gar fehlende FSH-Ausscheidung unterscheidet das Syndrom von der normalen Lactationsamenorrhoe.

Neuere Untersuchungen zeigen einerseits, daß eine scharfe Trennung beider Syndrome nicht möglich ist und daß andererseits immer mehr Patientinnen beobachtet werden, bei denen sich eine morphologisch faßbare Erkrankung im Hypothalamus oder im HVL nachweisen läßt. So fanden sich sowohl beim postpartalen als auch beim unabhängig von einer Gravidität auftretenden Galaktorrhoe-Amenorrhoe-Syndrom supraselläre Craniopharyngeome[551, 552]. Häufiger sind in Übereinstimmung mit den ersten bioptischen Befunden[553] auch in neuerer Zeit *chromophobe Adenome* des HVL festgestellt worden, und zwar sowohl beim Forbes-Albright-Syndrom[554] als auch beim Chiari-Frommel-Syndrom[555]. Bei diesen Patientinnen traten neben der endokrinen Störung stets Tumorsymptome auf. Trotzdem stellt sich auch bei denjenigen Patientinnen ohne faßbare Veränderungen im Hypothalamus- und Hypophysenbereich, bei denen somit eine funktionelle Störung postuliert wird, stets die Frage nach kleinen, noch nicht erkennbaren HVL-Adenomen.

---

[545] Sheehan 1937, Sheehan und Summers 1949. [546] Little et al. 1958.
[547] Linquette et al. 1961. [548] Paschkis, Rakoff und Cantaroff 1954.
[549] Forbes, Henneman, Griswold und Albright 1951, Argonz und Del Castillo 1953.
[550] Forbes, Henneman, Griswold und Albright 1954. [551] Luse 1962.
[552] Guinet, Putelat, Tommasi, Decourt und Franchet 1961.
[553] Forbes, Henneman, Griswold und Albright 1954.
[554] Bricaire, Moreau, Elissade und Bouvier 1958, Linquette, Laine, Gautier, Fossati und May 1961.
[555] Putelat, Cotte, Tommasi, Arcardio und Schot 1961.

Bei keiner der Patientinnen mit bioptisch nachgewiesenem HVL-Adenom war eine Akromegalie entstanden. Es handelte sich denn auch nie um eindeutige eosinophile Adenome, sondern stets um „chromophobe“. Es werden die Adenomzellen jedoch immer wieder auf Grund der Zell- und Kernstruktur als degranulierte Acidophile oder „präeosinophile“ Zellen betrachtet[553–555].

Es liegt eine einzige Autopsiebeobachtung mit gut untersuchtem Endocrinium vor[551].

Bei der 28jährigen Frau war das Syndrom im Anschluß an die 3. Gravidität vor 3 Jahren aufgetreten und hatte unter zunehmenden Symptomen eines Hirnbasistumors zum Tode geführt. Unter dem den Hypothalamus vollständig zerstörenden Craniopharyngeom zeigte die normal große Hypophyse im Vorderlappen einen völligen Schwund der „gonadotropen“ Basophilen. Veränderungen der Acidophilen sind nicht beschrieben. Die Ovarien atrophisch, 6 g schwer, Uterus samt Endometrium atrophisch, Mamma dagegen hyperplastisch und sezernierend.

Sowohl für die hypothalamisch als auch für die durch ein HVL-Adenom bedingten Syndrome mit Galaktorrhoe wird eine Hypersekretion von Prolactin postuliert. Bei einer der Patientinnen mit chromophobem HVL-Adenom wurde denn auch ein erhöhter Prolactingehalt im Serum nachgewiesen[556]. Ein FSH- oder Oestrogen-Mangel kann dafür wohl entgegen früherer Annahmen nicht verantwortlich gemacht werden. Was die Lokalisation der Prolactinbildung und -sekretion im Vorderlappen betrifft, so spricht doch einiges dafür, daß sie in den Acidophilen erfolgt.

Schließlich darf nicht unerwähnt bleiben, daß eine Galaktorrhoe auch in Legierungen mit anderen endokrinen Syndromen vorkommen kann. So wurde sie auch bei einem Patienten in persistierender Form mit gleichzeitigem Cushing-Syndrom bei einem HVL-Adenom gefunden[557].

Insgesamt zeigt sich, daß humanpathologische Beobachtungen, besonders wenn sie in Zukunft noch vermehrt mit exakten endokrinen Funktionsprüfungen korreliert werden können, durchaus entscheidend zu unserer Kenntnis der endokrinen Regulation der Brustdrüsenentwicklung und besonders der Lactation beim Menschen beitragen.

VIII. Feto-maternale Interrelationen

A. Vorbemerkungen

Aus zwei Gründen bedürfen die Regulationsstörungen der endokrinen Drüsen beim Feten einer gesonderten Besprechung: Einmal wirken sich hier etwaige Erkrankungen oder Anlagestörungen einzelner endokriner Drüsen auf andere Drüsen oder Drüsensysteme aus, die erst in ihrer anatomischen oder funktionellen Entwicklung begriffen sind. Nicht nur die etwa bereits in Gang gekommene Funktion, sondern auch die intrauterine Entwicklung der betroffenen Drüse kann dabei in Mitleidenschaft gezogen werden. Zweitens unterliegen die endokrinen Drüsen des Feten über den placentaren Blutstrom dem Einfluß der mütterlichen und placentaren Hormone und ihrer Sekretionsstörungen.

Die pathologische Morphologie der fetalen endokrinen Drüsen ist zweifellos noch unvollständig untersucht, doch ergeben sich aus einigen Beobachtungen wichtige Hinweise auf physiologische endokrine Korrelationen. Für die normale

---

556 Bricaire, Moreau, Elissade und Bouvier 1958.
557 Levin, Daughaday und Levy 1959.

Morphogenese und die morphologischen Anhaltspunkte, welche für eine sekretorische Tätigkeit der Drüsen während der intrauterinen Entwicklung sprechen, kann auf Bargmanns Beitrag in diesem Band und weitere einschlägige Arbeiten verwiesen werden[558].

Die *fetalen Endokrinopathien* lassen sich wie folgt anordnen:

1. Störungen des hypothalamisch-neurohypophysären Systems;
2. Störungen der Adenohypophyse;
3. Störungen der Schilddrüse;
4. Störungen der Nebennierenrinde;
5. Störungen der Gonaden;
6. Störungen des Inselapparates des Pankreas, diabetische Embryopathie;
7. Störungen der Epithelkörperchen.

Eine Besprechung des chromaffinen Systems und des Nebennierenmarkes erübrigt sich, da unseres Wissens keine pathologisch-anatomischen Veränderungen bekannt geworden sind, die sich schon während der Fetalzeit entwickelt und sich regulatorisch ausgewirkt hätten.

B. Das fetale hypothalamisch-neurohypophysäre System

Dieses System ist mehrfach auch mit neueren Methoden untersucht worden. Rodeck, der 1958 die Entwicklung des neurosekretorischen Systems während des Fetallebens und beim Neugeborenen untersucht hat, kommt zum Schluß, daß beim Menschen zwar eine gewisse Differenzierung der hypothalamischen Kerne und eine geringe Neurosekretbildung schon während des Fetallebens nachweisbar sind, daß jedoch beim Neugeborenen das System *noch nicht völlig ausgereift* ist. Der physiologische Diabetes insipidus des Neugeborenen ist aber mindestens ebensosehr, wenn nicht überwiegend auf die ungenügende Ansprechbarkeit der Niere auf die Hinterlappenhormone zurückzuführen. Dies wirft die Frage auf, ob während des Fetallebens überhaupt Störungen des hypothalamisch-neurohypophysären Systems möglich sind. Benirschke und McKay haben 1953 im Gegensatz zu Rodeck wesentlich eindeutigere morphologische Anhaltspunkte für eine neurosekretorische Aktivität des Systems beim menschlichen Feten gewonnen. Danach sind die hypothalamischen Kerne mit 14—16 Wochen angelegt, Neurosekret wird in den Kernen in der 20. und im HVL in der 23. Woche nachweisbar.

Die schwerste und wohl auch am häufigsten untersuchte *krankhafte* Veränderung von Hypothalamus und Neurohypophyse ist die *Anencephalie*. Schon im älteren, von Kraus 1926 zusammengestellten Schrifttum ergibt sich, daß die Neurohypophyse meistens völlig fehlt. Dies konnte durch neuere Untersuchungen bestätigt werden[559]. Nur einmal wird über einen recht großen und gut entwickelten Hinterlappen berichtet, obwohl Gehirngewebe bis hinunter zum Bulbus fehlte[560]. Eine genaue Beschreibung fehlt jedoch.

Benirschke und McKay haben 1953 das hypothalamisch-neurohypophysäre System auf histologisch faßbares *Neurosekret* untersucht und in einem Fall im Gehirnrest zwar vereinzelte neurosekrethaltige Ganglienzellen, im Hinterlappen jedoch gar kein Neurosekret gefunden. Auf eine Insuffizienz des Systems mit Antidiuretinmangel wird deshalb wohl mit Recht die Häufung der *Fruchtwasser-*

---

558 Moore 1950, Lit., Tonutti und Fetzer 1953, Willis 1958.
559 Angevine 1938, Ch'in 1938, Kind 1962. 560 Tuchman-Duplessis 1959.

vermehrung bei Anencephalen zurückgeführt[561]. Sie entsteht wahrscheinlich über eine Polyurie des Feten und mit dieser steht vielleicht auch die gelegentlich bei Anencephalen beobachtete Ausbildung einer *Hydronephrose* in Zusammenhang[562].

Eine *Vermehrung von Neurosekret* fand sich bei zwei Feten mit Nierenhypoplasie und einem Feten mit Achondroplasie mit Polyhydramnion[562].

Nach diesen morphologischen Beobachtungen ist das neurosekretorische System beim Feten doch schon sekretorisch tätig und offenbar für eine normale Nierenfunktion notwendig. Die spärlichen Beobachtungen legen überdies die Möglichkeit nahe, daß bei genauer Untersuchung unter Berücksichtigung des Neurosekretgehaltes noch weitere primäre und sekundäre adaptive pathologische Veränderungen in diesem Bereich auch bei Feten gefunden werden.

Das hypothalamisch-neurohypophysäre System von Feten und Neugeborenen wird möglicherweise durch verschiedene *Erkrankungen der Mutter* auch morphologisch faßbar beeinflußt. Hier steht noch ein weites Feld der Forschung offen; bisher sind keine entsprechenden Untersuchungen bekannt geworden.

C. Die fetale Adenohypophyse

Sie erreicht schon relativ frühzeitig einen Differenzierungsgrad und den notwendigen Kontakt mit dem Hypothalamus, der eine inkretorische Funktion auch beim Feten als möglich erscheinen läßt[563]. Für die verschiedenen krankhaften Veränderungen, meistens Mißbildungen, welche als Grundlage endokriner Regulationsstörungen in Frage kommen könnten, sei auf die Lehr- und Handbücher der speziellen Pathologie verwiesen. Es seien hier nur einige für unsere Fragestellung wichtige Krankheitsprozesse aufgeführt.

Die völlige *Aplasie* des HVL ist außerordentlich selten. Sie findet sich im Schrifttum einmal als praktisch isolierte Mißbildung bei sonst intaktem Gehirn, wobei der Hinterlappen jedoch vorhanden und halbkugelig der Gehirnbasis aufsitzend, allein in der Sella lag[564]. Ferner fehlt der Vorderlappen vollständig bei einem Teil der Zyklopen, während er bei anderen vorhanden ist[565]. Eine *Hypoplasie* ist ebenfalls sehr selten und eine genauere Untersuchung derartiger Drüsen und die gleichzeitige genaue Prüfung des Zentralnervensystems ist uns nicht bekannt.

Genauer untersucht ist die Hypophyse bei der *Anencephalie*. Dabei ist die Adenohypophyse — im Gegensatz zur Variabilität des restlichen hypothalamischen und neurohypophysären Gewebes — stets nachweisbar[566]. Ch'in (1938) fand regelmäßig eine Verkleinerung des Vorderlappens auf etwa die Hälfte der Norm und eine starke Formvariabilität. Einmal fand sich lediglich eine Rachendachhypophyse[567], und einmal war diese sogar so groß wie ein normaler HVL[568]. Genauere Untersuchungen mit Stufenschnitten und der Papiergewichtsmethode[569] ließen keine Verminderung des Drüsenparenchyms feststellen.

Die wenigen Hinweise auf die histologische Zusammensetzung des HVL bei Anencephalen widersprechen sich teilweise. Genaue quantitative Untersuchungen über den Anteil der verschiedenen Zelltypen fehlen. Es finden sich Angaben über eine Vermehrung der Acidophilen[570] und andere über eine Verminderung derselben[571]. Neuestens wurde auch über eine Verminderung der Basophilen berichtet, unter denen es dichter und spärlich granulierte Formen geben soll[572]. Andere Untersucher wieder fanden keine Veränderung des Zellbildes gegenüber der Norm[573].

561 Benirschke und McKay 1953. 562 Angevine 1938. 563 Kraus 1926, Orthner 1955. 564 Brewer 1957. 565 Edmonds 1950. 566 Angevine 1938, Ch'in 1938, Ostertag 1956. 567 Angevine 1938. 568 Nichols et al. 1958. 569 Covell 1927. 570 Ostertag 1956. 571 Ch'in 1938. 572 Tuchman-Duplessis 1959. 573 Kind 1962.

Wie bei den postnatal erworbenen Erkrankungen des Hypothalamus sind auch beim Feten offensichtlich die dadurch bedingten Hypophysenvorderlappenveränderungen noch ungenügend erforscht. Immerhin sind die Veränderungen offenbar im Gegensatz zu den eindeutigen funktionellen Störungen recht bescheiden.

Was die Sekretion der *direkt wirkenden Vorderlappenhormone* betrifft, so ergeben sich aus humanpathologischen Beobachtungen keine Anhaltspunkte für oder gegen die Annahme einer Sekretion von *Prolactin* oder melanocytenstimulierendem Hormon (MSH). Ob die fetale Adenohypophyse beim Menschen *Wuchshormon* sezerniert und ob eine derartige Sekretion für das intrauterine Wachstum von Bedeutung ist, ist noch nicht sicher bekannt. Der *Wuchshormongehalt* wurde biologisch nur einmal bei einem 8 Monate alten, unmittelbar nach der Geburt verstorbenen Frühgeborenen untersucht[574]. Es fand sich dabei bemerkenswerterweise ein Gehalt, der, bezogen auf das Körpergewicht, demjenigen bei Kindern und Erwachsenen vergleichbar war. Die Möglichkeit einer Wuchshormonsekretion ist damit zum mindesten nicht ausgeschlossen. Pathologisch-anatomische Beobachtungen vermögen aber bisher die Annahme einer solchen Sekretion und ihre Bedeutung für das intrauterine *Wachstum nicht* zu stützen.

Bei einem weiblichen Frühgeborenen mit Aplasie des HVL[575] fand sich keine sichere Hemmung des Längenwachstums und auch bei den Zyklopen ohne Vorderlappengewebe[576] ist keine Wachstumshemmung beschrieben worden. Bei den *Anencephalen* ist das Längenwachstum unter Berücksichtigung der Mißbildung normal[577]. Dies darf freilich nicht als Argument dafür betrachtet werden, daß das fetale Wachstum unabhängig von einer STH-Sekretion durch den HVL erfolgt. Der Befund könnte auch so interpretiert werden, daß im Gegensatz zu den glandotropen Funktionen (s.u.) eine STH-Sekretion trotz fehlendem Hypothalamus ungestört möglich ist.

D. Die fetale Schilddrüse

Die *fetale Schilddrüse* und ihr Inkret sind für die intrauterine Entwicklung nicht unbedingt notwendig, wie sich aus der Tatsache ergibt, daß bei der vollständigen Thyreoaplasie die Zeichen einer Insuffizienz erst einige Zeit nach der Geburt auftreten.

Das Schilddrüsenhormon vermag die Placenta in beiden Richtungen zu passieren. TSH vermag die Placenta *nicht* zu passieren.

Eine Abhängigkeit der Schilddrüse von Hypophysenvorderlappen und Hypothalamus in der Fetalzeit ist umstritten:

So wurde bei der *Anencephalie* als dem häufigsten Beispiel einer *hypothalamischen* Störung bei vorhandener Adenohypophyse zwar in der Regel eine normal große Schilddrüse gefunden[579]. CH'IN (1938) fand jedoch eine eindeutige Vergrößerung und histologisch ein Bild, welches einer Mindersekretion entspricht, nämlich weite Follikel, reichlich Kolloid und flaches Epithel. Es wäre dies ein Befund, wie er auch beim Erwachsenen bei hypothalamischen Zerstörungen in der Schilddrüse erhoben werden kann (s. S. 421).

KIND (1962) hat das Verhalten der Anencephalenschilddrüse eingehend nachgeprüft. Er fand einmal, daß es auch bei dieser Mißbildung zur Bildung von Neugeborenenstrumen und folglich zur hypophysären Stimulation kommen kann. Sowohl was das Drüsengewicht, als auch das histologische Bild betrifft, wichen im übrigen die Schilddrüsen der Anencephalen nicht von der Norm ab. Nachdem KIND die möglichen Quellen des fetalen TSH diskutiert hat, kommt er zum

[574] GERSHBERG 1957. [575] BREWER 1957. [576] EDMONDS 1950. [577] POTTER 1952.
[579] ANGEVINE 1938, OSTERTAG 1956, TUCHMAN-DUPLESSIS 1959.

Schluß, daß am wahrscheinlichsten das TSH auch beim Anencephalen aus dem eigenen HVL stamme und daß somit seine Sekretion beim Feten unabhängig vom Hypothalamus erfolgen kann. Es besteht damit eine gewisse Divergenz zwischen diesen Befunden und tierexperimentellen Ergebnissen nach heterotoper Transplantation der Hypophyse (s. S. 421).

Beim *Ausfall der Adenohypophyse* wurde eine sehr ausgeprägte Hypoplasie der Schilddrüse gefunden[580]. Auch bei der Cyclopie findet sich eine beträchtliche Verkleinerung der Schilddrüse, wenn auch die Hypophyse fehlte[580, 581]. Histologisch fand sich in diesen Fällen kein wesentlicher Unterschied zum üblichen Bild der fetalen Schilddrüse, nur einmal wurde eine geringe Fibrose festgehalten. Obwohl also mütterliches Thyroxin im fetalen Organismus vorhanden ist, hat der Ausfall des körpereigenen HVL eine Unterentwicklung der Schilddrüse zur Folge. Das Umgekehrte, eine Schilddrüsenvergrößerung oder eine histologisch nachweisbare Hyperfunktion der Schilddrüse infolge eines krankhaften HVL-Prozesses, ist nicht bekannt.

Das Auftreten regulativer Veränderungen im HVL und in anderen endokrinen Drüsen bei der *kongenitalen Aplasie oder Hypoplasie der Schilddrüse* schon während des intrauterinen Lebens hat KRAUS anhand eines gut untersuchten Falles 1929 wahrscheinlich gemacht[582]. Ein 2520 g schwerer neugeborener Knabe wies neben multiplen anderen Mißbildungen eine Aplasie der Schilddrüse, hochgradige Thymushypoplasie und hochgradige Hyperplasie von Hypophysenvorderlappen, Nebennierenrinde und z.T. auch Nebennierenmark auf. Leider sind über die Mutter keine näheren Angaben erhältlich. Wir möchten annehmen, daß hier eine hochgradige Schilddrüsenunterfunktion des Feten zu einer massiven thyreotropen Hyperaktivität des HVL führte. Diese Überstimulierung ließe sich eigentlich nur damit erklären, daß entweder die Schilddrüsenhormonproduktion der Mutter nicht zur Substitution genügte oder daß eine gewaltige adrenocorticale Hyperaktivität des Feten eine stark gesteigerte Schilddrüsenhormonclearance zur Folge hatte. Die Thymushypoplasie läßt sich recht gut in die allgemeine Vorstellung von Nebennierenrindenüberfunktion mit Thymusbremsung und die thymothyreoten Korrelationen bei der Hypothyreose einschließen. Der Befund ist mit der verzögerten postnatalen Involution der fetalen NNR bei konnataler Hypothyreose zu vergleichen (s. S. 453). KRAUS macht keine Angaben über den Hypothalamus. Im Hypophysenhinterlappen fand sich ein merkwürdiges lymphocytäres Infiltrat. Beachtenswert ist die Koinzidenz mit anderen Mißbildungen (s. S. 461).

Bei Störungen der *mütterlichen Schilddrüsenfunktion* sind eindeutige Befunde am kindlichen Endokrinium beobachtet worden:

Hypothyreose beim Neugeborenen. Wenn auch der bulgarische Autor DOKUMOV (1961) auf die eher ungünstige Beeinflussung von Schwangerschaft und Geburtsverlauf in Gebieten mit endemischer Struma hingewiesen hat, so ist doch auffällig, daß hypothyreote Mütter offenbar selten dysthyreote Kinder gebären (s. auch Abschnitt Hyperthyreose bei Neugeborenen). Bekannt ist der Fall von HODGES, HAMILTON und KEITTEL (1952), in dem die vier lebenden Kinder einer hypothyreoten Mutter anscheinend euthyreot waren; allerdings war das eine mongoloid, das andere wies einen geistigen Rückstand auf. PETERSSON und YOUNG (1952) haben gezeigt, daß die Placenta für TSH als Barriere wirkt.

Wahrscheinlich ist aber die Hypophyse doch am häufigen Befund der kindlichen Struma schuld. Diese Struma ist vielleicht eine Reaktion auf den mütterlichen relativen Schilddrüsenhormonmangel besonders in Gebieten mit endemi-

[580] BREWER 1957. [581] EDMONDS 1950. [582] KRAUS 1929.

scher Struma oder auf die Wirkung anderer strumigener Faktoren. WEGELIN (1926) hat das Gewicht von 223 Neugeborenenschilddrüsen aus der Kropfregion von Bern gemessen. Dabei fällt auf, daß $^2/_3$ ein Gewicht über 6 g (bis 40 g) aufweisen. ROSS (1964) hat die regionäre Variabilität der Schilddrüsengewichte betont und die postnatale Abnahme des Schilddrüsengewichtes hervorgehoben. Im allgemeinen handelt es sich bei den Neugeborenenstrumen um diffuse parenchymatöse Formen mit starker Vascularisation (parenchymatös-teleangiektatische Form). Die Schilddrüsenübergewichte scheinen aber nicht auf dieser Hyperämie allein zu beruhen, um so mehr als die Rückbildung der Struma recht langsam vor sich geht. UEHLINGER (1958) stellte unter der Kropfprophylaxe mit jodiertem Kochsalz einen deutlichen Rückgang der Neugeborenenstruma fest.

Es sei in diesem Zusammenhang noch auf die Feststellung hingewiesen, daß Mütter von Kindern mit sporadischem Kretinismus in einem signifikant hohen Prozentsatz Schilddrüsenautoantikörper aufweisen[583]. Diese können wahrscheinlich zum Teil die Placentabarriere überwinden und die fetale Schilddrüse schädigen. Die Autopsiebefunde von 2 Kindern derselben Familie stützen diese Annahme[584].

Über die übrigen endokrinen Organe liegen bei allen diesen Fällen keine verwertbaren pathologisch-anatomischen Befunde vor.

Die Hyperthyreose des Neugeborenen. Diese Fälle sind recht selten. Unter Berücksichtigung der relativen Häufigkeit der Hyperthyreose bei Frauen scheint in der überwiegenden Anzahl das Neugeborene euthyreot zu sein.

In den wenigen Fällen mit konnataler Hyperthyreose — unseres Wissens sind bis März 1966 21 gesicherte Fälle publiziert (Übersicht[585]) — heben sich einige Gruppen ab:

1. Hyperthyreotische Kinder unbehandelter hyperthyreotischer Mütter.
2. Hyperthyreotische Kinder behandelter hyperthyreotischer Mütter.
3. Hyperthyreotische Kinder bei familiärer Hyperthyreose.
4. Hyperthyreotische Kinder normothyreoter oder nach Therapie hypothyreoter nicht mehr behandelter Mütter.

In der überwiegenden Mehrzahl der Fälle wiesen die Mütter eine therapieresistente Hyperthyreose (meistens mit Exophthalmus) auf (Gruppe 1).

Die Gruppe 2 hat zur Annahme geführt, daß die Thyreostatica transplacentar auf die Schilddrüse ebenfalls eine Wirkung hätten, im Sinne einer diffusen Schilddrüsenhyperplasie mit vermehrter Hormonproduktion durch die TSH-überstimulierte Schilddrüse nach der Geburt[586]. In den meisten Fällen ist — ebenso wie in den Fällen der Gruppe 1 — LATS vorhanden (s. S. 434)[587]. Gegen die Erzeugung von Hyperthyreose durch vermehrten placentaren Übertritt von mütterlichem TSH spricht der Umstand, daß TSH offenbar nicht diaplacentar passieren kann und daß TSH eine sehr *kurze* Halbwertszeit hat, während die Hyperthyreosezeichen immerhin erst nach Wochen bis Monaten verschwinden, sowie die Seltenheit des Vorkommens dysthyreoter Kinder bei hypothyreoten Müttern. Der praktisch immer nachgewiesene Exophthalmus beim hyperthyreoten Neugeborenen scheint aber doch eine gewisse Hypophysenabhängigkeit anzudeuten, weil ja DOBYNS und WILSON nach immer wieder bestätigten Versuchen[588] für den Exophthalmus produzierenden Faktor (EPF) die Hypophyse als Bildungsstätte angenommen haben. Morphologische Befunde sind recht selten mitgeteilt. Insbesondere fehlen vollständige Angaben über die endokrinen Organe außer der Schilddrüse.

583 CHANDLER, BLIZZARD, HUNG und KYN 1962.
584 SUTHERLAND, ESSELBORN, BURKET, SKILLMAN und BENSON 1960.
585 GLASS, TOWNSLEY und GEPPERT 1964.
586 BONGIOVANNI, EBERLEIN, THOMAS und ANDERSON 1956.
587 ROSENBERG, GRAND und SILBET 1963. 588 DOBYNS und WILSON 1954.

Im Fall von SKELTON und GANS (1955) wurde der Thymus (23 g) als hyperplastisch beschrieben. Die Schilddrüse war hyperplastisch und aus dem Bild zu schließen mit Hyperthyreose vereinbar.

Das Krankheitsbild der hereditären Hyperthyreose (Gruppe 3)[589] fällt durch die über Jahre hin *persistierende* Schilddrüsenüberfunktion aus dem Rahmen, weil sonst die Hyperthyreosezeichen beim Neugeborenen im Verlauf der ersten Lebensmonate zu verschwinden pflegen.

Die vierte Gruppe ist mit zwei repräsentativen Fällen vertreten[590, 591]. Es ist besonders im Fall von THOMPSON und RILEY[591] anzunehmen, daß die massive Jodidtherapie während der Schwangerschaft zum seltenen Jodbasedow des Kindes geführt hatte. Der kindliche Kropf verschwand nach 5 Wochen. LATS war weder bei der Mutter noch beim Kind vorhanden.

Auffällig ist die relative Häufigkeit von Mißbildungen beim Neugeborenen mit einer Hyperthyreose.

E. Die fetale Nebennierenrinde

Die *Nebennierenrinde* des menschlichen Feten teilt mit derjenigen anderer Primaten das Phänomen der *fetalen,* nach der Geburt normalerweise degenerierenden *Rindenzone.* Normale Struktur und die verschiedenen Möglichkeiten ihrer immer noch nicht abgeklärten Funktion sind schon eingehend dargestellt worden. Es sei diesbezüglich auf die zusammenfassende Darstellung von BACHMANN (1954) und besonders auf diejenige von DHOM (1965) verwiesen. Pathologisch-anatomische Beobachtungen stützen die Anschauung, daß schon beim Feten die Entwicklung und Erhaltung der normalen Struktur von der Unversehrtheit von Hypothalamus und Adenohypophyse abhängen.

Bei den *Anencephalen,* denen in der Regel jedes *hypothalamische Gewebe* fehlt und bei denen sicher das vorhandene adenohypophysäre Gewebe von etwa vorhandenem Nervengewebe isoliert ist, findet sich wohl als bekannteste Veränderung im Endokrinium die sehr starke Verkleinerung der Nebenniere in der zweiten Schwangerschaftshälfte. Schon MEYER hat 1912 gefunden, daß Anencephale bis zum 5. Schwangerschaftsmonat noch gleich große Nebennieren aufweisen wie gesunde Feten. Dies ist auch später bestätigt worden, und BENIRSCHKE (1956) hat auf Grund dieses Schrifttums und eigener Untersuchungen zeigen können, daß die Verkleinerung der Nebenniere beim Anencephalen nach dem 5. Schwangerschaftsmonat auf der *vorzeitigen Involution der fetalen Rinde* beruht. Er erklärt dies damit, daß in der ersten Schwangerschaftshälfte sich die fetale Rinde unter der Wirkung des dann reichlich gebildeten placentaren Choriongonadotropins ausbilde, wie dies normalerweise der Fall sei. Nach dem 5. Monat sinkt die Choriongonadotropinbildung stark ab und wird von der ständig bis kurz vor der Geburt steigenden Oestrogen- und Progesteronsekretion abgelöst. Die Weiterentwicklung der fetalen Nebenniere hängt vom 5. Monat an offensichtlich vom Hypothalamus und HVL ab. Zwar ist in der normalen Adenohypophyse beim menschlichen Feten ACTH, wenn auch in sehr kleinen Mengen, zu dieser Zeit bereits nachgewiesen worden. Die Struktur der adulten, persistierenden Rinde, welche nach den postnatalen Veränderungen unter dem trophischen Einfluß von ACTH steht, macht aber eine ACTH-Sekretion während der intrauterinen Entwicklung eher unwahrscheinlich. Die Struktur der fetalen NNR entspricht nicht derjenigen einer unter ACTH-Stimulation stehenden Rinde. Es darf also angenommen werden, daß die fetale Rinde in der zweiten Schwangerschaftshälfte unter dem Einfluß eines anderen Glandotropins des HVL steht. Wegen seiner

[589] McKENZIE 1964. [590] KOERNER 1954. [591] THOMPSON und RILEY 1966.

Ähnlichkeit mit dem Choriongonadotropin wird erwogen, ob es sich dabei um das Luteinisierungshormon (LH) handle, welches möglicherweise unter der Wirkung der reichlichen Placentarhormone, besonders der Oestrogene, vom HVL in Abhängigkeit vom Hypothalamus sezerniert werde.

Die Nebennierenrinde bei der Anencephalie ist aber nicht nur infolge der vorzeitigen Involution der fetalen Zone verkleinert. Es besteht eine darüber hinausgehende Atrophie[592]. Die adulte Rinde ist auffällig lipoidreich, ein Befund, der auch postnatal kennzeichnend für eine fehlende hypophysäre Stimulation ist. Ob es nur die fehlende Verbindung des HVL-Gewebes zur Gehirnbasis oder überhaupt der Mangel an hypothalamischem Gewebe, oder auch die wechselnd starke Verkleinerung des Vorderlappens ist, welche für die vorzeitige Involution und Atrophie der NNR verantwortlich sind, ist schwer zu entscheiden. Immerhin ist es aufgefallen, daß die Nebennierenverkleinerung auch in Fällen, bei denen eine normal große Rachendachhypophyse gefunden wurde, gleich ausgeprägt war wie sonst[593] und daß sich keine konstante Beziehung zwischen der Menge von Vorderlappengewebe und NN-Größe finden ließ[594]. Dies weist darauf hin, daß dem Mangel an hypothalamischem Gewebe und adenohypophysär-neuraler Kontaktfläche die größere Rolle zukommt.

Benirschke (1953) fand die gleiche NNR-Atrophie und vorzeitige Involution der fetalen Zone auch bei Zerstörung des vorderen Hypothalamus infolge *Hydrocephalie*.

Eine Hyperplasie der adulten oder der fetalen Rinde bei krankhaften Veränderungen des Hypothalamus ist beim Menschen nicht bekannt.

Die gleiche Nebennierenrindenatrophie mit fehlender fetaler Innenzone wie bei der Anencephalie und Hydrocephalie fand sich auch bei den wenigen Fällen von *völlig fehlender Adenohypophyse*[595]. Wie beim Hypothalamus ist auch in der Adenohypophyse selbst kein pathologischer Prozeß bekannt, welcher zur Hyperplasie der einen oder anderen Rindenschicht der fetalen NN führen würde.

Die schon intrauterin sich manifestierenden pathologischen Veränderungen der *NNR selbst*, und dazu gehören die sehr seltenen Hypoplasien und die häufigeren kongenitalen Hyperplasien, konnten bisher noch nie während der intrauterinen Entwicklung und insbesondere nicht in ihrer Auswirkung auf die übrigen endokrinen Regulationsstellen untersucht werden.

Die spärlichen Befunde zeigen, daß die NNR ohne Zweifel während des Fetallebens einer komplizierten Regulation unterliegt, bei der jedenfalls die Placentarhormone eine entscheidende Rolle spielen. Die pathologisch-anatomischen Befunde vermögen doch einen Teil dieser regulatorischen Beziehungen zu erhellen.

Die von der *mütterlichen Nebenniere* ausgehenden endokrinen Regulationsstörungen, bei denen es trotzdem zur Schwangerschaft kommt, sind selten[596]. Eine Untersuchung der dabei am fetalen Endokrinium auftretenden Veränderungen fehlt unseres Wissens bisher.

F. Die fetalen Gonaden

Weiblichen und männliche Gonaden verhalten sich strukturell und wahrscheinlich auch funktionell recht verschieden. Die *Ovarien* weisen gegen das Ende der Gravidität schon normalerweise deutliche Zeichen einer gonadotropen Stimulation auf, indem es zur Follikelreifung und Bildung von Follikelcysten kommt.

---

592 Benirschke 1956. 593 Nichols et al. 1958. 594 Angevine 1938.
595 Brewer 1957, Edmonds 1950. 596 Hunt und MacConahey 1953.

Dieser Prozeß wird bei Schwangerschaftstoxikosen in erhöhtem Maße beobachtet[597]. Da dabei die Ausscheidung von CG häufig erhöht ist, wird diese Ovarialveränderung auf eine gesteigerte CG-Bildung durch die Placenta zurückgeführt. Außer dieser Follikelreifung soll das normale fetale Ovar gegen das Ende der Schwangerschaft lipoidhaltige geschwollene Stromazellen, sog. Zwischenzellen, die wohl mit den Stromaluteinzellen identisch sind, enthalten[598].

Über regulative Veränderungen der Ovarien bei Störungen des fetalen Endokriniums ist sehr wenig bekannt. Wiederum bei der *Anencephalie* fand CH'IN (1938) eine eindeutige Verkleinerung, fehlende Follikelreifung und fehlende Zwischenzellen und schließt daraus auf eine ungenügende Stimulation der Gonade durch die hypoplastische Adenohypophyse. Wir dürfen heute annehmen, daß die Ursache der mangelhaften HVL-Funktion im Fehlen des Hypothalamus zu suchen ist. Entsprechende Befunde wurden bei den seltenen Fällen von HVL-Mangel nicht erhoben[599]. Der bei Spätgestose erhobene, obenerwähnte Befund einer Steigerung der Follikelreifung ließe sich also auch mit einer vermehrten Gonadotropinwirkung des fetalen HVL erklären.

Bei den Mißbildungen der *weiblichen Gonade*, insbesondere bei den Dysgenesien, konnten die endokrinen Drüsen bei Feten und Neugeborenen bisher nicht untersucht werden. Es ist aber unwahrscheinlich, daß sich der Ausfall der etwaigen endokrinen Sekretion des Ovars während der intrauterinen Entwicklung überhaupt bemerkbar macht. In der zweiten Schwangerschaftshälfte steht der fetale Organismus ohnehin unter der Einwirkung der reichlichen placentaren Oestrogene und des placentaren Progesterons (s. Beitrag KÜHNAU).

Über Veränderungen der endokrinen Drüsen derjenigen Feten, die einer abnormen Sexualhormonwirkung infolge einer Erkrankung der *mütterlichen* Gonade oder einer therapeutischen Zufuhr von Sexualhormonen ausgesetzt waren, ist bis heute nichts bekannt.

Die *Hoden* weisen bekanntlich während des Fetallebens eine beträchtliche Entfaltung und Proliferation der Leydigschen Zwischenzellen mit histologischen Zeichen sekretorischer Aktivität auf. Diese sog. erste Zwischenzellgeneration, die unmittelbar nach der Geburt verschwindet, erreicht ihre maximale Entwicklung im 3.—4. Monat. Da zu diesem Zeitpunkt die placentare Choriongonadotropinbildung am höchsten ist und sich beim Erwachsenen die Zwischenzellproliferation mit Choriongonadotropin anregen läßt, wird die fetale Leydigzellproliferation darauf zurückgeführt. In Analogie zu tierexperimentellen Ergebnissen wird überdies angenommen, daß der menschliche fetale Hoden zu diesem Zeitpunkt Androgene sezerniert und damit die männliche Entwicklung des Genitalsystems bestimme[600]. Pathologisch-anatomische Beobachtungen vermögen diese Theorie weder zu stützen noch zu widerlegen.

Bei den *Anencephalen* fehlen leider Untersuchungen in der ersten Schwangerschaftshälfte. Da in diesen frühen Stadien der Gehirnrest noch besser erhalten ist, kann nicht sicher ausgeschlossen werden, daß eine glandotrope Funktion des Vorderlappens zu diesem Zeitpunkt noch möglich ist. Bei älteren Anencephalen hingegen fand sich eine deutliche Verkleinerung der Hoden und histologisch ein völliges Fehlen der fetalen Zwischenzellen. Die Kanälchen waren demgegenüber unverändert[601].

Dieser Befund läßt darauf schließen, daß zum mindesten bei den älteren Feten die dann immer noch nachweisbare, wenn auch nicht mehr so ausgeprägte Zwischenzellproliferation *nicht* durch das Choriongonadotropin bedingt ist, sondern von Hypothalamus und Adenohypophyse abhängt. Da die Zwischenzellen

[597] STANGE 1956. [598] CH'IN 1938. [599] BREWER 1957, EDMONDS 1950.
[600] PRADER 1959, Lit. [601] CH'IN 1938.

wie die fetale Innenzone der NNR postnatal verschwinden, muß aber letztlich doch ein placentarer Wirkstoff für ihre Stimulation verantwortlich sein. Möglicherweise handelt es sich dabei um die placentaren Oestrogene, welche die vom Hypothalamus abhängige Sekretion eines Glandotropins auslösen. Die männlichen Gonaden konnten bei den bis heute bekannten seltenen Fällen von vollständigem *HVL-Mangel* nicht untersucht werden. Eine schwerere Störung der Entwicklung der männlichen Genitalgänge bei diesen hypothalamisch-adenohypophysären Erkrankungen und Mißbildungen, etwa eine Diskrepanz zwischen gonadalem und Genitalganggeschlecht, hat sich bisher nicht finden lassen. Nur vereinzelt wird bei männlichen Anencephalen über Kryptorchismus und eine Penishypoplasie berichtet[602].

Bei Intersexformen, wie Pseudohermaphroditismus masculinus oder der sog. testiculären Feminisierung, bei denen u.a. an eine Insuffizienz der fetalen Hoden als Ursache gedacht wird, sind bisher keine Untersuchungen der fetalen endokrinen Drüsen möglich gewesen. Primäre Erkrankungen oder Mißbildungen des fetalen Hodens konnten, wie bei der weiblichen Gonade, weder an sich noch in ihren Auswirkungen auf die übrigen fetalen endokrinen Drüsen untersucht werden. Und doch ist es wahrscheinlich, daß gewisse Mißbildungen gerade des Genitalsystems beim Menschen über eine Störung der inneren Sekretion der fetalen Drüsen entstehen.

G. Der fetale Inselapparat. Diabetische Embryopathie

Das Syndrom der diabetischen Embryopathie bei Kindern diabetischer Mütter mit der Übergewichtigkeit der Neugeborenen, der erhöhten Quote von Frühgeburten und Mangelgeburten sowie der besonders bei schlechter Diabeteseinstellung gehäuften perinatalen Sterblichkeit ist häufig. Die morphologischen Veränderungen sind gut bekannt.

Allgemein wird angenommen, daß die Langerhansschen Inseln der Kinder einen Teil der Unterfunktion der mütterlichen Inseln übernehmen[603]. Morphologisch ist in den Langerhansschen Inseln dieser Erwartung entsprechend die Hypertrophie mit Polynesie, Makronesie und ein starkes Überwiegen der B-Zellen zu finden (Abb. 34 und 35). Die Zellen sind oft degranuliert und vergrößert. Das Inselgewicht kann bis 10% des Pankreasgewichtes betragen[604]. Es ist hervorzuheben, daß Rieseninseln und Polynesie auch bei Kindern nicht diabetischer Mütter nicht selten sind[605]. Die Kinder latent diabetischer Mütter zeigen dieselben Veränderungen wie jene diabetischer Mütter; Totgeburten und Embryopathien sind ebenso häufig[606]. Umgekehrt hat JACKSON beobachtet, daß Mütter mit Kindern, die bei der Geburt eine Inselhypertrophie aufwiesen, in den folgenden Jahren einen Diabetes mellitus entwickelten.

Recht häufig sind auch Infiltrate in den Langerhansschen Inseln, die vor allem aus eosinophilen Leukocyten und Charcot-Leydenschen Kristallen bestehen[607]. Daneben sind Lymphocyten, Makrophagen und selten gelapptkernige Leukocyten vorhanden. Es fällt die starke Vascularisierung der Inseln auf (Abb. 34 und 35). Die Infiltrate sind nicht identisch mit den Lymphocyteninfiltraten bei akutem Diabetes und in der Regel nicht identisch mit Blutbildungsherden, wie sie bei fetaler Erythroblastose gefunden werden. Die *Nebennieren* wurden bei solchen Kindern nicht verändert gefunden[608].

In den Ovarien sind Veränderungen beschrieben (Follikelcysten mit Granulosazellen und Thecaluteinzellen sowie eine gewisse Häufung Graafscher Follikel[608]).

[602] TUCHMAN-DUPLESSIS 1959. [603] HULTQUIST, LINDGREN und DALGAARD 1946.
[604] CARDELL 1953, GAUNT, BAHN und HAYLES 1962.
[605] POTTER, SECKEL und STRYKER 1941. [606] JACKSON 1952, VAN BECK 1952.
[607] SILVERMAN 1963, MCKAY, BENIRSCHKE und CURTIS 1953.
[608] WARREN und LE COMPTE 1952.

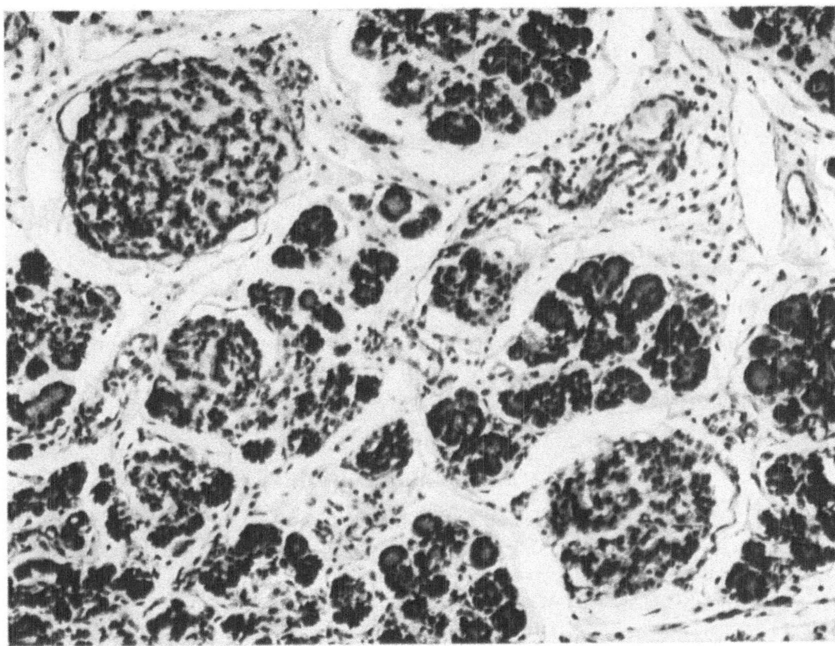

Abb. 34. Embryopathia diabetica. Polynesie und Makronesie der Langerhansschen Inseln. B-Zellhypertrophie. Maßstab 125:1. S., Philipp, 8 Tage (SN 1557/65, Pathologisches Institut Universität Zürich)

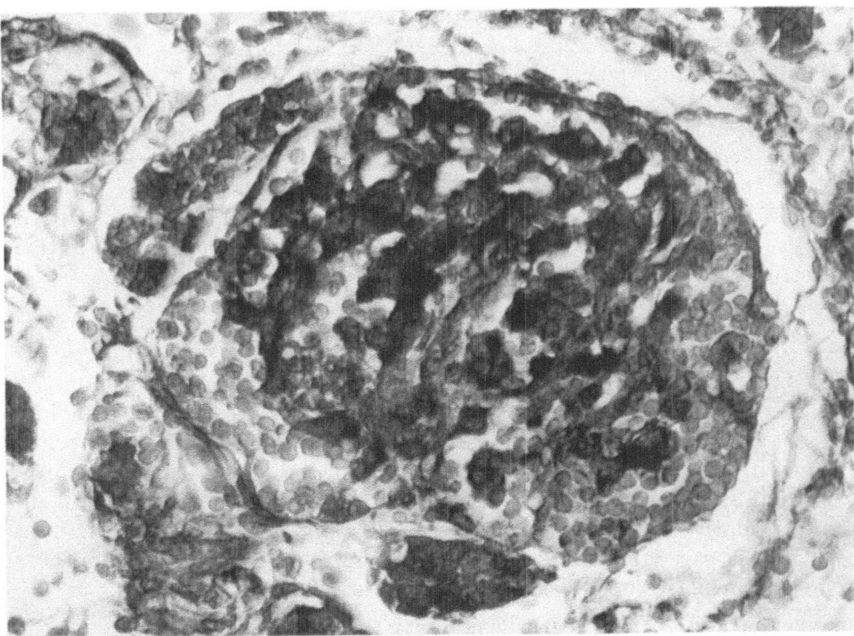

Abb. 35. Embryopathia diabetica. Polynesie und Hyperämie einer Langerhansschen Insel. A:B-Zellrelation 1:9 (dunkle Zellen = B-Zellen). Färbung: Gomori-Runge. Maßstab 350:1. P., Carmen, 1 Tag alt, Frühgeburt, 32. Schwangerschaftswoche (SN 1639/63, Pathologisches Institut Universität Zürich)

Diese Veränderungen werden aber mehr auf den erhöhten Choriongonadotropingehalt diabetischer Mütter zurückgeführt[609].

Die Hypophyse wurde nur selten untersucht. GAUNT, BAHN und HAYNES (1962) haben im Hypophysenvorderlappen keine signifikante Vermehrung der Acidophilen, aber eine durchschnittliche Vergrößerung der einzelnen Zellen festgestellt.

In gewissen Fällen wird eine Vermehrung der Acidophilen angegeben[610]. Interessant ist die experimentelle Untersuchungsreihe von HULTQUIST und ENGFELDT (1949), die mit *Verfütterung von Wachstumshormon* bei schwangeren Ratten ebensolche Riesenfeten mit identischen Inselveränderungen erzeugten wie bei subtotal pankreatektomierten Ratten. Alle diese Befunde lassen auf eine vermehrte STH-Sekretion schließen.

Die Ausführungen von verschiedenen Forschergruppen verdienen in diesem Zusammenhang größtes Interesse, indem sie in der menschlichen *Placenta* diabetischer Mütter eine Substanz mit den Eigenschaften eines Wachstumshormones isoliert haben[611].

H. Die fetalen Nebenschilddrüsen

Das Parathormon kann offensichtlich die Placentabarriere passieren. Interessant ist die Beobachtung, daß in utero das Kind einer idiopathisch hypoparathyreoiden Mutter mit schwerstem Hyperparathyreoidismus zur Welt kam[612]. Die Parathormonproduktion des Kindes bewirkte nicht den Ausgleich des Plasma-Calcium-Defizites bei der Mutter. Auf der anderen Seite sind Kinder hyperparathyreoider Mütter häufig transitorisch hypocalcämisch (Persistenz einer Calcitoninüberfunktion oder Drosselung der Nebenschilddrüsen durch den hohen Hormonspiegel der Mutter).

Noch nicht genügend geklärt und histologisch dokumentiert ist die Häufung von Tetaniesyndromen bei Neugeborenen diabetischer Mütter[613]. Dieses sehr rasch post partum eintretende Tetaniesyndrom ist von der klassischen Tetanie der Neonaten abzugrenzen, die meist nach 5—10 Tagen auftritt[614]. Die von HULTQUIST, LARSSON und OLDING (1965) untersuchten Fälle wiesen neben der erwarteten Hyperplasie der Langerhansschen Inseln eine Hyperplasie der Parathyreoidea, der Leydig-Zellen sowie der Nebennieren auf. Der Thymus war hypoplastisch. Die seltenen Fälle kongenitalen Fehlens der Parathyreoidea sind häufig mit dem Fehlen des Thymus kombiniert[615]. Die Hyperplasie der Nebenschilddrüse während der normalen Schwangerschaft ist als normale Reaktion auf den wesentlich gesteigerten Ca-Ph-Stoffwechsel anzusehen.

IX. Nebennierenmark und chromaffines System

Nebennierenmark (NNM) und Paraganglien können der Ausgangspunkt endokriner Störungen sein, indem — wenigstens das NNM — durch pathologische Prozesse ausfallen kann und beide der Sitz sekretorisch aktiver Geschwülste sein können. Die humanpathologische Beobachtung trägt jedoch kaum etwas wirklich Faßbares zur Frage bei, ob eine Minder- oder Mehrsekretion in diesem Gewebe regulative, adaptive Veränderungen in anderen endokrinen Drüsen zur Folge hat. Sie sagt uns auch wenig darüber, auf welchem Wege die Sekretion des chromaffinen Gewebes normalerweise reguliert wird.

[609] BENNER 1941. [610] OKKELS und BRANDSTRUP 1938.
[611] SCIARRA, KAPLAN und GRUMBACH 1963, JORON, HOBKIRK, BLAHEY, ROUTLEDGE und FOWLER 1962, KALKHOFF, SCHALCH, WALKER, BECK, KIPNIS und DAUGHADAY 1964.
[612] ACETO, BATT, BRUCK, SCHULTZ und PEREZ 1966.
[613] ZETTERSTRÖM und ARNOLD 1958. [614] MIZRAHI, LONDON und GRIBETZ 1968.
[615] TAITZ, ZARATE-SALVADOR und SCHWARTZ 1966.

Bei gewissen Formen der Addisonschen Krankheit ist die vollständige *Zerstörung des NNM-Gewebes* möglich. Es ist bekannt, daß dem Markgewebe, besonders beim Erwachsenen, fast die ausschließliche Sekretion von Adrenalin und Noradrenalin zukommt, doch wirkt sich dieser Ausfall auf den Organismus keineswegs lebensbedrohlich aus.

Obschon eine systematische Prüfung dieser Frage aussteht, so scheint es tatsächlich in derartigen Fällen nicht zur kompensatorischen Hyperplasie des restlichen chromaffinen Gewebes zu kommen. Über eine möglich erscheinende Umstellung der cellulären Zusammensetzung der Paraganglien und eine Umstellung der normalerweise vorherrschenden Noradrenalinsekretion auf die Adrenalinbildung ist nichts bekannt. Isolierte Zerstörungen des Markgewebes sind nicht bekannt und somit auch nicht eventuelle Auswirkungen auf die NNR und andere endokrine Drüsen.

Die *Mehrsekretion* von Adrenalin und Noradrenalin durch *Phäochromocytome* ist in ihren Auswirkungen auf die übrigen endokrinen Drüsen etwas besser bekannt.

Die *NNR*, welche hier infolge ihrer funktionellen Beziehungen zum Markgewebe besonders interessiert, ist nicht regelmäßig und in gleichem Sinne verändert. Einmal wird über wabige Degeneration und Lipoidschwund als Ausdruck einer Rindeninsuffizienz berichtet, was aber nicht genügend gesichert erscheint[616]. In einem anderen Fall fand sich neben einem Phäochromocytom ein größeres Rindenadenom, welches in Anbetracht der Atrophie der restlichen NNR funktionell aktiv war, sich jedoch klinisch nicht so manifestiert hatte[617]. In ganz vereinzelten Fällen wurde bei adrenalem und extraadrenalem Phäochromocytom aber auch über eindeutigen Hypercorticismus bis zum Bilde des Cushing-Syndroms berichtet[618]. Leider fehlt bei diesen Beobachtungen wiederum die genaue morphologische Untersuchung. Insgesamt kann nicht geschlossen werden, daß, wie das etwa auf Grund physiologischer Erkenntnisse denkbar wäre, beim Menschen sekretorisch aktive Geschwülste des chromaffinen Gewebes regelmäßig zur Hyperplasie und Mehrfunktion der Rinde führen.

Über Auswirkungen von Phäochromocytomen auf die Struktur der *übrigen endokrinen Drüsen* ist gar nichts bekannt. Funktionell wird zwar gelegentlich über das Vorkommen von Symptomen einer Hyperthyreose berichtet[619]. Eine echte Schilddrüsenüberfunktion ist aber nicht nachgewiesen (s. auch S. 439). Häufiger und besser gesichert ist das Auftreten eines Diabetes mellitus bei Phäochromocytom[620]. Über dabei vorkommende Pankreas- oder HVL-Veränderungen wissen wir jedoch nichts. Der Diabetes verschwindet in der Regel nach der operativen Entfernung der Geschwulst.

Die Entstehung der Phäochromocytome ist bisher noch nicht mit Sicherheit auf eine Regulationsstörung im endokrinen System zurückgeführt worden. Sie wurden einerseits als *Anpassungshyperplasien*[621] gedeutet, andererseits ist aber gesichert, daß sie im Rahmen anderer Systemmißbildungen, insbesondere bei der *Neurofibromatose*[622] auftreten können, und schließlich ist ihr familiäres Vorkommen gesichert[623]. Auf die Kombinationen von Phäochromocytomen mit Schilddrüsentumoren und Epithelkörperchenhyperplasien wird S. 476 näher eingegangen.

Was die Feinstruktur des chromaffinen Gewebes und besonders die Differenzierung in adrenalinproduzierende und noradrenalinproduzierende Zellen betrifft,

---

616 MATISSEK 1950. 617 COPE, LABBE, RAKER und BLAND 1952.
618 BAUER 1950, ROUX, MARCHAL und LOUBATIÈRES 1955.
619 DAVIES 1952, BAUER und BELT 1947.
620 DE VRIES, RACHMILEWITZ und SCHUMERT 1949, GRIESSMANN 1952. 621 BRASS 1956.
622 DIETRICH und SIEGMUND 1926, ROSENTHAL und WILLIS 1936.
623 GREENBERG und GARDNER 1959.

wie sie bei gewissen Tierarten möglich ist[624], so sind beim Menschen noch keine entsprechenden Befunde erhoben worden, deshalb sind damit auch noch nicht Abweichungen festgestellt worden, welche als morphologische Grundlagen qualitativer Schwankungen der Sekretion gelten könnten.

Schon jetzt scheint es jedoch recht unwahrscheinlich, daß sich Veränderungen der Markstruktur im Rahmen endokriner Regulationsstörungen finden lassen werden. Das chromaffine System scheint ganz in den Dienst des vegetativen Nervensystems gestellt und aus dem System der endokrinen Regulationen herausgestellt zu sein. Wenn es in das HVL-NNR-System eingreift und wenn es den Zuckerstoffwechsel modifiziert, so scheint dies ohne nachhaltige Wirkung auf die Morphologie der endokrinen Drüsen zu erfolgen.

X. Langerhanssche Inseln

Die vorliegende Übersicht berücksichtigt im wesentlichen die Morphologie des Diabetes mellitus. Die Langerhansschen Inseln sind zahlreichen Variationen unterworfen, die einerseits den augenblicklichen Funktionszustand, andererseits aber auch Störungen der Glucagon- und Insulinproduktion widerspiegeln. Es soll vorausgeschickt werden, daß diese morphologischen Variationen im Einzelfall selten diagnostisch verwendbar, statistisch gesehen jedoch recht charakteristisch sind[625].

A. Anatomische Vorbemerkungen

Das Pankreas gesunder Menschen weist sehr viele Langerhanssche Inseln auf, deren Zahl eine starke physiologische Streubreite aufweist und die nicht mit Sicherheit dem Pankreasvolumen parallel geht.

Clark (1913) ermittelte in Bauchspeicheldrüsen gesunder Menschen Streubreiten zwischen 208000 und 1,76 Millionen Inseln. Die topographisch abhängigen Häufigkeitsverhältnisse mit einer Inselkonzentration in der Cauda pancreatis wurden von Cirelli (1962) erneut bestätigt. Wir stimmen mit Brolin und Hellmann (1963) überein, daß die Hauptmenge der Inseldurchmesser zwischen 100 und 200 μ liegt. Die Inseldurchmesser nehmen mit dem Anstieg der Inselzahl im Pankreas ab, woraus sich auch Aussagen über Gesamtgewicht und Gesamtvolumen ableiten lassen.

Die *absoluten Gewichtswerte* schwanken ebenfalls stark. Ogilvie (1937) hat zwischen 0,55 und 2,32 g berechnet. Der Gewichtsanteil der Langerhansschen Inseln am Gewicht des Pankreas von 70—90 g[626] beträgt 0,6—4,3%. Über die Verhältnisse bei Neugeborenen und Feten sei auf die Untersuchungen von Robb (1961), Ogilvie (1937) und Ferner (1938) verwiesen.

Die *celluläre Zusammensetzung der Inseln* ist mit färberischen und histochemischen Methoden zu erfassen. Es zeigt sich, daß Unterschiede bereits bei verschiedenen Fixations- und Färbeverfahren auftreten[627]. Ebenso ist auf die wichtige Bedeutung der Autolyse[627, 628] hingewiesen worden. Mit der Aldehydfuchsin-Färbung nach Gomori und Runge des Bouin-fixierten Pankreas hat v. Wattenwyl folgende Durchschnittswerte errechnet (normales Pankreas):

A-Zellen: 21,9% (Extremwerte 13,7 und 29,5%).

B-Zellen: 78,1% (70,5 und 86,3%).

Die D-Zellen, welche mit der Massonschen Trichromfärbung bestimmt wurden, waren mit 3,6% (2,4—6,8%) vertreten. Bei verschiedenen Silberfärbungen sind

[624] Bänder 1950. [625] Warren und LeCompte 1952, Gepts 1957. Seifert 1958.
[626] Rössle 1962. [627] von Wattenwyl 1964. [628] Hamperl 1952.

die A:B-Relationen sowohl mit verschiedenen Versilberungsmethoden unterschiedlich, als auch gegenüber den Ergebnissen mit anderen „spezifischen“ Färbemethoden differierend.

Hellerström und Hellmann (1960) haben ferner darauf hingewiesen, daß bei den A-Zellen zwischen silberpositiven A_1-Zellen und silbernegativen A_2-Zellen unterschieden werden muß. Der A_2/A_1-Zellquotient nimmt mit zunehmendem Inseldurchmesser zu (Untersuchungen an Säugetieren). Die A_2-Zellen wären die Produzenten des Glucagon, während die Funktion der A_1-Zellen noch nicht mit Sicherheit geklärt ist[629]. Falkmer (1965) hat erneut auf Zusammenhänge zwischen A_2-Zelle und Glucagonproduktion mit anderen Methoden hinweisen können. Neuerdings ist mit der Grimelius-Methode der A_2-Zell-Nachweis leicht geworden[629a].

Die B-Zellen sind die gesicherten Produzenten des Insulins. Mit der Aldehyd-Fuchsin-Färbung wird nach Lazarus und Barden (1961) die Hüllsubstanz der B-Granula dargestellt.

Der D-Zelle, welche mit speziellen Färbemethoden zur Darstellung gelangt, wurde bis dahin meist keine Hormonwirkung zugesprochen. Sie entspricht nach Epple (1965, 1966) der A_1-Zelle von Hellerström und Hellmann (1960). Caramia hat aufgrund elektronenmikroskopischer Untersuchungen eine endokrine Aktivität der D-Zelle vermutet. Epple, welcher sich mit dieser Frage als Zoologe befaßt, tritt ebenfalls dafür ein, daß die D-Zelle eine dritte unabhängige Zellform mit wahrscheinlich hormoneller Aktivität ist. Er läßt dabei offen, welche Substanz produziert wird, ist aber der Meinung, daß es nicht Gastrin sei. Hingegen ist die in analogen Zellen von Insulomen mit dem Zollinger-Ellison-Syndrom isolierte Substanz mit Gastrin identisch.

Die Blutzufuhr wird durch Äste der A. splenica für Corpus und Schwanz, die des Kopfes durch Äste der A. pancreatico-duodenalis cranialis und caudalis gesichert[630]. Der craniale Anteil des Pankreas wird also mehr durch Äste der A. coeliaca, der distale Anteil (bezogen auf die Lage des Pankreas beim stehenden Menschen) mehr durch Äste der A. mesenterica cranialis versorgt. Zwischen ihnen bestehen viele Anastomosen. Über die Aufsplitterung der Arterie in ein Capillarnetz sind genaue Angaben bei Ferner zu erhalten[631].

B. Funktionelle Morphologie der Langerhansschen Inseln

Dem oben skizzierten statisch-schematischen Bild stehen sehr viele funktionelle Variationen gegenüber, die sich in Kern, Cytoplasma, Gesamtzellen und im Inselgewebsverband abspielen können (Tabelle 4).

Tabelle 4. *Reaktionsformen der Langerhansschen Inseln.* (Nach Seifert)

1. Kern	Chromatingehalt, Größe (Riesenkerne), Einschlußkörper, Pyknose-Nekrose, Mitosen, Amitosen
2. Cytoplasma	Granulagehalt, Einschlüsse, Glykogenablagerung, sog. hydropische Umwandlung
3. Gesamtzelle	Größe, Nekrose
4. Inselgewebsverband	A:B-Relation, Inselmasse, Inselgröße, quantitative und qualitative Veränderungen des Inselinterstitiums (Inselhyalinose, Amyloidose, Fibrose, Infiltrate)

[629] Alm und Hellmann 1964. Nachtr. b. Korr.: Die Produktion von *Gastrin* durch die A_1-Zellen und ihre Identität mit den D-Zellen wird durch neuere Untersuchungen wahrscheinlicher. [Übersicht und Lit. Keel und Roth: Schweiz. med. Wschr. **97**, 1399 (1967) und Grimelius 1968.] [629a] Grimelius, L.: Acta Soc. Med. upsalalien. **73**, 243 und 271 (1968).
[630] Kirk 1931. [631] Ferner 1952.

Es ist zu unterscheiden erstens zwischen *flüchtigen* physiologischen Variationen, bedingt durch tägliche Schwankungen im Insulinbedarf durch die Auswirkung verschiedener Faktoren (Arbeit, Streß und Ruhe; Nahrungsaufnahme und Hunger) auf den Zuckerstoffwechsel und damit auf die A- und B-Zellen der Langerhansschen Inseln. Zweitens sind *fixierte Variationen* als Folge von Alter, konkomittierenden Krankheiten (Pankreasaffektionen, Leberschäden, Ernährungsstörungen, Kreislaufstörungen), physikalischen und auch konstitutionellen Einflüssen sicher. Diese Faktoren sind beim Menschen, besonders was absolute und relative Inselmasse betrifft, im Gegensatz zu verschiedenen Tierarten mit eigentlichem Inselorgan (z. B. Teleostier) recht schwierig zu bestimmen[632].

Diesen zwei Gruppen ist das große Kapitel der Inselpathologie bei *manifester Zuckerkrankheit* gegenüberzustellen.

1. Physiologische Variationen

Die histologischen Variationen unter orthologischen Bedingungen sind nicht besonders gut untersucht. Es scheint festzustehen, daß die Degranulierung des Inselcytoplasmas eine Funktion der Glucosekonzentration im die B-Zelle umströmenden Blut ist[633]. Experimentell hat HULTQUIST (1962) nach einer Hungerperiode von einigen Tagen eine deutliche zeitabhängige Größenabnahme der B-Zellkerne nachgewiesen.

Daß *nervöse Faktoren* eine Rolle spielen, ist schon seit CLAUDE BERNARD (1850) bekannt.

Die direkte Wechselwirkung von Inselhormonen und extrapankreatisch gebildeten *übergeordneten Hormonen* ist wegen der Komplexität des Geschehens nur schwierig auszuwerten. Wir sind auf eine sehr strenge Experimentführung angewiesen. YOUNG und seine Mitarbeiter haben in langjährigen Untersuchungen immer wieder die morphologischen Auswirkungen von STH auf das Pankreas in verschiedenen Species dargestellt (s. S. 183)[634]. Die Arbeitsgruppe um YALOW und BERSON[635] hat gezeigt, daß die *Hypoglykämie* unabhängig von Insulin, Glucagon oder Epinephrin als wirksamer Stimulator für eine STH-Ausschüttung wirkt, und daß *rasch* sinkende Glucosewerte auch *ohne* Hypoglykämie die STH-Hormonausschüttung stimulieren. Die Wirkung des Glucagon über das adrenale System ist von YOUNG (1963) aufgezeigt worden. Damit sei auf die Abhängigkeit von weiteren Faktoren im Zuckerstoffwechsel hingewiesen, aus denen fast zwangsläufig auch weitere Variationen im Inselschnittbild resultieren dürften — seien sie auch nur ultrastruktureller Natur. (Über weitere Ergebnisse biochemischer Untersuchungen s. KÜHNAU, S. 143).

2. Variationen in Abhängigkeit vom Alter, konkomittierenden Krankheiten, physikalischen und konstitutionellen Einflüssen

Die Langerhansschen Inseln im *Alter* sind oft auf die veränderte Stoffwechsellage abgestimmt, indem die Relation A:B = 1:4 häufig auf die Relation A:B = 1:2—3 umgesetzt wird, die Gesamtinselmasse wahrscheinlich gegenüber einem gesunden jungen Kollektiv vermindert und auch bei Nichtdiabetikern in 18% der Fälle der 9. Dekade eine Inselhyalinose zu sehen ist.

Gallenweg- und Pankreasaffektionen sowie Lebererkrankungen werden nicht selten von Störungen auch der Inselmorphologie gefolgt: „Übergreifen des Krankheitsprozesses auf das Inselgefüge". Es ist auf die positive Syntropie von Pankreatitis und Diabetes sowie Cholelithiasis und Diabetes hinzuweisen. Dabei ist

[632] OGILVIE 1937. [633] LAZARUS und VOLK 1961. [634] YOUNG 1963.
[635] ROTH, GLICK, YALOW und BERSON 1964.

in letzterem Fall der Störfaktor in derselben Stoffwechselentgleisung zu suchen. Übereinstimmend haben LE COMPTE und MERRIAM jr. (1962) und POTOLIÈGE, GEPTS, CARPENT (1963) berichtet, daß Mitosen in den Langerhansschen Inseln ausschließlich bei Patienten mit rapidem Leberparenchymschwund anzutreffen sind.

Diese Darstellung bezweckt, die Schwierigkeit der Abgrenzung des Pathologischen von der physiologischen Variation und von der Auswirkung einer Sekundärerkrankung aufzuzeigen.

C. Inselpathologie mit spezieller Berücksichtigung der funktionellen Veränderungen bei Zuckerstoffwechselstörungen

Die *Inselpathologie* ist eng mit Zuckerstoffwechselstörungen gekoppelt, indem vor allem das Insulin der B-Zelle, dann auch das Glucagon der A_2-Zelle, maßgebend am ganzen Zuckermetabolismus beteiligt sind.

Der *Diabetes mellitus* ist wegen seines häufigen Vorkommens und wegen seiner Bedeutung für Lebenserwartung und Komplikationen dabei absolut die dominierende Krankheit.

Tabelle 5. *Erscheinungsformen des Diabetes mellitus*

1. *Primärer (essentieller) Diabetes mellitus mit erblicher Prädisposition*	
a) *Relativ stabil, mild, schwere vasculäre Komplikationen*	b) *Labil, schwer*
Auftreten im Erwachsenenalter	Auftreten in Kindheit und Jugend
Übergewichtigkeit „Diabète gras“	„Diabète maigre“
wenig ketogen	Ketose häufig
reagiert gut auf orale Antidiabetica	spricht fast nur auf Substitutionstherapie an
häufig kein Insulindefizit, aber Vorkommen von Insulinresistenz ?	Insulinmangel in allen fortgeschrittenen Fällen
2. *Pankreatischer Diabetes mellitus.* Zerstörung und Ausschaltung von Inselgewebe Hämochromatose Pankreatitis, Mucoviscidosis ? Pankreatektomie Trauma Pankreasgeschwülste, sehr selten Pankreasinfarkt Chemische B-Zellausschaltung (z. B. Alloxan) Cytomegalie	
3. *Sekundärer Diabetes* bei anderweitigen endokrinen Störungen *Hyperadrenalismus* Rinde: Cushing-Syndrom, Morbus Cushing, Cortico-Steroidtherapie, paraneoplastisches Cushing-Syndrom Mark: Phäochromocytom *Hyperpituitarismus* (metahypophysärer Diabetes, F. G. YOUNG) Akromegalie Morbus Cushing Therapie mit STH und ACTH *Hyperthyreose*	
4. „*Insulinogener*“ *Diabetes.* Insulinproduktionsstörung nach therapeutischer Zufuhr von Insulin	
5. *Endokrine Syndrome,* welche mit Diabetes mellitus kombiniert sind	

Bevor auf die morphologischen Auswirkungen der *Inselpathologie* auf das übrige Endokrinium eingegangen wird, sei kurz versucht, dieselbe nach *pathogenetischen Gesichtspunkten* zu ordnen. Im wesentlichen resultiert die funktionelle Störung der Langerhansschen Inseln aus einer primären oder sekundären Dysfunktion der B-Zellen und — zum mindesten theoretisch — der A-Zellen.

Der Symptomenkomplex „Zuckerkrankheit" umfaßt verschiedene Syndrome, die Ausdruck primärer oder sekundärer, absoluter und relativer Unterfunktion der B-Zellen der Langerhansschen Inseln sein können. Die Kliniker haben schon seit langer Zeit verschiedene Erscheinungsformen des Diabetes mellitus im engeren Sinne unterschieden[636], die zum Teil — gerade wegen morphologischer Besonderheiten — wieder vermehrt von Interesse sind. Die Tabelle 5 verwertet zuerst die klinischen Beobachtungen und gibt eine schematische Übersicht.

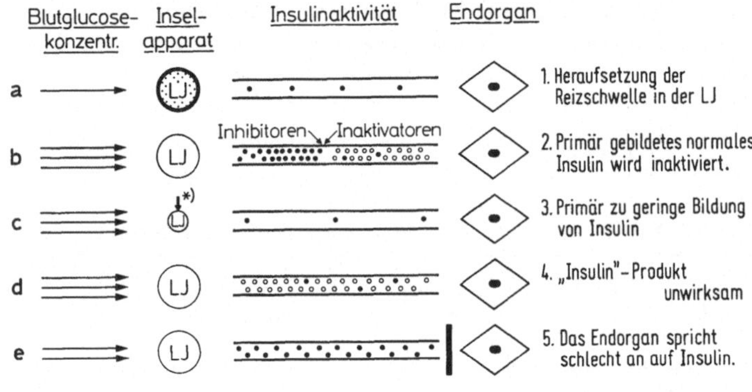

Abb. 36a—e. Pathogenetische Möglichkeiten, die zu einem funktionellen Insulinmangel und damit zu einem Diabetes mellitus führen können. a Verhinderung der Mobilisierung gestapelten Insulins. b Erhöhte Inaktivierungsrate von Insulin. c Echter B-Zellmangel. d Block im Mechanismus der Insulin-Synthese. e Vermindertes Ansprechen des „Endorgans" auf Insulin; z.T. nach LAZAROW

Die etwas verwirrende Vielfalt der diabetischen Erkrankungen zeigt entsprechend vielfältige morphologische Korrelate[637]. Prinzipiell können verschiedene pathogenetische Möglichkeiten zur diabetischen Kohlenhydratstoffwechselstörung führen (Abb. 36).

Damit ist auch die Frage nicht nur nach der *absoluten* Insulinproduktion, sondern nach der *Stoffwechsel-dynamisch aktiven Insulinmenge* gestellt, deren Anteil durch mittel- und unmittelbaren Antagonismus im Stoffwechsel, durch Insulinabbau und durch Insulinbindung mit Neutralisierung gemindert wird. Entsprechend sind die morphologischen Auswirkungen nicht einachsig und bedeuten kein bloßes Bilanzproblem mit Abhängigkeit von der *produzierten Insulinmenge*, sondern sind Resultate komplexer Einzeleinwirkungen.

1. Primärer (essentieller) Diabetes mellitus mit erblicher Prädisposition

Anatomische Veränderungen sind in den Langerhansschen Inseln beim Diabetes recht häufig, aber mit konventionell morphologischen Mitteln nur selten zur Diagnosestellung verwertbar. Sie dürften in der Großzahl der Fälle nicht

[636] SCHÜPBACH 1936, LANCERAUX 1888. [637] OPIE 1901.

Ursache, sondern *Folge* des Diabetes mellitus sein. Es ist ja bemerkenswert, daß der „*Diabetes*“ *nach Pankreatektomie* recht mild verläuft und mit ziemlich geringer Insulinsubstitution auskommt. Das dürfte nicht nur damit zusammenhängen, daß neben den B-Zellen auch die A-Zellen mitentfernt werden, sondern daß die das Diabetessyndrom erzeugenden Faktoren wahrscheinlich primär extrapankreatisch liegen.

a) Stabiler, milder Diabetes mit Fettsucht

Fibrose, Hyalinose[637] und *Sklerose* gehören zu den häufigsten qualitativen *Inselveränderungen* bei Diabetikern besonders mit der stabilen Form. Jenseits des 50. Altersjahres kommen sie in bis 97% vor (s. Zusammenstellung in SEIFERT, 1958),

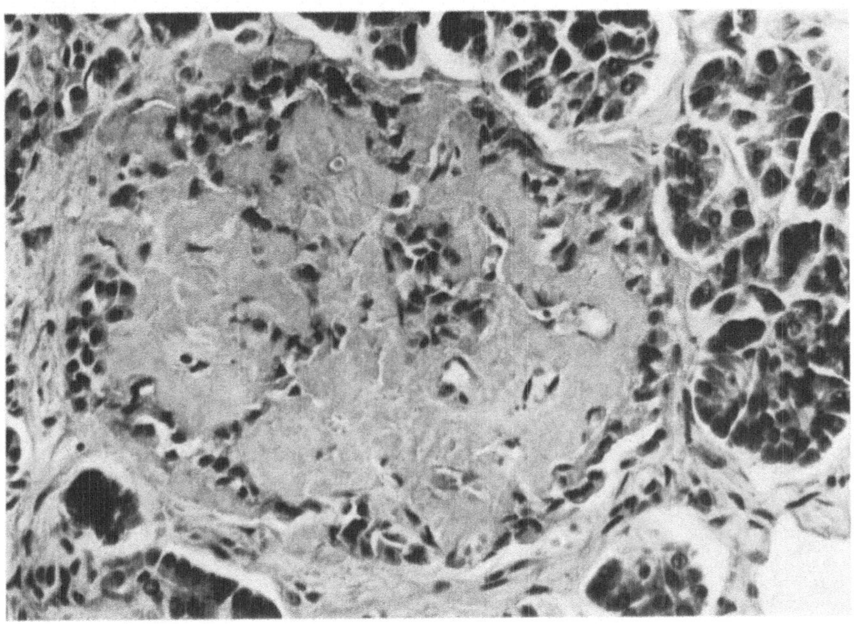

Abb. 37. Altersdiabetes kompensiert mit oralen Antidiabetica. Diffuse Inselhyalinose. H.E., Maßstab 300:1. T., Luise, 73jährig (SN 2053/65, Pathologisches Institut Zürich)

doch ist im 9. Lebensjahrzehnt auch bei 18% der *nicht* diabetischen Männer eine Inselhyalinose nachzuweisen[638] (Abb. 37). Offen steht die Frage, ob es sich dabei in den Fällen isolierter Inselhyalinose ohne Diabetes um nicht diagnostizierte oder latente Diabetesfälle handelt.

Die Bedeutung der Inselhyalinose beim Diabetes wird verschieden beurteilt. Mit großer Wahrscheinlichkeit ist sie eine Folge der Stoffwechselstörung. Mehr und mehr faßt die Meinung Fuß, daß die Inselhyalinose der Mikroangiopathie, der Glomerulosklerose Kimmelstiel-Wilson und den Gefäßveränderungen bei diabetischer Neuropathie gleichzustellen ist und diese als „Nebenprodukt“ des Stoffwechsels aufzufassen sind. Diese Auffassungen sind allerdings nicht allgemein akzeptiert. In SIPERSTEINs[639] großer Untersuchung von Muskelcapillaren waren die Basalmembranen fast ausschließlich bei echten Diabetikern und Prädiabetikern (definiert als gesunde Leute mit normaler Glucosebelastung, deren beide

[638] BELL 1959. [639] SIPERSTEIN, UNGER und MADISON 1968.

Eltern zuckerkrank waren) verdickt, während eine nichtdiabetische Hyperglykämie auch nach Jahren kaum eine Veränderung erzeugte. Die Autoren nehmen allerdings an, daß die progrediente Mikroangiopathie (z.B. der Niere, der Retina) nicht mit diesen als spezifisch angesehenen Veränderungen der Muskelcapillaren identisch ist.

In Abb. 38 ist das Auftreten solcher Veränderungen im diabetischen Zwerghamster (Cricetelus griseus) nach 3 Monate dauernder Hyperglykämie wiedergegeben. Man fragt sich, ob dieses frühe Auftreten solcher Basalmembranverdickungen in den *Inselcapillaren* nicht

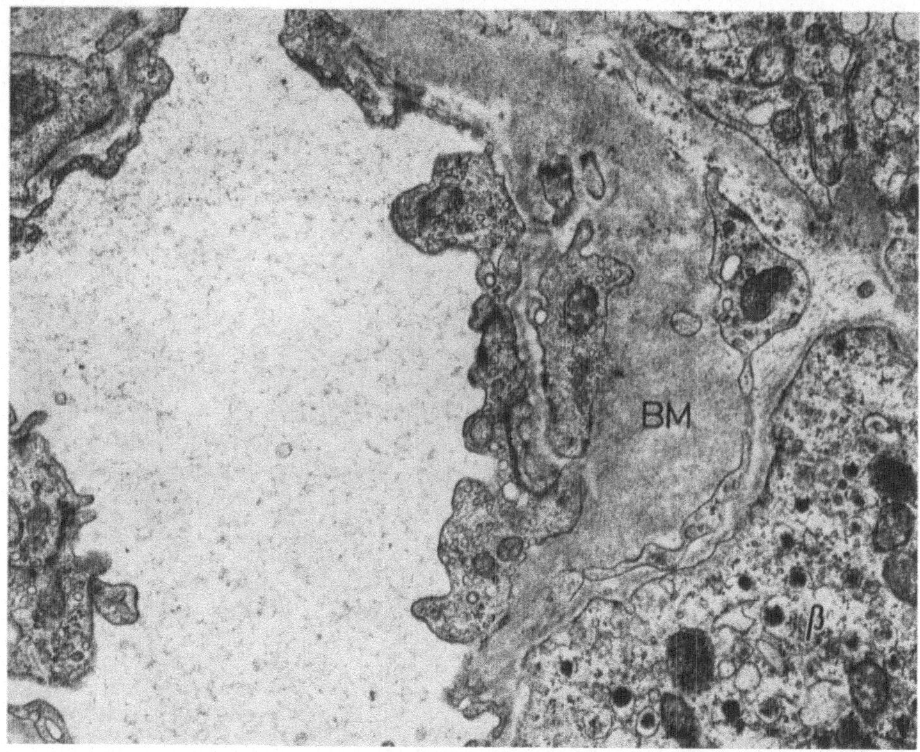

Abb. 38. Elektronenoptisches Bild eines Ausschnittes aus der Langerhansschen Insel eines chinesischen Zwerghamsters (Cricetelus griseus) mit einem Alter von 7 Monaten und einem spontanen Diabetes seit 3 Monaten. Capillare mit starker Verdickung der Basalmembran (*BM*). Rechts unten ist ein Teil einer B-Zelle (β) mit typischen Sekretionsgranula dargestellt. Fixation: Osmiumtetroxyd, Färbung Uranylacetat + Bleicitrat. Vergr. 10000mal. (Das Bild wurde freundlicherweise von L. Boquist, Path. Inst. Universität Umeå, Schweden, zur Verfügung gestellt)

gerade die Annahme, daß Inselhyalinose und Mikroangiopathie doch etwas Besonderes sind, unterstützt, weil solche Verdickungen der Basalmembranen in den *Muskelcapillaren* beim spontan diabetischen Hamster nicht beobachtet worden sind[639]. Der „Diabetes" des Zwerghamster ist ja nur als besondere Form chronischer Hyperglykämie aufzufassen und nicht mit dem Diabetes des Menschen gleichzusetzen.

Verschiedene Autoren sind der Meinung, daß Fibrose und Hyalinisierung einer auf ursprünglich *cellulärer Infiltration* basierenden progressiven Läsion entsprechen würden[640]. Pathologisch-anatomisch sind allerdings solche Infiltrate verhältnismäßig sehr selten zu finden (s. S. 389).

---

640 Hartroft 1956, Lukens 1946.

Elektronenmikroskopische Untersuchungen[641] haben eine herabgesetzte Abgabequote von gestapeltem Insulin durch die hyalinen, lipoidhaltigen, pericapillären Membranen in den Blutstrom wahrscheinlich gemacht. Auf der anderen Seite ist der *adäquate Reiz zur Insulinproduktion*, die Umströmung der B-Zelle mit Blut von erhöhter Glucosekonzentration, weniger ausgiebig[642]. Die sehr häufigen arteriolosklerotischen Veränderungen im Pankreas von Diabetikern erschweren noch einmal die rasche Information der B-Zelle. Dabei scheint aber das Inselgefüge nicht beeinträchtigt zu sein (s. schematische Darstellung Abb. 36). Diesen Überlegungen hat auch LIEBEGOTT (1963) Ausdruck gegeben[643].

Ob *Amyloid*, welches nicht selten in den Inseln nachweisbar ist, Ausdruck einer Antigen-Antikörper-Reaktion ist, erscheint uns unbewiesen. PORTA, YERRY und SCOTT (1962) haben in 3 von 6 aktiven B-Zelltumoren Amyloid zwischen B-Zellen und Capillaren nachgewiesen und fragen sich, ob dieses Amyloid ein Hinweis auf immunologisch abnormes Insulin sein könnte. Erwartungsgemäß ist auch die B-Zellgranulierung in der Regel nicht herabgesetzt, und recht häufig sind die intakten Inseln groß-hypertrophisch, oft vom Mäandertyp[644]. Meist ist die A:B-Relation nur gering zugunsten der A-Zellen verschoben. WARREN und LECOMPTE haben 1952[645] in einer großen Untersuchungsserie in $^1/_3$ der Fälle normale Pankreata gefunden. Es ist wahrscheinlich, daß in einem Teil dieser Fälle bei einer Färbung des Pankreas nach GOMORI-RUNGE doch ein gewisser B-Zellmangel aufgedeckt worden wäre. Meist große Inseln mit stark granulierten B-Zellen, eine eher herabgesetzte Inselzahl und ein vermindertes Totalgewicht der Inselmasse dürfen als typisch für diese im Alter häufige, oft milde Diabetesform erscheinen[646]. Im ganzen decken sich diese Überlegungen mit den Befunden von MCLEAN und OGILVIE (1955). Mit unseren Befunden parallel geht die Feststellung, daß der *juvenile Diabetiker* noch wesentlich verstärkte Minderwerte, speziell des B-Zellgehaltes in den Langerhansschen Inseln, aufweist, gegenüber den schon verminderten Zahlen beim stabilen Diabetes.

Was die Granulierung der Inselzellen anbetrifft, so muß immer daran erinnert werden, daß der prämortale Zustand des Patienten und Krankheitskomplikationen sowie therapeutische Bemühungen den Insulinbedarf des Organismus ganz beträchtlich variieren. Es ist ein Unterschied, ob ein Coma diabeticum, ein Sekundenherztod oder ein Tage und Wochen dauernder urämischer oder postapoplektischer Zustand zum Tode führen. Bei quantitativen Untersuchungen kommt diesen Faktoren große Bedeutung zu. Quantitative Insulinbestimmungen im Pankreas haben ergeben, daß manchmal der Insulingehalt nicht nur nicht vermindert, sondern sogar übernormal hoch sein kann[647]. Es ist uns aufgefallen, daß neben großen, ziemlich stark degranulierten, B-zellaktiven Inseln mit häufig mäanderartiger Struktur auch recht oft kleine Inseln mit stark B-granulierten Zellen vorkommen (Abb. 39). Es ist möglich, daß diese kleinen, reich granulierten Inseln neu gebildet sind und daß hier die adäquate Inkretionsreizschwelle besonders heraufgesetzt ist.

Das *absolute Gewicht der Inseln* ist sehr schwierig zu bestimmen[648] und die Frage der *Atrophie* des Inselgewebes bei länger dauerndem Diabetes mellitus durch genaue Messungen als Ganzes wenig geklärt.

Als Kompensationsmöglichkeit für die im Verlaufe des Diabetes untergegangenen Inseln und für die mangelnde Insulinliberation ist auch die *Insel-*

---

[641] LACY und HARTROFT 1959, LACY 1961. [642] LAZARUS und VOLK 1961.
[643] LIEBEGOTT 1963. [644] STEINER 1965, SEIFERT 1958.
[645] WARREN und LECOMPTE, 1952, GEPTS 1959, SEIFERT 1958
[646] MCLEAN und OGILVIE 1955, GEPTS 1958. [647] HARTROFT und WRENSHALL 1955.
[648] TYNING 1947.

neogenese zu diskutieren. FEYRTERS (1943, 1952) und anderer Ansicht, unterstützt durch embryologische Untersuchungen[649] über die *Entwicklung der Inselzellen aus Gangepithel,* sind allgemein anerkannt, während die *acino-insuläre Transformation* anatomisch nicht gesichert ist[650]. Die Suche nach einer Erklärung des *Diabète gras* (ohne die Präsenz der oben S. 385 angegebenen anatomischen Veränderungen mit herabgesetzter Insulinliberationsrate) haben in den Experimenten mit Mastkost ergeben, daß der Diabète gras möglicherweise sekundär auch ein Erschöpfungsdiabetes sei[651]. Hier muß die Frage nach der extrainsulären

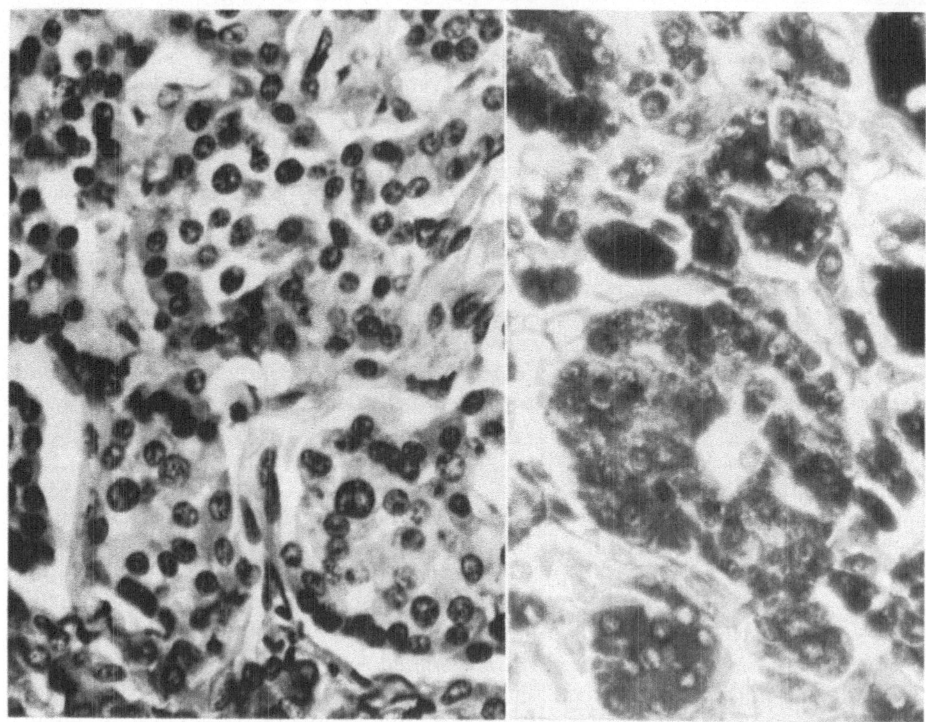

Abb. 39. Stabiler Diabetes mellitus. Links: Insel mit annähernd vollständiger Degranulation und Zeichen hoher Aktivität in Form von Riesenkernen. Rechts: gleicher Fall: Insel mit verhinderter Granulaabgabe. H.E., Maßstab 470:1. K., Ida, 60jährig (SN 592/52, Pathologisches Institut Kantonsspital St. Gallen)

Inaktivierung oder Wirkungslosigkeit des gebildeten Insulins gestellt werden. Diese Frage kann aber vorläufig nicht allein mit Hilfe der Morphologie gelöst werden. Das Phänomen der therapieinduzierten Insulinresistenz spielt bestimmt eine Rolle (s. S. 400). Wichtige Befunde sind in den letzten Jahren mitgeteilt worden: Einerseits stellte eine Forschergruppe[652] fest, daß beim unbehandelten juvenilen Diabetiker die Insulinaktivität im Fettgewebe größer als beim Normalen ist, und eine weitere Gruppe zeigte eine herabgesetzte Insulinwirksamkeit nur in Muskelgewebe, so daß sich die Untersucher die Frage stellten, ob die

[649] ROBB 1961. [650] GOMORI 1943.
[651] KARAM, GRODSKY und FORSHAM 1965, HAEKEL, FROHMANN, MIKAT, LEBOVITZ, SCHMIDT-NIELSEN und KINNEY 1965.
[652] STEINKE, TAYLOR und RENOLD 1961.

adipösen Diabetiker adipös sind, weil sie Diabetiker sind und nicht umgekehrt, mit anderen Worten, daß sie die aufgenommene Nahrung durch den Insulindefekt einseitig in Fettdepots umwandeln[653]. VALLANCE-OWEN und LUKENS (1957) nahmen in Katzenversuchen eine *hypophysär-adrenale Beeinflussung* des Antagonismus an[654]. Weitverbreitet ist die Meinung, daß die Obesitas (mit erhöhtem Kohlenhydratanfall) bei vielen hereditär disponierten Menschen Realisationsfaktor für den Ausbruch der Zuckerkrankheit sei. Die Morphologie läßt keinen Entscheid zu; die Befunde würden in beiden Fällen die Erschöpfung der Langerhansschen Inseln widerspiegeln. Es sei hier auf grundlegende biochemische Arbeiten von VALLANCE-OWEN, ANTONIADES, RENOLD, BÜRGI und ihren Mitarbeitern[655] hingewiesen.

Zusammenfassend können für den stabilen, milden Diabète gras mit Fettsucht folgende Befunde im Pankreas erhoben werden:

1. In den meisten Fällen ist der Anteil von B-Zellen in den Langerhansschen Inseln vermindert, relativ und/oder absolut.
2. Die B-Zellgranulierung und der totale Insulingehalt in der Bauchspeicheldrüse können subnormal, normal oder auch vermehrt sein. Die Plusvariationen sind vielleicht bedingt durch komplizierende Faktoren, so z.B. durch eine morphologisch bedingte Erschwerung des Herantretens des adäquaten Reizes zur Insulinausschüttung an die B-Zelle oder durch Zweitkrankheiten.
3. Fibrose, Sklerose und Hyalinose sind häufiger im Inselsystem des Diabetikers, kommen aber auch beim nicht manifest Zuckerkranken vor.
4. In einigen Fällen sind die Variationen wahrscheinlich auch nur Ausdruck des momentanen funktionellen Zustandes.
5. Inselneubildungen sind in einigen Fällen zu beobachten.

Die Ansicht über die *Wirkungsweise der oralen Antidiabetica*, besonders der Sulfonamidderivate beim stabilen Diabetes, ist lange kontrovers gewesen. Es wurden die Möglichkeiten diskutiert, daß erstens die Insulinproduktion direkt stimuliert wird, zweitens die Wirkung auf den Zuckerstoffwechsel über eine Zerstörung der A-Zellen erzeugt wird, schlußendlich drittens durch die Stoffe gestapeltes Insulin vermehrt liberiert wird. GEPTS (1957) hat die Theorie der Zerstörung von A-Zellen durch hypoglykämisierende Sulfonamide[656] in ausgedehnten Rattenversuchen widerlegt. DUNCAN und BAIRD (1960) haben die histologischen Befunde von B-Degranulation, Kernvergrößerung und gelegentlicher Mitosenbildung bei Sulfonamidbehandlung beschrieben, sowie über die herabgesetzte Insulinkonzentration im Pankreas und die erhöhte im Plasma referiert[657]. Die letztere Möglichkeit hat sich als die weitaus wahrscheinlichste erwiesen. Allerdings ist die periphere Glucoseaufnahme mit Sulfonamiden ebensowenig wie die Glykogenproduktion im Rattendiaphragma oder Fettgewebe erhöht.

Die *Biguanide* scheinen nicht auf das Pankreas zu wirken[658].

b) Labiler „juveniler“ Diabetes mellitus

Ein *echter B-Zellmangel* ist recht konstant beim nicht mehr ganz akuten *juvenilen Diabetes*. Die Kontroverse, ob eine A-Zellvermehrung[659] oder eine B-Zellverminderung vorliege, wurde unabhängig durch mehrere Autoren in letzterem Sinne abgeschlossen[660]. Die noch vorhandenen B-Zellen sind bei solchen Diabetikern weitgehend degranuliert und weisen eine Vergrößerung mit großen

[653] VALLANCE-OWEN und LILLEY 1961. [654] VALLANCE-OWEN und LUKENS 1957.
[655] VALLANCE-OWEN 1963. ANTONIADES, BOUGAS, CAMERINI-DAVALOS und PYLE 1964, RENOLD (in: RENOLD, A. E., CAHILL, G. F.: Handbook of Physiology. New York-London: Academic Press 1965), BÜRGI, FROESCH und LABHART 1964. [656] FERNER und RUNGE 1956.
[657] LAZARUS und VOLK 1962. [658] WILLIAMS und STEINER 1959, SADOW 1960.
[659] FERNER 1952. [660] McLEAN und OGILVIE 1955, GEPTS 1957.

Kernen als Zeichen der maximalen Insulinproduktion und Insulinabgabe auf. Auf das Phänomen der hydropischen Quellung wird auf S. 399 näher hingewiesen.

Es stellt sich hier die Grundfrage, ob dieser B-Zellschwund im Pankreas primär den Diabetes ausgelöst hat, oder ob er schon Folge der Erbkrankheit Diabetes ist. Im allerersten Stadium eines juvenilen Diabetes ist eine Hypertrophie der Langerhansschen Inseln mit allen Hyperfunktionszeichen nicht selten[661]. GEPTS[662] teilt die Inselbefunde beim juvenilen Diabetes, den er in eine

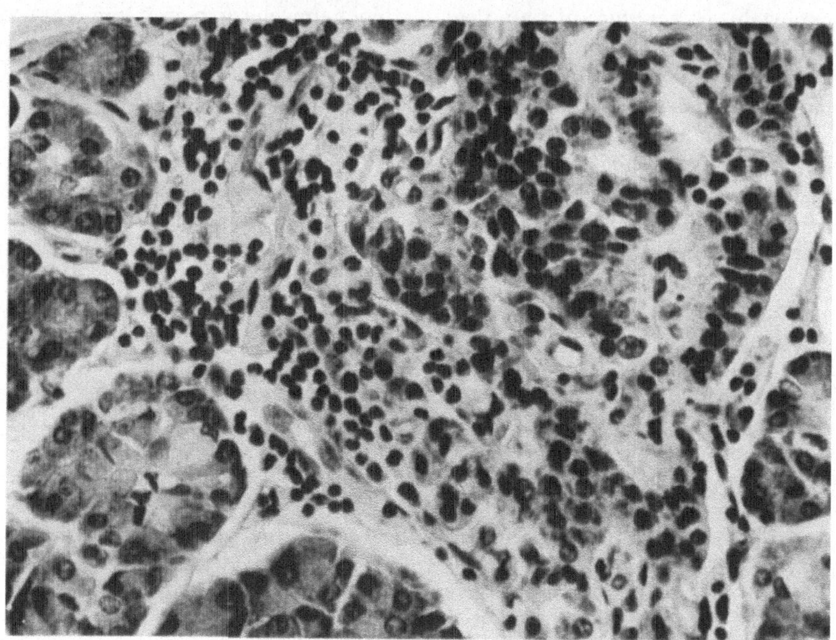

Abb. 40. „Insulitis". Akuter Diabetes. Behandlung mit Insulin während 5 Wochen. H.E., Maßstab 250:1. H. S., 19jährige Frau (SN 299/39, Pathologisches Institut Universität Zürich). Beobachtung von H. VON MEYENBURG (Schweiz. med. Wschr. **21**, 554 1940)

Gruppe mit tödlichem Verlauf innerhalb 6 Monaten (akute Fälle) und in eine Gruppe mit Tod nach 2—37 Jahren (chronische Fälle) aufschlüsselt, in drei Typen ein:

1. Verschiedene Inselgröße, schmale Inselzellstränge, separiert durch fibröses Stroma oder breite Capillaren. Die Inseln verlieren sich oft zipflig ins umgebende acinäre Gewebe. Die Inselzellen sind klein und haben große hyperchromatische Kerne sowie wenig Cytoplasma.
2. Meist größere Inseln als Typ 1. Inselform rund, besser vom exokrinen Pankreas abgesetzt. Mäanderartige Strukturen. B-Zellgranula fehlen weitgehend. Der Kern ist hyperchromatisch, groß, unregelmäßig. Die Zellen enthalten vermehrt „Körnchen"[663], welche nicht den gewöhnlichen Sekretionsgranula entsprechen und als Ausdruck vermehrter Syntheseaktivität gewertet werden.
3. Normale, mehr oder weniger degranulierte B-Zellen.

Die Inseln vom Typ 1 kamen in allen von GEPTS untersuchten Fällen vor, die Inseln vom Typ 2 vorwiegend in den akuten Fällen. Die dritte Inselart war recht selten. Wie GEPTS haben wir nur *selten Mitosen* in den Inseln gesehen. Es ist verlockend, die *Insulitis* (s. Abb. 40 und 41), die lymphocytäre Infiltra-

[661] MCLEAN und OGILVIE 1959, GEPTS 1962. [662] GEPTS 1964. [663] WEICHSELBAUM 1916.

tion der Langerhansschen Inseln[664], als Bindeglied zwischen den beiden zeitlich hintereinandergeschalteten Stufen des juvenilen Diabetes zu betrachten, um so mehr, als neuere Ergebnisse diese Meinung stützen[665] und wahrscheinlich immunologische Momente mitspielen[666]. Wir verfügen selbst über die Beobachtung eines $2^9/_{12}$ Jahre alten Knaben (SN 453/63), der innerhalb einer Woche nach Auftreten des Diabetes im Coma diabeticum gestorben ist. Dieser Patient zeigt Rieseninseln und eine eher geringe Insulitis (Abb. 41). Eine solche primär-extrainsuläre Reaktion mit nachfolgender Inselatrophie, sei es durch direkte Wirkung, sei es durch tatsächliche Erschöpfung, ist überlegungsmäßig sicher vertretbar.

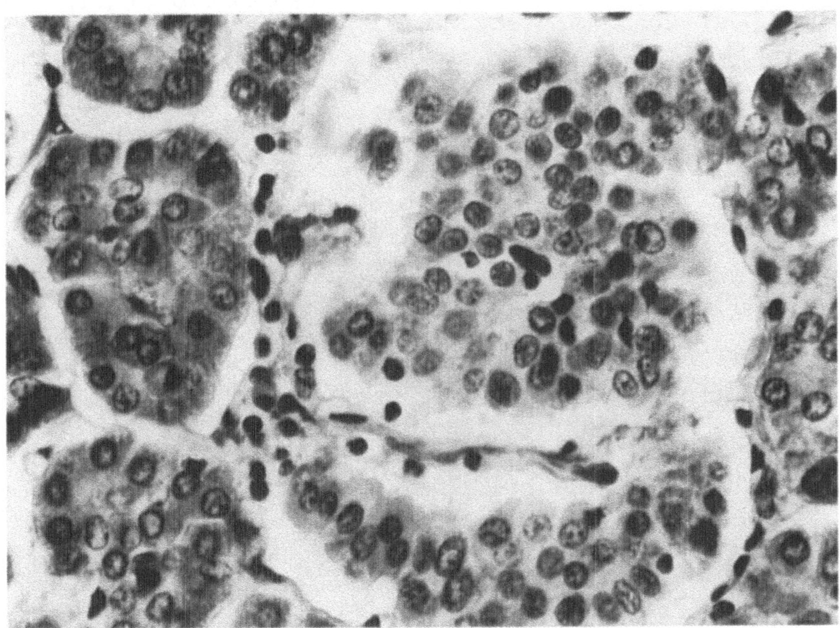

Abb. 41. „Insulitis“. Akuter Diabetes mellitus. Verlaufsdauer 1 Woche. Tod an Sinusthrombose. Lockere randständige Anhäufung und Durchsetzung der Insel mit dunkel- und nacktkernigen Lymphocyten. H.E., Maßstab 470:1. S., Daniel, 2-jährig (SN 453/63, Pathologisches Institut Universität Zürich)

Die *Insulitis* ist allerdings nur selten beobachtet worden. Die Ansicht, daß sie nur in einer sehr kurzen Zeitspanne überhaupt besteht[667], ist deshalb nicht von der Hand zu weisen. Bemerkenswert sind die Befunde von Renold (1965), der nach einmaliger Injektion von homologem Insulin nach wenigen Wochen beim Rind eine ausgeprägte Insulitis und nachfolgende Fibrose feststellte. Mit dem Adjuvans allein trat keine Insulitis ein. Damit ist die immunologische Seite des Problems erneut in den Vordergrund gerückt. Wenn auch diese Untersuchungen immerhin homologes, aber extrahiertes und verarbeitetes Insulin betrafen, so ist doch die Möglichkeit, daß die Insulitis bei Unbehandelten Ausdruck einer gegen das insuläre Insulin gerichteten Autoimmunreaktion sein kann, zu überprüfen. Abb. 42 zeigt, wie rasch im Falle der Insulitis beim Rind diese

---

[664] von Meyenburg 1940, Hartroft 1956. [665] Gepts 1965.

[666] Mirsky, Simkin und Broli-Kahn 1950, Berson, Yalow, Baumann, Rothschild und Newerly 1956.

[667] von Meyenburg 1940, Warren 1927.

in eine Fibrose übergehen kann. Man erhält oft den Eindruck von Kollapsfeldern. Diese Annahme ist wahrscheinlicher als die, daß die Insulitis Zeichen einer massiven Produktionssteigerung im Inselapparat sei[668]. Überraschend ist die Ähnlichkeit der Insulitisbefunde beim menschlichen Diabetes mit den Befunden, welche Lacy nach i.v. Injektionen von Anti-Insulinserum bei Ratten und Freytag[669] bei Mäusen in den Langerhansschen Inseln gesehen haben. Ungeklärt ist auch die Tatsache, daß der *Insulingehalt des Pankreas* verstorbener Diabetiker von dem Zeitpunkt des Ausbruchs der Krankheit und von deren Dauer abhängt, unabhängig davon, ob Insulinsubstitution durchgeführt wurde oder nicht[670] (s. auch S. 385). Ebenso ist der Tatbestand der häufigen *Progredienz des Diabetes*

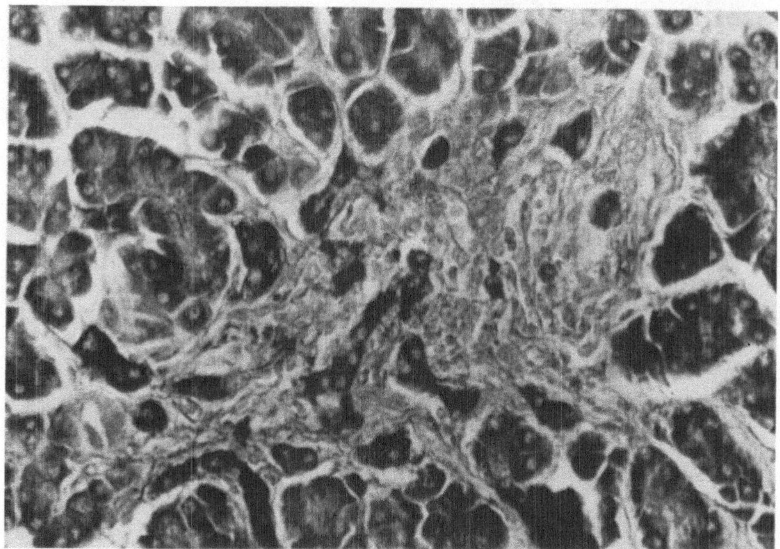

Abb. 42. „Insulitis" beim Rind mit Übergang in Fibrose nach Applikation von homologem Insulin. Aldehyd-Thionin. Maßstab 250:1. (Beobachtung und Schnitt A. E. Renold, Institut de Biochimie Clinique Genève)

mellitus damit nicht sicher zu erklären. Wir haben häufig festgestellt, daß die Bauchspeicheldrüsen von jugendlichen Diabetikern mit längerer Überlebensdauer stark untergewichtig sind.

Interessant ist eine Feststellung von Hedinger (1966, persönliche Mitteilung), der im Falle eines Schmidtschen Syndroms (Morbus Addison und Hypothyreose nach lymphocytärer Thyreoiditis Hashimoto) und Diabetes ebenfalls ein Pankreasgewicht von nur 25 g gegenüber einem Durchschnittsgewicht von 70—90 g[671], festgestellt hat. Man ist versucht, eine im Inselgewebe und im exokrinen Pankreas gleichförmige immunologe Reaktion anzunehmen. Kürzlich wurde ein ähnlicher Fall registriert[672].

Zusammenfassend ist die Frage nach einer wirklich primären Unterfunktion der Langerhansschen Inseln beim essentiellen Diabetes mellitus morphologisch und biochemisch noch nicht eindeutig beantwortet. Die Morphologie gibt Hinweise auf eine an sich besser verständliche, *initiale Hyperfunktion*. Dem stabilen „Diabète gras" dürfte dagegen eine behinderte Abgabe des gebildeten Insulins zugrunde liegen.

668 Lacy 1965.
669 Freytag 1968, Freytag und Klöppel 1969, Freytag, Klöppel und Howe 1969.
670 Wrenshall und Best 1956. 671 Rössle 1926. 672 Phair, Bondy und Abelson 1965.

c) Prädiabetes und latenter Diabetes

Als *Prädiabetiker* bezeichnet man Menschen mit genetischer Diabetesprädisposition, aber noch *ohne* pathologischen Glucosetoleranztest. Diesem Prädiabetes wird der *latente Diabetes* gegenübergestellt. Neuerdings wird dieser aufgeschlüsselt in einen latent *chemischen Diabetes* (= abnorme Glucosetoleranzteste unter Cortison) und einen chemischen Diabetes (= asymptomatischer Zustand, aber mit pathologischer Zuckerbelastungsreaktion, auch ohne Cortison)[673]. Der Biochemiker findet beim Prädiabetes eine erhöhte insulinähnliche Aktivität.

Wir beschränken uns darauf, die Befunde von OGILVIE (1933) kurz mitzuteilen, der die Fettsucht als eine Form von Prädiabetes ansieht[674]. Der durchschnittliche prozentuale Gehalt an Inselgewebe und die Inseldurchmesser waren größer als bei normalen Kontrollen. Wir sehen in diesem Befunde eine Bestätigung der Theorie einer initialen Hyperfunktion beim Diabetes[675]. Damit in Übereinstimmung stehen auch die Beobachtungen von HARRIS (1934) und SELTZER, FAJANS und CONN (1956), welche die Spontanhypoglykämie als Frühmanifestation des Diabetes mellitus ansehen.

d) Veränderungen der übrigen endokrinen Organe beim Diabetes mellitus

α) *Hypophyse*

Ein Zusammenhang zwischen Diabetes mellitus und Hypophyse ist seit Jahren bekannt; PIERRE MARIE hat schon 1889 über Zuckerkrankheit bei Akromegalen berichtet. Untersuchungen beim essentiellen Diabetes sind (in dieser Richtung) vor allem seit HOUSSAY (1930) und YOUNG (1937) in großer Zahl durchgeführt worden[676]. Die Retinopathia diabetica scheint in gewissen Fällen nach chirurgischer Entfernung oder Bestrahlung der Hypophyse deutlich verbessert zu werden[677]. Bemerkenswert ist eine Beobachtung von POULSEN (1953), der eine diabetische Frau beschrieb, die nach postpartaler Hypophysennekrose eine spontane Rückbildung der Retinopathie zeigte.

Wir verfügen ebenfalls über eine Beobachtung einer postpartalen Hypophysenvorderlappennekrose bei einer Diabetikerin.

Bei der 1913 geborenen Frau Anna S. tritt 1940, im Alter von 27 Jahren, ein labiler Diabetes mellitus auf, der mit geringen Insulindosen gut kontrolliert werden kann. Im Anschluß an eine Totgeburt im Jahre 1948, im Alter von 35 Jahren, verschlechtert sich der Blutzuckerspiegel, und es zeigt sich eine Neigung zur Hypoglykämie und hypoglykämischen Episoden bei schon geringen Insulindosen (6—12 Einheiten Protamin-Zinkinsulin). Im Verlaufe einer zweiten Schwangerschaft im Jahre 1950, im Alter von 37 Jahren, kommt es zur weitgehenden Entgleisung des Blutzuckerspiegels mit starker Abhängigkeit vom Kohlenhydratgehalt der Nahrung. 6 Monate vor dem Tode entwickelt sich eine diabetische Phthise mit vollkommenem Verlust der Blutzuckerkontrolle und täglichem Wechsel von Hyper- und Hypoglykämie. Die Patientin stirbt 1952 nach 12jähriger Krankheitsdauer im hypoglykämischen Koma.

Die Obduktion (SN 502/52, Pathologisches Institut St. Gallen) ergibt eine ausgedehnte Infarktnarbe im Hypophysenvorderlappen, weit mehr als ungefähr die Hälfte desselben umfassend, und eine schwere akute, kavernös-käsig-pneumonische diabetische Phthise. Die postpartale Hypophysenvorderlappennekrose hat wahrscheinlich die entscheidende Verschlechterung der Blutzuckerkontrolle ausgelöst mit Wechsel von Hyper- und Hypoglykämie am gleichen Tag. Der fast vollkommene Verlust der Blutzuckerkontrolle kommt besonders in den Belastungsperioden während der zwei Graviditäten 1948 und 1950, wie insbesondere während der terminalen diabetischen Phthise zum dramatischen Ausdruck (Abb. 43a—c).

---

673 CAMERINI-DAVALOS, CAULFIELD, REES, LOZANO-CASTANEDA, NALDJIAN und MARBLE 1963.
674 VALLANCE-OWEN und LILLY 1961.
675 STEINKE, TAYLOR und RENOLD 1961, McLEAN und OGILVIE 1960, GEPTS 1963.
676 VALLANCE-OWEN 1964, LUFT 1964, YOUNG 1937, 1963. 677 JOPLIN 1964.

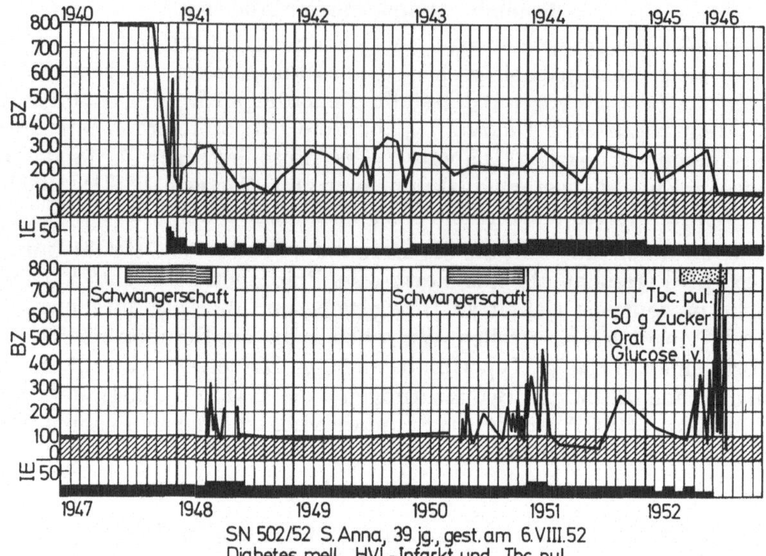

a

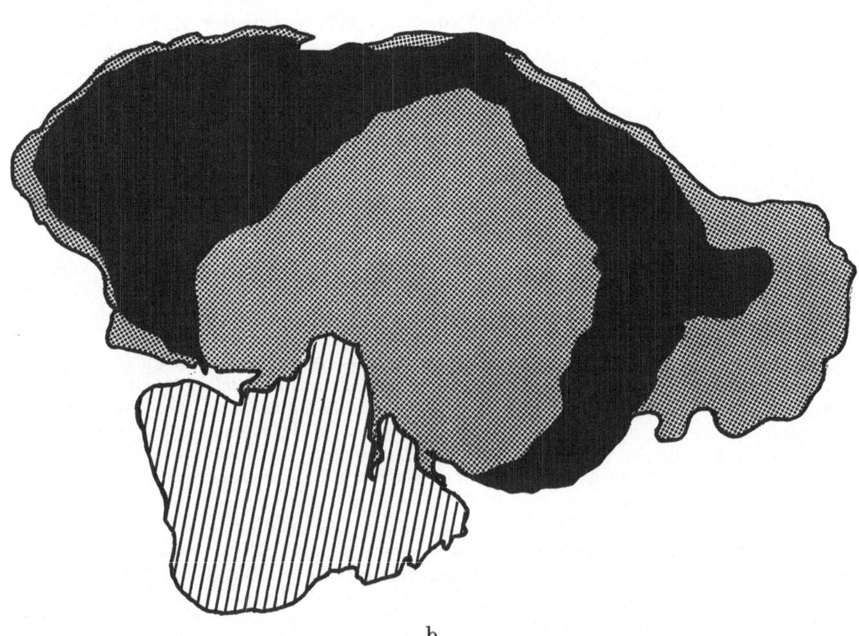

b

Abb. 43a—c. Juveniler Diabetes mellitus, postpartale Hypophysennekrose (Sheehan-Syndrom), darauf stark gedrosselter Insulinbedarf. Terminale diabetische Phthise mit totaler Entgleisung der Blutzuckerkontrolle. a Schematische Darstellung des Krankheitsverlaufes 1940—1952. b Hypophysenvorderlappennekrose: schwarz = Fibrose, punktiert = teilweise erhaltenes Vorderlappengewebe, schraffiert = Hypophysenhinterlappen. c Ausschnitt aus dem Randgebiet: Nekrose und erhaltenes Vorderlappengewebe, H.E., S., Anna, 39jährig (SN 502/52, Pathologisches Institut St. Gallen)

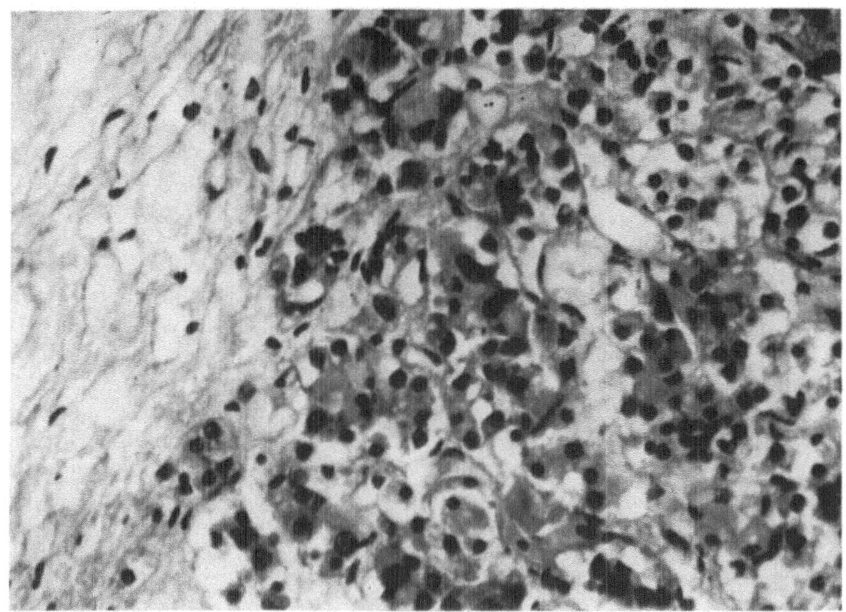

Abb. 43c

Einen weiteren Auftrieb haben die Bestimmungen der Wachstumshormonkonzentrationen bei Diabetes mellitus gegeben[678].

Es fehlt nicht an zahlreichen vergleichenden morphologischen Hypophysenuntersuchungen, denen aber meist ein wesentlicher Mangel anhaftet:

1. Kann eine Hypophyse nur in Serienschnitten beurteilt werden, weil die Verteilung der verschiedenen Zellelemente in der menschlichen Hypophyse variiert und deshalb je nach Schnittführung wesentliche Schwankungen entstehen[679, 680].

2. Ist die Hypophyse vielen alters- und geschlechtsabhängigen Faktoren unterworfen[679] sowie auch exogenen Einflüssen[681], welche das quantitative und qualitative Vorderlappenzellbild formen.

3. Erschweren verschiedene Färbemethoden und Zellklassierungen den Vergleich (Tabelle 6).

Die Werte, welche mit der Trichrommethode nach PEARSE bestimmt worden sind, zeigen vor allem eine starke Zunahme der Chromophilen gegenüber den Chromophoben. [Modifizierte Übersicht nach J. W. KERNOHAN und G. P. SAYRE: Tumors of the Pituitary Gland

Tabelle 6. *Zellverteilung im Hypophysenvorderlappen bei verschiedenem Geschlecht und verschiedenen Altersstufen.* [Prozentzahlen nach RASMUSSEN (R.), SOMMERS (S.), GOLDEN (G.)]

	Chromophobe			Acidophile			Basophile			Übrige		
	R.	S.	G.	R.	S.	G.	R.	S.	G.	R.	S.	G.
Geburt	65	—	—	25	—	—	10	—	—	—	—	—
19jährig	48	—	—	40	—	—	12	—	—	—	—	—
Mann über 20 Jahre	52	22,8	25,7	37	34,8	53,6	11	21	20,7	—	21,1	—
Frau über 20 Jahre	49	23,6	32,7	44	36,8	48,3	7	20,4	18,8	—	19,3	—
Frau, 61jährig	53	—	—	38	—	—	9	—	—	—	—	—

678 EHRLICH und RANDLE 1961. 679 RASMUSSEN 1938.
680 RASMUSSEN und HERRICK 1922, GOLDEN 1959. 681 UEHLINGER 1947.

and Infundibulum. Armed Forces Institute of Pathology, Washington 1956 und H. STEINER: Quantitative und qualitative Zellveränderungen bei Diabetes mellitus. Virchows Arch. path. Anat. **339**, 171—186 (1965)].

FREY (1959) hat, wie schon KRAUS (1929), das häufige Vorkommen von Hypophysennekrosen bei Diabetes mellitus hervorgehoben. FREY hat der akuten Form der Hypophysennekrose (einige Wochen Dauer) mit massiver Infarzierung und noch nicht zur Geltung kommenden weiteren Hypopituitarismussymptomen die allmählich sich entwickelnde Form gegenübergestellt mit Panhypopituitarismus und Houssay-Phänomen. KRAUS (1920, 1929) und FRY (1915) stellten beim Diabetes eine adenomatöse Eosinophilenproliferation fest. Aber KRAUS (1920, 1929) vermerkt auch Fälle mit deutlicher Verminderung der Eosinophilen, wenn die Zahl der Zellen sowie die Hypophysengröße berücksichtigt werden. CUNZ (1945) fand bei nicht quantitativen Untersuchungen eine Zunahme der Hauptzellen (Nomenklatur nach ROMEIS) mit einer Linksverschiebung, während HAWKING (1936) in seiner Untersuchung einmal eine mäßige Zunahme der Basophilen feststellte. WARREN und LECOMPTE (1952) geben in ihrer Übersicht die Ergebnisse von EISENHARDT wieder, nach denen keine signifikanten Veränderungen feststellbar waren. Eine strikte Unterscheidung in juvenilen, labilen und Erwachsenen-stabilen Diabetes wurde aber in den wenigsten Untersuchungen vorgenommen.

Wir haben in einer Untersuchungsreihe quantitativ die Befunde beim Jugendlichen mit labilem und beim Erwachsenen mit stabilem Diabetes kontrolliert und gleichzeitig den prozentualen Anteil der B-Zellen im Pankreas ermittelt, um eine möglichst morphologisch faßbare Kontrolle des Momentanbildes der Krankheit zu erhalten. Der Störfaktor von Therapie, Alter, Geschlecht, Begleitkrankheiten ist zwar nicht ausgeschaltet, aber im Rahmen des Möglichen in Rechnung gestellt. Wir haben uns der Färbemethode nach PEARSE (1952) bedient. Die Adamsschen Angaben sowie die Klassifizierung der mucoiden Zellen in R- und S-Formen[682] wurde dagegen nicht vorgenommen. Die Normalwerte sind RASMUSSEN (1938), SOMMERS (1959) und GOLDEN (1959) entnommen (Tabelle 6).

Dabei stellten wir folgendes fest:

1. Die Fälle mit labilem *juvenilen* Diabetes mit einem absoluten B-Zellmangel weisen statistisch gehäuft einen hohen Anteil von Acidophilen in der Hypophyse auf (durchschnittlich 59,4%).

2. Die *stabilen* Diabetesformen mit geringem Abfall der A:B-Relation und geringer Degranulierung, hingegen häufiger Hyalinose, zeigen keine signifikanten Hypophysenveränderungen.

3. Die *perakut* verlaufenden Diabetesfälle, in einem Fall mit einer Insulitis, zeigen keine Vermehrung der Acidophilen im Hypophysenvorderlappen.

Es stellt sich in diesen Fällen die Frage, ob die Hypophyse erst später reagiert hätte, oder ob nach Überwindung der perakuten Phase der Diabetes mild verlaufen wäre. Es wird wahrscheinlich für die eindeutige Typisierung des Diabetes mellitus zur Interpretation der Befunde im Endocrinium der Einsatz von immunologischen und immunbiologischen Methoden unerläßlich sein.

Wenn man damit die Befunde bei *insulinresistentem* Diabetes (Abb. 44) vergleicht, so wird der Eindruck verstärkt, daß die Vermehrung der Acidophilen im Hypophysenvorderlappen in Relation zur chronischen, schweren Hyperglykämie steht, die ja mit großer Wahrscheinlichkeit die Abgabe von den Fraktionen des STH in das Blut hemmend beeinflußt (s. auch S. 387 und KÜHNAU, S. 143). Die Annahme liegt deshalb nicht allzu fern, daß die Acidophilenvermehrung bei diesen Fällen eine besonders starke Speicherung von tropem Hormon

---

[682] PEARSE und v. NOORDEN 1963.

bei fehlendem Inkretionsreiz oder bei Überproduktion widerspiegelt (Abb. 44). Wir haben diese Befunde experimentell an alloxanisierten und gleichzeitig teilpankreatektomierten Goldhamstern nachgeprüft und bestätigt gefunden (STEINER und HEDINGER[682a]), wobei die exzessive Steigerung der freien Fettsäuren bei gleichzeitiger Hyperglykämie eindrücklich war.

Wir möchten zusammenfassend annehmen, daß das somatotrope Hormon eine Wirkung auf die Insulinsekretion und auf das Inselsystem hat, vielleicht auf direktem Wege. YOUNG (1963) hat eine ganze Reaktionskette abgeleitet, bei der allerdings die Wirkung von somatotropem Hormon nicht direkt auf die B-Zelle, sondern auf die glucagonproduzierenden und -speichernden A-Zellen angenommen wird. Wachstumshormon soll Glucagon freisetzen, welches einen lokalen Abbau von Glykogen zu Glucose induziert. Dadurch wird das periinsuläre

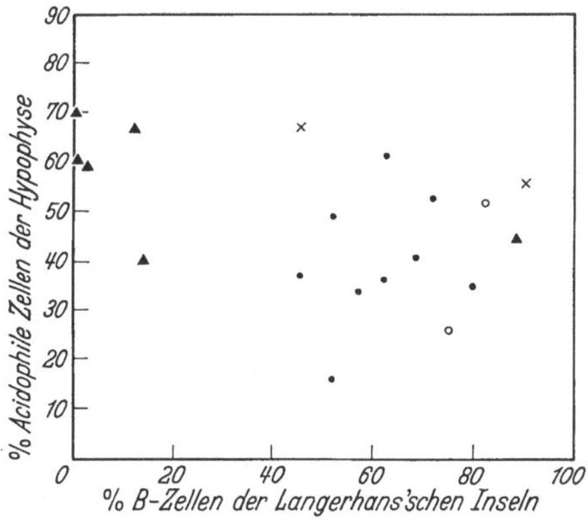

Abb. 44. Prozentsatz der acidophilen Zellen im Hypophysenvorderlappen bei verschiedenen B-Zellproportionen in den Langerhansschen Inseln. Gruppe 1: Juveniler instabiler Diabetes. Gruppe 2: Stabiler milder „Diabète gras“. Gruppe 3: Perakuter Diabetes. Gruppe 4: Insulinresistenter Diabetes. ▴ Gruppe 1, • Gruppe 2, ∘ Gruppe 3, × Gruppe 4

Milieu reicher an Glucose, wodurch die Insulinsekretion ausgelöst wird. Aus morphologischen Gründen liegt kein Anhaltspunkt vor, diese Hypothese anzuzweifeln.

β) Nebenniere

Nebennierenrinde. Wenn im Tierexperiment und als therapeutische Nebenerscheinung die diabetogene Wirkung[683] vor allem der Glucocorticoide bekannt ist, so ist auf der anderen Seite das morphologische Verhalten der Nebennierenrinde bei essentiellem Diabetes mellitus weniger geklärt. Immerhin haben RUSSI, BLUMENTHAL und GRAY (1945) bei 9000 Autopsien — davon 3% mit Diabetes — unter den 131 Rindenadenomen signifikant mehr Nebennierenrindenadenome bei Diabetikern festgestellt (16%). Allerdings waren die meisten auch Hypertoniker. Wenn der Diabetes nach SELYE (1946) auch in die Konzeption vom Stress eingebaut wird, so ist zu sagen, daß im Experiment, vor allem mit Diabetes, eine Menge von weiteren Stressoren das Modellbild verwischen. In klinischen Arbeiten[684] sind Angaben von verminderter Nebennierenrindenreserve abzuleiten. VARTIAINEN (1944) hat keine konstanten makroskopischen und mikroskopischen Veränderungen festgestellt.

[682a] STEINER und HEDINGER 1970. [683] CONN und WHEELER 1948.
[684] MILLER und MASON 1945, FIELDS und MARBLE 1951.

ANGERVALL und SÄVE-SOEDERBERGH (1966) haben auf Grund eigener Beobachtungen an Autopsien von langfristig kranken Diabetikern und nach kritischen Vergleichen mit den Befunden an Gefäßen und Nierenglomerula von mit Corticosteroiden oder ACTH-behandelten Versuchstieren oder Patienten geschlossen[685], daß die zur diabetischen Mikroangiopathie und zur Glomerulosklerose führenden Gefäß- und Schlingenveränderungen auf eine adrenocorticale Überaktivität beim komplikationsreichen Diabetes zurückzuführen seien. Sie stützen diese Theorie mit den Ergebnissen von LENTLE und THOMAS (1964), die beim komplizierten Diabetes höhere Corticosteroidspiegel als beim unkomplizierten Diabetes gefunden haben.

WILSON, FRAWLEY, FORSHAM und THORN (1950) machen Angaben über eine *starke Reaktion Addisonkranker nach minimaler Cortisonmenge mit Diabetessymptomen.* (Über die relative Inselzellinsuffizienz als kompensatorischer Schutz bei Hypoadrenalismus s. S. 292.)

Die Häufung von *Addison mit Diabetes* und die Kombination mit Hypothyreose[686] werden darauf zurückgeführt, daß eine einheitliche Basisstörung (immunologischer Natur?) die Veränderungen der Endorgane bewirkt (s. auch S. 293 und 484).

Nebennierenmark. Die Angaben über Markveränderungen sind außerordentlich spärlich. Wir selbst haben keine signifikanten Veränderungen festgestellt. Auf der anderen Seite ist der glucosemobilisierende Effekt von Epinephrin durch SUTHERLAND und CORI (1951) bekannt geworden.

γ) Schilddrüse

Bei Diabetes mellitus ist keine direkte morphologische Schilddrüsenveränderung aufgefallen. Wir selbst haben unser histologisches Material nicht eingehend daraufhin untersucht, weil die in unserem Einzugsgebiet sehr häufigen Schilddrüsenveränderungen (euthyreote, hypothyreote Struma) die Untersuchungen erschweren. ELRICK, HLAD und ARAI haben 1961 die Relationen zwischen Schilddrüsenfunktion und Kohlenhydratstoffwechsel in interessanten Untersuchungsreihen abzuklären versucht und neu interpretiert[687]. In seltenen Fällen ist eine schwere diabetische Ketoacidose durch eine akute Hyperthyreose kompliziert[688]. Diese Kombinationsformen sind theoretisch von großer Bedeutung. Uns selbst sind sie leider nicht begegnet.

Wir verweisen auf die Häufung von Hypothyreose und Diabetes mellitus im Rahmen des Schmidtschen Syndroms (s. S. 484).

δ) Nebenschilddrüsen

Die *Nebenschilddrüsen* können renal induzierte Veränderungen aufweisen, sind aber beim unkomplizierten Diabetes nicht verändert. Alloxandiabetes erzeugte nach 14 Tagen bei Ratten signifikant vergrößertes Volumen und Kerngröße der Parathyreoidea[689].

ε) Gonaden

Früher wurde oft eine hohe Sterilitätsrate bei *diabetischen Männern* festgestellt und mikroskopisch eine herabgesetzte Spermatogenese und Verdickung der Basalmembran der Tubuli nachgewiesen. In histometrischen Untersuchungen an Hoden von Diabetikern und Gesunden hat SCHÖFFLING (1965) eine signifikante quantitative Veränderung mit Sertoli-Zellvermehrung und größerem Lumen der Samenkanälchen erneut bestätigt. Solche Befunde werden als hypogonadaler Hypogonadismus interpretiert[690]. WARREN und LECOMPTE (1952) sehen die Sterilität

[685] RICH, BERTHRONG und BENNETT 1950, BLOODWORTH und HAMWI 1956, OGILVIE, SABOUR und HORNE 1965.
[686] SOLOMON, CARPENTER, BENNETT und HARVEY, 1965.
[687] ELRICK, HLAD jr. und ARAI. [688] LAKIN, BRADLEY und BELL. [689] HANSSON 1964.
[690] SCHÖFFLING, FEDERLIN, DITSCHUNEIT und PFEIFFER 1963.

eher als Folge eines schlecht eingestellten Diabetes mit acidotischen Krisen und Malnutrition und weniger als direkte Einwirkung des Diabetes an. Indessen ist die gonadale Dysgenesie überdurchschnittlich häufig mit Diabetes mellitus verkoppelt[691]. Der Zusammenhang ist ungeklärt. Auf die Befunde beim Prader-Labhart-Willi-Syndrom sei auf S. 405 verwiesen.

Ebenso ist bei Frauen der Beweis einer direkten Beeinflussung der weiblichen Gonaden bei Diabetes nicht sicher gegeben. Wie bei *männlichen Gonaden* sind die Veränderungen — Ovarialatrophie, Follikelreifungsstörung[692] sowie Sterilität — möglicherweise mehr Folge des gestörten humoralen Gleichgewichts (Acidose, Hypokaliämie, Hyperglykämie). Bei gut behandeltem Diabetes sind Konzeptions- und Geburtsrate mit derjenigen gesunder Frauen fast übereinstimmend. Man hat angenommen, daß ein relativer Oestrogen- und Progesteronmangel die Ursache für die höhere Mortalitätsrate der Neugeborenen sei. Genaue Ausbalancierung der Stoffwechsellage hat aber auch ohne Hormonsubstitution dieselbe Mortalitätsrate wie bei gesunden Müttern ergeben (s. auch S. 374).

2. Pankreatischer Diabetes mellitus. Zerstörung und Ausschaltung von Inselgewebe

Die Entstehungsmöglichkeiten sind in Tabelle 5 zusammengefaßt.

Der *pankreatische Diabetes* unterscheidet sich von den essentiellen Formen vor allem durch die „Milde". Auch nach totaler Pankreatektomie werden recht geringe Mengen von Substitutionsinsulin benötigt. So betrachtet ist diese Diabetesform eine weitere Stütze dafür, daß der essentielle Diabetes vor allem durch extrapankreatische Faktoren ausgelöst wird. Interessant ist die Beobachtung von Koch und Sailer (1963), die bei total Pankreatektomierten nur sehr geringe Arteriosklerose bei 7 und 9 Jahre dauernder Insulinsubstitution sahen. Auf der anderen Seite haben Doyle, Balcerzak und Jeffrey (1964) eine schwere diabetische Glomerulosklerose und Retinopathie 11 Jahre nach totaler Pankreatektomie wegen Reticulumsarkoms gesehen.

Über das Verhalten der Langerhansschen Inseln beim *Bronzediabetes* ist folgendes bekannt: In einer größeren Untersuchungsreihe hat Hedinger (1952) festgestellt, daß in der Mehrzahl der Fälle viele *Inseln* und *große Inseln* vorkommen. Eine leichte periinsuläre Fibrose ist ein häufiger Befund. Die Inselhämosiderose ist relativ häufig. McGavian und Hartroft (1956) konnten das Pigment fast ausschließlich in die B-Zellen lokalisieren. Das Ausmaß der Inselhämosiderose ist mit dem Schweregrad der Zuckerstoffwechselstörung nicht konkordant. Bei schweren Transfusionssiderosen mit Inselsiderose läßt sich oft keine Änderung der Stoffwechsellage nachweisen (SN 1749/65). In der Hypophyse sind frischere Nekrosen und besonders ältere Fibroseherde nicht selten. Damit ist auch angedeutet, daß die *Hämochromatose einen Spezialfall* des pankreatischen Diabetes darstellt, gekennzeichnet durch den Befall von außerhalb der Bauchspeicheldrüsen liegenden endokrinen Organen.

Mucoviscidosis und *Pankreasinfarkt* scheinen spärliche Veränderungen zu erzeugen. Ein Diabetes im Verlauf dieser Krankheiten ist selten[693].

Molz (1964) hat kürzlich über einen Fall von *Cytomegalie* berichtet mit cytomegalen Veränderungen auch der Langerhansschen Inseln (Abb. 45). Ein Diabetes war in diesem Fall nicht vorhanden.

Die histologischen Befunde nach Verabreichung von Alloxan (Abb. 46) und anderen B-Zell-toxischen Substanzen sind Beispiele für eine selektive B-Zellzerstörung[694].

---

691 Forbes und Engel 1963. 692 Kraus 1936. 693 Gepts 1957.
694 Rosan, Shwachman und Kulczycki 1962.

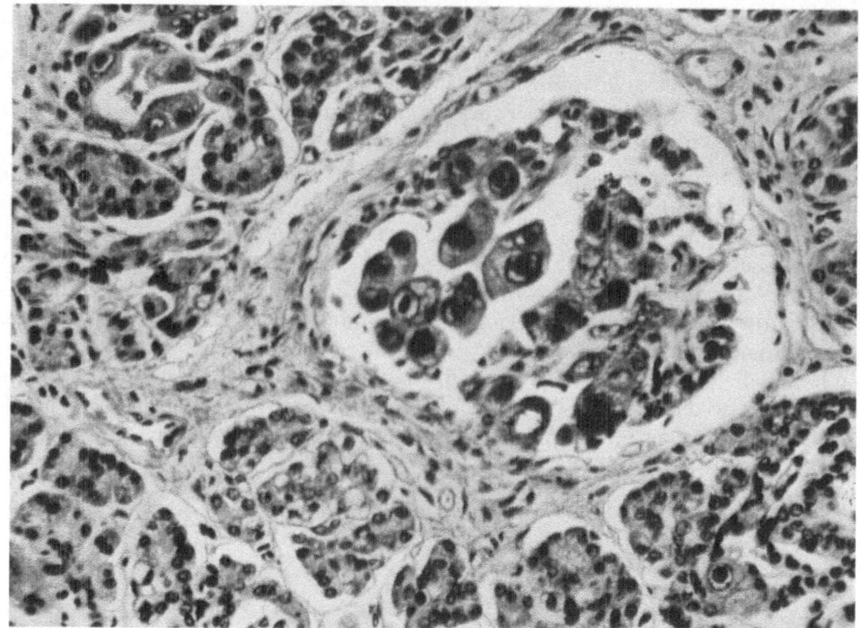

Abb. 45. Generalisierte Cytomegalie mit Befall der Langerhansschen Inseln. Typische Eulenaugenzellen. Periinsuläre Fibrose. Kein Diabetes mellitus. H.E., Maßstab 300:1. G., Bruno, 2 Monate (SN 324/64, Pathologisches Institut Zürich)

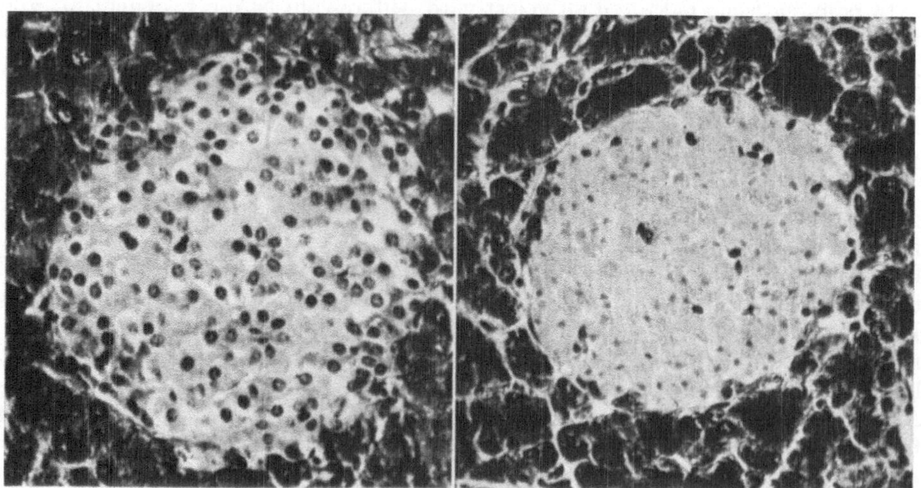

Abb. 46. Experimenteller Alloxan-Diabetes bei der Maus. Links: normale Insel; rechts: B-Zell-Nekrose nach Alloxan. (Versuche von M. AUFDERMAUR, Pathologisches Institut Luzern)

3. Sekundärer Diabetes bei anderweitigen endokrinen Störungen

a) Endokrine Überfunktion.

Hyperglykämisierende Störungen im endokrinen Regulationssystem

Das Insulinbilanzergebnis entspricht einer relativen Inselunterfunktion, weil eine übergeordnete bzw. erste Krankheit den *Insulinbedarf maximal heraufsetzt.* Die Befunde werden bei den einzelnen Organkapiteln mitgeteilt. Wir besprechen an dieser Stelle hier lediglich die Pankreasbefunde. In diese Gruppe gehören der *metahypophysäre Diabetes* bei *Akromegalie* (somatotropes Hormon), bei *Hyperthyreose* (thyreotropes Hormon), beim *Cushing-Syndrom* (ACTH) sowie beim *therapeutischen Cushingoid* und bei einer *Überproduktion von Prolactin* (s. Tabelle 5). Erwähnenswert ist die mögliche Wirkung der Hypophyse auf den Kohlenhydratstoffwechsel auch über die Nebennierenrinde[695]. Dann sind die hyperadrenalen Formen, besonders bei endogener Glucocorticoidüberproduktion und beim Phäochromocytom sowie die primäre Hyperthyreose in Betracht zu ziehen. Der gemeinsame Nenner aller dieser Krankheiten ist, daß diese Hormone an sich die Blutzuckerkonzentration steigern oder die Lipolyse fördern.

Oft wird die Meinung vertreten, daß ein *sekundärer Diabetes nur beim dazu erblich Disponierten auftreten könne*[696]. Diese Ansicht wird gestützt durch die Tatsache, daß nur etwa bei $^1/_5$ der Akromegalen ein Diabetes ausbricht. Dieser Anteil entspräche gerade etwa der errechneten Häufigkeit der Erbanlage Diabetes in der Durchschnittsbevölkerung (s. auch S. 263).

Ähnliche Verhältnisse finden sich beim Cushing-Syndrom. Die direkte Beeinflussung der B-Zellen von der Hypophyse aus durch ein Glandotropin ist umstritten, wenn auch bemerkenswert ist, daß im Serum diabetischer Tiere glucoseabbauhemmende Lipoproteine vorhanden sind, die nach Hypophysektomie verschwinden[697, 698] (s. auch Beitrag Kühnau, S. 140ff.).

Entsprechend der gemeinsamen Pathogenese ist eine große Ähnlichkeit an den sekundären Inselbefunden zu erwarten. Die Inseln zeigen in den ersten Stadien als Zeichen *relativer Überfunktion* eine Degranulierung der B-Zellen, Inselhypertrophie und Inselvermehrung sowie eine gewisse Mitoseaktivität (bei Hunden). Damit ist, unter Beiziehung aller Adaptationsmöglichkeiten, eine vermehrte Insulinproduktion erreicht. Später folgen die Erschöpfungszeichen mit Inselverkleinerung und hydropischer Degeneration[698]. Auch die *hydropische Degeneration*[699] wird von Warren und LeCompte (1952) und von Allen (1922) als Überfunktionszeichen bewertet. Toreson (1951) hat in ausgedehnten Untersuchungen gezeigt, daß die „hydropische Degeneration" der Inselzellen und auch der Ausführungsgänge einer *Glykogeninfiltration* entspricht. Diese Infiltrationen sind besonders augenfällig bei Cortison- oder Hypophysenextraktbehandlung sowie nach Coma diabeticum. Die hydropische Degeneration ist eher selten. Sie kann als recht charakteristische, allerdings nicht eigentlich spezifische Veränderung beim Diabetes (mit Insulinmangel) angesehen werden. Volk und Lazarus haben diese Glykogeneinlagerung und Ballonierung der B-Zellen bei Wachstumshormonverfütterung beobachtet, fanden Glykogen aber auch in den Gangepithelien und den A-Zellen[700]. Die von Lazarus und Volk beschriebene Ballonierung der B-Zellen ist *nicht* identisch mit den Glykogeneinlagerungen Toresons und dürfte eher einen Erschöpfungsmechanismus bedeuten.

Morphologisch können wir zweifellos im Pankreas *Parallelen zum akut verlaufenden jugendlichen Diabetes* finden[701]. Tierversuch und klinischer Verlauf scheinen hier aber nicht durchwegs parallel zu gehen, indem im allgemeinen die diabetischen Zustandsbilder beim *Menschen nach Entfernung des diabetogenen endokrin aktiven Teils reversibel sind*, im Gegensatz zum Tierversuch[702].

---

[695] deBodo und Altszuler 1958. [696] Coggeshall und Root 1940.
[697] Bornstein und Park 1953. [698] Krahl 1955, Volk und Lazarus 1958.
[699] Weichselbaum 1910, 1911. [700] Lazarus und Volk 1958.
[701] McLean und Ogilvie 1955, Richardson und Young 1938.
[702] Goldener und Volk 1956.

b) Endokrine Unterfunktionen

Hunger, Hypopituitarismus und Hypoadrenalismus sowie Hypothyreose zeigen auch Veränderungen der Zuckerstoffwechsellage und der Inselmorphologie. Diese Befunde decken sich mit den Erwartungen, indem Atrophie und eine tiefe Pankreasinsulinkonzentration den verminderten Bedarf widerspiegeln. Ein bestehender Diabetes wird in der Regel durch Hunger oder den Ausbruch einer solchen Krankheit eher gebessert. Die pathologische Glucosetoleranz beim Hunger ist wahrscheinlich eher durch eine Hyperglucagonämie bedingt[703].

Die *Kombination von Diabetes mellitus mit Addisonscher Krankheit* ist relativ häufig. Bis 1963[704] wurden 81 Fälle des englischen Schrifttums gesammelt. Dabei wurde die Literatur des deutschen Sprachgebietes nicht berücksichtigt (s. auch S. 484).

Nach Untersuchungen von BEAVEN, NELSON, RENOLD und THORN (1959) entwickelte sich meist der Diabetes vor dem Addison. Die Addison-Krankheit war nur ausnahmsweise tuberkulöser Genese. Auch hier war die Insulinsensibilität recht beachtlich (10—20 Einheiten). Es häufen sich die Befunde der Kombination von Morbus Addison und Diabetes mit Hypothyreose im Sinne eines *Schmidtschen Syndroms mit Diabetes* (s. S. 484 und 488). Diese Spezialformen *pluriglandulärer Störungen* sind wahrscheinlich Ausdruck einer übergeordneten Störung mit gleicher Auswirkung in allen „Endorganen". Die Tatsache, daß in nur einer verschwindenden Zahl von Fällen ein tuberkulöser Addison besteht, und die Hypothyreosen meist vom Hashimoto-Typ sind, läßt eine Autoimmunreaktion mit Gewebszerstörung vermuten. Die histologischen Pankreasbefunde bei diesem Syndrom sind uns leider nicht zugänglich.

4. Insulinogener Diabetes

Unter diesem Titel werden einige Störungen zusammengefaßt, welche in engem Zusammenhang mit der exogenen Insulinzufuhr stehen und von Interesse für das übrige Endocrinium sein können. Wir verzichten deshalb auf die Beschreibung der Insulinallergie, ebenso auf Veränderungen im Bereiche der Insulininjektionsstelle (s. dazu LABHART 1971). Es bleiben übrig:

a) der insulinresistente Diabetes,
b) der Befund des akuten Morbus Sheehan beim Insulinschock,
c) die Insulinmyokardose.

a) Insulinresistenz

Der total pankreatektomierte Mensch benötigt eine Substitution von 40 bis 50 Einheiten Insulin. Streng genommen wäre jeder darüberliegende Verbrauch Ausdruck einer Resistenz. FIELD (1963) gibt an, daß die *Behandlung der Resistenz* erst einsetzen muß, wenn der tägliche Insulinverbrauch 200 Einheiten übersteigt. Er sagt auch, daß die Insulinresistenz fast in allen Fällen auftritt, wenn eine Insulintherapie vorübergehend unterbrochen war.

Wir selbst haben Insulinresistenz dann angenommen, wenn ein längere Zeit mit kleinen Dosen Insulin gut kontrollierter Diabetes in kurzer Zeit auf einen Bedarf von über 100 E täglich ansteigt. Morphologisch finden sich in den Langerhansschen Inseln die Zeichen hoher Aktivität mit einem häufigen Vorkommen von Riesenzellen. In einem Fall (SN 371/58, P. E.) lagen auch viele kleine, wahrscheinlich neugebildete Inseln vor, welche aus dicht gepackten B-Zellen aufgebaut waren. Ein anderer Fall (SN 821/63) zeigte 90,4% B-Zellen. Dies ist der

[703] UNGER und EISENTRAUT 1962. [704] BOURNE und HOWARD 1963.

höchste Wert, den wir bei Diabetes gefunden haben. Die *Hypophyse* zeigt in den beiden zitierten Fällen einen stark vermehrten Gehalt von Acidophilen (56,1 und 67,3%), die intensiv granuliert sind. Von den Basophilen sind recht viele spärlich granuliert („Schockzellen"). Außer einer knotigen Nebennierenrindenhyperplasie und einem Status nach alter Ovarektomie bestehen keine Veränderungen im restlichen Endocrinium.

Wo die Veränderung sich primär findet, ob in der Peripherie und außerhalb des Insulinkomplexes oder ob im Insulinsystem, kann nicht gesagt werden. Wir können lediglich darauf schließen, daß die endogene Insulinproduktion stark gesteigert, die periphere Wirkung des selbstproduzierten und des therapeutisch zugeführten Insulins aber recht gering ist. Wie weit die starke Vermehrung der Acidophilen im Hypophysenvorderlappen eine primäre Rolle spielt, bleibt ungeklärt. Es ist bekannt, daß Hypoglykämie starke Wachstumshormonabgabe ins Blut induziert[705]. Wie weit die hohen Insulinkonzentrationen oder die Hypoglykämie in der Hypophyse die Vermehrung der Acidophilen direkt induzieren, ist unklar. Ebenso ist ein logischer Anschluß zu den sehr ähnlichen Hypophysenbefunden beim labilen juvenilen Diabetes noch nicht mitgeteilt worden (s. auch S. 394). Immerhin darf die meist *sehr hohe Blutzuckerkonzentration* als beiden Syndromen gemeinsame Komponente hervorgehoben und eine Speicherung produzierter hormonaler Substanzen in den Acidophilen mindestens als möglich angesehen werden.

b) Hypophysenvorderlappennekrose bei Insulinschockbehandlung

Diese Beobachtung sei aufgeführt, weil sich darin die Zusammenhänge von Kreislauf, Zuckerstoffwechsel und Hypophysenhormonen sehr eindrücklich widerspiegeln (Abb. 47).

Die 21jährige Patientin wurde wegen Hebephrenie mit 3 Insulinkuren behandelt. Bei der 3. Insulinkur mit 31 Injektionen während 34 Tagen kam es 5mal zum Präkoma und 7mal zum tiefen Koma. Die letzte Insulininjektion war von einer völligen Entgleisung des Blutzuckerspiegels begleitet mit Tagesschwankungen von 500 mg-% und Anstieg bis 600 mg-%. Trotz Hyperglykämie hielt das Koma an bis zum Eintritt des Todes am 9. Komatage. Die Entgleisung des Blutzuckerspiegels war begleitet von einer Hyponatriämie von 128 mÄq/l und Hypochlorämie von 85 mÄq/l (Abb. 47).

Die Sektion (SN 2343/60, Pathologisches Institut der Universität Zürich) ergibt eine totale Hirnerweichung und eine Totalnekrose des Hypophysenvorderlappens. Lediglich einige Randbezirke sind noch intakt. Die zahlreichen kleinen Inseln im Pankreas zeigen ca. 90% B-Zellen mit ziemlich starkem Granulagehalt und ziemlich regelmäßigem Kernbau mit mittelchromatinhaltigen Strukturen. Die wenigen A-Zellen sind klein und unauffällig. Zellinfiltrationen fehlen. In der Nebennierenrinde fällt eine geringe Verschmälerung der Zona fasciculata auf, bei ziemlich reichem Lipoidgehalt in allen Rindenschichten, besonders auch in der Zona fasciculata.

Dieser Hyperinsulinismus dürfte wahrscheinlich primär eine schwere Kreislaufstörung mit Erweichung von Hirn und totaler Hypophysennekrose bewirkt haben, dem eine Entgleisung des Zuckerstoffwechsels folgte bei vollständig normalen Inseln mit reichlichen Insulingranula. Wir haben es also mit einem Inselbild zu tun, wie es gewissen Altersformen des Diabetes ähnlich ist, in denen die Insulinsekretion nicht genügend auf die Hyperglykämie reagiert.

c) Die „Insulinmyokardose"

Eine bemerkenswerte Feststellung hat Akert (1950) gemacht.

Ein 39jähriger Mann (S. A.) wird wegen einer Schizophrenie mit mehreren Insulinschockkuren behandelt. In der 3. Serie stirbt der Patient nach 116 Insulinschocken plötzlich. Die Autopsie (SN 305/49, Pathologisches Institut St. Gallen) deckt einen ausgedehnten

[705] Roth, Glick, Yalow und Berson 1964.

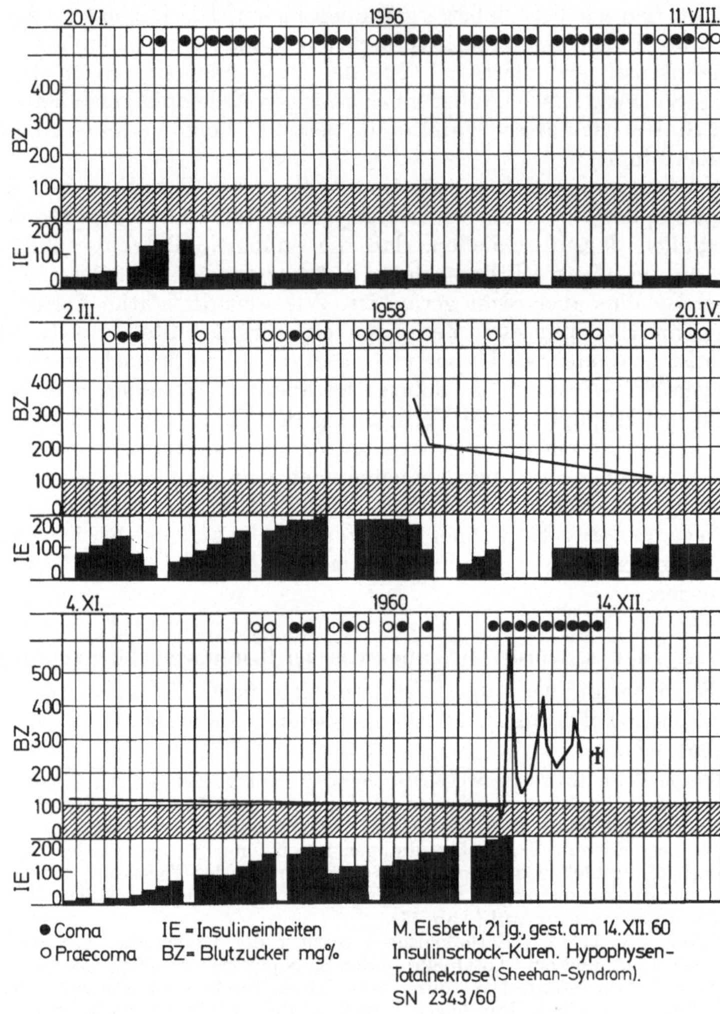

a

Abb. 47a—d. Insulinschockbehandlung mit tödlichem Ausgang. a Schematische Darstellung des Behandlungsplanes. b Langerhanssche Inseln mit 90% B-Zellen. Maßstab 280:1. c Subtotale Hypophysenvorderlappen-Nekrose. Maßstab 165:1. d Gehirnerweichung. Schrumpfung der Ganglienzellen und pericelluläre Ödemhöfe. Maßstab 760:1. M., Elsbeth, 21jährig (SN 2343/60, Pathologisches Institut Zürich). [Aus E. UEHLINGER: Verh. Dtsch. Ges. inn. Med. **67**, 457 (1961)]

Herzmuskelschwund mit frischen und älteren Herden auf, eine Leberläppchensklerose und zahlreiche gastroduodenale Ulcera. Im Hypophysenvorderlappen besteht ein starkes Überwiegen der Acidophilen, die Nebennierenrinde ist diffus hyperplastisch und die silberpositiven Zellen im Pankreas sind vermehrt (Abb. 48).

Mit Wahrscheinlichkeit kann diese schwere Veränderung im Myokard als Folge des therapeutischen Hyperinsulinismus gedeutet werden mit konsekutiver Erzeugung einer energetisch-dynamischen Herzinsuffizienz[706]. Ähnlich haben kürzlich

---

[706] HEGGLIN 1938.

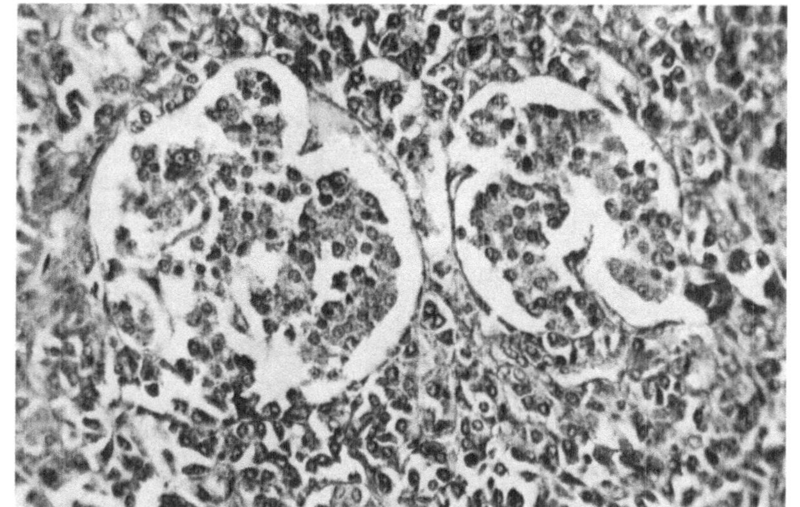
b

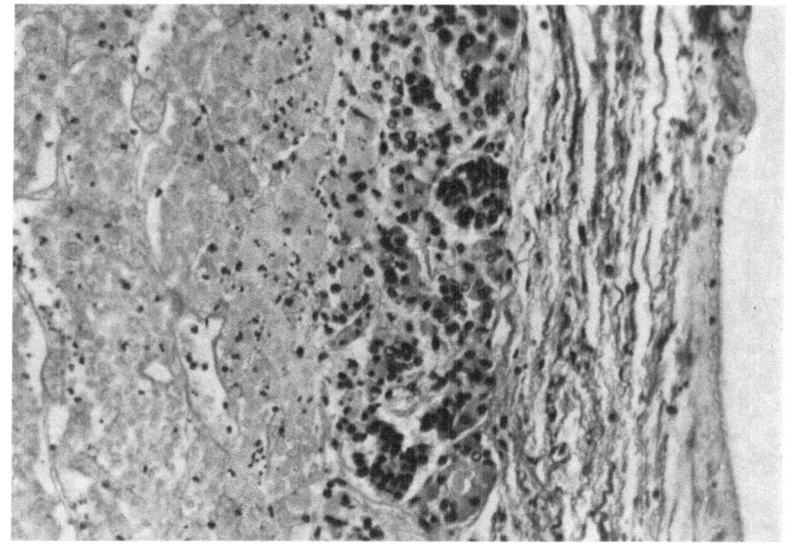
c

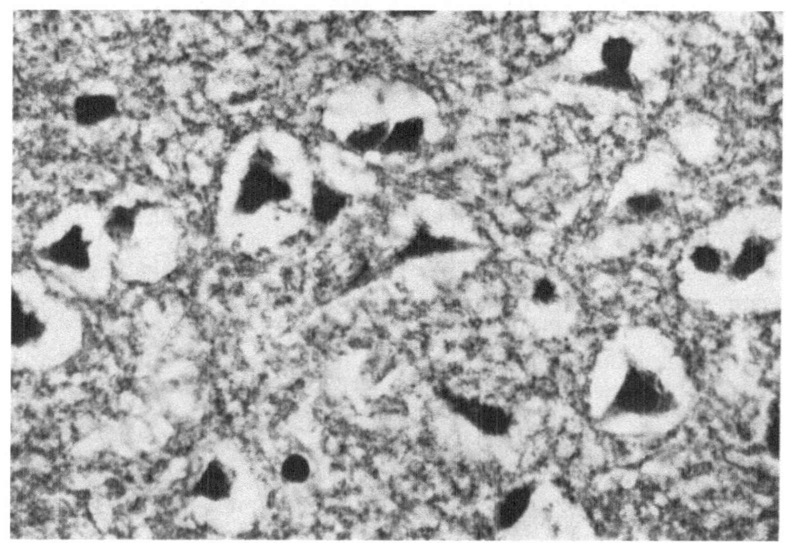
d

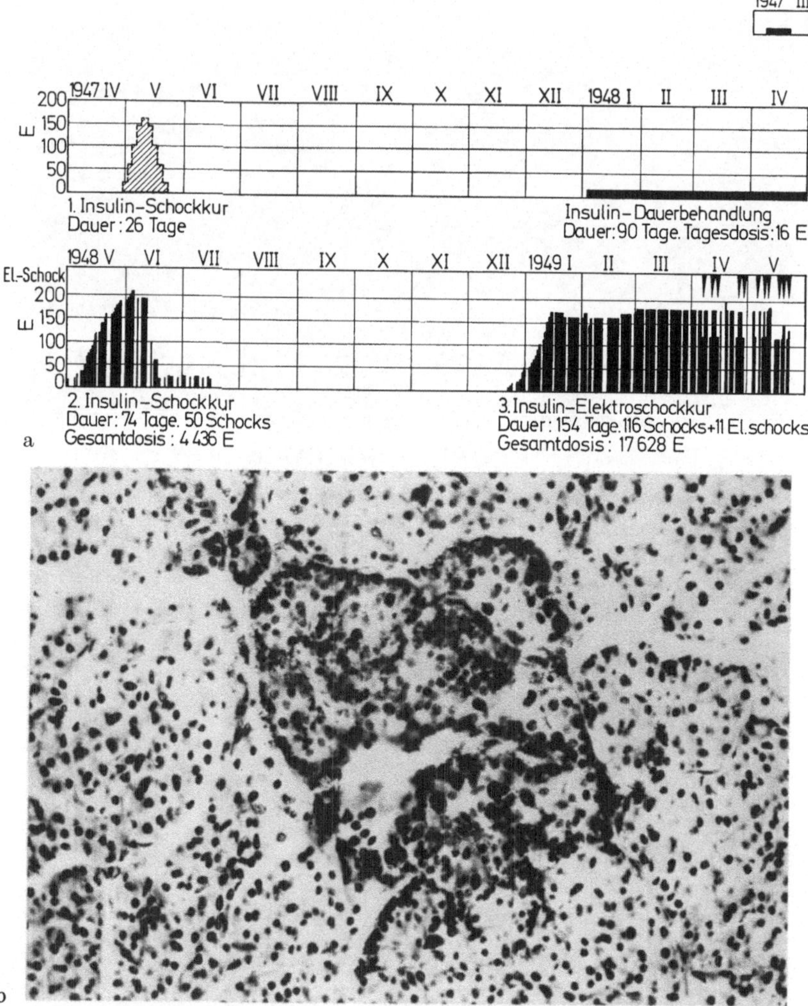

Abb. 48a u. b. Insulin-Myokardose. a Wiederholte Behandlung eines Schizophrenen mit Insulinschocks. Diagramm des zeitlichen Ablaufs. b Relative Vermehrung der argyrophilen Zellen in den Langerhansschen Inseln. Gros-Schultze-Färbung. Maßstab 180:1. S. A., 39jähriger Lehrer (SN 305/49, Pathologisches Institut St. Gallen) [Beobachtung AKERT, Schweiz. med. Wschr. **80**, 1010 (1950)]

amerikanische Autoren[707] wieder berichtet, die bei einer Diabetikerin bei Hypoglykämie wiederholt kardiale Arrhythmie beobachteten. Wieweit die Nebenniere dabei eine Rolle spielt, ist unklar. Jedenfalls antwortet die Nebenniere auf Hypoglykämie mit einem Plasma-Epinephrin-Anstieg. Mehrfach insulininduzierte Hypoglykämie läßt die Epinephrinreaktion weniger ausgeprägt erscheinen[708]. Natürlich ist die Myokardose durchaus so zu verstehen, daß im Schock unter Insulin multiple Myokardnekrosen entstanden sind, die dann in einem späteren Stadium vernarbten.

[707] HARVEY, TRACHTMAN und ZAROWITZ 1962.
[708] GOLDFIEN, ZILELI, HAVENS, BOLING und THORN 1965.

5. Endokrine Syndrome, welche mit Diabetes mellitus kombiniert sind

Dahin gehören:

a) Prader-Labhart-Willi-Syndrom,
b) lipoatrophischer Diabetes,
c) Mauriac-Syndrom,
d) Schmidt-Syndrom (s. S. 483),

a) Das Prader-Labhart-Willi-Syndrom[709]

Das Syndrom besteht aus: Imbezillität, Adipositas, Muskelhypotonie, Hypogenitalismus, Hypogonadismus und Diabetes mellitus.

Wir verfügen über eine eigene Beobachtung eines 28jährigen Mannes (SN 1646/60, Pathologisches Institut Universität Zürich) (Abb. 49), welcher an Kreislaufversagen gestorben ist. Anatomisch zeigen sich ganz erhebliche Gefäßveränderungen im Sinne einer *Mikroangiopathie* mit diabetischer Retinopathie und Glomerulosklerose Kimmelstiel. Die großen Gefäße und besonders auch die Kranzgefäße weisen eine starke Atheromatose auf. In der linken Herzkammer besteht ein kleinhandtellergroßer fibrosierter Hinterwandinfarkt.

Das *Pankreas* zeigt ziemlich viele und kleine Inseln. Die B-Zellen sind stark degranuliert. In der Färbung nach Gomori-Runge ist der sichere B-Granula-Nachweis wegen autolytischer Veränderungen oft schwierig. Die B-Zellreduktion ist aber gering. Die Zellkerne sind oft sehr groß, mit großen Nucleolen. Der Cytoplasmamantel ist voluminös.

In der *Hypophyse* (Gewicht 0,38 g) fällt eine Vermehrung der acidophilen Zellen auf. Die Auszählung[710] der in Stufen geschnittenen Hypophyse ergibt in der Färbung nach Pearse in 265 Feldern mit 11134 Punkten 18,8 Vol.% acidophile Zellen. Auf die vorhandenen Zellen bezogen betragen die prozentualen Anteile für Acidophile 35,2%, für Glucoidzellen 36,4%, für Chromophobe 28,3%. Die Kerne sind z.T. pyknotisch, z.T. schollig chromatinhaltig. Die mucoiden Zellen sind wenig vacuolenhaltig und meist voll granuliert. Herdförmig finden sich Nester von chromophoben Zellen.

Die *Hoden* sind kryptorch. Es besteht eine mäßige Tubulosklerose. Die Spermiogenese fehlt. Die Leydig-Zellen sind reichlich vorhanden, groß und stark sudanophil.

Die *Nebennieren* zeigen eine verbreiterte und etwas geknotete Rinde im Sinne einer progressiven Transformation.

Die *Schilddrüse* (13 g) zeigt keine Besonderheiten. Die Nebenschilddrüsen zeigen Veränderungen im Sinne einer renal bedingten Hyperplasie.

Zusammengefaßt besteht histologisch ein Diabetessyndrom, das dem fetten, stabilen Diabetes mit frühen vasculären Komplikationen entspricht.

b) Lipoatrophischer Diabetes

Das Syndrom besteht aus: Fehlen des subcutanen Fettgewebes, Hepatomegalie mit späterem Übergang in portale Cirrhose, Muskelhypertrophie, Wachstumsbeschleunigung und Wachstumsstop, Auftreten eines insulinrefraktären Diabetes mellitus, Hyperlipämie (Cholesterin normal), Grundumsatzsteigerung bei Euthyreoidismus, Hypertrichosis. Das Berardinelli-Syndrom ist mit diesem Syndrom wahrscheinlich identisch.

Die erste Mitteilung stammt von Lawrence (1946, 1955). Die pathologisch-anatomischen Befunde sind wenig schlüssig. Die zwei durchgeführten Autopsien[711] haben keine Auffälligkeiten im Endocrinium ergeben. Insbesondere werden Pankreas und Hypophyse als normal bezeichnet. Eine durch Thyreoidektomie gewonnene Schilddrüse zeigt eine knotige Hyperplasie als Ausdruck einer Funktionssteigerung.

Wenn man als pathophysiologischen Mechanismus eine primäre Störung in der fehlenden Bildung von subcutanem Fettgewebe annimmt, erwartet man, daß die Calorienspeicherung vor allem in die Muskulatur und die Leber verlagert ist. Dies erfordert eine erhöhte Insulinrate. Der Fall von Schwartz, Schaefer und Renold (1960) läßt diese Hypothese als wahrscheinlich erscheinen. In vielem ist das Syndrom als eigentliches Gegenstück zum Prader-Labhart-Willi-Syndrom anzusehen.

---

709 Prader und Willi 1961, Labhart, Prader und Ginsberg 1965. 710 Weibel 1966.
711 Lawrence 1946, Hansen und McQuarrie 1940.

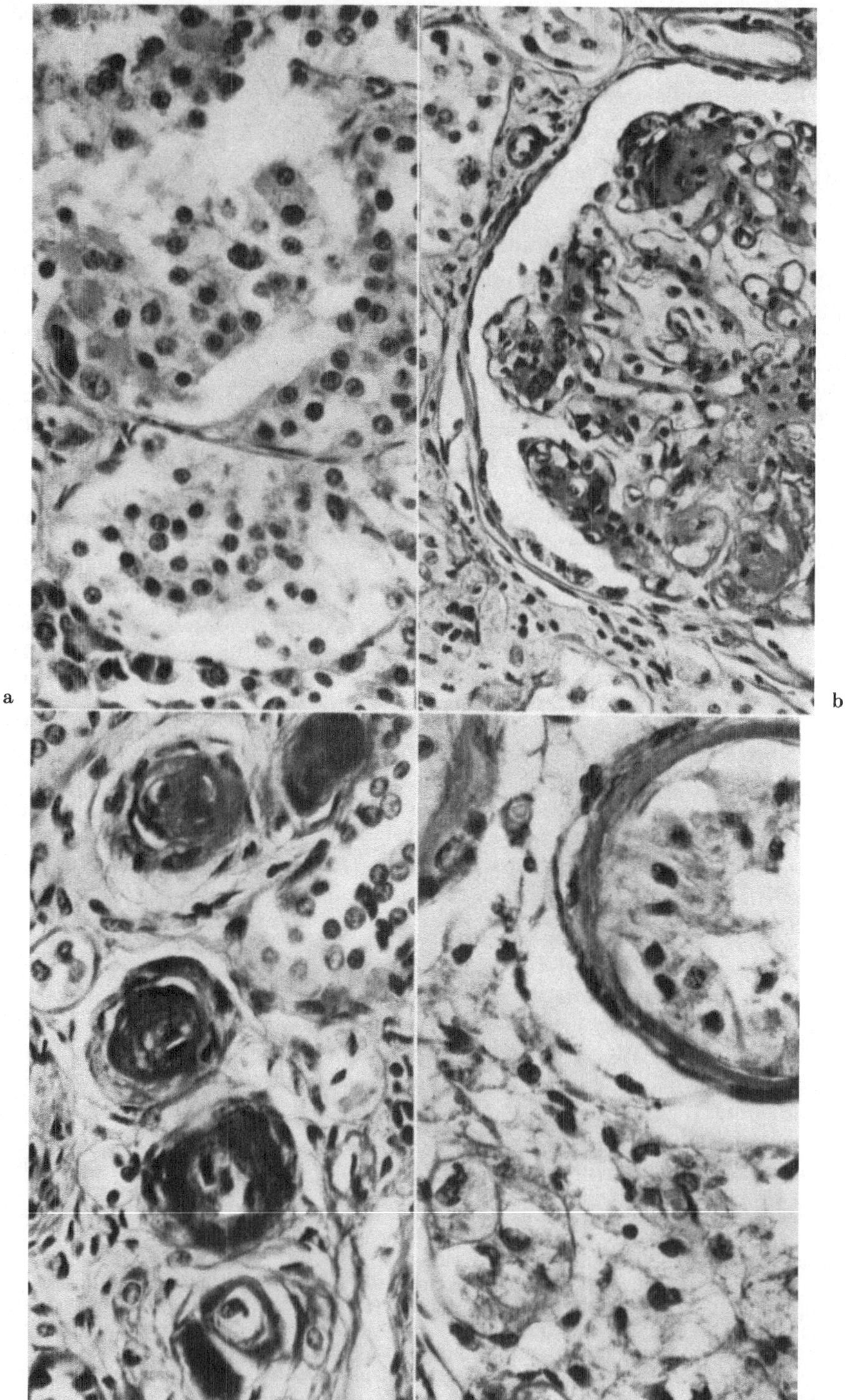

Abb. 49a—d

Dann würden wir spekulativ eine starke B-Zellüberfunktion eines quantitativ normalen bis reaktiv vergrößerten Inselorgans annehmen. Von großem Interesse wäre der morphologische Status des Hypophysenvorderlappens, weil ja das in die acidophilen Zellen lokalisierte Wachstumshormon einen lipidmobilisierenden Effekt aufweist. Es wäre eine große Aktivität der Hypophyse zu erwarten.

c) Mauriac-Syndrom

Das Syndrom besteht aus: Juvenilem Diabetes mit Acetonurie, Hepatomegalie ohne Splenomegalie, abdominalen Koliken, Wachstumsverzögerung, verspätet eintretender Geschlechtsreife, Stammfettsucht mit Vollmondgesicht, verzögerten Ossifikationsvorgängen, Hyperlipämie und Hypercholesterinämie.

Während auf der einen Seite das Zusammentreffen von Diabetes mit sekundärer Glykogenose, Kleinwuchs, Stammfettsucht und verzögerter Geschlechtsreifung vor allem auf die schlechte Behandlung der Zuckerkrankheit zurückgeführt wird, ist von anderer Seite eine hypophysäre oder pluriglanduläre Ursache immer wieder in den Vordergrund gerückt worden[712]. Die beste deutschsprachige Übersicht ist von Windorfer (1953) gegeben worden. Die bis heute vorliegenden pathologisch-anatomischen Befunde sind spärlich und wenig schlüssig. Werner hat 1944 eingehend die autoptischen und histologischen Befunde bei einer 22jährigen Frau besprochen. Es bestand neben der Glykogenspeicherung in der Leber ein kleines Pankreas mit wenig Langerhansschen Inseln, eine stark entspeicherte Hypophyse (keine Trichromfärbung) mit relativ vielen acidophilen Vorderlappenzellen, eine schmale Nebennierenrinde und geringe Unterfunktionszeichen des Ovars. Auch Askanazy und Mentha (1938) haben im wesentlichen die Hypoplasie des Inselapparates und eine Untergewichtigkeit des Pankreas beobachtet. Korp und Levett (1965) haben auf das Auftreten schwerer Angiopathien bei solchen Diabetikern hingewiesen. Hanhart (1947) hat mit genetischen Untersuchungen auf den Zusammenhang zwischen Glykogenspeicherkrankheit und Diabetes mellitus hinweisen können. Wir sind der Ansicht, daß diese Untersuchungen eine weitere Stütze für die Theorie sind, daß das Mauriac-Syndrom nur eine Sonderform des juvenilen Diabetes ist.

D. Funktionelle Überproduktion von Insulin in den Langerhansschen Inseln

Die Überfunktion des B-Zellsystems beobachtet man primär bei Insulinomen; als Verbrauchsüberfunktion erscheint sie bei der Embryopathia diabetica und bei den extrapankreatischen hypoglykämisierenden Tumoren. Manchmal findet sich auch eine nicht erklärte primäre Überaktivität der B-Zellen (Abb. 50).

Auf die mögliche Überfunktion bei verschiedenen Diabetesformen haben wir oben mehrfach hingewiesen. Die *hyperplasiogene Regulationsgeschwulst*[713] scheint einem dem Bedarf angepaßten Produktionsmechanismus zu entsprechen.

[712] Korp und Levett 1965. [713] Seifert 1958.

Abb. 49a—d. Prader-Labhart-Willi-Syndrom. B., Arthur, 28jährig (SN 1646/60, Pathologisches Institut Zürich). a Langerhanssche Insel mit aktiven B-Zellen mit ziemlich starker Degranulierung. H.E., Maßstab 450:1. b Glomerulosklerose Kimmelstiel-Wilson, PAS, Maßstab 300:1. c Schwere Arteriolosklerose der Niere, PAS, Maßstab 450:1. d Hoden mit tubulärer Atrophie, Verdickung der Lamina propria und vollständig sistierter Spermiogenese. Leydig-Zellwucherung. H.E., Maßstab 450:1

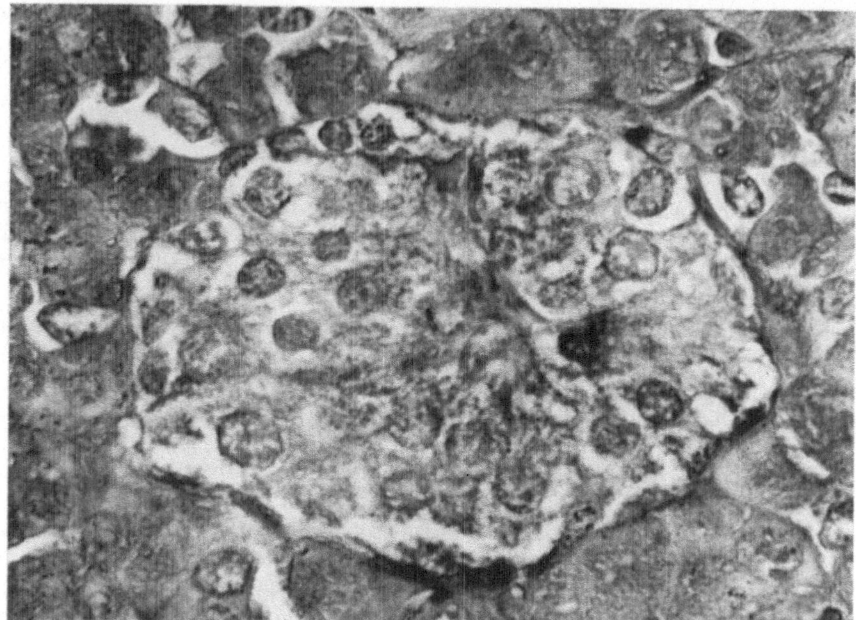

Abb. 50. Hyperinsulinismus mit Absenkung des Blutzuckers bis auf 15 mg-%. Poly- und Makronesie. Starke Größenschwankung der Inseln. Polare Anreicherung der B-Zellgranula gegen die Capillaren. Kein Insulom. Gomori-Runge. Maßstab 1000:1. S., Marlies, 30jährig (MB 13060/61, Pathologisches Institut Zürich)

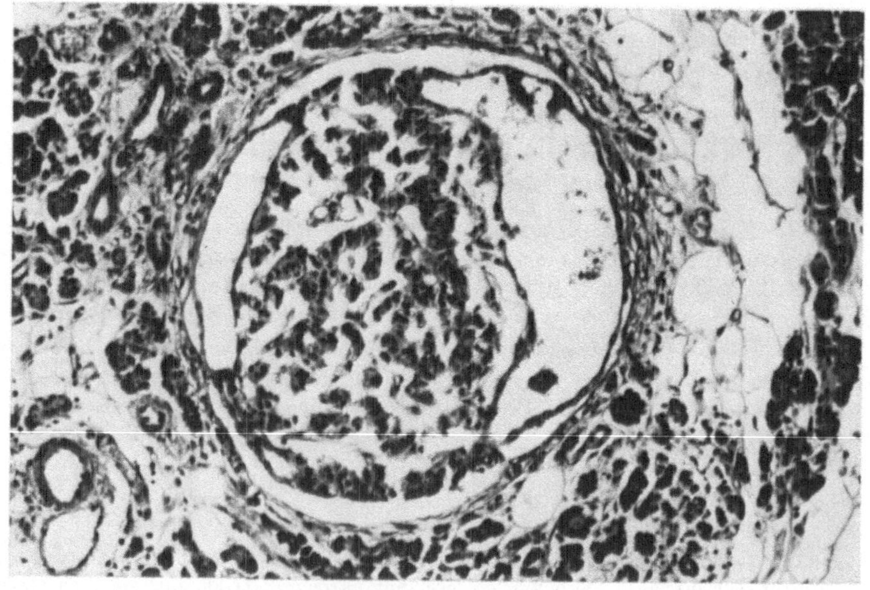

a

Abb. 51a—c. Diabetes mellitus mit Tod im Coma diabeticum. a und b Zahlreiche Mikroadenome mit B-Zelldegranulation. c Normale Inseln in Fettgewebe mit B-Zellreduktion. Vereinzelt periinsuläre lymphocytäre Infiltration. H.E., Maßstab a—c 125:1. B., Anna, 67jährig (SN 1828/61, Pathologisches Institut Zürich)

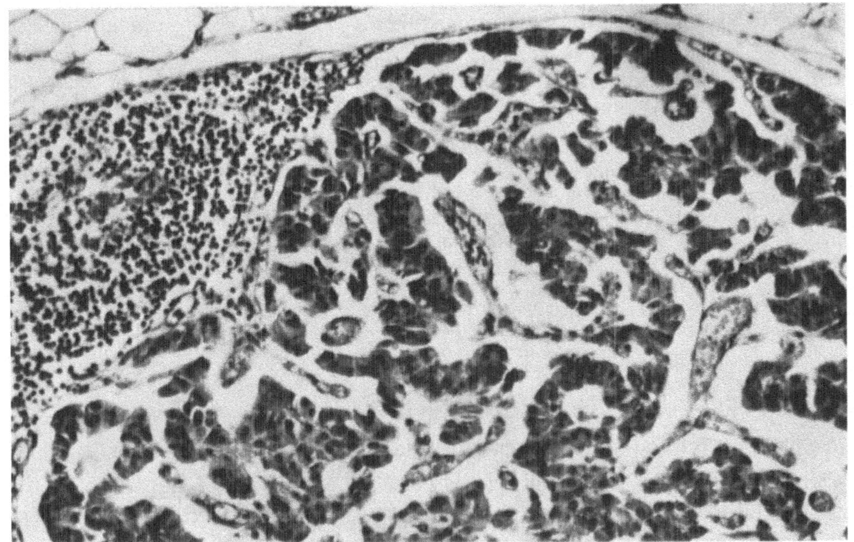

Abb. 51 b

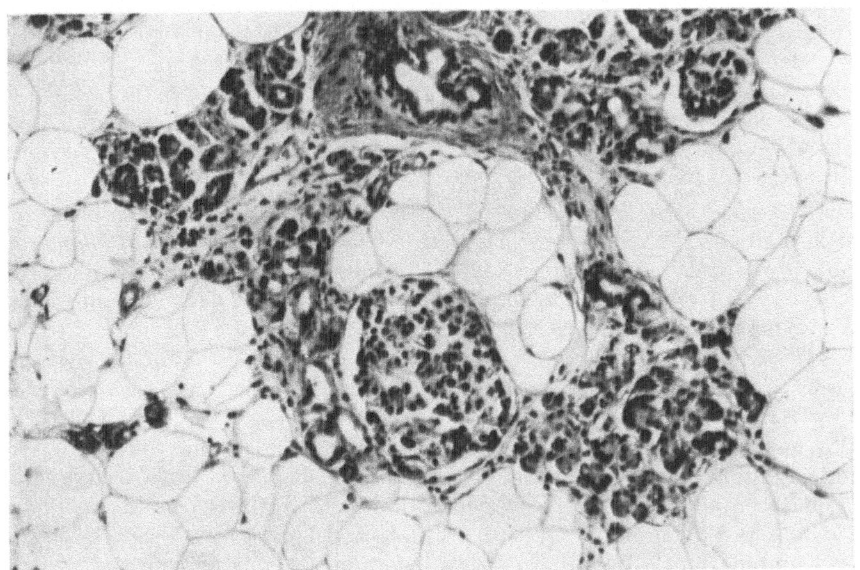

Abb. 51 c

So zeigt Abb. 51 zahlreiche kleine Inseladenome bei einer 67jährigen, im Coma diabeticum verstorbenen Frau (SN 1828/61). In der Runge-Färbung besteht eine weitgehende Degranulation der zahlreichen B-Zellen. Die B-Zellen sind mäanderartig angeordnet. Diese Mikroadenome unterscheiden sich deutlich von den zahlreichen normalen Inseln mit B-Zellreduktion.

Von diesen hyperplasiogenen Regulationsadenomen sind die *hypoglykämisierenden Inselzellgeschwülste* abzugrenzen, welche zum Teil metastasieren.

Unter diesen ist als besondere Gruppe diejenige der *pluriglandulären Adenomatose* hervorzuheben. Der letzteren liegt mit großer Wahrscheinlichkeit eine genetische Veränderung zugrunde. Wermer nimmt an, daß das Merkmal dominant vererbt wird[714]. SCHMID, LABHART und ROSSIER (1961) haben in einer bemerkenswerten Arbeit den Stammbaum von drei Schwestern beschrieben, die an pluriglandulären Erkrankungen mit verschiedenen Kombinationen der Störungen litten (s. auch S. 479).

Als Kuriosum darf eine Beobachtung von HENSLER und HARTMANN (1956) gewertet werden, bei der zwischen hyperplasiogener Regulationsgeschwulst und autonomem Tumorwachstum nicht mehr genau unterschieden werden kann. Bei der 65jährigen Diabetikerin wurde eine progressive und spontane Besserung der Zuckerkrankheit beobachtet und die ursprünglich täglich benötigten 40 E Protamin-Zinkinsulin konnten bald weggelassen werden. Die nach einem apoplektischen Insult plötzlich gestorbene Patientin wies in ihrem Pankreas einen walnußgroßen B-Zelltumor auf. Es besteht die Möglichkeit, daß dieses Adenom die Stoffwechselsituation bei dieser Diabetikerin verändert hat, aber es ist nicht mehr zu entscheiden, ob diese Geschwulst rein regulatorisch durch den (nicht nachgewiesenen) Insulinmangel induziert worden ist.

1. Inselgeschwülste

a) Hypoglykämisierende benigne und maligne Inselzellgeschwülste

In der Vielfalt der Inselzellgeschwülste scheinen die B-Zelltumoren recht häufig vorzukommen. SEIFERT und BERDROW (1958) haben $^3/_4$ der Inselzellgeschwülste zu den B-Zelltumoren gezählt. Der größte Teil ist hormonal wirksam. Wir können in unserer eigenen Sammlung 14 Insulinome 9 Nicht-B-Zelltumoren bei Zollinger-Ellison-Syndrom entgegenstellen. A_2-Zelltumoren sind sehr selten (s. S. 417). Drei zusätzliche Fälle mit Insulinomverdacht zeigten histologisch keine Adenome, sondern normales oder inselzellreiches Pankreas mit fraglicher A-Zellverminderung. Es ist jetzt gesichert, daß die Geschwülste mit einem Zollinger-Ellison-Syndrom von den A_1-Zellen abzuleiten sind, während die A_2-Zell-Geschwülste Glucagon produzieren und häufig mit Zuckerkrankheit zusammen manifest werden (STEINER 1970).

Die *morphologische Endokrinologie* ist bei diesen Fällen wenig untersucht. Dazu kommt, daß die Tumoren häufig in den Formenkreis der *pluriglandulären Adenomatosen* fallen, wie Fall SN 765/52 eines 54jährigen Mannes mit einem Pankreasschwanzadenom zeigt. Die Autopsie deckte ferner ein acidophiles Seitenlappenadenom der Hypophyse auf.

In Fall SN 613/61 (Abb. 52) einer 68jährigen Frau, H., Frieda, ist ein kleines trabeculäres B-Zelladenom mit einem basophilen kleinen Hypophysenadenom und einer Nebennierenrindenhyperplasie kombiniert. Im Vordergrund stand aber klinisch ein Diabetes mellitus.

Wir haben keine systematischen formalen Unterschiede im Aufbau der Adenome festgestellt, wenn es sich um ein Adenom im Rahmen der pluriglandulären Adenomatosen oder ein isoliertes Adenom handelte. Interessante klinisch-pathophysiologische Fragen haben SCHMID, WENZL und UEHLINGER[715] aufgeworfen bei einem Kombinationsfall von B-Inselzelladenom mit Hypoglykämie und multiplen Carcinoidtumoren des Ileums. Weil beim Carcinoidsyndrom an sich schon hypoglykämisierende Zustände beobachtet worden sind[716], stellt sich auch hier die Frage der hyperplasiogenen Regulationsgeschwulst und des „konditionierten" Tumorwachstums. Nachdem FISCHER und HICKS (1960) Kombinationen von Carcinoidtumoren mit A-Zell-Inseladenomen gefunden haben, sprechen die Autoren von einer *Polyadenomatose des endokrinen Systems der hellen Zellen*. Weitere Angaben über die pluriglandulären Adenomatosen s. S. 473.

Neben dem histologisch gutartigen Adenom kommt auch das metastasierende Adenocarcinom und die Inseladenomatose vor.

---

[714] WERMER 1954. [715] SCHMID, WENZL und UEHLINGER 1963.
[716] BOHN und FEYRTER 1942.

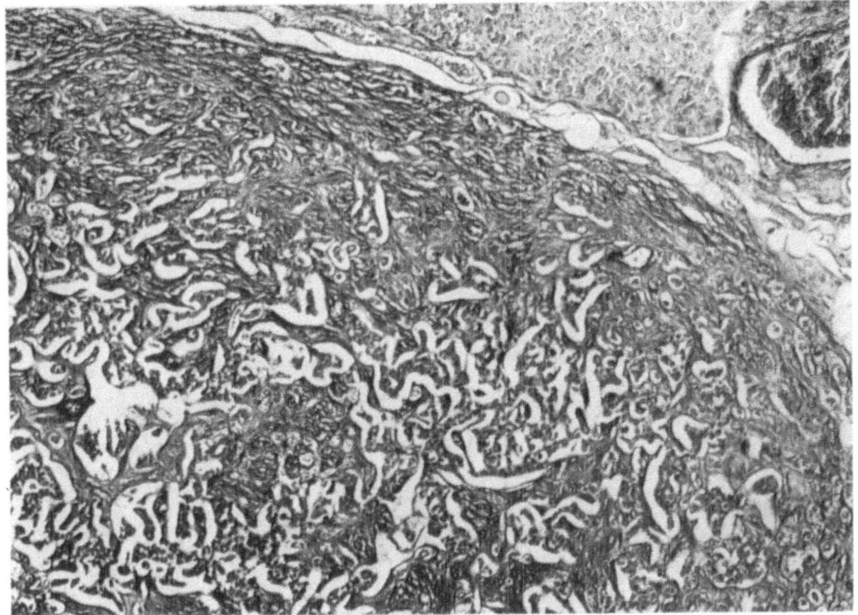

a

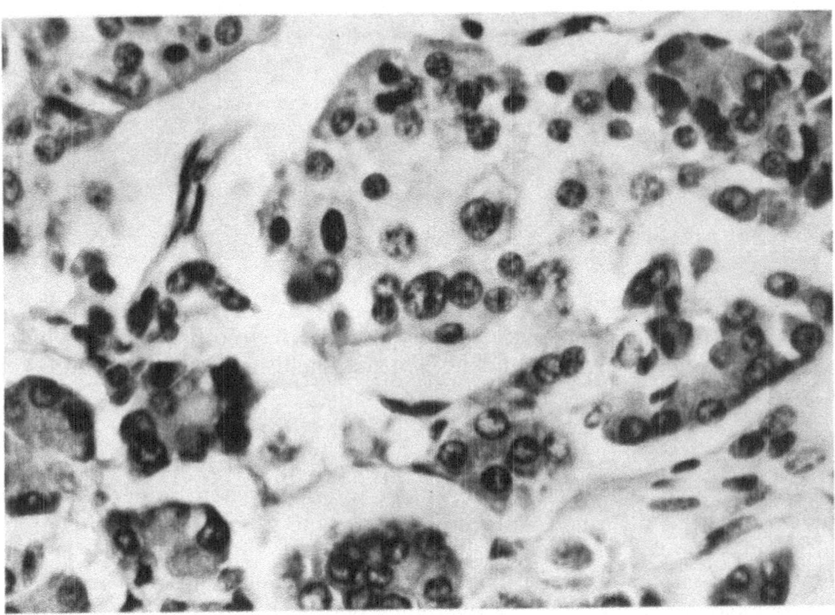

b

Abb. 52a—c. Schwerer Diabetes mellitus mit Glomerulosklerose Kimmelstiel-Wilson. Status nach Nadisanbehandlung. Kombination eines linsengroßen trabeculären B-Zelladenoms des Pankreas mit einem kleinen basophilen Hauptzelladenom des Hypophysenvorderlappens und einer Nebennierenrindenhyperplasie. a Trabeculäres Adenom des Pankreas, H.E., Maßstab 45:1. b Aktive Langerhanssche Inseln mit vielen B-Zellgranula (63%), H.E., Maßstab 470:1. c Basophiles Adenom der Hypophyse, H.E., Maßstab 470:1 (schlecht erhalten). H., Frieda, 68jährig (SN 613/61, Pathologisches Institut Universität Zürich)

Die B-Zell-Inseltumoren weisen im Stroma gelegentlich amyloidähnliche Substanzen auf (Fall 12736/60, Abb. 53). PORTA, YERRY und SCOTT (1962) haben darauf hingewiesen und die Frage nach einem Antigen-Antikörper-Präcipitat und nach immunologisch abnormem Insulin gestellt. Die Insulomzellen sind gegenüber den Zellen in den Langerhansschen Inseln regelmäßig deutlich vergrößert und zeigen in den meisten Fällen starke Aktivität mit prallen Kernen und wechselndem B-Granulagehalt. A-Zellen sind im Tumor die Ausnahme. Die Langerhansschen Inseln im Restpankreas zeigen in der Regel eine Verminderung der

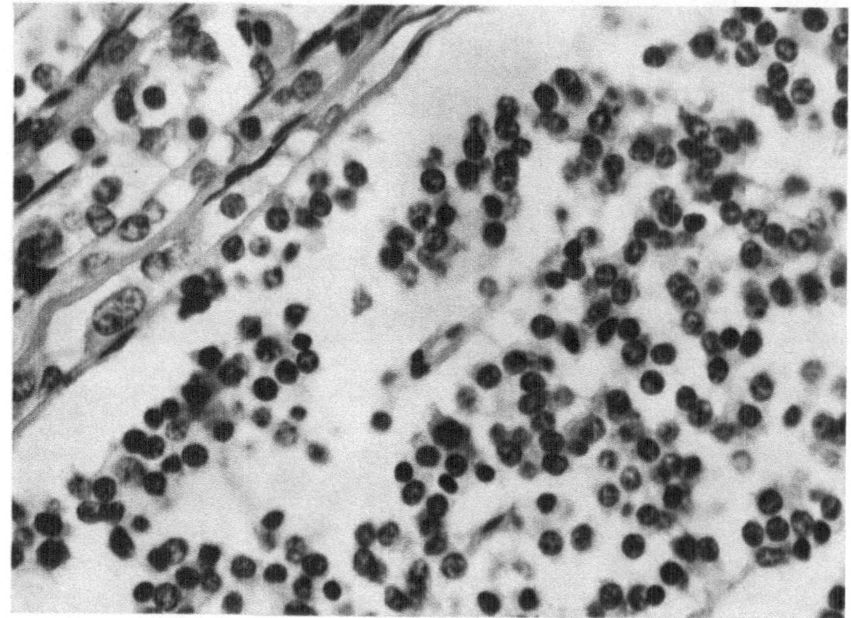

Abb. 52c

B-Zellen, die ziemlich stark degranuliert sind. Der prozentuale B-Zellgehalt entspricht häufig demjenigen bei mildem Diabetes mellitus (HELLMANN und ANGERVALL 1961).

b) Zollinger-Ellison-Syndrom

Das Zollinger-Ellison-Syndrom ist in vielen Fällen mit anderen endokrinen Geschwülsten beim gleichen Patienten oder in der gleichen Sippe kombiniert[717]. Allgemein wird angenommen, daß die Störung eine genetische Grundlage hat[718]. Der Befund von vermehrten, spärlich granulierten amphophilen Zellen in der Hypophyse brachte eine amerikanische Untersuchungsgruppe[719] auf die Idee, daß Hypoaktivität oder Fehlleistung eines peripheren endokrinen Organs eine Hyperaktivität der Hypophyse mit konsekutiver Hyperplasie anderer Target-Organe zur Folge hat, woraus ebenfalls eine pluriglanduläre Adenomatose entstehen könnte (Overlap-Mechanismus).

Unter unseren 9 Fällen mit Zollinger-Ellison-Syndrom fand sich einmal eine diffuse Nebennierenrindenhyperplasie, einmal war diese kombiniert mit einem

[717] SCHMID, LABHART und ROSSIER 1961. [718] WERMER 1954.
[719] RUDOLF, DAMMIN und MOORE 1960.

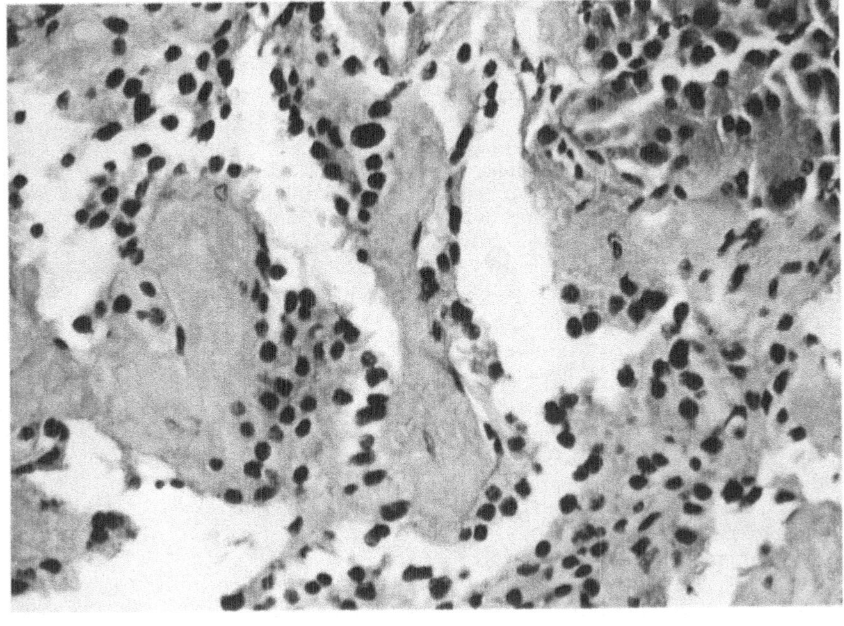

a

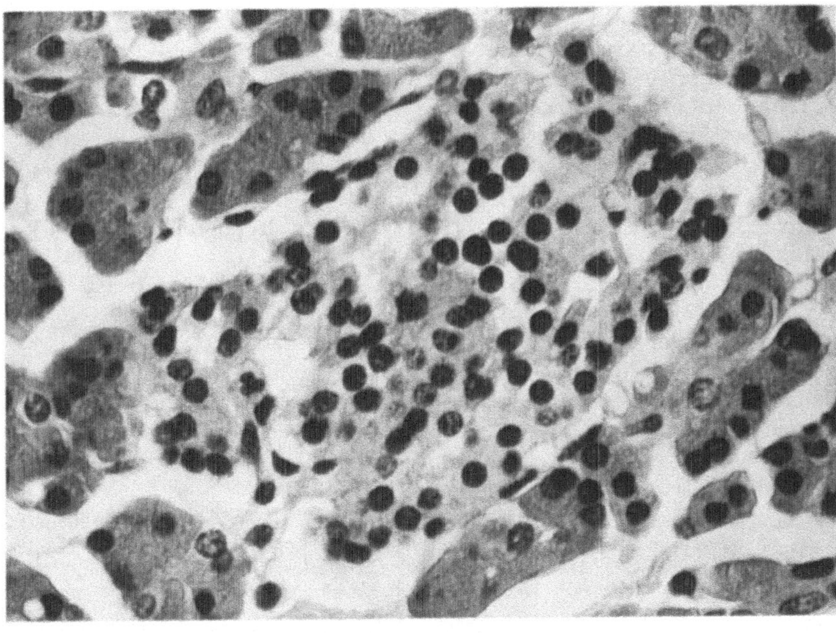

b

Abb. 53a u. b. Hypoglykämie bei trabeculärem Insulom. a Trabeculäres Insulom mit hyaliner Zwischensubstanz, H.E., Maßstab 300:1. b Langerhanssche Inseln mit relativer A-Zell-vermehrung, H.E., Maßstab 550:1. S., Franz, 50jährig (MB 12736/60, Pathologisches Institut Universität Zürich)

Nebennierenrindenadenom. Auffällig und unerklärt ist für uns ebenfalls das Bestehen einer Cholelithiasis in 5 Fällen und zweimal einer Lebercirrhose.

Die Durchschichtung und morphometrische Auszählung der Hypophyse in 2 Fällen ergibt folgende Resultate.

1. *SN 953/55, 73jährige Frau (M., Anna)*

Acidophile	754 Zählpunkte
Mucoide Zellen	1309 Zählpunkte
Chromophobe	231 Zählpunkte
Interstitium	2515 Zählpunkte

Damit ergibt sich ein Volumenanteil von 15,6% für die acidophilen Zellen.

Die prozentuale Verteilung der Zellanteile verhält sich folgendermaßen:

Acidophile	32,9%
Mucoide	57,1%
Chromophobe	10,0%

2. *SN 2391/63, 59jähriger Mann (M., Bernhard)*

Acidophile	2092 Zählpunkte
Mucoide	2155 Zählpunkte
Chromophobe	1674 Zählpunkte
Interstitium	5151 Zählpunkte

Volumenanteil für Acidophile 18,8%.

Prozentuale Verteilung der Zellgruppen:

Acidophile	35,2%
Mucoide	36,4%
Chromophobe	28,3%

c) Extrapankreatische Tumoren mit paraneoplastischem Hypoglykämiesyndrom (s. auch S. 496)

Dieser Geschwulstgruppe ist die exzessive Tumorgröße gemeinsam. Die Gewichte liegen zwischen 0,7—9 kg[720], mit Extremwerten bis 20 kg. Ein großer Prozentsatz dieser Tumoren betrifft Sarkome mit meist abdominaler oder retroperitonealer Hauptlokalisation. Die Pathogenese der Hypoglykämiezustände wurde von FROESCH, BÜRGI, ZIEGLER, BALLY, LABHART (1963) diskutiert.

Es kommen in Frage:

1. Produktion von Insulin oder einer anderen hypoglykämisch wirkenden Substanz im Tumor,
2. Produktion einer die Insulinsekretion im Pankreas fördernden Substanz,
3. übermäßiger Glucoseverbrauch durch den Tumor,
4. Hemmung der Glucoseausschüttung aus der Leber,
5. Kombinationen dieser Möglichkeiten.

Das *Pankreas* wird entsprechend der Pathogenese erwartungsgemäß verschieden reagieren. Wenn der Glucoseverbrauch dominiert, ist die inkretorische Aktivität im Pankreas eine andere, als wenn die Produktion von insulinartigen Substanzen im Tumor überwiegt.

Der Fall H., Luisa, SN 64/1963 (Abb. 54), ließ biochemisch auf eine Kombination von erhöhtem Glucoseverbrauch im Tumor mit gestörter Glykogenolyse und Glykogenausschüttung in der Leber schließen. Histologisch zeigte das Pankreas eine sehr auffällige Polynesie und Makronesie mit sehr starker B-Zellaktivität. Vereinzelt fanden sich auch neugebildete, gangnahe Inselparenchymbezirke. In einigen Inseln fielen viele große A-Zellen mit meist circumferenznaher Lage auf, während die Großzahl der Inseln zwischen 70 und 90% B-Zellen aufweist. Damit werden histologisch die biochemischen Ergebnisse in diesem Fall gestützt, nämlich, daß der Glucoseverbrauch mit sekundärer B-Zellhyperplasie im Vordergrund steht, hingegen die randständigen hyperplastischen A-Zellen eine vermehrte Glucagonproduktion bezeichnen, als Ausdruck der gestörten Leberglykogenolyse.

[720] TRANQUADA, BENDER und BEIGELMAN 1962.

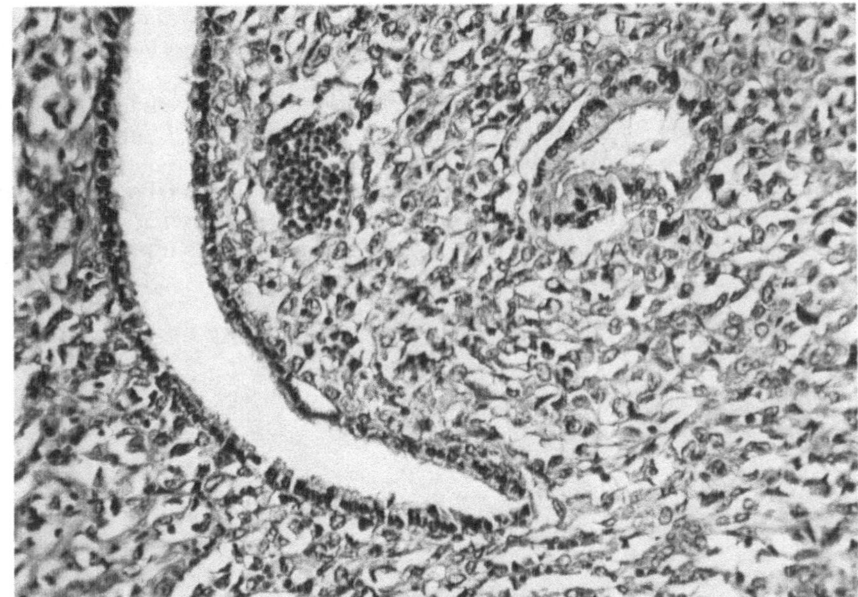
a

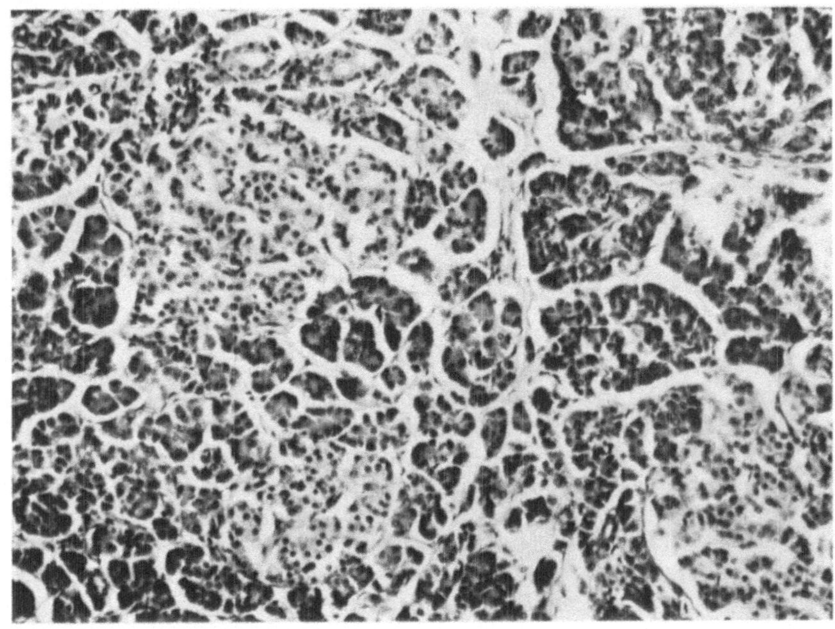
b

Abb. 54a—c. Hypoglykämie bei polymorphzelligem Nierensarkom mit ausgedehnten Metastasen mit einem Gesamtgewicht von 3—4 kg. a Lungenmetastase des polymorphzelligen Nierensarkoms, H.E., Maßstab 300:1. b Polynesie und Makronesie der Langerhansschen Inseln mit starker B-Zellaktivität. In einigen Inseln große A-Zellen im Inselmantel. A:B-Zellrelation normal (etwa 1:8,5), H.E., Maßstab 130:1. c Neubildung von Langerhansschen Inseln aus Ausführungsgängen, H.E., Maßstab 500:1. H., Luisa, 67jährig (SN 64/63, Pathologisches Institut Universität Zürich). [Beobachtung FROESCH u. Mitarb.: Schweiz. med. Wschr. **93**, 1250 (1963)]

Die Literatur gibt leider wenig Angaben über die endokrine Morphologie. Im Falle von TRANQUADA et al. wurde das Pankreas als normal bezeichnet, ebenso im Falle von KIPFER (1957). LOWBEER (1961) hat bei der Literaturdurchsicht nur normales Pankreas vermerkt gefunden. HART und HINERMANN (1965) haben in den Bauchspeicheldrüsen von Patienten mit Lymphomen und Sarkomen wesentlich mehr große Inseln festgestellt als in den Kontrollen und stellten die Frage, ob es sich um Glucoseverbrauch oder Insulininaktivierung handle.

Über die Befunde in den restlichen endokrinen Drüsen ist wenig bekannt. Wir möchten aber darauf hinweisen, daß die Hypophysen besonders interessieren, weil

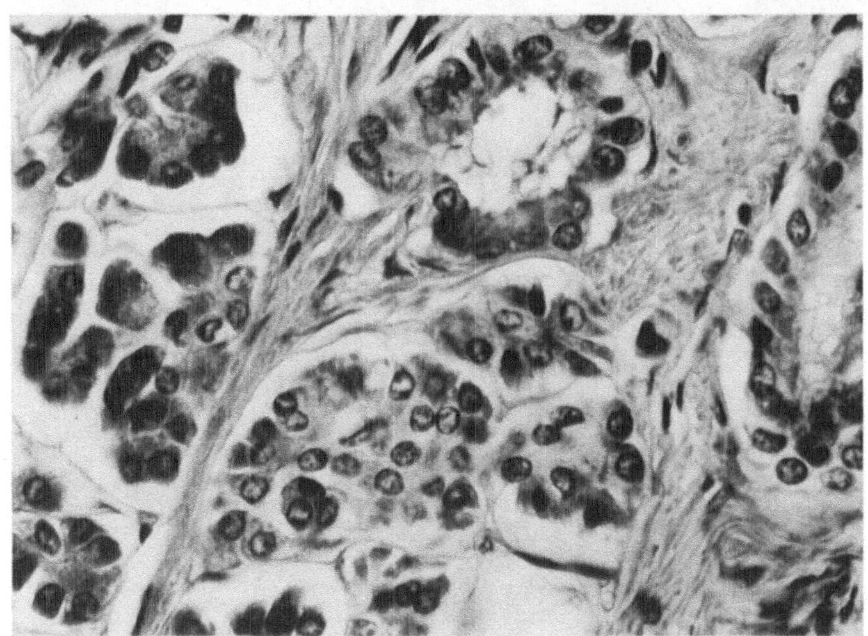

Abb. 54 c

diese extremen Situationen als Naturexperimente aufzufassen sind. Im oben erwähnten Fall war z.B. auch die Mobilisation freier Fettsäuren (Wuchshormon) gestört.

KÜHNLEIN und MEYTHALER (1958) sowie SCHAMAUN, DEUCHER und GABLINGER (1957) grenzen von den Hypoglykämie-induzierenden Tumoren die vom Nebennierenrindengewebe abgeleiteten Tumoren ab. Diese Abgrenzung ist berechtigt, weil die Nebenniere ein Organ ist, das direkten Anteil an der Zuckerstoffwechselregulation hat.

Es ist auch noch in Erwägung zu ziehen, daß atypische oder ektopische Inselzellgeschwülste die oben beschriebene Symptomatologie mit den entsprechenden Modifikationen in den endokrinen Organen[721] erzeugen können.

E. Glucagon und A-Zelle

Wenn SCHWARTZ (1965) sagt, daß Glucagon immer noch ein Hormon sei, welches nach einer Krankheit Ausschau hält, so sagt er indirekt auch, wie wenig wir über dieses Hormon wissen, das in der A_2-Zelle[722] der Langerhansschen Inseln vorhanden ist.

[721] SKILLERN, MCCORMACK, HOWLETT und CRILE jr. 1954.
[722] HELLERSTRÖM, HELLMAN, PETERSSON und ALM 1964.

Glucagon wird bei allen Formen von Glucosebedarf gesteigert sezerniert[723] und scheint die Glucosemobilisierung in der Leber zu steigern, wenn keine Nahrung verwertbar ist. Glucagon in hohen Dosen bewirkt eine gewisse A-Zellveränderung[724]. Von anderen Autoren wurden diese Befunde allerdings nicht bestätigt[725]. Bestimmt sind die Effekte reversibel und nicht distinkt. Auf der anderen Seite ist Glucagon eine typisch B-cytotrope Substanz mit nachfolgender B-Zellentspeicherung.

GROLLMANN, McCALEB und WHITE berichten über 3 Patienten mit Verdacht auf Hyperinsulinismus, die keine Anhaltspunkte für extrapankreatische Tumoren oder Insulinome zeigten[726]. Die Untersucher fanden ein deutliches Defizit von A-Zellen in den Inseln. Ebenso fehlten die zwischen den Acini vorhandenen A-Zellen. Es läßt sich fragen, ob nicht die Hypoglykämie durch einen solchen Mangel bedingt sein könnte.

Wir haben daraufhin unsere Fälle mit Hyperinsulinismus ohne Adenom durchgesehen und fanden tatsächlich ebenfalls in den sehr zahlreich vorhandenen Langerhansschen Inseln im Pankreas von S., Marie, 30jährig, MB13060/61 (Pathologisches Institut der Universität Zürich) wenig A-Zellen (A:B-Relation ca. 5—10:90—95) und vor allem waren auch die interacinären A-Zellen nur spärlich zu sehen. Gleichzeitig waren aber auch die B-Zellen recht polymorph und hypergranuliert. Wir sind der Meinung, daß Fälle von ungeklärtem Hypoglykämiesyndrom auf eine Hypoglucagonämie hin untersucht werden sollten.

Das A_2-Zelladenom[727] ist selten, meist Zufallsbefund bei der Autopsie von älteren Diabetikern, und die Ausdehnung der Geschwulst ist in der Regel gering. Wir verfügen selbst über keine eindeutigen Fälle. Ein einziger Fall (SN 129/65) eines 58jährigen Diabetikers zeigt ein mikroskopisch kleines Adenom, das mit einiger Wahrscheinlichkeit als A_2-Zellinsulom zu bezeichnen ist. Klinisch machte dieser Tumor keine Symptome. Neuerdings hatten wir Gelegenheit, ein Glucagonom eindeutig histologisch und elektronenoptisch zu charakterisieren (STEINER).

F. Intrainsuläre und exokrine Pankreasrelationen

Bis jetzt war es schwierig, die höchst eigenartige Anordnung von weit verstreuten und wahrscheinlich mindestens 3 Hormone produzierenden Inseln in einem großen Drüsenkörper mit ganz vorwiegend exokriner Funktion teleologisch zu interpretieren (Abb. 55). Doch ist die Interdependenz der einzelnen Zelltypen offenbar größer, als allgemein angenommen wird. Es ist ja bekannt, daß das Glucagon der A_2-Zelle (und des Darmtraktes) ein Stimulator der Insulinsekretion ist[728], so daß man glaubte, daß gerade die wesentliche Funktion des Glucagons (neben der Wirkung auf die Leber) die *lokale* Stimulation der Insulinsekretion sei. Wahrscheinlich setzt diese Stimulation nicht erst durch alleinige Reaktion auf die Hyperglykämie ein[729]. HELLMAN (1968) nimmt an, daß diese glucoseunabhängige Stimulierung auf Mobilisierung von normalerweise vorhandenem Glykogen in den B-Zellen beruht und diese Glucagonwirkung die hyperglykämieinduzierte Insulinsekretion potenziert. Morphologisches Korrelat solcher Glucagonwirkung ist die auch von uns beobachtete Zellkernvergrößerung der A_2-Zellen beim experimentellen Streptozotocindiabetes in der Ratte[730]. Diese durchschnittliche Kernvergrößerung darf ja als Zeichen vermehrter Aktivität gewertet werden. Auf der anderen Seite wird den A_1-Zellen (mit Gastrinproduktion) eine Hem-

[723] UNGER und EISENTRAUT 1964.
[724] HELLERSTRÖM und HELLMAN 1962, GOLDNER und VOLK 1960.
[725] LACY, CARDEZA und WILSON 1959. [726] GROLLMANN, McCALEB und WHITE 1964.
[727] SEIFERT und BERDROW 1958. [728] SAMOLS, MARRI und MARKS 1966.
[729] GRODSKY, BENNETT, SMITH und SCHMID 1967.
[730] STEINER, OELZ, ZAHND und FROESCH 1970.

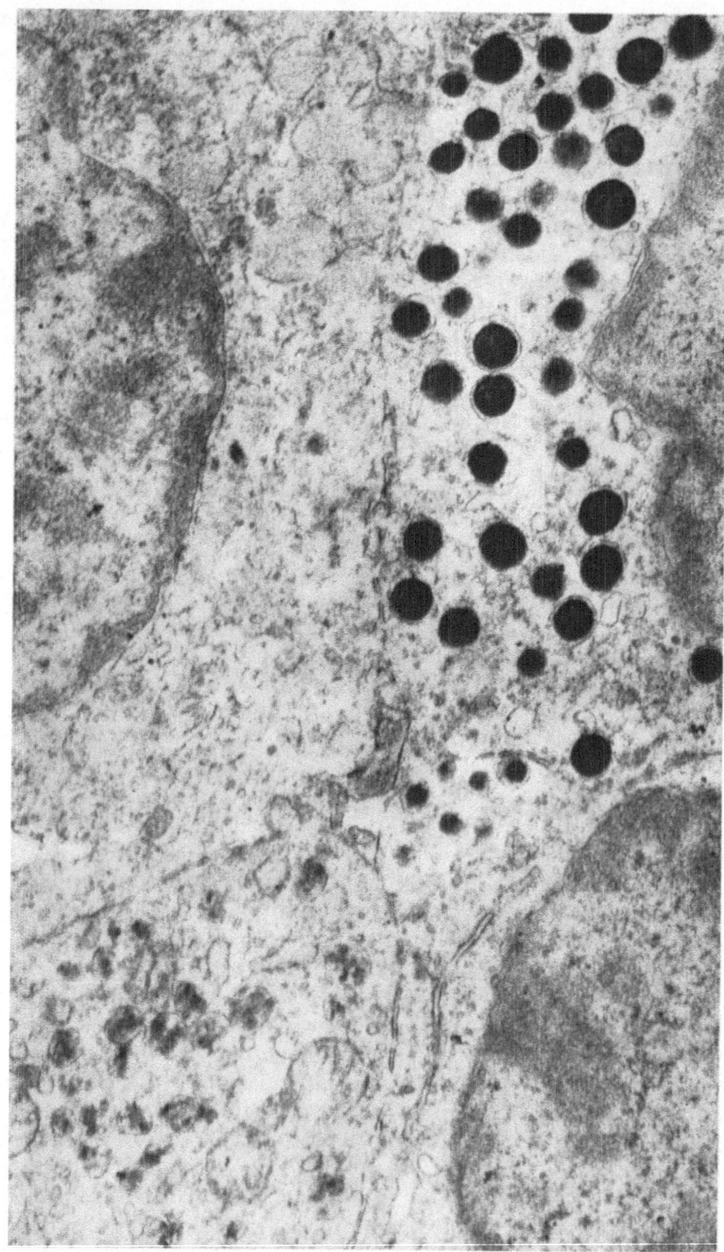

Abb. 55. Elektronenoptische Aufnahme der 3 Typen von granulahaltigen Inselzellen in menschlichem Fetus mit den elektronendichten runden Granula der A_2-Zelle oben rechts, den schwach kontrastierten A_1-Granula oben links und den polymorphen B-Granula der Zelle unten links. Unten rechts ist ein granulafreier Ausschnitt aus einer Inselzelle dargestellt. Die A_1- und A_2-Granula kommen in gewissen Fetalstadien auch in derselben Zelle vor (Maßstab 20000:1). [Aufnahme mit freundlicher Genehmigung von B. HELLMAN, Umeå, Schweden, und des S. Karger-Verlages (Basel-New York) übernommen aus B. HELLMAN: The development of the mammalian pancreas. Biol. neonat. **9**, 263 (1965/66)]

mung der Insulinsekretion zugeschrieben. HELLMAN (1968) glaubt dies auch den besonders intimen morphologischen Beziehungen zwischen A_1-Zellen und B-Zellen entnehmen zu können. Gastrin intravenös hat allerdings keinen Effekt auf die Plasmainsulinkonzentration[731]. PETERSON hat mit Serieninjektionen von Gastrin 3stündlich in präliminären Untersuchungen auch keine Veränderung der Kerngröße der A_1-Zellen beobachtet[732], womit auch in Frage gestellt wird, ob es sich tatsächlich um Gastrin handelt, das in dieser Zelle gebildet wird. Auf der anderen Seite haben wir in einem Amyloid-produzierenden Insulom reichlich A_1-Zellen nachgewiesen; im Tumorextrakt waren denn auch signifikant erhöhte Gastrinkonzentrationen meßbar[733].

Der elektronenoptische Nachweis von A-Zellen mit sowohl A_1- als auch A_2-Granula beim menschlichen Fetus läßt auf plurihormonale Eigenschaften der A-Zelle schließen[734].

Es hat sich in den letzten Jahren auch gezeigt, daß *intestinale Hormone* wie Sekretin, Pankreomycin, Serotonin (in allerdings ziemlich hoher Konzentration), Cholecystokinin die Insulinsekretion stimulieren[735] und daß die Insulinsekretion nach peroraler Glucoseaufnahme besser und rascher reguliert wird als nach intravenöser Zuckerverabreichung. Deshalb erscheinen in der Tat Lokalisation und Struktur des Inselorgans ausgesprochen günstig konzipiert zu sein. Diese Überlegungen, welche schon FEYRTER (1953) herausmodelliert hat, dürften neben der biochemischen Bestätigung auch bald durch morphologische Befunde erhärtet werden.

Die Steigerung der *exokrinen Sekretion* nach peroraler Glucoseaufnahme hat zwar eine wesentliche Erhöhung des Zuckerspiegels zur Folge. Ob sich aus solcher Steigerung der exokrinen Pankreasaktivität auch eine direkte Wirkung auf die Inselzellen ergibt ist, nach unserer Meinung, noch durchaus offen, wenn auch einzelne Arbeiten in diese Richtung weisen.

XI. Schilddrüse

A. Vorbemerkungen

Die normale Morphologie und die Funktionszusammenhänge sind in den Beiträgen von BARGMANN und KÜHNAU beschrieben. Für das Verständnis von morphologisch faßbaren Regulationsstörungen ist aber die Kenntnis *physiologischer Variationen nötig.*

Exogene Faktoren. Umwelteinflüsse spielen gerade bei der Schilddrüsenfunktion eine wesentliche Rolle. Die endemische Schilddrüseninsuffizienz in Abhängigkeit von mangelnder Jodaufnahme des Organismus und weiteren nutritiven Faktoren haben darauf hingewiesen. Das Klima und vielleicht auch psychische Beeinflussung (Angst etc.) seien hier erwähnt.

Endogene Faktoren. Wachstum, Schwangerschaft, Pubertät, Klimakterium (beim Tier auch Mauser, Brunst und Metamorphose) hängen eng mit der Schilddrüsenaktivität zusammen und erzeugen (meist reversible) klinische und morphologische Veränderungen, die die vermehrte oder verminderte Aktivität der Schilddrüse widerspiegeln. Beispielsweise sollen hier die diffuse Adoleszentenstruma und die Schwangerschaftshyperthyreose angeführt werden.

---

[731] JARRETT und COHEN 1967. [732] PETERSSON 1968, persönliche Mitteilung.
[733] HEITZ, STEINER, HALTER 1971. [734] HELLMAN 1966.
[735] DUPRÉ 1964, JORPES und MUTT 1967, UNGER, KETTERER, DUPRÉ und EISENTRAUT 1967, DECKERT 1968, TELIB, RAPTIS, SCHRÖDER und PFEIFFER 1968.

Die *Alters*veränderungen zeigen sich morphologisch in meist abnehmendem Schilddrüsengewicht, Fibrose sowie, bei verminderter TSH-Aktivität der Hypophyse, in Verschiebungen der cellulären Komponenten.

Über die Einwirkung der mütterlichen Schilddrüsen auf die endokrine Funktion des Feten s. S. 369.

Der Übergang von der Norm zum Pathologischen ist unscharf, wie beispielsweise die euthyreote Struma des Erwachsenen zeigt.

Für die Kontrolle der Schilddrüsenfunktion und für die Erzeugung pathologischer Schilddrüsenveränderungen sind folgende Hauptfaktoren anzuführen:

1. Thyreotropes Hormon (TSH).
2. Long acting thyroid stimulator (LATS).
3. Exophthalmusproduzierender Faktor (EPF).
4. TSH-Releasing factor.
5. Die die Hypothalamusfunktion kontrollierenden (pinealen ?) Faktoren.

Die Rolle des *thyreotropen Hormons* (TSH) des Hypophysenvorderlappens (HVL) für die Homöostase der Schilddrüsenhormone ist schon lange bekannt. NEUMANN (1963) hat die extrathyreoidalen Reaktionen auf TSH übersichtlich beschrieben. ARON (1930) hat mit vielen anderen Autoren vor allem in den dreißiger Jahren unseres Jahrhunderts die Wirkung von TSH auf die Schilddrüse selbst untersucht. Er stellte beim Meerschweinchen eine Verkleinerung der Schilddrüsenfollikel, Verdoppelung der Zellhöhe, Auffüllung des Cytoplasmaleibs mit feinen Granula, Mitosen und Amitosen fest. Er fand unter Stimulation eine Vermehrung der Randvacuolen im Follikelkolloid, Abnahme der Kolloidfärbbarkeit und vermehrte Durchblutung des ganzen Organs. Ob die Regulierung dieser Reaktionen direkt durch das TSH induziert ist oder ob TSH über ein zwischengeschaltetes Organ oder eine zwischengeschaltete Substanz wirkt, ist unseres Wissens nicht eindeutig geklärt. Neuerdings haben verschiedene Gruppen nachgewiesen, daß TSH die Aktivität von cyclischem AMP beeinflußt und daß experimentell dieselben morphologischen Veränderungen durch cyclisches AMP induzierbar sind [Abstracts, 6th Internat. Thyroid Conf. Verlag der Wien. Med. Akademie, Wien (1970)]. Morphologisch sind dabei keine Unterschiede bekannt geworden. In wiederholten Versuchen wurde gezeigt, daß TSH allein mindestens eine Grundaktivität der Schilddrüsen in Gang halten kann[736], unabhängig von der besonderen Lage der Hypophyse in der Nähe des Hypothalamus und der neurosekretorischen Bahnen.

Der long acting thyroid stimulator (LATS) hat als weiterer, wahrscheinlich direkt die Schilddrüse beeinflussender Faktor in den letzten Jahren mehr und mehr an Bedeutung gewonnen. Damit ist das Verständnis für die Hyperthyreose und die festzustellenden Abläufe in den endokrinen Organen ganz bedeutend gebessert worden. Entsprechende pathologisch-anatomische Befunde fehlen aber noch weitgehend. Vor allem ist hervorzuheben, daß der Faktor beim euthyreoten Menschen kaum nachweisbar ist[737]. Über die Produktionsstelle dieses Immunoglobulins ist noch nichts Sicheres bekannt, doch läßt die von CHRISTENSEN und BINDER (1962) mitgeteilte Beobachtung die Annahme zu, daß der Faktor extrahypophysär gebildet wird und die Wirkung auf die Schilddrüse eine direkte ist. Vorläufig liegt der wahrscheinlichste Bildungsort im Bereiche des Hypothalamus. NOGUCHI, KURIKARA und SATO (1964) haben den Grad der Follikelepithelstimulation in der Schilddrüse mit dem LATS-Spiegel im Blut korrelieren können.

---

[736] UOTILA 1939, 1940, BROLIN 1947, BROWN-GRANT, HARRIS und REICHLIN 1957.
[737] NOGUCHI, KURIKARA und SATO 1964.

Die *Exophthalmus produzierende Substanz* (EPF) wird wahrscheinlich in der Hypophyse gebildet. SCHWARZ, DER KINDEREN und HOUTSTRA-LANZ (1962) zeigten, daß dieser exophthalmusproduzierende Faktor wahrscheinlich nicht mit LATS identisch ist und hypophysenunabhängig ist. Die Kenntnisse über die Wirkungen der pineal-hypothalamischen Regionen auf die Schilddrüse werden in Kapitel III beschrieben.

Die Interdependenzen der euthyreoten Schilddrüse mit den übrigen endokrinen Organen und Funktionsabläufen sind zusammen mit den Kapiteln der Schilddrüsenunter- und -überfunktion gestreift, weil erst das Pathologische oder das Extreme als Naturexperiment Rückschlüsse auf Normalfunktionen erkennen läßt.

B. Vom Hypothalamus ausgehende Störungen der Schilddrüsenfunktion

Die Beziehungen vom Hypothalamus zu der Schilddrüse sind *in zahlreichen Experimenten* untersucht worden. Die Resultate sind trotzdem eher spärlich und nicht immer überzeugend. MILINE (1963) hat bei Kröten nach Verabfolgung von Gewebe aus dem Nucleus paraventricularis des Rindes Wachstum und Metamorphose induzieren können. Er führt diese Wirkung auf einen „Thyreotrophine-Releasing-Factor" (TSH-RF) im großzelligen Anteil des Nucleus paraventricularis zurück. Auf der anderen Seite sind die neurosekretorischen Zellen der Ratte nach einwöchiger Behandlung mit Zirbeldrüsenextrakt progressiven Veränderungen ausgesetzt, während sich 3 Tage nach Epiphysektomie regressive Veränderungen einstellen. Aus diesem Grunde bezeichnet MILINE (1963) den Nucleus paraventricularis als Zentrum der Kontrolle, Regulation und Koordination der Tätigkeit von Zirbeldrüse und Schilddrüse. Verschiedene Autoren haben nachgewiesen, daß der TSH-RF, im Gegensatz zu andern RF, recht diffus im ganzen Hypothalamus erzeugt wird und daß der Ausfall eines Bezirkes funktionell nicht durch die restierenden intakten Bezirke kompensiert werden kann[737a].

Die hypothalamisch-hypophysäre Achse bei der Schilddrüsenaktivität dürfte mit Sicherheit von Bedeutung sein neben dem thyreo-hypophysären feed-back-Mechanismus. PURVES und GRIESBACH (1951) konnten dies besonders schön mit Autoimplantation der Hypophyse unter die Nierenkapseln zeigen. Dabei fiel die Schilddrüsenfunktion auf ihre Grundaktivität ab. SCHREIBER (1964) lokalisiert die TSH-stimulierende Substanz ebenfalls in den Hypothalamus und registriert die Hemmbarkeit des Faktors mit Thyroxin und Trijodthyronin sowie die fehlende TSH-Aktivität des Stoffes. Instruktiv ist die Beobachtung von KUSZKO und SEITELBERGER (1955) (Abb. 56), welche eine Zerstörung des Hypothalamus durch ein „Granuloma infiltrans" feststellten und die Befunde eines Panhypopituitarismus darlegen konnten. ROSNER, HOUSSAY und ROTMISTROVSKY (1962) haben einen Fall beobachtet, der klinisch diese Annahme stützen hilft. Sie haben bei einer 29jährigen Frau mit traumatischem Diabetes insipidus mit gleichzeitigem Bestehen eines Myxödems mit dem Extrakt Pitressin-Tannat eine weitgehende Verbesserung der Schilddrüsenfunktion beobachten können. Welche Bedeutung allerdings dieses Hypophysenhinterlappenhormon für die Schilddrüsenfunktion hat, ist daraus nicht ersichtlich. Offenbar kann die Thyreoidektomie einen bestehenden Diabetes insipidus klinisch zum Verschwinden bringen und mit Schilddrüsenhormonsubstitution wieder auftreten lassen[738].

[737a] MESS, B., FRASCHINI, F., MOTTA, M., MARTINI, L.: In: Hormonal steroids, S. 1004. Amsterdam: Excerpta Med. 1967. [738] BLOTNER und CUTLER 1941.

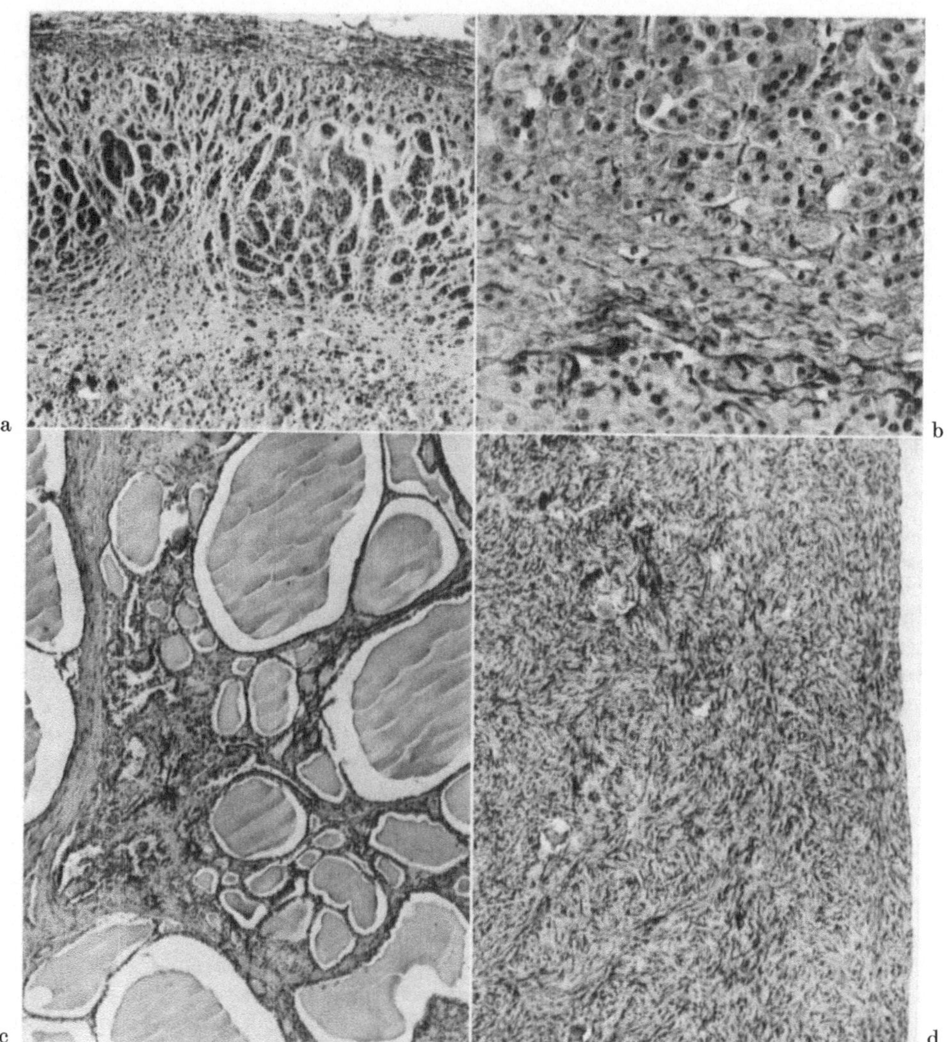

Abb. 56a—d. Hypopituitarismus infolge Zerstörung von Hypothalamus und Infundibulum durch ein „granuloma infiltrans" bei erhaltenem HVL. 25jährige Frau. Beobachtung von KUSZKO und SEITELBERGER 1955. a NNR mit Atrophie der inneren Fasciculata und Reticularis bei erhaltener Glomerulosa unter Ausbildung einer „Bindegewebskapsel" an Rindenmarkgrenze. H.E., 50:1. b Atrophie der inneren Rindenschicht mit Kollaps und Kollagenisierung der Gitterfasern. Van Gieson, 240:1. c Atrophie und Fibrose der Schilddrüse, dazwischen herdförmig noch weite kolloidhaltige Follikel mit abgeflachtem Epithel. H.E., 50:1. d Atrophie des Ovars mit persistierenden Primordialfollikeln (Erhaltungszustand? Artefakt?), jedoch fehlender Follikelreifung. H.E., 50:1. (Nach freundlicherweise überlassenen Präparaten der Autoren)

C. Störungen der Schilddrüsenfunktion bei Veränderungen im Corpus pineale

Klinisch ist eine Abhängigkeit der Schilddrüsenfunktion von der *Zirbeldrüse* schwierig zu dokumentieren, weil z.B. die Wirkung eines Pinealoms sowohl als direkte als auch als indirekte Wirkung über eine Druckreizung auf das umgebende Gewebe aufgefaßt werden kann. Es scheinen indessen Anhaltspunkte zu bestehen, daß das Serotoninderivat Melatonin der Zirbeldrüse die neurosekretorische Befehlsüberträgerin ist[739]. KENNEDY, KILSHAW, REID und TAYLOR (1962) haben einen Patienten mit Thyreotoxikose, bilateralem Exophthalmus und Hypernatriämie beobachtet, der eine massiv vergrößerte Glandula pinealis von 13× 16×16 mm und 600 mg Gewicht bei einer histologischen Hyperthyreosetransformation der Schilddrüse aufwies. Nach Angaben der Autoren waren die nur je 4 g schweren Nebennieren und die Hypophyse normal. HARRIS und WOODS

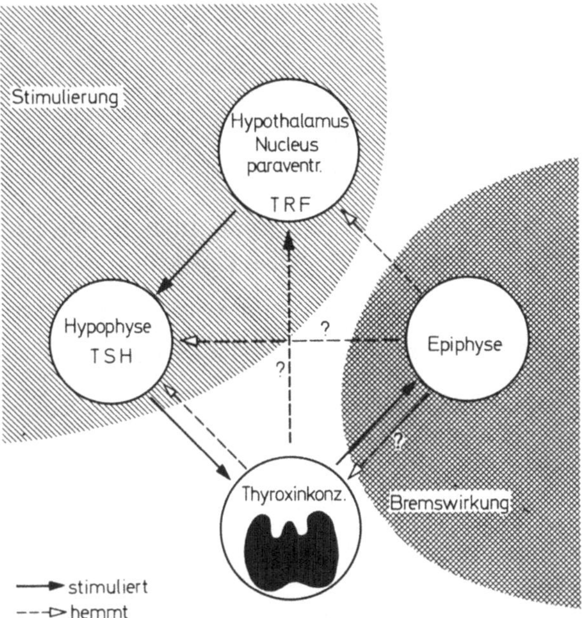

Abb. 57. Schematische Darstellung der vorläufigen Vorstellung von der hypothalamisch-epiphysären Steuerung der Schilddrüsenfunktion. Zum Teil nach R. MILINE: Ann. d'endocrin. (Paris) **24**, 255 (1963)

(1957) konnten nach sorgfältiger elektrischer Reizung des vorderen Teils der Eminentia media erst dann eine starke TSH-Liberation nachweisen, nachdem die Nebennieren exstirpiert worden waren.

BUGNON und MOREAU (1963) haben histologische Untersuchungen von Schilddrüse und Hypophyse nach Epiphysektomie mitgeteilt. Sie erzeugten damit eine Aktivierung des Schilddrüsenparenchyms und eine Inaktivierung der δ-Zellen des Hypophysenvorderlappens. In einem späteren Zeitpunkt registrierten sie überaktive thyreotrope Zellen. Mit Rinderextrakt der Glandula pinealis konnten sie das Gegenteil erzeugen. Alle diese Befunde lassen mit einer gewissen Wahrscheinlichkeit eine Abhängigkeit der Schilddrüsenfunktion vom Corpus pineale annehmen. Die tatsächlichen Beziehungen sind aber noch ungeklärt.

Mit allen Vorbehalten möchten wir eine schematische Übersicht über mögliche Zusammenhänge zwischen Corpus pineale, Hypothalamus, Hypophyse und Schilddrüse wiedergeben, in der wir vor allem auch die experimentellen Arbeiten von MILINE verwerten (Abb. 57). Nach diesem Schema führt die Pinealektomie

[739] RELKIN 1966.

zu einem Ausfall eines Schilddrüsenbremsfaktors. Daß dies nicht zwangsläufig in eine Hyperthyreose ausläuft, beweisen die Fälle von Pinealektomie.

Zusammengefaßt scheint die hypothalamo-hypophysäre Achse dann in Aktion zu treten, wenn der Organismus einer starken Belastung (Kälte z. B.) ausgesetzt ist, während sonst der direkte feed-back-Mechanismus zwischen Hypophyse und Schilddrüse zur Aufrechterhaltung der Schilddrüsenaktivität genügt. Das Corpus pineale scheint in dieses hypothalamisch dirigierte Orchester ebenfalls hineinzuspielen; am ehesten dürfte das Corpus pineale eine direkte oder indirekte morphologisch erfaßbare, positive Beeinflussung der Schilddrüsenaktivität und gleichzeitige δ-Zellinaktivität zur Folge haben.

Über die Produktionsstelle des LATS kann nur mit Sicherheit ausgesagt werden, daß der LATS nicht ein direktes Produkt der Hypophyse ist. Der Exophthalmus verursachende Faktor (EPS)[740] ist ebenfalls nicht mit Sicherheit zu lokalisieren. Gewisse Operationsresultate lassen vermuten, daß in der Hypophyse mindestens eine exophthalmusproduzierende Substanz vorhanden ist. Außerhalb von Hypophyse und Serum ist kein weiterer Nachweis von EPS gelungen.

D. Vom Hypophysenvorderlappen ausgehende Störungen der Schilddrüsenfunktion

1. Panhypopituitarismus und Schilddrüsenfunktion

Der Zustand des totalen Hypophysenausfalls tritt nach folgenden Ereignissen ein:

a) Hypophysennekrose durch schwere Ischämie wegen kardiovasculärem Versagen oder Blutung (Morbus Sheehan im weiteren Sinne).

b) Hypophysektomie.

c) Totale Hypophysenzerstörung durch Tumor oder entzündliches Infiltrat.

d) Nach Zerstörungen mit radioaktiven Substanzen.

e) Durch autoimmunreaktive Hypophysenzerstörung? (s. S. 489).

f) Durch hypothalamische Schädigung (z. B. Trauma, Arteriosklerose).

In der überwiegenden Zahl der Beobachtungen von Hypophysenausfall ist die Schilddrüsenunterfunktion ausgeprägt und oft das führende klinische Merkmal, abgesehen von raschem Lactationsstop und den Blutzuckerstörungen in den Fällen von postpartualer Hypophysennekrose. In allen Fällen von Sheehan wurde z. B. ein deutlich verminderter Grundumsatz nachgewiesen. D'Angelo, Paschkis, Gordon und Cantarow (1951) haben entsprechend eine maximal gedrosselte TSH-Produktion und Schilddrüsenaktivität im Serum des Sheehan-Patienten festgestellt. Maresch (1914) hat schon 1914 in einer als klassisch zu bezeichnenden Schilderung einen Fall von postpartualer Hypophysennekrose beschrieben, in dem neben dem Myxödem die Nebennierenunterfunktion den Krankheitsverlauf prägte. Es ist nach der Beschreibung nicht ausgeschlossen, daß schon vor der Geburt eine Schilddrüsenunterfunktion bestanden hatte bei Struma diffusa, die nach der Geburt hochgradig atrophierte.

Sheehan selbst weist in seiner grundlegenden Arbeit darauf hin, daß schon Simpson in den achtziger Jahren des 19. Jahrhunderts klinisch die Beobachtung der postpartualen Hypophysenunterfunktion mitgeteilt hatte. Nach den Angaben von Sheehan ist anzunehmen, daß dieses Syndrom vor allem früher mit dem mangelnden Blutersatz kein allzu selten auftretendes Ereignis gewesen war.

Sheehan hat das klinische und pathologisch-anatomische Bild dieser Krankheitsgruppe beschrieben[741]. Er hat dabei überzeugend gezeigt, daß die allgemeine Vorstellung vom kachektischen Zustand des hypophysenlosen Menschen nur in

---

[740] Dobyns 1964. [741] Sheehan 1939.

seltenen Fällen stimmen kann. Mit SHEEHANs Namen ist die Sondergruppe der Hypophysennekrose behaftet, welche im Anschluß an eine Geburt mit sehr starkem Blutverlust auftritt. In diese Kategorie sind aber auch Fälle zu reihen, die z.B. auf S. 401 des Diabeteskapitels beschrieben sind, bei denen ein schweres, hypoglykämisches Koma die Hypophysennekrose erzeugte (s. auch Abb. 47). SHEEHAN hat auch darauf hingewiesen, daß je nach Lokalisation und Ausdehnung der Nekrose die *Ausfälle verschieden* zusammengesetzt sein können und daß postpartual sich schon in Kürze ein Sistieren der Lactation und gelegentlich auch Hypoglykämie einstellen.

Instruktiv ist in diesem Zusammenhang die Beobachtung einer 31jährigen Patientin von DELUZ (1946) mit ausgesprochen *mehrphasigem Krankheitsablauf*. Im Anschluß an eine Geburt mit schwerer Metrorrhagie trat ein Krankheitsbild auf, welches die Diagnose einer Addisonschen Erkrankung gestattete. 3 Jahre später erst wurde ein schweres Myxödem festgestellt und die kombinierte Therapie hatte eine ganz wesentliche Besserung der Patientin zur Folge. Bei der Autopsie stellte man das typische Bild der subtotalen Hypophysennekrose des Vorderlappens fest, welcher ziemlich viele Lymphocytenherde aufwies. Ebenso fand sich eine ausgeprägte Nebennierenatrophie und eine sklerosierende Thyreoiditis mit lymphocytären Infiltraten. Die übrigen hypophysenabhängigen Organe waren in der für das Sheehan-Syndrom typischen Weise verändert.

Nach totaler Hypophysektomie sinkt die TSH-Aktivität stark auf ein tiefes Niveau ab, vorausgesetzt, daß nicht dystopes Hypophysenvorderlappengewebe existiert, beispielsweise im Rachendach. In der Regel entwickelt sich innerhalb 4—8 Wochen eine Hypothyreose.

Die Schilddrüse ist entsprechend verkleinert, die Follikel sind auffällig klein — mikrofollikulär —, die Epithelien abgeflacht und die Kerne im Vergleich zur euthyreoten Schilddrüse verkleinert[742]. Häufig entwickelt sich eine *Fibrose*, die durch Hormonsubstitution natürlich noch akzentuiert sein kann (Abb. 56)[743]. Auch bei totalem Ausfall des Hypophysenvorderlappens verbleibt aber meist noch eine gewisse Grundaktivität der Schilddrüse[744]. SHEEHAN hat übrigens darauf hingewiesen, daß die Hypophysennekrose meist nicht eine vollständige ist, sondern in der Regel noch einen kleinen Streifen aktiven Hypophysenvorderlappengewebes nachweisen läßt (s. Abb. 58).

Verschiedentlich[745] wurden auch *isolierte (primäre?) TSH-Defizite* beschrieben, die eine Hypothyreose zur Folge hatten. In den 3 Beobachtungen von LOHRENZ, FERNANDEZ und DOE (1964) bestand eine allgemeine Atherosklerose, und die Autoren diskutieren das Bestehen einer arteriosklerotischen Läsion auf Höhe des Hypothalamus, welche zum TSH-Defizit führen konnte. Kolloidknoten, wie sie bei Jodmangelstruma der Schilddrüse die Regel sind, werden im Gefolge eines Sheehan-Syndroms durch den Ausfall des TSH nicht oder meistens nicht atrophisch.

Bei dem 73jährigen B., Otto, SN 846/63, bestand klinisch seit Jahren eine Hypophysen- und Schilddrüsenunterfunktion. Alle hypophysenabhängigen Organe haben mit hochgradiger Atrophie reagiert (s. Abb. 58). Autoptisch bestand eine subtotale Hypophysenfibrose unbekannter Pathogenese.

Interessant ist, daß im stark fibrosierten atrophischen lappigen Schilddrüsengewebe ein kolloides Adenom unverändert mit großen kolloidreichen Follikeln und abgeplattetem Epithel lag. Offensichtlich hatte dieses Adenom weder auf den Ausfall der thyreotropen Stimulation noch auf den peripheren Hormonmangel reagiert.

[742] ALFERT, BERN und KAHN 1955.
[743] LI, RALL, MCLEAN, LIPSETT, RAY und PEARSON 1955, ASCHNER 1912.
[744] RANDALL und ALBER 1951.
[745] SAMPSON, ROSE und HERBERT 1954, SHUMAN 1953.

Wir sehen darin eine weitere Stütze dafür, daß die *Kolloidknoten sich autonom verhalten*, während die diffuse Hyperplasie noch auf wechselnde Hormonnachfrage und Stimulierung reagieren kann.

Während beim Sheehan-Syndrom eine wechselnd starke Hypothyreose die Regel ist, wurden aber auch *Fälle mit Hyperthyreose* bekannt. Eine der ersten Mitteilungen hat FAJANS (1958) gemacht. Bei diesem Patienten war die Schilddrüse nur etwa 15 g schwer. Histologisch waren kleine, hyperplastische Bezirke zwischen überwiegend atrophische Bezirke eingestreut. Die Lymphocyteninfiltration war ziemlich ausgeprägt. Die Jodspeicherungsrate in der Schilddrüse war

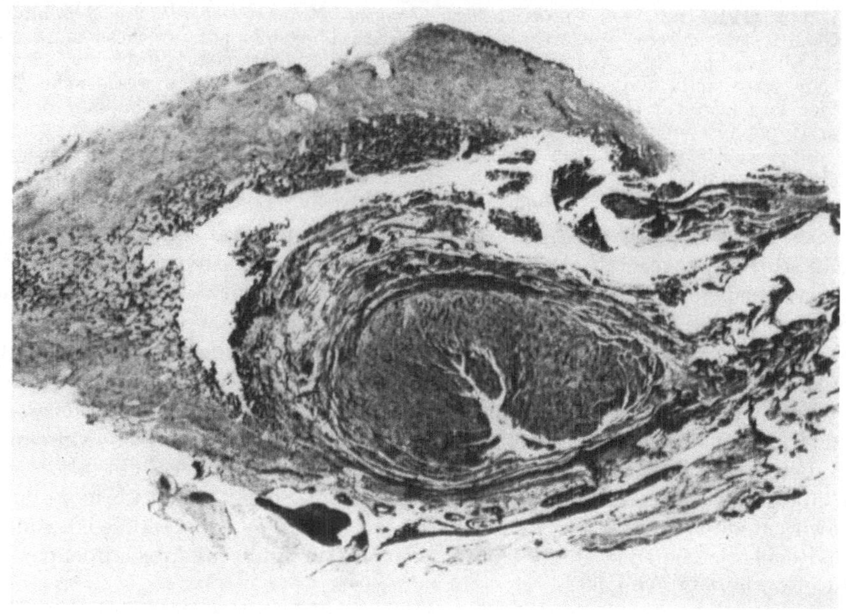

a^1

Abb. 58a—d. Hypophysennekrose vor längerer Zeit; Tod an Bronchuscarcinom. B., Otto, 73jährig, SN 846/63, Pathologisches Institut der Universität Zürich. a Subtotale Hypophysenvorderlappennekrose. H.E., 10× und 60×. b Hochgradige Schilddrüsenatrophie mit persistierendem Kolloidknoten. H.E., 25×. c Nebenniere, Zona glomerulosa gut erhalten. Inselbildende Rindenatrophie. H.E., 60×. d Hoden: Tubuläre und mäßige Leydig-Zell-Atrophie. H.E., 150×

stark erhöht. Die Konstellation des Falles läßt vermuten, daß ein *extrahypophysärer, stimulierender Faktor* für die Hyperthyreose verantwortlich war (LATS ?) Auffällig ist, daß die doch eher quantitativ wenig zahlreichen Follikel eine massive Hyperthyreose erzeugen konnten. Der klinisch gut untersuchte Fall von CHRISTENSEN und BINDER läßt auf die Bildung von abnormem LATS hinweisen. Da die Patientin gleichzeitig ein Mammacarcinom aufwies, besteht auch die Möglichkeit der Bildung dieses schilddrüsenstimulierenden Faktors aus Tumorgewebe im Sinne eines paraneoplastischen Syndroms. Bei KAPPELERs Fall (1959) kam zu einer auf Thyreostatica ansprechenden Hyperthyreose 6 Jahre später ein *chromophobes Hypophysenadenom mit Zerstörung der restlichen Hypophyse* und Auslösung einer Addison-Krise hinzu. Es ist eher wahrscheinlich, daß das lange Intervall von 6 Jahren auf eine bloße Koinzidenz hinweist. Im Falle von

WAANDERS und CHOUFOER (1963) entwickelte sich die Hyperthyreose aus jahrelang bestandener Hypophysenunterfunktion. Im Serum fand sich keine TSH-Aktivität. Mehr Schwierigkeiten bereitet die Interpretation des Falles von WERNER und STEWART (1958). Die 59jährige Frau wies das Bild einer schweren Hyperthyreose mit Herzinsuffizienz auf. Die Autopsie ergab ein chromophobes Hypophysenadenom von 2 cm Durchmesser. Mehr als 95% des ursprünglichen

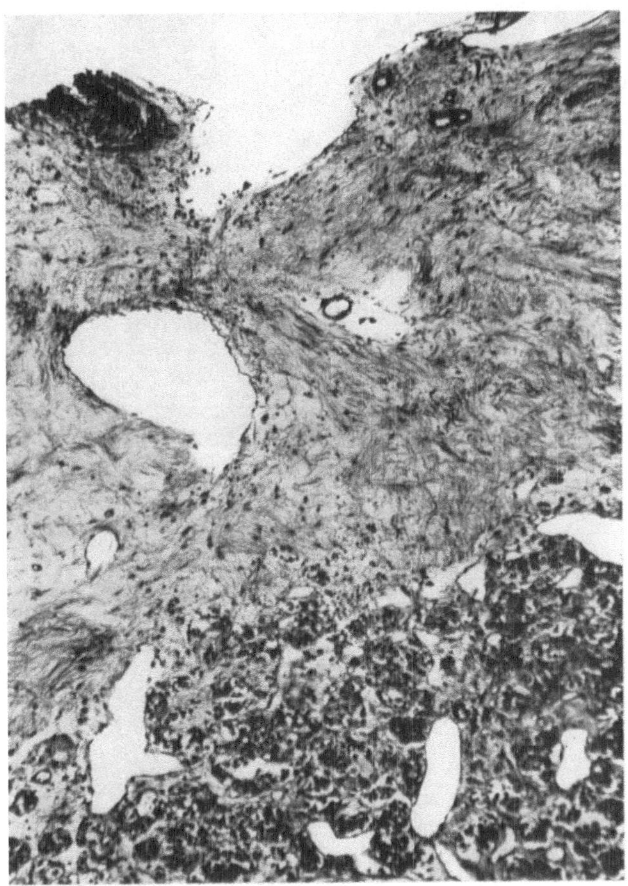

Abb. 58a[2]

Hypophysengewebes waren zerstört. Die Schilddrüse (35 g) war diffus hyperplastisch und mit inaktiven Knoten durchsetzt. Die Nebenniere war atrophisch. Es bestand eine generalisierte Lymphadenopathie und Thymushyperplasie. Die klinischen Untersuchungen genügten zwar nicht, um eine erhöhte TSH-Funktion des chromophoben Hypophysenadenoms auszuschließen. Mit großer Wahrscheinlichkeit ist der Fall aber demjenigen von FAJANS gleichzustellen und die Hypophyse als weitgehend inaktiv zu bewerten.

Im Fall von NYHAN und GREEN (1964) fand sich ein riesiges, *chromophobes Hypophysenadenom* bei einem 11jährigen Kind, welches wegen einer Hyperthyreose mit Thiouracil behandelt worden war. Es ist nicht bewiesen, daß der Tumor

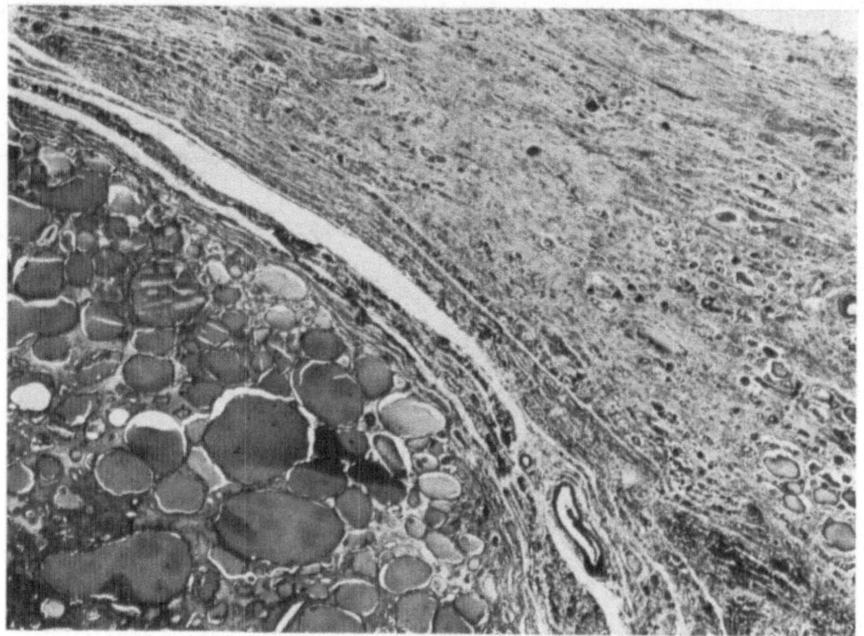

Abb. 58 b

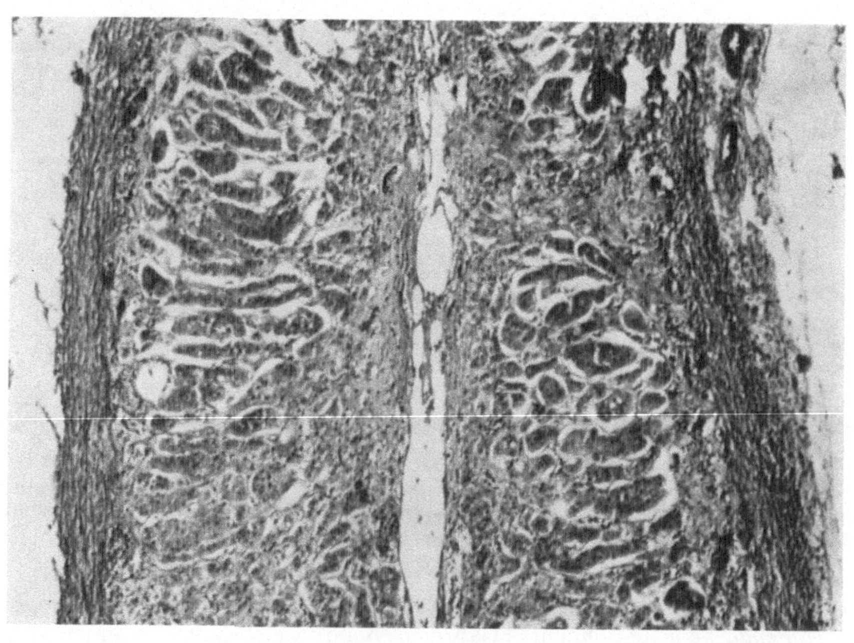

Abb. 58 c

erhöhte TSH-Aktivität erzeugt hat, ebensowenig wie experimentell mittels TSH eine *persistente* Hyperthyreose erzeugt werden kann.

Schon ERDHEIM (1910) hat bei einer Autopsie ein basophiles HVL-Adenom von $1^1/_2$ mm Durchmesser bei einem Patienten mit Basedowscher Krankheit gefunden. Gleichzeitig bestand auch ein Diabetes mellitus. In diesem Fall kann nur über einen Zusammenhang zwischen basophilem Adenom und Basedowscher Krankheit spekuliert werden, um so mehr, als der Fall durch einen Diabetes kompliziert wurde.

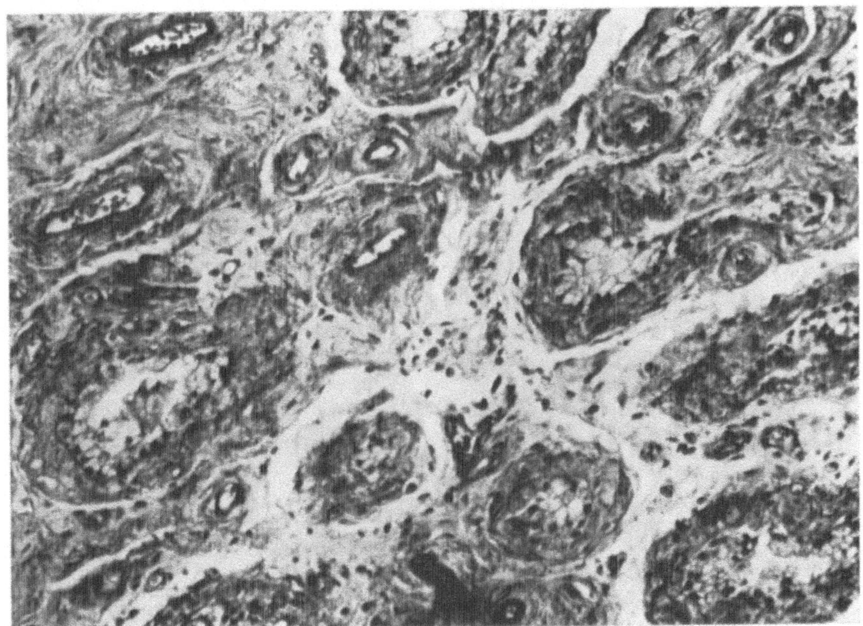

Abb. 58d

2. Hypophysenüberfunktion und Schilddrüsenstörungen

Primäre TSH-Überproduktion durch HVL-Tumor. Eine primäre Überfunktion unter Ausschaltung des feed-back-Mechanismus und seiner Bremsfunktion ist fast ausschließlich auf tierexperimentelle Beobachtungen gestützt. Voraussetzung für das Angehen solcher Tumoren im HVL war eine sehr langdauernde Schilddrüsenunterfunktion[746]. FURTH (1955) stellte fest, daß die Hypophysenadenome nur in Mäusen mit Schilddrüsenunterfunktion angehen und transplantiert werden können. Wenn das Schilddrüsenhormon ersetzt wird, kann der Tumor zur Rückbildung gebracht werden. Der Tumor kann bei Serientransplantationen nach Angabe FURTHs in Einzelfällen autonom werden. Über die TSH-Wirkung bei primärer Schilddrüsenunterfunktion s. S. 450.

MESSIER (1966) beobachtete bei solchen Fällen eine mit Thyroxin hemmbare gonadotrope Seitenaktivität. GERMAN (1944) hat die möglichen Auswirkungen von Hypophysentumoren auf die Schilddrüsen zusammengestellt. Er fand in relativ vielen Fällen von Hypophysentumoren eine vergrößerte Schilddrüse (Schilddrüsenmorphologie beim Akromegalen s. S. 261). Der Grundumsatz war

[746] GORBMAN 1949.

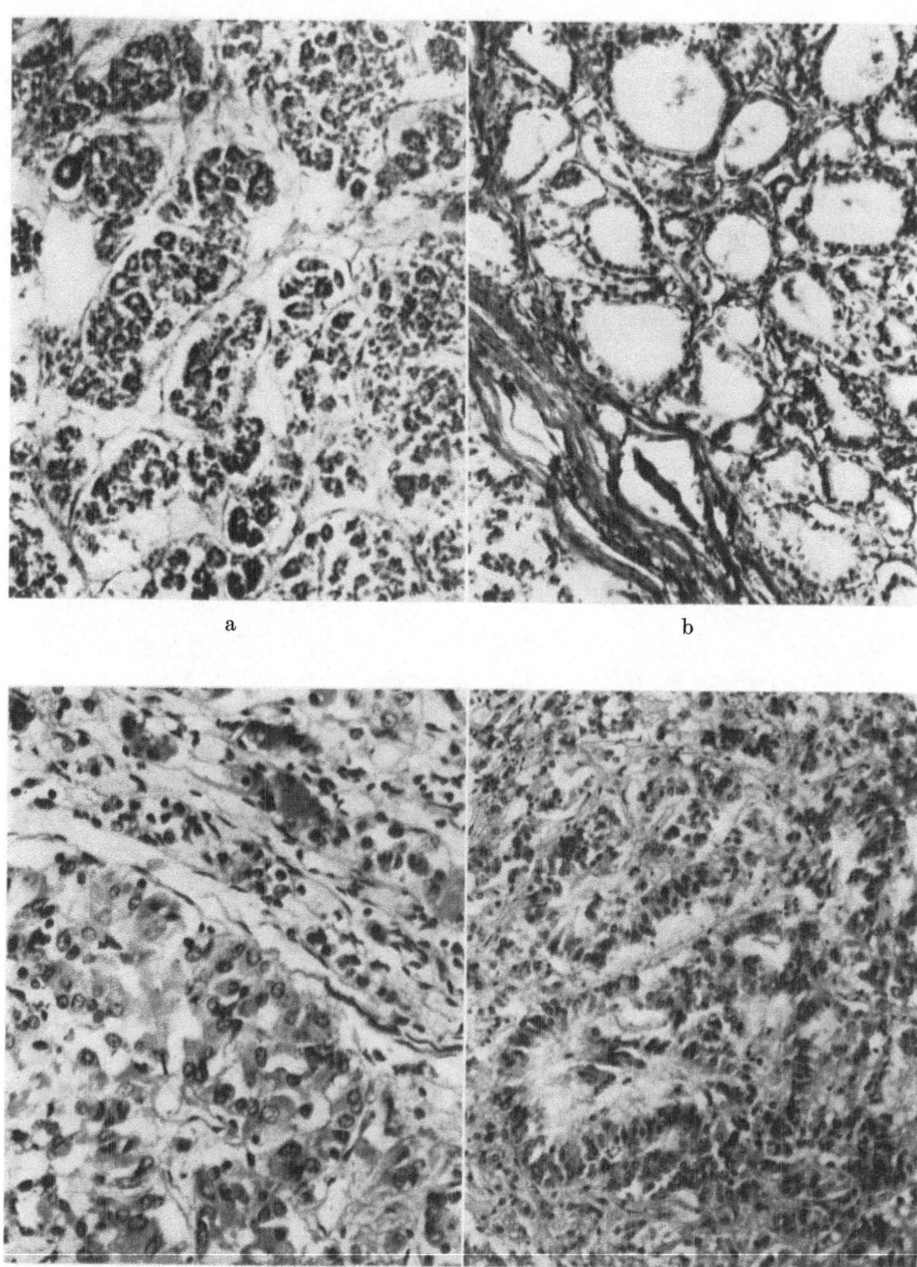

Abb. 59a—d. Endemischer Kretinismus. a und b Aktiv anmutende Schilddrüsenausschnitte mit mehr tubulärer Ausbildung und spärlichem Kolloidgehalt (b) und mehr solider Struktur (a). Beachte dazwischen sklerosierte Bezirke. H.E., Maßstab 125:1. c Adenomatöse Hyperplasie der Hypophyse aus spärlich granulierten mucoiden Zellen. Kompression des angrenzenden Hypophysengewebes, welches aber stark vascularisiert ist. Pearse-Färbung, Maßstab 250:1. d Kleines gleichzeitig bestehendes sog. fetales Adenom in derselben Hypophyse. H.E., Maßstab 125:1. B., Maria, 56jährig, SN 604/50, Pathologisches Institut der Universität Zürich

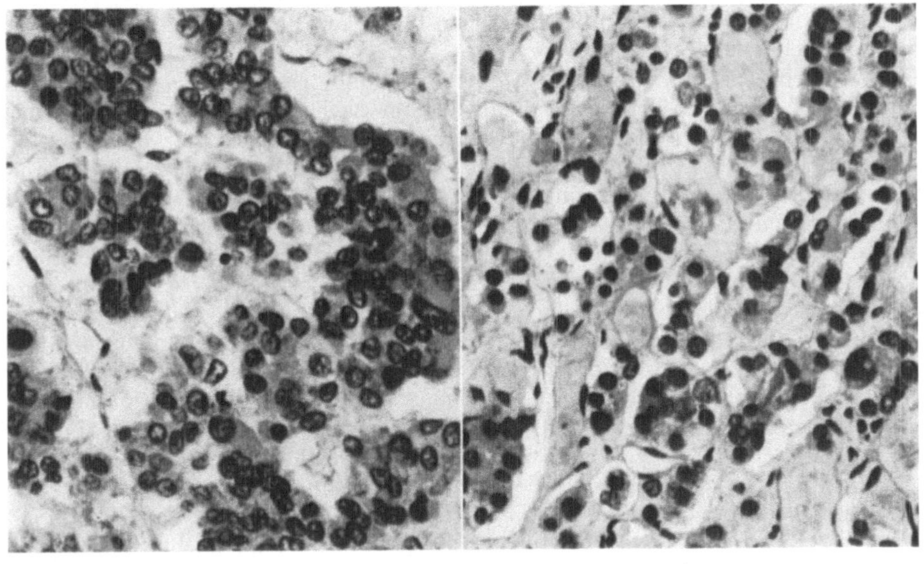

a b

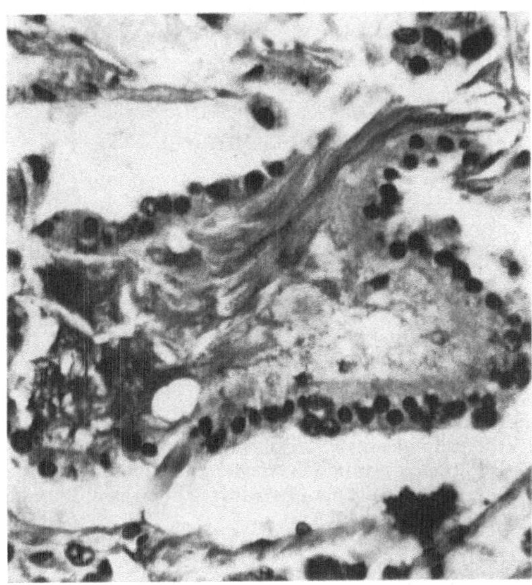

c

Abb. 60a—c. Endemischer Kretinismus. Mucoidzelliges, sehr spärlich granuliertes HVL-Adenom. Hypophysengewicht 2,6 g. a Ausschnitt aus dem Adenom. Pearse-Färbung, Maßstab 250:1. b Starke Vascularisation des anliegenden komprimierten HVL-Gewebes. Pearse-Färbung, Maßstab 250:1. c Detail aus Adenom. Im Zentrum des mucoidzellgesäumten Raumes sind hyaline Massen eingelagert. Pearse-Färbung, Maßstab 300:1. M., Hans., 76jährig, SN 2103/57, Pathologisches Institut der Universität Zürich

vor allem in den acidophilen Adenomen vergrößert. D'Angelo, Paschkis, Gordon und Cantarow (1951) haben bei 3 Patienten mit Akromegalie eine gleiche zeitig sehr stark erhöhte TSH-Wirkung des Serums festgestellt. Bei Akromegalie und bei Cushingscher Krankheit wird nicht selten ein Exophthalmus gefunden[747], wobei häufig auch die exophthalmusproduzierende Substanz (EPS) im Serum nachweisbar ist und nach Hypophysektomie oder Bestrahlung verschwindet. Hier mag auf die selten vorkommenden Fälle von Troell-Junet-Syndrom oder das thyreo-hypophysäre Syndrom mit Akropachie und partieller Akromegalie[748]

[747] German 1944. [748] Jallut, Koenig und Labhart 1962.

hingewiesen werden, wobei über die Eigenständigkeit des ersten Syndroms noch nichts Abschließendes zu sagen ist.

Wir möchten *zusammenfassend* annehmen, daß beim Menschen noch nicht ein mit Sicherheit TSH produzierender Tumor nachgewiesen worden ist. (Über unsere Befunde beim endemischen Kretinismus s. S. 465.) Eine Grundumsatzsteigerung, morphologische Schilddrüsenveränderungen und auch Exophthalmusbildung sind aber bei acidophilen und basophilen Hypophysenvorderlappenadenomen nicht allzu selten: Eine gesteigerte TSH-Sekretion wird in vielen Fällen von Akromegalie, Cushingscher Krankheit und Myxödem angenommen. Bei Basedow ist die Aktivität kaum vermehrt, bei Hypopituitarismus gesenkt. Bei Akromegalie ist die Schilddrüse häufig vergrößert, bei Cushingscher Krankheit meist normal. Es dürfte überdies im Einzelfall schwierig sein, mit Sicherheit zu sagen, ob es sich um eine konkomitierende Steigerung der TSH-Produktion als Ausdruck diffuser Steigerung der Hypophysenhormonsynthese handelt, oder ob eher bloß ein Hypermetabolismus mit Schilddrüsenbeanspruchung als Direktwirkung des STH oder ACTH besteht. Insbesondere sind die Schilddrüsenbefunde als gleich und die Hypophysenbefunde als ziemlich ähnlich anzusehen. Wir möchten allerdings auf die Befunde in Kretinenhypophysen hinweisen (Abb. 59 und 60), bei denen die Frage nach einem TSH-produzierenden Tumor zu Recht gestellt wird, und bei denen wie bei den Mäusetumoren eine langfristige Hypothyreose die konditionierende Voraussetzung sein kann. Das Auftreten einer Hyperthyreose bei gesichertem Sheehan-Syndrom stützt die Hypothese eines *extrahypophysären extrathyreoidalen, Hyperthyreose induzierenden Faktors*[750].

E. Von der Schilddrüse ausgehende Störungen

1. Die euthyreote Struma

Bei der Kropfentstehung spielen verschiedene Faktoren eine Rolle, die in ihrem Effekt alle Ausdruck einer herabgesetzten Thyroxinproduktion und einer entsprechend erhöhten TSH-Aktivität sind.

Tabelle 7. *Strumafaktoren*

Mangel an Bausteinen oder Enzymen

Hier ist in erster Linie der Jodmangel zu nennen, der besonders beim endemischen Auftreten des Kropfes eine wesentliche Rolle spielt. Von endemischem Kropf spricht man, wenn mehr als 10% einer Bevölkerung Kropfträger sind[749]. Durchschnittlich werden in solchen Endemiegebieten weniger als 100 γ Jodid/Tag aufgenommen. Demgegenüber dürfte der Eiweißmangel (Thyreoglobulin) und Enzymmangel eine geringe Rolle spielen.

Strumigene Substanzen

beeinflussen verschiedene Schritte der Thyroxinsynthese. (Cyanogene Glykoside bremsen direkt die Synthese, Perchlorate und Thiocyanate hemmen die Jodidkonzentrierung; die Thioharnstoffgruppe blockiert den Jodideinbau.)

Kongenitale Hormonbildungsstörungen

Diese dürften einen Großteil der Struma in nicht endemischen Gebieten liefern[749a].

Zeiten gesteigerten Hormonbedarfs

oder Zeiten hormonaler Umstellung (Pubertät, Schwangerschaft, Klimakterium) können ebenfalls zu reversibler, meist diffuser Hyperplasie der Schilddrüse führen.

Pharmakologisch induzierte Strumen

Partielle Schilddrüsenfunktionsausfälle bei Thyreoiditis, Carcinom etc.

[749] DE SMET 1961. [749a] REINWEIN 1963. [750] FAJANS 1958.

Prinzipiell sind diese pathogenetisch verschiedenen Gruppen für das übrige Endocrinium von praktisch gleichem funktionellem Einfluß und können miteinander besprochen werden.

Die *euthyreote Struma* ist definitionsgemäß eine Schilddrüse mit adenomatöser Adaptation an eine Thyroxinunterproduktion. Dieser Adaptationsmechanismus genügt, um das Hormongleichgewicht herzustellen. Welcher Defekt auch diesen Hormonmangel herbeiführt, TSH wird in allen Fällen bis zum Ausgleich des Defizits vermehrt produziert. Nebenniere, Ovarien, Langerhanssche Inseln, Epithelkörperchen finden also keine hormonale thyreogene Dysbalance, es sei denn, daß diese Organe auf den erhöhten TSH-Gehalt reagieren. Wenn wir die immer wieder zur Diskussion gestellte Möglichkeit annehmen, daß die Hyperfunktion eines Glandotropins auf die übrigen Glandotropine einen Produktionsreiz ausüben (Overlap-Mechanismus, Durchschlageffekt), so müßte durch die vermehrte TSH-Aktivität eine erhöhte somatotrope, adrenocorticotrope oder gonadotrope Wirksamkeit erwartet werden. Die Erfahrungen scheinen nicht zwingend in diese Richtung zu weisen, denn unseres Wissens sind in Kropfendemiegebieten weder Gigantismus, noch Pubertas praecox oder andere endokrine hypophysenabhängige Störungen vermehrt beobachtet worden. Ebensowenig haben wir Anzeichen dafür, daß im Sinne TONUTTIs (1945) die übrigen tropen Hormone vermindert ausgeschüttet werden.

Morphologisch ist die Hypophyse deshalb das zentrale Organ, in dem Veränderungen zu erwarten sind.

Hypophyse bei euthyreoter Struma. Auf die *thyreo-hypophysäre Achse* hat schon NIÈPCE (1851) aufmerksam gemacht, der bei 9 Kretinen 7mal eine vergrößerte Hypophyse fand. Bei Ratten hat ROGOWITSCH (1889) ebenfalls eine Schilddrüsenvergrößerung gefunden und hypertrophierte Hypophysenzellen mit Vacuolisation beschrieben. WEGELIN (1926) stellte eine Hyperplasie der Hauptzellen und der acidophilen Zellen fest. Mit der *Thyreoidektomiezelle*[751] wurde die hypophysäre Abhängigkeit noch einmal verdeutlicht.

Mit Rapssamen hat GRIESBACH (1941) erstens experimentell Strumen und zweitens in der Hypophyse vermehrt „Thyreoidektomiezellen" erzeugen können. Interessant war seine Feststellung, daß nach vorausgegangener Hypophysektomie die Schilddrüse nicht vergrößert wurde. In den Arbeiten von GRIESBACH und PURVES sind 2 Hauptveränderungen bei Schilddrüseninsuffizienz mitgeteilt worden: 1. die Acidophilendegranulation[752]; gleichzeitig haben sie 2. eine starke Zunahme der basophilen Zellen (17—37% gegen den Normwert von 5%) festgestellt. So konnten die Autoren[753] den Schwellenwert für Thyroxin bestimmen, der gerade die basophilen Vorderlappenzellen in einem Ruhezustand und die Follikelzellen der Schilddrüse in einem „steady state" beließ. Unter diesem Schwellenwert nehmen die Basophilen an Zahl zu, während die Acidophilen hingegen nur minimale Veränderungen zeigten. Möglicherweise ist die Acidophilendegranulierung Ausdruck hypoglykämischer Zustände. SMELSER (1944) stellte fest, daß die Hauptlokalisation der TSH-produzierenden Zellen die zentrale Portion des HVL ist. 1940 haben ROMEIS, 1950 HALMI und 1951 PURVES und GRIESBACH verschiedene Basophilenuntergruppen histochemisch differenzieren können. Die letzteren unterscheiden die topographisch recht genau lokalisierten gonadotropen Zellen (oval und rund) von den mehr im zentralen Keil liegenden vielzipfeligen „Thyreotropen". Auf die Details sowie auf die Differenzierungsmöglichkeiten mit der Perameisensäure-Alcianblue-Modifikation sei auf BARGMANN verwiesen.

---

[751] ZECKWER, DAVISON, KELLER und LIVINGOOD 1935, SEVERINGHAUS 1937.
[752] PURVES und GRIESBACH 1946. [753] GRIESBACH und PURVES 1945.

1963 haben Pearse und van Noorden eine Übersicht über den Stand der Kenntnisse gegeben. Beim Myxödem ist die fein granulierte, mit der Methode nach Adams und Swetttenham (1958) tief purpurne Zelle stark vermindert vorhanden. Damit ist die Existenz der „Thyreotropen" gestützt. Die δ-Zelle von Romeis (1940) ist sehr wahrscheinlich der S_2-Zelle von Pearse und van Noorden (1963) gleichzustellen. Es ist zu betonen, daß alle diese färberischen Methoden bei Tieren andere Resultate als beim Menschen geben können. Bei der euthyreoten Struma ist der Anteil der S_2-Zellen vergrößert. Es dürften vermehrt eigentliche Thyreoidektomiezellen vorliegen.

2. Hyperthyreose

Sie kommt auf dem Boden folgender Störungen zustande:

diffuse Hyperplasie der Schilddrüse,
autonomes Schilddrüsenadenom,
Struma basedowificata,
als therapeutischer Jodbasedow.

Als *auslösende Faktoren* sind folgende Möglichkeiten zu nennen:

a) Unregulierte Sekretion eines TSH-Stoffes aus der Hypophyse.

b) Ungehemmte Sekretion von einem schilddrüsenstimulierenden Stoff außerhalb der Hypophyse und der Schilddrüse (einschließlich Geschwülste).

c) Exzessive autonome Sekretion von Schilddrüsenhormonen aus Schilddrüsengewebe. Die Variante a) fällt wahrscheinlich meistens aus, weil offensichtlich die TSH-Wirkung von relativ kurzer Dauer ist.

Nachdem über sehr lange Zeit vermutet wurde, daß eine TSH-Überproduktion zur Hyperthyreose führe, hat sich gezeigt, daß in sehr vielen Fällen noch eine zweite Substanz, der *long acting thyroid stimulator*, isoliert werden kann, der sehr wahrscheinlich extrathyreoidaler Herkunft ist. (Über TSH-Tumoren der Hypophyse s. S. 429.) Seit der Erstpublikation von Adams und Purves (1956) ist die Flut der Publikationen über diesen LATS genannten Faktor gewaltig angestiegen. Taunton und Pittman haben in einer Beobachtung (1964) eines 20jährigen Mannes mit operiertem Craniopharyngeom und konsekutiver Hypothyreose unter Substitution eine Hyperthyreose sich entwickeln sehen, die sowohl extrathyreoidal als auch extrahypophysär induziert sein mußte. Histologisch fand sich eine gute Korrelation zwischen LATS-Titer im Serum und Ausmaß der Epithelproliferation der Schilddrüsenfollikel, gewertet nach der Einteilung von Bürkle de la Camp (1926)[754]. Über die Zusammenhänge zwischen LATS und Exophthalmusproduktion s. S. 421.

Selberg und auch Bansi haben kürzlich wieder darauf hingewiesen, daß Fälle von unbehandelter Thyreotoxikose (besonders des adynamisch-myasthenischen Typs) oft eine sehr ausgeprägte *Thymushyperplasie* aufweisen. Die Autoren deduzieren, daß LATS möglicherweise im Thymus gebildet werde. Diese Theorie hat viel für sich, um so mehr als auch McKenzie die Produktion des LATS ins lymphoretikuläre Gewebe lokalisiert. Selberg fragt sich weiter, ob das häufige Vorkommen von Lymphfollikeln innerhalb des Thymus bei moderner thyreostatischer Therapie nicht in direkte Relation zur Bildung des LATS gebracht werden kann.

Diese adynamische Form der Hyperthyreose muß auch differentialdiagnostisch gegen Myasthenia gravis und Lupus erythematodes disseminatus abgegrenzt werden; beide Krankheiten sind oft mit Thymusveränderungen kombiniert

[754] Selberg 1968, Bansi 1968, McKenzie 1966.

und bei beiden Erkrankungen sind wahrscheinlich auch Autoimmunmechanismen mit im Spiel. (Über die Zusammenhänge dieser Thymushyperplasie bei Thyreotoxikose mit Nebennierenrindenhyperplasie s. a. S. 441.) Diese Thymustheorie der LATS-Bildung ist interessant, wenn auch Untersuchungen mit Korrelierung von morphologischem mit biochemischem und immunologischem Befund noch ausstehen.

a) Hyperthyreose und Hypophyse

WEGELIN hat 1926 auf Grund seiner Untersuchungen und der Durchsicht der Literatur eine funktionelle Veränderung der Hypophyse bei Basedowscher Krankheit als nicht sicher angenommen. Nach WEGELIN stehen eine gewisse Hyperämie, meist auch eine Verkleinerung der Hypophyse im Vordergrund. KRAUS (1923) stellte durchwegs Veränderungen regressiver Natur fest, mit in der Regel kleineren Hypophysenvolumina. SALMON haben 1905 die von BENDA (1900) beobachteten kleinen Hypophysen beim Morbus Basedow zur Hypothese verführt, daß eine vikariierende Wirkung der Drüsen bestehe. Diese Formulierung ist in dieser Weise nicht mehr haltbar. Richtig scheint aber, daß in der Regel bei Hyperthyreose ein Mindervolumen des HVL besteht. Für die histologischen Untersuchungen des Hypophysenvorderlappens gelten schon die andernorts angeführten Vorbehalte, daß charakteristische Veränderungen nur durch quantitative Beurteilung von Serienschnitten erfaßt werden können.

RUSSFIELD untersuchte 9 Hypophysen von Patienten mit Hyperthyreose[755]. 8 Patienten, welche mit Radiojod oder Propyl-Thiouracil behandelt worden waren, zeigten eine Vermehrung der Amphophilen, während der ausschließlich mit K-Jodid behandelte Patient eine starke Reduktion dieser Zellformen aufweist. Später durchgeführte Untersuchungen mit Fe-PAS-Färbung[756] ließen sowohl bei diffus hyperplastischer Schilddrüse als auch bei toxischem Adenom *keine* regelmäßig vorhandenen Hypophysenvorderlappenveränderungen erkennen. WARREN und MEISSNER (1962) haben in 12 Hypophysen von Hyperthyreotikern ebenfalls keine signifikanten Zellverschiebungen gesehen. Die wenigen Fälle, welche erhöhten Blut-TSH-Spiegel bei Hyperthyreose aufweisen[757], sind wahrscheinlich auch mit einer veränderten Schilddrüsenmorphologie verkoppelt. Solche Befunde liegen aber noch nicht vor.

Interessante Aspekte bietet das Syndrom von *Akropachie* bei thyreo-hypophysärem Syndrom[758]. Diese Patienten zeigen im Verlauf einer Schilddrüsendysfunktion sehr typische Skelet- und Weichteilveränderungen mit prätibialem Myxödem, periostaler Knochenbildung und Trommelschlegelfingern, so daß sich eigenartige Querverbindungen zum Syndrom der Osteoarthropathie hypertrophiante pneumique Pierre-Marie-Baumberger ergeben. Dabei können die Symptome im hypothyreoten, euthyreoten oder hyperthyreoten Stadium der Krankheit auftreten, meist aber nach einer erfolgreichen Behandlung einer Hyperthyreose. Die Hypophysenabhängigkeit ist schon für das TSH mit Wahrscheinlichkeit anzunehmen, und JALLUT, KOENIG und LABHARDT (1962) haben auch an die Möglichkeit einer Beteiligung des somatotropen Hormons gedacht, als sie in ihrem Fall 2 eine isolierte Vergrößerung einer Großzehe beobachteten und in der Literatur ein acidophiles Hypophysenadenom[759] bei Akropachie fanden. Gelegentlich wurde über eine Hyperplasie der Acidophilen berichtet[760]. Damit sind wir einmal mehr bei der Frage des ,,overlaps" angelangt, des stimulierenden Einflusses von Hyperaktivität des einen Glandotropins auf weitere Hypophysenhormone.

Es mag noch kurz angefügt werden, daß auch über ähnliche Syndrome wie das oben angeführte bei Strumitis lymphomatosa Hashimoto berichtet worden ist[761].

[755] RUSSFIELD 1955. [756] EZRIN, SWANSON, HUMPHREY, DAWSON und HILL 1959.
[757] D'ANGELO 1963. [758] JALLUT, KOENIG und LABHART 1962. [759] FREEMAN 1958.
[760] FRIED 1943. [761] ABU HAYDAR 1963.

Zusammenfassend ist dem Schluß WEGELINs (1926) nach wie vor zuzustimmen, daß funktionelle Veränderungen der Hypophyse beim Morbus Basedow nicht mit Sicherheit nachzuweisen sind. Eine Ausnahme bilden vielleicht die Fälle mit hypothalamisch-hypophysärer Ursache der Hyperthyreose, die einen erhöhten TSH-Titer aufzuweisen haben. Über das *Troell-Junet-Syndrom* s. S. 431.

b) Hyperthyreose und Nebennierenrinde

Den zusammenfassenden und wertenden Befunden WEGELINs im Handbuch der „Speziellen Pathologischen Anatomie" über Nebennieren-Schilddrüsen-Relationen bei der Basedowschen Erkrankung kommt große Bedeutung zu, weil in den frühen Zwanzigerjahren die Therapie das ursprüngliche Krankheitsbild noch nicht so verwischt hatte wie heute. Der Verfasser hat aus seinen Untersuchungen gefolgert, daß bei Hyperthyreose in der Großzahl der Fälle eine Hyperplasie von Nebennierenrinde und -mark vorliege.

TONUTTI (1945) hat in seinen Schlußfolgerungen *experimentell* erworbene Daten verwertet. Er hat nach Thyroxininjektionen eine progressive Transformation der Nebennierenrinde unter dem Einfluß von vermehrter ACTH-Produktion postuliert. Er nimmt eine Alternativleistung des Hypophysenvorderlappens an. Die erhöhten TSH-Produktionen wären von einer verminderten ACTH-Wirkung gefolgt und umgekehrt. Die konsequente Folgerung wäre eine verminderte Aktivität der Schilddrüse bei Morbus Addison als Folge maximal gesteigerter corticotroper Aktivität der Hypophyse. Experimentell wurde athyreotischen Tieren thyreotropes Hormon gegeben zur Unterdrückung der eigenen TSH-Produktion und — im Sinne TONUTTIs — zur Steigerung der ACTH-Ausschüttung[762]. Dabei wurden aber *keine* Nebennierenveränderungen mehr nachgewiesen. Von LECOMPTE (1949) wurden signifikante Verschmälerungen der menschlichen Nebenniere bei Hyperthyreosen beobachtet. Allerdings scheint der Autor von diesem Resultat überrascht gewesen zu sein. Bei Abgabe von Schilddrüsenextrakt an trächtige Meerschweinchen resultiert ein Gewichtsverlust der Nebenniere der Neugeborenen[763]. Diesen Beobachtungen von Nebennierenrindenverschmälerung sind aber zahlreiche Angaben über eine progressive Transformation der Nebennierenrinde entgegenzuhalten[764]. Bei hypophysektomierten Versuchstieren hat Thyroxin keine stimulierende Wirkung auf die Nebenniere[765]. Es ist somit eine *indirekte Wirkung* des Schilddrüsenexzesses auf die Nebenniere über den HVL anzunehmen.

Wir haben selbst bei Hyperthyreose hyperplastische Nebennierenrinde (SN 1979/61, Abb. 61) und auch Rindenadenome (SN 1423/62) beobachtet. Auffällig war die häufige gleichzeitige Thymushyperplasie. Es ist durchaus möglich, daß eine *initiale Nebennierenhyperplasie von einem Erschöpfungsstadium gefolgt sein kann*, wobei die Nebenniere streng abhängig ist von der ACTH-Produktion und nur in seltenen Fällen autonom wird. Auf jeden Fall ist sicher, daß bei Hyperthyreose das Verschwinden der Glucocorticoide aus dem Blut beschleunigt ist[766] und somit Corticosteroide auf die Schilddrüse einen bremsenden Effekt haben, oder daß dieser Bremseffekt durch die beschleunigte Inaktivierung der Schilddrüsenhormone erzeugt wird. Von Interesse ist auch, daß die Dexamethasonsuppression der Hypophyse bei Hyperthyreose gebremst ist[767]. Es ist also nicht rein spekulativ, den Nebennierenrindenhormonen (besonders den Glucocorticoiden) eine gewisse *Schutzfunktion gegen die entgleiste Schilddrüsenfunktion* zuzuordnen. WIKHOLM und EICHHORN (1963) haben beobachtet, daß bei Hyper-

[762] LOESER 1933. [763] HOSKINS 1910.
[764] HOSKINS 1910, HERRING 1917, DEANE und GREEP 1947. [765] FELDMAN 1951.
[766] BROWN, ENGLERT und WALLACH 1958.
[767] GILLIAND und GHOSE 1962, WERNER und PLATMAN 1965.

thyreose die Radioaktivität der Schilddrüse unter Prednisolon sinkt und der PBJ-Spiegel ebenfalls gesenkt ist. WOLFSON et al. (1951) haben das Schlagwort vom *corticogenen Hypothyreoidismus* nach ACTH- oder Cortison-Therapie von 1 Monat geprägt. Diese Interpretationen einer Bremsfunktion sind nicht ganz überzeugend, weil durch eine vermehrte Ausscheidung des radioaktiven Testjods bei Hyperthyreoidose der gleiche Effekt erzielt wird.

Eine *Kombination* von echtem *Cushing-Syndrom* mit echter *Hyperthyreose* ist selten. LAMBERG[768] referiert über 2 Fälle. Davon fand sich in einem Fall eine normale Schilddrüse mit einem mikrofollikulären Adenom[769]. Doch wird die Schilddrüsenfunktion beim Cushing-Syndrom in den allermeisten Fällen als normal beschrieben. Lediglich besteht häufig eine Veränderung des Grundumsatzes. Diese seltenen Kombinationsformen lassen nicht entscheiden, ob die Kombination a) rein zufällig oder b) eine Krankheit mit gemeinsamer hypothalamisch-hypophysärer Basisstörung repräsentiert oder ob c) eine Entgleisung in die Autonomie der Nebenniere nach schilddrüsenhormoninduzierter Hyperaktivität bei Hyperthyreose ist (hyperplasiogene Regulationsgeschwulst).

BROWN und LAWMAN (1964) haben über das Auftreten von 2 Fällen von Hyperthyreose bei langfristiger hochdosierter Corticosteroid- oder ACTH-Therapie referiert. Damit scheinen diese Befunde den experimentellen Ergebnissen TONUTTIs (1945) näher zu kommen (ACTH-Suppression und alternative TSH-Überproduktion). Leider fehlen Angaben darüber, ob der long acting thyroid stimulator oder das TSH erhöht waren. Man muß sich fragen, ob dies ein reiner Adaptationsmechanismus ist, erzeugt durch die beschleunigte Inaktivierung der Schilddrüsenhormone bei Hypercorticismus oder ob nicht durch den Hypercorticismus primär im Hypothalamus-Hypophysensystem die Funktion der feed-back-Mechanismen modifiziert wird — funktionelle Kompetition im Sinne von MOSONYI[770]. Diese letztere Hypothese wird ja auch vertreten bei der Entstehung des Hypersomatotropismus unter Oestrogenbehandlung[771].

Nicht allzu selten ist eine *Hyperthyreose* mit einem *Morbus Addison* kombiniert. Seit der Arbeit RÖSSLEs (1914) werden regelmäßig solche Beobachtungen veröffentlicht (s. Tabelle 8).

In der Literatur haben wir nach Ausschluß der ziemlich zahlreichen nicht verwertbaren und oft doppelt oder falsch zitierten Fälle insgesamt 67 Fälle gefunden. (In einzelnen Fällen ist eine Doppelzitierung nicht ausgeschlossen.)

Zusammengefaßt ist festzuhalten, daß die bloße Sammelstatistik für die Beurteilung nicht verwendet werden kann, weil mit Sicherheit viele bloße Koinzidenzfälle hinzugerechnet sind. Die Häufung des Vorausgehens der Addison-Krankheit vor der Hyperthyreose gibt eine Stütze für die Theorie, daß die Corticosteroide auf die Schilddrüsenfunktion eine Bremsresultante bilden, die bei der Addisonschen Krankheit ausfällt. Immerhin sind nur in ganz seltenen Fällen durch Steroide die Hyperthyreosesymptome günstig beeinflußt worden. Auf der anderen Seite lassen die wenigen Fälle von initialer Hyperthyreose mit Auftreten eines Morbus Addison als Zweitkrankheit die Möglichkeit offen, daß ein latenter Addison durch die Hyperthyreose dekompensiert ist, oder daß tatsächlich ein Erschöpfungsstadium gefolgt ist.

Wie wir oben gesehen haben, führt die Hyperthyreose offenbar zu einer erhöhten ACTH-Sekretion bei meist gleichzeitig vermehrter Corticosteroidelimination und beschleunigter J^{131}-Ausscheidung. Es erscheint deshalb möglich,

---

[768] LAMBERG 1964. [769] MORGAN und MASSON 1958. [770] MOSONYI 1968.
[771] STEINER 1969.

Tabelle 8. *Übersicht über 67 Fälle von Hyperthyreose mit Morbus Addison*

1. *Geschlechtsverteilung:*
   28 Frauen stehen 13 Männer gegenüber.
2. *Intervall zwischen den beiden Krankheiten:*

0—12 Monate	11 Fälle
13—60 Monate	8 Fälle
60 Monate bis 19 Jahre	9 Fälle

3. *Ätiologie der Addison-Krankheit:*
   7mal sichere Nebennierenatrophie
   6mal sichere Nebennieren-Tbc
4. *Spezielle Hyperthyreoseformen:*

Paraneoplastische Hyperthyreose	2 Fälle
Schilddrüsenadenome	3 Fälle
Familiäre Hyperthyreose	3 Fälle
Hyperthyreose lange vor Addison chirurgisch oder radiologisch erfolgreich behandelt	3 Fälle

5. *Kombination mit Diabetes:*
   4 Fälle
6. *Reihenfolge des Auftretens:*

	Hyperthyreose zuerst	Addison zuerst	Gleichzeitig
a) Alle Fälle mit einer Sammelstatistik (16 Fälle)	26	25	4
b) Nach Abzug der „besonderen Hyperthyreosen“ (Adenome, familiäre, paraneoplastische)	7	18	4
c) Wenn Sammelstatistik zu b) addiert ist	20	22	4

7. *Häufigkeit der Koinzidenz von Addison und Hyperthyreose im klinischen Krankengut:*
   Die 3 Sammelstatistiken geben folgende Koinzidenzwerte an:

Guttman (1930) 7 von 566 Addison-Patienten (vereinzelt fragliche Fälle)	= 1,2%
Fredrickson (1951) 8 von 180-Addison-Patienten	= 4,4%
McConahey, Myers und Gastineau (1960) 16 von 535 Addison-Patienten	= 3%

8. *Hypophysenbeteiligung:*
   In einem Fall trat die Nebenniereninsuffizienz im Rahmen eines Sheehan-Syndroms vor dem Auftreten der Hyperthyreose auf. In einem Fall bestand ein kleines Hypophysenadenom. Die S. 426 angeführten Fälle von Hyperthyreose im Verlauf eines Panhypopituitarismus sind nicht in der Statistik eingeschlossen.

daß die Hyperthyreose mit vermehrtem Corticosteroidbedarf eine latente Nebennierenrindenunterfunktion zur manifesten Addison-Krankheit transformieren kann.

Zusammenfassend ist zu sagen, daß die Korrelationen zwischen Schilddrüse und Nebennierenrinde wohl bestehen, aber im einzelnen noch keineswegs geklärt sind. Morphologisch werden sowohl regressive als auch progressive Transformationen beschrieben. Fest steht, daß die ACTH-Aktivität bei der Hyperthyreose gesteigert ist, daß Corticosteroide offenbar die Schilddrüsenhyperaktivität bremsend beeinflussen. Dabei muß beachtet werden, daß die J^{131}-Clearance bei Hyperthyreose gesteigert ist und so eine solche Schilddrüsenbremsung testmäßig vorgetäuscht werden kann. Eine latente Nebennierenrindeninsuffizienz kann durch eine Hyperthyreose zum manifesten Morbus Addison gebracht werden. Ein bestehender Morbus Basedow kann eine maximale Steigerung der Nebennierenaktivität zur Folge haben, der in der Regel eine Verbreiterung, aber (sekundär?) auch eine Verschmälerung der Rinde folgen kann.

Tonuttis (1945) experimentelle Beobachtungen und die Hypothese einer Alternativleistung des Hypophysenvorderlappens erscheint zwar für den klinischen Beobachter nicht besonders überzeugend, ist aber vorläufig kaum zu widerlegen.

Die Epinephrinwirkung des *Nebennierenmarkes* wird durch die Schilddrüsenhormone potenziert. Umgekehrt besteht beim Phäochromocytom häufig ein Hypermetabolismus, der bis zum Bild der Thyreotoxikose gehen kann[772]. Nicht ausgeschlossen ist, daß die Kreislaufsymptomentrias bei Hyperthyreose: Tachykardie, Vorhofflimmern und Anoxie-EKG, auf eine potenzierte Wirkung des Nebennierenmarks in der Thyreotoxikose zurückzuführen ist. Auf jeden Fall wird experimentell durch den totalen epiduralen Sympathicusblock die hämodynamische und calorigene Thyroxinwirkung offenbar reduziert.

Es hat sich übrigens gezeigt, daß mit Phäochromocytom kombinierte amyloidbildende Schilddrüsencarcinome eine starke Chromaffinität aufweisen können, so daß sich die Frage stellt, ob diese eigenartigen Tumoren nicht vom chromaffinen System abzuleiten sind[773]. Jedenfalls erscheint uns eine gegenseitige Tumorinduktion wenig wahrscheinlich. Mit diesen Beobachtungen in einem gewissen Kontakt stehen die Angaben über Vergrößerung von Nebennierenmark, Aktivitätssteigerung, Hyperämie und Zellvergrößerung[774].

c) Hyperthyreose und Gonaden

Die Basedowsche Krankheit kommt ganz überwiegend bei der *Frau* vor und wird recht oft in der Pubertät oder während einer Schwangerschaft manifest oder verschlimmert sich während der Menstruation. Damit stellt sich die Frage nach einer geschlechtshormonalen Steuerung der Hyperthyreose, wie das z.B. Trousseau (1862) und auch später noch v. Graff und Novak (1914) angenommen haben oder danach, ob in diesen Perioden der hormonalen Umstellung die funktionelle Wirkung der Schilddrüsenhormone verstärkt ist oder ob die Ansprechbarkeit der Endorgane für Thyroxin variiert.

Wegelin (1926) hat bei einem beträchtlichen Prozentsatz der Patienten mit Hyperthyreose anatomisch eine *primäre Hypoplasie* des Genitalapparates gefunden. Er betrachtet die Hypoplasie des Ovars nicht als Folge der Hyperthyreose, sondern als primäre konstitutionelle Anomalie. Dazu ist allerdings zu sagen, daß Menstruationsstörungen und Fertilitätsstörungen häufig erst mit dem Ausbruch einer Hyperthyreose auftreten. Eskin, Dratman und Pettit (1961) haben für die Oestrogenwirkung auf die Schilddrüsenfunktion folgende vertretene hypothetische Wirkungsmöglichkeiten aufgezeichnet:

1. Hemmung der TSH-Abgabe der Hypophyse durch Oestrogene.
2. Potenzierung der TSH-Wirkung in der Schilddrüse.
3. Herabsetzung des peripheren Verbrauchs von Thyroxin.
4. Steigerung der Schilddrüsen-Sekretionsrate.

Die gleichen Autoren[775] haben unter Progesteron eine beschleunigte Kropfformation bei Propylthio-Uracil-behandelten Ratten gesehen, während Oestrogen

---

[772] Futterweit, Allen und Moser 1962. [773] Urthaler 1966. [774] Bachmann 1954.
[775] Eskin, Dratman, Pettit 1961.

die Propyl-Thiouracil-Strumaentwicklung hemmte. Histologisch waren die Schilddrüsen weitgehend identisch. Fishman, Hellman, Zumoff und Gallagher (1962) haben unter vermehrtem Schilddrüsenhormon eine Senkung der Oestriolausscheidung auf weniger als die Hälfte der Norm beobachtet. Es ist möglich, daß diese Abhängigkeitsverhältnisse von den Hormonen eine Erklärung für die herabgesetzte Fertilität geben. Die morphologischen Befunde sind aber keineswegs konstant.

Einen Sonderfall bildet die recht selten unter Hyperthyreose auftretende extrapuerperale Galaktorrhoe. Solche Galaktorrhoe-Zustände sind ja besonders häufig bei Hypophysentumoren beobachtet[776]. Wie es bei Hyperthyreose zu Galaktorrhoe kommt[777, 778], ist absolut unklar, ebenso das Vorkommen von Gynaecomastie bei hyperthyreotischen Männern[779]. Diese Beobachtungen geben eine gewisse Stütze für die Theorie, daß die Störung beim M. Basedow in der hypothalamisch-hypophysären Achse liegt. Morphologische Befunde sind nicht bekannt geworden. In Kombination mit Hypothyreose wird Galaktorrhoe ebenfalls beschrieben[778]).

Vielleicht ist die Beobachtung von Liechti, Hodges und Burke (1963) erwähnenswert, die bei drei Fällen von Hyperthyreose eine sehr langsame Evolution eines Brustkrebses gesehen haben und bei drei Fällen von Hypothyreose-Myxödem ein sehr rasches Wachstum des Brustkrebses beobachteten.

Wir haben die Ovarien unserer Hyperthyreosefälle durchgesehen. Für eine Beurteilung sind unsere Fälle aber wenig geeignet, weil die Großzahl der Verstorbenen ein Alter jenseits der 5. Dekade aufwiesen. Eine signifikante Veränderung haben wir nicht festgestellt.

Zur Schilddrüsenfunktion bei normaler Schwangerschaft ist zu sagen, daß neuere autoptische Befunde[780] nur eine geringe Schilddrüsenhyperplasie zeigten. Hingegen fehlte die klinisch häufig vermutete gewichtsmäßig vergrößerte Schilddrüse.

Einen Sonderfall bildet die *Struma ovarii*.

d) Hyperthyreose und Langerhanssche Inseln

Die Vorstellung von der Erzeugung des Diabetes durch Inselatrophie des Pankreas allein hat in früheren Jahren zur Meinung geführt, daß auch bei Hyperthyreose und Diabetes das Inselorgan atrophisch, verkleinert, nekrotisch oder lymphocytär infiltriert sei. Diesen Meinungen sind indessen Beobachter wie Wegelin (1926) entgegengetreten, der in 4 untersuchten Fällen ein histologisch normales endokrines Pankreas gefunden hatte. Farrant (1913) berichtete schon 1913 bei experimentell hyperthyreotischen Tieren (Jodbasedow) über eine fast regelmäßige Vergrößerung der Inseln.

Tatsächlich ist ein Diabetes bei Hyperthyreose nicht selten. Regan und Wilder (1940) haben bei 3,2% der von ihnen referierten 5353 Hyperthyreotikern auch einen Diabetes festgestellt. Und Houssay (1944) konnte einen experimentellen „Metathyreoidalen Diabetes“ durch Schilddrüsenhormon beim partiell pankreatektomierten Hund erzeugen. Die Gründe für die Evolution eines Prädiabetes zur manifesten Krankheit bei Hyperthyreose sind komplex. Es lassen sich folgende Steuerfaktoren in Richtung Hyperglykämie und relativer B-Zell-Insuffizienz erwähnen (z.T. nach Abt, 1962):

1. Die Nahrung wird rascher absorbiert.

2. Die Gluconeogenese ist in der Regel gesteigert und die tubuläre Glucoserückresorption vermehrt.

---

776 Canfield und Bates 1965.

777 Dowling, Richards, Frenkel und Ingbar 1961, Jackson 1956.

778 Hennes, Wajchenberg und Ulhoa Cintra 1960.

779 Rosenthal und Lees 1958.

780 Stoffer, Konneke, Chesly und Hellwig 1957.

3. Der periphere Verbrauch der Glucose ist vielleicht gesteigert und

4. gesteigerte Insulininaktivierung bei Schilddrüsenexzess oder, in Anlehnung an ROSE (1962), muß zur Thyroxin-Degradation vermehrt Insulin bereitgestellt werden.

Der relative Hungerzustand und die vermehrte Glykogen-Entspeicherung der Leber lassen daran denken, daß auch Glucagon und Nebennierenmark an der Entstehung der Hyperglykämie mitbeteiligt sind.

Der Glucoseverbrauch ist aber nach Untersuchungen von ELRICK, HLAD und ARAI normal[781], und die Direktwirkung von Schilddrüsenhormon auf den Glucosemetabolismus konnte mit Bestimmung arteriovenöser Glucosedifferenz nicht nachgewiesen werden[782]. Nicht ausgeschlossen ist, daß dem somatotropen Hormon in diesem Zusammenspiel eine Rolle zukommt (s. S. 391).

Objektiv können folgende Befunde erhoben werden: Die B-Zellen der Langerhansschen Inseln sind bei Hyperthyreose sehr stark belastet und zeigen entsprechend auch B-Zellvergrößerung, Degranulierung und durchschnittliche Inselvergrößerung. Mit anderen Worten: Im Regelfall sind die Befunde mit denen bei Diabetes mit gesteigerter Insulinproduktion durchaus vergleichbar, und es ist wahrscheinlich, daß die Evolution zur manifesten Zuckerkrankheit in den allermeisten Fällen *Prädiabetiker* betrifft.

e) Hyperthyreose und Nebenschilddrüse

Die Hyperthyreose hat einen eindeutig Calcium-mobilisierenden und Calciumverlierenden Effekt[783] mit einer Tendenz zur Hypercalciurie und auch zur Hypercalcämie[784]. Daraus sollte eigentlich ein sekundärer Hypoparathyreoidismus resultieren. Das starke Ansprechen auf Nebenschilddrüsen-Medikation bei Hyperthyreosepatienten spricht in diesem Sinne[785].

Tatsächlich sind auch vermehrt Osteoporose- und Osteomalaciefälle mit der Hyperthyreose verbunden[786], und Hypercalcämie-Syndrome sind relativ häufig, wobei besonders Kombination von Osteoporose, Fibroosteoklasie und Osteomalacie typisch sind, die auch im Falle von UEHLINGER (1957) eines metastasierenden kleinfollikulären Schilddrüsenadenoms die endokrine Aktivität retrospektiv diagnostizieren ließen.

BRYANT, WULSIN und ALTEMEIER (1964) haben bis 1963 14 histologisch bestätigte Kombinationen von Hyperthyreose und Hyperparathyreoidismus referiert. Die schon vorhandene Tendenz zur Hypercalcämie kann einen solchen — selten zu findenden — Hyperparathyreoidismus erzeugen.

Histologisch lassen sich nach UEHLINGER (1957) einige Kriterien zur Erkennung thyreogener und parathyreogener Osteodystrophie auseinanderhalten (Tabelle 9).

Für die Entwicklung der thyreogenen Osteodystrophie ist der Zeitfaktor und die Intensität der Hormonüberproduktion wesentlich.

Indessen gibt es oft recht komplizierte Verhältnisse wie der Fall der 49jährigen W., Maria, SN 1979/61, Path. Institut der Universität Zürich, zeigt (s. Abb. 61). Hier bestand erstens eine Thyreotoxikose, eine sehr auffällige diffuse Nebennierenrindenhyperplasie (s. auch S. 436) und, was hier besonders interessiert, eine adenomatöse Hyperplasie der Nebenschilddrüse mit, wenn auch diskreten Zeichen von Fibroosteoklasie mit Tunnelierung der Knochenbälkchen, subperiostaler Fibrose und auffälliger Inkonstanz des Calciumgehaltes des Knochens.

---

781 ELRICK, HLAD jr. und ARAI 1961. 782 BUTTERFIELD und WHICHELOW 1964
783 AUB, BAUER, HEATH und ROPES 1929. 784 KLEEMAN, TUTTLE und BASSETT 1958.
785 HARRISON, HARDEN und ALEXANDER 1964. 786 UEHLINGER 1957.

Tabelle 9. *Kriterien zur Unterscheidung thyreogener und parathyreogener Osteodystrophien*

	Thyreogene Osteodystrophie	Primäre parathyreogene Osteodystrophie
Skelet		
Röntgenologisch		
Lokalisation	generalisiert	generalisiert
Schädeldach	granuläre Atrophie mit scharfer Begrenzung	verdickt, granuläre Atrophie mit unscharfer Begrenzung
Wirbelsäule	Osteoporose, runder Buckel, Fisch- und Keilwirbel	runder Buckel, Dreischichtung der Wirbelkörper, Porose der Mittelschicht (Trigger jersey)
Becken	hochgradig osteoporotisch, evtl. mäßig deformiert	hochgradig osteoporotisch
Gliedmaßenknochen	hochgradige exzentrische Atrophie bis auf schmalste Corticalisreste, scharfe lineare Konturen	Spongiosierung, Osteoporose, subperiostale Cysten, verwaschene Konturen
Spontanfrakturen	gelegentlich	häufig
Umbauzonen (Milkman-Syndrom)	öfters	sehr selten
Histologisch	Osteoporose, endostale Fibroosteoklasie, Osteomalacie	Osteoporose, Fibroosteoklasie, subperiostale und endostale Fibroosteoklasie, braune Tumoren, Cysten
Blut		
Calcium	normal bis leicht erhöht, um den Mittelwert schwankend	erhöht
Phosphate	normal	erniedrigt oder normal
Alkal. Phosphatase	normal oder erhöht	erhöht

Es lassen sich, auf den Knochen bezogen, folgende Syn- und Dystropismen zusammenstellen:

Schilddrüse	Knochenumbau gesteigert, Abbau überwiegt — Skeletbilanz negativ
Parathyreoidea	Knochenumbau gesteigert, Skeletbilanz negativ
NNR (Glucocorticoide)	Knochenanbau gesenkt — Skeletbilanz negativ
STH	Knochenanbau gesteigert, Skeletbilanz positiv

Dieser eigenartige Fall läßt daran denken, daß die Nebenschilddrüsen bereits eine gewisse Autonomie aufweisen. Bestimmt liegt hier für die Osteodystrophiebildung ein bedeutender Summationseffekt vor, auch wenn man annimmt, daß die Nebennierenrindenhormone einer sehr raschen Degradation unterworfen sind, oder daß die Nebennierenrindenprodukte eine verminderte funktionelle Aktivität aufweisen.

Damit würden, im Hinblick auf die Skeletbilanz, die Nebennierenrinde, die Parathyreoidea und die Schilddrüse gemeinsam auf eine negative Bilanz hinarbeiten, wobei sich in der Knochenanbaurate ein gewisser Antagonismus von Schilddrüse und Nebennierenrinde abzeichnet.

Diese Korrelationen sind, wie auch schon König und Gubler (1959) meinen, schlecht in einen eindeutigen kausalen Zusammenhang zu bringen. Immerhin ist

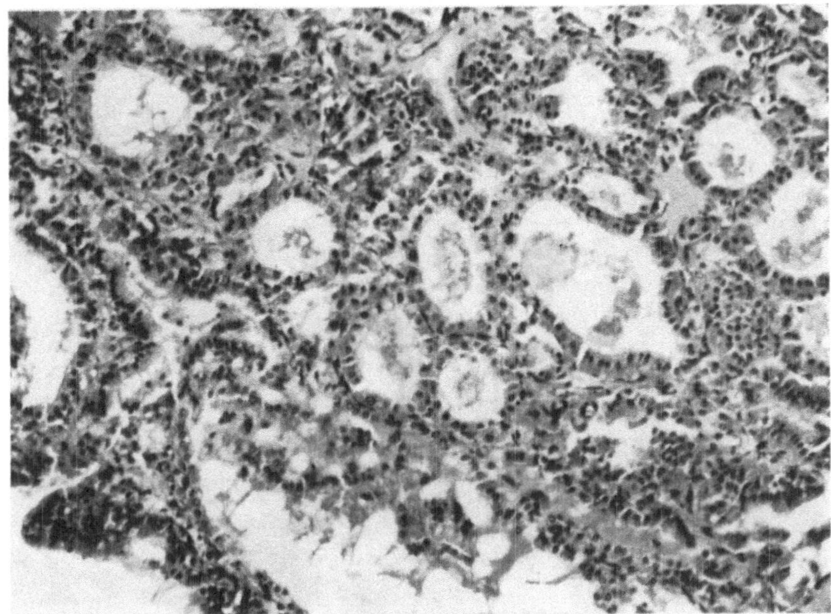

a

b

Abb. 61a—h. Thyreotoxikose, Nebennieren- und Thymus-Hyperplasie, Nebenschilddrüsenhyperplasie. W., Maria, 49jährig, SN 1979/61, Pathologisches Institut der Universität Zürich. a Schilddrüse mit hyperaktivem, kubischem bis zylindrischem Follikelepithel, maximaler Kolloidentspeicherung und Bildung von Sandersonschen Polstern. Starke Hyperämie der Schilddrüse. Gewicht 70 g, H.E., Maßstab 120:1. b Nebennieren. Übersicht. H.E., Maßstab 3:1. c Nebennieren. Detail: Alle Rindenzonen stark verbreitert, besonders auch Zona glomerulosa. H.E., Maßstab 50:1. d Thymushyperplasie mit vermehrten Hassallschen Körperchen. H.E., Maßstab 60:1. e Fibroosteoklasie und Osteoporose mit Tunnellierung und wechselndem Calciumgehalt der Knochenbälkchen. Rippe. Fixation: Formol, eingebettet in Gelatine. H.E., Maßstab 110:1. f Subperiostale Fibrose, angedeutet am Unterrand. Knochenmarkhyperplasie. H.E., Maßstab 110:1. g Sekundärer Hyperparathyreoidismus mit Verdrängung des Fettgewebes und Bildung eines kleinen wasserklarzelligen Epithelkörperchen-Adenoms. Übersicht. H.E., Maßstab 35:1. h Detail: rechts unten wasserklarzelliges Adenom, links oben Hauptzellhyperplasie. H.E., Maßstab 250:1

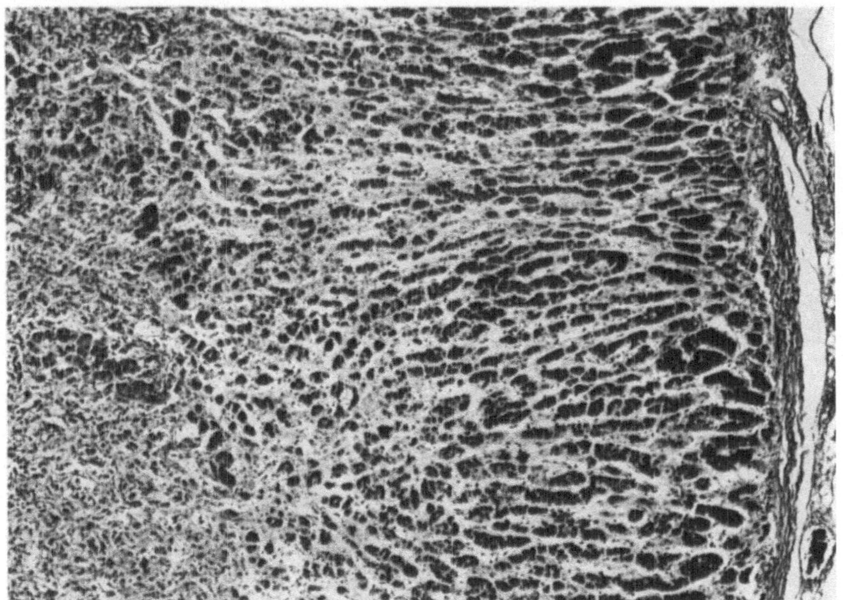

Abb. 61 c

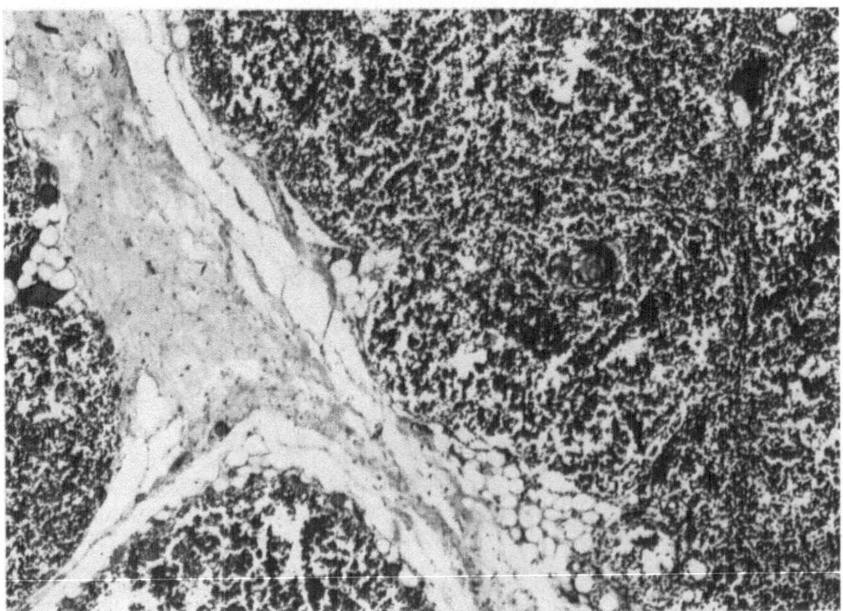

Abb. 61 d

auffällig, daß in fast allen Fällen von gleichzeitigem Hyperparathyreoidismus und Hyperthyreose ebenfalls eine Knotenstruma bestand[787]. Haben wir es mit einer Spezialform der pluriglandulären Adenomatose zu tun?

[787] TORSTI und LAMBERG 1963.

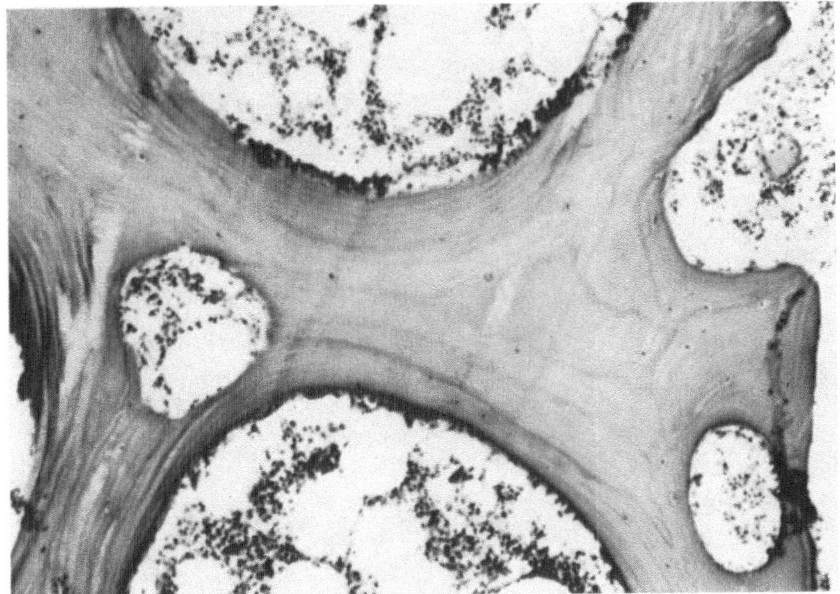

Abb. 61 e

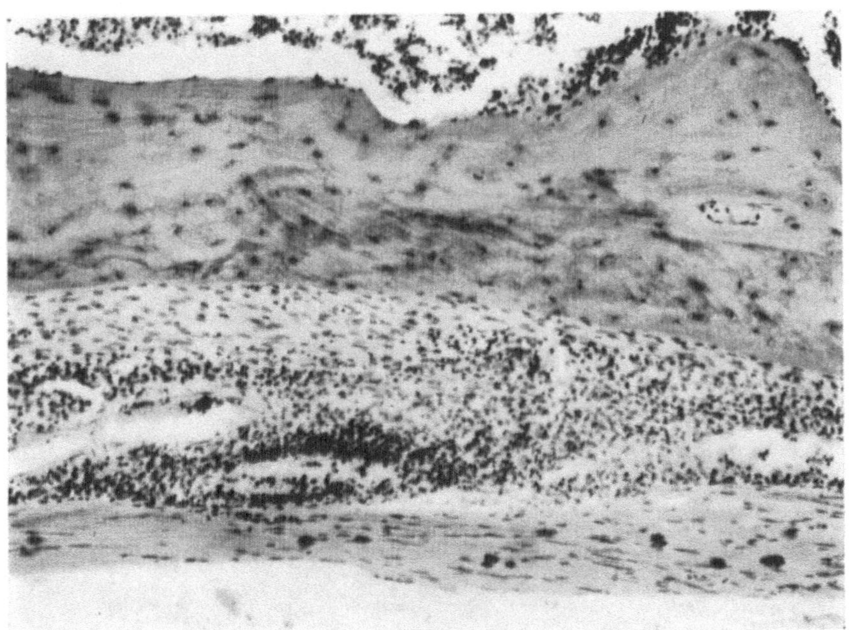

Abb. 61 f

Zusammenfassend kann die Regel gelten, daß die Calcium-mobilisierende Wirkung des Morbus Basedow zu einem sekundären Hypoparathyreoidismus führt, doch sind auch Fälle mit Hyperparathyreoidismus gelegentlich publiziert worden. Besondere Aufmerksamkeit muß in diesem Zusammenhang dem Thyreo-

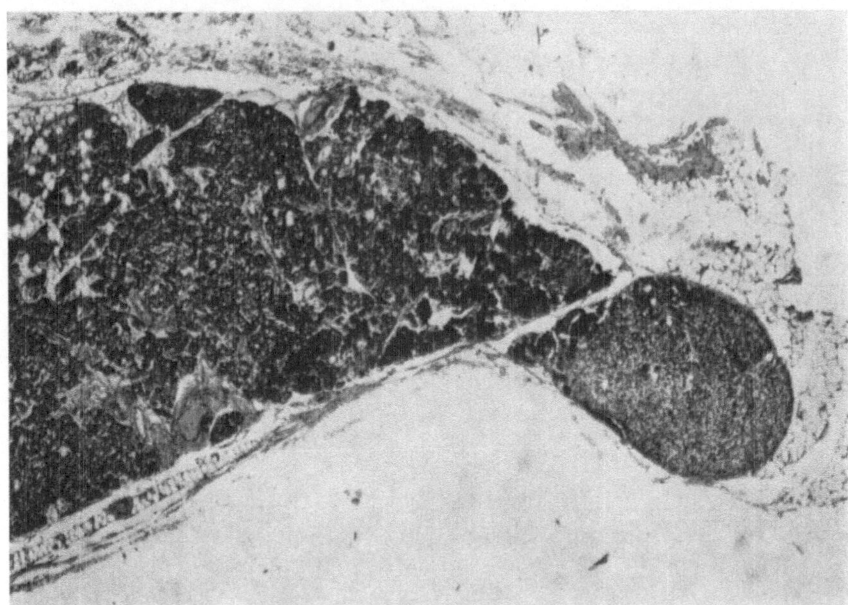

Abb. 61 g

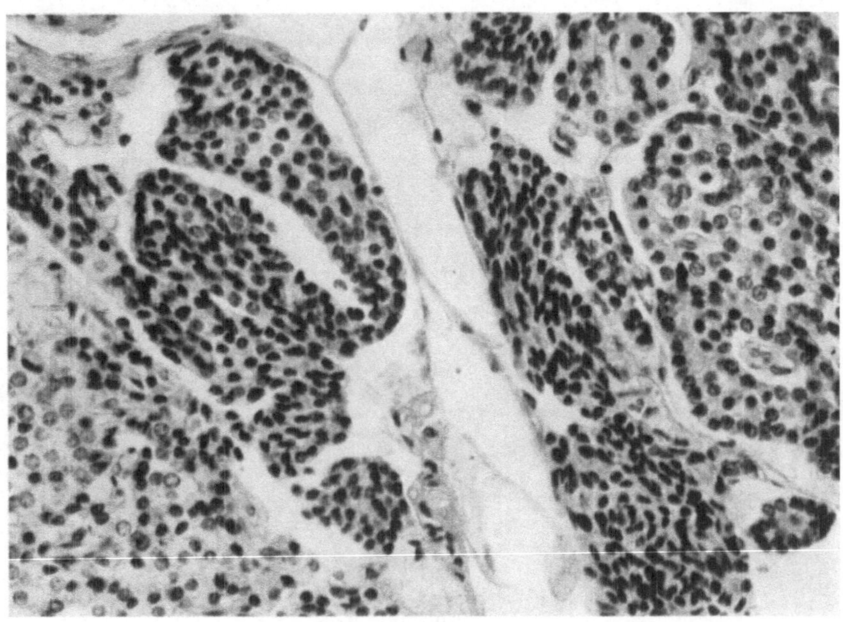

Abb. 61 h

Calcitonin gewidmet werden (s. auch S. 469). Die sehr auffällige Korrelation von Schilddrüsencarcinom mit Hyperparathyreoidismus und Nebenschilddrüsenhyperplasie wird S. 476 besprochen.

3. Hypothyreose

Die Hypothyreose kann als Resultat einer verminderten (relativen oder absoluten) Produktion endokrin wirksamer Schilddrüsenhormone definiert werden. Sie ist als Krankheitsbild wohl definiert. Die Entstehungsmöglichkeiten sind recht vielfältig (Tabelle 10). Davon ist aus mehr darstellerischen Gründen das schwere Bild des Kretinismus und der kongenitalen Athyreose abzugrenzen. Beide Krankheitsbilder sind immer mehr am Verschwinden (s. auch S. 464).

Tabelle 10. *Formen der Hypothyreose*

a) Hypophysäre Hypothyreose
1. Generalisierter Hypopituitarismus
2. Isolierte Unterfunktion der thyreotropen Zellen
3. Verdrängung der TSH-produzierenden Zellen durch Hypophysentumoren und Tumoren der Sella turcica
4. Entzündung des Hypophysenvorderlappens (Hypophysitis)

b) Mangelhypothyreose
1. Jodmangel (endemischer Kretinismus)
2. Hungerhypothyreose

c) Thyreogene Hypothyreose
1. Kongenitale Hormonbildungsstörungen (inborn error of metabolism, Enzymopathie) (→ sporadischer Kretinismus)
2. Unspezifische Thyreoiditis und Strumitis
3. Immunologisch bedingte Hypothyreose (besonders Struma lymphomatosa Hashimoto)
4. „Ausgebrannter“ Morbus Basedow

d) Thyreoprive Hypothyreose
1. Zerstörung der Schilddrüse durch Tumor
2. Kongenitale Athyreose (Sonderform des sporadischen Kretinismus)
3. Therapeutisch induzierte Hypothyreose
   aa) Nach Strumektomie
   bb) Nach Behandlung mit Thyreostatica
   cc) Pharmakologische Hypothyreose; Medikamente, welche nicht zur Beeinflussung der Schilddrüse verwendet worden sind.

a) Hypophysäre Hypothyreose

Diese an sich recht seltene Variation der sekundären Schilddrüsenunterfunktion beruht auf einer Unterbrechung des feed back-Mechanismus in der Hypophyse. Die wichtigsten Formen: Die Hypothyreose bei generalisiertem Hypopituitarismus (HVL-Nekrose, M. Sheehan) und, als Früh- oder Spätsymptom, die Unterfunktion der thyreotropen Zellen bei Verdrängung durch Hypophysentumoren und Tumoren der Sella turcica sind schon besprochen worden (s. S. 424). Kurz zu erörtern sind noch das Auftreten isolierter Unterfunktionen der thyreotropen Zellen und die Frage der lymphocytären Infiltration des HVL.

Die Berichte über *isolierten Ausfall der TSH-Produktionen* sind selten. Shuman (1953) hat unseres Wissens erstmals darüber berichtet. Bei diesem Patienten war der FSH-Spiegel normal, die ACTH-Reaktion intakt, und es bestand ein schwerer Diabetes. Die Schilddrüse reagierte auf exogenes TSH prompt, aber es werden keine Angaben gemacht, ob das Krankheitsbild der Hypothyreose sich merklich besserte. Hingegen war der Insulinbedarf nach Thyreoidea sicca gesenkt. Es fehlen histologische Angaben über die Hypophyse.

Der erste Fall mit gut dokumentiertem TSH-Mangel wurde 1954 berichtet[788]. Bei diesem Patienten wurde nach längerer Behandlung mit L-Thyroxin wieder eine gewisse thyreotrope Aktivität der Hypophyse erkennbar, so daß man nur eine partielle Insuffizienz annehmen kann. Ob dieser Ausfall hypothalamisch induziert ist, kann leider nicht entschieden werden (s. S. 425). LOHRENZ, FERNANDEZ und DOE (1964) haben in 3 Fällen isolierten TSH-Ausfalls eine gleichzeitige Atherosklerose beobachtet. Sie diskutieren die Möglichkeit einer arteriosklerotischen Läsion auf Höhe des Hypothalamus, die zum TSH-Defizit führt. Langsam wachsende Hypophysenvorderlappen-Adenome dürfen allerdings nicht übersehen werden.

Der Begriff der „*Hypophysitis*" wurde unseres Wissens erstmals von GOUDIE und PINKERTON (1962) geprägt. In diesem eigenartigen Fall sind leider klinische Abklärung und Autopsie nicht vollständig. Immerhin darf mit großer Wahrscheinlichkeit angenommen werden, daß die 22jährige Frau an einer Addison-Krise kurz nach Appendektomie starb. *Nebennierengewebe* konnte *nicht* gefunden werden. Die Schilddrüse (100 g) wurde als *Struma lymphomatosa Hashimoto* diagnostiziert. In der *Hypophyse* fanden sich zahlreiche lymphocytäre Infiltrate. DELUZ hat 1946 ähnliche Befunde mitgeteilt.

Es liegt nahe, diese Erscheinung in Analogie zur Insulitis als *Hypophysitis* zu bezeichnen. Wir sind geneigt, hier einen Sonderfall eines *Schmidtschen Syndroms* zu sehen mit Immunreaktion gegen das Hypophysengewebe oder deren Glandotropine gleichzeitig mit Immunreaktionen im Bereich von Schilddrüse und Nebenniere.

Weniger wahrscheinlich ist die Annahme, daß die Immunreaktion nur gegen TSH und ACTH gerichtet wäre mit Immunreaktion auf diese Stoffe auch im Erfolgsorgan, wo sie ja höher konzentriert sind. Unwahrscheinlich ist, daß die lymphocytäre Infiltration lediglich Ausdruck massiver Steigerung der Syntheseleistung ist. EGLOFF (1966) hat kürzlich eine ähnliche Beobachtung gemacht. Bei diesem Fall von Hypophyseninsuffizienz waren die lymphocytären Infiltrate auf die Hypophyse beschränkt.

b) Mangelhypothyreose

Noch in den zwanziger Jahren dieses Jahrhunderts war die *Jodmangeltheorie* keineswegs eindeutig akzeptiert. WEGELIN (1926) hat über 42 Theorien der Entstehungsmöglichkeiten für Hypothyreose und endemische Struma gefunden. CHATIN (1853) hat die grundlegenden Beobachtungen und Analysen zur Stütze der Jodmangeltheorie gemacht. In der Regel leidet der Träger einer Knotenstruma im Kropfendemiegebiet *nicht* an manifester Hypothyreose. LABHART (1957) hat unter 40947 Patienten der Medizinischen Universitätspoliklinik Zürich innerhalb dreier Jahre 103mal (0,25%) eine Hypothyreose gefunden. Mit anderen Worten kommt im Krankheitsmuster einer exquisiten Kropfendemiezone (allerdings mit Jodprophylaxe, damals 5 mg/kg Kochsalz seit mehreren Jahren) wahrscheinlich nicht häufiger eine Hypothyreose vor als in Nichtendemiegebieten. WEGELIN (1926) weist auf die morphologische Vielgestalt der Schilddrüsen bei Hypothyreose in Kropfendemiegebieten hin, indem die Schilddrüsen sowohl mit starker Epithelwucherung als auch mit Atrophien einhergehen können. Besonders im Berner Untersuchungsgut der Vorjod-Ära sind Bilder von trabeculärem, kleinfollikulärem und tubulärem Adenom bei Hypothyreose häufig vorgekommen. Solche Fälle kommen nur noch selten in unserem heutigen Sektionsgut vor. Weitaus häufiger ist die *einfache Atrophie*, deren Genese ganz verschiedenartig ist. Es soll

[788] SAMPSON, ROSE und HERBST 1954.

in diesem Zusammenhang auf den Wechsel der Zusammensetzung der Schilddrüsentumoren hingewiesen werden, wie er von KIND (1966) im Operationsgut des Pathologischen Institutes der Universität Zürich festgestellt wurde. Bei geringfügig sinkender Schilddrüsen-Carcinomhäufigkeit besteht im Untersuchungsgut eine starke Zunahme maligner Papillome. Sie laufen parallel mit der Einführung und Verstärkung der Jodprophylaxe (Abb. 62), so daß sich KIND zu Recht fragt,

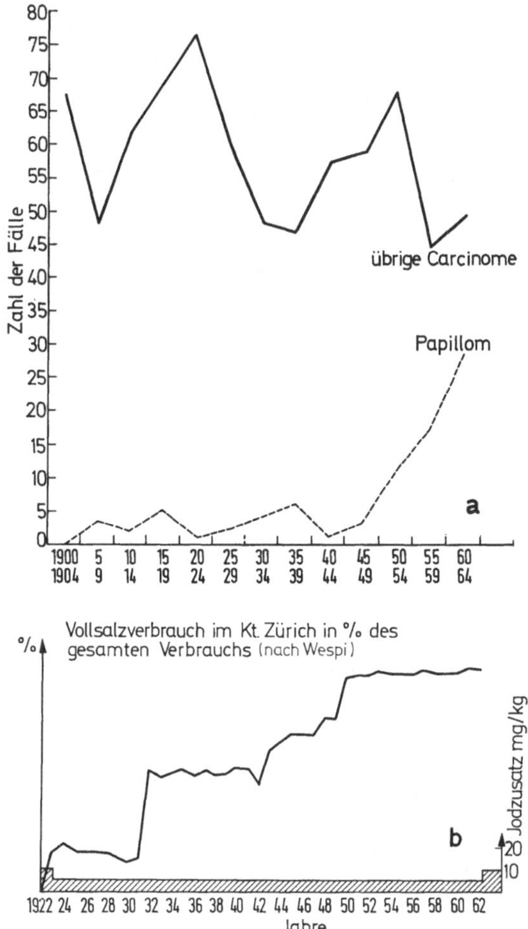

Abb. 62a u. b. Zunahme der Schilddrüsen-Papillome bei gleichzeitig geringfügiger Abnahme der übrigen Carcinome im Untersuchungsgut des Pathologischen Institutes der Universität Zürich geht parallel zur Zunahme des Verbrauchs an jodiertem Kochsalz. Zum Teil aus H. P. KIND: Schweiz. med. Wschr. (1966)

ob die Verschiebung im Tumortyp auf die Deckung des Joddefizits zurückzuführen ist. Das sonst für endemische Kropfgebiete typische Hämangioendotheliom[789] ist seltener geworden.

Hungerhypothyreose. SAUERBAUM (1949) hat mit EICKHOFF beim Kaninchen in den ersten 2 Tagen einer Hungerperiode eine recht aktive Schilddrüse beobachtet, die in der Folge zu einer vollkommenen Ruheschilddrüse sich entwickelte.

[789] UEHLINGER 1958.

Gerhartz (1948) betont die Häufung von Hypothyreose und die Abnahme von Basedowerkrankungen in Hungersituationen. Er untersuchte 18 Schilddrüsen von Verhungerten. Die Schilddrüsen wiesen ein Durchschnittsgewicht von nur 12 g auf. Er stellte ödematöse Durchtränkung der Schilddrüse, Follikelverkleinerung und Polymorphie der Epithelien fest. Das Kolloid war verringert und um „endotheloides" Epithel gelagert. Damit läßt sich eine Inaktivierung der Hypophyse und deren thyreotroper Funktion als wahrscheinlich ansehen. Im extremen Hunger stand die *sklerosierende Atrophie* stark im Vordergrund sowie intraepitheliale Fetteinlagerungen und Pigmenteinlagerungen. Die Schilddrüse bei Krebskachexie ist den oben beschriebenen Befunden ähnlich. Mährlein (1951) hat im wesentlichen diese Ergebnisse bestätigt, wobei er eine bis 60%ige Gewichtsabnahme angibt und die 3 Formen: Ruheschilddrüse, einfache und sklerosierende Atrophie, unterscheidet. Dauer und Intensität des Hungers bestimmen das Ausmaß der Veränderungen. Sclare (1963) glaubt, daß die Sequenz von Hyperplasie des Epithels, Entzündung und Fibrose in jedem Stadium gebremst werden kann, daß der Vorgang in den Frühstadien reversibel ist und daß alle diese Stadien auch vorkommen, wenn klinische Schilddrüsenerkrankungen fehlen.

c) Thyreogene Hypothyreose

Die Schilddrüse ist primär entsprechend der Grundkrankheit verändert (s. Tabelle 10). Dabei ist offenbar die Atrophie weit häufiger, wenn auch in den Fällen mit kongenitalen Hormonbildungsstörungen eine Knotenstruma häufig ist, die in den darauf zurückzuführenden Fällen von sporadischem Kretinismus zur Regel gehören[790]. (Siehe auch das Kapitel über endemischen Kretinismus.) Die *therapeutisch induzierten Hypothyreosen* zeigen alle Stadien zwischen Hyperplasie und sklerosierender Atrophie. Wenn schon bei der „gewöhnlichen" Hypothyreose sehr viel oxyphiles Epithel vorkommt[791], ist vor allem in unserem Obduktionsgut aus einer Kropfendemiezone die Häufigkeit von benignen *Hürthlezelladenomen* (Onkocytomen) bei Strumektomierten hervorzuheben (Abb. 63). Egloff (1966) hat in einer sorgfältigen Untersuchungsreihe von malignen Rezidiven primär gutartiger Kröpfe ebenfalls auffällig viele Hürthlezellcarcinome gesehen. In diesen Zellen können starke Enzymaktivitäten nachgewiesen werden[792]. Diesen Zellen ist deshalb eine Überstimulation nicht zu Unrecht zugeschrieben worden. Sollberger (1957) bestätigt diese Beobachtung und vermutet, daß das Hürthlezelladenom unfähig ist, Jod zu speichern und in das Thyreoglobulin einzubauen, so daß man sich eine *abnorme* Stimulation vorstellen kann.

α) *Hypothyreose, Athyreose und Hypophyse*

Es liegt nahe anzunehmen, daß diese Stimulation von der *Hypophyse* ausgeht. In der Tat ist in allen Formen von Hypothyreose recht konstant die Hypophyse verändert und die TSH-Aktivität sehr häufig hoch. Die Größenzunahme der Hypophyse bei Kretinen und nach Strumektomie gehört zu den wegleitenden Beobachtungen von einer Hypophysen-Schilddrüsen-Relation[793]. Wegelin (1926) führte diese Vergrößerung auf eine Zunahme der Hauptzellen, zum Teil auf eine Kolloidansammlung in der Intermediärzone und auch auf eine Erweiterung der Capillaren zurück. In unserem Obduktionsgut finden sich folgende Angaben über Hypophysengewichte bei verschiedenen Formen der Schilddrüsenunterfunktion (Tabelle 11).

---

[790] Stanbury, Chapman 1960, Moore 1962. [791] Sclare 1963. [792] Trewblay 1962.
[793] Niepce 1851, Rogowitsch 1889.

Die *cellulären Variationen* in der Hypophyse bei Hypothyreose sind seit STIEDA (1890) häufig untersucht worden. Er gibt 1890 beim thyreoidektomierten Kaninchen den basophilen Keil des Hypophysenvorderlappens als typisch verändert durch vergrößerte, vacuolisierte und vermehrte basophile Zellen an. WEGELIN (1926) hat eine Hauptzellvermehrung (spärlich granulierte mucoide Zellen ?) beim Menschen gesehen. Bei Athyreose kommen nicht selten auch adenomatöse Wucherungen im Beobachtungsgut von WEGELIN vor. Mit SEVERINGHAUS (1937) wurde die *Thyreoidektomiezelle* typisiert. Später sind GRIESBACH und PURVES (1957) in ausgedehnten Untersuchungen diesen Zusammenhängen nachgegangen[794]. Sie haben festgestellt, daß die thyreotropen Zellen

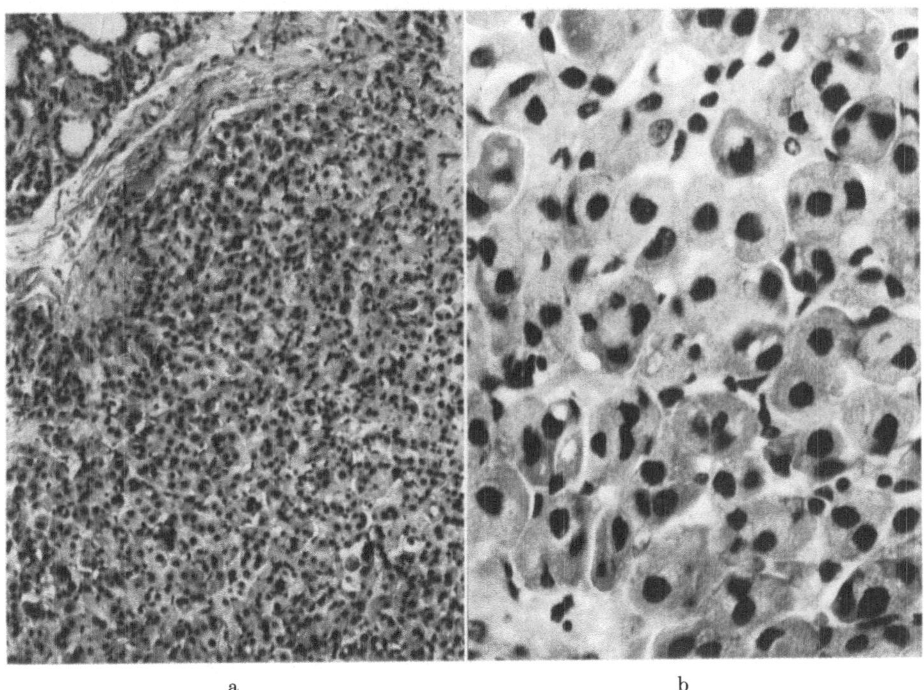

Abb. 63a u. b. Rezidivstruma mit bohnengroßem Hürthle-Zelladenom. R., Ida, 79jährig, SN 415/66, Pathologisches Institut der Universität Zürich. a Übersicht. H.E., Maßstab 125:1. b Detail mit Onkocyten. H.E., Maßstab 500:1

zipflige Zellen im Gegensatz zu den ovalen und runden gonadotropen, aber auch basophilen Zellen sind. Sie sind identisch mit den Beta-Zellen von HALMI (1950) (Ratten) und den B-2-Zellen von EZRIN (1963). Bei der *menschlichen Hypophyse* ist die Thyreoidektomiezelle synonym mit folgenden Zelltypen: Delta-Zelle[795], blaue basophile Zelle[796], Beta-2-cells vesiculated variety[797]. Es scheint, daß zwischen dem Thyroxingehalt und den morphologischen Veränderungen der Basophilen eine umgekehrt proportionale Beziehung besteht, d.h. je geringer die Thyroxinproduktion ist, desto ausgeprägter sind die Veränderungen in den basophilen Zellen. Mit D'ANGELO (1955) kann die Thyreoidektomiezelle als vacuolisierter Basophiler mit weitgehendem Fehlen von Glykogengranula bezeichnet

[794] Übersicht siehe PURVES und GRIESBACH 1957. [795] ROMEIS 1940. [796] HERLANT 1956.
[797] EZRIN und MURRAY 1963.

Tabelle 11. *Hypophysengewichte bei verschiedenen Formen der Schilddrüsenunterfunktion. Beobachtungen des Pathologischen Institutes der Universität Zürich*

	SN	♀/♂	Name	Alter	Diagnose	Körpergewicht (kg)	Körpergröße (cm)	Hypophysengewicht (mg)	Schilddrüsengewicht (g)
1.	1324/60	♀	H., Luise	60 Jahre	Status nach Strumektomie	96	165	1000	12
2.	1099/50	♀	B., Lina	4 Monate	Atrophie und Sklerose der Schilddrüse	5,1	55	200	0,7
3.	604/50	♀	B., Maria	56 Jahre	endemischer Kretinismus, Atrophie und Sklerose der Schilddrüse mit sekundärer Stimulation	46	*135*	1500 mit spärlich granuliertem basophilem Hypophysenadenom	15
4.	1244/52	♀	H., Luisa	46 Jahre	Status nach Thiomidiltherapie, Sklerose der Schilddrüse mit hellzelligen Adenomen	77	166	1200	10
5.	1684/56	♀	N., Rosa	53 Jahre	Struma nodosa mikrofollicularis, Status nach alter Strumektomie	107	*156*	1500	7
6.	2103/57	♂	M., Hans	76 Jahre	Minderwuchs, Struma nodosa mikrofollicularis, partim fibrosa, partim calculosa	51	*146*	2700! Mucoidzelliges Adenom des HVL, Kompression der Restdrüse	31
7.	706/64	♀	N., Maria	59 Jahre	Atrophie und Sklerose der Schilddrüse	—	—	1220	8
8.	998/66	♂	M., Josef	79 Jahre	Status nach Thiomidiltherapie, Struma nodosa colloides, partim cystica haemorrhagica	42	155	997	57

werden und dürfte sekretorisch aktiv sein. In Spätstadien von Hypothyreosen haben wir sie nicht so regelmäßig gesehen (besonders beim endemischen Kretinismus). Der Vacuoleninhalt ist Aldehyd-Thionin-positiv, und die Zelle weist einen hohen Gehalt von Ribonucleinsäure (RNS) auf[798].

Adams und Swettenham (1958) haben die cystinreichen von den cystinarmen Zellen getrennt, und Pearse und van Noorden (1963) haben die Thyroidektomiezelle als S_2-Zelle bezeichnet, die größer als die S_1-Zelle, purpurblau und im basophilen Teil der Hypophyse gelagert ist. Für die Beurteilung der quantitativen Veränderungen in der Hypophyse sind die gleichen Einschränkungen, wie im Kapitel Diabetes und Hypophyse bereits angeführt, zu machen. Auch hier sind quantitative Angaben nur mit einer Durchschichtung der Hypophyse mit einiger Sicherheit und Aussagekraft verbunden.

Wir verfügen über einige Fälle von Hypophysenauszählungen, die lediglich semiquantitativ und nicht morphometrisch exakt sind, jedoch eine Annäherungsgenauigkeit zulassen (Durchschichtung der Hypophyse) (Tabelle 12).

Zusammengefaßt scheint das hypophysäre Bild bei den Formen thyreogener Hypothyreose folgende morphologische Veränderungen aufzuweisen:

1. Fast regelmäßige Gewichtszunahme der Hypophyse.
2. Absolute und relative Vermehrung der Basophilen-Zellen im HVL, wobei besonders die großleibigen entgranulierten Formen dominieren.
3. Die Basophilen sind oft stark vacuolisiert und vom cystinreichen S_2-Typ. Die Vacuolen sind Aldehydthionin-positiv, und diese Zellen weisen als Ausdruck von hoher Aktivität einen hohen RNS-Gehalt auf.
4. Die Schilddrüsen-Basophilen kommen vor allem im Mittelteil des Hypophysenvorderlappens (HVL) vor und sind damit von den „Thyreoidektomiezellen“ nach Nebennierenblockade[799] mit großer Wahrscheinlichkeit zu unterscheiden, wenn auch die Frage nach der Pluripotenz der einzelnen Zellen noch nicht summarisch abgelehnt werden kann[800].
5. Tierexperimentell sind nach Thyreoidektomie die Acidophilen stark degranuliert. Der Wachstumshormongehalt normalisiert sich erst unter Thyroxin[801]. Beim Menschen ist eine solche Korrelation außerhalb des „akuten Falles“ nicht gesichert[802].

β) Hypothyreose und Nebennierenrinde

Die Meinung war lange verbreitet, daß die Nebenniere bei einer Unterfunktion der Schilddrüse einspringen könne. Entsprechende Befunde hypertrophischer Nebennierenrinde wurden berichtet. Tonutti (1942, 1943, 1945) hat in mehreren Publikationen auf die regressive Transformation der Nebennierenrinde hingewiesen und diese mit einer gesenkten corticotropen Aktivität des Hypophysenvorderlappens bei TSH-Überproduktion zu erklären versucht, eine Interpretation, welche derjenigen des Bestehens von „Overlap“-Mechanismen entgegensteht. Andere Interpretationsversuche gehen dahin, daß der Corticosteroidbedarf im ganzen eher herabgesetzt ist. In Analogie zu Tonutti nehmen Kracht und Spaehte (1953) in Rattenversuchen eine verminderte adrenocorticotrope Wirkung der Hypophyse bei TSH-Überaktivität an und stellen eine regressive Veränderung des äußeren Transformationsfeldes fest.

Wir möchten unsere Erfahrungen folgendermaßen zusammenfassen:

Bei der *kongenitalen Athyreose* ist die Persistenz der fetalen Innenzone der Nebennierenrinde auffällig (Abb. 67) bei einem 3 Monate (SN 1582/58) und einem 7 Wochen alten (SN 1058/62) Knaben. Bei einem 4jährigen Mädchen besteht kein fetales Gewebe mehr, hingegen findet sich eine schmale Rinde mit lipoidreichen

---

798 Ezrin, Swanson, Humphrey, Dawson und Hill 1959.
799 Dohm, Burkert und Tietze 1962.
800 Golden 1959, Steiner und Hedinger 1970.
801 Contopoulos und Koneff 1966.
802 s. auch Ezrin und Murray 1963 (797).

Tabelle 12. *Zellrelationen der Hypophyse*

Fall	SN	♀/♂	Name	Alter (Jahre)	Diagnose
1	1684/56	♀	N., Rosa	53	kongenitale Hypothyreose
2	1244/52 (Abb. 64)	♀	H., Luise	46	Hypothyreose nach Thiomidilbehandlung
3	1104/61 (Abb. 65)	♀	W., Barbara	75	Kretinismus, Coloncarcinom, Diabetes mellitus
4	386/61	♀	A., Hedwig	46	lymphocytäre Strumitis, akuter Diabetes
5	995/63 (Abb. 66)	♂	B., Hermann	43	Coma diabeticum, Strumitis abscedens

Dazu ist zu bemerken, daß in den zwei letzten Fällen hauptsächlich die großen, entgranulierten Basophilen vorkommen, während in den drei ersten Fällen mit sicher fast vollständiger

Zellen, besonders der Zona glomerulosa. In diese Schicht senken sich von der Kapsel her recht breite Bindegewebszüge (SN 1722/61). Es liegt somit eine *verzögerte Involution* der Innenzone vor.

Beim *endemischen Kretinismus* waren die Nebennieren meist recht klein, die Rinden schmal und lipoidreich. In zwei Fällen (SN 604/60 und 589/50) fanden sich kleine Nebennierenrindenadenome bei kleingewichtigen Nebennieren (9 g resp. 6 g) und im 2. Fall eine besonders auffällige Sklerose der Zona glomerulosa. Diese Fälle wiesen eine allgemeine Arteriosklerose auf (Abb. 68).

Ein kleines Nebennierenrindenadenom und eine Nebennierenrindencyste bei einem Gesamtgewicht der Nebennieren von 18 g fand sich auch bei einer 70jährigen Frau mit postoperativer Hypothyreose (SN 1324/50). Diese Patientin wies eine allgemeine Arteriosklerose und eine Hypertonie auf. Im allgemeinen sind die Nebennieren aber schmal, wechselnd entspeichert, z.T. *sehr* lipoidreich (Abb. 69).

Die wenigen Fälle lassen eine regressive Transformation als häufigsten Befund erscheinen, wobei alle Zonen in wechselndem Maße betroffen werden. Die Persistenz der fetalen Innenzone bei Athyreose ist ein auffälliger Befund, dessen Interpretation aber schwer fällt.

Wir neigen dazu, in der Nebennierenrindenverschmälerung bei den verschiedenen Unterfunktionsformen der Schilddrüse eine Korrelation zum verminderten Cortico-Steroidbedarf bei Hypothyreose und konsekutiver adrenocorticotroper Hyp-Aktivität der Hypophyse zu sehen. Bei den Interpretationsversuchen soll immer berücksichtigt werden, daß das Bild bei der Autopsie ein Mosaik aus verschiedensten Faktoren mit Krankheitswert aus therapeutischen und physikalischen Beeinflussungen darstellt und gerade solche Verallgemeinerungen aus Autopsien mit Vorsicht anzustellen sind.

Das Schmidtsche Syndrom (s. S. 483) ist als Sonderform zu werten.

Das *Nebennierenmark* ist nach ziemlich übereinstimmenden Befunden älterer Autoren hyperplastisch als Ausdruck verminderter Ansprechbarkeit des Organismus auf die Nebennierenmarkhormone[803].

[803] Bachmann 1954.

bei Hypothyreose (Normalwerte s. S. 393), in %

Total ausgezählte Zellen	Acidophile	Chromophobe	Vollgranulierte Basophile	Vesiculäre Basophile	Andere Basophile	Besonders hypertrophe Amphophile	Spärlich granulierte oder amphophile Zellen
—	22,6	52,1	5,8	8,4	0,8	0,8	10,3
—	17,6	36,5	16,9	6,2		1,2	21,6
8680	16,3	66,5	12,7			0,1	3,4
6875	*51,5* akuter Diabetes	29,2	13,2			0,1	4,9
3445	*40,4* Coma diabeticum	25,2	34,3				

Ausschaltung der Schilddrüse seit längerer Zeit vesiculäre Formen häufig sind (Abb. 64, 65). In Fall 5 sind die Basophilen zu eigenartigen Nestern zusammengeschlossen (Abb. 66).

γ) Hypothyreose und Gonaden

Vorauszuschicken ist das ganz eindeutige Überwiegen des *weiblichen Geschlechtes* bei *Hypothyreose.*

Schon LANGHANS[804] hat auf die kleincystische Degeneration der Ovarien bei Hypothyreose hingewiesen. WEGELIN (1926) verbindet sie sowohl mit beschleunigter Follikelreifung als auch verminderter Ovulation. Die Untersuchungen von THORSØE (1962) zeigten beim Kaninchen bei Thyreoidektomie nach 20 Tagen eine Vermehrung der Graafschen Follikel und der Mucopolysaccharidsynthese, nach 30 Tagen polycystische Ovarien bei 40% und immer noch vermehrt Graafsche Follikel, gleichzeitig aber auch atretische Follikel. Nach 50 Tagen wiesen 50% der Tiere stark vergrößerte polycystische Ovarien auf. Damit ist wie beim Mann[805] auf einen vorzeitigen Ablauf der Gonadenfunktion zur Altersinvolution hingewiesen. Ein sehr häufiger gleichsinniger Befund ist die Amenorrhoe und die Metrorrhagien bei Hypothyreotikern. Beim endemischen Kretinismus hat WEGELIN (1926) durchaus vergleichbare Veränderungen der Ovarien gefunden, wobei er die schon früh vorhandene kleincystische Degeneration der Ovarien hervorhebt. Er hat verschiedentlich Schwangerschaften und Geburten bei Kretinen beobachtet mit vollkommen normalem Verlauf und guter Adaptation von Uterus und Mamma an die neuen Aufgaben bis zur Geburt. LABHART (1957) ist der Meinung, daß sich beim Hypothyreotiker und beim Kretinen alle Grade des Hypogonadismus entsprechend dem Grad der Schilddrüseninsuffizienz finden. Die Pubertät trete bei unbehandelten Patienten unter Umständen nicht ein.

Bei der kongenitalen Athyreose hat WEGELIN (1926) in ziemlich großen Ovarien zahlreiche Graafsche Follikel bei zwei jungen Frauen gesehen. Dabei fand sich aber etwas Schilddrüsengewebe an der Zungenbasis, und in einem Fall war die Patientin jahrelang mit Thyreoidea behandelt worden.

---

[804] LANGHANS, zit. bei WEGELIN 1926. [805] DE LA BALZE und ARRILLAGA 1962.

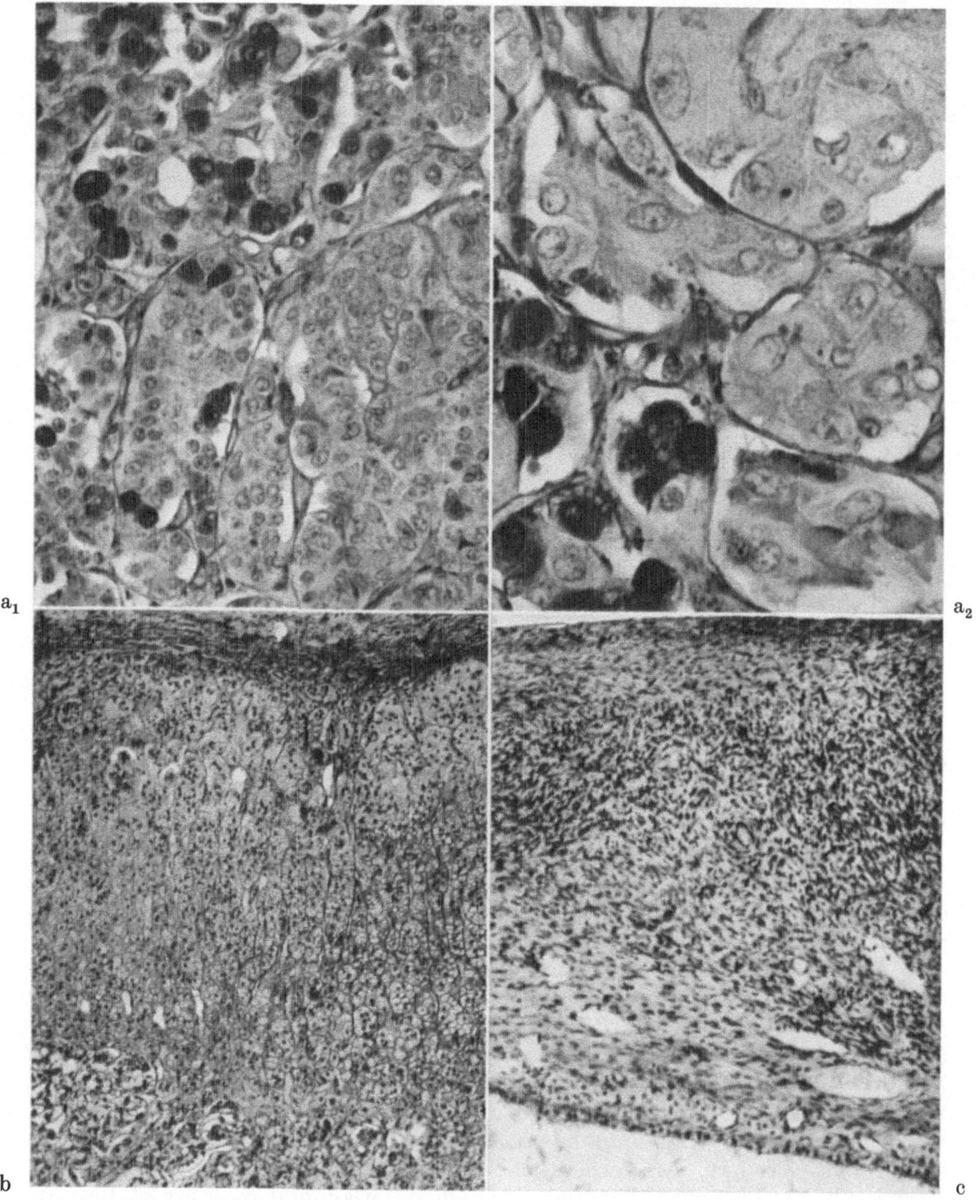

Abb. 64a—c. Schwere Hypothyreose nach Thiomidilüberdosierung vor 4 Jahren ohne genügende Substitutionsbehandlung. 46jährige Frau, H., Luise, SN 1244/52. a HVL: Starke Wucherung teils hypertropher Übergangszellen mit spärlicher perjodatpositiver Granulation. Daneben auch reichlich voll granulierte Basophile und Acidophile. Pearse-Färbung, 400:1. b Eher schmale, lipoidreiche NNR. H.E., 50:1. c Atrophische Ovarialrinde ohne Primordialfollikel und mit einer großen Follikelcyste, deren Wandung am unteren Bildrand sichtbar ist. Ganz geringe Luteinisierung der Theca interna. H.E., 80:1

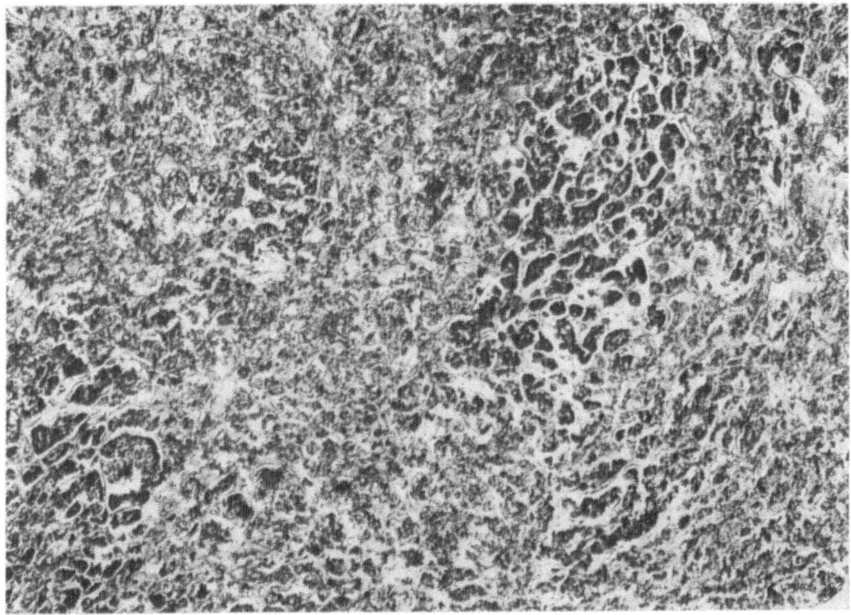

Abb. 65. Kretinismus. Mucoide Zellen in HVL zu sehr großen Inseln zusammengeschlossen (in der Aufnahme schwarz). Pearse-Färbung, 40:1. W., Barbara, 75jährig, SN 1104/61, Pathologisches Institut der Universität Zürich

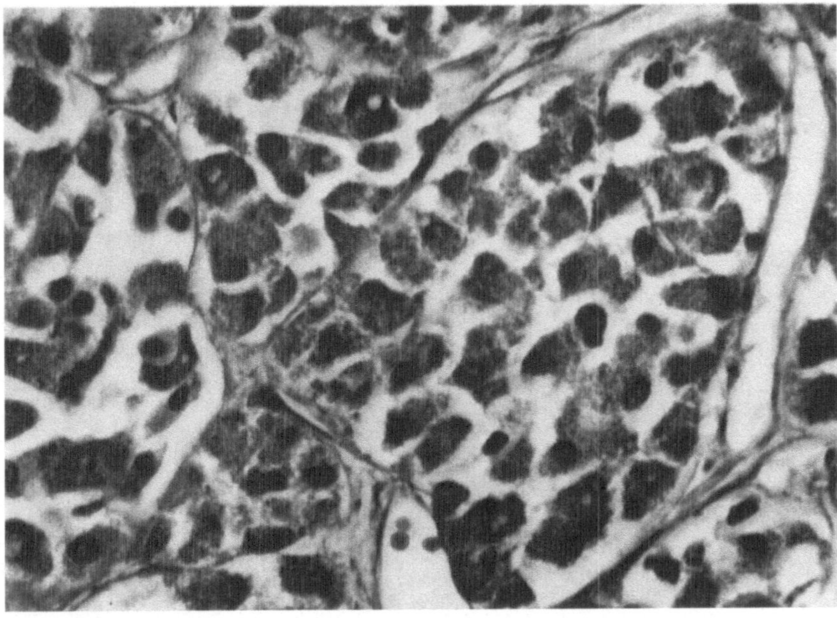

Abb. 66. Coma diabeticum bei Strumitis abscedens links. Auffällig große zu Nestern zusammengeschlossene zipflige mucoide Zellen im Mittelkeil des Hypophysenvorderlappens. Pearse-Färbung, 500:1. B., Hermann, 43jährig, SN 995/63, Pathologisches Institut Kantonsspital Winterthur

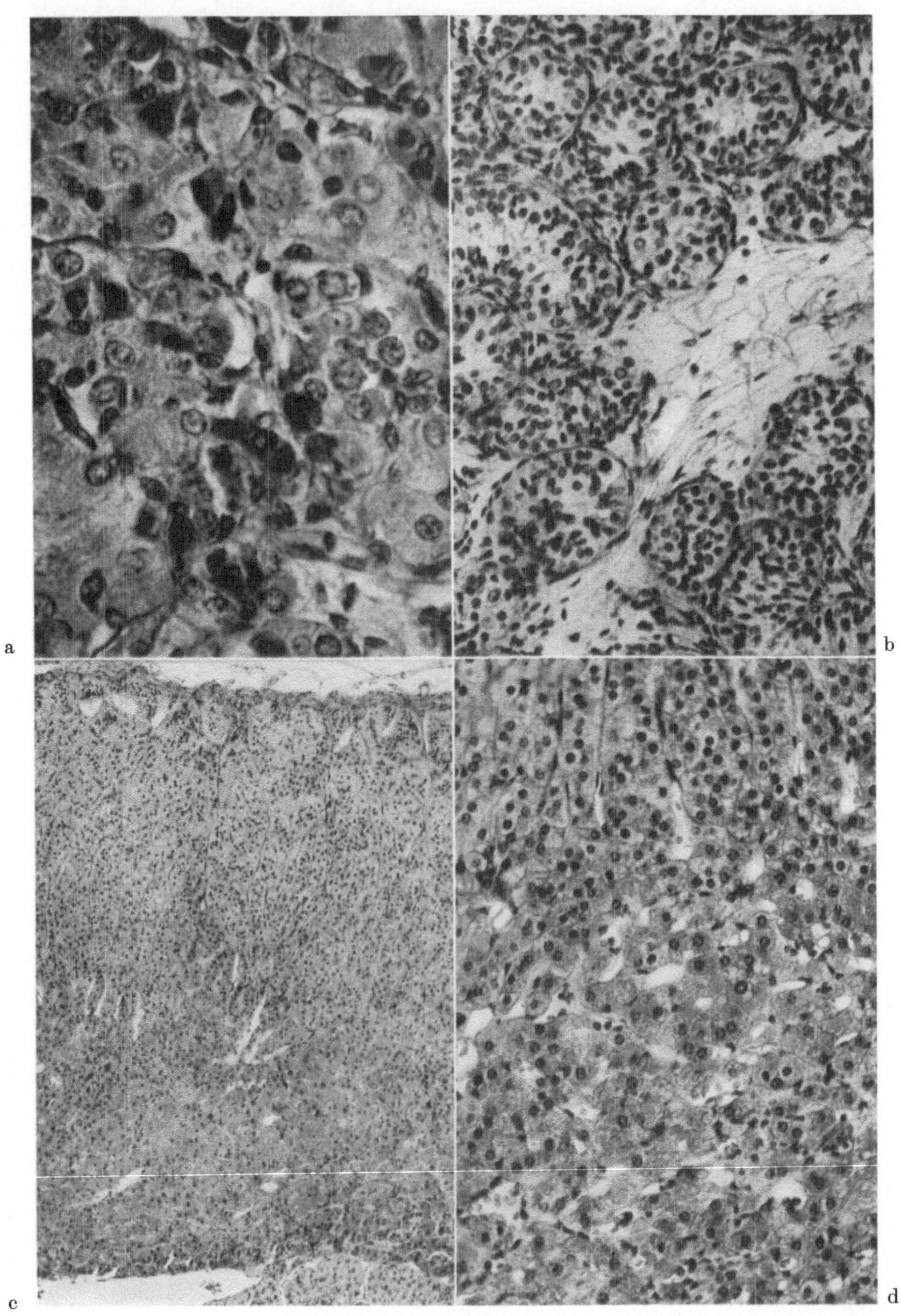

Abb. 67 a—d

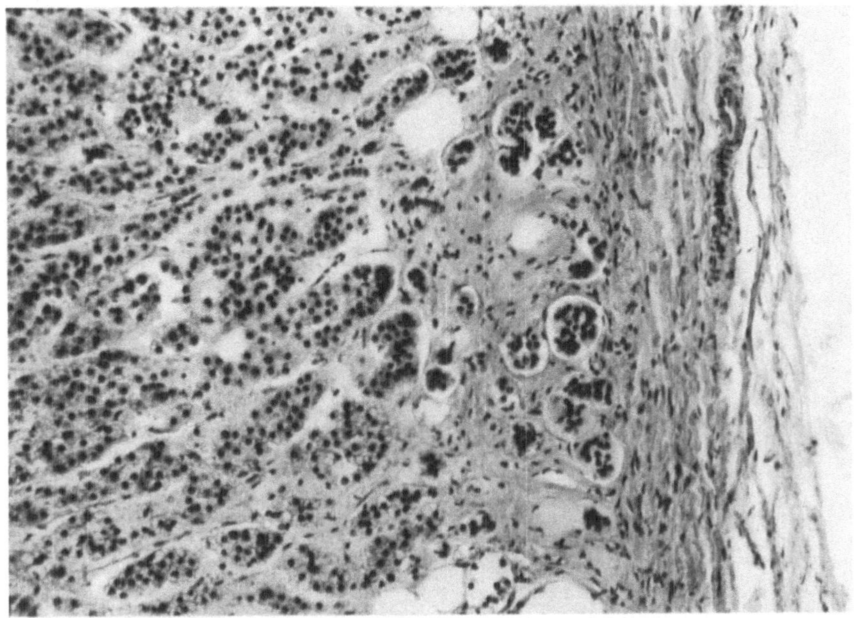

Abb. 68. Endemischer Kretinismus. Nebennierenrindenatrophie (Gewicht beider Nebennieren 6 g) mit Sklerose der Zona glomerulosa. Schmale Fasciculata. Geringe Knotenbildung. Starker Lipoidreichtum der Zellen der Zona fasciculata. H.E., 100:1. S., Frieda, 59jährig, SN 589/50, Pathologisches Institut der Universität Zürich

Die gut mandelgroßen Ovarien eines mit 4 Jahren verstorbenen athyreotischen Mädchens K., Sybilla (SN 1722/61) unseres eigenen Beobachtungsgutes sind im Vergleich zu denjenigen normothyreotischer Patienten vom selben Alter wesentlich vergrößert[806]. Es fällt eine recht dichte wirbelige Bindegewebsstruktur auf, in die relativ mäßig zahlreiche Oocyten und Follikel eingelagert sind, die absolut zahlenmäßig aber wahrscheinlich der Norm recht nahe kommen. Daneben finden sich mehrere bis linsengroße Cysten. Die Gefäße sind zart. Atretische Follikel erscheinen wenig zahlreich (Abb. 70). Wir möchten diese Befunde denjenigen WEGELINS (1926) zuordnen. Die 400 mg schwere Hypophyse fällt durch den großen Reichtum spärlich granulierter Basophiler auf.

In letzter Zeit hat das *Syndrom von Pubertas praecox bei Hypothyreose und Kretinismus* recht erhebliche theoretische Bedeutung erlangt. Es wurde schon 1905 von KENDLE (1905) beobachtet. JENKINS (1965) hat bis Oktober 1964 11 Fälle sammeln können. Dabei ist hervorzuheben, daß die Menstruation bei dem von JENKINS beobachteten $10^1/_2$jährigen Mädchen nach richtiger Schilddrüsentherapie wieder einsetzte und daß — wie so häufig — bei anderen

[806] Für die vergleichende Beurteilung möchten wir Herrn Prof. THEILER, Anatomisches Institut der Universität Zürich, herzlich danken.

Abb. 67a—d. Kongenitale Athyreose infolge Thyreoaplasie. 3 Monate alter Knabe, H., Christoph, SN 1582/58. a HVL mit sehr zahlreichen spärlich granulierten mukoiden Zellen (Amphophilen). Pearse-Färbung, 400:1. b Hoden mit altersentsprechend entwickelten Tubuli, ohne Persistenz der ersten Zwischenzellgeneration. H.E., 150:1. c Nebennierenrinde mit persistierender fetaler Innenzone. H.E., 50:1. d Die Innenzone zeigt in den äußeren Schichten noch völlig erhaltene Struktur, nur die innersten Schichten zeigen geringe Involutionsveränderungen. H.E., 150:1

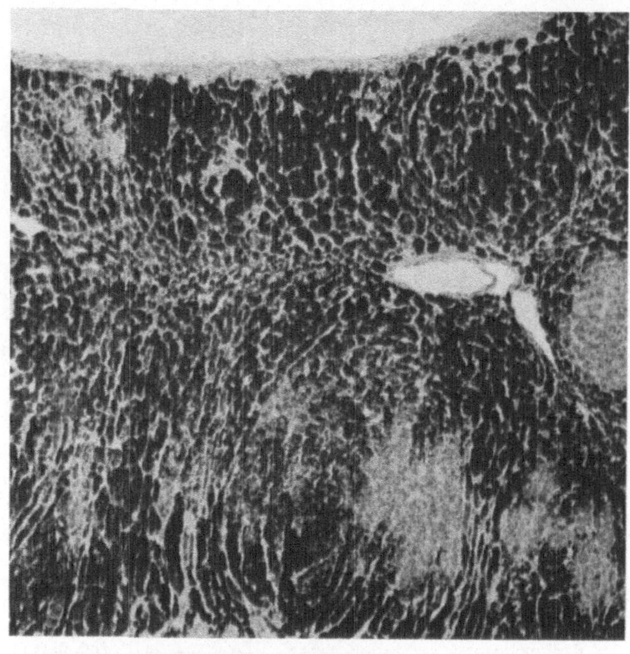

a

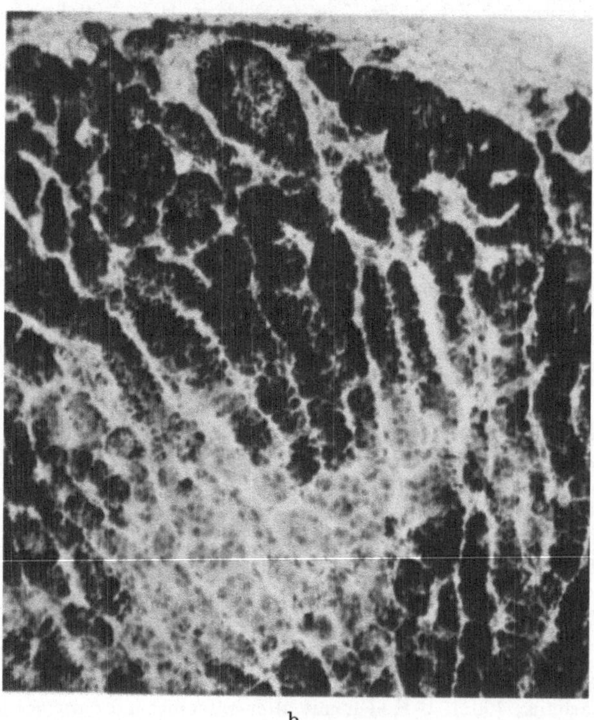

b

Abb. 69a u. b. Endemischer Kretinismus. Verschmälerung der Nebennierenrinde (Totalgewicht beider Nebennieren 11 g) mit außergewöhnlich starker Lipoidspeicherung in allen Zonen sowie knotiger Entspeicherung. Sudan III. a Maßstab 25:1, b Maßstab 100:1

Beobachtungen eine gewisse dissozierte Entwicklung auftrat, indem die Menstruation vor der sekundären Geschlechtsbehaarung (Fehlen zirkulierender Androgene) und signifikanter Brustentwicklung auftritt. Es ist deshalb auch die Möglichkeit diskutiert worden, daß Uterus und Vagina disproportioniert auf eine isolierte Oestrogenvermehrung reagieren. Wie wir schon mehrfach darauf hingewiesen haben (s. auch Kapitel pluriglanduläre Adenomatose), könnte es sich auch hier um eine nicht monotrope Überfunktion von hypophysären Glandotropinen bei Unterfunktion eines Erfolgsorgans handeln (Overlap-Mechanismus). Die Galaktorrhoe in drei Fällen spricht *für*, das Fehlen von Gonadotropinen im Urin *gegen* diese Theorie, welche vor allem von van Wyk und Grumbach (1960) vertreten wird. Diese Autoren sahen auch einen Patienten mit abnormer Hautpigmentierung, die sich unter Thyreoideasubstitution normalisierte, und einmal einen passageren Diabetes insipidus. Alle ihre Fälle wiesen eine gesicherte thyreogene Hypothyreose (einmal Struma Hashimoto) auf. Unseres Erachtens ist die Vergrößerung der Sella turcica kein stützendes Kriterium für die ,,Overlap"-Hypothese, weil die Hypophysenvergrößerung schon bei ,,normaler" Hypothyreose die Regel ist (s. S. 450). Der Einfluß des Hypothalamus und der Glandula pinealis ist bei diesem Syndrom *nicht* geklärt. Die Frage nach solchen Zusammenhängen wird nahegelegt durch die Tatsache, daß die Pubertas praecox beim Pinealom vorkommt.

Bei einem $8^3/_{12}$jährigen Mädchen ergab die Untersuchung von zwei operativ entfernten, auf 7,5/5 cm vergrößerten Ovarien multiple Ovarialcysten und sehr wenig Primordialfollikel. Damit ist dieser histologische Befund auffällig nahe verwandt mit demjenigen bei „normaler" Schilddrüsenunterfunktion.

Erhebliches Interesse kommt auch wieder der schon von Rössle und Wallert (1930) registrierten positiven Korrelation von gonadaler Dysgenesie (speziell Turner-Syndrom) und Hashimoto-Struma zu. Williams, Engel und Forbes (1964) haben mit recht gründlichen Untersuchungen diese Korrelationen wieder bestätigt. Interessant ist auch ihre Feststellung der Unabhängigkeit von Oestrogenen. Diese wahrscheinlich chromosomale Erkrankung wirft ein neues Licht auf die Theorie der Hypothyreose-Entstehung[807].

Die *männliche Keimdrüse* zeigt im Regelfall bei Hypothyreose folgende Veränderungen, die als Ausdruck der Bremsung der Gonadotropinsekretion durch die Schilddrüseninsuffizienz gewertet werden[808]:

1. Verzögerte Reifung der Gonaden.
2. Herabgesetzte Spermiogenese.
3. Verfrühte Involution mit Tubuluswand-Sklerose, vermehrten Vorstufen der Leydig-Zellen.

Vergrößerte Hoden sind wahrscheinlich eher durch myxödematöse Insudation des Zwischengewebes bedingt.

δ) *Hypothyreose und Langerhanssche Inseln*

Die morphologischen Befunde im Inselsystem bei Hypothyreose sind denjenigen bei Hyperthyreose, überspitzt gesagt, entgegengesetzt. Kracht (1962) hat Inselscheibenverkleinerung, Kerngrößenabnahme und Übergranulierung der Langerhansschen Inseln herausgehoben, wobei er alle Extreme von Atrophie, Hypertrophie und Hyperplasie der B-Zellen fand. Diese Befunde sind mit der Feststellung einer niedrigeren Glucose-Eliminationskonstante und tiefer Blutzuckerspiegel bei Hypothyreose[809] vereinbar.

---

[807] Burch und Rowell 1963. [808] Da la Balze und Arrillage 1962.
[809] Elrick, Hlad jr. und Arai 1961.

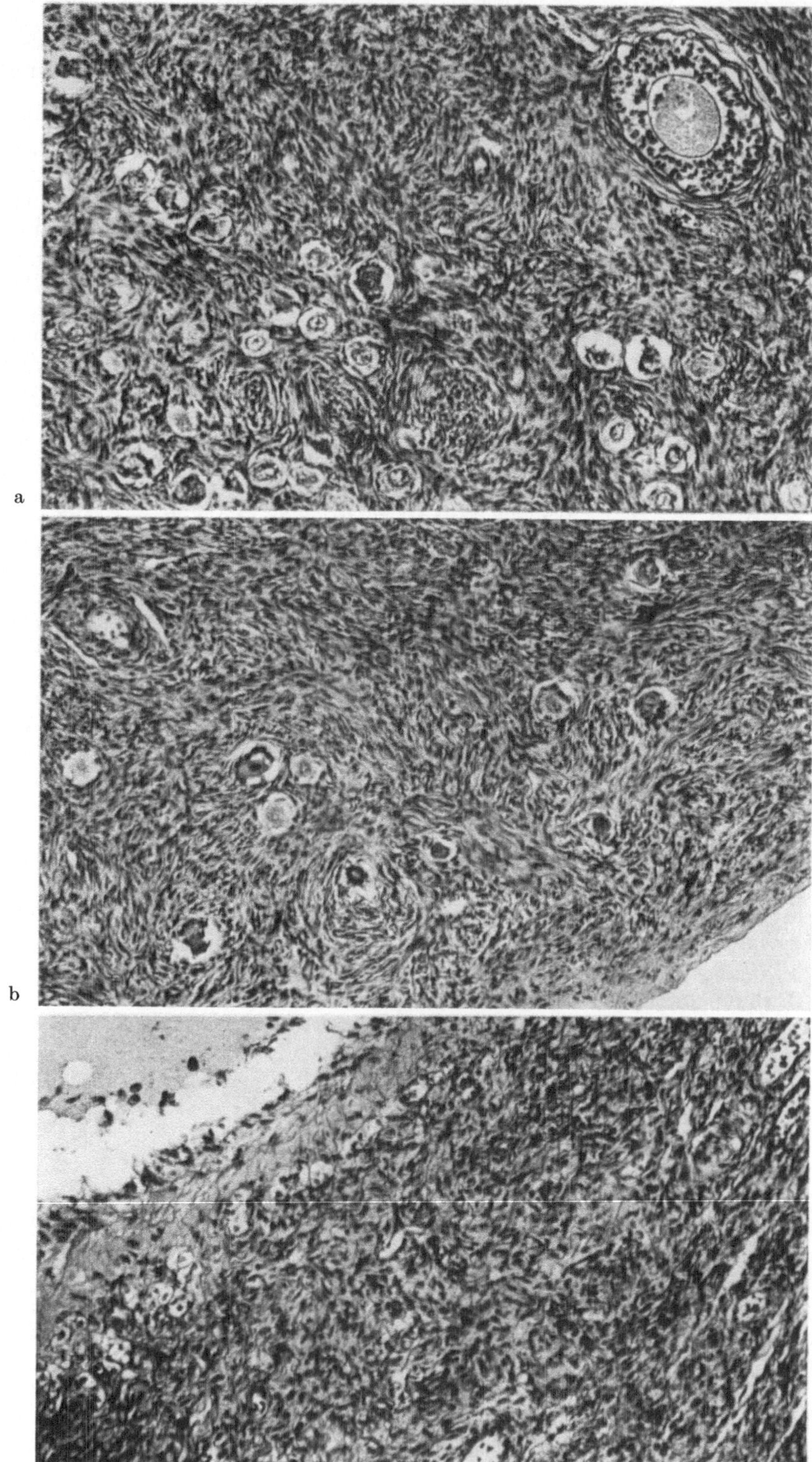

a

b

c

Abb. 70a—c

Die Entwicklung eines Diabetes in Kombination mit einer Strumitis Hashimoto ist eine seltene, aber recht typische Sonderform mit wahrscheinlich weitgehend immunreaktiver Hauptkomponente (s. auch S. 484).

Bei Kretinen ist uns vereinzelt ein sehr blander Altersdiabetes aufgefallen.

Die 75jährige Kretine W., Barbara, SN 1104/61 stirbt an den Folgen einer perforierten Diverticulitis. Im 65 g schweren Pankreas findet sich eine interstitielle Fibrose und Lipomatose, sehr viele stark degranulierte Inseln, die mittelgroß sind. Der prozentuale B-Zell-Anteil der Inseln beträgt 52,2%. Der Diabetes ist zusammen mit einem Colon-Carcinom manifest geworden. Auch hier unterschied sich die Inselmorphologie nicht von derjenigen bei unkompliziertem Alters-Diabetes.

4. TSH-induzierte Schilddrüsentumoren

Egloff hat 1961 in einer sorgfältigen Untersuchung die Schilddrüsenmalignome unter 26135 Autopsien in einem Kropfendemiegebiet (Zürich) untersucht. Dabei stellte er, wie Wegelin und Thalman für Bern und Hinterstoisser für Wien, einen wesentlich höheren Prozentsatz von Schilddrüsentumoren fest, als in Nicht-Kropfendemiegebieten. 9,8% waren bösartige Schilddrüsentumoren bei Patienten, denen 4—49 Jahre vorher eine gutartige Struma chirurgisch entfernt worden war. Dabei ließen einige Besonderheiten daran denken, daß ein Zusammenhang mit vermehrter TSH-Stimulation bei stark verminderter Thyroxinproduktion zu vermuten war:

a) Waren die entfernten Strumen häufig parenchymatöse Strumen, die nach De Quervain (1941) eine primäre Tendenz zur malignen Entartung haben und die wahrscheinlich schon *vor* der Strumektomie unter erhöhter Stimulation standen.

b) Fand sich auffällig häufig ein Carcinom vom *Hürthlezelltyp*. Mit Sollberger (1957) sieht er diese Zelle als möglichen Ausdruck abnormer Stimulation an.

Zu ähnlichen Schlußfolgerungen kamen auch Chesky, Hellwig und Welsh (1965), die bei 432 Fällen von Strumitis Hashimoto in 11.1% eine Struma maligna (gegenüber 6,4%) registriert haben. Sie haben die totale Thyreoidektomie als Präventivmaßnahme für das Auftreten von maligner Struma bei Hashimoto-Thyreoiditis angesehen. Dabei muß immerhin einschränkend erwähnt werden, daß dann eine sehr sorgfältige Substitutionstherapie für die Schilddrüse unerläßlich ist.

Etwas komplizierter sind die Fälle von Carcinom oder Sarkom nach Schilddrüsenbestrahlung. Brunner (1961) hat diese Zusammenhänge anhand einer weiteren Beobachtung und nach kritischer Durchsicht der Literatur wieder diskutiert. Dabei trat in seinem Fall das Schilddrüsencarcinom 12 Jahre nach Bestrahlung eines Naevus vasculosus cutaneus auf, während in der Literatur die Thymushyperplasie häufiger Bestrahlungsgrund des Kindes war. Wegmann (1962) nimmt an, daß die Bestrahlung der Schilddrüse als Teilfaktor (initiating factor) zu werten ist, während das vermehrt ausgeschüttete TSH als der eigentliche Realisationsfaktor für die Tumorbildung anzusehen sei (Abb. 71). Wir stimmen diesen Feststellungen durchaus zu, möchten aber immerhin festhalten, daß in unseren kontrollierten

Abb. 70a—c. *Ovar bei kongenitaler Athyreose.* Vergrößerung des Totalvolumens der Ovarien, Vermehrung des Bindegewebes mit wirbeliger Struktur (a), relative Abnahme der Follikeldichte (b), zahlreiche bis linsengroße Cysten (c). H.E., Maßstab 120:1. K., Sybilla, 4jährig, SN 1722/61, Pathologisches Institut der Universität Zürich

24 Fällen von endemischem Kretinismus mit durchwegs einem Alter zwischen 56 und 95 Jahren kein Schilddrüsencarcinom oder -sarcom vorhanden war, hingegen fünfmal anders lokalisierte Krebse. Über die Malignominduktion in der Hypophyse bei Hypothyreose s. S. 465.

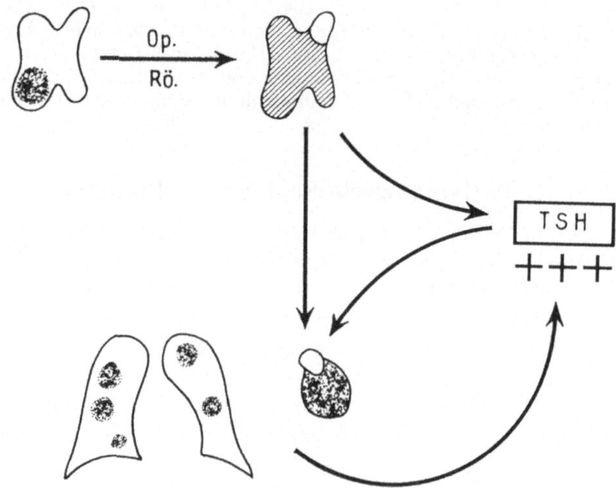

Abb. 71. *Schilddrüsen-Tumoren.* Cancerogener Kombinationseffekt von direkter Wirkung auf Rest-Parenchym und gesteigerter TSH-Produktion nach therapeutischer subtotaler Schilddrüsenzerstörung

5. Kretinismus und kongenitale Athyreose

Während der endemische Kretinismus dank Jodprophylaxe und frühzeitiger Erkennung eine allmählich verschwindende Krankheit zu sein scheint, ist der sporadische Kretinismus — besonders derjenige aufgrund einer kongenitalen Athyreose — in noch fast unverändertem Maße zu sehen. Es besteht kein Grund anzunehmen, daß der sporadische Kretinismus in Endemiezonen häufiger oder weniger häufig vorkommt. Das hat sich vielleicht gegenüber früher etwas verändert. Vor einigen Jahrzehnten noch spielte sich das Leben der Bergbevölkerung weitgehend in einer Talschaft ab und Verwandtenehen waren damals an der Tagesordnung gewesen (Safiental, Schweiz; Schams, Schweiz; usw.), während die Flachlandbevölkerung viel weniger seßhaft war und sich vermischte, ebenso die Wasseranlieger. Damit war gerade in Endemiezonen von Kretinismus die Wahrscheinlichkeit recht groß, daß recessiv weitervererbte Faktoren (wie sie z.B. diejenigen beim sporadischen Kretinismus darstellen können) in solchen „Talschaftsehen" recht häufig zur defektprägenden Erbanlage wurden. In den letzten Jahrzehnten ist dieser Faktor wegen der starken Wanderungsbewegungen auch in Berggebieten und der Vermischung mit fremden Elementen seltener geworden, kommt aber bei Konsanguinität vor und läßt oft die Störung in einzelnen Enzymdefekten erkennen[810].

Das klinische Bild des Kretinen unterscheidet sich von dem der anderen Hypothyreoseformen eigentlich nur deshalb, weil gleich mit der Geburt auch der Thyroxinmangel zu wirken beginnt. Daraus resultieren der Kleinwuchs, die schweren Extremitätendeformationen und die Knochenwachstumsstörungen, die

---

[810] ROYER, MICHEL et al. 1961.

Facies cretinica und die häufig schwere Intelligenzstörung. (Die kretinen Formen ohne Intelligenzstörungen wurden von LANGHANS als „kretinoid" bezeichnet.) Daneben ist die häufige Koinzidenz mit Taubheit anzuführen. Die übrigen Erscheinungen sind weitgehend mit denjenigen bei „erworbener" Hypothyreose (s. Tabelle 10, S. 447) parallel zu stellen. Vielleicht läßt sich eine gewisse Unterschiedlichkeit in der Schilddrüsenmorphologie von endemischen Kretinen und von endemisch-normothyreoiden Strumaträgern feststellen. Eindrucksmäßig besteht beim endemischen normothyreoiden Strumaträger eine vermehrte Tendenz zur stark ausgeprägten, knotigen Hyperplasie der Schilddrüse, während der endemisch Kretine viel häufiger eine atrophische und sklerosierte Schilddrüse aufweist. BIRCHER (1912) hat nach Untersuchung von 53 Schilddrüsen Kretiner das Bestehen einer typischen Kretinenstruma abgelehnt. HOTZ (1922) hat bei der Untersuchung der Strumen jugendlicher Kretiner eher eine gesteigerte Sekretion aufgrund der histologischen Befunde angenommen.

In unserem Material von 24 kretinen Fällen schwankten die Schilddrüsengewichte zwischen 7 und 80 g. Dabei waren — in Analogie zu WEGELIN (1926) — Sklerose und Atrophie häufiger, aber recht regelmäßig fanden sich auch alle Formen von Knoten mit und ohne Kolloid. Auch beim *sporadischen Kretinismus* hat MOORE (1962) keine wesentlichen Unterschiede herausgestellt. Vielleicht ist auffällig, daß recht große Strumen (bis 497 g) vorkommen. Die Drüsenzellen sind pleomorph, wie nach Behandlung mit radioaktivem Jod. Die sehr stark variierenden Funktionszustände und die häufig schlechte regeneratorische Wirkung solcher Knoten erschweren natürlich die Jodtraceruntersuchung, vor allem deren Interpretationsmöglichkeiten.

Bei der *kongenitalen Athyreose* ist auf dystopes Schilddrüsengewebe, besonders auf der Achse zwischen Foramen coecum der Zunge und der erwarteten Schilddrüsenlokalisation zu achten. Die morphologischen Veränderungen der *Hypophyse* sind denjenigen bei anderen, nicht hypophysären Schilddrüsenunterfunktionszuständen gleichzusetzen, wobei die erhöhte TSH-Produktion den Ausschlag gibt. Es wäre zwar eine einleuchtende Annahme, ist jedoch eine nicht regelmäßig zu findende Tatsache, daß bei atrophischen Endzuständen der Schilddrüse eine weniger starke Hypophysenaktivität und ein Rückgang der Thyreoidektomiezellen zu sehen wäre. Wir sind eher geneigt, der Formulierung zuzustimmen, daß der Patient mit noch stimulierbarer Schilddrüse eine besonders aktive Hypophyse mit besonders typischen „Thyreoidektomieveränderungen" aufweist. WEGELIN (1925) hat in der überwiegenden Mehrzahl der Fälle eine massive Hauptzellvermehrung (= Chromophobenvermehrung) beobachtet.

Induktion von Hypophysentumoren bei Kretinen. Wie wir schon auf S. 429 ausgeführt haben, ist es durchaus möglich, bei Mäusen lange Zeit nach Thyreoidektomie Hypophysenadenome zu erzeugen, welche eine erhöhte TSH-Aktivität haben. DOBYNS (1964) ist der Meinung, daß solche TSH-produzierenden Hypophysenadenome im Menschen nicht vorkommen, weil die Dauer der Schilddrüsenunterfunktion nicht zur Tumorbildung reicht. Immerhin hat WEGELIN (1926) schon vor Jahrzehnten auf das Vorkommen von adenomartigen Bildungen im Hypophysenvorderlappen bei Kretinen hingewiesen. Wir haben unter 24 Kretinen, welche im Pathologischen Institut der Universität Zürich obduziert wurden, zweimal neben der die Regel bildenden Hypophysenvergrößerungen auch adenomatöse Veränderungen der Mucoidzellen gefunden:

Fall 1

SN 604/60, B., Maria, 56jährig, Gewicht 46 kg, Größe 135 cm. Endemischer Kretinismus. Es bestand bei dieser Patientin neben den typischen kretinen Veränderungen eine atrophische Struma mit Knötchen und Cysten (Gewicht 15 g) mit einigen auffälligen aktiven Bezirken mit mittelgroßen Follikeln und kubischem bis zylindrischem Epithel und starker Kolloidverarmung (Abb. 58). Daneben bestehen in dieser Schilddrüse auch einige mehr solide Bezirke.

Zu beachten ist auch in der Schilddrüse die starke Vascularisation des extraadenomatösen Gewebes. Die Hypophyse wog 1,5 g und zeigt im histologischen Schnittbild ausgeprägte knotig-adenomatöse Hyperplasie der spärlich granulierten mucoiden (basophilen) Zellen. Daneben ist auch noch ein sog. fetales Adenom vorhanden. Wie schon Wegelin (1926) darauf hingewiesen hat, findet sich in der ganzen Hypophyse eine recht ausgeprägte, weitlumige Vascularisation. Die Nebennierenrinde ist nicht verbreitert und zeigt zahlreiche kleine Adenome. Die Patientin verblutete aus einem Adenocarcinom des Corpus uteri.

Fall 2

SN 2103/57, M., Hans, 76jährig, kretinoider Minderwuchs von 146 cm und 51 kg Gewicht. Es besteht eine Struma nodosa mikrofollicularis, partim fibrosa, partim calculosa von 31 g Gewicht und mit einer auffällig starken Verödung und Sklerosierung. Die Hypophyse liegt in einer stark ausgeweiteten Sella turcica und wiegt 2,6 g. Sie besteht zum Großteil aus einem kirschgroßen, mucoidzelligen, sehr spärlich granulierten Adenom, zwischen dem z.T. sehr breite, locker hyaline Massen gelagert sind und in dem sich dicke Gefäße finden. Die granulierten basophilen Zellen sind großleibig, ovalär und polygonal, die Kerne sind ziemlich regelmäßig. Das umliegende Gewebe ist komprimiert (Abb. 59). Die übrigen endokrinen Organe zeigen außer einer geringen Hodenfibrose keine Abnormitäten. In einem Divertikel der Harnblase findet sich bei der Autopsie ein Pflasterzellcarcinom.

In beiden Fällen ist nicht mit biologischen Hormonbestimmungen bewiesen, daß es sich um TSH-produzierende Adenome handelt. Immerhin ist histologisch die Aktivität in Teilgebieten der Schilddrüse von Fall 1 bemerkenswert stark, wie wir sie sonst nicht bei Kretinen sehen. Nach der Analyse der übrigen — normalen — hypophysär beeinflußten Organe ist lediglich noch die Alternative TSH-produzierendes oder inaktives Adenom aus spärlich granulierten basophilen Zellen geblieben. Diese Alternative können wir nicht nach einer Richtung entscheiden, weil uns die wesentlichen Befunde der TSH-Aktivität des adenomatösen Gewebes fehlen.

F. Synopsis und Zusammenfassung

In Abb. 72 und 73 sind unsere Vorstellungen vom Zusammenspiel der endokrinen Organe bei Hyper- und Hypofunktion der Schilddrüse zusammengefaßt. Diese Abstraktionen kommen nur zustande, indem man

1. viele feinere Interdependenzen beiseite läßt;
2. bei der Urteilsbildung sich genau an die klinischen Gegebenheiten hält;
3. die morphologischen Befunde nach Analysierung vieler Einzelfälle zum prädominanten Bild integriert.

Diese Schau läßt noch erhebliche Lücken offen. Besonders sind die Beziehungen der Schilddrüse zu den Gonaden und deren „privaten" Hormonen recht widersprüchlich. Die intrahypophysären Interrelationen sind noch nicht abgeklärt. Dazu wird es der Zusammenarbeit von klinischen Morphologen, Biochemikern und Experimental-Pathologen in noch verstärktem Maße bedürfen. Die Pathologie der Nebenschilddrüsen ist besonders für die Hypothyreose noch kaum bekannt.

Abb. 72. *Das endokrine Zusammenspiel bei Hypothyreose. Morphologische Korrelate. 1* Ausfall des Bremseffekts auf TSH: *TSH-Produktion gesteigert. 2* Corticosteroidbedarf kleiner: *NN-Rinden-Regression. 3* Ausfall des potenzierenden Effekts auf die Markhormone: *Markhyperplasie. 4* Abfall der Insulin-Produktion und des Glucosespiegels: *B-Zell-Unterfunktion. 5* Hypoglykämieneigung induziert STH-Ausschüttung: *STH-Synthese periodisch gesteigert. 6* TSH-induzierte Gonadotropin-Überproduktion: *Pubertas praecox bei Hypothyreose* („Overlap"). *7* Vorzeitige Gonaden-Involution und Atrophie

Abb. 73. *Das endokrine Zusammenspiel bei Hyperthyreose. Morphologische Korrelate. 1* TSH-Produktion gebremst? Regression der Thyreotropen. *2* Gesteigerter Corticosteroidbedarf → Rindenhyperplasie. *3* Potenzierter Nebennierenmarkhormoneffekt → Markhypoplasie? *4* Gesteigerter Insulinbedarf → B-Zellhyperaktivität. *5* Calcium-Mobilisation → Sek. Hypoparathyreoidismus. *6* LATS (Long-acting-thyroid-stimulator) → Schilddrüsenhyperaktivität

Hypothal.
?
1
2
3
4
5
6
7
T.S.H
Gonado-
tropine
ACTH
STH
Wirkungsort
Ausfall der Schilddrüse
gesenkte Aktivität
gesteigerte Aktivität
morpholog. Korrelat.

Abb. 72

LATS
?
Hypothal.
1
2
3
4
5
6
TSH
Gonado-
tropine
ACTH
STH
?
Wirkungsort
Überfkt. der Schilddrüse
gesenkte Aktivität
gesteigerte Aktivität
morpholog. Korrelat.

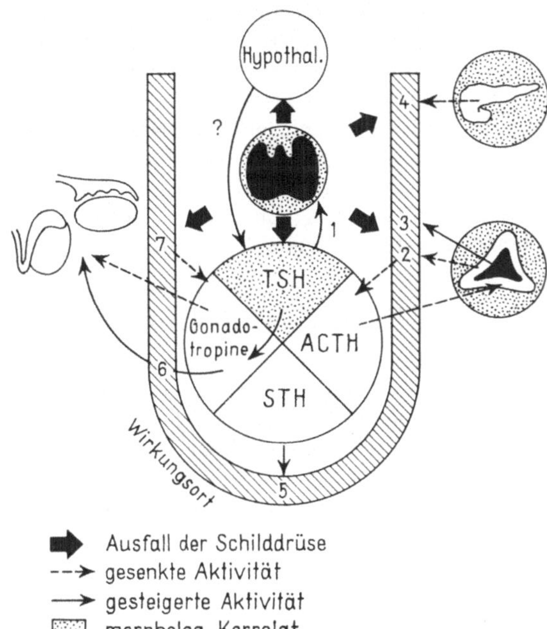

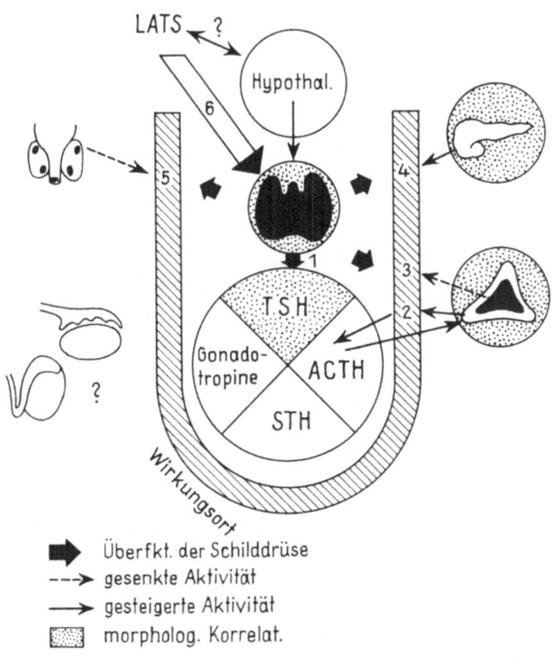

Abb. 73

Zum Schluß mag auf eine Sondergruppe noch zusätzlich hingewiesen werden: Die immunologischen glandotropen Unterfunktionen, wie sie bei der Schilddrüse ja ganz besonders oft vorkommen und die in ihren Kombinationsformen ein buntes, noch etwas verwirrendes Bild geben (Abb. 79), deren Bedeutung aber, so will uns scheinen, noch viel zu wenig erkannt ist. Sind diese Erscheinungen seltene Sonderformen, sind es Erscheinungen, die für die endokrinen Unterfunktionen, auch wenn sie *nicht* manifest sind, die Basisstörung bedeuten, oder sind diese Formen gar als Ausdruck eines genetischen Defektes aufzufassen? Wir haben in diesem Überblick einiges angedeutet, können aber die eindeutige Antwort nicht geben.

XII. Nebenschilddrüsen

Die Parathyreoidea wird als endokrines Organ angesehen, das nicht mit der Hypophyse in einen Reglerkreis eingeschlossen ist, sondern man hat ganz allgemein angenommen, daß die Calcium-Magnesium-Phosphat-Relationen, zusammen mit Resorptions- und Exkretionsverhalten dieser Stoffe die Aktivität der Glandulae parathyreoidea funktionell entscheidend beeinflussen, wobei das Skelet ein großes Ausgleichsbecken für diese Ionen und einen wesentlichen Angriffsort für das Parathormon bildet[811]. Wie alle anderen Hormone sind indessen auch das Parathormon und der Hormonproduzent, die Glandula parathyreoidea, durch die anderen Hormone beeinflußbar. Arbeiten darüber sind allerdings recht spärlich. Wesentliche neue Aspekte sind in den letzten Jahren durch den Nachweis eines weiteren Calcium-regulierenden Prinzips *Calcitonin* in der Schilddrüse aufgedeckt worden, sowie durch die Erkenntnis der Bedeutung von Glucagon für den Calciumstoffwechsel und die Nebenschilddrüsen.

A. Anatomische Vorbemerkungen

Die Nebenschilddrüsen sind gewissen Altersveränderungen unterworfen. In höherem Alter substituiert häufig Fettgewebe eine größere Menge von Parenchymzellen, so daß sich mikroskopisch oft ein „marmorierter" oder goldgelber Aspekt der Schnitte ergibt.

Die wasserhellen (glykogenreichen) und die eosinophilen (mitochondrienreichen) Zellen drüften als funktionelle Varianten von den Hauptzellen abzuleiten sein. EDER versuchte das auch „normal" festzustellende Nebeneinander von verschiedenen Funktionszuständen zu klären und stellte eine besondere mit dem Alter zunehmende bindegewebige Untergliederung fest, der er auch die Abgrenzung in verschiedene funktionelle Bezirke zuschrieb[812]. Dystopien der Epithelkörperchen sind nicht selten und vielleicht manchmal mit einer gewissen Insuffizienz der Drüse verbunden (in Analogie zur Schilddrüsendystopie).

B. Beeinflussung der Parathyreoidea durch Hormone und Hormonsysteme von außen

1. Hypophyse

Über von der *Hypophyse* ausgehende Beeinflussung der Parathyreoidea liegen nur wenig Angaben vor.

Das *Wachstumshormon* hat über gewisse Strecken Wirkungsähnlichkeit mit Parathormon. Beide steigern die Hydroxyprolin-Exkretion und haben eine Calcium-mobilisierende Wirkung[813]. Eine therapeutisch induzierte Hypocalcämie wird rascher wieder korrigiert, wenn der Proband vorgängig der Calciumsenkung

[811] UEHLINGER 1958. [812] EDER 1961. [813] SMILEY und ZIFF 1964.

Wachstumshormon erhalten hatte[814]. Damit ist aber noch nicht bewiesen, daß Wachstumshormon direkt die Sekretion der Parathyreoidea stimuliert, weil eine periphere Beeinflussung nicht ausgeschlossen werden kann. Histologisch sind weder bei hypophysärem Ausfall[815] noch bei Überfunktion Beeinflussungen der Nebenschilddrüse durch das trope Hormon festgestellt worden. Fälle hypophysärer Zwerge haben wir leider keine untersuchen können.

Mit einer relativ aufwendigen Versuchsanordnung haben kürzlich ZILELI u. Mitarb. (1968) auch zeigen können, daß mindestens der Hypophysenextrakt vom Meerschweinchen einen Faktor enthält, der den Calciumspiegel in Anwesenheit von Thyreoidea und Parathyreoidea deutlicher und rascher senkt als in Kontrollen. Der Faktor war nicht mit Corticotropin, Gonadotropin, Pitressin, Thyreotropin und Insulin identisch. Ob diese Wirkung durch Direktbeeinflussung des Thyreocalcitonins oder des Parathormons zustande kommt, steht aber noch offen. Wir haben in Voruntersuchungen nach langfristiger Behandlung von Hunden mit Somatotropin eine massive Vermehrung der C-Zellen der Schilddrüse beobachtet (PREISIG, ZAHND, STEINER 1970, unveröffentlicht).

2. Schilddrüse

Eine ganz besondere Rolle spielt beim Menschen und vielen Tierarten die *Schilddrüse*, welche als Sitz der Calcitonin-produzierenden Zellen auch die Vorgänge in der Nebenschilddrüse beeinflußt. Die *C-Zellen* (Parafollikuläre-Zellen) werden allgemein als Produzenten dieses Hormons mit Calcium-senkenden Eigenschaften angesehen[816]. Die Zellen sind histologisch und histochemisch relativ gut charakterisiert[817], wenn sie auch beim Menschen nicht leicht darstellbar sind. Am Rande sei hier die besondere Eigenschaft der C-Zellen erwähnt, 5-Hydroxytryptophan und DOPA (Dihydroxyphenylalanin) zu konzentrieren[818]. Die Bedeutung dieser Substanzen für das Hormonzusammenspiel ist ungeklärt. Calcitonin und Parathormon wirken beide direkt auf den Knochen. Während einerseits Calcitonin (Ca-senkend) und Parathormon (Ca-steigernd) antagonistisch wirken, wird auf der anderen Seite die Calcitoninwirkung durch Parathormon gesteigert. Hypercalcämie hat eine Ausschüttung der Sekretgranula der C-Zellen zur Folge[819].

Amyloidhaltige medulläre Schilddrüsen-Carcinome werden nun allgemein von den C-Zellen abgeleitet[820]. Die unregulierte Produktion von Calcitonin (daneben auch seltener von Substanzen mit z.B. Adrenalin-Noradrenalinwirkung oder aus der Serotoninreihe) hat das bis jetzt nicht genügend zu erklärende häufige Zusammentreffen solcher Tumoren mit Parathyreoidea-Hyperplasie und sogar Adenombildung[821] (s. auch S. 496) als funktionell bedingte Adaptation auf tumorbedingte Hypocalcämietendenz dem Verständnis wesentlich näher gerückt. Dieses Syndrom dürfte also nicht mit dem Wernerschen pluriglandulären Syndrom gleichgesetzt werden. KUHLENCORDT und KRACHT (1968) haben zwei besondere Formen des Hyperparathyreoidismus auf der Basis eines Hypercalcitonismus unterschieden:

1. den gegenregulatorisch bedingten Hyperparathyreoidismus und
2. den parathyreoidal autonomisierten, gegenregulatorisch bedingten Hyperparathyreoidismus. Histologisch ist im ersten Fall eine Hauptzellhyperplasie zu erwarten, im zweiten Adenombildung.

---

[814] GERSHBERG, HECHT und JAVIER 1968. [815] ANGERVALL und LUNDIN 1963.
[816] KRACHT, HACHMEISTER und KRUSE 1968, LIETZ, SCHMÄHLING und ZIPPEL 1969, LIETZ und ZIPPEL 1969.
[817] PEARSE 1967. [818] PEARSE 1966. [819] MATSUZAWA und KUROSOMI 1967
[820] MEYER 1968. [821] WILLIAMS 1964, STEINER 1969.

Es scheint uns verfrüht, das (familiäre) Syndrom von medullärem Schilddrüsen-Carcinom und multiplen Phäochromocytomen (s. S. 476)[822] auf ähnliche funktionell abhängige Mechanismen zurückzuführen. Diese Interdependenz von Parathyreoidea und C-Zellen über den Calciumspiegel wird auch durch Beobachtung von diffuser und knotiger C-Zellhyperplasie bei Patienten mit Hyperparathyreoidismus belegt[823]. Hingegen weisen die Calcitoninmessungen in Schilddrüsen von Patienten mit Hyperparathyreoidismus auf eine Entspeicherung dieser Hormondepots mit tiefem Meßwert hin[824]. Über die Befunde bei Pseudohypoparathyreoidismus: s. S. 471. Es wird neuerdings auch mitgeteilt, daß Glucagon als Calcitoninreleaser in der Schilddrüse wirkt[825]. Diesen Zusammenhang von Glucagon mit den Calcium-kinetetischen Hormonen werden wir unten noch besprechen. Über die Befunde an Nebenschilddrüsen bei M. Basedow s. S. 441.

3. Nebenniere

Die Beeinflussung der Nebenschilddrüse durch die Hormone der *Nebennierenrinde* geht wahrscheinlich auch über komplizierte Umwege vonstatten, indem die Beeinflussung der Ionen und deren Clearance durch die Steroide als Mediator für die Veränderungen angesehen werden kann. LEHR hat 1959 allerdings eine direkte Nebennierenrinde-Nebenschilddrüsen-Achse postuliert mit parathyreotropischer Wirkung vor allem der Mineralcorticoide[826]. Im Experiment hat HANSSON (1965) gezeigt, daß unter Cortison das Volumen von Ratten-Parathyreoideae ebenso wie die Mitoserate abnahm. Auf der anderen Seite erfolgte unter Desoxycorticosteron eine eindeutige Zunahme der Mitoserate und der DNA-Aktivität in den Nebenschilddrüsen, während das Volumen sich nicht veränderte. Die gleichzeitig vermehrte Zellzahl läßt aber doch auf eine echte Hyperplasie schließen. Auch Feten reagierten in der gleichen Weise auf das Mineralocorticosteroid[827]. In derselben Weise sind auch für Nebennierenüberfunktion beim Menschen je nach der Art des Steroids unterschiedliche Reaktionen der Nebenschilddrüse zu erwarten. KUHLENCORDT und KRACHT (1968) haben bei einem Patienten mit schwerem (quintärem) Hyperparathyreoidismus eine diffuse Nebennierenrindenhyperplasie gefunden. Angaben, ob die Steroidproduktion gesteigert war und welches Steroid vermehrt vorhanden war, fehlen aber. Morphologische Arbeiten auf diesem Gebiet sind selten.

4. Pankreas

Dieselbe Überlegung, daß die Nebenschilddrüse durch sehr viele Stimuli indirekt beeinflußbar ist, gilt auch für die Beobachtungen bei hormonalen Störungen des Pankreas. Nicht Insulin-behandelte Alloxan-diabetische Ratten zeigten dieselbe Hyperplasie der Nebenschilddrüsen wie die Mineralocorticosteroid-behandelten Tiere. Auch bei Kindern diabetischer Mütter sind solche Hyperplasien festzustellen[828]. Hingegen ist uns selbst nicht aufgefallen, daß bei Diabetikern ohne renale Komplikation und sekundärem Hyperparathyreoidismus wesentliche Veränderungen der Parathyreoidea zu finden sind.

Der *Glucagonspiegel* scheint die Nebenschilddrüse zu beeinflussen, wobei einmal mehr nicht sicher ist, ob die Wirkung direkt ist oder über das Thyreocalcitonin oder zwischengeschaltete Stationen geht. Über Fälle von A-Zellhyperplasie

---

822 LJUNGBERG, CEDERQUIST und v. STUDNITZ 1967. 823 HACHMEISTER und KRACHT 1968.
824 TASHJIAN jr. und VOELKEL 1968. 825 AVIOLI, BIRGE und SCOTT 1968.
826 LEHR 1959. 827 HANSSON und ANGERVALL 1966.
828 HULTQUIST, LARSSON und OLDING 1965.

und Hyperglucagonämie bei Hyperparathyreoidismus und chronisch calcifizierender Pankreatitis wurde kürzlich berichtet[829]. Im Autopsiematerial von 15 Fällen von Nebenschilddrüsen-Adenomen oder -Carcinomen fand sich zwölfmal eine Hypertrophie und Hyperplasie der Langerhansschen Inseln. Es ist allerdings daran zu erinnern, daß es oft schwierig ist, solche Fälle von der pluriglandulären Adenomatose abzugrenzen, deren Entstehung durch besondere genetische Konstellation als wahrscheinlich angesehen werden kann (s. S. 478). Eine Hyperplasie der Langerhansschen Inseln ist auch bei chronischer Pankreatitis ohne Hyperparathyreoidismus nicht allzu selten. Es ist noch zu früh, Glucagon, Calcitonin und Parathormon in einem festen Zusammenhang zu sehen, wenn auch die Häufung der Koinzidenz von Hyperparathyreoidismus, Pankreatitis und Inselhyperplasie einige Anhaltspunkte für eine Kausalitätskette ergibt. Daß daneben immer noch das Nebennierensystem eine Rolle spielen könnte, sei am Rande vermerkt. Der Einfluß von Gonadenveränderungen auf die Parathyreoidea ist nur sehr ungenügend untersucht worden.

5. Hyperparathyreoidismus

In der umgekehrten Betrachtungsweise ist der Einfluß des *Hyperparathyreoidismus* auf die anderen endokrinen Organe gering, wenn man von den bereits oben erwähnten Feststellungen über Häufungen von C-Zellhyperplasie in der Schilddrüse (aber oft niedriger Hormonkonzentration in der Schilddrüse) und Inselzellhyperplasie (besonders der Glucagon-produzierenden Reihe) absieht. Die Nebennieren sind nicht in konstanter Weise morphologisch verändert. Noch nicht geklärt ist die Häufung chronischer Pankreatitis beim primären, seltener sekundären Hyperparathyreoidismus[830]. Es ist auch hier wieder am wahrscheinlichsten, daß die Hypercalcämie das wesentliche Bindeglied zwischen den beiden Erscheinungen bildet und weniger direkte hormonale Einflüsse[831]. Dies ist um so wahrscheinlicher, als mit einem Calciphylaxiemodell[832] eine Pankreatitis erzeugt wird, ohne daß der Parathormonspiegel manipuliert wird.

Cope hat kürzlich mitgeteilt, daß in seiner großen Operationsstatistik (343 Fälle) von Hyperparathyreoidismus in den letzten Jahren eindeutig vermehrt Fälle mit Hauptzellhyperplasie (ohne Adenom) aufgetreten sind. Er schrieb diese Zunahme der frühzeitigeren Operationsindikation (vor Auftreten von schweren Störungen) zu[833]. Damit stellt sich auch die Frage, ob nicht das autonome Adenom ursprünglich aus einer diffusen Hauptzellhyperplasie nach chronischer Stimulation durch eine hypocalcämisierende Substanz entstanden ist. Morphologische Serienkontrollen von Thyreoidea und Parathyreoidea sind schon aus therapeutischen Gründen bei Hyperparathyreoidismus unseres Erachtens erforderlich. Die Ausbildung eines primären bis quintären Hyperparathyreoidismus[834] scheint uns die Analyse nicht zu erleichtern, dürfte aber bestimmt richtiger Ausgangspunkt für die Analyse endokriner Regulationen sein (Tabelle 13).

6. Hypoparathyreoidismus

Hypoparathyreoidismus und *Pseudohypoparathyreoidismus* sind seit der Klärung der Existenz des Thyreo-Calcitonin beim Menschen etwas besser voneinander abgrenzbar. Während der Hypoparathyreoidismus in der Regel durch Fehlen von Epithelkörperchen, sei es angeboren oder durch Autoimmunprozesse (S. 493), charakterisierbar ist, werden beim Pseudo-Hypoparathyreoidismus nicht selten

[829] Paloyan, Lawrence, Strauss II, Paloyan, Harper und Cummings 1967.
[830] Uehlinger 1964. [831] Seifert 1965. [832] Seifert 1965. [833] Cope 1968.
[834] Kuhlencordt und Kracht 1968.

Tabelle 13. *Die 5 Typen des Hyperparathyreoidismus, aufgeteilt aufgrund von klinischen, blutchemischen und morphologischen Besonderheiten*

Typ	Art der Über-funktion	Ursache	Blutchemie				Path.-anat. Befunde der Nebenschild-drüsen	Primärsitz der Erkrankung	Entwicklungs-möglichkeiten
			Ca	P	alk. Phos-phatase	Rest-N			
primär	**autonom**	idiopathisch	↑	↓ ↔	↑ ↔	↔	Adenom *Carcinom* diffuse Hyperplasie	Parathyreoidea	
sekundär	regulativ	glomeruläre Niereninsuffizienz Ca-Malabsorption, D-Hypovitaminose	↓ ↓ ↔	↑ ↓ ↔	↑ ↔ ↑ ↔	↑ ↔	diffuse Hyperplasie	Niere Magen-Darm-Trakt (Nahrung)	
tertiär	**autonom**	sekundärer Typ – renal sekundärer Typ – intestinal	↑ ↔ ↑ ↔	↑ ↔ ↓ ↔	↑ ↔ ↑ ↔	↑ ↔	Adenom diffuse Hyperplasie	Niere Magen-Darm-Trakt (Nahrung) } + Parathyreoidea	
quartär	regulativ	Niereninsuffizienz nach primärem Hyperparathyreoidismus	↔	↑ ↔	↑	↑	diffuse Hyperplasie	Parathyreoidea ↓ Niere	
quintär	**autonom**		↑	↑	↑	↑	erneutes Adenom diffuse Hyperplasie	Parathyreoidea ↓ Niere ↓ Parathyreoidea	

Aus: F. KUHLENCORDT und J. KRACHT, Chronischer Hyperparathyreoidismus mit C-Zellenhyperplasie der Schilddrüse. Dtsch. Med. Wschr. **93**, 2411 (1968). Mit gütiger Erlaubnis der Verfasser und des Georg Thieme-Verlages, Stuttgart.

hyperplastische Parathyreoideae gefunden[835]. Es werden in solchen Fällen gewaltige Steigerungen von Thyreocalcitonin-Konzentrationen gemessen[836], und in der aus therapeutischen Gründen entfernten Schilddrüse eines Falles waren auch die C-Zellen vermehrt[837].

Postoperativ normalisierten sich Serum-Calcium und Phosphatexkretion. Allerdings war diese Normalisierung nur vorübergehend, so daß auch bei dieser Krankheit eine noch einmal außerhalb dieses Systems liegende Primärstörung gesucht werden muß und eine primäre C-Zell-Hyperplasie wahrscheinlich nicht die Regel ist.

Auffällig selten sind ebenfalls Angaben über das Verhalten des endokrinen Systems bei Hypoparathyreoidismus. Über die Häufung von gleichzeitiger Unterfunktion anderer endokriner Drüsen, besonders der Nebenniere, aber auch der Schilddrüse, Langerhansschen Inseln und der Gonaden, meist aufgrund von Autoimmunprozessen haben wir andernorts (S. 483) ausführlich berichtet und das Krankheitsbild als besondere Entität mit dem Titel „pluriglanduläre Unterfunktion" abgegrenzt. Ungeklärt bleibt auch die Häufung von Moniliasis-Infektion bei solchen Hypoparathyreoidismus-Fällen.

XIII. Pluriglanduläre Syndrome

A. Pluriglanduläre Überfunktion

1. Definition

In den einzelnen Abschnitten dieses Beitrages sind wir immer wieder auf das eigenartige Bild pluriglandulärer Überfunktion gestoßen, wobei die häufigste Läsion eine *Adenom*bildung in multiplen Organen war (S. 263 und 410). Wir möchten darunter nicht die korrelativen Überfunktionen verstehen, sondern die Formen, welche auf einen gemeinsamen ätiologischen und pathogenetischen Nenner zu bringen sind und bei welchen eine Sekretionsautonomie der einzelnen humoralen Stoffe besteht. (Übersicht bei Steiner, in Spez. path. Anatomie, Doerr, Seifert und Uehlinger, Bd. Endokrine Organe, in Vorbereitung).

Pathologisch-anatomische Beobachtungen sind schon lange bekannt[838]. Mit Rossier und Dressler (1939) wurde das Syndrom als klinisches Bild bekannt. Seither haben sich die Beobachtungen gehäuft, das Verständnis ist wesentlich ausgeweitet worden, besonders durch die Mitteilung von Wermer (1954). Wermer hat einen autosomal dominanten Vererbungsmodus postuliert (Abb. 74a). Schmid, Labhart und Rossier (1961) haben eine ganze Sippe beschrieben mit besonderer Berücksichtigung der Beziehungen dieses Syndroms zum Zollinger-Ellison-Syndrom. Einen besonders gut dokumentierten Stammbaum weisen auch Ballard, Frame und Hartsock (1964) auf.

Auf der anderen Seite haben Rudolf, Dammin und Moore (1960) die Idee vertreten, daß Hypaktivität oder Fehlleistung eines peripheren endokrinen Organs eine Hyperaktivität der Hypophyse mit konsekutiver Hyperplasie anderer Target-Organe zur Folge habe, aus der die pluriglanduläre Adenomatose resultieren könne. Dieses reaktive Verhalten bezeichneten sie als Overlap, deutsch etwa als Durchschlageffekt zu umschreiben (Abb. 74b). Damit wäre also der physiologische feed-back-(Rückkopplungs-)Mechanismus gestört durch Ausfall der Selbstregulation der Hypophyse. Das „fremde" Hormon hat das Zusammenspiel der Reaktionskette übertönt.

---

[835] Schwarz und Loewe 1966. [836] Tashjian jr., Frantz und Lee 1966.
[837] Mazzuoli, Coen und Antonozzi 1967.
[838] Erdheim 1903, Claude und Baudouin 1911, Cushing und Davidoff 1927.

In diesem Zusammenhang soll auch auf die Theorie der hyperplasiogenen Regulationsgeschwulst[839] hingewiesen werden (Abb. 74c) (s. S. 407).

Daneben ist nicht zu vergessen, daß bloße Koinzidenz oder eine primäre Läsion im Hypothalamus mit konsekutiver pluriglandulärer Symptomatik[840] möglich ist, wobei aber bei der letzteren Annahme nicht ganz zu begreifen ist, weshalb sich gleich initial die Adenomatose einstellt und nicht zuerst die Hyperplasie.

Von ganz anderer Seite wurden Beobachtungen gemacht, die diese Hypothalamustheorie nicht unwahrscheinlich machen: Bei der akut intermittierenden Porphyrie wurde sowohl Hyperthyreose als auch paradoxe Hypersekretion von Wachstumshormon beobachtet[841]. Von wesentlicher Bedeutung sind auch die

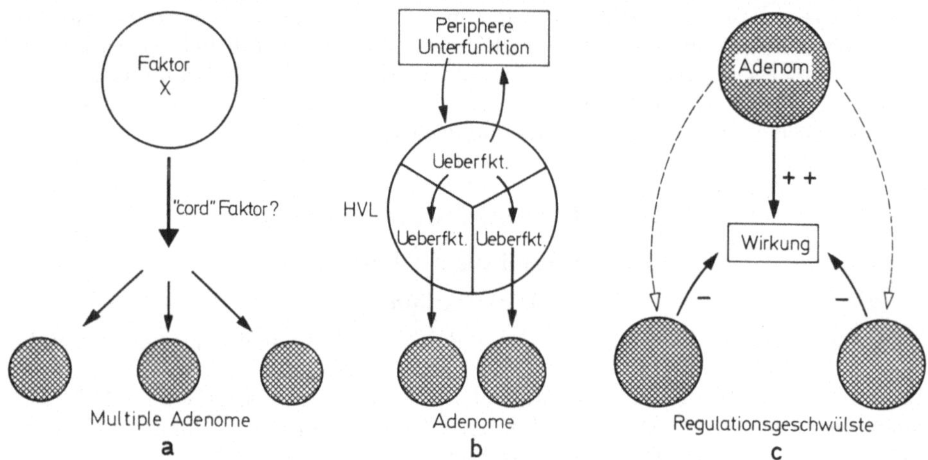

Abb. 74a—c. Ätiologie der pluriglandulären Adenomatosen. a Wermer-Typ. b „Overlap-"Typ (Durchschlag-Effekt). c Hyperplasiogene Regulationsgeschwulst

1966 referierten Befunde von PERLROTH et al. Sie haben im Verlaufe eines schweren paralytischen Syndroms bei einem Patienten mit familiärer akut intermittierender Porphyrie die Entwicklung einer „zentralen" Hyponatriämie und einer Hypomagnesiämie gesehen. Pathologisch-anatomisch fanden sich schwere Schädigungen im Hypothalamus mit einer Zellinfiltration im Bereich der eminentia mediana und ausgedehntem Verlust an neurosekretorischer Substanz in Nucleus supraopticus, paraventricularis, Tractus hypothalamico-hypophyseos und im HHL. Ein Neuronendefizit fand sich im Nucleus supraopticus. Diese Befunde bedürfen noch der Bestätigung in weiteren Fällen. Immerhin finden sich in der Literatur bereits Fälle, die erst mit einer suprahypophysären Störung erklärt werden können[842]. Die Basisstörung liegt — hypothetisch — im molekularbiologischen Bereich, und eine Arbeitsgruppe[843] vermutet eine Operator-Mutante.

---

839 SEIFERT und BERDROW 1958, BÜNGELER 1951.
840 WADDEL, LEONSINS und ZUIDEMA 1959.
841 MANN und DE NARDO 1965, PERLROTH, TSCHUDY, WAXMAS und ODELL 1967.
842 NATELSON 1954.
843 PERLROTH, TSCHUDY, MARVER, BERARD, ZEIGEL, RECHCIGL und COLLINS 1966.

2. Formen der pluriglandulären Überfunktion

a) Pluriglanduläre Adenomatose

Die große Hauptgruppe bildet das Syndrom der *pluriglandulären Adenomatose* mit Adenombildung in Hypophyse, Epithelkörperchen („Hauptzellhyperplasie“) und Pankreasinseln bei einem Individuum oder in der Familie des Erkrankten,

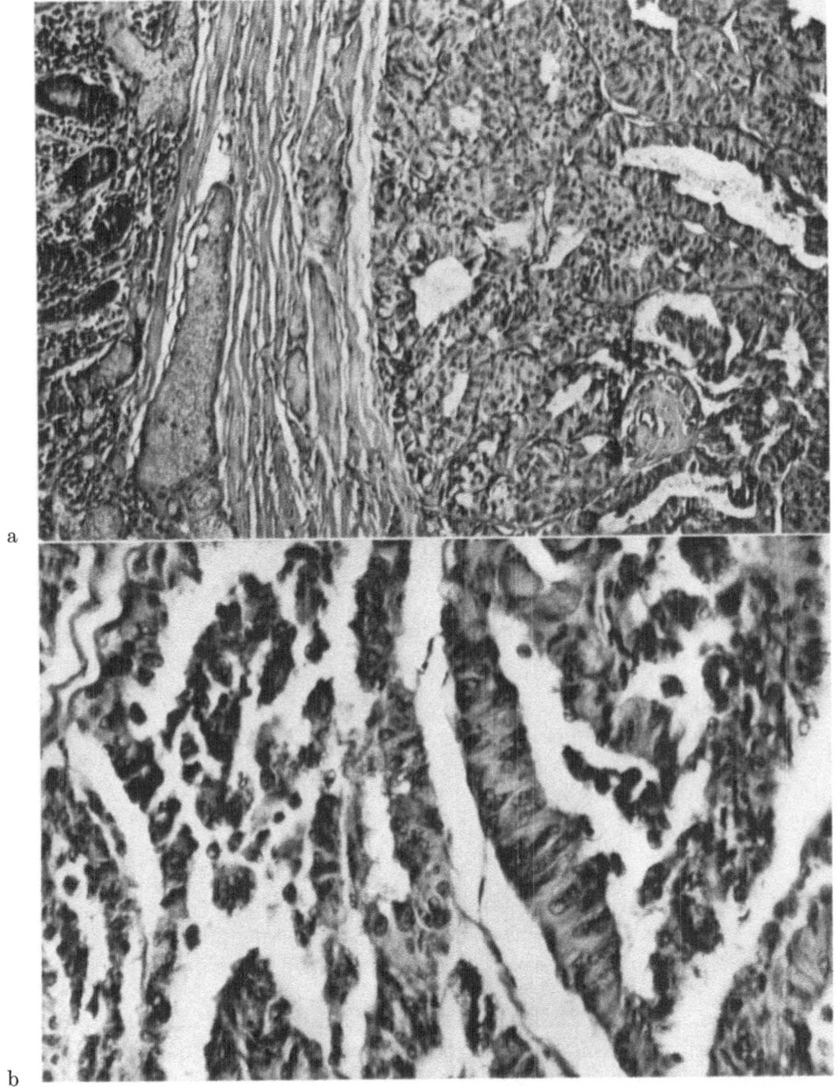

Abb. 75a—c. Mäanderbildendes ektopisches Insulom des Duodenums mit Hypoglykämiesymptomatologie. H.E., 200:1. c Amyloidinsel des gleichen Falles. H.E., 70:1. Sekt.: E1856/66, Inst. d'Anat. path. Lausanne

mit häufiger Kombination mit dem Zollinger-Ellison-Syndrom. Schon von Wermer (1954) wurde auf die besondere bandartige ((„cord-like“) Struktur der Adenome hingewiesen (Abb. 75). Die dabei oft festgestellte knotige Hyperplasie in Nebenniere und Schilddrüse gehört nicht zum Syndrom, sondern ist nur ein sekundärer Befund, wie er auch bei Akromegalie häufig ist (s. S. 261, Abschnitt Hypophyse). Hyperthyreose und Cushing-Syndrom gehören offenbar nicht zu diesem Syndrom. In einem außerordentlich seltenen Fall von Akromegalie mit nicht suppressibler NNR-Überfunktion[844] mit Virilisierung wurde ein Hypophysentumor gefunden. Nach dessen Entfernung normalisierten sich sowohl die Nebennieren- als auch die Wachstumshormon-abhängigen Symptome. Die sonst übliche verminderte Sekretion von NNR-Steroiden bei Akromegalie wurde von einer gleichzeitigen nicht suppressiblen ACTH-Sekretion überdeckt. Dabei wurden vermehrt die 17-Ketosteroide produziert. Damit kann in diesem Fall der

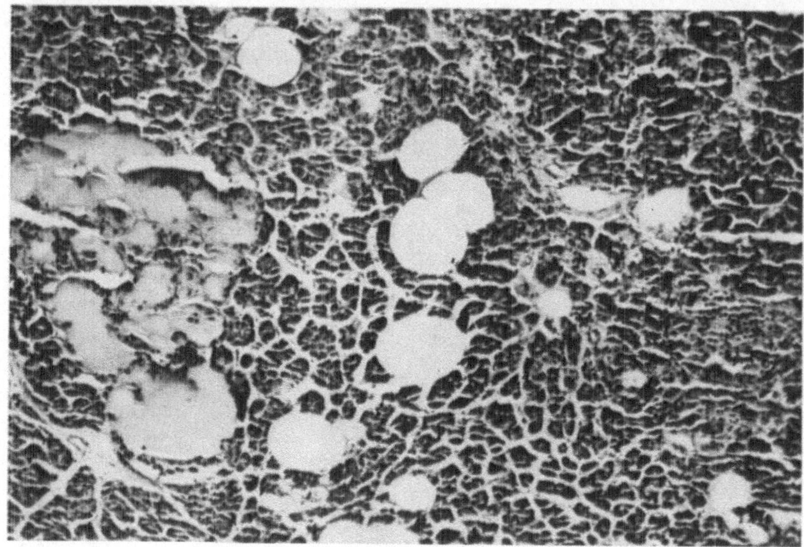

Abb. 75 c

Tumor als *monoglandulär bihormonal* charakterisiert werden (Overlap ?) und fällt nicht in diese Gruppe. Der Fall von MCCORMICK et al. (1951) von Cushing-Syndrom und Akromegalie bleibt außergewöhnlich. Die knotige NNR-Hyperplasie dürfte also in der großen Mehrzahl der Fälle als Kompensationsreaktion auf eine *relative* Insuffizienz bei Akromegalie angesehen werden.

b) Gemischte pluriglanduläre Syndrome

Neben dieser Hauptgruppe haben MAURER, WALSER und GLOOR (1966) eine *zweite Gruppe noch besonders herausgehoben* mit folgenden Kombinationen:

Tabelle 14. *Gemischte pluriglanduläre Syndrome*

1. Familiärer Hyperparathyreoidismus bei (oft multiplen) Adenomen oder einer „primären Hauptzellhyperplasie“ (14 Familien, 50 Erkrankte)
2. Doppelseitiges Phäochromocytom (49 Fälle, 11mal positive Familienanamnese)
3. Doppelseitiges Phäochromocytom und Schilddrüsencarcinom (7 Fälle)
4. Doppelseitiges Phäochromocytom, Schilddrüsencarcinom und multipe Parathyreoidea-Adenome
5. Hyperparathyreoidismus und Schilddrüsencarcinom (ca. 40 Fälle)
6. Hyperparathyreoidismus und Hyperthyreose (6 Fälle)
7. Hyperparathyreoidismus und Morbus Cushing (1 Fall) kombiniert mit papillärem Schilddrüsencarcinom (1 Fall)
8. Hyperparathyreoidismus, Schilddrüsencarcinom, Hyperthyreose, Ulcus und Gicht

844 MAUTALEN und MELLINGER 1965.

Diese Aufstellung könnte wahrscheinlich noch ausgeweitet werden. In letzter Zeit haben Berichte über solche Kombinationsformen stark zugenommen; z.B. wurde schon Ende 1966 über 17 Fälle von Hyperparathyreoidismus mit Hyperthyreose kombiniert referiert[845].

Die Interpretation von Hyperparathyreoidismus bei Schilddrüsencarcinom muß allerdings mit Vorsicht gehandhabt werden: Schon 1966 vermuteten Williams, Brown und Doniach, daß das medulläre Schilddrüsen-Carcinom von der parafollikulären Zelle (C-Zelle) ihren Ursprung nimmt. Diese Zelle ist bekanntlich der Produzent des Blutcalcium-senkenden Hormons Thyreocalcitonin. In dieser Vermutung wird man bestärkt durch die elektronenoptische Identifizierung der Tumorzell-Granula mit denjenigen in der Parafollikulärzelle (C-Zelle) der Schilddrüsen bei einem Fall von amyloid-produzierendem Tumor. Weiter wurde dieser Befund bekräftigt mit dem Nachweis eines intensiven Calcium-senkenden Effekts des Tumorextraktes im biologischen Testversuch. Auch die enzymhistochemischen Eigenschaften stützten diese Annahmen[846]. Damit würde die Bedeutung der pluriglandulären Adenomatose in diesen Fällen vom eigenständigen Syndrom zur Zustandsbeschreibung abgewertet. Möglicherweise wären die häufigen Nebenschilddrüsenhyperplasien und Adenome bei Schilddrüsen-Carcinom dann als Kompensationseffekt im Sinne von Seifert[847] zu deuten. Und damit erscheint z.B. das Vorkommen von Normocalcämie bei Parathyreoidea-Hyperplasie und -Adenom zusammen mit Schilddrüsen-Carcinomen als durchaus adäquater Befund.

Die Malmö-Gruppe[848] hat allerdings auch in einer Sippe mit Häufung von doppelseitigem Phäochromocytom und Schilddrüsencarcinom histochemisch und biochemisch Erhöhung verschiedener Monoamine im Tumor nachgewiesen. Damit steht die plurihormonale Potenz solcher Tumoren auch zur Diskussion. Eine weitere Form von vielleicht kompensatorischer Geschwulstbildung, ohne daß eine echte pluriglanduläre Adenomatose vorliegt, ist diejenige von Paloyan et al.[849]. Sie haben kürzlich Daten mitgeteilt, mit denen nachgewiesen wird, daß in gewissen Fällen von Hyperparathyreoidismus eine A-Zell-Hyperplasie der Langerhansschen Inseln und eine Hyperglucagonämie bestehen.

Damit ist die Bildung einer Regulationsgeschwulst der Parathyreoidea bei (nachgewiesenem) chronisch Calcium-senkendem Effekt des Glucagons möglich. (Die Beziehungen dieser Symptomengruppe zur chronischen Pankreatitis sollen hier nicht diskutiert werden.) Als Einwand kann angegeben werden, daß bei dem einen Fall mit nachgewiesener A-Zell-Hyperplasie ein Diabetes besteht. Dieser kann bekanntlich als solcher die A:B-Zellrelationen in den Langerhansschen Inseln zugunsten der A-Zellen verschieben. Dabei pflegt aufgrund vieler Untersuchungen (S. 387) diese A-Zellvermehrung lediglich relativ zu sein. Damit fällt dieses Syndrom, wie das schon vorher zitierte, wahrscheinlich außerhalb der Vorstellungen pluriglandulärer Überfunktion, darf aber als sehr schönes Beispiel regulativer Adaptation angesehen werden.

c) Polyadenomatose des Systems der hellen Zellen

Eine *dritte Form*, die aus den zwei anderen Gruppen herauszulösen ist, ist die *Polyadenomatose des endokrinen Systems der hellen Zellen*[850]. Hier sind vor allem die Kombinationen von Inselzelladenomen (A-Typ, B-Typ, Zollinger-Ellison-Typ) mit Carcinoiden zu erwähnen. Einen zu Fehlinterpretationen verleitenden Sonderfall stellen in dieser Gruppe die endokrinen Tumoren dar, die gleichzeitig auch noch — ektopisch (paraneoplastisch) — ein zweites Hormon produzieren.

---

[845] Breuer und McPherson 1966. [846] Meyer und Abdel-Bari 1968.
[847] Seifert und Berdrow 1958. [848] Ljungberg, Cederquist und v. Studnitz 1967.
[849] Paloyan, Lawrence, Strauss II, Paloyan, Harper und Cummings 1967.
[850] Fisher und Hicks 1960, Schmid, Wenzl und Uehlinger 1963.

Der Fall von GLOOR, PLETSCHER und HARDMEIER (1964) ist ein ausgezeichneter Beleg für die Existenz solcher plurihormonaler Tumoren. In einem metastasierenden Inselzelladenom haben die Autoren sowohl 5-Hydroxytryptamin- als auch Insulinproduktion festgestellt.

Bei allen diesen Fällen ist eine histologische Bestätigung besonders des primären Hyperparathyreoidismus unumgänglich, weil beispielsweise die Hypercalcämie ein ganz unzuverlässiges Kriterium bei Fällen mit Carcinom oder Hyperthyreose ist. Zweitens ist die Abgrenzung vom paraneoplastischen Syndrom zu fordern, welches ja auch als pluriglanduläres Syndrom imponieren kann. Es sei etwa an die gleichzeitige Produktion von Insulin und Glucagon in einem nicht endokrinen Tumor erinnert. Ebenso ist die positive Syntropie zwischen Hypercalcämie jeder Genese und Ulcus pepticum (auch außerhalb des Zollinger-Ellison-Syndroms) hervorzuheben und auf die Forderung von genauer Abklärung mit histologischer Diagnose zu solchen Fällen mit Nachdruck hinzuweisen.

Die Kombinationsadenome der Gruppe 1 (Hypophyse, Nebenschilddrüse, Pankreas) sind weitaus am häufigsten. BALLARD, FRAME und HARTSOCK (1964) haben 85 Fälle zusammengestellt, 69mal waren die Epithelkörperchen adenomatös verändert, 72mal bestanden Inselzellgeschwülste, 63mal Hypophysengeschwülste. Peptische Geschwüre wiesen alle Fälle auf.

Die Problematik des ganzen Komplexes wird bei der Kombination von *doppelseitigem Phäochromocytom* und *Schilddrüsen-Carcinom* beleuchtet. URTHALER (1966) hat diese Kombination in Frage gestellt und seinen Fall als multilokulären Tumor der chromaffinen Zellen mit Amyloidbildung herausgestellt. LJUNGBERG, CEDERQUIST und v. STUDNITZ (1967) haben einwandfrei die Familiarität solcher Fälle belegt. Weiter oben haben wir berichtet, daß allerdings gerade das amyloidbildende medulläre Schilddrüsen-Carcinom ganz andere Interpretationsmöglichkeiten hat mit dem Nachweis der hohen Calcitoninaktivität dieser Tumoren[851].

Folgende Fälle aus dem Pathologischen Institut der Universität Zürich sind in unserem Beitrag referiert oder gestreift (Tabelle 15).

Tabelle 15

1. Inselzelladenom und HVL-Adenom SN 765/52 und 613/61	2 Fälle
2. Schilddrüsencarcinom und doppelseitiges Phäochromocytom SN 1227/1964	1 Fall
3. Hyperparathyreoidismus und Hyperthyreose und hochgradige Nebennierenrindenhyperplasie SN 1979/61	1 Fall
4. Polyadenomatose des endokrinen Systems der hellen Zellen MB 2031/62	1 Fall
5. Zollinger-Ellison-Syndrom und Nebennierenrindenadenom SN 1544/50	1 Fall

Wir können über die Ätiologie lediglich Vermutungen anstellen. Es sieht so aus, als ob die Heredität einer pluriglandulären Adenomneigung angenommen (Abb. 74a) und dem von WERMER (1954) sowie SCHMID, LABHART und ROSSIER (1961) inaugurierten Syndrom Eigenständigkeit zugesprochen werden kann. Ebenso ist die Polyadenomatose des endokrinen Systems der hellen Zellen eine eigenständige Erscheinung. Für die heterogene 2. Gruppe sind in letzter Zeit auch Angaben von familiärer Häufung gemacht worden. Doch sind gerade bei diesen

851 WILLIAMS 1964, STEINER 1969.

Fällen die cytogenetischen Zusammenhänge noch nicht geklärt. Wir legen Wert auf die Feststellung, daß endokrine Regulationsstörungen im einen Organ das ganze endokrine Gefüge mitreißen. Eine adenomatöse Nebennierenrinden-Hyperplasie bei einer Hyperthyreose z.B. ist unseres Erachtens weit eher eine Adaptation des Organismus an den gesteigerten Corticosteroidbedarf (s. S. 436) als eine pluriglanduläre Adenomatose im engeren Sinne. Ebensolche Korrelationsadenomatosen können durch andere primäre Einzeladenome hervorgerufen werden. Wir möchten etwa an das acidophile Adenom des Hypophysenvorderlappens erinnern, dessen Produkte einen Insulinmehrbedarf erzeugen (Somatotropin mit

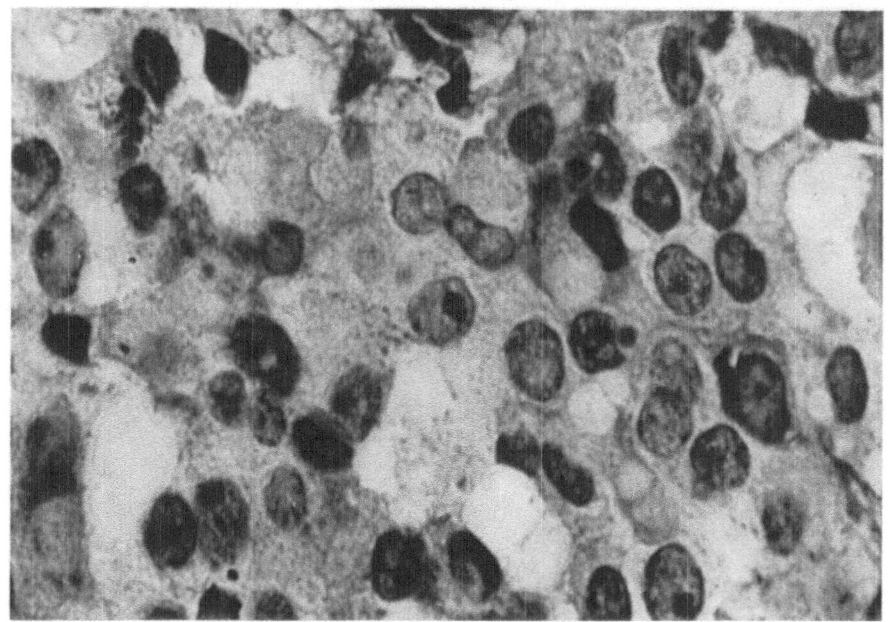

Abb. 76. Zellen eines chromophoben Hypophysen-Adenoms. 30jähriger Mann, bei hochgradiger Akromegalie. a Lichtmikroskopisches Bild. Die Zellen sind cytoplasmareich, enthalten keine acidophilen Granula. Die feine Körnelung im Cytoplasma entspricht wahrscheinlich Lipidpigment. Pearse-Färbung, Maßstab 1300:1. b Elektronenoptisches Bild (Operationsmaterial). Zeichen starker Aktivität und Vorhandensein typischer Wachstumshormon-Sekretgranula (*G*). Vergr. 20000mal. Bilder freundlicherweise von Ulf Schelin, Universität Umeå, Schweden, überlassen

lipolytischer Komponente), der im Sinne von Seifert[852] mit einer hyperplasiogenen Regulationsgeschwulst der B-Zellen der Langerhansschen Inseln kompensiert werden kann (s. S. 410 und Abb. 74).

d) Pluripotenz der Einzelzelle

Eine wichtige Frage ist diejenige der hormonalen *Pluripotenz der Einzelzelle.* Wir werden auf diese Problematik auch im Kapitel über die paraneoplastischen Syndrome zurückkommen (s. auch S. 496). Ein gut bekanntes Modell ist dasjenige der *Hypophyse.* Erstens ist schon für das Einzelhormon das histologische Momentanbild der Zellmasse keineswegs einheitlich. Ein chromophobes Adenom kann durchaus inaktiv sein, aber auch hochgradig hormonal aktiv, wie das im abgebildeten Fall (Abb. 76a) einer schweren Akromegalie dokumentiert ist. Die Zellen

[852] Seifert und Berdrow 1958.

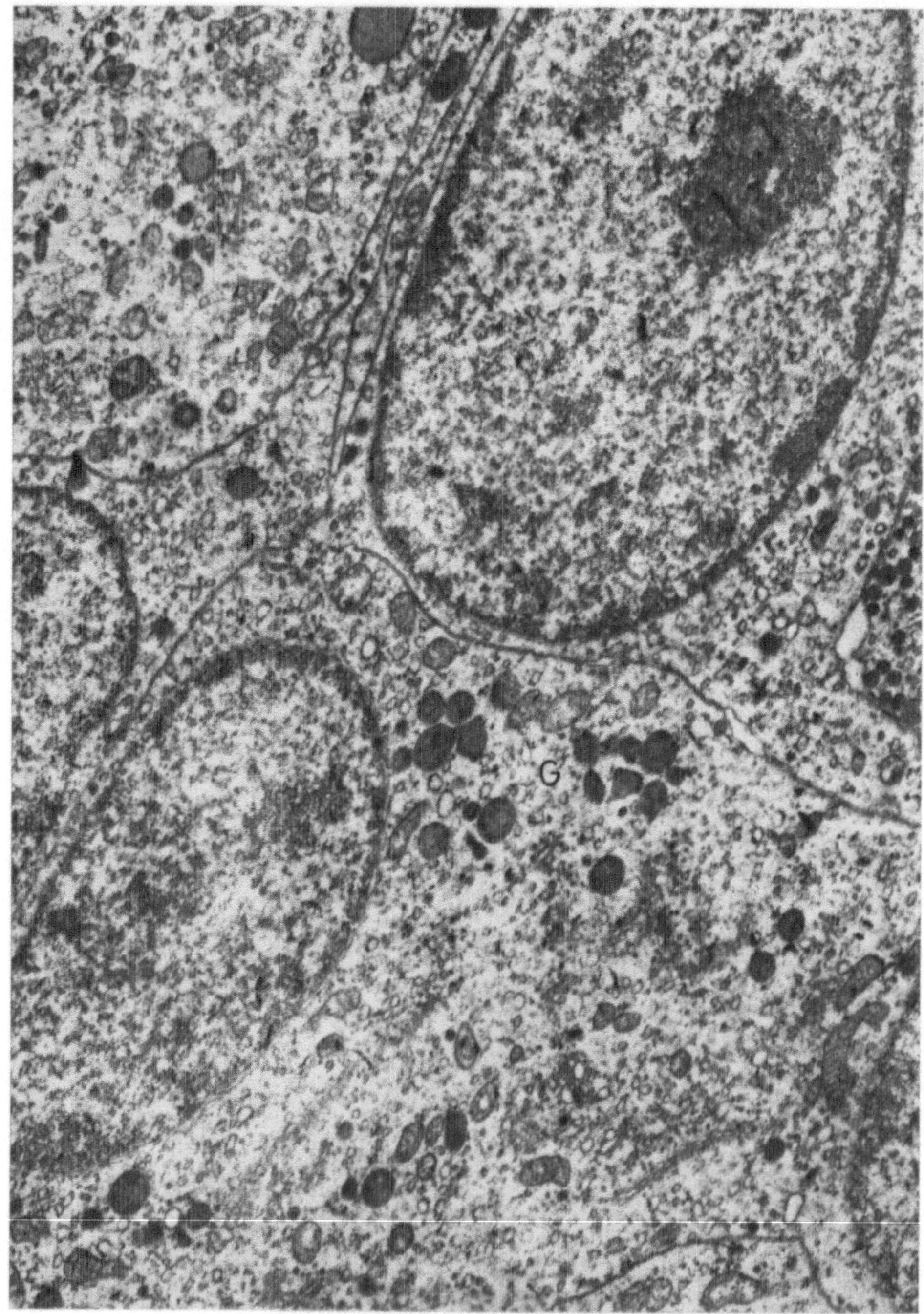

Abb. 76b

dieses Adenoms zeigten aber elektronenmikroskopisch eindeutig das Vorhandensein von Sekretgranula, welche für das Wachstumshormon typisch sind (Abb. 76b), sowie große Aktivität. Auf der anderen Seite ist auch überraschend, daß die

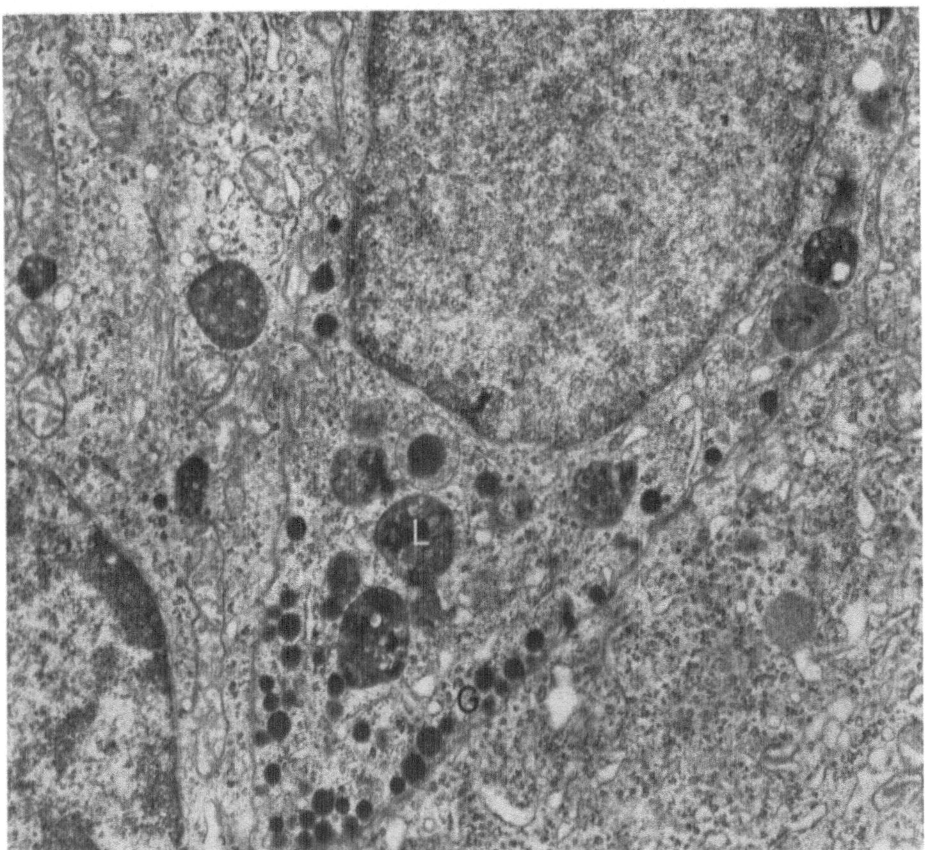

Abb. 77. Tumorzellen eines stilboestrol-induzierten Hypophysentumors der Ratte. Der Tumor produziert somatotropes, mammotropes und adrenocorticotropes Hormon. Die Zellen sind aktiv, elektronenoptisch nur *ein* Granulatyp vorhanden, der für Wachstumshormon charakteristisch ist (*G*). *L* = Lysosomen. Fixation: Osmiumtetroxyd, Eponeinbettung, Vergr. 14000mal. Bild freundlicherweise von U. SCHELIN, Universität Umeå, Schweden, zur Verfügung gestellt

Speicherung eines Hormons in kurzer Zeit auf fast die ganze Hypophysen-Zellpopulation übergreift, wenn eine entsprechende periphere Störung besteht. Eindrücklich ist die Zunahme des Volumens der Acidophilen der Hypophyse bei experimentellem Diabetes bei gleichzeitiger starker Verminderung des durchschnittlichen Einzelkernvolumens[853]. Dieser Hinweis auf eine pluripotentielle Produktionsmöglichkeit oder zumindest Speicherkapazität der Hypophyse wird durch viele Beobachtungen der experimentellen Pathologie untermauert. So konnte z.B. in der Kultur einer Prolactin-produzierenden reinen Hypophysenzellrasse mit Zufügung von Hypothalamusextrakten die Produktion von TSH-ähnlichen Elementen induziert werden[854].

Auch die transplantablen Hypophysentumoren der Nager mit erwiesener mammotroper und somatotroper sowie adrenocorticotroper Aktivität sind lichtoptisch aus chromophoben oder spärlich granulierten Zellen zusammengesetzt[855].

[853] STEINER und HEDINGER 1970. [854] FELTKAMP und KWA 1965.
[855] SCHELIN, LUNDIN und BARTHOLDSON 1964.

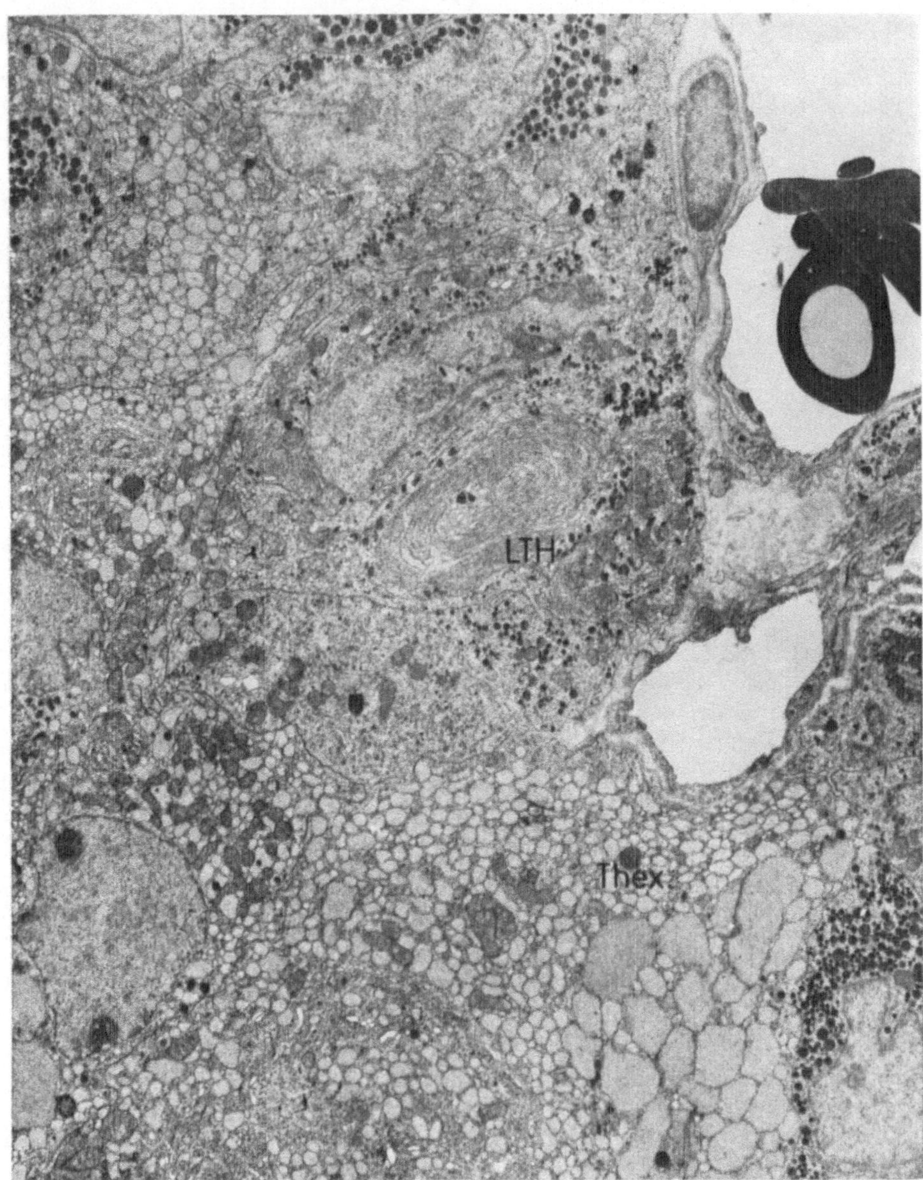

Abb. 78. Mäusehypophyse nach Thyreoidektomie und gleichzeitiger Oestronbehandlung. Darauf Dominanz zweier Zelltypen: 1. die typische Thyreoidektomiezelle (*Thex.*) und die LTH-Zelle (*LTH*). Fixation: Glutaraldehyd, Postfixation: Osmiumtetroxyd, Eponeinbettung. Vergr. 4700mal. Bild freundlicherweise von U. SCHELIN, Universität Umeå, Schweden, zur Wiedergabe überlassen

Die elektronenoptische Analyse (Abb. 77) ließ zwar nur einen für Wachstumshormon typischen Granulatyp erkennen; ein „ACTH-Granulum" war nicht sichtbar, aber die Analyse gestattete doch die Annahme, daß die Hypophysenzellen pluripotent in unserem Sinne sind und in diesem speziellen Tumor sich die Pluripotenz durch die plurihormonale Eigenschaft auch manifestierte, während bei der normalen Zelle eher eine Anpassung der Sekretionsleistung an den Bedarf besteht. In diese Richtung weist auch die Beobachtung von Hypophysenzellen in der Maus, welche thyreoidektomiert und mit Oestron behandelt ist (Abb. 78). Auch hier bestehen Anhaltspunkte, daß die pluripotenten Zellen je nach Bedarf sich ausdifferenzierten, wobei — im Gegensatz zur tumorösen Zelle — die ursprünglich pluripotente Zelle nicht plurihormonal wird, sondern sich verschiedene, für je ein Hormon spezialisierte Zellinien ausbilden[856]. Es erscheint möglich, daß eine hypothalamische Veränderung das Ganze steuert.

Diese besondere Form des pluriglandulären Syndroms ist zwar keine klinische fest umrissene Entität, ist aber bei differentialdiagnostischen und theoretischen Überlegungen von Wert.

B. Pluriglanduläre Unterfunktion

1. Definition

Diese Form der endokrinen Insuffizienz hat stark an Bedeutung gewonnen, da es sich gezeigt hat, daß solche Krankheiten zum Studium genetischer Mechanismen — es sei der Begriff des cytotoxischen Faktors erwähnt — geeignet sind, uns Einblick in die Endokrin-Immunologie zu gewähren.

In diese Gruppe fallen nicht die ziemlich häufigen Fälle von pluriglandulärer Unterfunktion nach Hypophysenausfall, sei es primär angeboren, sei es nach Schock verschiedenster Genese [Übersicht bei KERKHOVEN (1965)]. Auch die vermehrten Hypophysennekrosen bei Diabetikern[857] und bei Hämochromatose[858] sowie bei Gerinnungskrisen sollen nicht in Betracht gezogen werden. Hingegen werden Fälle von Hypophysitis unseres Erachtens zu Recht in diese Gruppe eingereiht.

2. Formen

Pluriglanduläre Unterfunktion in engerem Sinne umschreibt die Formen von im Laufe des Lebens aufgetretener Insuffizienz mit gemeinsamer pathogenetischer und ätiologischer Grundlage. Ein nur zufälliges Zusammentreffen solcher Kombinationen muß dabei statistisch ausgeschlossen werden und histologisch-immunohistologische Belege sind — wie wir weiter unten sehen werden — anzustreben. Die kombinierten Unterfunktionen sind gar nicht so selten, wenn man die Zahl der Publikationen als Häufigkeitsmesser nimmt (Abb. 79).

Eine der häufigsten Kombinationsformen ist das *Schmidtsche Syndrom* (Abb. 80) — Eponym für das Syndrom von kombinierter Unterfunktion von Nebennierenrinde (Morbus Addison) und Schilddrüse (Hypothyreose). Es sind jetzt schon weit über 100 Fälle publiziert[859]. In einer sehr sorgfältig bearbeiteten Serie von 533 Addison-Fällen einer einzelnen Klinik war in 2% ein eindeutiges primäres Myxödem nachweisbar, während pathologisch-anatomische Veränderungen in der Schilddrüse bei M. Addison wesentlich häufiger sind (s. S. 290). Es soll indessen schon hier darauf hingewiesen werden, daß die Zahl publizierter Fälle von M. Addison kombiniert mit Hyperthyreose ebenfalls recht groß ist (s. S. 291 und 437). Bis zum Herbst 1966 haben wir 67 Fälle der Literatur gesammelt. Wir werden uns mit dieser eigenartigen Konstellation von Hyper- und Hypofunktion der Schilddrüse bei M. Addison weiter unten befassen müssen.

---

856 SCHELIN 1969. 857 FREY 1959, KRAUS 1929, STEINER 1965.
858 HEDINGER 1953.
859 CARPENTER, SOLOMON, SILVERBERG, BLEDSOE, NORTHCUTT, KLINENBERG, BENNETT jr. und HARVEY 1964.

Bei über 30 Fällen[860] fand sich neben einer *Schilddrüsendysfunktion und einem M. Addison auch ein Diabetes mellitus. Thyreo-surrenale Insuffizienz erweitert mit Hypoparathyreoidismus* ist wesentlich seltener[859]. In der Literatur sind einige Fälle von *Amenorrhoe und Schmidtschem Syndrom* zusammengestellt worden[861]. GASTINEAU und ARNOLD[862] haben mitgeteilt, daß in ihrer Serie von Fällen thyreo-surrenaler Insuffizienz 3 von 8 Frauen eine vorzeitige Menopause aufwiesen. Dabei ist das Sistieren der Menstruation lange *vor* dem Auftreten der Hypothyreose oder des M. Addison hervorzuheben.

Diabetes mit M. Addison allein ist ebenso häufig wie das Schmidtsche Syndrom[863]. TZAGOURNIS und HAMWI (1967) haben tatsächlich bei einer Nachkontrolle

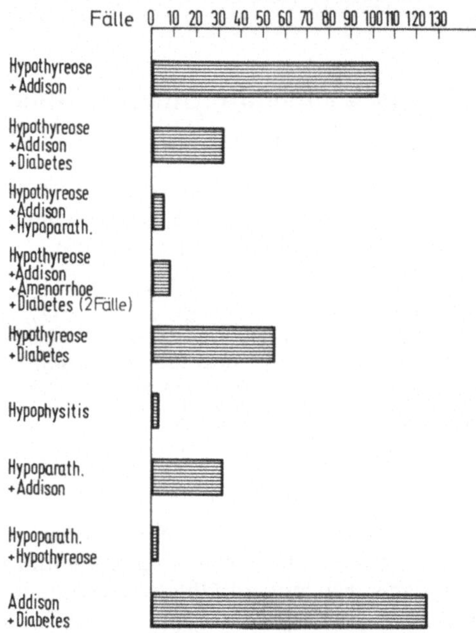

Abb. 79. Häufigkeit verschiedener Kombinationen pluriglandulärer Unterfunktion, aus der Literatur zusammengestellt

von 41 Addison-Patienten des Ohio-State University Hospital in 17 % einen Diabetes mit peroralem Glucose-Toleranztest diagnostiziert und nachgewiesen, daß diese Kombination überzufällig gehäuft vorkommt (s. auch S. 400).

Primäre Hypothyreose und Diabetes mellitus als gemeinsam vorkommende Krankheit wird weniger häufig referiert als Diabetes mit M. Addison. Dies ist unter anderem auch der Arbeit von DRUBE und SEUSING (1965) zu entnehmen. Diese Autoren lehnen einen Zusammenhang zwischen diesen beiden Krankheiten ab. Allerdings ist in ihrer Publikation eine etwas einseitige Betrachtungsweise nicht verkennbar. Aufgrund histologischer und immunologischer Kriterien ist mindestens bei einem Teil der Fälle eine nicht zufällige gemeinsame Ätiologie der Unterfunktionen ohne bloß korrelative Unterfunktion der Zweitdrüse evident. Die

---

[860] SOLOMON, CARPENTER, BENNETT jr. und HARVEY 1965, PHAIR, BONDY und ABELSON 1965, DE MOWBRAY 1965, HEDINGER 1966.
[861] MATZ und ZUCKER 1967. [862] GASTINEAU und ARNOLD 1963.
[863] TZAGOURNIS und HAMWI 1967, SOLOMON, CARPENTER, BENNETT jr. und HARVEY 1965.

Frequenzen von *Hypoparathyreoidismus mit gleichzeitiger krankheitsbildender Unterfunktion von entweder Nebenniere, Schilddrüse, Langerhansschen Inseln oder Gonaden* sind der graphischen Abb. 79 zu entnehmen. Die grundlegenden Beobachtungen stammen aus der Arbeitsgruppe von BLIZZARD[864] sowie WHITAKER et al.[865] und MORSE et al.[866]. Hier sei auch gleich auf die Bedeutung der Moniliasis (in 21 von 74 Fällen in der Übersicht von BLIZZARD et al.[867]) bei Hypoparathyreoidismus hingewiesen. Es dominiert die Kombination eines Hypoparathyreoidismus mit M. Addison (32 Fälle), während die restlichen Formen pluriglandulärer Unterfunktion wesentlich seltener sind.

Eine ganz für sich stehende Gruppe ist die der pluriglandulären Unterfunktion bei *Hypophysitis*, über die in den letzten Jahren seit der wahrscheinlichen Erstbeobachtung von GOUDIE und PINKERTON (1962) gelegentlich berichtet wird. Allerdings lassen auch frühere Fälle[868] unter dem Eponym Faltasche Blutdrüsensklerose gelegentliches Auftreten solcher Fälle als möglich erscheinen. Selbstverständlich ist diese Diagnose vorläufig erst pathologisch-anatomisch möglich[869]. Im Fall von HUME und ROBERTS kam zum Ausfall der endokrinen Organe auch noch eine perniciöse Anämie. Die Erzeugung einer allergischen Hypophysitis experimentell (mit Hypophysenextrakt in Adjuvans) mit identischem morphologischem Hypophysenbefund kann seit LEVINE (1967) als wichtige Stütze für die Abgrenzung dieser Sonderform einer Hypophysenkrankheit angesehen werden.

Zweifelsohne sind in der tabellarischen Zusammenstellung (Abb. 79) Fälle enthalten, die rein koinzidentiell aufgetreten sind (z.B. werden die Fälle von Diabetes bei tuberkulösem M. Addison meist nicht in diese Gruppe aufgenommen werden können) und nicht unserer Definition von pluriglandulärer Insuffizienz in engerem Sinne entsprechen. Es sind wahrscheinlich auch Fälle eingeschlossen, bei welchen durch therapeutische Überregulierung eines Hormondefizits eine relative Insuffizienz einer anderen hormonproduzierenden Drüse resultiert (z.B. Steroiddiabetes bei überbehandeltem M. Addison). Es ist auch zu bemerken, daß gewisse histologische Veränderungen, die von den einen Forschern als normale Begleiterscheinung bei einem Drüsenausfall angesehen werden, von anderen wieder als eindeutig pathologische Veränderung herausgehoben werden. Die „lymphoide Hyperplasie" in der Schilddrüse bei Nebennierenrinden-Insuffizienz wurde z.B. von BRENNER (1928) oder von DEMOL und HERLANT (1947) als Normalbefund angesehen. GASTINEAU und ARNOLD (1963) haben die Erklärung für die klinischen und pathologisch-anatomischen Differenzen darin gesucht, daß

---

864 BLIZZARD und KYLE 1963, BLIZZARD, CHEE und DAVIS 1966.
865 WHITAKER, LANDING, ESSELBORN und WILLIAMS 1956.
866 MORSE, COCHRANE und LANDRIGAN 1961. 867 BLIZZARD, CHEE und DAVIS 1966.
868 DELUZ 1946. 869 EGLOFF 1970, HUME und ROBERTS 1967.

Abb. 80a—f. Schmidtsches Syndrom mit Diabetes mellitus und Pankreasatrophie (25 g) und totaler Zerstörung der Nebennierenrinde. 41jährig, B. W., 768/65. a *Schilddrüse*. Übersicht. Ausgeprägte Follikelbildung, fast vollständige Zerstörung des ursprünglichen Parenchyms. H.E., Maßstab 40:1. b *Schilddrüse*. Erhaltene Drüsenfollikel mit aktivem, hochzylindrischem Epithel und fast völligem Verschwinden des blassen Kolloids. H.E., Maßstab 200:1. c *Hypophyse*. Sehr große, cytoplasmareiche Zellen, besonders zahlreiche spärlich granulierte basophile Zellen. Keine Lymphocyteninfiltrate. H.E., 400:1. d *Pankreas*. Zahlreiche, meist kleine Langerhanssche Inseln, in der Regel Typus 2 (Gepts), Vermehrung kollagener Fasern im exokrinen Pankreasteil. PAS, Maßstab 170:1. e *Pankreas*. Herdförmige Vermehrung von kollagenen Fasern, Inselkollapsfeld? PAS, Maßstab 400:1. f *Retroperitoneum*. Anstelle der Nebenniere Lymphocytenanhäufungen. Eindeutiges Nebennierenrindengewebe nicht feststellbar, während ein kleiner Rest von Nebennierenmarkgewebe noch wahrscheinlich ist (rechter Bildrand)

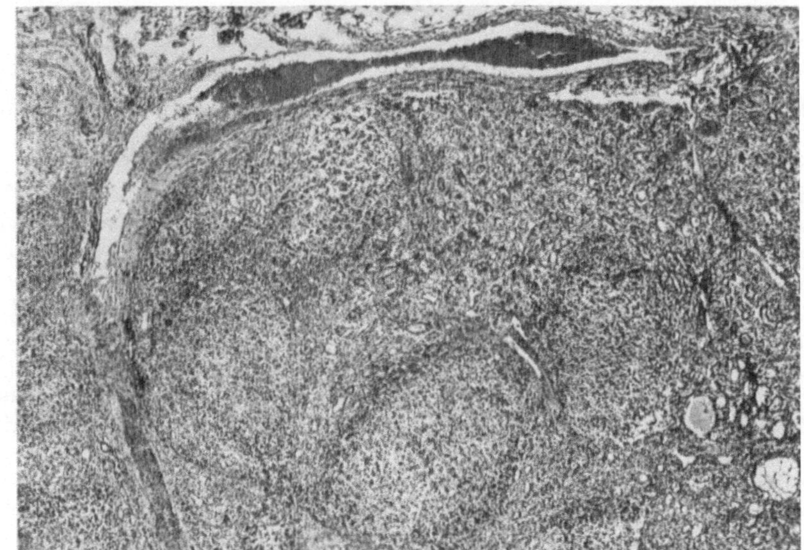
a

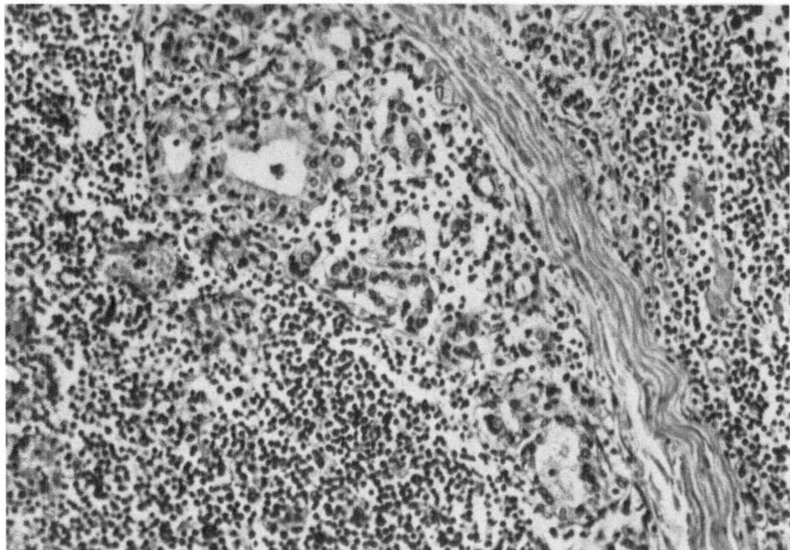
b

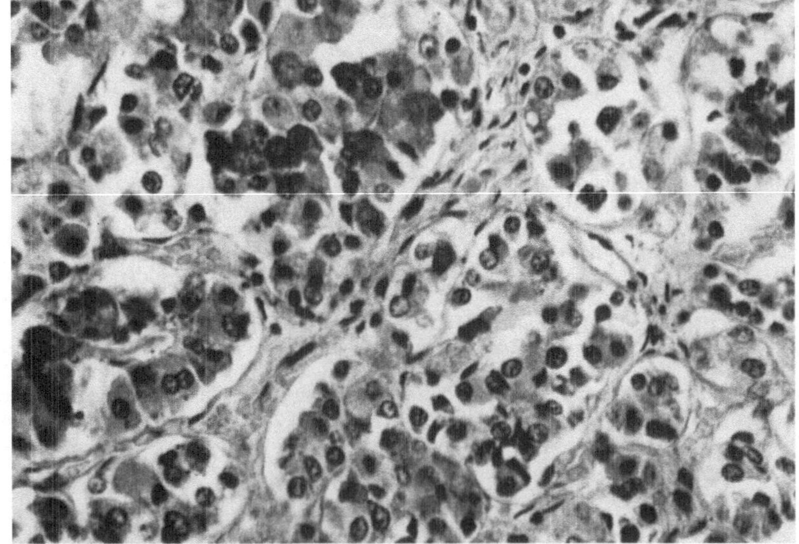
c

Abb. 80 a—c

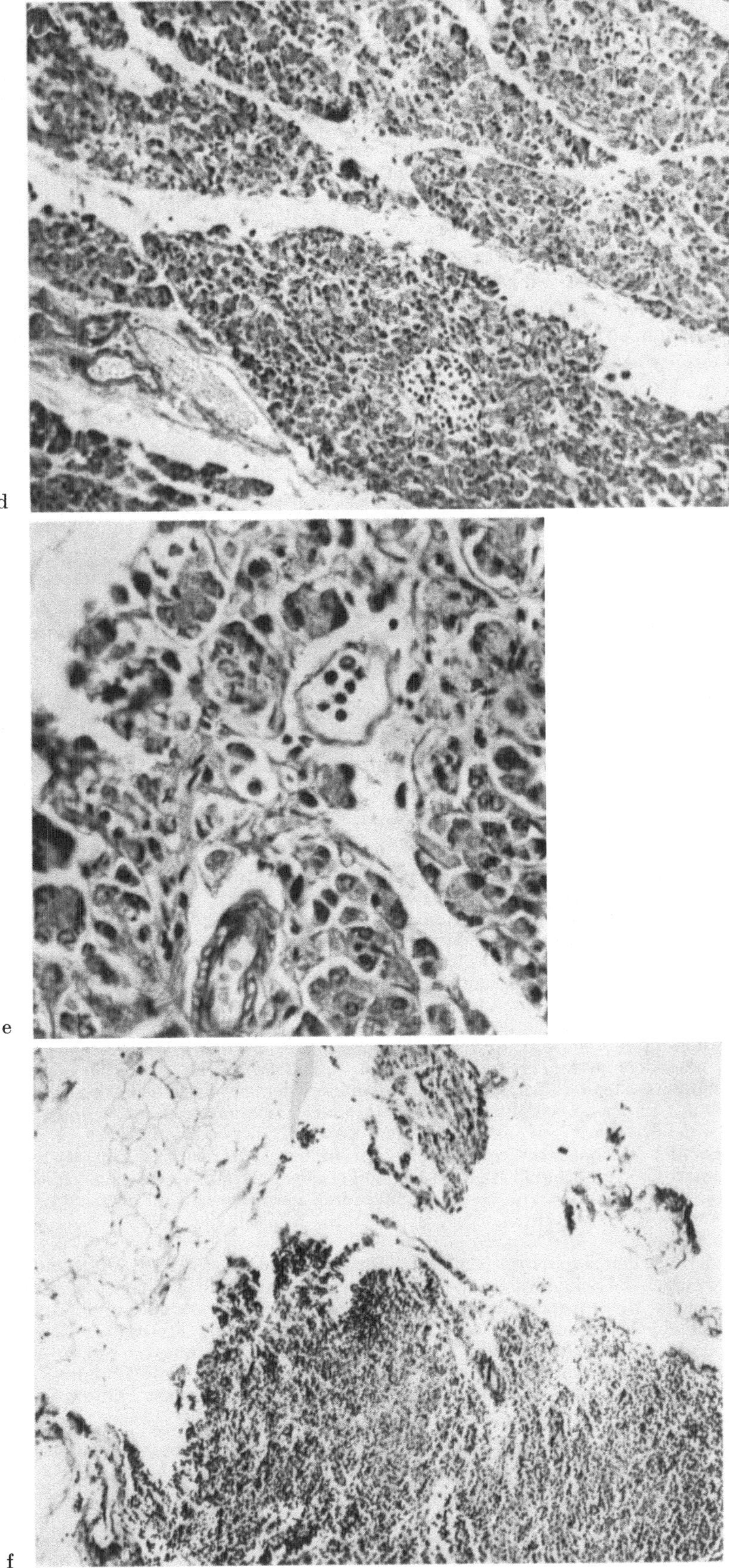

Abb. 80 d—f

sie annehmen, die Schilddrüse habe eine sehr große Reserve, und daß histologische Anzeichen von Unterfunktion deshalb über Jahre bestehen können, bevor klinisch die Hypothyreose zu diagnostizieren ist. Es sei hier auch auf die Originalfälle von SCHMIDT (1926) hingewiesen, bei denen die Diagnose der Hypothyreose erst retrospektiv nach Kenntnis der histologischen Befunde vermutet wurde. Es soll auch nicht außer acht gelassen werden, daß nach SLOPER (1953) und vielen anderen bei an M. Addison erkrankten Patienten in der Schilddrüse lymphocytäre Infiltrate, Atrophie und Fibrose sowie Hürthle-Zellformationen sehr häufig gefunden werden. Ein Hilfsmittel zum indirekten Nachweis, daß die Schilddrüse tatsächlich gleichzeitig „primär insuffizient" war und nicht bloß adaptativ in der Funktion eingeschränkt, ist zweifellos eine Hypophysenuntersuchung, indem man im ersteren Falle eine gesteigerte Aktivität der TSH-produzierenden Zellen (s. S. 451) finden müßte. Diese Feststellung wurde tatsächlich auch gemacht. Interessant ist auch, daß in Fällen von Schmidtschem Syndrom mit leichter Hypothyreose mit Substitution durch Corticosteroide allein die Hypothyreose klinisch nicht mehr nachweisbar war[870], möglicherweise im Sinne einer Bremswirkung der Steroide auf den schwelenden Prozeß einer lymphocytären Thyreoiditis (s. weiter unten).

3. Histologische Merkmale

Nicht zuletzt sind es morphologische Befunde, die das Vorkommen einer pluriglandulären Insuffizienz als echtes eigenständiges Krankheitsbild rechtfertigen: Erstens einmal sind eine ganze Reihe dieser Kombinationssyndrome beschrieben worden, bei denen wesentlicher Befund in den funktionell ausfallenden Organen *lymphocytäre Infiltrate* waren. Beispielsweise sind die oben erwähnten Fälle von SCHMIDT (1926) mit lymphocytären Infiltraten in Nebennieren und Schilddrüsen versehen gewesen. Viele publizierte Fälle sind diesen ersten Fällen durchaus identisch. Anhand der *Hypophysitis* soll auf Variationsbreite und differentialdiagnostische Kriterien hingewiesen werden.

Die Hypophyse kann alleiniger Ort der Lymphocyteninfiltration sein, oder es können in verschiedenen Organen gleichzeitig Veränderungen auftauchen. Im Egloffschen Fall[871] (Abb. 81) einer 29jährigen im Addison-Koma verstorbenen Frau ist die Lymphocyteninfiltration auf die Hypophyse allein begrenzt mit ausgesprochen großen Follikelbildungen mit Keimzentren, aber auch diffusen dissezierenden Infiltraten, während vor allem in Nebenniere (Gewicht beider Nebennieren 5 g) und Schilddrüse (15 g) die Atrophie ausgeprägt ist. In den kleinen Ovarien besteht ein schwierig zu interpretierendes Bild. Primärfollikel sind ziemlich zahlreich vorhanden. Es besteht auch ein atretischer Sekundärfollikel. Hingegen ist kein Corpus luteum zu erkennen, und auf der einen Seite ist das Bild der kleincystischen Umformung besonders ausgeprägt. Es ist möglich, daß diese Lücke von Follikelsprung zu Gelbkörperbildung partiellen Ausfall der Gonadotropine widerspiegelt. (Die Patientin wies eine Amenorrhoe auf.) Im Pankreas fällt die große Zahl kleiner unscharf begrenzter und vielfältig verästelter — dendritischer — Langerhansscher Inseln auf (Typus I von GEPTS). Die Zellen sind aber ziemlich cytoplasmareich. Histologisch besteht ein relatives Übergewicht der A-Zellen (Gomori-Runge-Färbung). Das Bild ist zu komplex, als daß wir entscheiden könnten, ob diese Veränderungen direkt von der Hypophyse induziert worden sind oder indirekt über ausfallende andere endokrine Organe angeregt wurden. Klinisch sind mehrere hypoglykämische Comata bekannt.

Ganz anders ist der Hypophysitisfall von HUME und ROBERTS (1967). Dort sind neben der Hypophyse auch die Schilddrüse und die Magenschleimhaut diffus lymphocytär infiltriert. In der atrophischen Nebenniere sind die Lymphocytenansammlungen unbedeutend, hingegen besteht eine erhebliche Fibrose und Atrophie. (Über Atrophie und Fibrose als Folge einer Lymphocyteninfiltration s. unten.) Im Fall von GOUDIE und PINKERTON (1962) sind die Lymphocyteninfiltrate in der Hypophyse diffus, in der Schilddrüse vom Hashimoto-Typ. Die Nebennieren waren nicht auffindbar — ein nicht allzu selten angegebenes Faktum bei pluri-

[870] GASTINEAU und ARNOLD 1963.
[871] EGLOFF, B., FISCHBACHER, W., VON GOUMENS, E.: Lymphomatöse Hypophysitis mit Hypophyseninsuffizienz. Schweiz. med. Wschr. **99**, 1499 (1969).

glandulärer Insuffizienz. Der Fall von DELUZ (1946) endlich ist als Beispiel eines Endstadiums eines Sheehan-Syndroms anzusehen: Im Hypophysenschnitt flächenhafte ausgedehnte Fibrose mit recht lockeren lympho-histiocytären Infiltraten ohne deren dissezierende Anordnung zwischen noch erkennbaren und zum Teil recht aktiven Parenchymzellen der typischen Hypophysitisfälle. Die weiteren endokrinen Organe zeigten die zu erwartende sekundäre Atrophie.

Riesenzellgranulome[872] sind selbständige Bildungen und stehen in keinem Zusammenhang mit der lymphocytären Hypophysitis.

Die pluriglanduläre Unterfunktion in unserem Sinne weist also in verschiedenem Ausmaß und Anordnung in verschiedenen endokrinen Organen (und manchmal auch noch in weiteren Organen, z.B. Magenschleimhaut bei gleichzeitiger Perniziosa) lymphocytäre Infiltrate auf. Dabei können ausgeprägte Follikelbildungen entstehen. Daneben besteht häufig auch das Bild extremer Atrophie mit eher mäßiger Fibrose in einzelnen oder mehreren Drüsen.

Das Vorhandensein solcher lymphocytärer Infiltrationen bei verschiedensten (eindeutig gesicherten) Autoimmunkrankheiten (s. auch Abb. 79, S. 484) und der recht häufig glückende Nachweis von Antikörpern gegen das insuffiziente Gewebe[873] hat auch für die pluriglanduläre Insuffizienz (im engeren Sinne der Definition) einen solchen *Autoaggressionsmechanismus* als Basis wahrscheinlicher erscheinen lassen. Die tierexperimentelle Erzeugung von morphologisch identischen[874] Läsionen in endokrinen Organen mit Immunisierungstechniken sind weitere gewichtige Indizien (S. 389).

SEEMANN (1967) hat an 225 Autopsiefällen das Auftreten von Lymphocyteninfiltrationen in der Parathyreoidea untersucht. Während partielle Infiltrationen, vorwiegend bei bakteriellen Infektionen, nicht allzu selten waren (in 16,9% der Fälle), fand sich nur einmal eine generalisierte stärkere Lymphocyteninfiltration (0,5%), die mit dem Bestehen einer Autoimmun-Parathyreoiditis vereinbar gewesen ist.

Klinisch von wesentlicher Bedeutung sind die systematischen Untersuchungen einer Gruppe der Mayo-Klinik[875], die in 153 Fällen von lymphocytärer Thyreoiditis, die bis zur Atrophie und Fibrose ausgedehnt war, der Kombination mit „sicheren" Autoimmunkrankheiten nachgegangen ist und in 24% solche einfachen oder mehrfachen Kombinationen registrierte.

Es möge immerhin mit gewisser Einschränkung erwähnt werden, daß die histopathologischen Charakteristica in verschiedenen Organen ein und desselben Falles von pluriglandulärer Insuffizienz verschieden sein können. Keimzentrenbildungen und eigentliche Lymphfollikel sind beispielsweise keineswegs selten in den Schilddrüsen, bilden aber eine große Ausnahme in der Nebenniere; hier sind hingegen Einzelzellnekrosen häufig[876]. Weiter kann allein ein identischer lichtmikroskopischer Befund nicht zwangsweise auf identische ätiologische und pathogenetische Mechanismen schließen lassen.

Der Übergang in Atrophie und Fibrose als Endstadium solcher lymphocytärer Infiltrationen in endokrinen Organen[877] auf immunologischer Basis hat in Tierexperimenten eine weitgehende Bestätigung gefunden[878], wenn auch eine 100prozentige Vergleichbarkeit der Befunde unmöglich ist. Die Atrophie (besonders der Nebennierenrinde) kann bei solchen langdauernden Krankheiten exzessiven Umfang annehmen, wie das z.B. der Fall von GOUDIE und PINKERTON (1962), von PHAIR et al. (1965) und auch ein Fall von HEDINGER (Abb. 80) (1966) belegen. Bei diesen Fällen war trotz sorgfältiger Autopsie und Stufenschnitten kein

---

872 OELBAUM und WAINWRIGHT 1950. 873 BLIZZARD und KYLE 1963.
874 LEVINE 1967, LE COMPTE, STEINKE, SOELDNER und RENOLD 1966.
875 BECKER, TITUS und WOOLNER 1965. 876 CARPENTER et al. 1964.
877 GEPTS 1965. 878 RENOLD, STEINKE, SOELDNER, GONET, LE COMPTE 1965.

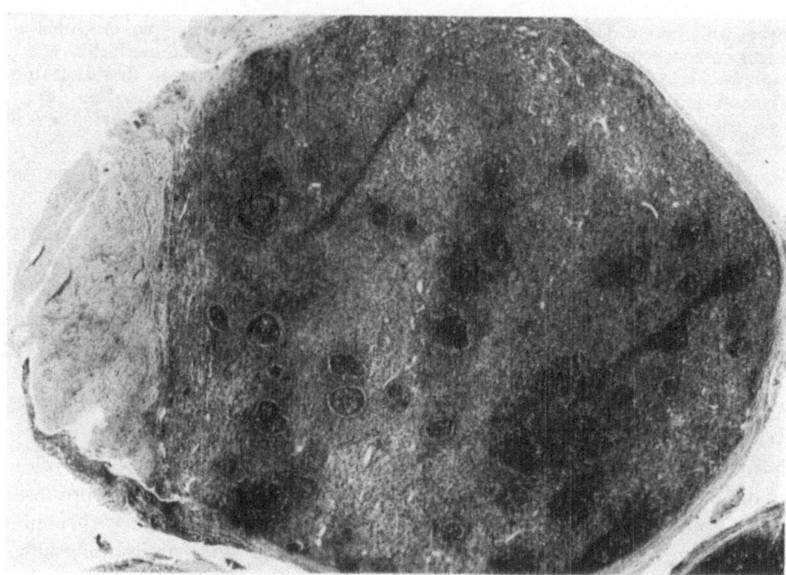

Abb. 81 a. *Hypophysitis*. Durchsetzung der Hypophyse mit teils follikelbildenden Lymphocyteninfiltraten. K., Rosa, 29jährig, S.W. 495/66, H.E., 9:1 (s. Text S. 488)

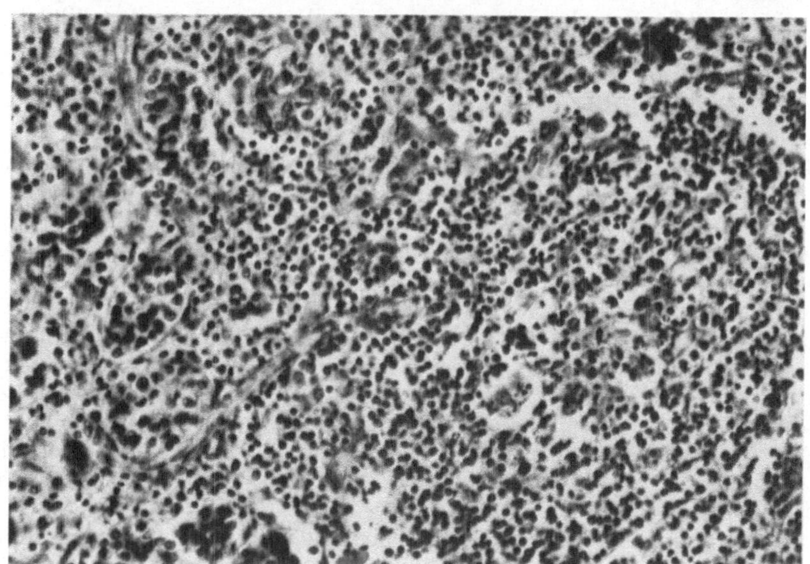

Abb. 81 b. *Hypophyse*. Ausschnitt. Dissezierende Lymphocyteninfiltration. Starke Degranulation der Parenchymzellen. H.E., 240:1

erkennbares Nebennierengewebe mehr vorhanden, sondern nur noch etwas lymphatisches Gewebe und zum Teil Nebennierenmarkformationen. Im Hedingerschen Fall eines Schmidtschen Syndroms mit Diabetes mellitus war auch die Kleinheit des Pankreas auffällig (Gewicht 25 g). Diese Atrophie ist vor allem auch beim jugendlichen langdauernden diabète maigre nicht selten und darf möglicherweise auch mit dem Autoimmungeschehen in Zusammenhang gebracht werden

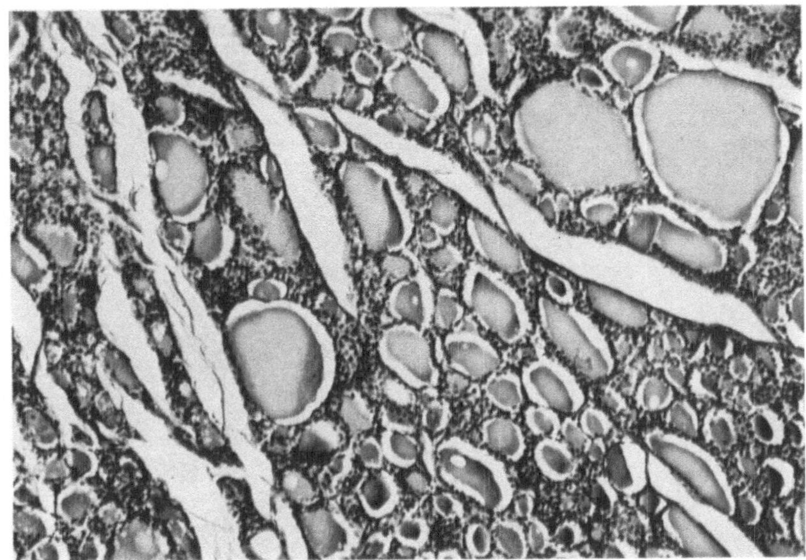

Abb. 81 c. *Schilddrüse.* Abgeplattetes inaktives Follikelepithel. Nur ganz vereinzelte Lymphocyten nachweisbar. H.E., 100:1

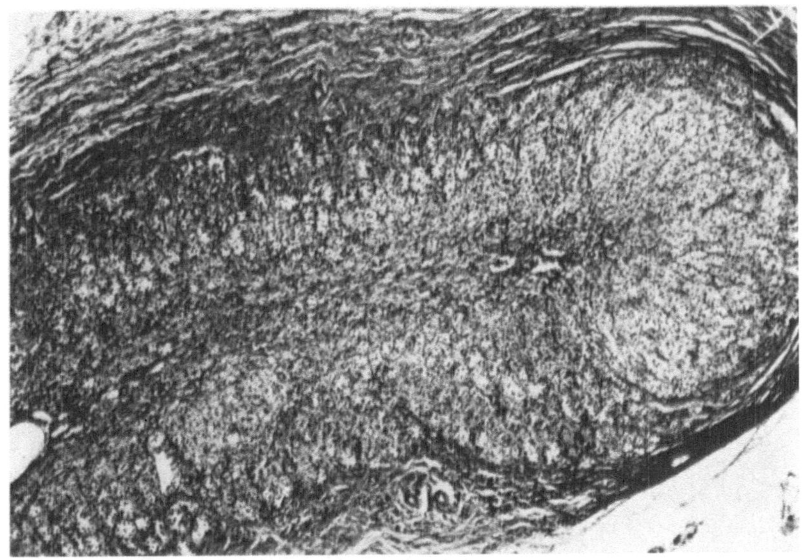

Abb. 81 d. *Nebenniere.* Globale Nebennierenatrophie, besonders der Zona glomerulosa. Kapsel verdickt, mit in die Rinde vorgesprengten Septen. H.E., 50:1

(s. S. 390). In CARPENTERs Übersichtsarbeit (1964) werden ebenfalls Angaben gemacht über enorme Reduktion von Nebennieren- und Pankreasgewebe bei solchen multiglandulären Insuffizienzen.

Aufgrund all dieser Ausführungen wird der Begriff der Autoimmundiathese[879] aufgewertet.

[879] STEINER, HAEGER-ARONSEN, NILSSON und WALDENSTRÖM 1967.

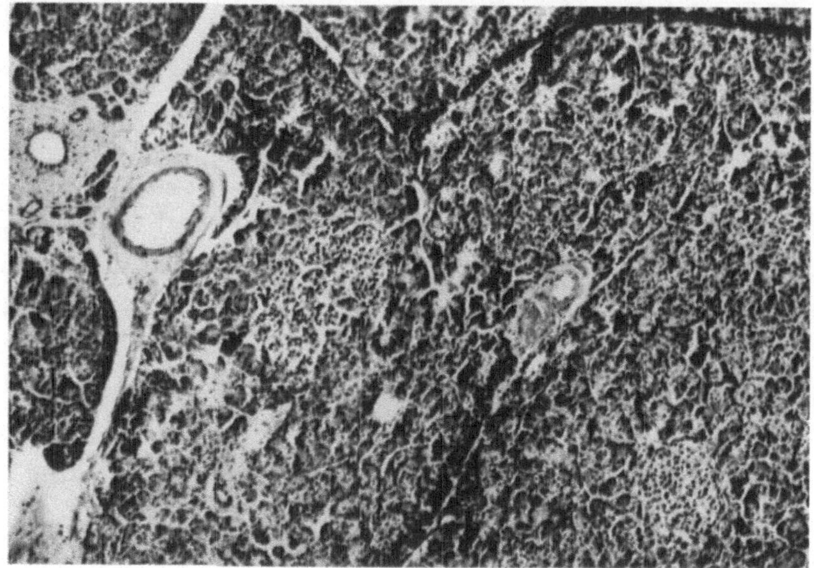

Abb. 81 e. *Pankreas*. Zahlreiche kleine, dendritische Inseln (Typus 1 von Gepts) mit ziemlich reichlich Cytoplasma. Relatives Überwiegen der A-Zellen (in der Färbung nach Gomori-Runge). H.E., 90:1

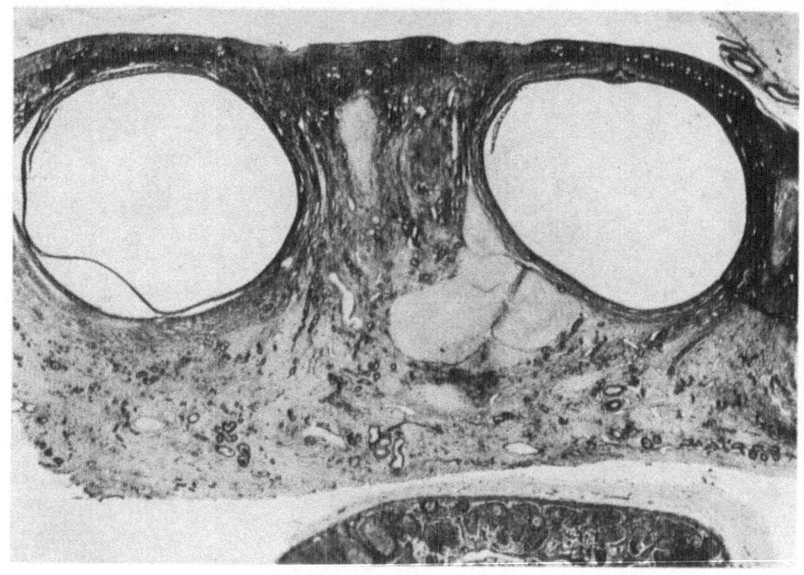

Abb. 81 f—h. Zahlreiche Primärfollikel, ein atretischer Sekundärfollikel, multiple Cystenbildungen, Fehlen eines Gelbkörpers im *Ovar*, alles H.E.; f 9:1, g 160:1, h 220:1

Unseres Wissens ist der Nachweis einer Orchitis auf derselben immunologischen Basis noch nicht gelungen, hingegen wurden tierexperimentell verschiedentlich mit Immunisierungen lymphocytäre Hodeninfiltrationen erzeugt[880].

---

[880] Waksman 1959.

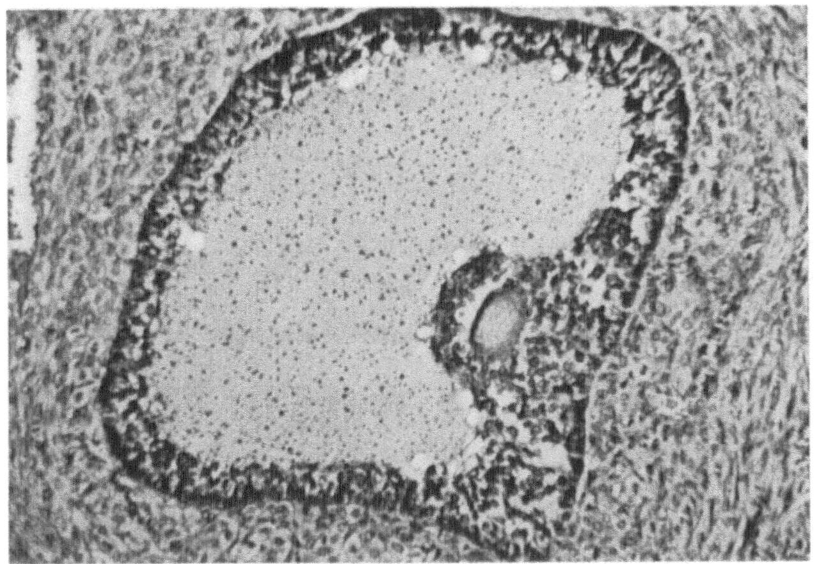

Abb. 81 g

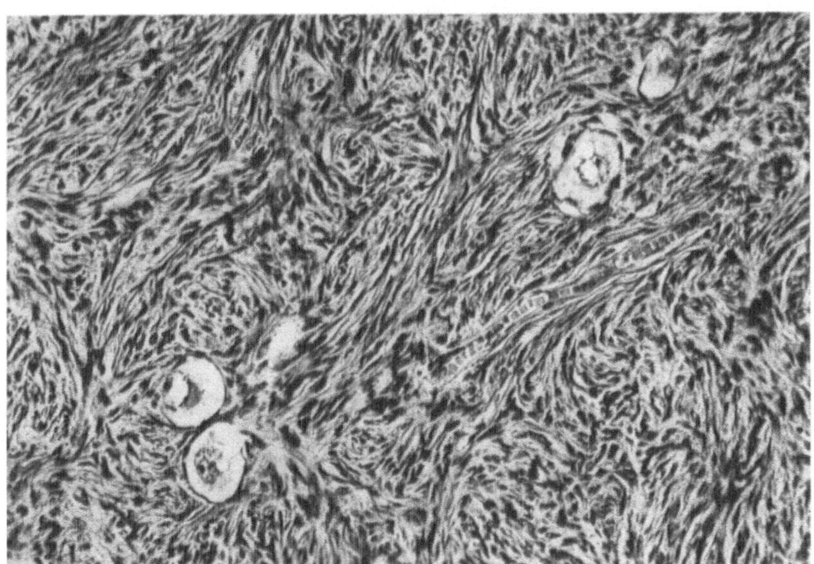

Abb. 81 h

4. Ätiologie

Wie häufig ein Infekt (viral?, bakteriell?, mykotisch?) eine solche Autoimmundiathese auslöst, ist nicht abzuschätzen. Für die Insulitis sprechen einige Argumente dafür[881], daß ein Zusammenhang besteht. Besonders ist hier der Erreger der Parotitis epidemica genannt worden. Auch die Häufung von Moniliasis bei Hypoparathyreoidismus weist in dieselbe Richtung. Auf jeden Fall wird die

[881] Kremer 1967, Melin und Ursing 1958, Brown 1956

Sequenz von Infektion — Sensibilisierung — Auslösung einer Autoimmunkrankheit — Ausbildung von Atrophie — von vielen Forschern als wahrscheinlich angenommen[882]. Allerdings wird auch die Möglichkeit, daß die Endokrinopathie eine bahnende Wirkung für den Infekt habe, vereinzelt angenommen. Es ist in diesem Zusammenhang auch auf das Vorkommen von Rheumafaktoren (unter Einschluß positiver LE-Phänomene) in gewissen Fällen endokriner Unterfunktion hinzuweisen und auch die morphologische Ähnlichkeit von Drüsenalterationen bei endokriner Unterfunktion mit Alterationen bei Krankheiten aus dem sog. rheumatischen Formenkreis herauszustellen. Zum Beispiel sind die Veränderungen in der Schilddrüse bei primärem Myxödem mit den Veränderungen in der Speicheldrüse bei SJÖGRENs Syndrom durchaus in Parallele zu bringen, wobei bei letzterem Syndrom eine Autoimmungenese doch anzunehmen ist. Die Häufigkeit histopathologischer Unterschiede der Infiltrate in Schilddrüse und Nebenniere (Keimzentren in der Schilddrüse und Zellnekrosen und rascher Übergang in Atrophie bei mehr diffuser Infiltration in der Nebennierenrinde) bei Schmidtschem Syndrom hat die Annahme eines gemeinsamen Aggressors allerdings erschwert, ebenso die Tatsache, daß z.B. die Schilddrüsen-Antikörper von den Nebennierenrinden-Antikörpern verschieden — „kreuzresistent" — sind. In diesem Zusammenhang ist zu beachten, daß bei Addison-Patienten meist eine lymphocytäre Thyreoiditis nicht vom Hashimoto-Typ ist. CARPENTER et al. (1964) haben bei der Durchsicht von Nebennieren von Hashimoto-Patienten auch *keine* histologischen Besonderheiten gefunden.

In Aufstellungen von Fällen pluriglandulärer Insuffizienz können natürlich auch solche von Nichtansprechen mehrerer Endorgane auf hypophysär tropen Reiz (z.B. Enzymdefekt in der peripheren Drüse, wie es für Einzelhormonausfälle ja nicht ungewöhnlich ist) eingeschlossen sein. In solchen Fällen wäre histologisch keine Lymphocyteninfiltration zu erwarten, sondern die für solche Fälle typische Veränderung als Ausdruck sekundärer Insuffizienz. Damit kann die anatomische Untersuchung unter Umständen (in relativ akuten Fällen) wichtige differentialdiagnostische Schlüsse erlauben.

5. Symptomatische, pluriglanduläre Unterfunktion bei suprahypophysären Veränderungen

Es ist weiterhin nicht ausgeschlossen, daß es Fälle gibt, in denen auch übergeordnete Zentren, welche die Eigenschaft pluriglandulärer Bremswirkung haben, für die Entwicklung pluriglandulärer Ausfallssymptomatologie eine Rolle spielen. Dabei ist wohl die Zirbeldrüse[883] von erheblichem Interesse (S. 422, Schilddrüsenkapitel). Ihre Eigenschaft als Hemmerin des Einsatzes verschiedener „releasing factors" kann unter Umständen dem normalen humoralen Spiel von feed-back und Gleichgewicht entweichen und eine pluriglanduläre Unterfunktion, die unserer Definition durchaus entspricht, imitieren. Unseres Wissens ist eine solche Form noch nicht beschrieben, sie sollte durch histologische Eigenheiten in den Enddrüsen von unserer lymphocytären (Autoimmun-)Form wahrscheinlich zu unterscheiden sein.

Starke Argumente für das Bestehen eines genetischen Faktors bei solchen endokrinen multiplen Unterfunktionen und Dysfunktionen sind in letzter Zeit wieder vermehrt publiziert worden. Es hat sich nämlich gezeigt, daß (mikrosomale und gegen Thyreoglobulin gerichtete) Schilddrüsen-Antikörper in Fa-

[882] Literatur zit. bei LE COMPTE et al. 1966, GEPTS 1965.
[883] MOTTA, FRASCHINI und MARTINI 1967.

milien von Patienten mit Thyreotoxikose gehäuft vorkommen[884]. Dieselben Autoren haben auch vermehrt Antikörper gegen Parietalzellen der Magenschleimhaut in solchen Sippen gefunden. Eine klinisch relevante Form solcher Hyper- und Hypoaktivitäten der Schilddrüse wurden auch in einem Paar monozygoter Zwillinge gefunden[885]. HALL et al. (1960) haben schon vor längerer Zeit auf das gehäufte familiäre Vorkommen von Thyreotoxikose bei Hashimoto-Thyreoiditis und auch von weiteren Schilddrüsenveränderungen (Struma) hingewiesen. EVANS et al. (1967) haben geschlossen, daß Thyreotoxikose, Thyreoiditis (und perniziöse Anämie) gemeinsame ätiologische Beziehungen haben. SWEETNAM hat auch für die Kombination von Hypoparathyreoidismus mit Hypoadrenocorticismus ähnliche familiäre Häufungen festgestellt und auf Vorkommen von perniziöser Anämie hingewiesen[886].

Die publizierten Fälle von familiärer Häufung solcher Unterfunktionen und kombinierter Unterfunktionen sind natürlich wichtige Stützen für eine genetische Grundlage, wenn Umgebungsfaktoren oder eine andere Basiskrankheit nicht in Frage kommen.

Auch in solchen Fällen sind teilweise Antikörpernachweise gelungen[887]. Häufiger als in Kontrollen werden bei Unterfunktion des einen Organs auch Antikörper gegen weitere Drüsen gefunden[888]. Bei Diabetes ist seit einiger Zeit eine Häufung von antithyreoidalen Antikörpern bekannt[889].

Der Nachweis eines *cytotoxischen Faktors* im menschlichen Serum durch SVEN BERGMAN (1966) mit autosomal recessivem Erbgang wird deshalb in den besprochenen Fällen von pluriglandulärer Unterfunktion zu beachten sein und zu weiteren Untersuchungen und Überlegungen Anlaß geben.

Es gibt immerhin Kombinationen, bei denen man eine bloße Koincidenz als wesentlich wahrscheinlichere Alternative ansieht, wie z.B. der einzig dastehende Fall eines Diabetes mellitus und eines Diabetes insipidus, aufgetreten bei 2 Geschwistern[890], wobei eine anatomische Läsion nicht nachweisbar war.

Wir möchten zusammenfassend annehmen, daß sehr wahrscheinlich ein Teil der Fälle von pluriglandulärer Unterfunktion nicht bloß auf Koincidenz beruht, sondern eine gemeinsame auslösende Läsion aufweist. Wir sind geneigt, trotz Fehlens von beweisenden Befunden, eine *Autoimmundiathese* anzunehmen, dabei kann eine hereditäre cytotoxische Eigenschaft eine Rolle spielen. Ein Infekt kann vielleicht die das Reaktionsgeschehen auslösende Komponente sein. Lymphocytäre Drüseninfiltrate mit und ohne Keimzentrenbildung sowie hochgradige Atrophie sind die typischen morphologischen Korrelate in den involvierten Drüsen. Es scheint uns aufgrund der tierexperimentellen Ergebnisse wahrscheinlich, daß die Atrophie (und Fibrose) Folgestadium der lymphocytären Infiltration ist. Daß die Infiltrate in verschiedenen Organen verschieden aufgebaut sein können, beruht vielleicht auf lokalen Einflüssen und begrenzten Reaktionsmöglichkeiten, ist vielleicht auch ein Argument gegen die Autoimmunhypothese. Wir zweifeln nicht daran, daß Immunhistologie und Immunbiologie noch weitere klärende Forschungsergebnisse mitteilen werden. Aber schon jetzt können morphologische Untersuchungen eine Hilfe zur Trennung von ätiologischen und auch pathogenetischen Faktoren bilden, indem damit z.B. eine pluriglanduläre Unterfunktion in der einschränkenden Bedeutung unserer Definition gegen das

---

884 EVANS, WOODROW, McDOUGALL, CHEW und EVANS 1967.
885 JAYSON, DONIACH, BENHAMOU-GLYNIN, ROITT, EL KABIER 1967.
886 SWEETNAM 1966. 887 EVANS et al. 1967, PHAIR et al. 1965,
888 CARPENTER et al. 1964.
889 PETTIT, LANDING und GUEST 1961, MOORE und NELSON 1963.
890 RAITI, PLOTKIN und NEWNS 1963.

Syndrom der Endorgan-failure auf adäquaten hypophysären Reiz oder dasjenige pluriglandulärer Bremsung von suprahypophysären Zonen lichtmikroskopisch und noch weit eher wahrscheinlich elektronenoptisch abgrenzbar sind.

Morphologische Untersuchungen allein werden für die Diagnosestellung einer pluriglandulären Autoimmunkrankheit vorläufig noch nicht genügen.

XIV. Paraneoplastische endokrine Syndrome

Das Gefüge des hormonalen Zusammenspiels wird nicht nur durch Störungen im endokrinen Apparat selbst verändert, sondern, wie wir in fast jedem vorausgegangenen Kapitel gesehen haben, auch durch inadäquate (ektopische) Hormonproduktion nicht primär endokrin aktiver Tumoren. Die Definition dieser paraneoplastischen Hormonproduktion ist schwierig und soll nach Darlegung der Problematik am Schluß noch einmal versucht werden. In der überragenden Zahl sind Lungen- oder Bronchustumoren die Produzenten dieser hormonal aktiven Substanzen, doch haben auch sehr viele andere Tumoren eine große Bedeutung. Vor allem kommen noch Schilddrüsen-, Thymus-, Leber-, Pankreas-Carcinoidtumoren in Frage. Dabei muß dem Carcinoidtumor als Abkömmling einer sog. parakrinen Zelle vielleicht eine gewisse Sonderstellung eingeräumt werden. Die Vielzahl der produzierten Substanzen oder der erzeugten endokrinen Syndrome ist imposant und wird laufend komplettiert[891].

Es scheint eine Besonderheit der ektopischen Hormonproduktion zu sein, daß häufig nicht nur *eine* hormonal aktive Substanz erzeugt wird, sondern gleich *mehrere*. So gibt es Anhaltspunkte dafür, daß bei einem paraneoplastischen Cushing-Syndrom die MSH-Produktion häufig und in so starkem Maße gesteigert ist, daß eine starke Pigmentation bis zu einem gewissen Grad als Kriterium zur Unterscheidung von hypophysärem und paraneoplastischem Cushing verwendet werden darf.

Manchmal werden ganze Arsenale solcher ektopischer Hormone vom Einzeltumor produziert[892]. Es wird klar, daß damit die Frage autonomer oder regulativer Überproduktion der Hormone besonders wichtig wird. So konnte in einem von uns beobachteten Fall[893] von Carcinoidsyndrom ein hochgradiger Hyperinsulinismus (Abb. 82) und periodische Hypoglykämie nachgewiesen werden. Elektronenoptisch wurden zwar die typischen Serotoningranula identifiziert, hingegen nicht mit Sicherheit Insulin-Granula. Im Tumor selbst wurden nur gering erhöhte Insulinaktivitäten gemessen. Der Hyperinsulinismus mußte also indirekt durch Stimulation der Langerhansschen Inseln ausgelöst worden sein, durch einen konventionell hormonalen (Glucagon?) oder nicht hormonalen Faktor im Tumor. Gerade bei tumorbedingter Hypoglykämie ist ja eine genaue Analyse nötig[894]. Wenn in Glücksfällen der Nachweis von autonomer Überproduktion des Hormons im Tumor selbst eindeutig gelingt, z.B. mittels Messung arteriovenöser Konzentrationsgefälle[895], so wird man sich doch in der Regel mit der Kombination von morphologischer und biochemischer Analyse zu einem klaren Resultat durcharbeiten müssen. Die noch immer viel diskutierte Frage, ob die paraneoplastische Hormonwirkung durch das integrale Hormonmolekül oder durch eine mehr zufällige Sequenz von Aminosäuren oder Steroidringen (unter Umständen anderer Struktur als das Hormon) mit gleichem Effekt[896] erzeugt werde, scheint jetzt in

---

[891] Uehlinger 1966. [892] O'Neal, Kipnis, Luse, Lacy und Jarett 1968.
[893] Aronsen, Boquist, Falkmer, Steiner, von Studnitz 1970.
[894] Froesch, Bürgi, Ziegler, Bally und Labhart 1963.
[895] Faiman, Colwell, Ryan, Hershman und Shields 1967.
[896] Strott, Nugent und Tyler 1968.

der überwiegenden Zahl der Fälle auf die erste Möglichkeit beschränkt zu sein; meistens geben nämlich neben den biologischen auch die sehr spezifischen radioimmunologischen Hormonbestimmungsmethoden positive Resultate und die „spezifischen“ Granula sind elektronenoptisch nachweisbar. Die Sequenzanalyse des Peptids von 5 Amyloid-produzierenden medullären Schilddrüsentumoren hat in allen Fällen genau dieselbe Struktur ergeben — mit Sicherheit die des Thyreocalcitonins. Die ektopische Hormonproduktion scheint damit weniger eine Folge

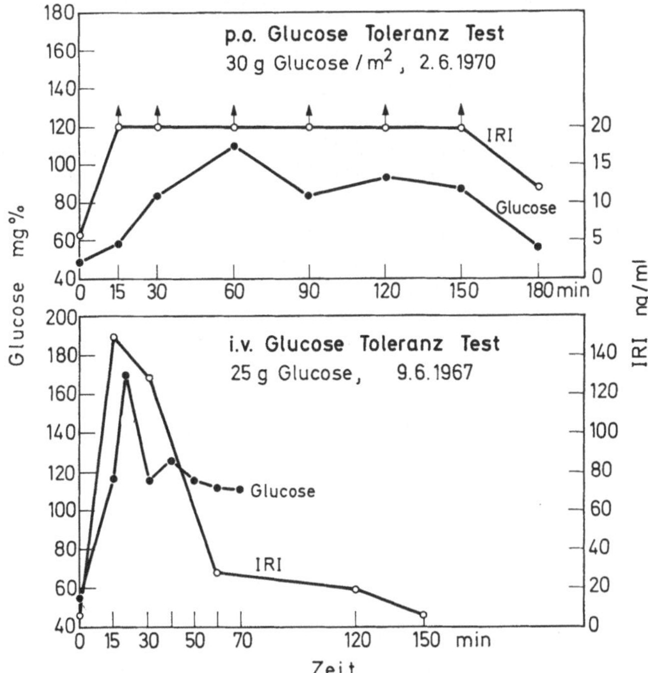

Abb. 82. Starker Hyperinsulinismus und intermittierende Hypoglykämiezustände (Minimalwert 28 mg-% Glucose/Blut bei Carcinoidtumor mit ausgeprägtem Carcinoidsyndrom (Hyperserotoninämie, starke Überproduktion von 5-Hydroxyindol-Essigsäure). Im Tumor geringe Insulinaktivität (totale ILA 33 r E/g Tumor, hemmbare ILA < 30 r E/g Tumor). Der Hyperinsulinismus ist als sekundäres Phänomen anzusehen. (Aus H. Steiner u. Mitarb., in Vorbereitung)

von Zellanarchie zu sein, als vielmehr von einer genau umschriebenen Veränderung, z.B. einem allerdings noch nicht bewiesenen Ausfall des Repressor-Gens für die Bildung eines einzelnen oder mehrerer Hormone auszugehen.

Die morphologischen Veränderungen in den endokrinen Organen sind denn auch nicht wesentlich von denen bei Entgleisung einer Hormondrüse verschieden, es sei denn, daß die Reglermechanismen besonders unwirksam seien und sich groteske Überfunktionen einstellen. Die Crooke-Zelle beispielsweise ist in der Hypophyse so gut bei der klassischen Steroidüberproduktion wie beim paraneoplastischen Cushing-Syndrom bei Bronchustumoren zu sehen. Wird eine Hypercalcämie durch ektopische Parathormonproduktion erzeugt, sind die Veränderungen in den übrigen endokrinen Organen die gleichen wie bei einem primären Hyperparathyreoidismus. Das „Primärorgan“, die Nebenschilddrüse, wurde in einigen Fällen als atrophisch geschildert[897]. Ist die paraneoplastische Hypercalcämie nicht durch Parathormon erzeugt, so wird auch das endokrinologisch-funktionelle und -morphologische Bild variieren. Zum Beispiel werden sich im Elektrolytbild und in der Reaktion auf Corticosteroidbelastung andere Reaktionsmuster ergeben[898]. Als Regel kann angesehen werden, daß die für das Hormon sonst „verantwortliche" Drüse unter der ektopischen Hormonwirkung atrophiert, bei paarigen Organen in symmetrischer Weise. Handelt es sich um ein tropes Hormon, beispielsweise ACTH, wird erwartungsgemäß auch die Nebenniere hyperplastisch. Die bei Bronchuscarcinom ohne Cushing häufige mäßige Nebennierenrindenhyperplasie ist wohl zum Teil Ausdruck einer für den Organismus noch weitgehend unterschwelligen Hormonproduktion, zum Teil aber auch im Sinne eines Adaptationssyndroms zu verstehen. In Tabelle 16 wird anhand des ACTH-produzierenden Tumors die Unterschiedlichkeit herausgestellt zwischen ektopischer Hormonproduktion und primärem Morbus Cushing.

Der Zelltyp oder der histologische Typ ist für die hormonale Aktivität doch nicht ganz bedeutungslos. So findet sich eine paraneoplastische Hormonproduktion in der Schilddrüse in ganz überwiegendem Maße beim Spezialtyp des medullären, amyloidbildenden Carcinoms (Cushing-Syndrom, Carcinoid-Syndrom, Phäochromocytom)[899], eines Tumortyps, der doch allgemein als mit der Calcitoninproduktion verbunden angesehen wird. Ähnliche Verhältnisse liegen für den Carcinoid-Tumor vor, der neben der für ihn typischen Serotonin- und Histaminsekretion Produzent zahlreicher anderer Hormone ist. OMENN hat kürzlich wieder hervorgehoben, daß Lungentumoren mit „Parathormonproduktion" fast ausschließlich dem Pflasterzelltypus, Tumoren mit antidiuretisch wirkendem Hormon fast ausschließlich dem oat-cell Typus und die ACTH-produzierenden Geschwülste vorwiegend dem oat-cell Typus oder den Bronchialadenomen (Bronchialcarcinoiden) angehören. Die wenigen Somatotropin produzierenden (STEINER, DAHLBÄCK, WALDENSTRÖM 1968) und Gonadotropin produzierenden Geschwülste mit Osteoarthropathie (FUSCO und ROSEN) sind Adenocarcinome[899a]. Man muß sich fragen, ob diese Selektivität nicht doch auf eine Einschränkung unseres Postulates einer Repressorhemmung hindeutet und bereits eine Spezialisierung auch der in das autonome Tumorwachstum abgleitenden Zelle meist Voraussetzung für ektopische Hormonproduktion ist. Auf der anderen Seite kann natürlich auch ein Hyperserotoninismus von einem Bronchuscarcinom erzeugt werden.

Zum Schluß sei noch auf die Schwierigkeit hingewiesen, ektopische Hormonproduktion zu definieren: Ist die Carcinoid-typische Zelle mit ihrer an sich schon vorhandenen Eigenschaft, verschiedene hormonartige Substanzen zu produzieren, als ektopischer Hormonproduzent anzusehen, wenn sie plötzlich zum Cushing-Syndrom führende Substanzen erzeugt? Ist die Lokalisation des Carcinoids (z.B. Glucagon-produzierendes Carcinoid des Pankreas und des Bronchus) vielleicht ein determinierendes Kriterium, oder ist das Carcinoid ganz einfach eine histologische Erscheinungsform, die irgendeine Zelle bei der Erlangung von Produktionskapazität hormonartiger Stoffe annehmen kann?

Zusammenfassend ist hervorzuheben, daß prinzipiell kein wesentlicher Unterschied zwischen Regulationsstörungen bei ektopischer und nicht ektopischer Hormonüberproduktion besteht. Einzig ist die Drüse, welche sonst das vom Tumor paraneoplastisch produzierte Hormon sezerniert, atrophisch oder das Erfolgsorgan wird unter Umständen grotesk hyperplastisch. Eine weitere Eigen-

[897] SEIFERT und SEEMANN 1967. [898] UEHLINGER 1965.
[899] WILLIAMS, MORALES und HORN 1968.
[899a] FUSCO, F. D., ROSEN, S. W.: Gonadotropin-producing anaplastic large-cell carcinomas of the lung. New Engl. J. Med. **275**, 507 (1966).

Tabelle 16. *Differentialdiagnose zwischen ektopischem ACTH-Syndrom und Morbus Cushing*

	Ektopisches ACTH-Syndrom	Morbus Cushing
Durchschnittsalter	46	36
♂ : ♀	1 : 0,8	1 : 3—4
Krankheitsdauer	Wochen bis Monate	etwa 5 Jahre
ACTH-Quelle	Extrahypophysärer Tumor	Hypophyse
ACTH-Gehalt der Hypophyse	vermindert	erhöht
ACTH-Konzentration/Plasma	stark erhöht	erhöht
Hypophysenvorderlappen	Crooke-Zellen	Crooke-Zellen häufig R-Zelladenom
Nebennierengewicht	33 g	etwa 20 g
Nebennierenstruktur	bilaterale Rindenhyperplasie	bilaterale Rindenhyperplasie
Hyperpigmentierung	häufig	selten
Hypokaliämische Alkalose	häufig	selten
Dexamethasontest	negativ	positiv

Aus: J. Kracht, Pathologie der ektopisch hormonbildenden Geschwülste. Med. Klin. **63**, 41 (1968).
Mit gütiger Erlaubnis des Verlages Urban und Schwarzenberg, München.

heit ist die Tendenz zur autonomen Überproduktion mehrerer verschiedener Hormone. Die *Definition ektopischer Hormonproduktion* ist nicht einfach, doch kann vorläufig die Regel gelten, daß eine Hormonproduktion ektopisch ist, wenn die Zelle lokalisatorisch und funktionell und auch strukturell sonst keinerlei Zusammenhang mit dem regulären Hormonproduzenten hat, auch dann, wenn die Zelle schon für die Produktion eines anderen Hormons oder hormonartigen Stoffes spezialisiert ist und vielleicht die Produktion weiterer Hormone immer prinzipiell möglich ist, aber nicht klinisch faßbar ausgenützt wird. Kracht (1968) faßt den Begriff noch etwas strenger, indem er serotoninproduzierende Bronchial-Carcinoide oder oat-cell carcinome z.B. als nicht ektopisch hormonbildend ansieht, weil er, entwicklungsgeschichtlich gesehen, diese Tumorzellen als orthotop vom Vorderdarm abgeleitet bezeichnet. Hingegen wird die Bezeichnung paraneoplastische Endokrinopathie bei solchen Fällen durchaus akzeptiert.

XV. Schlußbetrachtung

Der Versuch, eine umfassende Übersicht der morphologischen Korrelate von Regulationsstörungen bei endokrinen Erkrankungen des Menschen zu geben, erscheint uns nachträglich als recht schwieriges Unternehmen, weil in der Humanpathologie wenigstens der Neuzeit nur ausnahmsweise „reine" Fälle vorkommen. Zu sehr verändern Störfaktoren, besonders die hormonale und nichthormonale Therapie, Streß in mannigfaltiger Form, Begleiterkrankungen das Gesamtbild und lassen Schlußfolgerungen nur mit Vorsicht ziehen. Wir glauben, daß nur zusammen mit den klinisch-biochemischen und experimentellen Ergebnissen die vorgelegten Ausführungen sich zu einem Ganzen fügen.

Auf der anderen Seite haben wir aber mit unserer Bestandsaufnahme gesicherter Befunde zeigen können, wieviel auch die morphologische Pathologie zur Erkenntnis des endokrinen Regulationssystems des Menschen beigetragen hat. Dabei hat sich eindrücklich eine gewisse Rangordnung der endokrinen Drüsen ergeben. Einige derselben — es sind wohl zum Teil auch die phylogenetisch älteren[900] — werden weitgehend einer zentralen Kontrolle unterstellt und ihre Funktion in die psychosomatische Einheit des Organismus integriert.

[900] Shorr 1950.

Andere — wie die Epithelkörperchen, die parafollikulären Schilddrüsenzellen, die Langerhansschen Inseln und gar die disseminierten Bildungsstätten „peripherer“ Wirkstoffe — sind einer erfaßbaren zentralen Steuerung entzogen und werden in ihrer Funktion durch direkte, raschere, metabolische Rückkoppelungsmechanismen gesteuert. Dieser Entzug von einer übergeordneten Regulationsstelle mag darauf beruhen, daß diese Hormonbildner phylogenetisch jünger sind. Es kann aber auch bedeuten, daß ihre Funktion von so vitaler Bedeutung für die Homoeostase ist, daß sie möglichst von regulatorischen Eingriffen anderer Drüsen, des zentralen Nervensystems und der Psyche freigehalten werden.

Wir haben weiter gesehen, daß auch heute exakte morphologische Beobachtung noch ganz neue Erkenntnisse bringen kann. Es sei an die wesentlichen Anregungen für die Erforschung von Autoimmunkrankheiten von der Beobachtung pluriglandulärer Unterfunktion her erinnert oder der Anteil der Morphologie für das Verständnis des Diabetes mellitus herausgestellt. Die histologischen Untersuchungen des Pankreas eines mit Insulin immunisierten Rindes, das in einem Bostoner Stall gestorben ist, haben schlagartig die als Kuriosität immer wieder, aber nur am Rande erwähnte Insulitis in ein neues Licht gerückt, und die Durchsicht dieser weit verstreuten Literaturangaben hat gewisse Gesetzmäßigkeiten in der Entwicklung des juvenilen Diabetes beim Menschen aufgedeckt. Auf der anderen Seite sind uns, um das Thema Diabetes weiter zu führen, aus der Beobachtung der morphologisch erfaßbaren hypophyseo-pankreatischen Relationen beim Zuckerkranken und beim diabetischen Experimentaltier Widersprüche aufgefallen, die die Grenzen experimenteller Untersuchung als Modell pathologischer Vorgänge im kranken Organismus beleuchten. Die einzelnen Kapitel sind zum Teil schon vor mehreren Jahren abgeschlossen worden. Das mag erklären, weshalb wichtige Ergebnisse oft noch nicht erwähnt worden sind. Wir glauben aber, daß eine Standortbestimmung mit Angabe von Gesichertem nützlicher ist, als eine Kompilation des über ein Gebiet bis zuletzt Geschriebenen, das erfahrungsgemäß zum Großteil rasch überholt sein dürfte. Dies gilt so gut für die Morphologie wie für Experimentalpathologie und Biochemie.

Wenn in dieser Arbeit ein gemeinsames Resultat hervorzuheben ist, so die Feststellung, daß die Störung der Funktion einer einzelnen endokrinen Drüse mit Sicherheit das ganze Gefüge der inneren Sekretion mitreißt, wobei eigentlich erstaunlich viele morphologische Korrelate bestehen. Weiter ist die zunehmende Bedeutung genetischer Faktoren bei vielen hormonalen Entgleisungen immer wieder klar geworden. Schließlich ist der große Anteil von Unbekanntem in der Endokrinologie uns selbst gezeigt worden. Neue Hormone werden laufend erkannt, Organe (z.B. die Zirbeldrüse) werden erst ganz allmählich als endokrin aktive Drüsen akzeptiert. Damit sind Endokrinologie und endokrinologische Morphologie noch weit davon entfernt, zu einer statisch-dogmatischen Lehre von Gefestigtem zu werden.

Literatur

ABT, A. F.: Hyperthyroidism and diabetes. Metabolism **11**, 202 (1962). — ABU HAYDAR, N.: Exophthalmus, digital clubbing and pretibial myxedema in thyroiditis. J. clin. Endocr. **23**, 215 (1963). — ACETO, T., BATT, R. E., BRUCK, E., SCHULTZ, R. B., PEREZ, R. Y.: Intrauterine hyperparathyroidism: a complication of untreated maternal hypoparathyroidism. J. clin. Endocr. **126**, 487 (1966). — ADAMS, C. W. M.: Technique for demonstrating neurosecretory material in the human hypothalamus. Lancet **1955 I**, 651. — ADAMS, C. W. M., SWETTENHAM, K. V.: The histochemical identification of two types of basophil cell, in the normal human adenohypophysis. J. Path. Bact. **75**, 95 (1958). — ADAMS, D. D., Purves, H. D.: Abnormal responses in the assay of thyrotrophin. Proc. Univ. Otago med. Sch. **34**, 11 (1956). — AHUMUDA, J. G., DEL CASTILLO, E. B.: Amenorrea y galactorrea. Bol. Soc. Obstet. Ginec. B. Aires

11, 64 (1932). — AKERT, K.: Die Insulin-Myokardose. Schweiz. med. Wschr. **80**, 1010 (1950). — ALBEAUX-FERNET, M., CHABOT, J., ROMAN, J. D., GELINET, M.: Survenue d'une maladie d'Addison au cours d'une hyperthyroidie. Ann. Endocr. (Paris) **24**, 574 (1963). — ALBERTINI, A. VON: Histologische Geschwulstdiagnostik. Stuttgart: Georg Thieme 1955. — ALBRIGHT, F.: Glandular physiology and therapy; a symposium. Chapt. XXVI. Chicago: Amer. Med. Ass. 1942. ~ Cushing's syndrome. Harvey Lect. **38**, 123 (1942/43). — ALBRIGHT, F., BURNETT, C. H., SMITH, P. H., PARSON, W.: Pseudohypoparathyroidism — example of "Seabright-Bantam syndrome", report of 3 cases Endocrinology **30**, 922 (1942) — ALFERT, M , BERN H. A., KAHN, R. H.: Hormonal influence on nuclear synthesis. Acta anat. (Basel) **23**, 185 (1955). — ALLEN, F. M.: Hydropic degeneration of the islands of Langerhans after partial pancreatectomy. J. med. Res. **1**, 5 (1922). — ALM, G., HELLMAN, B.: Distribution of the two types of A cells in the pancreatic islets of some mammalian species. Acta endocr. (Kbh.) **46**, 307 (1964). — ALTMANN, A.: Über Eunuchoidismus. Virchows Arch. path. Anat. **276**, 455 (1930). — ANDERSON, E., HAYMAKER, W., RAPPAPORT, H.: Seminiferous tubule failure associated with degenerative change in the hypothalamus. Amer. Practit. **1**, 40 (1950). — ANDERSON, J. A., LYALL, A.: Addison's disease due to suprarenal atrophy with previous thyrotoxicosis and death from hypoglycemia. Lancet **1937 I**, 1039. — ANDO, T.: Adrenal structure and function with special reference to the relationship between the zona glomerulosa and the zona fasciculata. Endocr. jap. **4**, 35 (1957). — ANGERVALL, L., LUNDIN, P. M.: Hypophysectomy in pregnant rats. With special reference to the endocrine organs of the offspring. Acta endocr. (Kbh.) **42**, 591 (1963). — ANGERVALL, L., SÄVE-SÖDERBERGH, J.: Microangiopathy in the digestive tract in subjects with diabetes of early onset and long duration. Diabetologia **2**, 117 (1966). — ANGEVINE, D. M.: Pathologic anatomy of the hypophysis and adrenals in anencephaly. Arch. Path. **26**, 507 (1938). — ANTONIADES, H. W., BOUGAS, J. A., CAMERINI-DAVELOS, R., PYLE, H. M.: Insulin regulatory mechanisms and diabetes mellitus. Diabetes **13**, 230 (1964). — APITZ, K.: Zur Pathogenese des hypophysären Kleinwuchses. Virchows Arch. path. Anat. **302**, 555—579 (1938). — ARGONZ, J., DEL CASTILLO, E. B.: A syndrome characterized by estrogenic insufficiency, galactorrhea and decreased urinary gonadotropins. J. clin. Endocr. **13**, 79 (1953). — ARNOLD, J.: Ein Beitrag zu der feineren Struktur und dem Chemismus der Nebennieren. Virchows Arch. path. Anat. **35**, 64 (1866). — ARON, M.: Indications apportées par la methode des injections hypophysaires sur le fonctionnement de la thyroide et ses tests morphologiques. C. R. Soc. Biol. (Paris) **103**, 148 (1930). — ARONSEN, K. F., BOQUIST, L., FALKMER, S., HÄGERSTRAND, I., STEINER, H., STUDNITZ, W. VON: Carcinoid syndrome and hyperinsulinism. Acta path. microbiol. Scand., Sect. A **78**, 265 (1970). — ASCHNER, B.: Über die Funktion der Hypophyse. Pflügers Arch. ges. Physiol. **146**, 1 (1912). — ASKANAZY, MENTHA: Glykogenkrankheit bei einem diabetischen Kind. Schweiz. med. Wschr. **1938 II**, 1284. — ATKINSON, F. R. B.: Acromegaly. London: John Bale Sons & Danielson Ltd. 1932. — ATRIA, A., SANZ, R., DONOSO, S.: Necropsy study in a case of Turner's syndrome. J. clin. Endocr. 8, 397 (1948). — AUB, J. C., BAUER, W., HEATH, C., ROPES, M.: Studies of calcium and phosphorus metabolism: Effects of thyroid hormone and thyroid disease. J. clin. Invest. **7**, 97 (1929). — AVIOLI, L. V., BIRGE, S., SCOTT, S.: Zit. v. G. V. FOSTER. In: New Engl. J. Med. **279**, 349 (1968). — AYRES, P. J., GARROD, O., TAIT, S. A. S., TAIT, J. F.: Primary aldosteronism (Conn's syndrome). In: International Symposium on Aldosterone (ed. A. F. MULLER and C. M. O'CONNOR). London: Churchill Ltd. 1958.

BAAR, H. S., WOLFF, O. H.: Pancreatic necrosis in cortison-treated children. Lancet **1957 I**, 812. — BACHMANN, R.: Die Nebenniere. In: Handbuch der mikroskopischen Anatomie des Menschen, hrsg. v. W. MÖLLENDORFF und W. BARGMANN, Bd. V, S. 612. Berlin-Göttingen-Heidelberg: Springer 1954. — BÄNDER, A.: Die Beziehung des 24-Stunden-Rhythmus vegetativer Funktionen zum histologischen Funktionsbild endokriner Drüsen. Z. ges. exp. Med. **115**, 229 (1950). — BÄSSLER, R.: Morphology of hormone induced structural changes in the female breast. Current Topics in Pathology **53**, 1 (1970). — BAHN, R. C., LORENZ, N., BENNETT, W. A., ALBERT, A.: Gonadotropins of the pituitary of postmenopausal women. Endocrinology **53**, 455 (1953). — BAILEY, P., CUSHING, H.: Studies in acromegaly VII. The microscopical structure of the adenomas in acromegalic dyspituitarism (fugitive acromegaly). Amer. J. Path. **4**, 545 (1928). — BAKAY, L.: The results of 300 pituitary adenoma operations. J. Neurosurg. **7**, 240 (1950). — BAKER, A. B., CRAFT, C. B.: Bilateral localized lesions in the hypothalamus with complete destruction of the neurohypophysis in a pituitary dwarf with severe permanent diabetes insipidus. Endocrinology **26**, 801 (1940). — BALLARD, H. S., FRAME, B., HARTSOCK, R. J.: Familial multiple endocrine adenoma-peptic ulcer complex. Medicine (Baltimore) **43**, 38 (1964). — BALZE, F. DE LA, ARRILLAGA, F.: Male hypogonadism in hypothyroidism. J. clin. Endocr. **22**, 212 (1962). — BARGMANN, W.: Über das Vorkommen von Kolloid im Inselgewebe des Pankreas (mit Bemerkungen über das insuläre Gangorgan Feyrters). Endokrinologie **24**, 40 (1941). ~ Das Zwischenhirn-Hypophysensystem. Berlin-Göttingen-Heidelberg: Springer 1954. ~ Histologie und mikroskop. Anatomie des Menschen, 5. Aufl. Stuttgart: G. Thieme 1964. ~ Neurohypophysis, structure and function. In

Handbuch der experimentellen Pharmakologie. N.S., Bd. XXIII, hrsg. von B. BERDE. Berlin-Heidelberg-New York: Springer 1968. — BARTTER, F. C., PRONOVE, P., GILL, J. R., MCCARDLE, R. C.: Hyperplasia of the iuxtaglomerular complex with hyperaldosteronism and hypokalemic alkalosis: A new syndrome. Amer. J. Med. **33**, 811 (1962). — BARTTER, F. C., SCHWARTZ, W. B.: The syndrome of inappropriate secretion of antidiuretic hormone. Amer. J. Med. **42**, 790 (1967). — BARTTER, F. C., SNIFFEN, R. C., SIMMONS, F. A., ALBRIGHT, F., HOWARD, R. P.: Effects of chorionic gonadotropin (APL) in male eunuchoidism with low follicle-stimulating hormone. J. clin. Endocr. **12**, 1532 (1952). — BARUFFALDI, O., MIORI, R.: Problemi anatomico-clinici della sindrome di Cushing. Riv. Anat. pat. **12**, 339 (1957). — BAUER, J.: Was ist Cushing'sche Krankheit? Schweiz. med. Wschr. **17**, 938 (1936). ~ The so-called Cushing's syndrome, its history, terminology and differential diagnosis. Acta med. scand. **137**, 411 (1950). — BAUER, J., BELT, E.: Paroxysmal hypertension with concomitant swelling of the thyroid due to pheochromocytoma of the right adrenal gland. Cure by surgical removal of the pheochromocytoma. J. clin. Endocr. **7**, 30 (1947). — BAULIEU, E. E.: Les hypercorticismes surrénaliens. Paris: Masson 1958. ~ Diskussion in: International Symposium on Aldosterone (ed. by A. F. MULLER and C. M. O'CONNOR), p. 222. London: Churchill Ltd. 1958. — BEAVEN, D. W., NELSON, D. H., RENOLD, A. E., THORN, G. W.: Diabetes mellitus and Addison's disease: a report on 8 patients and a review of 55 cases in the literature. New Engl. J. Med. **261**, 443 (1959). — BECK, C. VAN: Autopsy findings in stillbirths and neonatal deaths suggesting maternal diabetes. First Int. Congr. of intern. Diabetes Fed. 1952. — BECK, J. S. P., BERG, B. N.: Blutversorgung des Pankreas. Amer. J. Path. **7**, 31 (1931). — BECKER, K. L., TITUS, J. L., WOOLNER, L. B.: Significance of morphologic thyroiditis. Ann. intern. Med. **62**, 1134 (1965). — BELL, E. T.: Hyalinization of the islets of Langerhans in non diabetic individuals. Amer. J. Path. **35**, 801 (1959). — BELL, H. V., GOLDEN, A.: Castration changes in the pituitary with seminiferous tubule atrophy. Arch. Path. **60**, 117 (1955). — BENDA, C.: Beiträge zur normalen und pathologischen Histologie der Hypophysis cerebri. Berl. klin. Wschr. **37**, 1205 (1900). — BENDA, C. E.: Mongolism and cretinism. New York: Grune & Stratton 1946. — BENIRSCHKE, K.: Adrenals in anencephaly and hydrocephaly. Obstet. and Gynec. **8**, 412 (1956). — BENIRSCHKE, K., MCKAY, D. G.: The antidiuretic hormone in fetus and infant. Obstet. and Gynec. **1**, 638 (1953). — BENNER, M. C.: Stimulation of gonads associated with hyperinsulinism in an infant. Arch. Path. **32**, 818 (1941). — BERBLINGER, W.: Hypophysenveränderungen bei schweren Atrophien und Fibrosen der Hoden. Endokrinologie **14**, 73 (1934). ~ Die Basophilen in Adenohypophyse und Neurohypophyse bei essentieller Hypertonie und bei Eklampsie. Endokrinologie **16**, 19 (1935). ~ Die Adenohypophyse bei chronischer Nebennierenrindeninsuffizienz. Virchows Arch. path. Anat. **309**, 302 (1942). ~ Zur Pathologie des Hypophysen-Zwischenhirnsystems. Schweiz. Z. allg. Path. **9**, 681 (1946). — BERGMAN, S.: Inheritance of the cytotoxic factor of human serum. Nature (Lond.) **212**, 543 (1966). — BERGSTRAND, H.: Luteinisierung der Ovarien bei einem Fall von basophilem Hypophysenadenom mit Cushing's Symptomenkomplex. Virchows Arch. path. Anat. **293**, 413 (1934). — BERNARD, C.: Sur une nouvelle fonction du foie chez l'homme et chez les animaux. C. R. Acad. Sci. (Paris) **31**, 571 (1850). — BERSON, S. A., YALOW, R. S., BAUMANN, A., ROTHSCHILD, A., NEWERLY, K: Insulin-J^{131} — metabolism in human subjects: demonstration of insulin binding globulin in the circulation of insulin treated subjects. J. clin. Invest. **35**, 170 (1956). — BIERICH, J. R.: Das adrenogenitale Syndrom im Kindesalter. Ergebn. inn. Med. Kinderheilk., N.F. **9**, 511 (1958). — BIGGART, J. H.: Hypophysis of the human castrate. Bull. Johns Hopk. Hosp. **54**, 157 (1934). ~ Diabetes insipidus. Brain **58**, 86 (1935). — BIRCHER, E.: Ein Beitrag zur Kenntnis der Schilddrüse und Nebenschilddrüse bei Kretinoiden, Kretinen und endemisch Taubstummen. Frankfurt. Z. Path. **11**, 262 (1912). — BLACKMAN, S. S.: Concerning the function and origin of the reticular zone of the adrenal cortex. Bull. Johns Hopk. Hosp. **78**, 180 (1946). — BLIZZARD, R. M., CHEE, D., DAVIS, W. G.: Idiopathic hypoparathyroidism — a probable autoimmune disease. J. Pediat. **69**, 969 (1966). — BLIZZARD, R. M., KYLE, M.: Studies of the adrenal antigens and antibodies in Addison's disease. J. clin. Invest. **42**, 1653 (1963). — BLOODWORTH, J. M. B., JR., HAMWI, G. J.: Experimental diabetic glomerulosclerosis. Diabetes **5**, 37 (1956). — BLOTNER, H.: Primary or idiopathic diabetes insipidus, a system disease. Metabolism **7**, 191 (1958). — BLOTNER, H., CUTLER, E. C.: Total thyroidectomy in the treatment of diabetes insipidus. J. Amer. med. Ass. **116**, 2739 (1941). — BOAS, N. F., OBER, W. B.: Hereditary exophthalmic goitre. Report of 11 cases in one family. J. clin. Endocr. **6**, 575 (1946). — BOHLE, A., HELBER, A., MEYER, D., SCHÜRHOLZ, J., WOLFF, H. P.: A light and electron microscopic investigation of the juxtaglomerular apparatus of the kidneys of patients with Conn's syndrome. In: Progress in nephrology. Proceedings of the Vth Symposium of the „Gesellschaft für Nephrologie", 1967, S. 302—311, ed. by G. PETERS and F. ROCH-RAMEL. Berlin-Heidelberg-New York: Springer 1969. — BOHN, H., FEYRTER, F.: Klin. Wschr. **21**, 757 (1942). — BONARD, E. C., CARDIS, R., HOFSTETTER, J.: Une maladie d'Addison compliquée. Schweiz. med. Wschr. **94**, 922 (1964). — BONGIOVANNI, A. M., EBERLEIN, W. R., THOMAS, P. Z., ANDERSON, W. B.: Sporadic goiter of newborn. J. clin. Endocr. **16**, 146 (1956). — Bornstein, J., Park, C. R.: Inhibition of glucose uptake by the serum of diabetic rats. J. biol. Chem. **205**, 503 (1953). — Bosheld, B. R., Wilson, P. K., Jr., Maxwell, M. E.: Addison's disease, complicated by thyrotoxicosis. Med. Tms (N.Y.) **91**, 107 (1963). — Boughton, R. M., Sommers, S.: A new conception of renal hypertension. J. Urol. (Baltimore) **89**, 133 (1963). — Boulet, P., Serre, H., Mirouze, J., Olivier, J.: Montpellier méd. **48**, 65 (1955). — Bourne, F. M., Howard, R. P.: Addison's disease complicating diabetes. Canad. med. Ass. J. **88**, 365 (1963). — Bourne, G. H.: The mammalian adrenal gland. Oxford: Clarendon Press 1949. — Bower, B. F., Mason, D. M., Forsham, P. H.: Bronchogenic carcinoma with inappropriate antidiuretic activity in plasma and tumor. New Engl. J. Med. **271**, 934 (1964). — Brass, K.: Beitrag zur Frage der Nierenmarktumoren als Anpassungsgeschwülste. Frankfurt. Z. Path. **67**, 347 (1956). — Brenner, O.: Addison's disease with atrophy of the cortex of the suprarenals. Quart. J. Med. **22**, 121 (1928). — Breslow, C., Lashot, J., Klein, Ch.: Diabetes mellitus, hyperthyroidism and Addison's disease in one patient. Ann. intern. Med. **38**, 338 (1953). — Breuer, R. I., McPherson, H. T.: Hypercalcemia in concurrent hyperthyroidism and hyperparathyroidism. Arch. intern. Med. **118**, 310 (1966). — Brewer, D. B.: Congenital absence of the pituitary gland and its consequences. J. Path. Bact. **73**, 59 (1957). — Bricaire, H., Moreau, L., Elissade, B., Bouvier, J. M.: Syndrome aménorrhée-galactorrhée, en rapport avec un adénome chromophobe de l'hypophyse. Ann. Endocr. (Paris) **19**, 719 (1958). — Brolin, S. E.: The importance of the stalk connexion for the power of the anterior pituitary of the rat to react structurally upon closing thyroid function. Acta physiol. scand. **14**, 233 (1947). — Brolin, S., Hellmann, B.: New methods for determination of the pancreatic islet volume. Diabetes **12**, 62 (1963). — Brown, D. M., Lawmann, J. T.: Thyrotoxicosis occurring in two patients on prolonged high doses of steroids. New Engl. J. Med. **270**, 278 (1964). — Brown, E. E.: Infectious origin of juvenile diabetes. Arch. Pediat. **73**, 191 (1956). — Brown, H., Englert, E., Wallach, S.: Metabolism of free and conjugated 17-hydroxycorticosteroids in subjects with thyroid disease. J. clin. Endocr. **18**, 167 (1958). — Brown-Grant, K., Harris, G. W., Reichlin, S.: The effect of pituitary stalk section on thyroid function in the rabbit. J. Physiol. (Lond.) **136**, 364 (1957). — Brunner, K.: Schilddrüsenkarzinom im Kindesalter nach Röntgenbestrahlung eines naevus vasculosus cutaneus vor 12 Jahren. Schweiz. med. Wschr. **91**, 389 (1961). — Brunner, W.: Pathogenese der Pankreatitis und Infektionsresistenz bei der Cushingschen Krankheit. Dtsch. Z. Chir. **249**, 188 (1937). — Bruno, M. S., Ober, W. B., Kupperman, H. S., Epstein, J. A.: Coexistent Addison's disease and thyrotoxicosis. Arch. intern. Med. **110**, 155 (1962). — Bryant, L. R., Wulsin, J. H., Altemeier, W. A.: Hyperparathyroidism and hyperthyroidism. Ann. Surg. **159**, 411 (1964). — Bürgi, H., Froesch, E. R., Labhart, A.: Insulinaktivität im Blut von Patienten mit Diabetes mellitus. Praxis **53**, 181 (1964). — Bürkle de la Camp, H.: Einteilung der strumösen Erkrankungen der Schilddrüse von pathologisch-anatomischen Gesichtspunkten aus unter Berücksichtigung ihrer klinischen Erscheinungen. Langenbecks Arch. klin. Chir. **130**, 207 (1924). — Bugnon, C., Moreau, N.: Recherches sur l'antagonisme épiphysohypophysaire et la glande thyroide chez le rat blanc. Bull. Ass. Anat. (Nancy) **117**, 376 (1963). — Burch, P. J. R., Rowell, N. R.: Autoimmunity: aethiological aspects of chronic discoid and systemic lupus erythematodes, systemic sclerosis and Hashimoto's thyroiditis. Lancet **1963 II**, 507. — Burke, G.: Addison's disease and hyperthyroidism: report of a case and demonstration of circulating adrenal and thyroid antibodies. Amer. J. Med. **38**, 470 (1965). — Burstein, R., Blumenthal, H. T., Soule, S.: Histogenesis of pathological processes on placentas of metabolic disease in pregnancy. I. Toxemia and hypertension. Amer. J. Obstet. Gynec. **74**, 85 (1957); II. The diabetic state. Amer. J. Obstet. Gynec. **74**, 96 (1957). — Burt, A. S.: The human hypophysis in ovarian stromal hyperplasia and pregnancy. Cancer (Philad.) **7**, 1227 (1954). — Burt, A. S., Castleman, B.: Some histological effects of estrogens and castration on the anterior pituitary in women with carcinoma of the breast. Cancer (Philad.) **6**, 236 (1953). — Burt, A. S., Reiner, L., Cohen, R. B., Sniffen, R. C.: Klinefelters syndrome. J. clin. Endocr. **14**, 719 (1954). — Butterfield, W. J. H., Whichelow, M. J.: Are thyroid hormones diabetogenic? A study of peripheral glucose metabolism during glucose infusion in normal subjects and hyperthyroid patients before and after treatment. Metabolism **13**, 620 (1964). — Buxton, C. L., Wiele, R. L. van de: Wedge resection for polycystic ovaries. A critical analysis of 40 operations. New Engl. J. Med. **251**, 293 (1954).

Cahill, G. F., Loeb, R. F., Kurzrok, R., Stout, A. P., Smith, F. H.: Adrenal cortical tumors. Surg. Gynec. Obstet. **62**, 287 (1936). — Cahill, G. F., Melicow, M. M.: Tumors of the adrenal gland. J. Urol. (Baltimore) **64**, 1 (1950). — Cain, H.: Hypophysenmetastasierung bei Mammacarcinomen mit Besonderheiten im Hypothalamus. Frankfurt. Z. Path. **64**, 142 (1953). — Calder, R. M., Porro, F. W.: Adenoma of adrenal cortex simulating pituitary basophilism (Cushing's syndrome). Bull. Johns Hopk. Hosp. **57**, 99 (1935). — Campbell, C. H., Nicolaides, N., Steinbeck, A. W.: Adrenocortical tumour with hypokaliaemia and flaccid muscle paralysis. Lancet **1956 II**, 553. — Canfield, C. J., Bates, R. W.: Nonpuerperal galactorrhea. New Engl. J. Med. **273**, 897 (1965). — CANN, J. W., LOUIS, L. H.: Primary aldosteronism, a new clinical entity. Ann. intern. Med. **44**, 1 (1956). — CANNON, J. F.: Diabetes insipidus. Arch. intern. Med. **96**, 215 (1955). — CARDELL, B. S.: Hypertrophy and hyperplasia of the pancreatic islets in new-born infants. J. Path. Bact. **66**, 335 (1953). — CARPENTER, C. C. J., SOLOMON, N., SILVERBERG, S. G., BLEDSOE, T., NORTHCUTT, R. C., KLINENBERG, J. R., BENNETT, I. L., JR., HARVEY, A. M.: Schmidt's syndrome (thyroid and adrenal insufficiency). A review of the literature and a report of fifteen new cases including ten instances of coexistent diabetes mellitus. Medicine (Baltimore) **43**, 153 (1964). — CAVANAGH, J. B., RUSSEL, D. S.: Xanthomatosis with diabetes insipidus in adults: a report of two cases. J. Path. Bact. **68**, 165 (1954). — CHALMERS, T. M., FITZGERALD, M. G., JAMES, A. H., SCARBOROUGH, H.: Conn's syndrome with severe hypertension. Lancet **1956 I**, 127. — CHANDLER, R. W., BLIZZARD, R. R., HUNG, W., KYN, M.: Incidence of thyreotoxic factor and other antithyroid antibodies in the mothers of cretins. New Engl. J. Med. **267**, 376 (1962). — CHATIN, G. A.: Un fait sur la question du goitre et du crétinism. Acad. de méd. 1852/1853. — CHESKY, V. E., HELLWIG, C. A., WELSH, J. W.: Cancer of the thyroid associated with Hashimoto's disease; an analysis of forty-eight cases. Amer. J. Surg. **28**, 678 (1965). — CHIARI, J.: II. Anomalien der Größe. In: CHIARI, J., BRAUN, C., und SPAETH, J., Klinik der Geburtshilfe und Gynäkologie, S. 371. Erlangen: Enke 1852. — CHIARI, J., BRAUN, C., SPAETH, J.: Report of diseases of woman observed during the years 1848 to 1855, inclusive in the department of gynecology in Vienna. Klinik der Geburtshilfe und Gynäkologie, S. 371. Erlangen: Enke 1855. — CH'IN, K. Y.: The endocrine glands of anencephalic fetuses. Chin. med. J., Suppl. **2**, 63 (1938). — CHRISTENSEN, L. K., BINDER, V.: Case of hyperthyroidism developed in spite of previous hypophysectomy. Acta med. scand. **172**, 285 (1962). — CHRISTY, N. P.: The adenohypophysis. Amer. J. Med. **34**, 365 (1963). — CHUTE, A. L., ROBINSON, G. C., DONOHUE, W. L.: Cushing's syndrome in children. J. Pediat. **34**, 20 (1949). — CIRELI, E.: Eine statistische Untersuchung über Anzahl, Größe und topische Verteilung der Langerhans'schen Inseln im Pankreas bei 3 erwachsenen Menschen. Anat. Anz. **111**, 1 (1962). — CLARK, E.: The number of islands of Langerhans in the human pancreas. Anat. Anz. **43**, 81 (1913). — CLAUDE, H., BAUDOUIN, A.: Étude histologique des glandes a sécretion interne dans un cas d'acromégalie. C. R. Soc. Biol. (Paris) **71**, 75 (1911). — CLEGHORN, R. A., HYLAND, H. H., MILLS, J. R. F., LINELL, E. A.: Hypogonadism associated with invasion of the mid-brain and hypothalamus by pineal tumour. Quart. J. Med. **7**, 183 (1938). — COELHO, E., COSTA, J. F. DA: La pathologie surrénale du syndrome de Cushing. Sem. Hôp. Paris **26**, 3152 (1950). — COGGESHALL, C., ROOT, H. F.: Acromegaly and diabetes mellitus. Endocrinology **26**, 1 (1940). — COHEN, H., DIBLE, J. H.: Pituitary basophilism associated with a basophil carcinoma of the anterior lobe of the pituitary gland. Brain **59**, 395 (1936). — COHEN, M., STIEFEL, M., REDDY, W. J., LAIDLAW, A. B. and J. C.: The secretion and disposition of cortisol during pregnancy. J. clin. Endocr. **18**, 1076 (1958). — COLLINS, V. P.: Effects of destruction of hypothalamus by tumor. Arch. Neurol. Psychiat. (Chic.) **48**, 774 (1942). — CONN, J. W.: Aldosteronism and hypertension. Arch. intern. Med. **107**, 813 (1961). — CONN, S. N., LOUIS, S. H., WHEELER, C. E.: Production of temporary diabetes in man with pituitary ACTH, relation to uric acid metabolism. J. Lab. clin. Med. **33**, 651 (1948). — CONTOPOULOS, A. N., KONEFF, A. A.: Pituitary hormone production and release in the thyroidectomized rat after thyroxine administration. Acta endocr. (Kbh.) **42**, 275 (1963). — COOPER, I. S., HOEN, T. I.: Metabolic disorders in paraplegics. Neurology (Minneap.) **2**, 332 (1952). — COOPER, I. S., RYNEARSON, E. H., BAILEY, A. A., MCCARTY, C. S.: The relation of spinal cord diseases to gynecomastia and testicular atrophy. Proc. Mayo Clin. **25**, 320 (1950). — COPE, O.: The story of hyperparathyroidism at the Massachusetts General Hospital. New Engl. J. Med. **274**, 1174 (1968). — COPE, O., LABBE, J. P., RAKER, J. W., BLAND, E. F.: Pheochromocytoma and adrenal cortical adenoma. J. clin. Endocr. **12**, 875 (1952). — CORONINI, C.: Über neurosekretorische Veränderungen der Hypophyse bei Lebercirrhose. Acta neuroveg. (Wien) **3**, 92 (1952). — COSTELLO, R. T.: Subclinical adenoma of the pituitary gland. Amer. J. Path. **12**, 205 (1936). — COTTIER, H.: Zur hormonalen Wirkung des Chorionepithelioma ovarii auf den kindlichen Organismus. Schweiz. Z. allg. Path. **20**, 104 (1957). — COVELL, W. P.: A quantitativ study of the hypophysis of the human anencephalic fetus. Amer. J. Path. **3**, 17 (1927). — CRABBÉ, J., REDDY, W. J., ROSS, E. J., THORN, G. W.: The role of the adrenal cortex in the normal adaption to dietary sodium restriction. J. clin. Endocr. **18**, 1147 (1958). — CRABBÉ, J., ROSS, E. J., THORN, G. W.: The significance of the reaction of aldosterone during dietary sodium deprivation in normal subjects. J. clin. Endocr. **18**, 1159 (1958). — CRAMPTON, J. H., SCUDDER, S. J., DAVIS, C. D.: Carbohydrate metabolism in combination of diabetes mellitus and Addison's disease as illustrated by a case. J. clin. Endocr. **9**, 245 (1949). — CRANE, M. G., VOGEL, P. J., RICHLAND, K. J.: Observations on a presumptive case of primary aldosteronism. J. Lab. clin. Med. **48**, 1 (1956). — CRAWFORD, M. D.: Suprarenal haemorrhage and necrosis in pregnancy. J. Path. Bact. **63**, 365 (1951). — CRISTY, N. P., LONGSON, D., JAILER, W.: Studies on Cushing's syndrome. I. Observations on the response of plasma 17-hydroxycorticosteroid levels to corticotropin. Amer. J.

Med. **23**, 910 (1957). — CROOKE, A. C.: A change in the basophil cells of the pituitary gland common to conditions which exhibit the syndrome attributes to basophil adenoma. J. Path. Bact. **41**, 339 (1935). ~ Basophilism and carcinoma of the pancreas. J. Path. Bact. **58**, 667 (1946). — CROOKE, A. C., RUSSEL, D. S.: The pituitary gland in Addison's disease. J. Path. Bact. **40**, 255 (1935). — CUNZ, H.: Hypophyse und Diabetes Mellitus. Schweiz. med. Wschr. **75**, 561 (1945). — CURETON, R. J. R.: A case of intracerebral xanthomatosis with pituitary involvement. J. Path. Bact. **61**, 533 (1949). — CURRIE, A. R., SYMINGTON, T.: An attempt to correlate the histological changes in the anterior hypophysis and adrenal glands in various diseases in man. CIBA Found. Coll. Endocr. **8**, 396 (1955). ~ The pathology of the pituitary and adrenal glands in systemic disease in man. Proc. roy. Soc. Med. **48**, 908 (1955). — CUSHING, H.: The basophil adenomas of the pituitary body and their clinical manifestations (pituitary basophilism). Bull. Johns Hopk. Hosp. **50**, 137 (1932). ~ "Dyspituitarism": Twenty years later. Arch. intern. Med. **51**, 487 (1933). ~ Hyperactivation of the neurohypophysis as the pathological basis of eclampsia and other hypertensive states. Amer. J. Path. **10**, 145 (1934). — CUSHING, H., DAVIDOFF, L. M.: The pathological findings in four autopsied cases of acromegaly with a discussion of their significance. Monogr. Rockefeller Inst. med. Res. **22** (1927).

DAHLER, R.: Klassierung und funktionelle Bedeutung der Zellen des Hypophysenvorderlappens. Schweiz. med. Wschr. **96**, 858 (1966). — DANDY, W. E.: Section of the human hypophyseal stalk. J. Amer. med. Ass. **114**, 312 (1940). — D'ANGELO, S. A.: Pituitary regulation of thyroid gland function. Brookhaven Symposia Biol. **7**, 9 (1955). ~ Blood thyrotropin levels in thyrotoxic patients before and after hypophysectomy. J. clin. Endocr. **23**, 229 (1963). — D'ANGELO, S. A., PASCHKIS, K. E., GORDON, A. S., CANTAROW, A.: Thyroid-thyrotropic hormone balance in blood of normal and endocrinopathic individuals. J. clin. Endocr. **11**, 1237 (1951). — DARMADY, E. M., STRANACK, F.: Pers. Mitt. in KIRMAN, B. H. et al., Familial pitressin resistant diabetes insipidus with mental defect. Arch. Dis. Childh. **31**, 59 (1956). — DAVIDOFF, L. M.: Studies in acromegaly. Endocrinology **10**, 453 (1926). — DAVIES, J. V. S. A.: Phaeochromocytoma simulating thyrotoxicosis. Brit. med. J. **1952 II**, 77. — DAVIS, A. C.: Thyroid gland in acromegaly. J. clin. Endocr. **1**, 445 (1941). — DEANE, H. W.: The anatomy, chemistry and physiology of adrenocortical tissue. In: DEANE, H. W., and RUBIN, B. L., The adrenocortical hormones, Handbuch der experimentellen Pharmakologie, 14. Bd., Teil 1. Berlin-Göttingen-Heidelberg: Springer 1962. — DEANE, H.W., GREEP, R. O.: A cytochemical study of the adrenal cortex in hypo- and hyperthyroidism. Endocrinology **41**, 243 (1947). — DE BODO, R. C., ALTSZULER, N.: Insulin hypersensitivity and physiological insulin antagonists. Physiol. Rev. **38**, 389 (1958). — DECKER, H. C., MEREDITH, J. M., THORNTON, J. L.: Disappearance of diabetes insipidus after progressive and complete destruction of the pituitary gland by metastatic carcinoma. New Engl. J. Med. **252**, 990 (1955). — DECKERT, T.: Insulin secretion following administration of secretin in patients with diabetes mellitus. Acta endocr. (Kbh.) **59**, 150 (1968). — DECOURT, J., DOUMIS, J. M., MICHARD, J. P.: Maladie d'Addison associée à une hyperthyroidie. Ann. Endocr. (Paris) **18**, 423 (1957). — DECOURT, J., RUBENS-DUVAL, A., GRUNER, J., GUILLEMIN, J., CIVATTE, J.: Documents anatomo-pathologiques provenant de trois cas de maladie de Cushing. Sem. Hôp. Paris **30**, 2019 (1954). — DELUZ, L.: Un cas de sclérose pluriglandulaire endocrinienne (Falta) à évolution triphasique. Helv. med. Acta **13**, 572 (1946). — DEMOL, O., HERLANT, M.: Le syndrome de Schmidt (atrophie thyro-surrénalienne): A propos d'un cas d'insuffisance thyro-surrénalienne s'étant présenté sous l'aspect d'un myxoedème. Acta clin. belg. **2**, 343 (1947). — DHOM, G.: Über die senile Hyperplasie des Endometriums und ihre Genese. Beitr. path. Anat. **112**, 216 (1952). ~ Über die Produktion männlicher Wirkstoffe im Eierstock der Frau. Ber. physik.-med. Ges. Würzburg, N. F. **66**, 227 (1954). ~ Histochemische Untersuchungen an der fötalen und kindlichen Nebennierenrinde. Verh. dtsch. path. Ges. **40**, 197 (1956). ~ Die Nebennierenrinde im Kindesalter. Berlin-Heidelberg-New York: Springer 1965. — DHOM, G., BURKERT, F., TIETZE, H. U.: „Thyreoidektomiezellen" im Hypophysenvorderlappen der Ratte nach Nebennierenblockade. Zur Frage der Bildungsstätte des ACTH. Z. Zellforsch. **57**, 679 (1962). — DHOM, G., STÄDTLER, F.: Morphologische Befunde an der Nebennierenrinde bei primärem Aldosteronismus. Virchows Arch. path. Anat. Abt. A Path. Anat. **345**, 176—199 (1968). — DIDDLE, A. W.: Granulosa- and theca-cell ovarian tumors: Prognosis. Cancer (Philad.) **5**, 215 (1952). — DIETRICH, A.: Die Nebennieren bei den Wundinfektionskrankheiten. Zbl. allg. Path. path. Anat. **29**, 169 (1918). — DIETRICH, A., SIEGMUND, H.: Die Nebenniere und das chromaffine System. In: HENKE-LUBARSCH, Handbuch der speziellen pathologischen Anatomie und Histologie, Bd. VIII. Berlin: Springer 1926. — DIXON, F. J., MOORE, R. A.: Tumors of the male sex organs. In: Atlas of tumor pathology, Fasc. VII/31 and 32. AFIP 1952. — DOBYNS, B. M.: In: The thyroid (ed. J. B. HAZARD and D. E. SMITH). Baltimore: The Williams & Wilkins Co. 1964. — DOBYNS, B. M., WILSON, L. A.: An exophthalmos producing substance in the serum of patients suffering from progressive exophthalmos. J. clin. Endocr. **14**, 1393 (1954). — DOKUMOV, S. J.: Influence of endemic goiter on course of pregnancy, labor and puerperium. Acta endocr. (Kbh.) **38**, 161 (1961). — DOWLING, J. T., RICHARDS, J. B., FREMKEL, N.,

Ingbar, S. H.: Non puerperal galactorrhea. Arch. intern. Med. **107**, 885 (1961). — Doyle, A. P., Balcerzak, S. P., Jeffrey, W. L.: Fatal diabetic glomerulosclerosis after total pancreatectomy. New Engl. J. Med. **270**, 623 (1964). — Driggs, M., Spatz, H.: Pubertas praecox bei einer hyperplastischen Mißbildung des Tuber cinereum. Virchows Arch. path. Anat. **305**, 567 (1940). — Drube, H.-Chr., Seusing, J.: Primäre Hypothyreose und Diabetes mellitus. Dtsch. Arch. klin. Med. **210**, 1 (1965). — Dürck, H.: Über die extreme Zwischenzellenhyperplasie des Hodens. Verh. dtsch. path. Ges. **11**, 130 (1907). — Duncan, L. J. P., Baird, J. D.: Compounds administered orally in the treatment of diabetes mellitus. Pharmacol. Rev. **12**, 91 (1960). — Dupré, J.: An intestinal hormone affecting glucose disposal in man. Lancet **1964II**, 672.

Eales, L., Linder, G. C.: Primary aldosteronism. Quart. J. Med. **25**, 539 (1956). — Ebner, A. W., Kedzierski, J., Scheps, M.: Ein Fall von Diabetes insipidus, verursacht durch die Metastase eines Hypernephroms im Zwischenhirn. Wien. klin. Wschr. **1928**, 591. — Ecker, A. D.: The hyaline change in the basophil cells of the pituitary body not associated with basophilism. Endocrinology **23**, 609 (1938). — Eder, M.: Morphologische Untersuchungen über herdförmige Epithelkörperchenhyperplasien. Virchows Arch. path. Anat. **334**, 301 (1961). — Edmonds, H. W.: Pituitary, adrenal and thyroid in cyclopia. Arch. Path. **50**, 727 (1950). — Egloff, B.: Bösartige Schilddrüsengeschwülste mit besonderer Berücksichtigung maligner Rezidive primär gutartiger Kröpfe. Schweiz. med. Wschr. **91**, 424 (1961). ~ Persönl. Mitteilung, 1966. — Egloff, B., Fischbacher, W., Goumoens, E. von: Lymphomatöse Hypophysitis mit Hypophyseninsuffizienz. Schweiz. med. Wschr. **99**, 1499 (1969). — Ehrlich, R. M., Randle, P. J.: Serum growthhormone concentrations in diabetes mellitus. Lancet **1961II**, 233—237. — Eisenhardt, L.: Zit.: In: Warren, S., and Le Compte, P. M., The pathology of diabetes mellitus, 3. Aufl. Philadelphia: Lea & Febiger 1952. — Elert, R.: Ursache und Bedeutung der Schwangerschaftsveränderungen der Nebennieren. Verh. dtsch. path. Ges. **36**, 207 (1953). ~ Bedeutung der Nebennierenhormone für die Entstehung und den Verlauf der Schwangerschaftstoxikose. Arch. Gynäk. **186**, 227 (1955). — Elias, H., Pauly, J. E.: The structure of the human adrenal cortex. Endocrinology **58**, 714 (1956). — Elrick, H., Hlad, C. J., Jr., Arai, Y.: Influence of thyroid function on carbohydrate metabolism and new method for assessing response to insulin. J. clin. Endocr. **21**, 387 (1961). — Epple, A.: Investigations on a third pancreatic hormone. Abstracts of Papers for the 3rd Conference of Europ. Compar. Endocrinologists, in: Gen. comp. Endocr. **5**, 674 (1965). — Erdheim, J.: Zur normalen und pathologischen Histologie der Glandula thyreoidea, parathyreoidea und Hypophysis. Beitr. path. Anat. **33**, 158 (1903). ~ Über einen Hypophysentumor von ungewöhnlichem Sitz. Beitr. path. Anat. **46**, 233 (1909). ~ Über das eosinophile und basophile Hypophysenadenom. Frankfurt. Z. Path. **4**, 70 (1910). ~ Nanosomia pituitaria. Beitr. path. Anat. **62**, 302 (1916). — Erdheim, J., Stumme, E.: Über die Schwangerschaftsveränderungen der Hypophyse. Beitr. path. Anat. **46**, 1 (1909). — Eskin, B. A., Dratman, M. B., Pettit, M. D.: The influence of ovarian hormones on goitrogenesis. Endocrinology **69**, 195 (1961). — Etienne, G., Richards, G.: Maladie de Basedow et Addisonisme. Rev. franç. Endocr. **4**, 1 (1926). — Evans, A. W. H., Woofrow, J. C., McDougall, C. D. M., Chew, A. R., Evans, R. W.: Antibodies in the families of thyrotoxic patients. Lancet **1967I**, 636. — Ezrin, C., Murray: The cells of the human adenohypophysis in pregnancy, thyroid disease and adrenal cortical disorders. In: Benoit, J., Cytologie de l'Adenohypophyse. Paris 1963. — Ezrin, C., Swanson, H. E., Humphrey, J. G., Dawson, J. W., Hill, F. M.: The cells of the human adeno-hypophysis in thyroid disorders. J. clin. Endocr. **19**, 958 (1959). — Ezrin, C., Swanson, H. E., Humphrey, J. G., Dawson, J. W., Wilson, W. D.: The delta-cell of the human adenohypophysis. Its response to acute and chronic illness. J. clin. Endocr. **18**, 917 (1958). — Ezrin, C., Wilson, W. D., Dawson, J. W., Hill, F. M.: The cytology of the adenohypophysis in various disorders of the adrenal cortex. J. clin. Endocr. **16**, 937 (1956).

Fabbrini, A., Marescotti, V., Ippolito, A.: L'ipogonadismos nel morbo di Addison. Folia endocr. (Roma) **9**, 421 (1956). — Faiman, C., Colwell, J. A., Ryan, R. J., Hershman, J. M., Shields, T. W.: Gonadotropin secretion from a bronchogenic carcinoma. New Engl. J. Med. **277**, 1395 (1967). — Fajans, S. S.: Hyperthyroidism in a patient with postpartum necrosis of the pituitary. Case report and implications. J. clin. Endocr. **18**, 271 (1958). — Falkmer, S.: Some comparative aspects of pancreatic alpha-cells and glucagon. Abstracts of Papers for the third Conference of European Comparative Endocrinologists, in: Gen. comp. Endocr. **5**, 674 (1965). — Farber, J. E., Gustina, F. J., Postoloff, A. V.: Cushing's syndrome in children. Amer. J. Dis. Child. **65**, 593 (1943). — Farrant, R.: Hyperthyroidism, its experimental production in animals. Brit. med. J. **1913II**, 1363. — Farrell, G.: Adrenoglomerulotropin. Circulation **21**, 1009 (1960). — Fassbender, H. G.: Pathologische Anatomie der endokrinen Drüsen. In: Kaufmann, Lehrbuch der speziellen pathologischen Anatomie, Bd. I/2. Berlin: W. de Gruyter & Co. 1956. — Feiring, E. H., Davidoff, L. M., Zimmerman, H. M.: Primary carcinoma of the pituitary. J. Neuropath. exp. Neurol. **12**, 205 (1953). — Feldman, J. D.: Endocrine control of the adrenal gland. Anat. Rec. **109**, 41 (1951). — Feltkamp, C. A.,

KWA, H. G.: Transformation of pituitary tumours from prolactin- into TSH-cell types. I. Electron microscopical observations. Acta endocr. (Kbh.), Suppl. **100,** 161 (1965). — FERNER, H.: Über die Entwicklung der Langerhans'schen Inseln nach der Geburt und die Bedeutung der versilberbaren Zellen im Pankreas. Z. mikr.-anat. Forsch. **44,** 451 (1938). ~ Das Inselsystem des Pankreas. Stuttgart: G. Thieme 1952. — FERNER, H., RUNGE, W.: Die Langerhans'schen Inseln von Diabetikern nach Behandlung mit dem oralen Antidiabetikum BZ 55. Dtsch. med. Wschr. **1956,** 331. — FEYRTER, F.: Über das Inselorgan des Menschen. Ergebn. allg. Path. path. Anat. **36,** 3 (1943). ~ Endophytische Hyperplasie des insulären Gangorgans. Z. mikr.-anat. Forsch. **59,** 227 (1952). ~ Über die peripheren endokrinen (parakrinen) Drüsen des Menschen, 2. Aufl. Wien-Düsseldorf: Maudrich 1953. — FIELD, J. B.: Chronic insulin resistant diabetics. Geriatrics **18,** 846 (1963). — FIELD, J. B., MARBLE, A.: Diminished adrenal cortical function in diabetes as shown in eosinophil response to stress of surgery. Proc. Soc. exp. Biol. (N.Y.) **77,** 195 (1951). — FINE, D., MEISELAS, L. E., COLSKY, J., OXENHORN, S.: Primary aldosteronism. Report of a case and discussion of the pathogenesis. New Engl. J. Med. **256,** 147 (1957). — FINK, E. B.: Diabetes insipidus, a clinical review and analysis of necropsy reports. Arch. Path. **6,** 102 (1928). — FISHER, C., INGRAM, W. R., RANSON, S. W.: Diabetes insipidus and the neuro-hormonal control of water-balance. Michigan: Edwards Bros. 1938. — FISHER, E. R., HICKS, J.: Further pathologic observations on the syndrome of peptic ulcer and multiple endocrine tumors. Gastroenterology **38,** 458 (1960). — FISHMAN, J., HELLMAN, L., ZUMOFF, B., GALLAGHER, T. F.: Influence of thyroid hormone on estrogen metabolism in man. J. clin. Endocr. **22,** 389 (1962). — FLEMING, C. M.: A case of Addison's disease, rapidly fatal. Brit. med. J. **1922 I,** 951. — FOLLEY, S. J.: Aspects of pituitary-mammary gland relationships. Recent Progr. Hormone Res. **7,** 107 (1952). — FORBES, A. P., ENGEL, E.: The high incidence of diabetes mellitus in 41 patients with gonadal dysgenesis, and their close relatives. Metabolism **12,** 428 (1963). — FORBES, A. P., HENNEMAN, P. H., GRISWOLD, G. C., ALBRIGHT, F.: A syndrome, distinct from acromegaly, characterized by spontaneous lactation, amenorrhea and low follicle stimulating hormone excretion (Abstract). J. clin. Endocr. **11,** 749 (1951). ~ Syndrome characterized by galactorrhea, amenorrhea and low urinary FSH: comparison with acromegaly and normal lactation. J. clin. Endocr. **14,** 265 (1954). — FORBES, W.: Carcinoma of the pituitary gland with metastases to the liver in a case of Cushing's syndrome. J. Path. Bact. **59,** 137 (1947). — FOYE, L. V., JR., FEICHTMEIR, T. V.: Adrenal cortical carcinoma producing solely mineralocorticoid effect. Amer. J. Med. **19,** 966 (1955). — FRANK, E.: Über Diabetes insipidus als Zeichen gesteigerter Funktion des Hinterlappens der Hypophysis. Berl. klin. Wschr. **26,** 1256 (1910). ~ Über die Beziehung der Hypophyse zum Diabetes insipidus. Berl. klin. Wschr. **1912,** 393. — FREDERICKSON, D. S.: Effect of massive cortisone therapy on thyroid function. J. clin. Endocr. **2,** 760 (1951). — FREEMAN, A. G.: Gross digital clubbing and exophthalmic ophthalmoplegia in thyroid disorders. Lancet **1958 II,** 57. — FREY, H. M.: Addison's disease complicated by Graves' disease. J. clin. Endocr. **19,** 1497 (1959). ~ Spontaneous pituitary destruction in diabetes mellitus. J. clin. Endocr. **19,** 1642 (1959). — FREYBERG, R. H., BARKER, P. S., NEWBURGH, L. H., COLLER, F. A.: Pituitary basophilism (Cushing's syndrome). Arch. intern. Med. **58,** 185 (1936). — FREYTAG, G.: Histologische und autoradiographische Untersuchungen am Inselsystem der Maus beim Insulin-antikörper-Diabetes. Beitr. path. Anat. **137,** 121—148 (1968). — FREYTAG, G., KLÖPPEL, G.: Experimentelle Insulitis und Pankreatitis nach Immunseren gegen Pankreasextrakte verschiedener Reinheitsgrade. Beitr. path. Anat. **139,** 138—160 (1969). — FREYTAG, G., KLÖPPEL, G., HOWE, I.: Zur Pathogenese der experimentellen Insulitis. Verh. dtsch. Ges. Path. **53,** 423—429 (1969). — FRIED, B. M.: Chronic pulmonary osteoarthropathy; dyspituitarism as probable cause. Arch. intern. Med. **72,** 565 (1943). — FRIEDMAN, I. S., MACKLES, A., DAICHMAN, I.: Development of virilization during pregnancy. J. clin. Endocr. **15,** 1281 (1955). — FRIIS, T.: Thyrotoxic crisis: Two cases, of which one subsequently developed Addison's disease. Ugeskr. Läg. **124,** 278 (1962). — FROESCH, E. R., BÜRGI, H., ZIEGLER, W., BALLY, P., LABHART, A.: Zur Pathogenese der tumorbedingten Hypoglykämie ohne Hyperinsulinismus. Schweiz. med. Wschr. **93,** 1250 (1963). — FROMMEL, R.: Über puerperale Atrophie des Uterus. Z. Geburtsh. Gynäk. **7,** 305 (1882). — FRUHLING, L., BATZENSCHLÄGER, A., PORTE, A.: Adénomes hyperplasiques pigmentés de la zone réticulée du cortex surrénalien. Ann. Anat. path., N.S. **3,** 175 (1958). — FRY, H. B.: The pituitary gland in diabetes mellitus and disorders of the glands of internal secretion. Quart. J. Med. **8,** 277 (1915). — FURTH, J. F.: Experimental pituitary tumors. Recent Progr. Hormone Res. **11,** 221 (1955). — FUTTERWEIT, W., ALLEN, L., MOSER, M.: Pheochromocytoma with radioactive iodine uptake and ECG-abnormalities. Case report with review of thyroid adrenal medullary interrelationships. Metabolism **11,** 589 (1962).

GABRILOVE, J. L., WEINER, H. E.: Effect of thyroid function on adrenocortical steroid metabolism in a patient with Addison disease and thyrotoxicosis. J. clin. Endocr. **22,** 795 (1962). — GAGEL, O.: Vegetatives System. In: Handbuch der inneren Medizin, Bd. 5/1, S. 453. Berlin-Göttingen-Heidelberg: Springer 1953. — GANONG, W. F., HUME, D. H.: Effect of hypothalamic lesions on steroid-induced atrophy of adrenal cortex in the dog. Proc. Soc. exp. Biol. (N.Y.) 88, 528 (1955). — GANS, F., SER, J.: Normal pregnancy and delivery in female pseudohermaphroditism. Acta endocr. (Kbh.) **30**, 424 (1959). — GASTINEAU, C. F., ARNOLD, J. W.: Thyroid disorders in Addison's disease. Proc. Mayo Clin. **38**, 323 (1963). — GAUNT, R.: The adrenal cortex in salt and water metabolism. Recent Progr. Hormone Res. **6**, 247 (1951). — GAUNT, W. D., BAHN, R. C., HAYLES, A. B.: A quantitative cytologic study of the anterior hypophysis of infants born of diabetic mothers. Proc. Mayo Clin. **37**, 345 (1962). — GAUPP JR., R.: Über den Diabetes insipidus. Z. ges. Neurol. Psychiat. **171**, 514 (1941). — GÉNEST, J., BIRON, P., KOIW, E., NOWACZYNSKI, W., BOUCHER, R., CHRÉTIEN, M.: Newer advances in the pathogenesis of human hypertension: the adrenal cortex and renal pressor mechanism. Ann. intern. Med. **54**, 1034 (1961). — GEPTS, W.: Contribution à l'étude morphologique des ilôts de Langerhans au cours du diabète. Ann. Soc. roy. Sci. méd. nat. Brux. **10**, 5 (1957). ~ Die Histologie der Langerhansschen Inseln bei juvenilem Diabetes, besonders in akuten Fällen. In: Fortschritte der Diabetesforschung, hrsg. v. K. OBERDISSE u. K. JAHNKE, S. 133. Stuttgart: Thieme 1963. ~ In: The structure and metabolism of the pancreatic islets, hrsg. S. E. BROLIN, B. HELLMAN, H. KNUTSON, p. 513. Oxford: Pergamon Press 1964. ~ Pathologic anatomy of the pancreas in juvenile diabetes mellitus. Diabetes **14**, 619 (1965). — GERHARTZ, H.: Schilddrüsenveränderungen beim Hunger. Verh. dtsch. Ges. Path. **32**, 284 (1948). — GERMAN, W. J.: Endocrine effects of pituitary tumours. Surgery **16**, 47 (1944). — GERSHBERG, H.: Growth hormone content and metabolic actions of human pituitary glands. Endocrinology **61**, 160 (1957). — GERSHBERG, H., HECHT, A., JAVIER, Z.: Growth hormone and blood calcium homeostasis. J. clin. Endocr. **27**, 1492 (1968). — GILBERT-DREYFUS, ZARA, M.: La cellule de Crooke: cellule réactionelle au cours de l'hypercorticisme. Bull. Mém. Hôp. Paris **67**, 660 (1951). — GILLIAND, J. C., GHOSE, M. B.: Dexamethasone suppression vest in Grave's disease. Proc. royal Soc. med. **55**, 130 (1962). — GIROUD, C. J. P., STACHENKO, J., PILETTA, P.: In vitro studies of the functional zonation of the adrenal cortex and the production of aldosterone. In: Aldosterone, hrsg. von MÜLLER und O'CONNOR. Boston: Little, Brown & Co. 1958. — GITMAN, L., ANT, M., JACOBI, M.: Combined hyperthyroidism and adrenal cortical insufficiency. Effect of iodine therapy. A case report. Ann intern. Med. **19**, 507 (1963). — GLASS, S. D., TOWNSLEY III, J. T., GEPPERT, L. J.: Neonatal hyperthyroidism. J. Pediat. **64**, 906 (1964). — GLOOR, F., PLETSCHER, A., HARDMEIER, TH.: Metastasierendes Inselzelladenom des Pancreas mit 5-Hydroxytryptamin- und Insulinproduktion. Schweiz. med. Wschr. **94**, 1476 (1964). — GÖTZL, A., ERDHEIM, J.: Zur Casuistik der trophischen Störungen bei Hirntumoren. Wien und Leipzig: Braunmüller 1904. — GOLDEN, A.: The distribution of cells in the human adenohypophysis. J. lab. Invest. 8, 925 (1959). — GOLDEN, A., BONDY, P. K., SHELDON, W. H.: Pituitary basophil hyperplasia and Crooke's hyaline changes in man after ACTH therapy. Proc. Soc. exp. Biol. (N.Y.) **74**, 455 (1950). — GOLDFIEN, A., MOORE, R., ZILELI, S., HAVENS, L. L., BOLING, L., THORN, G. W.: Plasma-epinephrine and norepinephrine levels during insulin-induced hypoglycemia in man. J. clin. Endocr. **21**, 296 (1965). — GOLDNER, M. G., VOLK, B. W.: The effects of hypophysectomy and prolonged growth hormone administration on the pancreatic A-cell of the cat. Ciba Found. Coll. Endocr. **9**, 75 (1956). — GOLDZIEHER: Über Sektionsbefunde bei Diabetes insipidus. Verh. dtsch. path. Ges. **16**, 281 (1913). — GOMORI, G.: Pathology of pancreatic islets. Arch. Path. **36**, 217 (1943). — GORBMAN, A. G.: Tumorous growth in the pituitary and trachea following radiotoxic dosages of J^{131}. Proc. Soc. exp. Biol. (N.Y.) **71**, 237 (1949). — GORDAN, G. S.: In: SOFFER et al., The virilizing syndrome in man (discussion). Recent Progr. Hormone Res. **5**, 430 (1950). — GOUDIE, R. B., PINKERTON, P. H.: Anterior hypophysitis and Hashimoto's disease in a young woman. J. Path. Bact. **83**, 58 (1962). — GRABER, H.: Ein Beitrag zur Frage der Ovarialaplasie unter besonderer Berücksichtigung eines Falles von beiderseitigem Fehlen der Ovarien bei einem Neugeborenen. Virchows Arch. path. Anat. **299**, 80 (1937). — GRAFF, V.: Schilddrüse und Genitale. Arch. Gynäk. **102**, 109 (1914). — GRASSMANN, W.: Diabetes insipidus bei Tumormetastasen in der Hypophyse. Frankfurt. Z. Path. **42**, 384 (1931). — GREENBERG, R. E., GARDNER, L. I.: Pheochromocytoma in father and son: report of the eigth known affected kindred. J. clin. Endocr. **19**, 351 (1959). — GREENBERG, W. V.: Addison's disease and hyperthyroidism. Ann. intern. Med. **55**, 663 (1961). — GREENE, R. C.: Spontaneous idiopathic bilateral adrenal apoplexy associated with hypertension. J. Amer. med. Ass. **152**, 133 (1953). — GRIESBACH, W. E.: Studies on experimental goitre. II. Changes in the anterior pituitary of the rat, produced by brassica seed diet. Brit. J. exp. Path. **22**, 245 (1941). — GRIESBACH, W. E., PURVES, H. D.: Significance of the basophil changes in the pituitary accompanying various forms of thyroxine deficiency. Brit. J. exp. Path. **26**, 13 (1945). — GRIESSMANN, H.: Phaeochromocytom und Diabetes mellitus. Zbl. Chir. **77**, 1343 (1952). — GRODSKY, G. M., BENNETT, L. L., SMITH, D. F., SCHMID, F. G.: Effect of pulse administration of glucose or glucagon on insulin secretion in vitro. Metabolism **16**, 222 (1967). — GROGAN, R. H.: Residual ovaries. Obestet. and Gynec. **12**, 329 (1958). — GROLLMANN, A., MCCALEB, W. E., WHITE, F. N.: Glucagon deficiency as cause of hypoglycemia. Metabolism **13**, 686 (1964). — GROSS,

R. E.: Neoplasms producing endocrine substances in childhood. Amer. J. Dis. Child. **59**, 579 (1940). — GRUNDNER-CULEMANN, A.: Morphologische Veränderungen des Herzmuskels bei Kaliummangel. Arch. Kreisl.-Forsch. **43**, 574 (1954). — GSELL, O., UEHLINGER, E.: Tuberkulöser Morbus Addison. Stellung der Nebennierentuberkulose im Ablauf der tuberkulösen Infektion. Beitr. Klin. Tuberk. **83**, 121 (1933). — GUIGNARD, J., DUCOMMUN, P.: L'action de la cortisone et de la prednisone sur les glandes endocrines de l'homme. Schweiz. med. Wschr. **88**, 427 (1958). — GUIN, G. H., GILBERT, E. F.: Cushings syndrome in children associated with adrenal cortical carcinoma. Amer. J. Dis. Child. **92**, 297 (1956). — GUINET, P., PUTELAT, R., TOMMASI, M., DECOURT, C., FRANCHET, G.: Un cas de craniopharyngiome avec galactorrhée et aménorrhée. Ann. Endocrin. (Paris) **22**, 385 (1961). — GURTNER, H. P.: Pseudohermaphroditismus masculinus und kongenitale Nebennierenrindenhyperplasie. Virchows Arch. path. Anat. **326**, 409 (1955). — GUTTMAN, P. H.: Addisons disease. Arch. Path. **10**, 742 (1930). — GYŐRY, G. Y., LÁSZLÓ, J., FEHÉR, L.: Vergleichende morphologische Untersuchungen über die sogenannte kleincystische Degeneration des Ovars und das polycystische Ovar (Hyperthecosis ovarii). Virchows Arch. path. Anat. **330**, 384 (1957).

HACHMEISTER, U., KRACHT, J.: Functional pathology of the calcitonin production sites. Abstr. 7th intern. congr. internat. Acad. Path., Milano 1968. — HAEKEL, D. B., FROHMANN, L., MIKAT, E., LEBOVITZ, H., SCHMIDT-NIELSEN, K., KINNEY, T. D.: Review of current studies of diet on the glucose tolerance of the sand rat (Psammomys obesus). Ann. N.Y. Acad. Sci. **131**, 459 (1965). — HALL, R., OWEN, S. G., SMART, G. A.: Evidence for genetic predisposition to formation of thyroid antibodies. Lancet **1960 II**, 187. — HALMI, N. S.: Two types of basophiles in the anterior pituitary of the rat and their respective cytophysiological significance. Endocrinology **47**, 289 (1950). — HAMILTON, J. B., CATCHPOLE, H. R., HAWKE, C. C.: Titers of gonadotrophins in urine of aged eunuchs. J. clin. Endocr. **5**, 203 (1945). — HAMPERL, H.: Über Versilberungsmethoden der Inselzellen nach Bodian. Virchows Arch. path. Anat. **321**, 482 (1952). — HANHART, E.: Die Erbpathologie des Diabetes insipidus. In: Handbuch der Erbbiologie des Menschen, Bd. 4. Berlin: Springer 1940. ~ Über die Erbbedingtheit der Glykogenosen und deren Beziehungen zum Diabetes mellitus. Schweiz. med. Wschr. **77**, 163 (1947). — HANN, F. VON: Über die Bedeutung der Hypophysenveränderungen bei Diabetes insipidus. Frankfurt. Z. Path. **21**, 337 (1918). — HANSEN, A. E., MCQUARRIE, J.: Proc. Soc. exp. Biol. (N.Y.) **44**, 611 (1940). — HANSSON, C. G.: Studies on the parathyroids in alloxan diabetic rats. Acta endocr. (Kbh.) **45**, 139 (1964). ~ The parathyroids in corticosteroid treated male rats. Acta endocr. (Kbh.) **55**, 247 (1967). — HANSSON, C. G., ANGERVALL, L.: The parathyroids in corticosteroid treated pregnant rats and their offspring II. Effect of deoxycorticosterone acetate (DOCA). Acta endocr. (Kbh.) **53**, 553 (1966). — HARRIS, G. W., WOODS, J. W.: Hypothalamus-pituitary-thyroid relationships. Ciba Found. Coll. Endocr. **10**, 13 (1957). — HARRIS, S.: Hyperinsulinism and dysinsulinism. J. Amer. med. Ass. **83**, 729 (1924). — HARRISON, M. T., HARDEN, R. MC. G., ALEXANDER, W. D.: Some effects of parathyroid hormone in thyrotoxicosis. J. clin. Endocr. **24**, 214 (1964). — HART, W. R., HINERMAN D. L.: Hyperplasia of pancreatic islets associated with extrapancreatic lymphoma and, sarcoma. Metabolism **14**, 1158 (1965). — HARTROFT, W. S.: Islet pathology in diabetes. Diabetes **5**, 98 (1956). — HARTROFT, W. S., BEST, C. H.: Insulin extractable from pancreas and islet cell histology; comparative studies in spontaneous diabetes in dogs and human subjects. Diabetes **3**, 444 (1954). — HARTROFT, W. S., WRENSHALL, G. A.: Correlation of B-cell granulation with extractable insulin of pancreas. Studies in adult human diabetics and nondiabetics. Diabetes **4**, 1 (1955). — HARVEY, C. P., TRACHTMAN, B., ZAROWITZ, H.: Hypoglycemic cardiac arrhythmia in early diabetes mellitus. N.-Y. St. J. Med. **62**, 3647 (1962). — HAWKING, F.: Differential cell counts of the pituitary gland in hypertension and endocrine disturbances. J. Path. Bact. **42**, 689 (1936). — HÉBERT, J. G., KOIW, E., NOWACZYNSKI, W., DAVIGNON, J., BIRON, P., BOUCHER, R., CHRETIEN, M., GENEST, J.: Etudes sur l'hyperaldostéronisme primaire. Un. méd. Can. **92**, 3 (1963). — HEDINGER, CHR.: Zur Frage des Morbus Addison ohne Pigmentvermehrung (sog. weißer Morbus Addison). Schweiz. med. Wschr. **80**, 489 (1950). ~ Zur Pathologie der Haemochromatose als Syndrom. Helv. med. Acta **20**, Suppl. XXXII, 28 (1953). ~ Beidseitige Hodentumoren und kongenitales adrenogenitales Syndrom. Schweiz. Z. allg. Path. **17**, 744 (1954). ~ In: LABHART, Klinik der inneren Sekretion. Berlin-Göttingen-Heidelberg: Springer 1957, 1971. ~ Pers. Mitteilung, 1966. — HEDINGER, CHR., HÜRZELER, D.: Hypopituitarismus bei Dystrophie des Hypophysenhinterlappens. Acta endocr. (Kbh.) **16**, 170 (1953). — HEDINGER, E.: Über die Kombination von Morbus Addisonii mit Status lymphaticus. Frankfurt. Z. Path. **1**, 527 (1907). ~ Über Wucherung der Leydig'schen Zwischenzellen bei Chorionepitheliom des Hodens. Z. angew. Anat. **7**, 55 (1920). — HEGGLIN, R.: Die Systole im Insulinschock und Coma diabeticum. Cardiologia (Basel) **2**, 170 (1938). — HEIDRICH, L., FELS, E., MATHIAS, E.: Testikuläres Chorionepitheliom mit Gynäkomastie und mit einigen Schwangerschaftserscheinungen. Bruns Beitr. klin. Chir. **150**, 350 (1930). — HEINBECKER, P.: The pathogenesis of Cushing's syndrome. Medicine (Baltimore) **23**, 225 (1944). — HEINBECKER, P., PFEIFFENBERGER, M.: Further clinical and experimental studies on the pathogenesis of Cushing's syndrome. Amer. J. Med. **9**, 3 (1950). — HELLEM, A. J.: Primary aldosteronism. Report of a case. Acta med. scand. **155**, 271 (1956). — HELLER, C. G., NELSON, W. O.: Hyalinization of the seminiferous tubules associated with normal or failing Leydig cell function. J. clin. Endocr. **5**, 1 (1945). ~ Classification of male hypogonadism and a discussion of the pathologic physiology, diagnosis and treatment. J. clin. Endocr. **8**, 345 (1948). — HELLERSTRÖM, C., HELLMAN, B.: Some aspects of silver impregnation of the islets of Langerhans in the rat. Acta endocr. (Kbh.) **35**, 518 (1960). ~ Reactions of the two types of A-cells in the islets of Langerhans after administration of glucagon. Acta endocr. (Kbh.) **41**, 116 (1962). — HELLERSTRÖM, C., HELLMAN, B., PETERSSON, B., ALM, G.: The two types of pancreatic A-cells and their relation to the glucagon secretion. In: The structure and metabolism of the pancreatic islets, hrsg. v. S. E. BROLIN, B. HELLMAN u. H. KNUTSON, p. 117. Oxford: Pergamon Press 1964. — HELLMAN, B.: The development of the mammalian endocrine pancreas. Biol. Neonat. (Basel) **9**, 263 (1965/66). ~ Möjligheten av en lokal reglering av insulinsekretionen genom faktorer i β-cellernas omedelbara omgivning. Läkartidning **65**, 3618 (1968). ~ Islet morphology and glucose metabolism in relation to the specific function of the pancreatic β-cells. Proc. 6th Congr. Int. Diab. Fed., Excerpta med. Found. (Amst.) **172**, 53 (1969). — HELLMAN, B., ANGERVALL, L.: The frequency distribution of the number and volume of the islets of Langerhans in man. Studies in diabetes of early onset, insuloma and acromegaly. Acta path. microbiol. scand. **53**, 230 (1961). — HENNES, A., WAJCHENBERG, B. L., ULHOA CINTRA, A. B.: Síndrome caracterizado por hipotireoidismo e galactorreia. Portugal méd. **44**, 693 (1960). — HENSLER, L., HARTMANN, H.: Diabetes mellitus, kompensiert durch Beta-Zelladenom des Pancreas. Schweiz. med. Wschr. **86**, 630 (1956). — HENZI, H.: Zur pathologischen Anatomie des Diabetes insipidus. Mschr. Psychiat. Neurol. **123**, 292 (1952). — HERLANT, M.: Corrélations hypophysogénitales chez la femelle de la chauve-souris, Myotis myotis (Borkhausen). Arch. Biol. (Paris) **67**, 89 (1956). — HERRING, P. T.: The effect of thyroid feeding on the weight of the suprarenals and on their adrenal content. Cl. J. exp. Physiol. **11**, 47 (1917). — HERRMANN, W. L., BUCKNER, F., BASKIN, A.: Interstitial-cell tumor of the testis with gynecomastia. J. clin. Endocr. **18**, 834 (1958). — HERTIG, A. T., MANSELL, H.: The female genitalia. In: ANDERSON, Pathology, p. 1032. St. Louis: Mosby 1957. — HEWER, T. F.: Ateleiotic dwarfism with normal sexual function, a result of hypopituitarism. J. Endocr. **3**, 397 (1944). — HEWER, T. F., HELLER, H.: Non-lipid reticulo-endotheliosis and diabetes insipidus. J. Path. Bact. **61**, 499 (1949). — HEWLETT, J. S., MCCULLAGH, E. P., FARRELL, G. L., DUSTAN, H. P., POUTASSE, E. F., PROUDFIT, W. L.: Aldosteron-producing tumors of the adrenal gland. J. Amer. med. Ass. **164**, 719 (1957). — HILD, W.: Über Neurosekretion im Zwischenhirn des Menschen. Z. Zellforsch. **37**, 301 (1952). — HILL, S. R., REISS, R. S., FORSHAM, P. H., THORN, G. W.: The effect of adrenocorticotropin and cortisone on thyroid function: Thyroid-adenocortical interrelationship. J. clin. Endocr. **10**, 1375 (1950). — HINERMANN, D. L.: Cytology of hyperplastic pancreatic islets in Addison's disease. Arch. Path. **51**, 539 (1951). — HODGES, R. E., HAMILTON, H. E., KEITTEL, W. C.: Pregnancy in myxedema. Arch. intern. Med. **90**, 863 (1952). — HOOFT, C., BODDAERT, J., WINCKEL, H. VAN, VALCKE, J.: Un cas de syndrome adrénogénital avec présence de cellules sympathicotropes dans le hile des ovaires. Ann. Endocr. (Paris) **17**, 1 (1956). — HOSKINS, R. G.: Congenital thyroidism: An experimental study of the thyroid in relation to the other organs of internal secretion. Amer. J. Physiol. **26**, 426 (1910). ~ Thyroid secretion as a factor in adrenal activity. J. Amer. med. Ass. **55**, 1724 (1910). — HOTZ, G.: Über Endemische Struma, Kretinismus und ihre Prophylaxe. Klin. Wschr. **1**, 2073 (1922). — HOUSSAY, B. A.: Thyroid and metathyroid diabetes. Endocrinology **35**, 158 (1944). — HOUSSAY, B. R., BIASOTTI, A.: Le diabète pancréatique des chiens hypophysectomisés. C. R. Soc. Biol. (Paris) **105**, 121 (1930). — HOUSTON, J. C., PRICE, T. M. L.: Addison's disease: A clinical review of 34 cases with reports of 3 cases showing thyrotoxicosis. Guy's Hosp. Rep. **97**, 254 (1946). — HOWARD, E., MIGEON, CL.: Sex hormone secretion by the adrenal cortex. In: Handbuch der experimentellen Pharmakologie, Bd. 14, Teil 1. Berlin-Göttingen-Heidelberg: Springer 1962. — HOWARD, R. P., SNIFFEN, R. C., SIMMONS, F. A., ALBRIGHT, F.: Testicular deficiency: a clinical and pathological study. J. clin. Endocr. **10**, 121 (1950). — HUDSON, J. B., CHOBANIAN, A. V., RELMAN, A. S.: Hypoaldosteronism. A clinical study of a patient with isolated adrenal mineralocorticoid deficiency, resulting in hyperkaliemia and Stokes-Adams-attacks. New Engl. J. Med. **257**, 529 (1957). — HUGGINS, C., MOULDER, P. V.: Estrogen production by Sertoli cell tumors of the testis. Cancer Res. **5**, 510 (1945). — HUGHEDSON, P. E., FRASER, I. T.: Arrhenoblastoma of ovary. Acta obstet. gynec. scand. **32** (Suppl. 4) (1953). — HULTQUIST, G., LARSSON, Y., OLDING, L.: The pathology of the endocrine organs of infants of diabetic or Rh-immunized mothers. (Abstract.) Diabetologia **1**, 134 (1965). — HULTQUIST, G. T.: Nuclear size in the cells of Langerhans islets during starvation in the rat. Acta anat. (Basel) **49**, 281 (1962). — HULTQUIST, G. T., LINDGREN, T., DALGAARD, J. B.: Kongenital hyperplasi av Langerhans' öar med ökning av β-cellerna hos foster till diabetiska mödrar. Nord. Med. **31**, 1841 (1946). — HULTQUIST, T., ENGFELDT, B.:

Giant growth of rat fetuses produced experimentally by means of administration of hormones to mother during pregnancy. Acta endocr. (Kbh.) **3**, 365 (1949). — HUME, R., ROBERTS, G. H.: Hypophysitis and hypopituitarism. Report of a case. Brit. med. J. **1967I**, 548. — HUNT, A. B., McCONAHEY, W. M.: Pregnancy associated with diseases of the adrenal glands. Amer. J. Obstet. Gynec. **66**, 970 (1953). — HUSSLEIN, H.: Hiluszellen im Ovar als Ursache der senilen Hyperplasia endometrii. Z. Geburtsh. Gynäk. **130**, 32 (1948). — HUTCHINSON, W.: The pituitary gland as a factor in acromegaly and gigantism. N.Y. med. J. **69**, 341 u. 450 (1898); **72**, 89 u. 133 (1900).

IANNACONNE, A., GABRILOVE, J. L., SOHVAL, A. R., SOFFER, L. J.: The ovaries in Cushings syndrome. New Engl. J. Med. **261**, 775 (1959). — IVERSEN, K.: Acromegaly associated with phaeochromocytoma. Acta med. scand. **142**, 1 (1952).

JACKSON, W. P. U.: Studies in pre-diabetes. Brit. med. J. **1952II**, 690. ~ Post-thyroidectomy hypothyroidism, hypoparathyroidism, exophthalmos and galactorrhea with normal menstruation: metabolic response to probenecid. J. clin. Endocr. **16**, 1245 (1956). — JALLUT, O., KOENIG, P. M., LABHART, A.: Akropachie bei thyreo-hypophysärem Syndrom (Trommelschlegelfinger, Osteoarthropathia hypertrophicans, maligner Exophthalmus und lokalisiertes praetibiales Myxödem). Schweiz. med. Wschr. **92**, 255 (1962). — JARRETT, R. J., COHEN, N. M.: Intestinal hormones and plasma insulin. Lancet **1967II**, 861. — JAYSON, M. I. V., DONIACH, D., BENHAMOU-GLYNN, N., ROITT, I. M., EL KABIR, D. J.: Thyrotoxicosis and Hashimoto goitre in a pair of monozygotic twins with serum long-acting thyroid stimulator. Lancet **1967I**, 15. — JENKINS, J. S., PILKINGTON, T. R. E., ROSENAER, V. M.: Thyrotoxicosis and Addison's disease in the same patient. Brit. med. J. **1960I**, 1025. — JENKINS, M. E.: Precocious menstruation in hypothyroidism. Amer. J. Dis. Child. **109**, 252 (1965). — JONES, H. W., JR., JONES, G. E. S.: The gynecological aspects of adrenal hyperplasia and allied disorders. Amer. J. Obstet. Gynec. **68**, 1330 (1954). — JOPLIN, G. F.: The effect of yttrium-90 pituitary implantation on diabetic retinopathy. Ciba Found. Coll. Endocr. **15**, 354 (1964). — JORES, A.: Die Nebennieren und ihre Krankheiten. In: Handbuch der inneren Medizin, 4. Aufl., Bd. VII/1, S. 149. Berlin-Göttingen-Heidelberg: Springer 1955. — JORON, G. E., HOBKIRK, R., BLAHEY, P. R., ROUTLEDGE, J. H., FOWLER, A. F.: Urinary estrogens in pregnant diabetics. A clinical correlation. Diabetes **11**, 514 (1962). — JORPES, E., MUTT, V.: Sekretin och glucagon som regulatorer för insulininsöndringen till blodet. Nord. Med. **77**, 301 (1967). — JOSEPHSON, B.: The adrenal cortical syndrome in a case with tumor from an accessory adrenal gland. Acta med. scand. **90**, 385 (1936).

KALKHOFF, R., SCHALCH, D. S., WALKER, J. L., BECK, P., KIPNIS, D. M., DAUGHADAY, W. H.: Diabetogenic factors associated with pregnancy. Trans. Ass. Amer. Phycns. **77**, 270 (1964). — KAPPELER, H. J.: Zusammentreffen von Morbus Addison und Hyperthyreose. Helv. med. Acta **32**, 435 (1965). — KAPPELER, R.: Hyperthyreose und Panhypopituitarismus im Verlauf eines chromophoben Adenoms der Hypophyse. Schweiz. med. Wschr. **89**, 367 (1959). — KARAM, J. H., GRODSKY, G., FORSHAM, P. H.: The relationship of obesity and growth hormone to serum insulin levels. Ann. N.Y. Acad. Sci. **131**, 374 (1965). — KARHAUSEN, L. R., TAGNON, R. F., BRIHAYE, J., ZYLBERSZAC, S., HENNEAUX, J.: Hypopituitarism and skin pigmentation associated with malignent hypertension and an intrasellar cholesteatoma. Cancer (Philad.) **12**, 527 (1959). — KAUFMANN, C., ZANDER, J.: Progesteron und Chorionepitheliom. Acta endocr. (Kbh.) **17**, 216 (1954). — KEETTEL, W. C., BRADBURY, J. T., STODDARD, F. J.: Observations on the polycystic ovary syndrome. Amer. J. Obstet. Gynec. **73**, 954 (1957). — KENDLE, F. W.: Case of precocious puberty in female cretin. Brit. med. J. **1905I**, 246. — KENNEDY, A., KILSHAW, D., REID, N. C. R. W., TAYLOR, W. H.: Pineal enlargement with hypernatremia, hypokalemic alkalosis and thyrotoxikosis. Brit. med. J. **1962II**, 641. — KEPLER, E. J.: The relationship of "Crooke's changes" in the basophilic cells of the anterior pituitary body to Cushing's syndrome (pituitary basophilism). J. clin. Endocr. **5**, 70 (1945). — KEPLER, E. J., SPRAGUE, R. G., CLAGETT, O. T., POWER, M. H., MASSON, H. L., ROGERS, H. M.: Adrenal cortical tumor associated with Cushings syndrome, report of a case with metabolic studies and remarks on the pathogenesis of Cushings syndrome. J. clin. Endocr. **8**, 499 (1948). — KERKHOVEN, P.: Hypophysenvorderlappennekrosen bei Verbrennungsschock. Schweiz. med. Wschr. **95**, 1066 (1965). — KERNOHAN, J. W., SAYRE, G. P.: Tumors of the pituitary gland and infundibulum. Armed Forces Inst. of Path., Washington 1956. — KEYSER, L. D., WALTERS, W.: Carcinoma of the suprarenal associated with unusual endocrine manifestations. J. Amer. med. Ass. **82**, 87 (1924). — KILBY, R. A., BENNETT, W. A., SPRAGUE, R. G.: Anterior pituitary glands in patients treated with cortisone and corticotropin. Amer. J. Path. **33**, 155 (1957). — KIND, C.: Das endokrine System der Anencephalen. Helv. paediat. Acta **17**, 244 (1962). — KIND, H. P.: Die Häufigkeit der Struma maligna im Sektions- und Operationsgut des Pathologischen Instituts der Universität Zürich von 1900 bis Mitte 1964. Schweiz. med. Wschr. **96**, 560 (1966). — KIPFER, K.: Spontane Hypoglykämie bei nicht pankreatischen malignen Abdominaltumoren. Helv. med. Acta **24**, 556 (1957). — KIRK, E.: Untersuchungen über die gröbere und feinere topographische Verteilung der

Arterien, Venen und Ausführungsgänge in der menschlichen Bauchspeicheldrüse. Z. Anat. Entwickl.-Gesch. **94**, 822 (1931). — KIYONO, H.: Über Zwischenhirnveränderungen bei Diabetes insipidus. Virchows Arch. path. Anat. **257**, 477 (1925). — KLEEMAN, C. R., TUTTLE, S., BASSETT, S.: Metabolic observations in a case of thyrotoxicosis with hypercalcemia. J. clin. Endocr. **18**, 477 (1958). — KLINEFELTER, H. F., REIFENSTEIN, E. C., ALBRIGHT, F.: Syndrome characterized by gynecomastia, aspermatogenesis without aleydigism and increased excretion of follicle stimulating hormone. J. clin. Endocr. **2**, 615 (1942). — KOBAYASHI, H., OOTA, Y., UMURA, H., HIRANO, T.: Electron-microscopic and pharmacological studies on the rat median eminence. Z. Zellforsch. **71**, 387 (1966). — KOCH, E., SAILER, F.: Long-term observation of two patients after total pancreatectomy. Dtsch. med. Wschr. **88**, 2499 (1963). — KÖHNE, G.: Die Beziehungen des angeborenen Olfactoriusdefekts zum primären Eunuchoidismus des Mannes. Virchows Arch. path. Anat. **314**, 345 (1947). — KÖNIG, M. P., GUBLER, R.: Hypercalcämie bei Hyperthyreose. Schweiz. med. Wschr. **89**, 369 (1959). — KOERNER, K. A.: Congenital goiter with exophthalmos and hyperthyroidism. J. Pediat. **45**, 464 (1954). — KORP, W., LEVETT, R. E.: Das Mauriac'sche Syndrom — eine Sonderform des juvenilen Diabetes mit schwerer Angiopathia im Erwachsenenalter. Wien. klin. Wschr. **77**, 414 (1965). — KRACHT, J.: Das Inselzellsystem bei Über- und Unterfunktion der Nebennierenrinde. Verh. dtsch. path. Ges. **40**, 272 (1956). ~ Das Inselorgan bei Hypothyreose. Frankfurt. Z. Path. **72**, 24 (1962). ~ Pathologie der ektopisch hormonbildenden Geschwülste. Med. Klin. **63**, 41 (1968). — KRACHT, J., HACHMEISTER, U., KRUSE, H.: Thyreocalcitonin und die C-Zellen der Schilddrüse. Münch. med. Wschr. **110**, 203 (1968). — KRACHT, J., SPAEHTE, M.: Über Wechselbeziehungen zwischen Schilddrüse und Nebennierenrinde. I. Der thyreo-corticotrope Phasenwechsel in der Sekretionsbiologie des Hypophysenvorderlappens. Virchows Arch. path. Anat. **323**, 174 (1953). — KRAHL, M. E.: In Symposium on hypophysical growth hormone, p. 309. New York: Blakiston 1955. — KRATZSCH, E.: Experimentell-morphologische Untersuchungen am Zwischenhirn-Hypophysen-System der Ratte bei Polyurie infolge Alloxanvergiftung. Z. Zellforsch. **36**, 371 (1951). — KRAUS, E. J.: Die Beziehungen der Zellen des Vorderlappens der menschlichen Hypophyse zueinander unter normalen Verhältnissen und in Tumoren. Beitr. path. Anat. **58**, 159—210 (1914). ~ Hypophyse und Diabetes mellitus. Virchows Arch. path. Anat. **228**, 68 (1920). ~ Zur Pathologie der basophilen Zellen der Hypophyse. Zugleich ein Beitrag zur Pathologie des Morbus Basedowi und Addisoni. Virchows Arch. path. Anat. **247**, 421 (1923). ~ Die Hypophyse. In: HENKE/LUBARSCH, Handbuch der speziellen pathologischen Anatomie und Histologie, Bd. VIII, S. 810. Heidelberg: Springer 1926. ~ Zur Frage der Funktion fötaler endokriner Organe. Beitr. path. Anat. **82**, 221 (1929). ~ In: Handbuch der speziellen Anatomie und Histologie, hrsg. v. F. HENKE und O. LUBARSCH, Bd. V/2, S. 703. Berlin: Springer 1929. ~ Die morphologischen Veränderungen der menschlichen Hypophyse nach Zerstörung der Zwischenhirnbasis bzw. des Hypophysenstiels und deren Folgen. Virchows Arch. path. Anat. **286**, 656 (1932). ~ Handbuch der Gynäkologie, 3. Aufl., Bd. 9, S. 865. München 1936. ~ Morphologic aspects and genesis of disorders of the adenohypophysis. Arch. Path. **40**, 191 (1945). — KREMER, H. V.: Juvenile diabetes as sequel to mumps. Amer. J. Med. **3**, 357 (1947). — KRETCHMER, N., DICKINSON, A., KARL, R.: Aldosteronism in a nine year old child. Amer. J. Dis. Child. **94**, 452 (1957). — KRÖNKE, E., PARADE, G. W.: Morbus Cushing bei Ovarialteratom. Z. klin. Med. **134**, 698 (1938). — KUCSKO, L., SEITELBERGER, F.: Über die Auswirkung der spontanen Ausschaltung der Neurohypophyse und des Hypothalamus bei intakter Adenohypophyse auf die inkretorischen Drüsen. Endokrinologie **32**, 136 (1955). — KÜHNLEIN, E., MEYTHALER, M.: Extrapankreatische Tumoren mit schwerer Spontanhypoglykämie. Ärztl. Forsch. **12**, 189 (1958). — KUHLENCORDT, F., KRACHT, J.: Chronischer Hyperparathyreoidismus mit C-Zellenhyperplasie der Schilddrüse. Dtsch. med. Wschr. **93**, 2411 (1968). — KYLE, L. H., MEYER, R. J., CANARY, J. J.: Mechanism of adrenal atrophy in Cushings syndrome due to adrenal tumor. New Engl. J. Med. **257**, 57 (1957).

LABHART, A.: Klinik der Inneren Sekretion. Berlin-Göttingen-Heidelberg: Springer 1957, 2. Aufl. 1971. — LABHART, A., PRADER, A., GINSBERG, J.: Der myatonische Diabetes. In: Diabetes mellitus, Pathophysiologie und Klinik, hrsg. v. E. F. PFEIFFER (im Druck). — LACY, P. E.: Electron microscopy of the beta cell of the pancreas. Symposium. Amer. J. Med. **31**, 851 (1961). ~ Studies by electron microscopy of secretory processes of islet cells. In: On the nature and treatment of diabetes, hrsg. v. B. S. LEIBEL und G. A. WRENSHALL. Amsterdam: Excerpta Med. Found. 1965. — LACY, P. E., CARDEZA, A. F., WILSON, W. D.: Electron microscopy of the rat pancreas, effects of glucagon administration. Diabetes **8**, 36 (1959). — LACY, P. E., HARTROFT, W. S.: Electron microscopy of the islets of Langerhans. Ann. N.Y. Acad. Sci. **82**, 266 (1959). — LAESCHKE, R.: Die Nebennierenrinde des Menschen bei Störungen der Keimdrüsentätigkeit und bei Fettansatz trotz Mangelernährung. Anat. Anz. **96**, 1 (1947). — LAIDLAW, J. C., COHEN, M., GORNALL, A. G.: Studies on the origin of aldosterone during human pregnancy. J. clin. Endocr. **18**, 222 (1958). — LAKIN, M., BRADLEY, R. F., BELL, G. O.: Acute hyperthyroidism in severe diabetic ketoacidosis. Amer. J. med. Sci. **241**, 443 (1961). — LAMBERG, B. A.: Cushing's syndrome co-existing with hypothyroidism. Report of a case and some metabolic observations. Acta med. scand. **75**, Suppl. 412, 159 (1964). — LANCERAUX, E.: Nouveaux faits de diabète sucré avec altération du pancréas; physionomie, évolution rapide, modes de terminaison, indications pronostiques et thérapeutiques de cette maladie; le diabète sucré n'est pas une maladie univoque; principaux types morbides compris sous cette dénomination. Bull. Acad. Méd. (Paris) **19**, 588 (1888). — LANDAU, R. L., STIMMEL, B. F., HUMPHREYS, E., CLARK D. D.: Gynecomastia and retarded sexual development resulting from a long-standing estrogen-secreting adrenal tumor. J. clin. Endocr. **14**, 1097 (1954). — LANDING, B. H.: Hilar-cell proliferation in the adrenogenital syndrome. J. clin. Endocr. **14**, 245 (1954). — LANDING, B. H., FERIOZI, D.: Effects of ACTH and cortisone on the adrenals and pituitaries of children with acute leukemia. J. clin. Endocr. **14**, 910 (1954). — LANGE-COSACK, H.: Verschiedene Gruppen der hypothalamischen Pubertas praecox. I und II. Dtsch. Z. Nervenheilk. **166**, 499 (1951); **168**, 237 (1952). — LANGHANS, TH.: Über die epithelialen Formen der malignen Struma I. Virchows Arch. path. Anat. **189**, 69 (1907). ~ Weitere Mitteilungen über die epitheliale Struma. Virchows Arch. path. Anat. **206**, 419 (1911). — LAQUEUR, G. L.: Cytological changes in human hypophysis after cortisone and ACTH treatment. Science **112**, 429 (1950). — LAQUEUR, G. L., BERNSTEIN, D. E.: The anterior hypophysis in chronic adrenal insufficiency. Stanf. med. Bull. **6**, 199 (1948). — LAWRENCE, R. D.: Lipodystrophy and hepatomegaly with diabetes, lipemia and other metabolic disturbances. Lancet **1946 I**, 724, 773. ~ Three types of human diabetes. Ann. intern. Med. **43**, 1199 (1955). — LAZAROW, A.: Cell types of the islets of Langerhans and the hormones they produce. Diabetes **60**, 222 (1957). — LAZARUS, S. S., BARDEN, H.: Localisation of aldehyde fuchsin and adenosine triphosphatase staining in pancreatic beta-cells. J. Histochem. Cytochem. **9**, 628 (1961). — LAZARUS, S. S., VOLK, B. W.: Glycogen infiltration ("hydropic degeneration") in the pancreas. Arch. Path. **66**, 59 (1958). ~ Pathogenesis of hydropic degeneration (glycogen-infiltration) in the diabetic pancreas. Diabetes **7**, 15 (1958). ~ Pancreas in maturity onset diabetes. Arch. Path. **71**, 44 (1961). ~ Ultramicroscopic and histochemical studies on pancreatic beta-cells stimulated by tolbutamide. Diabetes **11**, Suppl. 2 (1962). — LE COMPTE, P. M.: Width of adrenal cortex in lymphatic leukemia, lymphosarcoma and hyperthyroidism. J. clin. Endocr. **9**, 158 (1949). — LE COMPTE, P. M., MERRIAM, J. C., JR.: Mitotic figures and enlarged nuclei in the islands of Langerhans in man. Diabetes **11**, 35 (1962). — LE COMPTE, P. M., STEINKE, J., SOELDNER, J. S., RENOLD, A. E.: Changes in the islets of Langerhans in cows injected with heterogenous and homologous insulin. Diabetes **15**, 586 (1966). — LEHR, D.: Causative relationships of parathyroid hormone to renogenic and reniprival cardiovascular disease. Ann. N.Y. Acad. Sci. **72**, 901 (1959). — LENTLE, B. C., THOMAS, J. P.: Adrenal function and the complications of diabetes mellitus. Lancet **1964 II**, 544. — LERNER, A. B.: Melanin pigmentation. Amer. J. Med. **19**, 902 (1955). — LEVENTHAL, M. L.: The Stein-Leventhal syndrome. Amer. J. Obstet. Gynec. **76**, 825 (1958). — LEVIN, M. E., DAUGHADAY, W. H., LEVY, I.: Persistent lactation associated with pituitary tumor and hyperadrenalcorticism. Amer. J. Med. **27**, 172 (1959). — LEVINE, S.: Allergic adenohypophysitis: New experimental disease of the pituitary gland. Science **158**, 1190 (1967). — LI, M. C., RALL, J. E., MCLEAN, J. P., LIPSETT, M. B., RAY, B. S., PEARSON, O. G.: Thyroid function following hypophysectomy. J. clin. Endocr. **15**, 1228 (1955). — LIEBEGOTT, G.: Studien zur Orthologie und Pathologie der Nebennieren. Beitr. path. Anat. **109**, 93—178 (1944). ~ Die Pathologie der Nebennieren. Verh. dtsch. path. Ges. **36**, 21 (1952). ~ In: Pathologie der Laboratoriumstiere, Bd. I, S. 501—553. Berlin-Göttingen-Heidelberg: Springer 1958. ~ Über Gefäß- und Parenchymveränderungen des Pankreas bei Hypertonie. In: Fortschr. der Diabetesforschung, hrsg. v. K. OBERDISSE und K. JAHNKE, S. 145. Stuttgart: Thieme 1963. — LIECHTI, R.D., HODGES, R.E., BURKET, J.: Cancer and thyroid function. J. Amer. med. Ass. **183**, 30 (1963). — LIETZ, H., SCHMÄHLING, H. U., ZIPPEL, H.: Veränderungen an den C-Zellen der Rattenschilddrüse bei Hyper- und Hypocalciämie. Virchows Arch. Abt. A Path. Anat. **348**, 290—305 (1969). — LIETZ, H., ZIPPEL, H.: Cytochemische Untersuchungen zur vergleichenden Morphologie der C-Zellen in der Schilddrüse. Z. Zellforsch. **102**, 85—98 (1969). — LINQUETTE, M., LAINE, E., GAUTIER, P., FOSSATI, P., MAY, J. P.: Le syndrome galactorrhée-aménorrhée au cours des tumoeurs hypophysaires. Ann. Endocr. (Paris) **22**, 817 (1961). — LITTLE, B., SMITH, O. W., JESSIMAN, A. G., SELENKOW, H. A., VAN'T HOFF, W., EGLIN, J. M., MOORE, F. D.: Hypophysectomy during pregnancy in a patient with cancer of the breast. J. clin. Endocr. **18**, 425 (1958). — LJUNGBERG, O., CEDERQUIST, E., STUDNITZ, W. v.: Medullary thyroid carcinoma and phaeochromocytoma. familial chromaffinomatosis. Brit. med. J. **1967 I**, 279. — LOEFFLER, W.: Beitrag zur Kenntnis der Addisonschen Krankheit. Z. klin. Med. **90**, 265 (1921). — LÖHLEIN, W.: Die bitemporale Hemianopsie der Schwangeren. Mschr. Geburtsh. Gynäk. **65**, 129 (1924). — LOESER, A.: Hypophysenvorderlappen und Schilddrüse. Naunyn-Schmiedebergs Arch. exp. Path. Pharmak. **173**, 62 (1933). — LOHRENZ, F. N., FERNANDEZ, R., DOE, R. P.: Isolated thyrotropine deficiency. Review and report of three cases. Ann. intern. Med. **60**, 990 (1964). — LOWBEER, L.: Hypoglycemia producing extrapancreatic neoplasma, a review. Amer. J. clin. Path. **35**, 233 (1961). — LUDER, J., BURNETT, D.: Congenital renal tubular defect. Arch. Dis. Childh. **29**, 44 (1954). — LUDWIG,

G. D., GOLDBERG, M.: Hyponatremia in acute intermittent porphyria probably resulting from inappropriate secretion of antidiuretic hormone. Ann. N.Y. Acad. Sci. **104**, 710 (1963). — LUFT, R.: A study on hirsutism, Cushing's syndrome and precocious puberty. Acta med. scand., Suppl. **149** (1944). ~ The rôle of the pituitary in human diabetes. Ciba Found. Coll. Endocr. **15**, 348 (1964). — LUKENS, F. D. W.: Pituitary diabetes. Amer. J. med. Sci. **212**, 229 (1946). — LUKENS, F. D. W., FILIPPIN, H. F., THIGPEN, F. M.: Adrenal cortical adenoma with absence of the opposite adrenal. Amer. J. med. Sci. **193**, 812 (1937). — LUSE, S.: In: Clinicopathological conference: Non-puerperal galactorrhea, amenorrhea and visual loss. Amer. J. Med. **33**, 591 (1962). — LYONS, W. R., JOHNSON, R. E., LI, C. H.: The hormonal control of mammary growth and lactation. Recent Progr. Hormone Res. **14**, 219 (1958).

MACCALLUM, W. G., FUTCHER, T. B., DUFF, G. L., ELLSWORTH, R.: Relation of Cushing syndrome to pars intermedia of hypophysis. Bull. Johns Hopk. Hosp. **56**, 350 (1935). — MACDONALD, W. B.: Congenital pitressin resistant diabetes insipidus of renal origin. Pediatrics **15**, 298 (1955). — MACLEAN, N., OGILVIE, R. F.: Observations on the pancreatic islet tissue of young diabetic subjects. Diabetes 8, 83 (1959). — MADDOCK, W. O., CHASE, J. D., NELSON, W. O.: The effects of large doses of cortisone on testicular morphology and urinary gonadotrophin estrogen and 17-ketosteroid excretion. J. Lab. clin. Med. **41**, 608 (1953). — MADDOCK, W. O., NELSON, W. O.: The effect of chorionic gonadotropin in adult men: increased estrogen and 17-ketosteroid excretion, gynecomastia, Leydig cell stimulation and seminiferous tubule damage. J. clin. Endocr. **12**, 985 (1952). — MÄHRLEIN, W.: Veränderungen der Schilddrüse bei chronischer Unterernährung und im Hunger. Beitr. path. Anat. **111**, 13 (1951). — MANN, J. G., DE NARDO, G. L.: Acute intermittent porphyria associated with hyperthyroidism. J. clin. Endocr. **25**, 1151 (1965). — MARAÑÓN, G.: Diabetes insipidus and uterine atony; case observed over a period of 26 years. Brit. med. J. **1947 II**, 769. — MARCHAND, F.: Über das maligne Chorion-Epitheliom, nebst Mitteilung von zwei neuen Fällen. Z. Geburtsh. Gynäk. **39**, 173 (1898). — MAREN, T. H.: The hypothalamus in Cushing's syndrome, due to bilateral adrenal hyperplasia. J. clin. Endocr. **13**, 884 (1953). — MARESCH, R.: Zur Kenntnis der polyglandulären Erkrankungen („Multiple Blutdrüsensklerose"). Verh. dtsch. path. Ges. **17**, 212 (1914). ~ Zur Anatomie und Pathologie der Hypophyse. Wien. klin. Wschr. **43**, 33 (1930). — MARIE, P.: Sur deux cas d'acromégalie (hypertrophie singulière, non congénitale des extrémités supérieures, inférieures et céphalique). Rev. Méd. (Paris) **6**, 297 (1886). ~ L'acromégalie, étude clinique. Progr. méd. (Paris) 2e s., **9**, 189—192 (1889). — MARINE, D.: Remarks on the pathogenesis of Graves disease. Amer. J. med. Sci. **180**, 767 (1930). — MASCHIO, C.: Adenoma cromofobo emorrhagico dell'ipofisi in portatore di cancro della prostata trattato con folliculina. Riv. Anat. pat. 8, 675 (1954). — MATHIAS, E.: Geschwülste der Nebennierenrinde mit morphogenetischen Wirkungen. Virchows Arch. path. Anat. **236**, 446 (1922). — MATISSECK, H.: Das Phäochromocytom und seine Beziehungen zur Nebennierenrindenfunktion. Langenbecks Arch. klin. Chir. **265**, 517 (1950). — MATSUZAWA, T., KUROSOMI, K.: Morphological changes in parafollicular cells of rat thyroid glands after administration of calcium shown by electron microscopy. Nature (Lond.) **213**, 927 (1967). — MATZ, R., ZUCKER, S.: Adrenal insufficiency, diabetes mellitus and amenorrhea: An incomplete form of pluriglandular insufficiency. Metabolism **16**, 522 (1967). — MAURER, W., WALSER, A., GLOOR, F.: Hypophysenadenom, Hyperparathyreoidismus und Hyperthyreose. Schweiz. med. Wschr. **96**, 536 (1966). — MAUTALEN, C. A., MELLINGER, R. C.: Nonsuppressible adrenocortical function in a patient with untreated acromegaly. J. clin. Endocr. **25**, 1425 (1965). — MAZZUOLI, G. F., COEN, G., ANTONOZZI, F.: Study on calcium metabolism, thyroid calcitonin assay and effect of thyroidectomy in pseudohypoparathyroidism. Israel J. med. Sci. **3**, 627 (1967). — MCARTHUR, J. W., INGERSOLL, F. M., WORCESTER, J.: The urinary excretion of interstitial-cell- and follicle-stimulating hormone activity by women with diseases of the reproductive system. J. clin. Endocr. **18**, 1202 (1958). — MCCONAHEY, W. M., MYERS, W. R., GASTINEAU, C. F.: Grave's disease in patient with Addison's disease. 1er Congr. internat. d'endocrinologie Abst. 178, Copenhagen 1960. Acta endocr. (Kbh.), Suppl. **51**, 355 (1960). — MCCORMICK, R. V., REED, C. E., MURRAY, R. H., RAY, B. S.: Coexisting acromegaly and Cushing's syndrome; discussion of hormone production by pituitary acidophilic cells. Amer. J. Med. **10**, 662 (1951). — MCCULLAGH, D. R.: Dual endocrine activity of testes. Science **76**, 19 (1932). — MCCULLAGH, E. P.: Sex hormone deficiencies — some clinical considerations. Recent Progr. Hormone Res. **2**, 295 (1948). — MCCULLAGH, E. P., BECK, J. C., SCHAFFENBURG, C. A.: A syndrome of eunuchoidism with spermatogenesis, normal urinary FSH and low or normal ICSH. ("Fertil eunuchs".) J. clin. Endocr. **13**, 489 (1953). — MCCULLAGH, E. P., GOLD, A., MCKENDRY, J. B. R.: Alterations in testicular structure and function on organic disease of the pituitary. J. clin. Endocr. **10**, 871 (1950). — MCCULLAGH, E. P., HRUBY, F. J.: Testis-pituitary interrelationship. J. clin. Endocr. **9**, 113 (1949). — MCGAVIAN, M. H., HARTROFT, W. S.: The predilection of pancreatic beta-cells for pigment deposition in hemochromatosis and hemosiderosis. Amer. J. Path. **32**, 631 (1956). — MCKAY, D. G., BENIRSCHKE, K., CURTIS, G. W.: Histologic and histochemical observations on the pancreas. Obstet. and Gynecology **2**, 193 (1953). — MCKENZIE, J. M.:

J. clin. Endocr. **24**, 660 (1964). — McLean, N., Ogilvie, R. F.: Quantitative estimation of the pancreatic islet tissue in diabetic subjects. Diabetes **4**, 367 (1955). — McLetchie, N. G. B.: The pituitary basophilism syndrome of Harvey Cushing. J. Endocr. **3**, 332 (1944). ~ Adrenal virilism: report of a case with unusual features. Brit. J. Surg. **32**, 90 (1944). — McLetchie, N. G. B., Scott., L. D. W.: Carcinoma of an adrenocortical rest associated with hypophyseal abnormality. J. Endocr **3**, 347 (1942/44). — Means, J. H.: The thyroid and its disease, 2nd ed., p. 541 Philadelphia: J. B. Lippincott Co. 1948. — Melin, K., Ursing, B.: Diabetes mellitus som komplikation till parotitis epidemica. Nord. Med. **60**, 1715 (1958). — Mellgren, J.: The anterior pituitary in hyperfunction of the adrenal cortex. Acta path. microbiol. scand., Suppl. **60** (1945). — Mellinger, R. C., Smith, R. W., Patti, A. A.: Adrenocortical function in the polycystic ovary syndrome. J. clin. Endocr. **16**, 967 (1956). — Messier, B.: Action of thyroid hormones and diethylstilbestrol on the gonadotropic activity of a mouse thyrotropic tumor. Cancer Res. **26**, 479 (1966). — Messimy, R., Namin, P., Martines, N.: Tumeur kystique de l'hypophyse de type vésiculaire à revêtement cilié. Troubles pigmentaires associés. Rev. neurol. **92**, 235 (1955). — Meyenburg, H. von: Über Insulitis bei Diabetes. Schweiz. med. Wschr. **70**, 247 (1940). — Meyer, J. S.: Fine structure of two amyloid-forming medullary carcinomas of thyroid gland. Cancer (Philad.) **21**, 406 (1968). — Meyer, J. S., Wagih Abdel-Bari: Granules and thyrocalcitonin-like activity in medullary carcinoma of the thyroid gland. New Engl. J. Med. **278**, 523 (1968). — Meyer, R.: Nebennieren bei Anencephalie. Virchows Arch. path. Anat. **210**, 158 (1912). ~ Tubuläre (testikuläre) und solide Form des Andreioblastoma ovarii und ihre Beziehungen zur Vermännlichung. Beitr. path. Anat. **84**, 485 (1930). — Meyer, R. N., Hindrum, H. M.: The adrenogenital syndrome. Acta med. scand. **150**, 227 (1954). — Michejew, W. W., Pawljutschenko, E. M.: Über das Zwischenhirn-Hypophysenproblem. Arch. Psychiat. Nervenkr. **89**, 271 (1930). — MilINE, R.: La part du noyau paraventriculaire dans l'histophysiologie corrélative de la glande thyroide et de la glande pinéale. Ann. Endocr. (Paris) **24**, 255 (1963). — Miller, S., Mason, H. L.: Excretion of 17-ketosteroids by diabetics. J. clin. Endocr. **5**, 220 (1945). — Milne, M. D., Muehrcke, R. C., Aird, I.: Primary aldosteronism. Quart. J. Med. **26**, 317 (1957). — Minder, E., Markoff, N. G., Neher, R., Kahnt, F. W.: Ein operativ geheilter Fall von Conn'schem Syndrom. Schweiz. med. Wschr. **94**, 622 (1964). — Mirsky, J. A., Simkin, B., Broh-Kahn, R. H.: Inactivation of insulin by tissue extracts; existence, distribution and properties of insulinase inhibitor. Arch. Biochem. **28**, 415 (1950). — Mitchell, N., Angrist, A.: Focal necrosis of adrenal cortex. Amer. J. med. Sci. **205**, 549 (1943). — Mitchell, R. G., Rhaney, K.: Congenital adrenal hypoplasia in siblings. Lancet **1959I**, 488. — Mizrahi, A., London, R. D., Gribetz, D.: Neonatal hypocalcemia — its causes and treatment. New Engl. J. Med. **287**, 1163 (1968). — Moehlig, R. C.: Addison's disease followed for nine years: Case report with autopsy. J. clin. Endocr. **7**, 134 (1947). — Moere, G. H.: The thyroid in sporadic goitrous cretinism. A report of 3 new cases, description of the pathologic anatomy of the thyroid glands, and a review of the literature. Arch. Path. **74**, 35 (1962). — Moldawer, M. P., Albright, F., Benedict, P. H., Forbes, H. P., Henneman, P. H.: Eunuchoidism with low urinary follicle-stimulating hormone in the female. J. clin. Endocr. **18**, 1 (1958). — Molnár, J.: Fetales adreno-genitales Syndrom. Frankfurt. Z. Path. **66**, 390 (1955). — Molz, G.: Zur Speicheldrüsenviruskrankheit Cytomegalie bei Neugeborenen. Helv. paediat. Acta **19**, 597 (1964). — Montandon, A.: Quantitative und qualitative Zellveränderungen im Hypophysenvorderlappen bei therapeutischem Hypercorticismus. Virchows Arch. path. Anat. **330**, 629 (1957). — Moore, C. R.: The role of the fetal endocrine glands in development. J. clin. Endocr. **10**, 942 (1950). — Moore, J. M., Nelson, J. M.: Antibodies to gastric mucosa and thyroid in diabetes mellitus. Lancet **1963II**, 645. — Morandi, L.: Besondere Formen der Hypophysenvorderlappeninsuffizienz (isolierter Ausfall des thyreotropen Hormons TSH). Schweiz. med. Wschr. **88**, 315 (1958). — Morgan, D. C., Mason, A. S.: Exophthalmos in Cushing's syndrome. Brit. med. J. **1958II**, 481. — Morris, J. M., Scully, R. E.: Endocrine pathology of the ovary. St Louis: C. V. Mosby 1958. — Morse, W. I., Cochrane, W. A., Landrigan, P. L.: Familial hypoparathyroidism with pernicious anemia, steatorrhea and adrenocortical insufficiency. New Engl. J. Med. **264**, 1021 (1961). — Mosier, H. D.: Hypoplasia of the pituitary and adrenal cortex. Report of occurence in twin siblings and autopsy findings. J. Pediat. **48**, 633 (1956). — Mosonyi, L.: Strukturanalytische Betrachtungen endokriner Korrelationen. Dtsch. med. Wschr. **93**, 2179 (1968). — Motta, M., Fraschini, F., Martini, L.: Endocrine effects of pineal gland and of melatonin. Proc. Soc. exp. Biol. (N.Y.) **126**, 431 (1967). — Moutard-Martine, Malloizel: Sur un cas de maladie de Basedow avec syndrome addisonien. Bull. Soc. méd. Hôp. Paris **20**, 1428 (1903). — Mowbray, R. R. De: Addison's disease with vitiligo, Addisonian anemia, primary hypothyroidism and diabetes mellitus. Proc. roy. Soc. Med. **58**, 578 (1965). — Müller, A. F.: Aldosteronismus. Dtsch. med. J. **1962**, 11. ~ Regulation der Aldosteronsekretion. Verh. dtsch. Ges. inn. Med. **68**, 599 (1962). — Müller, W.: Neurosekretstauung im Tractus supraopticohypophyseus des Menschen durch einen raumbeengenden Prozeß. Z. Zellforsch. **42**, 439 (1955). — Muller, A. F., Manning, E. L., Riondel, A. M.: Diurnal variations of aldosterone related to position and activity in normal subjects and patients with pituitary insufficiency. In: The International Symposium on Aldosterone. London: Churchill Ltd. 1958. — MULLER, A. F., O'CONNOR, C. M.: The International Symposium on Aldosterone. London: Churchill Ltd. 1958. — MUNRO, D., HORNE, H. W., PAUL, D. P.: The effect of injury to the spinal cord and cauda equina on the sexual potency of men. New Engl. J. Med. **239**, 903 (1948).

NATELSON, R. P.: Coexistent acromegaly, diabetes mellitus and diabetes insipidus. Ann. intern. Med. **40**, 788 (1954). — NEHER, R., RINIKER, B., MAIER, R., BYFIELD, P. G. H., GUDMUNDSSON, T. V., MACINTYRE, I.: Human calcitonin. Nature (Lond.) **220**, 984 (1968). — NELSON, D. H., MEAKIN, J. W., DEALY, J. B., MATSON, D. D., EMERSON, K., THORN, G. W.: ACTH-producing tumor of the pituitary gland. New Engl. J. Med. **259**, 161 (1958). — NELSON, W. O.: Inter-relations of gonadotrophic and gonadal hormones in the regulation of testicular functions. Ciba Found. Coll. Endocr. **4**, 271 (1952). — NETTLESHIP, A., COX, T. R.: Changes in the pituitary gland following adrenalectomy, ACTH and cortisone administration. Lab. Invest. **4**, 352 (1955). — NEUMANN, K.: Die Morphokinetik der Schilddrüse. Stuttgart: Gustav Fischer 1963. — NICHOLAS CHRISTY, P., HOLUB, D. A., TOMASI, T. B.: Primary ovarian, thyroidal and adrenocortical deficiencies simulating pituitary insufficiency associated with diabetes mellitus. J. Clin. Endocr. **22**, 155 (1962). — NICHOLS, J.: Studies of the adrenal glands of patients with low plasma sodium. Arch. Path. **62**, 419 (1956). — NICHOLS, J., LESCURE, O. L., MIGEON, C. J.: Levels of 17-hydroxycorticosteroids and 17-ketosteroids in maternal and cord plasma in term anencephaly. J. clin. Endocr. **18**, 444 (1958). — NIÈPCE, B.: Traité du goitre et du crétinisme, suivi de la statistique des goitreux et des crétins dans le bassin de l'Isère en Savoie, dans les départements de l'Isère, des Hautes Alpes et des Basses-Alpes. Paris 1851. — NOGUCHI, A., KURIKARA, H., SATO, S.: Clinical studies on long-acting thyroid stimulator. J. clin. Endocr. **24**, 160 (1964). — NORRIS, E. H.: Arrhenoblastoma. A malignant ovarian tumor associated with endocrinological effects. Amer. J. Cancer **32**, 1 (1938). — NOVAK, E. N., KOFF, A. K.: Ovarian and pituitary changes associated with hyatidiform mole and chorionepithelioma. Amer. J. Obstet. Gynec. **20**, 481 (1930). — NOWAKOWSKI, H., PÜSCHEL, L.: Das isosexuelle adrenogenitale Syndrom mit Nebennierenrindenhyperplasie beim erwachsenen Mann. Acta endocrin. (Kbh.) **11**, 320 (1952). — NYHAN, W. L., GREEN, M.: Hyperthyroidism in a patient with a pituitary adenoma. J. of Pediat, **65**, 583 (1964).

OBRECHT, V., BRANDENBURG, W., HAMMERSTEIN, J., STOLOWSKY, H. J.: Arrhenoblastom und Intersexualismus. Ärztl. Wschr. **9**, 652 (1954). — O'DONNEL, W. M., FAJANS, S. S., WEINBAUM, J. G.: Human adrenal cortex after administration of ACTH and cortisone: morphologic changes. Arch. intern. Med. 88, 28 (1951). — OELBAUM, M. H., WAINWRIGHT, J.: Hypopituitarism in a male due to giant cell granuloma of the anterior pituitary. J. clin. Path. **3**, 122 (1950). — OFSTAD, J., LAMVIK, J., STOA, K. F., EMBERLAND, R.: Adrenal steroid synthesis in amyloid degeneration localized exclusively to the zona reticularis. Acta endocr. (Kbh.) **37**, 321 (1961). — OGILVIE, R. F.: The islands of Langerhans in 19 cases of obesity. J. Path. Bact. **37**, 473 (1933). ~ A quantitative estimation of the pancreatic islet tissue. Quart. J. Med. **6**, 287 (1937). — OGILVIE, R. R., SABOUR, M. S., HORNE, N. W.: Light- and electromicroscopy of prednisolone-induced nephropathy in rabbits. Diabetes **14**, 595 (1965). — OKKELS, H., BRANDSTRUP, E.: Studies on the thyroid gland, pancreas, hypophysis and thyroid in children of diabetic mothers. Acta path. microbiol. scand. **15**, 268 (1938). — OLIVER, H. M., HORNE, E. O.: Primary teratomatous chorionepithelioma of the ovary. New Engl. J. Med. **239**, 14 (1948). — OLIVET, J.: Über den angeborenen Mangel beider Eierstöcke. Frankfurt. Z. Path. **29**, 477 (1923). — O'NEAL, L. W., HEINBECKER, P.: The adenohypophysis and hypothalamus in hyperadrenalcorticalism. Ann. Surg. **141**, 1 (1955). — O'NEAL, L. W., KIPNIS, D. M., LUSE, S. A., LACY, P. E., JARETT, L.: Secretion of various endocrine substances by ACTH-secreting tumors — Gastrin, melanotropin, norepinephrine, serotonin, parathormone, vasopressin, glucagon. Cancer (Philad.) **21**, 1219 (1968). — OPIE, E. L.: The relation of diabetes mellitus to the lesions of the pancreas. Hyaline degeneration of the islets of Langerhans. J. exp. Med. **5**, 527 (1901). — OPPENHEIMER, B. S.: Accidental production of Graves' disease by deep x-ray therapy to the abdomen (suprarenal glands). J. Mt. Sinai Hosp. **4**, 214 (1937). — ORTHNER, H.: Anatomie und Physiologie der hypophysär-hypothalamischen Krankheiten. In: HENKE/LUBARSCH, Handbuch der speziellen pathologischen Anatomie und Histologie, Bd. 13/5, S. 543. Berlin-Göttingen-Heidelberg: Springer 1955. — ORTHNER, H., SCHIEBLER, T. H.: Pathologische Anatomie der neuro-endokrinen Erkrankungen: Hypophysärer Infantilismus. Arch. Psychiat. Nervenkr. **186**, 59 (1951). — OSTERTAG, B.: Mißbildungen. In: HENKE/LUBARSCH, Handbuch der speziellen pathologischen Anatomie und Histologie, Bd. 13, Teil 4. Berlin-Göttingen-Heidelberg: Springer 1956. — OVERZIER, C.: Die Intersexualität. Stuttgart: Georg Thieme 1961.

PAGE, A. P. M., ROBERTS, L. V., BIGGART, J. H.: Cushing's syndrome in mulatto, with histological report. Lancet **1937 II**, 625. — PALAY, S. L.: Neurosecretory phenomena in the hypothalamo-hypophysial system of man and monkey. Amer. J. Anat. **93**, 107 (1953). —

Paloyan, E., Lawrence, A. M., Strauss II, F. H., Paloyan, D., Harper, P. V., Cummings, D.: Alpha cell hyperplasia in calcific pancreatitis with hyperparathyroidism. J. Amer. med. Ass. **200**, 757 (1967). — Paschkis, K. E., Herbut, P. A., Rakoff, A. E., Cantarow, A.: A case of Cushing's syndrome with adrenal cortical hyperplasia without pituitary basophilic adenoma or hyperplasia. J. clin. Endocr. **3**, 212 (1943). — Paschkis, K. E., Rakoff, A. E., Cantarow, A.: Clinical endocrinology. New York: P. B. Hoerber, Inc. 1954. — Pasteels, J. L.: Correspondance entre les granulations spécifiques des cellules hypophysäres de lactation et la prolactine. Ann. Endocr. (Paris) **22**, 822 (1961). — Pearse, A. G. E.: The histochemistry and cytology of the normal anterior hypophysis investigated by the trichrome-periodic acid-Schiff method. J. Path. Bact. **64**, 811 (1952). ~ Cytological and cytochemical investigations on the foetal and adult hypophysis in various physiological and pathological states. J. Path. Bact. **65**, 355 (1953). ~ 5-Hydroxytryptophan uptake by dogthyroid c-cells and its possible significance in polypeptide hormone production. Nature (Lond.) **211**, 598 (1966). ~ Cytochemistry of thyroid C-cells and their relationship to calcitonin. Proc. roy. Soc. London **164**, 927 (1967). — Pearse, A. G. E., Noorden, S. van: The functional cytology of the human adenohypophysis. Canad. med. Ass. J. **88**, 462 (1963). — Perera, G. A.: Insufficiency of the adrenal cortex complicated by hyperthyroidism. J. Amer. med. Ass. **122**, 669 (1943). — Perloff, W. H., Channick, B. J., Hadd, H. E., Nodine, J. H.: The Stein-Leventhal ovary, a manifestation of hyperadrenocorticism. Fertil. and Steril. **9**, 247 (1958). — Perloff, W. H., Nodine, J. H.: The association of congenital spastic quadriplegia and androgenic precocity in four patients. J. clin. Endocr. **10**, 721 (1950). — Perlroth, M. G., Tschudy, D. P., Marver, H. S., Berard, C. W., Zeigel, R. F., Rechcigl, M., Collins, A.: Acute intermittent porphyria. New morphologic and biochemical findings. Amer. J. Med. **41**, 149 (1966). — Perlroth, M. G., Tschudy, D. P., Waxmas, A., Odell, W. D.: Abnormalities of growth hormone regulation in acute intermittent porphyria. Metabolism **16**, 87 (1967). — Peschel, E., Race, G. J.: Studies on the adrenal zona glomerulosa of hypertensive patients and rats. Amer. J. Med. **17**, 355 (1954). — Petersson, B.: Persönliche Mitteilung 1968. — Petersson, R. R., Young, W. C.: The problem of placental permeability for thyrotrophin, propylthiouracil and thyroxine in the guinea pig. Endocrinology **60**, 218 (1952). — Pettit, M. D., Landing, B. H., Guest, G. M.: Antithyroid antibody in juvenile diabetics. J. clin. Endocr. **21**, 209 (1961). — Phair, J. P., Bondy, P. K., Abelson, D. M.: Diabetes mellitus, Addison's disease and myxedema — Report of two cases. J. clin. Endocr. **25**, 260 (1965). — Philipp, E., Stange, H. H.: Ein Fall von adreno-genitalem Syndrom mit großen polycystischen Ovarien und partieller Atresie der Scheide. Acta endocr. (Kbh.) **17**, 338 (1954). — Picard, R., Horeau, J., Kerneis, J., Hardy, M., Guinot, U., Ranger, J.: Tumeur corticosurrénale chez un garçon de 14 ans avec hyperfolliculinisme. Confrontations cliniques et biologiques. Bull. Soc. méd. Hôp. Paris **68**, 72 (1952). — Plamandom, C., Brunet, J.: Maladie d'Addison associée à une hyperthyroidie chez une adolescente. Laval méd. **27**, 46 (1959). — Plate, W. P.: The pathologic anatomy of the Stein-Leventhal syndrome. Fertil. and Steril. **9**, 545 (1958). — Plotz, C. M., Knowlton, A. I., Ragan, C.: The natural history of Cushing's syndrome. Amer. J. Med. **13**, 597 (1952). — Plotz, J.: Der akute Nebennierenausfall in der Schwangerschaft. Acta endocr. **14**, 61 (1953). — Poche, R.: Submikroskopische Beiträge zur Pathologie der Herzmuskelzelle bei Phosphorvergiftung, Hypertrophie, Atrophie und Kaliummangel. Virchows Arch. path. Anat. **331**, 165 (1958). — Porta, E. A., Yerry, R., Scott, R. F.: Amyloidosis of functioning islet cell adenomas of the pancreas. Amer. J. Path. **41**, 623 (1962). — Potoliege, P., Gepts, W., Carpent, G.: Über das Vorkommen von Mitosen in den Inselzellen des menschlichen Pankreas. Beitr. path. Anat. **128**, 335 (1963). — Potter, E. L.: Pathology of the fetus and the newborn. Chicago: The Year Book Publishers Inc. 1952. — Potter, E. L., Seckel, H. P. G., Stryker, W. A.: Hypertrophy and hyperplasia of the islets of Langerhans of the fetus and the newborn infant. Arch. Path. **31**, 467 (1941). — Poulsen, J. E.: Houssay phenomenon in man, recovery from retinopathy in case of diabetes with Simmonds' disease. Diabetes **2**, 7 (1953). — Prader, A.: In: Labhart, A., Klinik der inneren Sekretion. Berlin-Göttingen-Heidelberg: Springer 1957, 2. Aufl. 1971. ~ Die Adenohypophyse. In: S. Linneweh, Die physiologische Entwicklung des Kindes. Berlin-Göttingen-Heidelberg: Springer 1959. ~ Die Gonade. In: S. Linneweh, Die physiologische Entwicklung des Kindes. Berlin-Göttingen-Heidelberg: Springer 1959. — Prader, A., Siebenmann, R. E.: Nebenniereninsuffizienz bei kongenitaler Lipoidhyperplasie der Nebennieren. Helv. paediat. Acta **12**, 569 (1957). — Prader, A., Spahr, A., Neher, R.: Erhöhte Aldosteronausscheidung beim congenitalen adrenogenitalen Syndrom. Schweiz. med. Wschr. **85**, 1085 (1955). — Prader, A., Willi, H.: Das Syndrom von Imbezillität, Adipositas, Muskelhypotonie, Hypogenitalismus, Hypogonadismus und Diabetes mellitus mit „Myatonie"-Anamnese. Verh. 2. Int. Kongr. Psych. Endokr. Stör. Kindes-Alter, Teil I, S. 353. Wien 1961. — Purves, H. D., Griesbach, W. E.: Observations on the acidophil cell changes in the pituitary in thyroxine deficiency states. I. Acidophil degranulation in relation to goitrogenic agents and extrathyreoidal thyroxine synthesis. Brit. J. exp. Path. **27**, 170 (1946). ~ The site of thyrotrophin and gonadotrophin production in the rat pituitary studied by McMann's-Hotchkiss staining for glykoprotein. Endocrinology **49**, 652 (1951). ~ Pituitary cytology in relation to thyrotrophic hormone secretion. Ciba Found. Coll. Endocr. **10**, 51 (1957). — PUTELAT, R., COTTE, M. R., TOMMASI, M., ARCARDIO, F., SCHOT, B.: Syndrome de Chiari Frommel symptomatique d'un adénome chromophobe de l'hypophyse. Ann. Endocrin. **22**, 189 (1961).

QUERVAIN, F. DE: Die Struma maligna. Neue Deutsche Chirurgie, Bd. 64, S. 12. Stuttgart: F. Enke 1941.

RACE, G. J., NICKEY, W. M., WOLF, P. S., JORDAN, E. J.: Studies on functional zonation of the adrenal cortex. Arch. Path. **64**, 312 (1957). — RAFAEL CAMERINI-DÁVALOS, A., CAULFIELD, J. B., REES, S. B., LOZANO-CASTANEDA, O., NALDJIAN, S., MARBLE, A.: Preliminary observations on subjects with prediabetes. Diabetes **12**, 508 (1963). — RAITI, S., PLOTKIN, S., NEWNS, G. H.: Diabetes mellitus and insipidus in two sisters. Brit. med. J. **1963 II**, 1625. — RANDALL, R. V., ALBER, A.: The effect of hypophysectomy on the uptake of radioactive iodine by the thyroid of the rat. Endocrinology **48**, 327 (1951). — RANDERATH, E.: Über einen Fall von angeborenem Mangel beider Eierstöcke. Virchows Arch. path. Anat. **254**, 798 (1925). — RAPAPORT, E., GOLDBERG, M. B., GORDAN, G. S., HINMAN, F., JR.: Mortality in surgically treated adrenocortical tumors: II. Review of cases, reported for the 20 year period 1930—1949, inclusive. Postgrad. Med. **11**, 325 (1952). — RASMUSSEN, A. T.: The percentage of the different types of cells in the male adult human hypophysis. Amer. J. Path. **5**, 263 (1929). ~ The percentage of the different types of cells in the anterior lobe of the hypophysis in the adult human female. Amer. J. Path. **9**, 459 (1933). ~ The proportions of the various subdivisions of the normal adult human hypophysis cerebri and the relative number of the different types of cells in pars distalis with biometric evaluation of age and sexdifferences and special consideration of basophilic invasion into the infundibular process. Ass. Res. nerv. Dis. Proc. **17**, 118 (1938). — RASMUSSEN, A. T., GARDNER, W. J.: Effects of hypophysial stalk resection on the hypophysis and hypothalamus of man. Endocrinology **27**, 219 (1940). — RASMUSSEN, A. T., HERRICK, R.: A method for volumetric study of the human hypophysis cerebri with illustrative results. Proc. Soc. exp. Biol. (N.Y.) **19**, 416 (1922). — REES, J. R.: Cushing's syndrome with pituitary tumour and pigmentation. Proc. roy. Soc. Med. **52**, 256 (1959). — REGAN, J. F., WILDER, R. M.: Hyperthyroidism and diabetes. Arch. intern. Med. **65**, 1116 (1940). — REICHMANN, V.: Über ein ungewöhnliches Krankheitsbild bei Hypophysenadenom. Dtsch. Arch. klin. Med. **130**, 133 (1919). — REINWEIN, D.: Über die Pathogenese der Struma. Dtsch. med. Wschr. 88, 2493 (1963). — RELKIN, R.: The pineal gland. New Engl. J. Med. **274**, 945 (1966). — RENOLD, A. E., STEINKE, J., SOELDNER, J. S., GONET, A., LE COMPTE, M.: Insulite expérimentale chez la génisse. In: IIIe Symposium Intérnational d'Immunopathologie (hrsg. v. P. MIESCHER und P. GRABAR). Basel: Schwabe & Co. 1965. — RICH, A. R.: Peculiar type of adrenal cortical damage associated with acute infections and its possible relation to circulatory collaps. Bull. Johns Hopk. Hosp. **74**, 1 (1944). — RICH, A. R., BERTHRONG, M., BENNETT, I. L., JR.: The effect of cortisone upon the experimental cardiovascular and renal lesions produced by anaphylactic hypersensitivity. Bull. Johns Hopk. Hosp., Suppl. **87**, 549 (1950). — RICHARDSON, K. C., YOUNG, F. G.: Histology of diabetes induced in dogs by injection of ant. pituitary extracts. Lancet **1938 I**, 1098. — ROBB, P. M.: Development of the islets of Langerhans in man. Dept. of Path., Dumfries and Galloway Roy. Infirm. Dumfries. Nature (Lond.) **190**, 1018 (1961). — RODECK, H.: Neurosekretion und Wasserhaushalt bei Neugeborenen und Säuglingen. Arch. Kinderheilk., Beiheft 36 (1958). — RÖSSLE, R.: Über die gleichzeitige Addison'sche und Basedow'sche Erkrankung. Verh. dtsch. path. Ges. **17**, 220 (1914). ~ Beiträge zur Kenntnis der gesunden und kranken Bauchspeicheldrüse. Beitr. path. Anat. **69**, 163 (1921). — RÖSSLE, R., WALLART, J.: Der angeborene Mangel der Eierstöcke und seine grundsätzliche Bedeutung für die Theorie der Geschlechtsbestimmung. Beitr. path. Anat. **84**, 401 (1930). — ROGERS, W. F., WILLIAMS, R. H.: Correlations of biochemical and histologic changes in the adrenal cortex. Arch. Path. **44**, 126 (1947). — ROGOWITSCH, N.: Die Veränderungen der Hypophyse nach Entfernung der Schilddrüse. Beitr. path. Anat. **4**, 453 (1889). — ROMEIS, B.: Innersekretorische Drüsen. II. Hypophyse. Handbuch der mikroskopischen Anatomie, Bd. 6/III. Berlin: Springer 1940. — ROSAN, R. C., SHWACHMAN, H., KULCZYCKI, L. L.: Diabetes mellitus and cystic fibrosis of the pancreas. Amer. J. Dis. Child. **104**, 625 (1962). — ROSE, H. G.: Abnormal kinetics of thyroxin metabolism in diabetic patients. Diabetes **11**, 192 (1962). — ROSENBERG, D., GRAND, J. J. H., SILBET, D.: Neonatal hyperthyroidism. New Engl. J. Med. **268**, 292 (1963). — ROSENTHAL, D. B., WILLIS, R. A.: The association of chromaffin tumours with neurofibromatosis. J. Path. Bact. **42**, 599 (1936). — ROSENTHAL, F. D., LEES, F.: Thyrotoxicosis with glycosuria and adrenocortical hyperactivity. Lancet **1958 II**, 340. — ROSNER, J. M., HOUSSAY, A. B., ROTMISTROVSKY, J. H.: Diabetes insipidus and pituitary myxedema-effect of pitressin on thyroid function. J. clin. Endocr. **22**, 449 (1962). — ROSS, W.: Quantitative Analyse des Schilddrüsengewichtes von Foeten, Neugeborenen und Säuglingen. Virchows Arch. path. Anat. **338**, 30 (1964). — ROSSIER, P. H., DRESSLER, M.: Familiäre Erkrankung innersekretorischer Drüsen, kombiniert mit Ulcuskrankheit. Schweiz. med. Wschr. **69**, 985 (1939). — ROTH, F.: Über die bösartigen Hodengeschwülste. Z. Krebsforsch. **57**, 21 (1950). — ROTH, J., GLICK, S. M., YALOW, R. S., BERSON, S. A.: Hypoglycemia; a potent stimulus to secretion of growth hormone. Science **140**, 987 (1963). ~ The influence of blood glucose on the plasma concentration of growth hormone. Diabetes **13**, 355 (1964). — ROTH, O.: Auftreten von Milchsekretion bei einem an Akromegalie leidenden Patienten. Klin. Wschr. **55**, 305 (1918). — ROTHBALLER, A. B., DUGGER, G. S.: Hypothalamic tumor. Neurology (Minneap.) **5**, 160 (1955). — ROTTER, W.: Die Strukturen der fötalen und kindlichen Nebennierenrinde. Verh. dtsch. path. Ges. **32**, 170 (1948). — ROUX, G., MARCHAL, G., LOUBATIÈRES, R.: Phéochromocytome surrénalien latent révélé par un syndrome d'hypercorticisme. Mém. Acad. Chir. **81**, 847 (1955). — ROWNTREE, L. G.: A clinical study of Addison's disease. Mayo Clinic Monographs. Saunders Co. Phila. (1931), p. 93. ~ Report of three cases of "clinical" Addison's disease surviving more than fifteen years. Endocrinology **26**, 793 (1940). — ROYER, P., MICHEL, R., TUBIANA, M., BEAULIEU, E., HENRY, H., MATHION, H.: Goitre et Hirsutisme à répartition masculine héréditaire. Anomalie de l'hormonosynthèse thyroidienne et de la stéroidogénèse surrénalienne. Ann. Pédiat. **37**, 139 (1961). — RUDOLF, L. E., DAMMIN, G. F., MOORE, F. D.: Intractable peptic ulcer and endocrine adenomas with pituitary amphophylic hyperplasia. A reinterpretation of the Ellison-Zollinger-syndrom. Surgery **48**, 170 (1960). — RUPP, J. J., PASCHKIS, K. E.: Coexistence of Addison's disease and thyrotoxicosis. J. clin. Endocr. **17**, 143 (1957). — RUSSEL, D. S.: The pituitary gland (Hypophysis). In: ANDERSON, W. A. D., Pathology, p. 950. St. Louis: C. V. Mosby 1957. — RUSSFIELD, A. B.: The endocrine glands after bilateral adrenalectomy compared with those in spontaneous adrenal insufficiency. Cancer (Philad.) **8**, 523 (1955). ~ Histology of the human hypophysis in thyroid disease, hypothyroidism, hyperthyroidism and cancer. J. clin. Endocr. **15**, 1393 (1955). ~ The adenohypophysis. In: R. C. MELLORS, Analytical pathology, p. 293. New York: The Blakiston Book Co. 1957. — RUSSFIELD, A. B., REINER, L., KLAUS, H.: The endocrine significance of hypophyseal tumors in man. Amer. J. Path. **32**, 1055 (1956). — RUSSI, S., BLUMENTHAL, H. T., GRAY, S. H.: Small adenomas of adrenal cortex in hypertension and diabetes. Arch. intern. Med. **76**, 284 (1945).

SACHS, B. A., SPIRO, D.: Leydig cell tumor of the ovary, report of a case with virilism including postmortem findings. J. clin. Endocr. **11**, 878 (1951). — SADOW, H. S.: Überblick über experimentelle und klinische Erfahrungen mit der Biguanidtherapie in den Vereinigten Staaten und Kanada. Internationales Biguanid-Symposium, hrsg. von F. BERTRAM und G. MICHAEL, S. 69. Stuttgart: G. Thieme 1960. — SALMON, A.: L'hypophyse et la pathogénie de la maladie de Basedow. Rev. Méd. (Paris) **25**, 220 (1905). — SALUS, F.: Zur Kenntnis der malignen Hypophysenadenome. Z. ges. Neurol. Psychiat. **148**, 574 (1933). — SAMOLS, E. G., MARRI, G., MARKS, V.: Interrelationship of glucagon, insulin and glucose. The insulinogenic effect of glucagon. Diabetes **15**, 855 (1966). — SAMPSON, M. C., ROSE, E., HERBERT, E.: Solitary ("monotropic") thyrotrophin deficiency with secondary hypothyroidism. Amer. J. Med. **17**, 871 (1954). — SARASON, E. L.: Adrenal cortex in systemic disease. Arch. intern. Med. **71**, 702 (1943). — SARCIONE, E. J., SOKAL, J. E., GERSZI, K. E.: Relationship of the adrenal medulla to the hyperglycemic effect of glucagon. Endocrinology **67**, 337 (1960). — SCHABERG, A.: The morphology of the adrenal cortex in acute fulminating diseases. Proc. kon. ned. Akad. Wet., Ser. C **59**, 229 (1956). — SCHAMAUN, M., DEUCHER, F., GABLINGER, S.: Spontane Hypoglykämie bei großem Nebennierenrindentumor. Schweiz. med. Wschr. **87**, 1348 (1957). — SCHARRER, E., SCHARRER, B.: Neurosekretion. In: Handbuch der mikroskopischen Anatomie des Menschen, Bd. VI/5. Berlin-Göttingen-Heidelberg: Springer 1954. — SCHEGG-UTZINGER, M.: Das virilisierende Hiluszelladenom des Ovars. Diss. Zürich 1968. — SCHELIN, U.: Effects of simultaneous thyroidectomy and oestrone treatment on the pituitary cytology in the mouse. Acta Path. **75**, 537 (1969). — SCHELIN, U., LUNDIN, P. M., BARTHOLDSON, L.: Light and electron microscopic studies on an autonomous stilbestrol-induced pituitary tumor in rats. Endocrinology **75**, 893 (1964). — SCHMID, J. R., LABHART, A., ROSSIER, P. H.: Relationship of multiple endocrine adenomas to the syndrome of ulcerogenic islet cell adenomas (Zollinger-Ellison). Amer. J. Med. **31**, 343 (1961). — SCHMID, M., WENZL, H., UEHLINGER, E.: B-Inselzell-Adenom des Pankreas mit Hypoglykämie, kombiniert mit multiplen Karzinoidtumoren des Ileum. Schweiz. med. Wschr. **93**, 444 (1963). — SCHMIDT, M. B.: Eine biglanduläre Erkrankung (Nebennieren und Schilddrüse) bei Morbus Addisonii. Verh. dtsch. path. Ges. **21**, 212 (1926). — SCHÖFFLING, K.: Hypogonadism in male diabetic subjects. In: On the nature and treatment of diabetes, hrsg. v. B. S. LEIBEL und G. A. WRENSHALL. Amsterdam: Excerpta Medica Found. 1965. — SCHÖFFLING, K., FEDERLIN, DITSCHUNEIT, PFEIFFER: Disorders of sexual function in male diabetics. Diabetes **12**, 519 (1963). — SCHREIBER, V.: Hypothalamic regulation of anterior hypophysial thyrotrophic hormone. Ann. Endocr. (Paris) **25**, 385 (1964). — SCHÜRMANN, P.: Über einen Fall von allgemeinem Infantilismus, bedingt durch beiderseitigen Eierstockmangel. Virchows Arch. path. Anat. **263**, 649 (1927). — SCHÜPBACH, A.: Verschiebt sich unser Bild vom Wesen des Diabetes mellitus? Helv. med. Acta **3**,

573 (1936). — SCHWARTZ, R., SCHAEFER, I. A., RENOLD, A. E.: Generalized lipoatrophy, hepatic cirrhosis, disturbed carbohydrate metabolism and accelerated growth (lipoatrophic diabetes). Amer. J. Med. **28**, 973 (1960). — SCHWARTZ, T. B.: Adrenal hyperresponsiveness resulting from prolonged corticotropin therapy. J. clin. Endocr. **19**, 269 (1959). — SCHWARTZ, TH. E.: Year book of endocrinology 1964/65. Chicago: Year Book Medical Publishers 1965. — SCHWARTZ, W. B., BENNETT, W., CURELOP, S., BARTTER, F. C.: A syndrome of renal sodium loss and hypernatremia probably resulting from inappropriate secretion of antidiuretic hormone. Amer. J. Med. **23**, 529 (1957). — SCHWARTZ, W. B., TASSEL, D., BARTTER, F. C.: Further observations on hyponatremia and renal sodium loss probably resulting from inappropriate secretion of antidiuretic hormone. New Engl. J. Med. **262**, 743 (1960). — SCHWARZ, F., KINDEREN, P. J. DER, HOUTSTRA-LANZ, M.: Exophthalmos — producing activity in the serum and in the pituitary of patients with Cushing's syndrome and acromegaly. J. clin. Endocr. **22**, 718 (1962). — SCHWARZ, G., LOEWE, K. R.: Ein Fall von Pseudohypoparathyreoidismus mit pathologisch-anatomischem Befund. Acta endocr. (Kbh.) **51**, 341 (1966). — SCIARRA, J. J., KAPLAN, S. L., GRUMBACH, M. M.: Localization of anti-human growth hormone serum within human placenta: Evidence for a human chorionic "growth hormon-prolactin". Nature (Lond.) **199**, 1005 (1963). — SCLARE, G.: The thyroid in myxoedema. J. Path. Bact. **85**, 263 (1963). — SEEMANN, N.: Untersuchungen zur Häufigkeit der lymphocytären Parathyreoiditis. Dtsch. med. Wschr. **92**, 106 (1967). — SEGALOFF, A.: Evidence favoring the concept of a single pituitary gonadotrophin in the human. Year Book of Endocrinology 1954/55, p. 266. Chicago: The Year Book Publishers 1955. — SEIFERT, G.: Pathologische Morphologie der Langerhans'schen Inseln, besonders beim Diabetes Mellitus des Menschen. Verh. dtsch. path. Ges. **42**, 56 (1958). ~ Die calciphylaktische Pankreatitis. Virchows Arch. path. Anat. **338**, 319 (1965). — SEIFERT, G., BERDROW, J.: Morphologische Klassifikation der Inseltumoren und endokrine Aktivität. Ärztl. Wschr. **13**, 829 (1958). — SEIFERT, G., SEEMANN, N.: Paraneoplastisches Hypercalzämie-Syndrom. Dtsch. med. Wschr. **92**, 1104 (1967). — SELTZER, H. S., FAJANS, S. S., CONN, J. W.: Spontaneous hyperglycemia as an early manifestation of diabetes mellitus. Diabetes **5**, 437 (1956). — SELYE, H.: General adaptation syndrome and diseases of adaptation. J. clin. Endocr. **6**, 117 (1946); Ann. Endocr. (Paris) **7**, 283 (1946). ~ Textbook of endocrinology, 3. ed. Montreal: Acta Inc. 1948. — SEROR, J., SIROT, L., DEBRIE, L.: Corticosurrénalome malin avec signes de féminisation chez l'homme. Bull. Ass. franç. Cancer **45**, 264 (1954). — SEVERINGHAUS, A. E.: Cold spring harbor symposia on quantitative biology. Physiol. Rev. **17**, 556 (1937). — SHARP, E. A.: Historical review of a syndrome embracing utero-ovarian atrophy with persistent lactation (Frommel's disease). Amer. J. Obstet. Gynec. **30**, 411 (1935). — SHEEHAN, H. L.: Post-partum necrosis of the anterior pituitary. J. Path. Bact. **45**, 189 (1937). ~ Simmond's disease due to postpartum necrosis of the anterior pituitary. Quart. J. Med. **32**, 277 (1939). ~ L'Ovaire dans l'insuffisance hypophysaire. Ann. Endocr. (Paris) **14**, 700 (1953). — SHEEHAN, H. L., SUMMERS, V. K.: The syndrome of hypopituitarism. Quart. J. Med., N.S. **18**, 319 (1949). — SHELDON, W. H., GOLDEN, A., BONDY, P. K.: Cushing's syndrome produced by a pituitary basophil carcinoma with hepatic metastases. Amer. J. Med. **17**, 134 (1954). — SHORR: The endocrines, servants or masters. Veröffentlichung der Academy of Medicine New York. New York: Columbia University Press 1950. — SHUMAN, CH. R.: Hypothyroidism due to thyrotropin deficiency without other manifestations of hypopituitarism. J. clin. Endocr. **13**, 795 (1953). — SIEBENMANN, R. E.: Invasiv wachsendes, vorwiegend basophiles Adenom des Hypophysenvorderlappens bei Cushing-Recidiv nach subtotaler Adrenektomie. Schweiz. Z. allg. Path. **18**, 1189 (1955). ~ Über tödliche Anorexia nervosa mit Hypokaliaemie. Schweiz. med. Wschr. **85**, 468 (1955). ~ Zur Morphologie des Hypophysenvorderlappens beim kongenitalen adrenogenitalen Syndrom. Schweiz. med. Wschr. **86**, 1256 (1956). ~ Die kongenitale Lipoidhyperplasie der Nebennierenrinde mit Nebennierenrindeninsuffizienz. Schweiz. Z. Path. **20**, 77 (1957). ~ Pathologische Anatomie des kongenitalen adrenogenitalen Syndroms. In: LABHART, A., Klinik der inneren Sekretion. Berlin-Göttingen-Heidelberg: Springer 1957, 2. Aufl. 1971. ~ Die Gonadendysgenesien: Klinefeltersyndrom, Turnersyndrom und echter Hermaphroditismus. Virchows Arch. path. Anat. **331**, 417 (1958). ~ Zur Lokalisation der Aldosteronbildung in der menschlichen Nebennierenrinde. Schweiz. med. Wschr. **89**, 837 (1959). ~ Die Pathologie der kongenitalen adrenogenitalen Syndrome. Berlin-Heidelberg-New York: Springer (im Druck). — SIEBENMANN, R. E., PRADER, A.: Das echte Klinefeltersyndrom vor der Pubertät. Schweiz. med. Wschr. **88**, 607 (1958). — SIEGENTHALER, W.: Klinische Syndrome mit Hyperaldosteronismus unter besonderer Berücksichtigung pathogenetischer Gesichtspunkte. Schweiz. med. Wschr. **93**, 1803 (1963). — SILLER, W. G.: A Sertoli cell tumour causing feminization in a brown leghorn capon. J. Endocr. **14**, 197 (1956). — SILVERMAN, J. L.: Eosinophile infiltration in the pancreas of infants of diabetic mothers. Clinopathologic study. Diabetes **12**, 528 (1963). — SILVERMAN, S. H., MIGEON, C. J., ROSEMBERG, E., WILKINS, L.: Precocious growth of sexual hair without other secondary sexual development, "premature Pubarche", a constitutional variation of adolescence. Pediatrics **10**, 426 (1952). — SIMARD, L. C., SIMARD, R.: Hyperplasie des cellules

sympathicotropes de l'ovaire avec syndrome hormonal. Rev. canad. Biol. **3**, 388 (1944). — SIMMONDS, M.: Atrophie des Hypophysenvorderlappens und hypophysäre Kachexie. Dtsch. med. Wschr. **44**, 852 (1918). — SIPERSTEIN, M. D., UNGER, R. H., MADISON, L. L.: Studies of muscle capillary basement membranes in normal subjects, diabetic and prediabetic patients. J. clin. Invest. **47**, 1973 (1968). — SKANSE, B., HÖKFELT, B.: Hypoaldosteronism with otherwise intact adrenocortical function, resulting in a characteristic clinical entity. Acta endocr. (Kbh.) **28**, 29 (1958). — SKELTON, M. O., GANS, B.: Congenital thyrotoxicosis, hepatosplenomegaly and jamadice in two infants of exophthalmic mothers. Arch. Dis. Childh. **30**, 460 (1955). — SKILLERN, P. G., MCCORMACK, L. J., HOWLETT, J. S., CRILE, G., JR.: Hyperinsulism due to islet-cell tumors simulating sarcoma; report of 2 cases of large tumors associated with hypoglycemia. Diabetes **3**, 133 (1954). — SLOPER, J. C.: The pathology of the thyroid in Addison's disease. J. Path. Bact. **66**, 53 (1953). ~ Small pancreatic islet adenomata in Addison's disease. Arch. Path. **58**, 294 (1954). ~ The pathology of the adrenals, thymus and certain other endocrine glands in Addison's disease. Proc. roy. Soc. Med. **48**, 625 (1955). ~ SLOPER, J. C., ADAMS, C. W. M.: The hypothalamic elaboration of posterior pituitary principle in man. J. Path. Bact. **72**, 587 (1956). — SMELSER, G. K.: Differential concentration of hormones in the central and peripheral zones of the bovine anterior pituitary gland. Endocrinology **34**, 39 (1944). — SMET, M. P. DE: Endemic goitre. Genf: WHO, Palais des Nations 1961. — SMILEY, J. D., ZIFF, M.: Urinary hydroxyproline excretion and growth. Physiol. Rev. **44**, 30 (1964). — SMITH, F. G.: Pathology and physiology of struma ovarii. Arch. Surg. **53**, 603 (1946). — SMITH, G. V., SMITH, O. W.: Internal secretions and toxemia of late pregnancy. Physiol. Rev. **28**, 1 (1948). — SNAITH, A. H.: A case of feminizing adrenal tumor in a girl. J. clin. Endocr. **18**, 318 (1958). — SNIFFEN, R. C., HOWARD, R. P., SIMMONS, F. A.: The testis IV: Idiopathic eunuchoidism with low FSH. Arch. Path. **57**, 464 (1954). — SOFFER, L. J : Diseases of the endocrine glands. Philadelphia: Lea & Febiger 1951. — SOFFER, L. J., GABRILOVE, J. L.: Diseases of the endocrine glands. Philadelphia: Lea & Febiger 1956. — SOHVAL, A. R.: The gonads. In: SOFFER, L. J., Diseases of the endocrine glands. Philadelphia: Lea & Febiger 1956. — SOHVAL, A. R., SOFFER, L. J.: The influence of cortisone and adrenocorticotropin on urinary gonadotropin excretion. J. clin. Endocr. **11**, 677 (1951). — SOKOL, H. W., VALTIN, H.: The morphology of the neurosecretory system in rats homozygons and heterozygons for hypothalamic diabetes insipidus (Brattleboro strain). Endocrinology **77**, 692 (1965). ~ Oxytocin and vasopressin: evidence for their synthesis in separate neurons. Nature (Lond.) **214**, 314 (1967). — SOKOLOFF, L., SHARP, J. T., KAUFMANN, E. H.: The adrenal cortex in rheumatic disease. Pathologic study with special reference to effects of cortisone and corticotropin. Arch. intern. Med. **88**, 627 (1951). — SOLLBERGER, W.: Das großzellige Adenom der Schilddrüse (Hürthle-cell-adenoma). Schweiz. Z. Path. **20**, 286 (1957). — SOLOMON, N., CARPENTER, C. C. J., BENNETT, I. L., JR., HARVEY, A., MCGEHEE: Schmidt's syndrome (thyroid and adrenal insufficiency) and coexistent diabetes mellitus. Diabetes **14**, 300 (1965). — SOMMERS, S. C.: Pituitary cell relations to body states. Lab. Invest. **8**, 588 (1959). — SOMMERS, S. C., TELOH, H. A.: Ovarian stromal hyperplasia in breast cancer. Arch. Path. **53**, 160 (1952). — SOMMERS, S. C., WADMAN, P. J.: Pathogenesis of polycystic ovaries. Amer. J. Obstet. Gynec. **72**, 160 (1956). — SORKIN, S. Z.: Addison's disease. Medicine (Baltimore) **28**, 371 (1949). — SOUZA-LEITE, J. D.: De l'acromégalie, maladie de Pierre Marie. Thèse de Paris 1890. Zit. nach ATKINSON 1932. — SPATZ, H.: Das Hypophysen-Hypothalamus-System in Hinsicht auf die zentrale Steuerung der Sexualfunktionen. In: Zentrale Steuerung der Keimdrüsen des Mannes. 1. Sympos. dtsch. Ges. Endokrin., 1953, S. 1. Berlin-Göttingen-Heidelberg: Springer 1955. — SPEERT, H.: Ovarian granulosa cell tumor and acromegaly. J. clin. Endocr. **9**, 630 (1949). — SPENCE, H. M., THOMPSON, F. G., JR.: Hormone-producing tumor of the adrenal cortex with congenital absence of the contralateral gland. New Engl. J. Med. **236**, 13 (1947). — STAEMMLER, H. J.: Untersuchungen über den Corticosteroidhaushalt von Mutter und Frucht bei Nephropathia gravidarum. Arch. Gynäk. **186**, 237 (1955). — STAEMMLER, M.: Diabetes insipidus und Hypophyse. Ergebn. allg. Path. path. Anat. **26**, 59 (1932). — STANBURY, J. B., CHAPMAN, E. M.: Congenital hypothyroidism with goitre. Lancet **1960 I**, 1162. — STANGE, H. H.: Die Morphologie der Neugeborenenovarien toxikotischer Mütter und ihre Beziehungen zum polycystischen Ovar. In: Probleme der fetalen Endokrinologie, 3. Sympos. dtsch. Ges. Endokr. 1955. Berlin-Göttingen-Heidelberg: Springer 1956. ~ Zur Morphologie, Klinik und Genese der großen, grauen Ovarien (Stein-Leventhal-Syndrom). Z. Geburtsh. Gynäk. **148**, 16 (1957). — STANTON, E. R., JONES, H. W., MARBLE, A.: Coexisting diabetes mellitus and Addison's disease. Arch. intern. Med. **93**, 911 (1954). — STEIN, I. F., LEVENTHAL, M. L.: Amenorrhea associated with bilateral polycystic ovaries. Amer. J. Obstet. Gynec. **29**, 181 (1935). — STEINBERG, A., SHECHTER, F. R., SEGAL, H. I.: True pituitary Addison's disease — a pituitary unitropic deficiency. J. clin. Endocr. **14**, 1519 (1954). — STEINER, H.: Quantitative und qualitative Veränderungen im Hypophysenvorderlappen bei Diabetes mellitus. Virchows Arch. path. Anat. **339**, 171 (1965). ~ Wachstumshormon bei peroraler Antikonzeptionsbehandlung. Schweiz. med. Wschr. **99**, 1115 (1968). — STEINER, H., DAHLBÄCK, O., WALDENSTRÖM, J.:

Ectopic growth hormone production and osteoarthropathy in carcinoma of the bronchus. Lancet **1968 I**, 783. — STEINER, H., HAEGER-ARONSEN, B., NILSSON, G., WALDENSTRÖM, J.: Porphyria cutanea tarda, Sklerodermie, Leukopenie und hämolytische Anämie. Schweiz. med. Wschr. **97**, 538 (1967). — STEINER, H., HEDINGER, CHR.: Storage of acidophilic granules in the pituitary in experimental diabetes mellitus. Diabetologia **6**, 373 (1970). — STEINER, H., OELZ, O., ZAHND, G., FROESCH, E. R.: Studies on islet cell regeneration, hyperplasia and intramuscular cellular interrelations in long lasting streptozotocin diabetes in rats. Diabetologia **6**, 558 (1970). — STEINKE, J., TAYLOR, K. W., RENOLD, A. E.: Insulin and insulin antagonists in the serum of untreated juvenile diabetes. Lancet **1961 I**, 30. — STEMMERMANN, G. N., WEISS, L., AUERBACH, O., FRIEDMAN, M.: A study of the germinal epithelium in male paraplegics. Amer. J. clin. Path. **20**, 24 (1950). — STERNBERG, W. H.: The morphology, androgenic function, hyperplasia and tumors of the human ovarian hilus cell. Amer. J. Path. **25**, 493 (1949). — STERNBERG, W. H., JOSEF: Osteodystrophia fibrosa combined with precocious puberty. Amer. J. Dis. Child. **63**, 748 (1942). — STEWART, K., GREEN, D. M., LOVE, K. G.: Addison's disease and hyperthyroidism. Acta endocr. (Kbh.) **40**, 613 (1962). — STEWART, R. M.: Pseudohermaphroditism, adiposity, polyuria and hyperglycaemia. An infundibulo-tuberian syndrome. J. Neurol. Psychiat. **1**, 68 (1938). — STIEDA, L.: Über das Verhalten der Hypophyse bei Kaninchen bei Entfernung der Schilddrüse. Path.-Anatom. Mitteilungen, Jena 1890. — STIEVE, H.: Über physiologische und pathologische Veränderungen der Nebennierenrinde des Menschen und ihre Abhängigkeit von der Tätigkeit der Keimdrüsen. Z. Geburtsh. Gynäk. **127**, 209 (1947). — STODDARD, F. J.: Hirsutism in pregnancy. Amer. J. Obstet. Gynec. **49**, 417 (1945). — STOFFER, R. P., KONNEKE, J. A., CHESLY, V. E., HELLWIG, C. A.: The thyroid in pregnancy. Amer. J. Obstet. Gynec. **74**, 300 (1957). — STONER, H. B., WHITELEY, H. J., EMERY, J. L.: The effect of systemic disease on the adrenal cortex of the child. J. Path. Bact. **66**, 171 (1953). — STROTT, C. A., NUGENT, C. A., TYLER, F. H.: Cushing's syndrome caused by bronchial adenomas. Amer. J. Med. **44**, 97 (1968). — SUERBAUM, P.: Über die schilddrüsenprägenden Faktoren des Hungers und der einseitigen Kost beim Stallkaninchen. Inaug.-Diss. Münster, 1949. — SUTHERLAND, E. W., CORI, C. F.: Effect of hyperglycemic-glycogenolytic factor and epinephrine on liver phosphorylase. J. biol. Chem. **188**, 531 (1951). — SUTHERLAND, J. M., ESSELBORN, V. M., BURKET, R. L., SKILLMAN, TH. B., BENSON, J. TH.: Familial nongoitrous cretinism apparently due to maternal antithyroid antibody: Report of family. New Engl. J. Med. **263**, 336 (1960). — SWEETNAM, W. P.: Juvenile familial endocrinopathy. Lancet **1966 I**, 463. — SYMINGTON, T., CURRIE, A. R., O'DONNEL, V. J., GRANT, J. K., OASTLER, E. G., WHITE, W. G.: Hyperplasie and tumors of the human adrenal cortex: histology enzymic changes and corticoid production. Ciba Found. Coll. Endocr. **12**, 102 (1958). — SYMINGTON, T., DUGUID, W. P., DAVIDSON, J. N.: Effect of exogenous corticotropin on the histochemical pattern of the human adrenal cortex and a comparison of the changes during stress. J. clin. Endocr. **16**, 580 (1956).

TAITZ, L. S., ZARATE-SALVADOR, C., SCHWARTZ, E.: Congenital absence of the parathyroid and thymus glands in an infant. Pediatrics **38**, 412 (1966). — TALIAFERRO, I., WELLS, E. J., KAY, S., HOGE, R. H.: Ovarian hilus cell (Leydig cell) hyperplasia associated with masculinization. Arch. intern. Med. **91**, 675 (1953). — TASHJIAN, A. H., JR., FRANTZ, A. G., LEE, J. B.: Pseudohypoparathyroidism assays of parathyroid hormone and thyrocalcitonin. Proc. nat. Acad. Sci. (Wash.) **56**, 1138 (1966). — TASHJIAN, A. H., JR., VOELKEL, U. E. F.: Decreased thyrocalcitonin in thyroid glands from patients with hyperparathyroidism. J. clin. Endocr. **27**, 1353 (1968). — TAUNTON, O. D., PITTMAN, J. A., JR.: Hyperthyroidism following secondary hypothyroidism. J. clin. Endocr. **24**, 934 (1964). — TAYLOR, A. N., FARRELL, G.: Effects of brain stem lesions on aldosterone and cortisol secretion. Endocrinology **70**, 556 (1962). — TEILUM, G.: Arrhenoblastoma — Androblastoma. Acta path. microbiol. scand. **23**, 252 (1946). ~ Estrogen-producing Sertoli-cell tumors (androblastoma tubulare lipoides) of the human testis and ovary. Homologous ovarian and testicular tumors III. J. clin. Endocr. **9**, 301 (1949). — TEJNING, S.: Dietary factors and quantitative morphology of the islets of Langerhans. Acta med. scand., Suppl. **198** (1947). — TELIB, M., RAPTIS, S., SCHRÖDER, K. E., PFEIFFER, E. F.: Serotonin and insulin release in vitro. Diabetologia **4**, 253 (1968). — TENNEY, B., JR., PARKER, F., JR.: The placenta in toxemia of pregnancy. Amer. J. Obstet. Gynec. **39**, 1000 (1940). — THIBAULT, PH.: Gynecomastie et affections thoraciques. Ann. Endocr. (Paris) **22**, 834 (1961). — THOMAS, E.: Über die Nebenniere des Kindes und ihre Veränderungen bei Infektionskrankheiten. Beitr. path. Anat. **50**, 283 (1911). — THOMPSON, J. A., RILEY, J. D.: Neonatal thyrotoxicosis associated with maternal hyperthyroidism. Lancet **1966 I**, 635. — THOMPSON, K. W., EISENHARDT, L.: Further considerations of the Cushing's syndrome. J. clin. Endocr. **3**, 445 (1943). — THORN, G. W.: Diagnosis and treatment of adrenal insufficiency, 2. ed., p. 125. Springfield, Ill.: Ch. C. Thomas Publ. 1951. — THORN, G. W., JENKINS, D., LAIDLAW, J. C.: The adrenal response to stress in man. Recent Progr. Hormone Res. **8**, 171 (1953). — THORSØE, H.: Development of polycystic ovaries following thyroidectomy. Acta endocr. (Kbh.) **40**, 161 (1962). — THURAU, K., SCHNERMANN, J., NAGEL, W., HORSTER, M., WAHL, M.: Composition of tubular fluid in the macula densa segment as a factor regulating the function of the juxtaglomerular apparatus. Circulat. Res. **20**, Suppl. II, 79 (1967). — TISHER, C. C.: Correction of an ADH syndrome by resection of a bronchogenic carcinoma with demonstration of tumor antidiuretic activity. Clin. Res. **14**, 185 (1966). — TOBIAN, L., TOMBOULIAN, A., JANECEK, J.: The effect of high perfusion pressure on the granulation of juxtaglomerular cells in an isolated kidney. J. clin. Invest. **38**, 605 (1959). — TONUTTI, E.: Die Umbauvorgänge in den Transformationsfeldern der Nebennierenrinde als Grundlage der Beurteilung der Nebennierenrindenarbeit. Z. mikr.-anat. Forsch. **52**, 32 (1942). ~ Über die Sekretionsbiologie des Hypophysenvorderlappens, betrachtet an den Wechselbeziehungen von Schilddrüse und Nebennierenrinde. Vitam. u. Horm. **5**, 108 (1944). ~ Über die wechselseitige Beeinflussung von thyreotroper und corticotroper Leistung der Hypophyse. Z. ges. exp. Med. **114**, 336 (1945). ~ Experimentelle Untersuchungen zur Pathophysiologie der Nebennierenrinde. Verh. dtsch. path. Ges. **36**, 123 (1953). ~ Histophysiologie der Nebennierenrinde. In: KAUFMANN, Lehrbuch der speziellen pathologischen Anatomie, Bd. I/2. Berlin: W. de Gruyter 1956. — TONUTTI, E., BAYER, J. M.: Beitrag zur Kenntnis der Struktur der hyperplastischen Nebennierenrinde beim Cushing-Syndrom. Endokrinologie **41**, 17 (1961). — TONUTTI, E., FETZER, S.: Über Entwicklung und Differenzierung der glandotrop gesteuerten inkretorischen Gewebe beim Menschen. In: Probleme der foetalen Endokrinologie, 3. Symp. Dtsch. Ges. Endokrin. Berlin-Göttingen-Heidelberg: Springer 1956. — TORESON, W. E.: Glycogen-infiltration (sec. hydropic degeneration) of the pancreas in experimental and human diabetes mellitus. Amer. J. Path. **27**, 327 (1951). — TORSTI, P., LAMBERG, B. A.: Coexisting hyperthyreoidism and hyperparathyroidism. Acta med. scand. **174**, 115 (1963). — TRANQUADA, R. E., BENDER, A. B., BEIGELMAN, P. M.: Hypoglycemia associated with carcinoma of the cecum and syndrome of testicular feminization. New Engl. J. Med. **266**, 1302 (1962). — TREMBLAY, G.: Histochemical study of cytochrome oxidase and adenosine triphosphatase in Askanazy cells (Hurthle-cells) of the human thyroid. Lab. Invest. **11**, 514 (1962). — TROUSSEAN, A.: Sur le goitre exophthalmique. Arch. gén. Méd. (1862). — TUCHMANN-DUPLESSIS, H.: Étude des glandes endocrines des anencéphales. Biol. Néonat. (Basel) **1**, 8 (1959). — TWOMBLY, G. H.: Relationship of hormones to testicular tumors. In: TWOMBLY, G. H., and G. T. PACK, Endocrinology of neoplastic diseases. New York: Oxford Univ. Press 1947. — TZAGOURNIS, M., HAMWI, G. J.: The prevalence of diabetes mellitus in patients with Addison's disease: measurements of serum insulin levels. Metabolism **16**, 213 (1967).

UEHLINGER, E.: Die Hypophyse bei Inanition. Schweiz. Z. Path. **10**, 145 (1947). ~ Thyreogene Osteodystrophie bei inkretorisch aktivem, metastasierendem, kleinfollikulärem Schilddrüsenadenom. Schweiz. med. Wschr. **87**, 683 (1957). ~ The pathologic anatomy of endemic goiter before the introduction of iodized salt. Fed. Proc. **17** (Suppl. 2, part II), 63 (1958). ~ Hyperkalzämie-Syndrom. Münch. med. Wschr. **106**, 692 (1964). ~ Das Lungenkarzinom: Metastasensyndrome. Bibl. tuberc. (Basel) **20**, 99 (1965). ~ Paraneoplastische Syndrome: Almanach für die ärztliche Fortbildung, S. 817. München: Lehmann 1966. — UNGER, R. H., EISENTRAUT, A. M.: The role of endogenous glucagon in blood glucose regulation in man. J. clin. Invest. **41**, 1406 (1962). ~ Studies of the physiologic role of glucagon. Diabetes **13**, 563 (1964). — UNGER, R. H., KETTERER, H., DUPRÉ, J., EISENTRAUT, A. M.: The effects of secretin, pancreocymin and gastrin on insulin and glucagon secretion in anesthetized dogs. J. clin. Invest. **46**, 630 (1967). — UOTILA, U. U.: On the roll of the pituitary stalk in the regulation of the anterior pituitary, with special reference to the thyrotropic hormone. Endocrinology **25**, 605 (1939). ~ The regulation of thyrotropic function by thyroxine after pituitary stalk section. Endocrinology **26**, 129 (1940). — URTHALER, F.: Unpubliziert, 1966. ~ In Vorbereitung, 1966.

VALLENCE-OWEN, J.: Antagonists of insulin. In: Fortschritte der Diabetesforschung, hrsg. v. K. OBERDISSE u. K. JAHNKE, S. 10. Stuttgart: Georg Thieme 1963. ~ Synalbumin insulin antagonism and diabetes. Ciba Found. Coll. Endocr. **15**, 217 (1964). — VALLENCE-OWEN, J., LILLEY, M. D.: Insulin-Antagonism in the plasma of obese diabetics and prediabetics. Lancet **1961I**, 806. — VALLENCE-OWEN, J., LUKENS, F. D. W.: Studies on insulin antagonism in plasmas. Endocrinology **60**, 625 (1957). — VAN BUCHEM, F. S. P., DOORENBOS, H., ELINGS, H. S.: Conn's syndrome, caused by adrenocortical hyperplasia. Pathogenesis of signs and symptoms. Acta endocr. (Kbh.) **23**, 313 (1956). — VAN DYKE, H. B., ADAMSONS, K., JR., ENGEL, S. L.: Aspects of the biochemistry and physiology of the neurohypophyseal hormones. Recent Progr. Hormone Res. **11**, 1 (1955). — VAN WYK, J. J., GRUMBACH, M. N.: Syndrome of precocious menstruation and galactorrhoea in juvenile hypothyroidism. An example of hormonal overlap in pituitary feedback. J. Pediat. **57**, 416 (1960). — VARTIAINEN, J.: Studien über den Diabetes mellitus in Finnland. Acta med. scand. **118**, 539 (1944). — VENNING, E. H., DYRENFURTH, J.: Aldosterone excretion in pregnancy. J. clin. Endocr. **16**, 426 (1956). — VOGT, H.: Die inkretorischen Regulationen und ihre Störungen. München-Berlin-Wien: Urban & Schwarzenberg 1956. — VOLK, B. W., LAZARUS, S. S.: Studies on the diabetogenic action and the site and origin of glucagon. Diabetes **9**, 53 (1960). — VRIES, A. DE,

Rachmilewitz, M., Schumert, M.: Phaeochromocytoma with diabetes and hypertension. Amer. J. Med. **6**, 51 (1949).

Waanders, W. J. M., Choufoer, J. C.: En patiente met het syndroom van Sheehan en hyperthyreoidie. Nederl. T. Geneesk. **107**, 589 (1963). — Waddel, W. R., Leonsins, A. J., Zuidema, G. D.: Gastric secretory and other laboratory studies on two patients with Zollinger-Ellison syndrome. New Engl. J. Med. **260**, 56 (1959). — Waksman, B. H.: Histological study of the auto-allergic testis lesion in the guinea pigs. J. exp. Med. **109**, 311 (1959). — Waldvogel, F., Sousa, R. C. de, Mach, R. S.: Intoxication à l'eau due à une sécrétion inadéquate d'hormone antidiurétique (syndrome de Schwartz-Bartter) d'origine idiopathique. Schweiz. med. Wschr. **97**, 929 (1967). — Wallach, S., Brown, H., Englert, E., Jr., Eik-Nes, K.: Adrenocortical carcinoma with gynecomastia. J. clin. Endocr. **17**, 945 (1957). — Waring, A. J., Kadji, L., Tappan, V.: A congenital defect of water metabolism. Amer. J. Dis. Child. **69**, 323 (1945). — Warren, S., Le Compte, P. M., The pathology of diabetes mellitus, 3. ed. Philadelphia: Lea & Febiger 1952. — Warren, S., Meissner, W. A.: Persönl. Mitteilung. In: The thyroid, hrsg. v. S. C. Werner, 2. Ausg., S. 311. New York: Harper & Row 1962. — Wattenwyl, N. von: Neuere Differenzierungsmethoden der L.I. Path. et Microbiol. (Basel) **27**, 144 (1964). — Wegelin, C.: Zur Kenntnis der Kachexia thyreopriva. Virchows Arch. path. Anat. **254**, 689 (1925). ~ Schilddrüse. In: Henke, F., und O. Lubarsch, Handbuch der speziellen pathologischen Anatomie, Bd. 8, Drüsen mit innerer Sekretion. Berlin: Springer 1926. — Wegmann, W.: Zwei Fälle von Schilddrüsensarkom nach Bestrahlung im Erwachsenenalter. Schweiz. med. Wschr. **92**, 39 (1962). ~ Der juxtaglomeruläre Apparat der Niere bei primärem und sekundärem Hyperaldosteronismus. Virchows Arch. path. Anat. Abt. A Path. Anat. **349**, 21 (1970). — Weibel, E. R., Elias, H.: In: Quantitative methods in morphology, p. 3. Berlin-Heidelberg-New York: Springer 1967. — Weibel, E. R., Kistler, G. S., Scherle, W. F.: Practical stereological methods for morphometric cytology. J. Cell Biol. **30**, 23—38 (1966). — Weichselbaum, A.: Über die Veränderungen des Pankreas bei Diabetes mellitus. S.-B. Kaiserl. Akad. Wiss. **119**, 73 (1910). ~ Über die Veränderungen des Pankreas bei Diabetes Mellitus. Wien. klin. Wschr. **24**, 153 (1911). — Weisse, K.: Ein Cushing-Syndrom bei einem 20 Monate alten Mädchen. Z. Kinderheilk. **65**, 9 (1947). — Wells, H. G.: Addison's disease with selective destruction of the suprarenal cortex. Arch Path. **10**, 499 (1930). — Wermer, M.: Genetic aspects of adenomatosis of endocrine glands. Amer. J. Med. **16**, 362 (1954). — Werner, M.: Die pathologische Anatomie eines Diabetes mellitus mit sekundärer Thesaurismosis glykogenica. Virchows Arch. path. Anat. **312**, 258 (1944). — Werner, S. C., Platman, S. R.: Remission of hyperthyroidism (Graves' disease) and altered pattern of serum thyroxine binding induced by Prednisone. Lancet **1965 II**, 751. — Werner, S. C., Stewart, W. B.: Hyperthyroidism in a patient with a pituitary chromophobe adenoma and a fragment of normal pituitary. J. clin. Endocr. **18**, 266 (1958). — Wettstein, A.: Aldosteron und andere Nebennierenrinden-Hormone. Verh. schweiz. Nat.-Forsch.-Ges. 1956, S. 22. — Whitaker, J., Landing, B. H., Esselborn, V. M., Williams, R. R.: The syndrome of familial hypoadrenocorticism, hypoparathyroidism and superficial moniliasis. J. clin. Endocr. **16**, 1374 (1956). — Whiteley, H. J., Stoner, H. B.: The effect of pregnancy on the human adrenal cortex. J. Endocr. **14**, 325 (1957). — Wikholm, G., Eichhorn, J.: Effect of prednisolone and trijodothyronine on thyroid function in hyperthyroidism. J. clin. Endocr. **23**, 76 (1963). — Wilbur, E. L., Burger, R. A.: Extreme Leydig cell hyperplasia, associated with two other endocrine changes. J. clin. Endocr. **8**, 390 (1948). — Wilkins, L.: The diagnosis and treatment of endocrine disorders in childhood and adolescence. Oxford: Blackwell 1957. — Wilkins, L., Cara, J.: Further studies on the treatment of congenital adrenal hyperplasia with cortisone. V. J. clin. Endocr. **14**, 287 (1954). — Williams, E. D.: Review of 17 cases of carcinoma of thyroid and phaeochromocytoma. J. clin. Path. **18**, 288 (1964). — Williams, E. D., Brown, C. L., Doniach, I.: Pathological and clinical findings in series of 67 cases of medullary carcinoma of thyroid. J. clin. Path. **19**, 103 (1966). — Williams, E. D., Engel, E., Forbes, A. P.: Thyroiditis and gonadal dysgenesis. New Engl. J. Med. **270**, 805 (1964). — Williams, E. D., Morales, A. M., Horn, R. C.: Thyroid carcinoma and Cushing's syndrome. J. clin. Path. **21**, 129 (1968). — Williams, R. H., Henry, C.: Nephrogenic diabetes insipidus: transmitted by females and appearing during infancy in males. Ann. intern. Med. **27**, 84 (1947). — Williams, R. H., Steiner, D. F.: Summarization of studies relative to the mechanism of phenethyl biguanide hypoglycemia. Metabolism **8**, 548 (1959). — Willis, R. A.: The borderland of embryology and pathology. London: Butterworth & Co. 1958. — Wilson, D. A. W., Roth, D.: Adrenal apoplexy occuring during corticotropin therapy of ulcerative colitis. J. Amer. med. Ass. **152**, 230 (1953). — Wilson, D. L., Frawley, T. F., Forsham, P. H., Thorn, G. W.: Angaben über starke Reaktion Addisonkranker nach minimaler Cortisonmenge mit Diabetes-Symptomen. Relative Inselzell-Insuffizienz als kompensatorischer Schutz. Proc. Amer. Diabetes **10**, 35 (1950). — Wilson, R. B., Keating, F. R.: Pregnancy following treatment of congenital adrenal hyperplasia with cortisone. Amer. J. Obstet. **76**, 388 (1958). — Wilton, A.,

THORELL, B., SUNDWALL, U.: Crooke's changes in the basophilic cells of the anterior pituitary body. J. Path. Bact. **67**, 65 (1954). — WINDORFER, A.: Das Syndrom Mauriac. Ergebn. inn. Med. Kinderheilk. **4**, 392 (1953). — WITSCHI, E., RILEY, G. M.: Quantitative studies on hormones of human pituitaries. Endocrinology **26**, 565 (1940). — WOLFSON, W. Q. et al.: Corticogenic hypothyroidism, its incidence, clinical significance and management during prolonged treatment with ACTH or cortisone. Proc. of the 2nd Clinical ACTH Conference vol. 2, p. 95. Philadelphia: Blakiston 1951. — WOLL, E., HERTIG, A. T., SMITH, G. V. S., JOHNSON, L. C.: The ovary in endometrial carcinoma, with notes on the morphological history of the aging ovary. Amer. J. Obstet. Gynec. **56**, 617 (1948). — WOODRUFF, J. D., MARKLEY, R. L.: Struma ovarii. Obstet. and Gynec. **9**, 707 (1957). — WRENSHALL, G. A., BEST, C. H.: Extractable insulin of pancreas and effectiveness of oral hypoglycaemic sulfonyl ureas in treatment of diabetes in man — comparison. Canad. med. Ass. J. **74**, 968 (1956). — WYSS, F.: Dystrophia myotonica und Klinefeltersyndrom. Helv. med. Acta **23**, 578 (1956).

YALOW, R. S., BLACK, H., VILLAZON, M., BERSON, S. A.: Comparison of plasma insulin levels following administration of tolbutamide and glucose. Diabetes **9**, 356 (1960). — YOUNG, F. G.: Permanent experimental diabetes by pituitary injection. Lancet **1937 II**, 372. ~ Growth hormone and the secretion of insulin. In: Perspectives in biology, hrsg. von C. F. CORI, V. G. FOGLIA, L. F. LELOIR und S. OCHOA. Amsterdam: Elsevier Publ. Co. 1963. ~ Insulin and insulin antagonism. Endocrinology **73**, 654 (1963).

ZANDANELL, E.: Hyperplasie akzessorischer Nebennieren bei Morbus Addison. Frankfurt. Z. Path. **64**, 100 (1953). — ZANDER, J.: Die Schwangerschaft. In: LABHART, A., Klinik der inneren Sekretion, S. 635. Berlin-Göttingen-Heidelberg: Springer 1957. — ZECKWER, I. T., DAVISON, L. W., KELLER, T. B., LIVINGOOD, C. S.: The pituitary in experimental cretinism. I. Structural changes in the pituitaries of thyroidectomized rats. Amer. J. med. Sci. **190**, 145 (1935). — ZETTERSTRÖM, R., ARNHOLD, R. G.: Impaired calcium-phosphate homeostasis in newborn infants of diabetic mothers. Acta paediat. (Uppsala) **47**, 107 (1958). — ZILELI, M. S., KANRA, G., UERÜNAY, G., GÜNER, T., CAGLAR, S.: Evidences for a hypocalcemic factor from pituitary gland. Experientia (Basel) **24**, 960 (1968).

Namenverzeichnis

Die *kursiv* gedruckten Seitenzahlen beziehen sich auf die Literatur

Sachverzeichnis

SONDERABDRUCK AUS
HANDBUCH DER ALLGEMEINEN PATHOLOGIE
HERAUSGEGEBEN VON
H.-W. ALTMANN • F. BÜCHNER • H. COTTIER • E. GRUNDMANN
G. HOLLE • E. LETTERER • W. MASSHOFF • H. MEESEN
F. ROULET • G. SEIFERT • G. SIEBERT
ACHTER BAND / ERSTER TEIL
SPRINGER-VERLAG BERLIN · HEIDELBERG · NEW YORK 1971

PHYSIOLOGIE UND BIOCHEMIE DER ENDOKRINEN REGULATIONEN UND KORRELATIONEN

VON

J. KÜHNAU

MIT 9 ABBILDUNGEN

SONDERABDRUCK AUS
HANDBUCH DER ALLGEMEINEN PATHOLOGIE
HERAUSGEGEBEN VON
H.-W. ALTMANN • F. BÜCHNER • H. COTTIER • E. GRUNDMANN
G. HOLLE • E. LETTERER • W. MASSHOFF • H. MEESEN
F. ROULET • G. SEIFERT • G. SIEBERT
ACHTER BAND / ERSTER TEIL
SPRINGER-VERLAG BERLIN · HEIDELBERG · NEW YORK 1971

DIE PATHOLOGISCHE MORPHOLOGIE DER ENDOKRINEN REGULATIONSSTÖRUNGEN

VON

R. E. SIEBENMANN, H. STEINER UND E. UEHLINGER

MIT 82 ABBILDUNGEN

SONDERABDRUCK AUS
HANDBUCH DER ALLGEMEINEN PATHOLOGIE
HERAUSGEGEBEN VON
H.-W. ALTMANN · F. BÜCHNER · H. COTTIER · E. GRUNDMANN
G. HOLLE · E. LETTERER · W. MASSHOFF · H. MEESEN
F. ROULET · G. SEIFERT · G. SIEBERT
ACHTER BAND / ERSTER TEIL
SPRINGER-VERLAG BERLIN · HEIDELBERG · NEW YORK 1971

DIE FUNKTIONELLE MORPHOLOGIE DES ENDOKRINEN REGULATIONSSYSTEMS

VON

W. BARGMANN

MIT 57 ABBILDUNGEN

Klinik der inneren Sekretion

Von Professor Dr. med.
Alexis Labhart,
Ordinarius für Innere Medizin, Medizinische Universitätsklinik, Zürich

Unter Mitarbeit von H. Bürgi, G. R. Constam, B. Courvoisier, J. A. Fischer, E. R. Froesch, P. Grob, Chr. Hedinger, P. J. Keller, G. Kistler, G. Martz, J. Müller, A. Prader, P. H. Rossier, W. E. Schreiner, R. Siebenmann, H. Steiner, G. Töndury, M. Wernly, M. Zachmann, W. Ziegler

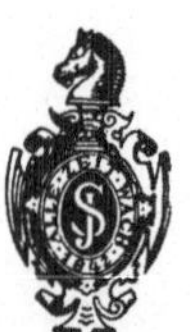

**Springer-Verlag
Berlin
Heidelberg
New York**
München · London
Paris · Tokyo · Sydney

Zweite, neubearbeitete Auflage
Mit 408 Abbildungen
XXXI, 1131 Seiten. 1971
Gebunden DM 198,–

Das einzige neuere, umfassende Lehrbuch der Endokrinologie in deutscher Sprache erscheint nun vollständig überarbeitet, zum größten Teil neu geschrieben, in zweiter Auflage. Die bedeutende Entwicklung der Endokrinologie in den letzten 10 Jahren ist darin voll berücksichtigt und auf den neuesten Stand gebracht.

Aus den Besprechungen

Das vorliegende von Labhart unter Mitarbeit einer Reihe weiterer Autoren herausgegebene Werk über die Klinik der inneren Sekretion darf man wohl ohne Übertreibung als das umfassendste Werk auf diesem Gebiet bezeichnen. Die Einteilung des Stoffes nach den jeweiligen Drüsen und den zugehörigen Krankheiten mit einer in Tabellenform gehaltenen historischen Einleitung, einem Abriß der Embryologie und Anatomie sowie der Physiologie mit anschließender Abhandlung der Klinik folgt bewährten Vorbildern... In allen Teilen ist die Darstellung klar und gut gegliedert, so daß auch das rasche Auffinden einzelner Tatsachen gut möglich ist. Das Buch entspricht in jeder Hinsicht dem heutigen Stand des Wissens und wird durch ausführliche Literaturverzeichnisse ergänzt. Damit liegt zweifellos ein Buch vor, das jedem auf diesem Gebiet Interessierten immer eine zuverlässige Quelle der Information und Auskunft sein wird.

Deutsche Medizinische Wochenschrift

Universitätsdruckerei H. Stürtz AG, Würzburg